主 编／林曙光

心脏病学进展
2019

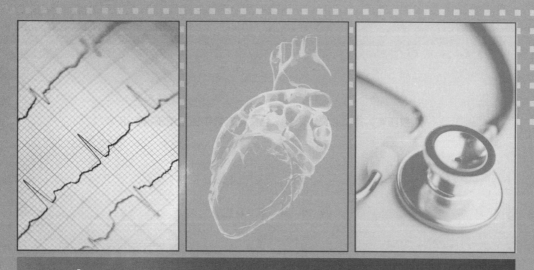

The Progress of Cardiology

科学出版社
北京

内 容 简 介

本书是2019年"中国南方国际心血管病学术会议"的配套用书,由全国著名心血管病专家、学者,结合国内外基础及临床研究的最新热点、最新资料编写而成。全书分13章,全面介绍了心血管疾病领域诊、治、防的新进展和新理念,不仅包括高血压、冠状动脉粥样硬化性心脏病、心律失常、心肌疾病、心力衰竭、先天性心脏病、瓣膜病等常见病的内、外科治疗新药物和新技术,还涉及影像诊断和其他学科交叉的相关内容。今年还特别增加了预防与康复章。

本书传播心血管病领域最新研究报告和最新研究成果,可起到培训基层医务人员新技能、更新观念、转换医学模式的作用。本书内容丰富,科学性、实用性强,适合心血管病专科医师、内科医师、研究生和高等医学院校师生及相关医务人员学习参考。

图书在版编目(CIP)数据

心脏病学进展.2019 / 林曙光主编.—北京:科学出版社,2019.3
ISBN 978-7-03-060892-5

Ⅰ.①心… Ⅱ.①林… Ⅲ.①心脏病学—研究 Ⅳ.①R541

中国版本图书馆 CIP 数据核字 (2019) 第 050334 号

责任编辑:路 弘 / 责任校对:郑金红
责任印制:肖 兴 / 封面设计:龙 岩

科 学 出 版 社 出版
北京东黄城根北街 16 号
邮政编码:100717
http://www.sciencep.com

保定市中画美凯印刷有限公司 印刷
科学出版社发行 各地新华书店经销
*

2019 年 3 月第 一 版 开本:889×1194 1/16
2019 年 4 月第二次印刷 印张:30
字数:800 000

定价:120.00 元
(如有印装质量问题,我社负责调换)

编著者名单

（以姓氏笔画为序）

丁凤华	于世勇	于汇民	马 欢	马长生	马礼坤	马依彤	马建林
马晓腾	马海燕	王 玲	王树水	王景峰	王皓辰	王慧深	方咸宏
尹 晗	玉今肆	左广锋	石燕昆	龙 锋	龙洁旋	付 路	付德明
白冰清	白煜佳	邝 建	邢福威	吕 赛	朱 平	伍 卫	伍伟锋
伍贵富	任思琪	向定成	刘 丰	刘 辉	刘 强	刘 戬	刘凤瑶
刘世明	刘华东	刘伊丽	刘启云	刘品明	刘唐威	江竞舟	江骏荣
许兆延	许顶立	许明智	孙 梦	孙 硕	麦炜颐	严 激	苏 晞
苏泽大众		李 易	李 佳	李 欣	李 捷	李广平	李广镰
李明奇	李南方	李俊杰	李鑫键	杨 威	杨平珍	杨丽霞	杨希立
杨峻青	杨潇潇	吴 敏	吴 强	吴平生	吴永健	吴灵振	吴轶喆
何 奔	何 燕	何小洁	邱 健	余丹青	余泽洪	余细勇	邹 祎
邹云丞	汪 静	沈 迎	沈卫峰	宋 方	张 振	张 莹	张 斌
张生清	张俊杰	张高星	张曹进	张瑞岩	陆东风	陆政德	陈 灿
陈 茂	陈 剑	陈 恩	陈 璘	陈子奇	陈沁一	陈良龙	陈泽锋
陈怡锡	陈思程	陈秋雄	陈海敏	陈康玉	陈鲁原	陈颖仪	范文茂
林 玲	林吉进	林英忠	林金秀	林展翼	林曙光	易 涛	罗 玮
罗冬玲	罗建方	周 仪	周文怡	周玉杰	周万兴	周忠江	周挥茗
周星贝	周颖玲	郑泽琪	单志新	赵 韧	赵丽鑫	赵振刚	赵海玉
胡允兆	胡龙龙	胡君丽	胡思妙	蚁楷宏	钟诗龙	侯跃双	姜 成
费洪文	秦 政	袁沃亮	耿庆山	莫元曦	贾福军	钱 伟	钱明阳
钱菊英	徐 兰	徐 新	徐延路	徐晟杰	高传玉	高静伟	郭 兰
郭志刚	郭杏苑	郭惠明	郭衡山	唐安丽	黄 岚	黄文杰	黄伟俊
黄志华	黄劲松	黄泽娜	黄振文	黄焕雷	黄道政	黄楷壮	曹 蔚
龚 瑾	崔姣姣	梁 岩	梁 涛	梁振洋	彭 健	董少红	董吁钢
董豪坚	蒋祖勋	韩雅玲	覃咏梅	覃铁和	程 宇	程晓曙	傅国胜
傅锐斌	曾 妮	曾晓容	谢 翔	谢良地	谢佳均	赖一炜	赖迪生
詹贤章	蔡 炜	蔡福生	廖明媛	谭 宁	谭 虹	谭学瑞	黎励文
潘 伟	潘 微	薛玉梅					

前　言

春暖花开，一年一度的"中国南方国际心血管病学术会议"又将于2019年4月在广州召开。

作为大会的配套用书，自2006年起，我们每年都组织全国著名心血管病诊治研究的专家、学者，结合国内外心血管病基础及临床研究的最新热点、最新资讯编写《心脏病学进展》一书，已经受到全国广大心血管病防治工作者越来越广泛的关注和欢迎。

我国心血管病流行日趋严重，创建对心血管有保护作用的环境无比重要。这个环境，一方面是自然环境；另一方面则是社会和文化环境，尤其是工作和家庭环境。由于生活方式的改变及人口老龄化的影响，我国心血管病患者数量仍呈增长趋势，这一趋势预计至少持续到2030年。我国人口众多，有心血管危险因素的人群逐年升高，我们比以往任何时候都需要强调创新，强调改变，尤其是低成本、广覆盖且疗效肯定、适于国情的创新性研究。

目前冠心病发病机制已经发生了很大的变化，一是动脉粥样硬化不再被认为是一种简单的脂质蓄积性疾病，而是一种全身性炎性疾病；二是心脏不是一个自动起搏器跳动的"机械泵"，而特定的性格、不良情绪、抑郁、焦虑等心理疾病，以及负性生活事件，与心血管疾病明确相关。临床医师看到的指南往往是重视焦虑和抑郁对人的负面作用。而现在，更多的研究则聚焦在积极心理学领域，包括幸福、感恩、同情心、自信及希望等对心血管病的预防作用。积极心理学是心理学领域的一场革命，是一门从积极角度研究传统心理学研究的内容的新兴科学，更加强调人性的优点，而不是他们的弱点；其研究对象应该是正常的、健康的普通人，而不是少数有"问题的人"。认为其不但可预防心理疾患，也可预防躯体疾患。健康应至少包括以生理机能为特征的身体健康，以精神情感为特征的心理健康。积极心理学不但与全面健康相关，也与中国的传统观念不谋而合。养生先养心，才能真正实现保养身体、减少疾病、增进健康、延年益寿的最终目的。

一直以来"中国南方国际心血管病学术会议"，每年编写《心脏病学进展》，坚持以传播心血管病领域最新研究报告、推广心血管病学最新研究成果、培训基层医务人员新技能为宗旨，以求不失时机地更新观念，转换模式，跟上当代医学科学发展的步伐。在此对积极参与本书编写的专家、学者们付出的劳动表示衷心的感谢，并对他们丰富的临床经验、高深的理论水平和求实的学风表示敬佩。由于编写时间仓促，本书还有不够完善的地方，恳请广大读者批评指正。

林曙光

2019年3月

目　录

第 1 章　冠 心 病

第 2 章　高血压及相关疾病

第3章 心律失常

第4章 心肌病

第5章 血 脂

第6章 瓣 膜 病

第7章 先 心 病

第8章　心力衰竭

第9章　预防与康复

第10章　药　　物

第11章　转化医学

第12章 双心医学

第13章 学科交叉

冠 心 病

1. 健康心理，健康心脏，健康社会

目前冠心病发病机制已经发生了很大的变化，一是动脉粥样硬化不再被认为是一种简单的脂质蓄积性疾病，而是一种全身性炎性疾病；二是心脏不是一个自动起搏器跳动的"机械泵"；而特定的性格、不良情绪、抑郁、焦虑等心理疾病，以及负性生活事件，与心血管疾病明确相关。

心理-神经-内分泌-免疫（Psycho-Neuro-Endocrine-Immunology, PNEI），就是将心理、神经、内分泌系统和免疫系统联系起来的一个学科。大量研究证明，心脏和心理是联动的（Psycho-cardiac coupling），主要涉及交感神经过度兴奋与迷走神经抑制，以及下丘脑-垂体-肾上腺（HPA）轴和免疫状态异常。炎症可能就是情绪、心理疾病和心血管病的桥梁。

一、心血管病是心身疾病

异常的精神心理状态与疾病的关系密切，就是我们所讲的心身疾病，这个观点对中医来讲一点也不陌生，这就是中医讲的情志致病。适度的七情，包括喜、怒、忧、思、悲、恐、惊是人类正常的心理活动；反之，七情失度，就会引发疾病，需要治疗。心身疾病就是指有明显的躯体症状和体征；发病原因以心理-社会因素为主，且随着病人情绪与人格特征的不同而有明显的疾病特征差别；单纯的采用生物学治疗，效果不理想。心血管疾病中，高血压、心肌梗死都是常见的心身疾病。

1.应激性心肌病　对于情绪和心血管病的关系，大家了解比较多的是应激性心肌病。应激性心肌病也叫Tako-tsubo综合征、心碎综合征和心尖球囊样综合征。发病前患者常伴有剧烈的情绪爆发，如离婚、亲人离世、争吵、恐惧，或身体发生意外，如创伤、事故、手术等。其病理生理机制尚不完全明确，但大量证据显示，交感神经激活是发病的核心机制。机体分泌释放大量儿茶酚胺和神经肽类，使冠状动脉痉挛，导致心肌缺血。

2.负性生活事件　生活事件就是生活中面临的各种问题，负性生活事件则是个人认为对自己产生消极作用，造成心理应激，并可能进而损伤健康的事情。有大量研究显示，急性心肌梗死患者的负性生活事件发生率明显升高。Interheart研究发现，国人的应激和心理-社会因素与心肌梗死的相关性比其他国家更强。地震和喜欢的球队输球也增加了急性心脏事件的风险。1996年，欧洲杯1/4决赛当天，荷兰队输给法国队，荷兰男士的心肌梗死或中风死亡率增加了50%。而荷兰女士未受影响。

负性生活事件使情绪受到刺激，激活交感神经系统，从而导致心率加快、血压上升、血管收缩等，致使原来已经存在病变的冠脉和心脏发生供氧失调，导致心肌梗死。

3.愤怒　Interheart研究还发现，愤怒和情绪激动使心肌梗死的发病风险增加1.44倍。其他研究显示，在愤怒2小时后，心肌梗死、急性冠状动脉综合征、心律失常、缺血性卒中和出血性卒中风险最高。一项研究报道，愤怒的强度越大，心肌梗死的风险越大。还有研究发现，在愤怒发作后的1小时内，发生心肌梗死的风险增加9倍。

悲伤也与心肌梗死相关。一项研究发现，对于心血管低风险人群（10年心血管事件＜5%），与悲伤相关的心肌梗死的绝对风险是每1400人增加1次心肌梗死，但对于高风险人群（10年心血管事件＞20%），每320增加1次

心肌梗死，表明急性情绪诱发可能对于高风险人群影响最大。

4.精神障碍　世界卫生组织预计，到2020年抑郁症将成为仅次于心血管疾病第二大致死致残疾病。近期，欧洲心脏病学会（ESC）和美国心脏协会（AHA）相继发布关于抑郁和冠心病的指导性文件，指出冠心病和抑郁的共病率高，有抑郁症的患者预后差，并建议对冠心病患者筛查抑郁。

焦虑也显著增加冠心病的发生风险。对于健康人，焦虑是冠心病发生的独立且重要的危险因素。而在冠心病患者中，焦虑是预后不良、且病死率增加的危险因素。

严重精神分裂症、双相障碍和重性抑郁障碍严重的精神疾病患者的患冠心病的风险也明显增加。

5.社会隔离和孤独　有证据表明，社会关系不良者寿命短，而社会关系更强者生存可能性增加50%。对23项研究18万多人的汇总分析显示，随访3～21年。社交孤独者的冠状动脉疾病风险增加29%，卒中风险增加32%。另一项分析包含70个研究的340万人，发现孤独、社会隔离和独居都与早期死亡风险增加有关，其危害相当于肥胖和每天吸烟15支。

心身疾病仅仅是一个概念，怎样处理？积极心理学为我们提供了新的思路。

二、积极心理学

临床医师看到的指南往往是重视焦虑和抑郁对人的负面作用。而现在，更多的研究则聚焦在积极心理学领域，包括幸福、感恩、同情心、自信及希望等对心血管病的预防作用。

积极心理学对健康的促进作用可能通过三种途径发挥作用。①更好的代谢水平：有研究发现，心理健康的人血脂水平更好、血压更低，糖代谢状态更好，患代谢综合征的比例较低；②促进健康行为：如提高睡眠质量、增加体力活动和戒烟等；③通过社会途径缓解压力等。

积极心理学是心理学领域的一场革命，是一门从积极角度研究传统心理学研究的内容的新兴科学，更加强调人性的优点，而不是他们的弱点，其研究对象应该是正常的、健康的普通人，而不是少数有"问题的人"。认为其不但可预防心理疾患，也可预防躯体疾患。

1.幸福和快乐　没有焦虑、抑郁等精神障碍并不等于心理健康。比如，幸福感有两种，一种叫"享乐"式幸福，主要源于自身的愉快经历，我们可以称之为追求快乐；另一种叫心理幸福感（eudaimonic），这是一种超越自我满足，而让生活更有意义（生活意义幸福感），我们称之为幸福。有生活意义的人的免疫细胞表现为低炎症基因表达和高抗病毒抗体基因表达。而追求快乐者基因表达则呈现相反的状态，表现为高炎症和低抗病毒抗体基因表达的负面图谱。研究结果显示，追求快乐和追求有人生意义的幸福基因反应却非常不同。人体对通过不同方式取得的幸福感比头脑意识中的幸福感做出的反应更为敏感。

最近的大量研究也表明，生活没有目标的人死亡风险增加。日本一项研究涉及4.3万人随访7年的研究发现，与有生活目标的人相比，有生活目标的人经过校正的全因死亡风险增加50%。

美国耶鲁大学和加州大学学者对7000人进行了长达9年的跟踪调查，发现乐于助人且与他人相处融洽的人，其健康状况和预期寿命明显优于常怀恶意、心胸狭隘、损人利己的人，而后者的死亡率比正常人高出1.5～2倍。

更多不同的实验都得出了相同的结论，即纯净、慈悲、正面的思想状态能令生命健康喜悦，会影响其寿命的长短，品性善良的人平均要比品性恶劣的人长寿。心胸狭窄，斤斤计较，让心情总处于憋闷状态，更容易患上高血压、心脏病、癌症。"仁者寿"，仁，既是一个人能够泽及他人的内在标准，又是个人获得健康与长寿的品质要求，寻找意义是人类一个重要、普遍的动机，缺少这个动机，人们就会感到厌烦、无望、压抑和失去求生的意义。

"大学之道，在明明德，在亲民，在止于至善。"意思是说，大学的宗旨在于弘扬光明正大的品德，在于使人弃旧图新，在于使人达到最完善的境界，目的是让人成为一个心性光明、行为努力、目标远大的成年人。

亚里士多德也认为，幸福是客观的，不以自己主观意志为转移的自我完善、自我实现、自我成就，是自我潜能的完美实现。快乐虽然属于幸福，但幸福却不能归结为快乐。纯粹为追求快乐的行为是不能称为幸福的。

2.用感恩应对悲观态度　悲观的人心血管病风险高。对于悲观的人，仅看到只剩半杯水，乐观的人看到还剩半杯水。这就涉及对客观事实的理解和应对。与其抱怨，还不如通过珍惜我们的所有。学会感恩的人会体验到更多的愉悦、快乐、幸福和乐观。

3.消除不良情绪和减压　在社会转型阶段，我国居民生活压力巨大。我们每个人也会经历过失败和挫折，会被一些事物所伤害，会陷入莫名的孤独和悲伤之中，如果我们一味地压抑或掩饰，就会影响健康。积极心理学也关注消极情绪，提倡科学减压，实施行之有效的放松和减压方式。通过"生活中不缺少美，只是缺少发现美的眼睛"，来关注到身边发生的美好的事情。

4.目标和习惯　改变自己，实现了自己的目标，做自己的主人，这就是积极心理。目标应该是有挑战性的、可评估的、有价值和内在动力驱动，并且是可完成的。这有助于自我检查、运用潜能、把人生的价值观和目标联系起来，感到充实，并且从内在，而不是从外在获得激励。

三、临床上实施积极心理学的建议

近期，JACC一篇文章也倡导医师与患者沟通心理健康的一些具体问题，如关注患者的乐观情绪、生活满意度、社会支持、生活目标等，并给予积极的暗示。

又如，对于患者的乐观情绪，可以问："你是否认为未来会越来越好吗？""你觉得你的健康会向什么方向发展？"医师可以暗示患者：我以前曾经治过很多类似你这种问题的病人，很多人都不错，我想你也可以。

对于患者的满足感，可以问："你是否常感到很幸福？""你觉得怎么做会幸福？"医师可以暗示患者：有很多研究发现，感到快乐和幸福，对你有好处。因此，我想你应该多花时间参与能为你带来快乐或幸福的活动。

对于感恩，可以问："在你的生活中，你最感恩的是什么？""你对自己的健康感到满意吗？"医师可以暗示患者：我们很幸运能够面您对这个问题，如果我们一起努力，你会越来越好。

鼓励患者利用其优势，可以问："你最擅长什么？""你怎样用你的优势来改善健康？"医师可以暗示患者：用你的优势也可以让你的心脏更健康。

目前也有几项关于心脏病患者的积极心理干预试验正在进行，以证实其可行性和效果。

四、小结

健康应至少包括以生理机能为特征的身体健康，以精神情感为特征的心理健康。积极心理学不但与全面健康相关，也与中国的传统观念不谋而合。

中国文化把人放在特定的社会生活场景中理解，认为人的精神健康是个人与他人或环境相互交流的过程，强调进取，以实现内外相结合的"和谐"状态。心灵的和谐要在纷扰而杂乱中学会谨慎而理智的选择，就要有淡泊而坚定的自守，在艰难困苦中塑造顽强坚韧的心性，在如浮华的物质世界中保持一份清醒。养生先养心，才能真正实现保养身体、减少疾病、增进健康、延年益寿的最终目的。

（林曙光）

参 考 文 献

[1] Fredrickson B L, Grewen K M, Coffey K A, et al. A functional genomic perspective on human well-being. Proc Natl Acad Sci USA, 2013, 110(33):13684-9.

[2] Ghadri J R, Wittstein I S, Prasad A, et al. International Expert Consensus Document on Takotsubo Syndrome (Part I): Clinical Characteristics, Diagnostic Criteria, and Pathophysiology. Eur Heart J, 2018, May 29:[Epub ahead of print].

[3] Kubzansky L D, Huffman J C, Boehm J K, et al. Positive Psychological Well-Being and Cardiovascular Disease: JACC Health Promotion Series. J Am Coll Cardiol, 2018, 72(12):1382-1396.

[4] Massimo Fioranelli, Anna G. Bottaccioli, Francesco Bottaccioli, et al. Stress and Inflammation in Coronary Artery Disease: A Review Psychoneuroendocrineimmunology-Based. Front Immunol, 2018, 9: 2031. doi: 10.3389/fimmu.2018.02031

[5] Mostofsky E, Maclure M, Tofler G H, et al. Relation of outbursts of anger and risk of acute myocardial infarction. Am J Cardiol, 2013, 112:343–348.

[6] Mostofsky E, Penner E A, Mittleman M A. Outbursts of anger as a trigger of acute cardiovascular events: a systematic review and meta-analysis. Eur Heart J, 2014, 35(21):1404-1410.

[7] Smyth A, O'Donnell M, Lamelas P, et al. Physical Activity and Anger or Emotional Upset as Triggers of Acute Myocardial Infarction: The INTERHEART Study. Circulation, 2016, 134(15):1059-1067.

[8] T. Sone, N. Nakaya, K. Ohmori, et al. Sense of life worth living (ikigai) and mortality in Japan: Ohsaki Study. Psychosom Med, 2008, 70:709-715.

[9] Teo K K, Liu L, Chow C K, et al. INTERHEART Investigators in China. Potentially modifiable risk factors associated with myocardial infarction in China: the INTERHEART China study. Heart, 2009, 95(22):1857-64.

[10] Vaccarino V, Badimon L, Bremner J D, et al. Depression and coronary heart disease: 2018 ESC position paper of the working group of coronary pathophysiology and microcirculation developed under the auspices of the ESC Committee for Practice Guidelines. Eur Heart J, 2019, doi: 10.1093/eurheartj/ehy913.

2. 2018年中国冠心病抗栓研究进展

2018年由我国心血管专家发起的, 基于我国冠心病人群的多项抗栓治疗临床研究进展顺利或已取得较好的结果, 本文对此做一简要概述。

由笔者牵头负责的I LOVE IT 2研究双联抗血小板 (DAPT) 亚组5年结果于2018年美国经导管心血管治疗学术会议 (TCT) 期间发布, 提示针对稳定型冠心病和低危ACS置入涂层可降解西罗莫司 (雷帕霉素) 洗脱冠状动脉支架的患者, 接受6个月DAPT的安全性和有效性不劣于12个月DAPT, 这一结果为不能耐受长期DAPT的缺血中低危冠心病 (尤其是出血高危) 患者提供了安全有效的短疗程DAPT策略。该项研究的18个月结果发表于2016年Circulation介入分册, 继2017年被ESC双联抗血小板治疗指南引用后, 于2018年再次被ESC心肌血运重建指南所引用。

目前在研的国家十三五重点研发计划项目, 重大慢病防治专项——冠心病血栓事件预测与优化干预技术研究 (项目编号: 2016YFC1301300) 由北部战区总医院 (原沈阳军区总医院)、阜外医院、北医三院、重庆新桥医院、广东心血管病研究所等协作进行, 下面就该专项系列研究的进展情况做一简单介绍。

分题一 "中国冠心病患者血栓和出血风险评分系统的研究" (OPT-CAD研究), 针对解决临床实践中血栓和出血风险 "预测难" 的问题, 在十二五国家科技支撑课题已入选14 032例患者的基础上, 拟通过进一步扩大样本队列获取中国冠心病患者抗栓治疗的大数据, 寻找中国冠心病患者群血栓和出血的危险因素, 构建简便易用的血栓和出血风险评分系统, 以及DAPT疗程的评分工具。该研究于2017年1月开始入选病例, 目前冠心病优化抗血小板治疗注册数据库已入选1.4万例受试者 (完成率已超过原计划), 总计达2.8万余例, 并已开始进行2年期随访。基于冠心病优化抗血小板治疗数据库, 项目组开发了适用于中国冠心病患者的缺血风险预测模型: OPT-CAD评分模型, 采用10个临床常规指标进行风险评分, 可预测冠心病患者的长期缺血事件风险, 适用于接受PCI或非PCI的人群, 其准确率优于经典的GRACE评分。该项研究部分结果已发表。

分题二 "冠状动脉支架内血栓防治关键技术研究", 拟通过建立我国最大样本的支架内血栓病例队列, 构建我国冠心病患者介入术后支架内血栓的预警评分系统, 从临床、抗血小板药物、器械、操作等层面提出其防治的关键技术, 并分析支架内血栓的OCT影像学特征, 探讨支架内血栓的病理生理学机制。本课题2017年5月开始入选病例, 网络数据库平台已开发完成, 600例回顾性研究的病例已经全部收集结束, 目前正在继续入选前瞻性支架血栓患者。

分题三 "冠心病抗栓治疗的疗效和安全性评价技术研究", 针对抗栓治疗过程中缺少评价疗效和安全性的替代性指标这一瓶颈, 拟通过多项多中心RCT, 探索血小板功能、新型生物标志物、胃肠道胶囊内镜检查结果等作为抗栓治疗疗效和安全性评价指标的可行性和准确性, 建立上述各种方法预测血栓和 (或) 出血事件的临界值和 (或) 正常值范围。本课题包括3项子课题: ①对比冠状动脉支架置入后6个月或12个月DAPT与单药抗血小板治疗对胃肠道黏膜损伤的影响, 采用安翰磁控胶囊胃镜 (AMCE) 评价的多中心、随机、双盲、安慰剂对照临床研究 (OPT-PEACE研究), 计划随机入选480例PCI后进行DAPT的患者, 通过国产磁控胶囊内镜评估胃肠道损伤发生率及其与临床胃肠道出血事件的相关性, 建立胶囊内镜评分, 用以评价胃肠道出血风险。本研究已于2016年11月启动, 现已在国内29家中心启动入选, 入选完成随机患者超过45%。该项研究为国际首项通过胶囊内镜的方式对DAPT人群进行评估, 其结果具有重要的临床意义, 非常值得期待。②常用血小板功能检测方法作为冠心病患者长期抗栓治疗疗效和安全性评价指标的可行性研究 (PRACTICE研究) 为多中心、随机、对照研究。本研究计划入选1500例临床确诊稳定型冠心病且正在接受DAPT的患者, 比较LTA、VerifyNow、VASP 和PL等血小板功能检测方法, 预测血栓和出血事件的可行性和准确性, 并确定其临界值, 研究旨在建立国人血小板功能正常值范围。预计在20家中心入选1500例患者, 现在顺利进行中。③抗栓治疗的安全性和有效性的新型生物标志物的研究, 目前已经初步完成血栓性疾病早期诊断标志物的筛选和复制试验, 目前正在进行数据整理及论文撰写。

分题四 "高危人群个体化抗栓治疗策略研究", 针对老年、糖尿病、肾功能不全、合并口服抗凝药等血栓和出血高危的特殊患者,开展药动学、药效学和随机对照临床研究,探索优化的抗栓治疗方案。本课题包括5个子课题:①高危缺血冠心病患者优化抗栓策略研究(Twilight研究),为2015年启动的全球跨国、随机双盲安慰剂对照的临床研究,该研究是对PCI术后替格瑞洛长期单药治疗的探索,入选约9000例置入药物洗脱支架治疗的高危缺血患者,比较3个月DAPT后替格瑞洛单药治疗与常规DAPT的有效性和安全性。所有患者先在PCI术后接受开放标签的低剂量阿司匹林(100mg每日1次)加替格瑞洛(90 mg每日2次)治疗3个月,之后随机分组,一组继续替格瑞洛联用低剂量阿司匹林的DAPT,另一组采用替格瑞洛90mg、每日2次单药治疗12个月。笔者担任中国区主要研究者,共27家中国中心参加,最终入选了随机化患者1028例,占全球病例总数的13%,结果将于2019年下半年发布。②行PCI的缺血、出血双高危ACS患者DAPT 1年后优化抗血小板治疗研究(EA-outcome研究),为前瞻性、多中心、随机、对照研究,旨在评估标准DAPT疗程结束后,氯吡格雷单药治疗与氯吡格雷+阿司匹林的DAPT 9个月相比,是否会降低这类患者缺血及出血的风险。超过120余家医院参研,计划入选7700例患者,目前已入选1653例。③替格瑞洛改善冠心病合并糖尿病患者支架术后临床预后的可行性研究(DM & CAD研究),为单中心、随机、对照、开放标签、可行性研究,入选300例不稳定型心绞痛合并糖尿病的患者,比较两种双联抗血小板(氯吡格雷+阿司匹林 vs 替格瑞洛+阿司匹林)治疗方案的疗效和安全性,目前入选工作即将结束。④比较替格瑞洛和氯吡格雷在慢性肾病患者中的药效学和药动学研究(OPT-CKD研究),为单中心、随机、对照、开放标签研究。入选60例合并中重度肾功能不全的非ST段抬高急性冠状动脉综合征患者,比较氯吡格雷和替格瑞洛的药效学和药动学参数,其主要结果已发表于Br J Clin Pharmaco[2018;84(1):88-96]。⑤非瓣膜性心房颤动患者行经皮冠状动脉介入治疗术后的优化抗栓策略研究(COACH-AF PCI研究),为多中心、随机、对照、开放标签临床研究。研究计划入组1120例因非瓣膜性房颤需要长期口服抗凝药物治疗的患者,于冠状动脉介入治疗术后随机分成4组,分别接受4种不同抗栓方案治疗并比较各方案的疗效、安全性和效价比。目前全国已启动研究中心16家,正在积极入选过程中。

分题五"基于动态风险评价的个体化抗栓治疗研究",研究旨在开发示范性抗栓治疗网络数据平台和智能终端APP,创建基于动态风险评价的长期抗栓管理新模式,并通过大样本队列研究进行推广、验证。本研究预计入选10 000例患者并随访2年,完成数据平台及智能终端APP开发测试,目前已完成6620余例。

上述研究的目的,是通过获取中国人群的大数据和循证医学证据,在我国创建完整的抗栓优化的诊、防、治体系和示范平台,为需要抗栓治疗的冠心病患者找到最适合他们自己的个体化治疗方案。相信通过我们脚踏实地、坚定执着的不懈努力与创新合作,未来中国心血管领域必将涌现出一批高品质的临床医学研究成果,不断破解我们在临床防治中面临的难题,早日迎来我国心血管疾病死亡率下降的拐点。

(韩雅玲 梁振洋 赵 韧)

3. 整合医学时代下心血管疾病防治的浅探

心血管疾病是当今社会疾病负担最重的慢性非传染性疾病之一，调查表明2015年全球心血管死亡人数达1.79亿，占全球总死亡人口的32.1%。心血管疾病防治与相关的临床研究在降低社会总体疾病负担中扮演着重要角色。近年来，人们越来越意识到，个体遗传背景与环境因素的相互作用、社会经济因素的调节贯穿心血管疾病发生、发展的过程始终。因此心血管疾病的防治与研究将向一种更加个体化、精准化、多维度、多角度的方向发展。

整合医学是近年来提出的一种新的医学模式，强调以患者为中心，充分考虑患者所处的环境、社会经济条件、精神心理状态，综合管理患者的多种合并疾病，并对疾病相关的生理过程、遗传背景进行深入分析，从而提供全面、个体化的疾病防治策略。这种新医学模式为心血管疾病防治与临床研究提供了新的思路。

一、心血管疾病与合并症管理

罹患心血管疾病的患者往往伴随着多种合并症，相关的诊疗循证证据有限。美国心肺与血液研究所一项动态注册队列研究对6393名冠心病患者进行了5年的随访，结果表明1999—2012年冠心病人群中合并症的患病率呈增高趋势，具有5种合并症的冠心病患者5年死亡率高达40%～60%。心血管疾病患者存在合并症导致临床诊疗复杂化，增加了患者的经济负担，且与再入院及不良预后密切相关。然而不同种类合并症对心血管疾病预后的影响尚不明确，药物治疗对预后的影响也不尽相同，需要更深入的研究来指导多合并症患者的诊疗。

为提高罹患多种合并症患者管理水平，Bousquet认为应当创建一种以患者为中心的合并症管理新模式。相比经典的临床合并症管理模式（仅评估已证实的合并症），新模式根据严格制定的标准对患者展开广泛的临床评估，能够全面识别患者的合并症、评估严重程度，在社区健康团队的辅助下进行治疗和随访。这种管理模式是探索性的，能够帮助患者全面地了解自身健康状况，发现新的问题。同时这种模式还强调对患者的长期随访，因此社区健康团队是有利地辅助。在这种模式下，加强医患之间的交流尤为重要，包括医患共同参与医疗决策、多学科

健康教育等。

二、环境因素与社会经济因素对心血管疾病的影响

环境因素与心血管疾病密切相关。以空气污染为例，全球每年因空气污染造成的死亡高达610万人，其中330万人死于心血管疾病。国内外大型队列研究已揭示了噪声、空气污染、二手烟等多种环境因素与心血管疾病的相关性。目前环境因素已经引起了广泛关注。然而，临床医师在综合评估患者疾病时，容易忽视社会经济因素。既往研究表明，社会经济因素与患者疾病状态直接相关；Twenty-07前瞻性队列研究发现，在校正肥胖、吸烟等疾病危险因素后，社会经济地位不平等与多重合并症密切相关。同时，社会经济地位也通过影响环境因素与患者遗传背景之间的相互作用来改变疾病的转归。有研究表明，社会地位低下的人群中，二手烟引发的心血管病风险、饮酒导致的心血管死亡率均较高。

患者的社会经济地位可能具有一定的临床指导意义，能够提供疾病相关信息。如一项纳入了109 793人的前瞻性队列研究所示，通过患者交际圈的社会经济地位反映患者的社会经济地位，并将该指标引入现有的心血管风险评估模型，结果表明社会经济因素的引入提高了动脉粥样硬化性心血管事件的预测准确性。面对社会经济地位的不平等对疾病发生及预后的影响，政府层面应该采取相应的措施。另一项英国的前瞻性队列研究发现，为不同社会经济地位患者提供均质化的最佳诊疗，能够有效缩小社会经济地位差异带来的影响，降低全研究人群的冠心病死亡率。这些研究强调了完善医疗保障制度、优化地区间医疗资源的分配、缩小地区间医疗水平的差异、保障不同社会经济地位的患者都能够得到恰当的诊疗的重要性。

三、系统医学与心血管病临床研究新模式

在系统医学理论中，机体是由分子、细胞、器官等不同层次的网络相互作用、相互交联而成的，这一复杂网络决定了机体对环境中致病因素的抵抗力，当机体由健康状态向疾病状态变化时，网络中的组分也会发生变化。研

究这种变化有利于实现疾病的早期、精准、个体化治疗。

系统医学创始人Leroy Hood教授曾提出过"P4"系统医学的理念，即从个体遗传物质的特异性（personalized）入手，强调患者参与临床研究的主动性（participatory），实现对疾病的预测（predictive）和预防（preventive）。随着组学技术的不断发展，P4医学不再停留在概念层面，结合了P4医学理念的临床研究新模式应运而生。

传统的临床研究往往通过对大样本人群数据进行分析来验证一个假设，解决的科学问题单一，时间成本大、花费高，难以对生物标记物进行深入分析，解释问题的维度有限，无法揭示疾病病理生理学机制及健康状态向疾病状态过渡的过程。在新的临床研究模式中，通过对较少的样本量甚至单一个体进行全面的组学测量和随访，深度解析从健康向疾病状态过渡的过程，以期发现疾病的早期标志物及治疗靶点。这一临床研究新模式主要应用了"杂交模型"和"多层组学整合纵向模型"。

"杂交模型"指的是在研究外界因素对疾病病理生理状态影响时，引入组学研究的相关内容。糖尿病领域已率先应用这种新模型开展临床研究。既往的糖尿病患者管理的临床实践中，医师通常为患者提供相似的营养方案。Zeevi等在一个包含800名糖尿病患者的队列中，连续监测患者餐后血糖，发现对于相同成分的饮食，不同个体的餐后血糖差异很大，说明了个体化营养方案对于糖尿病患者的重要性。研究同时收集了患者的血液标本、人体测量指标、肠道菌群标本等多维度指标，采用机器学习的方法，分析设计出一套算法，为患者定制个体化饮食方案；最终通过双盲随机对照试验证实了这种个体化饮食能够显著降低糖尿病患者的餐后血糖升高反应，并改变肠道菌群的结构。在心血管疾病领域应用这种新研究模式开展临床研究，需要满足两个条件：第一是要寻找一个能反映疾病状态、能满足高时间分辨率测量的研究变量，第二是要建立简便的方法动态采集患者的组学信息。例如Gao F等发明的一种脂类组学的干血点光谱测定法，能够在单个血样中测量超过1200个脂类分子。相信随着新技术的开发和应用，未来"杂交模型"在心血管临床研究中的应用会越来越广泛。

相比"杂交模型"，"多层组学整合纵向模型"没有固定的预设研究变量，只是对患者的多种组学信息进行动态监测，建立数据库并进行数据挖掘。Pioneer 100 wellness研究是该模型的范例。研究共纳入108例患者，每隔3个月进行全基因组测序并采集蛋白质组学、代谢组学、微生物群及临床信息，建立起人体不同指标之间的关系网，同时通过组群分析将数据归类到不同的生理功能组群（如心脏代谢组群、血脂组群）并识别其相关因素。该研究还对127种临床表型或疾病进行遗传风险评估，并探究遗传风险与生物标志物的关系。在研究过程中，研究员会根据研究数据向患者提供健康建议，并在后续研究中观察这些建议对患者生物标志物的影响。这种"多层组学整合纵向模型"在心血管疾病研究中也得到了初步应用，Michael Inouye等通过Meta分析的手段对480 000人的全基因组数据进行分析，并设计出了冠心病的遗传风险评分，Foram N.Ashar等同样通过Meta分析的方法整合了大样本人群的全基因组数据，并分析其与心源性猝死及18种猝死危险因素的关系。这种研究模式虽然设计较为复杂，对技术支持要求高，但有利于我们发现新的临床标志物和治疗靶点，对疾病的早期筛查和治疗具有重要的意义。该模式也动态展示了环境因素对患者疾病或衰老过程的影响，对研究疾病的预防措施，制定个体化的健康生活方式都具有很大的价值。

四、总结与展望

在整合医学时代中，心血管疾病防治不仅包括综合管理全身疾病、全方位干预已知的致病因素（环境、心理、社会等），通过研究个体在疾病病理生理过程中的基因、分子、器官等不同层次变化来个性化解析疾病相关因素及干预靶点也是题中应有之义。

随着生物技术的高速发展，融合了新生物技术的新型临床研究模式方兴未艾。更多更好地把实验室新技术转化应用到临床研究和临床实践中，是实现疾病早期预测、疾病预防与早期治疗的利器。需要注意的是，"P4"系统医学不仅仅是利用组学研究解读疾病，强调的是以人为中心的个体化诊疗；此外，还有学者提出将患者的精神认知状态（psychocognitive）纳入其中，组成"P5"医学。

整合医学时代下的心血管疾病防治，离不开政府管理部门、科研人员和每一位公民的共同努力。加强心血管疾病与合并症的综合管理、优化心血管疾病相关的环境、社会经济因素管理和干预，鼓励探索和应用融合了系统医学理念的心血管病临床研究新模式，我国心血管疾病防控一定会再上一个新台阶。

（赖一炜 马长生）

4. 2018第4版心肌梗死通用定义要点解读

临床实践中经常会遇到由心肌肌钙蛋白（cTn）升高的患者，其中非缺血性心肌损伤的情况也非常多见。对于cTn值升高的患者，临床医师必须区分是否患有非缺血性心肌损伤或某一种心肌梗死亚型。2018年8月在德国慕尼黑召开的ESC会议上，由ESC、ACC、AHA和WHF同时发布了《第4版心肌梗死通用定义》，全文同期发表在《欧洲心脏杂志》。第4版定义在大量循证医学证据的基础上，提出了5个新概念，更新了14个概念，增加了6个部分的临床相关内容。全文核心内容是如何区分心肌损伤与心肌梗死，并详细讨论了各种形式的非缺血性心肌损伤。新版定义对于临床实践中正确认识和处理心肌梗死的相关问题，较上一版定义更加科学，在临床实用性和可读性方面有了很大进步。

一、心肌损伤和心肌梗死的生物标志物

心肌肌钙蛋白I（cTnI）和T（cTnT）是心肌细胞结构的组成部分，几乎只在心肌细胞中表达，是评估心肌损伤首选的生物标志物。骨骼肌受损可表达通过cTnT检测出的蛋白，导致一些cTnT增高可能来自于骨骼肌的情况，而高敏（hs-cTn）被推荐为常规临床使用。其他生物标志物，如肌酸激酶MB同工酶（CK-MB）的敏感性和特异性均不高。

cTn水平升高达到参考值上限（URL）第99百分位以上，诊断为心肌损伤。如果cTn值有上升和（或）下降，考虑为急性心肌损伤。若cTn水平呈持续性升高，则表明是慢性的。cTn可在多种因素作用下从心肌释放，包括心肌细胞的正常更新、凋亡、细胞释放cTn的降解产物、细胞膜通透性增高、膜状碎片的形成和释放及心肌细胞坏死。目前，临床上还不能区分cTn水平升高是由于哪种机制引起的。然而，无论哪种机制，当合并存在心肌缺血证据时，急性心肌损伤就被特指为急性心肌梗死。

二、心肌梗死的临床分类

新版定义中保留了5个心肌梗死亚型，但是在表述措辞上做了一些适当的改进，更有利于理解。

（一）1型心肌梗死

1型心肌梗死是动脉粥样硬化斑块侵蚀或破裂伴随冠状动脉血栓形成的结果，此种情况为经典的心肌梗死，强调斑块破裂与冠状动脉粥样硬化血栓形成的因

果关系。1型心肌梗死可以表现为ST段抬高型心肌梗死（STEMI）或非ST段抬高型心肌梗死（NSTEMI）。

（二）2型心肌梗死

由于氧供需失衡导致缺血性心肌损伤为2型心肌梗死。新版定义指出心肌氧供需失衡与诸多因素有关，不伴斑块破裂的冠状动脉狭窄、冠状动脉痉挛、冠状动脉微血管功能障碍（包括内皮功能障碍、平滑肌细胞功能障碍及交感神经分布调节异常）、冠状动脉栓塞、伴或不伴壁内血肿的冠状动脉夹层、心肌肥厚、快速或缓慢型心律失常、呼吸衰竭、重度贫血及低血压休克。因此，诊断2型心肌梗死时需明确其伴随疾病。

（三）2型心肌梗死和心肌损伤

临床实践中经常需要鉴别2型心肌梗死和心肌损伤，两者都与不良预后有关。急性心肌梗死与急性心肌损伤都有cTn值的不断升高和（或）下降，但如果损伤与结构性心脏病相关，cTn值可能是相对稳定不变的。2型心肌梗死和非缺血性心肌损伤也可能并存。有些疾病可能同时具有心肌梗死和心肌损伤，如在急性心肌缺血的情况下可能发生的急性心力衰竭。2型心肌梗死和心肌损伤鉴别流程如图1。

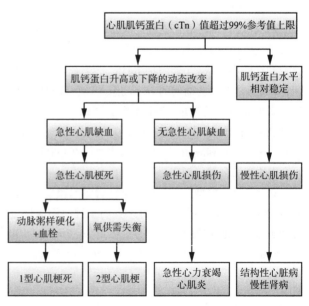

图1　2型心肌梗死与心肌损伤鉴别流程

（四）3型心肌梗死

有典型的心肌梗死表现，如新发的缺血性ECG改变或心室颤动，但在获得血液样本测定心肌生物标志物之前就已死亡；或在症状发作后不久在生物标志物发生增高之前患者可能已经死亡，如心源性猝死患者。此类患者，如怀疑其急性心肌缺血事件可能性很高，即使缺乏心肌梗死的心肌生物标志物证据，也可被指定为3型心肌梗死。

三、冠状动脉手术相关的心肌损伤

与冠状动脉血运重建手术相关的心脏手术性心肌损伤，无论是经皮冠状动脉介入（PCI）还是冠状动脉旁路移植术（CABG），反映了围术期的问题，在时间上可能与手术本身相关；或可能发生于术后，如PCI的早期或晚期支架内血栓形成或支架内再狭窄，或伴随CABG的移植血管闭塞或狭窄。在PCI或CABG前和之后不久使用延期钆增强（LGE）心脏磁共振（CMR）定量评估心肌损伤时，发现32%的患者有手术心肌损伤的证据。此外，研究显示在PCI后或CABG后有cTnI值升高的患者，CMR成像有手术心肌损伤的证据。因此，冠状动脉血运重建后检出的cTn值升高，可能反映了手术心肌损伤。

四、与PCI相关的心肌梗死（4a型心肌梗死）

cTn基线值正常的患者，诊断4a型心肌梗死需要cTn值升高＞99%URL的5倍；术前cTn升高的患者，术后cTn升高必须＞20%，且绝对值必须至少达到99%URL的5倍。此外，应当有新的心肌缺血的证据，或ECG改变的证据，或影像学证据，或伴有冠状动脉血流减少的手术相关并发症的证据，如冠状动脉夹层、主要心外膜动脉闭塞或边支闭塞/血栓、侧支血流中断、慢血流或无复流、或远端栓塞。

五、与PCI相关的支架内血栓形成（4b型心肌梗死）

由支架内血栓形成导致。需要指出支架血栓形成发生的时间与PCI手术的时间关系。根据介入治疗后支架内血栓发生的时间窗可以将其分为3类。急性期支架内血栓，发生于支架置入后0～30d，包括急性支架内血栓（支架置入后24h内）和亚急性支架内血栓（支架置入后24h至30d）；晚期支架内血栓，发生于支架置入30d至1年；极晚期支架内血栓，发生于支架置入后超过1年。

六、与PCI相关的再狭窄（4c型心肌梗死）

与支架内再狭窄或冠脉球囊成形术后再狭窄有关。

七、与CABG相关的心肌梗死（5型心肌梗死）

基线cTn值正常的患者中CABG相关的心肌梗死指cTn值升高需＞99%URL的10倍。若术前cTn值升高，术后cTn值必须升高＞20%，且术后绝对值仍然必须＞99%URL的10倍。

八、与PCI或CABG相关的心肌梗死的其他定义

目前没有明确的cTn或hs-cTn截点值区分心脏手术引起的心肌损伤与心肌梗死。学院研究协会-2（ARC-2）建议，在基线cTn值正常或术前cTn值升高而属于稳定或下降的患者中，围术期心肌梗死的定义需满足PCI和CABG术后cTn值≥99%URL的35倍。此外，还需要一个次要诊断标准，包括：①新出现的Q波；②在一支主要的心外膜血管或直径＞1.5mm的分支中，有血流受限的血管造影证据；③或超声心动图可见与手术相关的明显的存活心肌的新丢失。此外，ARC-2对显著的手术心肌损伤定义了独立的标准，如果cTn值升高≥99%URL的70倍（无论基线是低于URL，还是高于、稳定或下降），即可诊断。

九、复发性心肌梗死与再梗死

在首次心肌梗死事件发生后的28d内再次出现心肌梗死的特征时，从流行病学角度，第2次心肌梗死事件不再视为一次新发的心肌梗死。如果心肌梗死的特征发生于偶发心肌梗死第28天之后，可以认为是复发性心肌梗死。再梗死是指首次心肌梗死事件发生后28d内再次发生的AMI或复发性心肌梗死。在初始心肌梗死后疑似再梗死的ECG诊断，可能受到初始心肌梗死后进展性ECG变化的混淆。ST段抬高≥1mm，或至少在2个相邻导联出现新的病理性Q波，特别是伴有缺血症状时，应当考虑再梗死。对于首次心肌梗死后根据临床体征和症状疑似再梗死的患者，推荐立即检测cTn。此后3～6h应复查。如果cTn浓度是升高的，但在疑似再梗死时是稳定的或趋于下降，需要第二次样本中cTn值升高＞20%才能诊断再梗死。

十、与其他心脏手术（非血运重建）相关的心肌损伤和梗死

心脏手术如经导管心瓣膜介入治疗，通过直接损伤

心肌，或继发于冠脉梗阻或栓塞造成局部心肌缺血均可引起心肌损伤。心律失常的消融治疗通过对心肌组织的加热或冷却也会有控制性的造成手术心肌损伤。手术心肌损伤的程度可通过cTn值的测量来评估。在这种情况下，cTn值的升高应被看作是手术心肌损伤，除非存在生物标志物标准或为5型心肌梗死所列的急性心肌缺血的次要标准之一，否则不能称为心肌梗死。

十一、与非心脏手术相关的心肌损伤和梗死

围术期 MI 是非心脏外科最重要的并发症之一，与预后不良相关。大多数围术期心肌梗死的患者，由于麻醉、镇静或镇痛药物的使用而不会出现缺血性症状，通常很难诊断外科围术期心肌梗死。围术期经常可见非特异性心电图改变，这也使心肌缺血的诊断变得困难。检测hs-cTn的基线值有助于识别那些术前cTn值慢性升高的患者及在术中和术后风险增高的患者。检测术后标本的cTn显示，多达35%的患者其水平高于99%URL，且17%患者cTn数值逐步升高，提示涉及心肌损伤。

围术期的特点是心脏的代谢需求增加，可能导致稳定的CAD患者发生心肌梗死。研究显示，需求性心肌缺血是围术期心肌梗死的主要病因，加上cTn值的升高和（或）下降提示是2型心肌梗死。另一些冠状动脉造影研究显示，在50%～60%的围术期心肌梗死患者中检出了冠状动脉斑块破裂，（1型心肌梗死）。另一方面，无伴随缺血证据的围术期心肌损伤是非心脏手术后的一种常见并发症，并且与短期和长期死亡率显著相关。

推荐对高危个体进行术后cTn监测。为了正确地解释术后cTn值升高的病因，需要测定术前基线值，以便确定其升高是急性的还是慢性的。除了cTn值升高外，心肌梗死的诊断还需要心肌缺血的证据，这在围术期和术后可能更为明显，如遥测心电/ECG的ST段改变、反复发作低氧血症、低血压、心动过速或心肌梗死的影像学证据。在缺乏急性心肌缺血证据的情况下，诊断急性心肌损伤更合适。

十二、与心力衰竭相关的心肌损伤或梗死

对于所有早期HF患者，都存在可测出的hs-cTn浓度，部分患者超过99%URL，特别是在有更严重HF综合征如急性失代偿性HF的患者。引起cTn升高有诸多因素：如2型心肌梗死可由于跨壁压力增高、小冠状动脉梗阻、内皮功能障碍、贫血或低血压所致。此外，室壁牵张还可引起心肌细胞凋亡和自噬；炎症浸润、循环神经激素引起的直接细胞毒性，均可引起心肌损伤的cTn浓度升高。应激的心肌细胞早期释放cTn入血也是cTn值升高的原因。

在急性失代偿性HF的情况下，应及时测定cTn并记录ECG。如果标志物显著升高和（或）下降，尤其是如果伴有提示心肌缺血的胸部不适或其他症状，和（或）新的缺血性ECG改变或非侵入性检查有心功能不全，在这种情况下，应高度怀疑1型心肌梗死

十三、应激性心肌病

应激性心肌病（TTS）见于1%～2%的疑似STEMI的患者，通常由强烈的情绪或心理压力激发，超过90%的患者是绝经后的女性。TTS表现通常类似于ACS，ST段抬高的程度通常广泛，超过单支冠状动脉分布的范围。ST段压低见于<10%的患者，且通常在12～24h可见深而对称的T波倒置和QTc延长。cTn值通常（超过95%的病例）有短暂升高，但cTn峰值与ECG改变的范围或左心室功能不全不相符。当临床表现和ECG异常与cTn值升高程度不成比例时，或左心室壁运动异常的分布与单支冠状动脉分布不相符时，应当怀疑TTS的诊断。确诊通常需要行冠状动脉造影和心室造影。左心室造影可显示涉及多条冠状动脉供血区域的左心室节段性室壁运动异常，包括心尖部（82%）、心室中部（14.6%）、基底部（2.2%）或局灶性（1.5%）无动力或低动力。急性期CMR成像通常可见心肌水肿的证据，但缺乏LGE。左心室功能的恢复时间从几小时到几周不等。有10%～15%的患者心功能不能恢复到正常，存在舒张功能、运动时的心肌储备持续异常，或心律异常。在节段性室壁运动异常不恢复的情况下，推荐行LGE-CMR以排除自发性血管再通的心肌梗死。有助于区别TTS与急性心肌梗死的另外两个特征，TTS在急性期QTc延长>500ms和经2～4周左心室功能恢复。在罕见的情况下，心肌梗死与TTS共存，如心肌梗死引起的TTS或TTS伴继发性斑块破裂，但TTS发生急性节段性室壁运动异常范围要比罪犯冠状动脉支配的区域更广泛。

十四、冠状动脉非阻塞性心肌梗死

部分心肌梗死患者冠状动脉造影没有冠状动脉阻塞（阻塞性是指在主要的心外膜血管狭窄直径≥50%）证据，这一部分患者可诊断冠状动脉非阻塞性心肌梗死（MINOCA）。MINOCA的诊断需有至少一个可导致心肌细胞损伤的缺血因素，同时需排除非缺血原因，如心肌炎。而且需确保未忽略任何阻塞性冠心病（如自发性冠状动脉夹层）。动脉粥样硬化性斑块破裂和冠状动脉血栓形成可能是MINOCA的潜在原因，即1型心肌梗死。冠状动脉痉挛和自发性冠状动脉夹层，也可能是原因之

一,即2型心肌梗死。

十五、与肾病相关的心肌损伤和(或)梗死

多数慢性肾病(CKD)患者有cTn值升高,hs-cTnT比hs-cTnI更常见升高。尸解发现cTn值升高总是伴有心肌损伤的证据。其机制包括心室内压力增高、小冠状动脉阻塞、贫血及毒素对心肌直接毒性作用。由于急性室壁牵张引起的心肌细胞凋亡和自噬也会引起cTn值升高。cTn水平的动态变化对于诊断CKD患者和肾功能正常的患者的心肌梗死是同样有效的。如果cTn值升高的水平不变,且随着事件进展其升高和(或)下降的程度稳定,那么,即使升高的水平是显著的,也很可能是慢性心肌损伤的反映。然而,如果出现明显的升高和(或)下降,那么,cTn值异常的病因可能是急性容量超负荷、充血性HF或心肌梗死。如果出现起伏不定的模式,并伴有缺血症状、新的缺血性ECG改变或影像学检查显示存活心肌丢失,AMI的可能性很大。如果CKD患者胸痛发作后就诊较晚,在短期内可能难以观察到cTn值的升高和(或)下降,尤其是当基线值升高时。当临床证据很强时,这样一种情况仍不能排除心肌梗死。

十六、影像技术

对于有明确或怀疑心肌梗死的患者,非侵入性影像有着诸多的作用。新版定义进一步丰富了无创成像在心肌梗死检出及鉴别诊断方面的价值,包括超声心动图、放射核素成像、心脏磁共振成像及冠状动脉CTA等多种影像技术。超声心动图的优势是能综合评估心脏的结构和功能,特别是心肌厚度、增厚、变薄和运动。只有放射核素技术(SPECT/ECT),因为其所用的示踪剂固有的特性,可提供心肌细胞活力的直接评估,其他技术提供心肌活力的间接评估,如经超声心动图对多巴酚丁胺的收缩反应,或经CMR或CT可见继发于心肌细胞丢失的细胞外间隙增加。CMR的高组织对比和分辨率可对心肌结构和功能进行精确评估。还有能力检出心肌水肿、炎症的存在及其程度,有助于区别急性与慢性心肌损伤。

（刘启云 董少红）

5. DK-Crush技术在复杂冠状动脉分叉病变中的运用

一、冠状动脉分叉病变特征

冠状动脉粥样硬化性心脏病（冠心病）是威胁人类生命健康的最严重疾病之一，其发病率及死亡率逐年上升，已给社会带来严重的经济负担。因此，对于冠心病的预防及治疗是全世界心血管医师需要积极解决的问题。尽管经皮冠状动脉介入治疗（PCI）给冠心病患者带来了福音，但仍存在诸如慢性闭塞性病变、左主干病变及冠状动脉分叉病变等介入治疗难点。

冠状动脉从主动脉发出后，逐渐发出分支血管，形成血管分叉，该分叉通常由近段主支血管（proximal main vessel, PMV）、远段主支血管（distal main vessel, DMV）和边支血管（side branch, SB）组成，DMV与SB交汇处为分叉血管嵴（carina of vessel branch, CVB），对血液分流起着重要的作用。血流经过分叉部位，在分叉嵴附近形成高剪切力区，而在分叉嵴对侧形成低剪切力区，而低剪切力区易发生湍流，该部位正是动脉粥样硬化的好发部位。冠状动脉分叉病变是指冠状动脉狭窄性病变毗邻并（或）累及重要分支血管的开口，即在近段主支血管、远段主支血管和边支血管的开口处（开口及其3～5mm节段），存在50%以上的血管狭窄，其解剖结构因血管角度、血管腔直径、斑块负荷、斑块位置、分叉位置而千变万化，从而导致分叉病变的表现各异。目前，临床有多种分型，如Duke分型、Leferve分型、Safian分型、Medina分型。该病变在所有PCI中约占20%，因该病变解剖结构的特性，故手术处理方式繁多，且有较高的并发症而备受关注。

二、冠状动脉分叉病变PCI技术发展过程

在冠状动脉支架问世之前，虽然介入器械不断改进，但以球囊成形术为主体的介入治疗对分支病变束手无策。但球囊成形术中的重大发现，是斑块铲雪现象（又称斑块迁移）。早在20世纪80年代末，Nobuyoshi等就提出对吻扩张是唯一可减轻斑块铲雪的方法。尽管如此，术后随访期内主干和分支血管的再狭窄率几乎是非分叉病变的2倍。1992年后，金属支架进入临床应用，在应用抗血小板药物的基础上，冠状动脉内支架术已成为一线的血运重建术。尽管在裸支架时期出现了多种PCI技术来治疗分叉病变，但在支架的几何结构及金属材料不断改进的同时，裸支架降低再狭窄的作用并未持续提高，而在这些改进的平台基础上进入临床的药物洗脱支架（drug-eluting stents, DES），则具有显著降低再狭窄的作用。但BIFURACAT II ON研究发现，双支架术丝毫未能改善患者的预后，主要与DES未能充分完全覆盖住分支开口从而导致分支开口再狭窄有关。鉴于此，在DES进入临床不久以来，更多的医师趋向于选择必要时即兴支架术，就是有时单支架术中分支血管内出现并发症（如血栓栓塞、夹层等），而必须置入第2个支架。Ormiston等通过体外试验证实"T"形支架术不具备能确保充分覆盖分支开口的性能，当分支支架完全覆盖开口时，进入到主干内的支架会过长，而尽量减少突入主干的长度时，分支开口又不能被完全覆盖，而留下较大的空隙。因此，Colombo等2002年首先发明了经典Crush技术，该技术可以有效覆盖住分支血管的开口，但该技术的最终对吻扩张（final kissing balloon inflation, FKBI）成功率较低，相关并发症如支架内血栓、边支血管再狭窄等发生率较高。为此，陈绍良教授带领团队深入研究，并进行了改良创新，从而创造出了双对吻挤压技术（DK Crush）技术。下面我们主要从DK Crush技术产生的背景、具体操作步骤等方面做一简述。

三、DK Crush技术产生的背景

经典Crush技术操作步骤如下：①沿两根导丝MV和SB支架同时到位，MV支架近段应盖过SB支架的近端；②释放SB支架，MV支架腰部受压，撤出SB支架释放系统和导丝；③释放MV支架，把SB支架突入部分压向血管壁；④导丝再通过2层支架网孔进入SB，球囊扩张网孔；⑤两球囊对两支架分别高压后扩张和对吻扩张。采用Crush技术能完全覆盖病变，缺点为有近20%的病例不能完成最后的对吻扩张，术后PMV内侧壁覆盖3层支架，相关并发症如支架内血栓、SB再狭窄等发生率较高。DK-crush技术在经典Crush技术基础上，通过首次球囊对吻扩张，扩开被挤压而封闭于SB开口的支架钢梁，并保证SB开口支架网眼的充分扩张。便于在最终对吻扩时导丝顺利从MV支架网眼进入SB（即rewire）以及球囊顺利通

过SB开口。可以提高FKBI成功率和质量，从而改善SB开口受限和支架内再狭窄。

四、DK-crush技术操作步骤及注意要点

DK-crush技术的操作步骤分为7步，具体过程及要点如下。①SB支架的释放：确定MV及SB的情况，送入SB支架，突入MV血管2~3 mm；②MV预置球囊：在MV内预先植入过渡性挤压球囊，预埋球囊足够大以便于后续挤压操作（MV球囊与近端血管直径的比例为1:1）；③MV球囊挤压：扩张MV预埋球囊以充分挤压SB支架使其尽量贴壁，随后将该球囊送入血管远端以腾出空间方便后续rewiring SB血管；④第1次下导丝进SB（从近端网眼进入）：将SB导丝进行体内即兴塑性，使其末端形成"U袢"并送入主支血管深部，随后回撤该导丝至边支支架开口中上1/3处，在此处rewiring SB并保证导丝位于SB支架腔内；⑤首次球囊对吻：将回撤至分叉部位前的SB支架扩张非顺应性球囊，沿重新进入SB支架内的导丝送入SB支架内。后撤位于DMV的预埋球囊，使其近端标志抵达SB支架近端并与SB球囊平齐，随后进行首次球囊对吻。注意，两球囊齐平且对齐血管分叉"髂部"，相当于分叉血管汇合多边区域。先行顺序高压扩张，其间有减压间隙，再行序贯对吻扩张；⑥MV置入支架：完成首次球囊对吻后，撤出其他器械，仅保留MV导丝，送入MV支架并扩张释放，撤出SB球囊，保留MV导丝，另一撤出的导丝同样以"U袢"技术rewiring至SB（第二次下导丝至分支）；⑦最终球囊对吻：分别沿两根导丝送入2枚非顺应性球囊（因非顺应性球囊在首次对吻时使用过，故需重新进行塑形）进行最终对吻。若非顺应性球囊通过SB困难，切勿强行推送，以免损坏支架，此时可选择小球囊预扩张主支支架网眼，再尝试使用非顺应性球囊过边支。最终球囊对吻时同样先行顺序高压扩张，再行序贯对吻扩张。

五、DK Crush技术的相关研究

2005年，陈绍良教授率先发现40名分别随机接受经典Crush和DK Crush治疗的真性分叉病变的患者中，DK Crush组的FKBI成功率显著高于经典Crush组。为进一步探索DK Crush技术的临床疗效，陈绍良教授设计了DKCRUSH I研究。该研究入选了311例Lefevre分型为真性分叉病变的患者，分别随机接受DK Crush和经典Crush技术治疗。术后8个月随访发现，相比于经典Crush技术，DK Crush技术的FKBI成功率（100% vs 76%，P <0.001）明显改善，而主要不良心脏事件（major adverse cardiac events，MACE）发生率（18.1% vs 29.9%，$P=$ 0.044）显著降低。由此可知，DK Crush技术在治疗真性分叉病变中具有很好的临床安全性和有效性。鉴于DK Crush技术在DKCRUSH I研究中的卓越表现，陈绍良教授及其团队进行了后续的DKCRUSH系列研究。Provisional技术处理冠状动脉分叉病变并发症较低而备受推崇，DKCRUSH II研究的目的在于探究对于Medina 1，1，1 和0，1，1分叉病变的治疗，DK Crush技术是否优于Provisional技术。该研究入选了370名Medina 1，1，1 和0，1，1分叉病变的患者分别随机分至DK Crush组和Provisional组，研究表明相比于Provisional术式，12个月临床随访主要终点MACE发生率及支架内血栓形成（stent thrombosis，ST）在Provisional组和DK Crush组之间没用统计学差异。此外，基于Culotte技术及DK Crush技术在处理冠脉分叉病变中均具有良好的临床疗效。

因此，陈绍良教授设计了DKCRUSH III研究，旨在探讨DK Crush技术同Culotte技术相比，在处理无保护左主干（unprotected left main coronary artery，UPLMCA）远端分叉病变术后1年随访主要终点MACE的发生率。该研究纳入了419名UPLMCA远端分叉病变的患者至DK Crush组和Culotte组，研究结果表明术后1年两者术式受靶病变血运重建（target lesion revascularization，TLR）发生率增高（DK Crush组，4.3%；Culotte组11.0%；$P <$ 0.05）驱动的MACE发生率分别为6.2%（DK Crush组）和16.3%（Culotte组）（$P < 0.05$）。虽然在DKCRUSH III试验中证明了常规DK-Crush技术在UPLMCA远端分叉病变的治疗效果优于Culotte术式。然而，目前，约80%置入左主干支架的患者存在左主干远端分叉病变，而在该病变中多数患者选择Provisional术式治疗。在左主干远端病变的治疗效果方面DK Crush术式从未与Provisional术式进行过对比。为此，陈绍良教授设计了DKCRUSH V研究，旨在比较两种术式在左主干远端病变的治疗效果。该研究入选了482例原发左主干远端分叉病变（Medina分型：1，1，1与0，1，1）患者，随机1:1分入DK Crush组与Provisional组。临床随访12个月，研究结果评估的主要终点为1年后，靶血管失败（target lesion failure，TLF）发生率，包括心源性死亡、靶血管心肌梗死及临床驱动的TLR治疗。临床试验结果显示：DK-Crush组TLF发生率为5.0%；Provisional组TLF发生率为10.7%，$P=0.022$有统计学意义。DK CRUSH IV是一项小样本的研究，旨在观察DK Crush和Provisional支架术式处理冠状动脉真性分叉病变后边支血流动力学的改变。结果显示，DK Crush较Provisional技术显著改善了边支的血流储备分数（fractional flow reserve，FFR），第1次从功能性指标方面证明了DK Crush技术的可行性。DK CRUSH VI研究

首次比较了FFR指导的和冠脉造影指导的Provisional术式处理冠状动脉真性分叉病变的临床意义,研究结果表明对于真性分叉病变采用两种方式指导的Provisional术式处理SB的策略具有相同的1年随访MACE发生率,故临床上采用冠状动脉造影观察MV置入支架后SB良好即可,无须常规测量SB的FFR。DK CRUSH Ⅶ研究目的在于观察DES置入后即刻的生理学指标,以期预测今后的MACE发生率。

纵观DK Crush系列的研究结果,研究的方向正由技术过渡到策略。2018年8月25日,陈绍良教授发明的DK crush技术治疗分叉病变被写入欧洲心脏病学年会(ESC)《心肌血运重建指南》(Ⅱb类推荐),更新了全球心血管介入医学领域的日常医疗实践,DK crush术式将让更多的冠心病患者获益。

六、总结和展望

冠状动脉分叉病变治疗需要个体化。现有的循证医学结果表明,在决定冠状动脉分叉病变的介入策略前,需要对病变进行危险分层,筛选出复杂的分叉病变。Provisional技术是简单分叉病变的首选策略,对于复杂分叉病变,DK Crush技术在降低分支再狭窄、靶血管血运重建及MACE发生率方面,优于Provisional技术及Culotte技术。目前复杂分叉病变的标准,还需要接受前瞻性多中心随机DEFINITION Ⅱ 研究的检验,以期能更好地指导临床实践。此外,近期张俊杰等发表的ULTIMATE研究表明,与血管造影指导相比,IVUS指导下置入DES改善了all-comer患者的临床预后,尤其是IVUS达标的患者获益更为明显。在此项研究基础上,进行后续的前瞻性、多中心、随机对照DKCRUSH Ⅷ研究将为IVUS指导DK Crush处理复杂冠状动脉分叉病变上提供更好的临床疗效及循证医学证据。

(左广锋　张俊杰)

6. 非体外循环冠状动脉旁路移植术之30年争议

开展非体外循环下冠状动脉旁路移植术（OPCAB）治疗冠心病已有超过30年历史，最初推广这项技术的目的，是希望通过避免体外循环损伤及尽可能减少主动脉上的操作而使患者较传统的体外循环下冠状动脉旁路移植术（ONCAB）获得更大受益。OPCAB的支持者希望通过推广这项技术来降低术后早期死亡率、围术期神经系统事件和肾衰竭发生率，减少血液制品输入和缩短住院时间。然而OPCAB的批评者则更关注由于不完全和（或）较差质量的冠状动脉再血管化可能会增加再次血运重建率和晚期死亡率的潜在风险。虽然在过去的30多年里已经有115项随机试验（RCT）和超过60篇荟萃（Meta）分析来对比研究OPCAB和ONCAB的优缺点，有关OPCAB在冠心病外科治疗中的地位及使用指征仍存在激烈争论。在本文中，我们会提供最新和全面的文献证据对OPCAB和ONCAB的生物学效应、临床效果和血管造影情况进行对比分析，同时客观的阐述有关OPCAB的相关技术，外科医师经验的重要性以及两种手术费用间的差异性。

一、不停跳冠状动脉旁路移植术的技术演变

19世纪60年代早期第1例冠状动脉再血管化手术就是没有体外循环辅助在跳动的心脏上进行的。然而，由于体外循环和心肌保护技术的发展使手术变得更安全、更加标准化和可重复性，这项技术很快被抛弃了。在19世纪80年代早期，两个美国外科医师Buffolo和Benetti发表了他们的OPCAB系列研究，大多数患者接受左前降支（LAD）和右冠状动脉（RCA）主干旁路移植术，但对于心脏后壁和侧壁的冠状动脉旁路移植术因技术更加困难而应用有限。在90年代中期，一种通过左前胸壁小切口在跳动心脏上进行左乳内动脉（LIMA）-LAD的旁路移植技术被提出，与处理非LAD靶血管的经皮冠状动脉介入（PCI）技术联合应用。

技术革新在OPCAB的发展中起到关键作用，在吻合操作过程中必须将心脏跳动幅度降到最小。靶血管区域的稳定最初是通过缝线固定方法来实现，然而利用压迫或吸盘原理的机械固定装置的发展改变了OPCAB的手术方法，关键的挑战是心脏下壁和侧壁的显露。Lima和

Salerno最先提出利用多根吊线或心包牵引缝线来达到抬高心脏和显露靶血管区域的目的，利用直接压迫和真空吸盘原理的心脏固定器的商业化开发进一步改变了术野并且在显露过程中能最小化的影响血流动力学改变。已经证明，冠状动脉分流栓的使用较冠状动脉靶血管圈套更能显著减少OPCAB术中心肌功能障碍和血流动力学不稳定的发生。实时血流量计、高分辨率心外膜超声和术中荧光显像为术中吻合效果提供质控保障，并可用于技术上更复杂的OPCAB手术。

在OPCAB技术未来发展中，伴随着杂交冠状动脉再血管化（HCR）和机器人辅助手术的发展，技术将扮演更为重要的角色。HCR概念的提出源于一个假设，即LIMA-LAD旁路移植术远期效果优于LAD的PCI术，而现在的药物洗脱支架PCI不劣于用于非LAD靶点的静脉旁路移植物。尽管HCR仅在特定的中心存在零星的应用经验，但它有潜力将微创OPCAB的优势同冠状动脉完全再血管化结合起来，使用机器人辅助技术进行冠状动脉旁路移植术（CABG）可取得更好的美容效果但同时延长手术时间和增加医疗费用。

二、体外和非体外循环冠脉旁路移植术后全身炎症反应和血小板/凝血激活的差异

CABG可引发复杂的促凝血和促炎症反应，并在体外循环结束至随后的几个小时内达到顶峰，这些分子变化可以在手术后持续数天或数周。一些研究已经发现了几个分子通路显著和持久的激活，反映了全身炎症反应、血小板和凝血功能的激活、氧化应激增强和内皮细胞功能障碍。有意思的是，这些改变在ONCAB和OPCAB下均可以发生，但体外循环下个别通路例如氧化应激通路可以增强激活效应。

（一）全身炎症反应

接受CABG手术的患者构成了一个独特的高风险人群，其特征是晚期动脉粥样硬化性疾病，低强度的全身炎症反应及其他几种并发症并存。CABG手术本身就是心血管事件的强力触发因素，它可以引起严重的内分泌应激和全身炎症反应，在术后恢复期释放急时相蛋白和引起脓毒血症样症状。冠状动脉旁路移植术期间的全身炎症

反应至少部分程度上同体外循环的使用有关,诱导白细胞和血小板活化、凝血酶和纤溶酶介导的促凝和纤溶效应及循环中促炎介质水平快速和持续的多倍增加。主动脉阻断引起的心肌组织缺血、再灌注损伤、斑块破裂、微栓塞及其他因素等(如麻醉类型)也可能在CABG相关性炎症反应中发挥作用。

避免体外循环是否在某种程度上可以减少甚至消除术后全身炎症反应仍存在争议。关于OPCAB和ONCAB术后循环中促炎症因子水平(IL-6、8、10)的一些研究,报道了互相矛盾的结果。在某些研究中,同时进行心脏切开吸引和使用无肝素管道是一种可能的原因,可以在部分程度上解释这些自相矛盾的结果。

有趣的是,OPCAB相关全身炎症反应的严重程度可能会受到麻醉类型的影响。目前认为全身炎症反应在决定术后早期并发症(如低心排血量综合征、心肌损伤、心房颤动或卒中)的发生中起到重要作用,如术前C反应蛋白(CRP)水平的升高与CABG患者术后早期和晚期死亡率独立相关,术前IL-6、IL-8和单核细胞趋化蛋白-1的水平可以预测CABG术后心房颤动的发生。Gaudino等描述了IL-6基因多态性单碱基启动子突变和术后IL-6水平与CABG术后发生肺、肾并发症和心房颤动之间具有显著相关性。在OPCAB同ONCAB的随机对照试验中,尽管两者间早期死亡率没有显著差异,但OPCAB与心肌损伤显著降低且炎症介质水平减少相关。然而必须注意的是,旨在减少CABG术后全身炎症反应的药物治疗(如皮质类固醇、他汀类药物)的结果是混杂的,因此,试图通过调节全身炎症反应来影响术后临床结果的作用仍有待明确。

(二)血小板和凝血系统激活

凝血系统中的血浆和细胞成分,通过血液与手术切口和体外循环管道表面接触这两种不同机制完成激活。前者在凝血系统的早期激活中起主要作用并导致凝血酶生成,凝血酶除了催化纤维蛋白原转化为纤维蛋白外,还通过与蛋白酶激活受体的相互作用形成多个细胞靶点(同时存在于血液中如血小板和血管壁上)。此外,凝血与炎症之间存在双向相互作用,前者的激活导致炎症反应,反之亦然。CABG手术过程中循环血小板通过几种不同机制被激活,包括凝血酶同血小板PAR-1的相互作用,血小板同附着在体外循环管道上的纤维蛋白原的相互作用及同异物表面接触等,这些激活过程最终导致循环血小板减少和围术期血小板功能障碍。此外,活化血小板通过释放广泛的炎症介质加强炎症反应,血管生物合成具有抗凝血功能的前列腺素类产物如前列环素(PGI-2)的增加也是为维持炎症反应和血小板激活后的稳态平衡。

有限的研究比较了ONCAB和OPCAB对血小板激活和聚集的影响,但没有得出显著差异。应该强调的是这些研究依赖于体外测量血小板功能,这不一定反映出体内血小板活化程度。以抗血小板药物在不同环境下的药物动力学研究为代表的方法,与既往不同且更具临床相关性,可用来评估ONCAB和OPCAB间潜在的止血功能与凝血酶原差异。Zimmermann等的一项研究发现,ONCAB术后第5天阿司匹林抗血小板作用(术后第1天开始,100mg/d)很大程度上受损,但在OPCAB术后没有受损。因此,CPB后血小板更新增加(increased platelet turnover)似乎有助于暂时的阿司匹林"抵抗",因为在24h给药间隔内,新增加的血小板可能有能力合成血栓素A2(TXA2)。Cavalca等最近报道了ONCAB术后早期阿司匹林的药动学受损,结果与这一假设一致,这与未成熟血小板数量、血小板总数、血小板团块、血栓素、IL-6、糖钙蛋白、白细胞和高敏CRP的增高有关。IL-6可通过CRP控制炎症,直接或间接通过血栓素途径调节巨核细胞分裂、分化和血小板释放。血栓生成指数在术后早期3个月内很大程度上是可逆的。三项独立研究显示,缩短给药间隔(即每天2次给药)但不加倍剂量可安全地逆转低剂量阿司匹林的抗血小板作用受损情况,同时预防心脏手术后因急性炎症和血小板更新增加引起的血小板活化。

(三)小结

目前没有明确证据显示,OPCAB可大幅度减轻术后全身炎症反应和降低血小板激活。ONCAB术后低剂量阿司匹林的抗血小板作用,由于血小板更新率增加而短暂受损。

三、体外和非体外循环旁路移植术后短期临床效果比较

几个大型RCT研究,大量观察性研究、注册研究和超过60个Meta分析讨论过OPCAB手术的受益和风险。在最大的RCT研究(CORONARY研究和ROOBY研究)中,在术后30d时主要研究终点没有显著差异。在CORONARY中,主要复合终点(包括死亡、非致命性卒中、非致命性心肌梗死)在ONCAB和OPCAB组间结果相似(9.8% vs 10.3%,$P=0.59$)。ROOBY结果与之类似,主要复合终点包括30d死亡率和主要并发症在两组间结果类似(7.0% vs 5.6%,$P=0.19$)。此外,主要复合终点中的各个组成部分在两者间亦没有显著差异。CORONARY研究中接受OPCAB的患者围术期并发症(输血、出血再次手术、急性肾损害和呼吸系统并发症)显著减少,这一点同预计的获益一致。

GOPCABE研究是一项德国开展的只纳入>75岁冠状动脉旁路移植患者的RCT研究,两者间术后30d的主要复合终点(包括死亡、卒中、心肌梗死、肾替代治疗)无显著性差异(7.8% vs 8.2%,$P=0.74$),单独终点亦无显著差异。然而OPCAB组的再血管化比例增加(1.3% vs 0.4%,$P=0.04$),CORONARY研究也得出同样结果(0.7% vs 0.2%,$P=0.01$)。值得一提的是,在CORONARY和GOPCABE研究中,两组在住院期间和术后1年的卒中率没有降低(分别为1.5% vs 1.7%和3.5% vs 4.4%)。在术后12个月时,OPCAB和ONCAB组间主要研究复合终点在GOPCABE(13.1% vs 14.0%;$P=0.48$)和CORONARY(12.1% vs 13.3%;$P=0.24$)研究中均没有显著差异。但在ROOBY研究中,主要复合终点和心源性死亡率在ONCAB组较OPCAB组有优势(分别为9.9% vs 7.4%;$P=0.04$和2.7% vs 1.3% $P=0.03$)。

同RCT研究不同,大型倾向性匹配数据研究显示OPCAB有更好的短期结果,特别是对于高风险患者。Polomsky及其同事利用STSACSD(society of thoracic surgeons adult cardiac surgery database)入选876 081例接受CABG手术患者,结果显示死亡率和多数主要并发症在OPCAB组显著低于ONCAB组。一项Meta分析纳入35个倾向性匹配研究共123 137例患者,结果发现所有短期临床结果包括手术死亡率在OPCAB组均优于ONCAB组。

总结,RCT研究显示ONCAB和OPCAB组具有类似的手术风险性,而单中心研究报告显示OPCAB手术,尤其是其对于高危患者有更好的预后。

四、体外和非体外循环旁路移植术后长期临床结果的比较

对于OPCAB是否与长期效果不良相关仍有争议,CORONARY研究显示术后5年主要预后终点在ONCAB和OPCAB间无显著差异,而ROOBY研究显示OPCAB组5年生存率较ONCAB组显著降低(11.9% vs 15.2%;$P=0.02$),并且OPCAB组无不良事件生存率较ONCAB组显著降低(27.1% vs 31.0%;$P=0.05$),ONCAB组心肌梗死和再血管化率更低。

美国埃默里大学的一项单中心观察性研究纳入12 812名患者,经过倾向评分协变量调整后的两组患者10年死亡率没有差异,笔者认为长期存活的关键是两组患者均进行完整的血运重建。与之类似的一个意大利单中心研究中纳入942对倾向性评分匹配患者,ONCAB和OPCAB10年死亡率同样无显著性差异。英国的一项研究对超过13 000例患者进行13年随访,远期生存率同样没

有差异。这表明,由经验丰富的外科医师完成OPCAB手术对生存率没有不良影响。

相比之下,美国德克萨斯州达拉斯市贝勒研究所的一项倾向性匹配的单中心研究显示,OPCAB术后10年远期随访死亡率升高。一项Meta分析纳入42个RCT和31个经过风险调整的观察性研究,纳入120万患者,结果显示OPCAB术后5年死亡率增加10%,10年死亡率增加14%。尽管统计学上具有显著性意义,此差异性的临床相关性仍有待确定。最新的一项Meta分析仅纳入随访≥4年的RCT研究共8145名患者,数据分析显示OPCAB的远期死亡率风险为1.16。

总而言之,目前证据显示OPCAB和ONCAB比较远期临床效果存在不一致性,不能排除OPCAB导致远期临床预后更差的可能。

五、特定患者亚群行非体外循环下旁路移植术的结果

1.**高危人群** 多项研究显示,高危患者会从OPCAB中获益。最近一个包括RCT研究的Meta分析显示,患者自OPCAB中获益同风险状况间存在显著相关性,其中最大益处来源于围术期并发症的降低。一项研究分析了STSACSD中1997—2007年的数据得出结论,OPCAB对于第3和第4高危人群分别可降低38%和55%的早期死亡率。澳大利亚和新西兰心脏/胸外科医师学会数据库的一项针对高危患者研究显示,OPCAB同ONCAB相比可降低围术期并发症但有相似的手术死亡率。

2.**左心室功能受损** STSACSD一项研究纳入2008—2011年的25 667例低EF患者(<30%),结果显示死亡率、卒中和主要心脏不良事件发生率在OPCAB组中更低。通过分析日本成人心血管外科数据库发现,OPCAB可降低EF<30%患者的术后早期并发症率和死亡率。一项纳入观察性研究的Meta分析发现,OPCAB可能和左心室功能受损患者术后早期死亡率降低相关,同时提出由于处理转换相关死亡率的方法不同可能影响最后结果。此外,由于OPCAB组不完全血运重建更常见,可以解释为什么早期死亡率降低但不能降低远期死亡率。

3.**高龄** 高龄是CABG手术的一个已知危险因素。在一项纳入16个观察性研究针对80岁以上患者(18 685例ONCAB和8938例OPCAB)的Meta分析中,OPCAB组的住院死亡率和卒中率显著低于对照组。然而,丹麦登记的数据显示在年龄>70岁患者中,ONCAB和OPCAB组间的住院死亡率和卒中率并无显著差异。一项倾向性匹配研究通过使用全国住院样本库纳入6943对80岁以上患者,结果显示OPCAB组卒中风险降低了30%。此外,迄今

为止研究老年患者（年龄≥75岁）OPCAB和ONCAB对比研究的最大RCT研究显示，在术后30d和1年内，两组间在死亡、卒中、心肌梗死、再次血运重建或新的肾替代治疗等复合结果方面没有显著差异。

4.女性 多个研究显示，女性患者旁路移植手术死亡率更高。实际上，根据STS冠状动脉旁路移植术风险模型，女性患者接受CABG手术同死亡率、主要并发症增高及住院时间延长相关，然而OPCAB可能缩小或消除这个性别间的差异。一个开展OPCAB手术经验丰富的美国医学中心完成的大型研究得出结论，OPCAB对女性患者有益且可缩小旁路移植术后性别间预后不同的差异，研究结果显示女性患者（n=3248）和接受OPCAB治疗的患者（n=4492）比男性患者（n=8165）和接受ONCAB治疗的患者（n=6921）年龄更大，合并症更多。同男性患者比较，接受ONCAB手术的女性患者经过风险调整后的死亡风险为1.6倍，主要心脏不良事件风险率为1.71倍，而接受OPCAB的女性患者与接受OPCAB或ONCAB的男性患者比较结果相似。OPCAB可显著降低女性患者的死亡率（OR 0.39；$P=0.001$）和主要心血管不良事件发生率（OR 0.43；$P<0.001$）。

STSACSD2004—2005年纳入63个手术量>100例的中心资料，其中女性患者11 785例及接受OPCAB手术的患者16 245例，较男性患者30 662例和接受传统ONCAB手术患者26 202例年龄更大且有更高的并发症发生率。OPCAB组死亡率和主要并发症发生率经风险调整后显著低于ONCAB组。在ONCAB组中，女性患者较男性患者有更高的死亡风险，机械通气时间延长及更长的住院日，然而在OPCAB组中，女性患者同男性患者上述结果相似。一项观察研究的Meta分析表明，OPCAB可降低围术期心肌梗死率，但与其他并发症或手术死亡率无关，但值得注意的是女性患者中接受OPCAB手术较ONCAB手术移植血管数量更少。

总结：OPCAB对女性患者有选择性优势，其机制尚不清楚。由于瓣膜手术中性别差异同预后无关，故此机制与是否避免使用体外循环无关。有趣的是，接受OPCAB手术的女性患者较接受ONCAB手术者更多接受LIMA旁路移植术。

5.神经系统风险 对于有动脉粥样硬化或脑血管疾病史的患者，OPCAB是否能降低卒中率和使高危患者获益仍有争议。一项大型单中心研究采用倾向匹配分析方法发现，有升主动脉粥样硬化的患者接受ONCAB手术会增加术后卒中风险（OR 1.4；$P=0.05$）及手术死亡率，而另一个针对类似人群的研究发现OPCAB可降低卒中和手术死亡率。颈动脉狭窄患者接受OPCAB可能有潜在获益，但

现有证据不足以定论。针对旁路移植术联合颈动脉内膜剥脱的数据有限，但OPCAB和ONCAB可能有等同结果。对于有术前脑血管事件史的患者，OPCAB同ONCAB比较没有明确的表现出能降低术后神经系统并发症，OPCAB和ONCAB术后有类似程度的认知功能受损。

6.终末性器官功能衰竭 有关伴有终末期脏器功能衰竭包括肾衰竭和肝硬化的患者是否能从OPCAB中获益仍不明确，原因在于目前的资料仅限于观察性研究且大多数为小样本量研究。一项倾向性匹配分析发现，伴有慢性肾功能不全患者接受ONCAB可增加手术死亡率。一项Meta分析纳入17项研究，包含201 889例伴有慢性肾疾病的患者，结果显示OPCAB与ONCAB相比可降低早期死亡率（OR 0.88；$P<0.000 1$）和并发症发生率，然而两者间长期存活率没有显著性差异（HR 1.08；$P=0.51$）。中国台湾国立卫生研究院的一项大型研究，报道了透析患者中相似的结果。一个纳入10篇回顾性研究的Meta分析，也报道了相似的结果。

肝硬化大大增加患者接受心脏手术的手术风险。在一项全国范围内包括3 046 709例接受冠状动脉旁路移植术的患者中，744 636例（24.4%）接受OPCAB，其中6448（0.3%）例合并肝硬化。在整体样本中，肝硬化与死亡率（OR 6.9）和并发症（OR 1.6）增加独立相关。分析接受OPCAB的亚组发现，肝硬化不会影响死亡率和并发症发生率，除非合并严重的肝功能不全，而接受ONCAB的患者中，肝硬化无论是否存在严重肝功能不全均与死亡率和并发症发生率增加有关。

7.结论 根据现有证据，OPCAB对高危患者可取得更好的预后。老年患者、低EF值患者、神经系统高风险患者、女性和终末期器官功能衰竭的患者均可从OPCAB中获益，尽管目前这种获益的程度尚不清楚。

六、非体外循环冠状动脉旁路移植术血管通畅率

OPCAB对移植血管通畅率的影响仍存在争议。在ROOBY研究中，应用血管造影分析发现，OPCAB组1年的通畅率明显低于ONCAB组，对62%的患者进行随访血管造影发现，OPCAB组总通畅率为82.6%而ONCAB组为87.8%（$P<0.001$），OPCAB组中36.5%患者至少有1条移植血管发生阻塞，而ONCAB组中位28.7%。动脉移植物（主要是LIMA-LAD）在2组中显示出相似的通畅率（92.9% vs 94.8%；$P=0.13$），而大隐静脉移植在OPCAB组通畅率明显低于ONCAB组（76.6%对83.8%；$P<0.001$）。OPCAB组中动脉桥和静脉桥的完全通畅率均低于ONCAB组。在OPCAB时，移植到PDA的血管较

ONCAB通畅率更差(74.1% vs 82.8%; P=0.003)。

一个日本的小型单个外科医师的RCT研究纳入167例患者,结果显示OPCAB和ONCAB对移植血管通畅率无显著性差异,但ONCAB组完全通畅率更高(96% vs 93%; P=0.09),特别是右冠系统的桥血管(99% vs 90%; P=0.02)。此后一项大型PRECENT IV研究共纳入1920例患者,对4736个移植血管进行血管造影,结果显示两种技术对移植血管的通畅率无显著性差异。

所有的Meta分析,均报道了OPCAB有更高的移植血管阻塞率。一项Meta分析纳入12个RCT研究,汇集3894条OPCAB和4137条ONCAB移植血管造影结果。结果显示,OPCAB组移植血管较ONCAB组有更高的阻塞率(相对风险:1.35),主要是静脉移植血管失败(相对风险:1.41)。有趣的是,两组间IMA和RA血管桥的阻塞率无显著性差异。最近的一项Meta分析汇集了7011条移植血管的造影结果,结果显示OPCAB组的移植血管堵塞风险为1.51。手术医师经验不同,随访完整性不一样及造影结果判定的不同是不同研究报告的可能原因。特别是某些研究采用整体血管通畅,而另一些采用完美通畅(如无任何管壁不规则的通畅)造成不同研究间进行比较有困难。

总而言之,虽然报道结果有矛盾的地方,OPCAB旁路移植血管似乎与较低的整体通畅率和完美通畅率有关。

七、冠状动脉血运重建的完整性

心肌血运重建的完整性,是冠状动脉旁路移植手术效果的基石。一项Meta分析汇总了30 389例患者,结果显示完全的心肌血运重建对预防远期死亡率有很强的保护作用(HR:0.63)。大多数已发表的对比研究中,接受OPCAB手术的患者平均移植血管数量低于ONCAB组患者,这似乎与外科医师的经验有关,因此导致人们担心非体外循环手术是以牺牲血运重建的完整性为代价实现的,特别是手术有经验不足的外科医师实施时。事实上,尽管技术进步,非体外循环下进行下壁和后壁血管旁路移植术仍然具有挑战性。在ROOBY研究中,每个患者计划旁路移植数和实际旁路移植数相似(3.0 vs 3.0; P=0.98),但OPCAB组的实际旁路移植数低于计划旁路移植数(2.9 vs 3.0; P<0.001)。在ONCAB组中,11.1%的患者实际旁路移植数低于计划旁路移植数,而在OPCAB组中,17.8%的患者实际旁路移植数低于计划旁路移植数。两组在术后5年接受再次旁路移植的比例分别为0.5%和1.4%。在CORONARY研究中,由于纳入更多有经验的非体外旁路移植手术医师,两组间的不完全血运重建率相似(11.2% vs 10% P=0.05)。值得一提的是,在

CORONARY研究中,术后5年两组间应用PCI和外科旁路移植技术进行再次血运重建的比例无显著性差异(分别为2.8% vs 2.3% P=0.29和0.4% vs 0.2% P=0.17)。

OPCAB组的血运重建不完全同远期死亡率相关。一项大型研究中,5423对倾向性匹配的ONCAB和OPCAB患者进行配对分析,后者有更高的不完全血运重建率(6.9% ONCAB vs 13.6% OPCAB),OPCAB中血运重建不完全的患者有更高的远期死亡率。最近一项单中心研究纳入超过13 000例患者,对于OPCAB患者,如果至少1个区域没有得到血运重建则远期生存率降低,而对于ONCAB患者,只有在至少2个区域没有得到血运重建方才有类似结果。这个发现提示,两种情况下不完全血运重建的病理机制和临床结果可能存在不同。

必须提到的是,有关这个主题的文献解读因下列原因存在问题:不同研究中不完全血运重建的定义差异很大,导致研究间的比较非常困难。此外,不全血运重建可以作为患者心脏负担、冠状动脉疾病复杂性和更差的风险状况的替代标志。实际上,如低EF、高龄、心力衰竭和再次手术都同不全血运重建和远期生存率相关。在这些情况下,很难确定在同一个患者身上不全血运重建本身和其他共存的术前危险因素所起的作用。

总结,不全血运重建或许可以解释OPCAB远期预后不良,似乎与外科医师的经验存在相关性。

八、外科医师经验所起的作用

一直以来,做OPCAB手术的外科医师个人经验和医院手术量被认为是决定预后的重要因素,认为个人经验是决定预后主要决定因素的外科医师,批评RCT研究增加了OPCAB手术风险性。在ROOBY研究中,OPCAB与术后5年死亡率增加相关(15.2% vs 11.9% P=0.02),参与研究的53名外科医师在研究期间平均年收治患者仅8名,且中转体外循环下手术的比例高达12%,血运重建不完全比例高达18%,此外60%的手术医师为住院医师。GOPCABE研究要求参加的手术医师必须是资深专家,年平均OPCAB手术量为514台(手术量中位数322台),这个研究中没有发现OPCAB和ONCAB存在手术效果的显著差异。在CORONARY研究中,每台手术均由经验丰富外科医师完成(体外或非体外手术量在100台/年以上),结果显示两组间5年结果无差异。

Lapar等在观察性研究中发现,OPCAB手术后死亡率同外科医师的手术量存在显著的相关性,年手术量>50台为临界阈值。然而Glance和同事在纽约州数据库(包括33家医院的36 930名患者和181名外科医师)的一项注册研究中发并未现手术量和死亡率之间存在相关性。

最近的ART研究纳入1260例OPCAB和1700例ONCAB，其中93例OPCAB手术由偶尔做OPCAB手术（1~5台经验）的外科医师完成，即使风险因素分布与ONCAB患者相似，其仍有高达12.9%的中转体外循环率和4.8%的手术死亡率。而由3名个人手术量大的医师（>60例/年）完成的OPCAB手术同专业从事体外下旁路移植的医师完成的ONCAB组比较，中转体外循环率仅为1%，5年死亡率更低。STS ACSD资料显示，84%的医学中心年OPCAB手术<50例，34%的外科医师不做OPCAB手术，86%的外科医师年OPCAB手术量<20例。美国NIS95的分析表明，在低手术量中心和由低手术量外科医师完成OPCAB手术与风险调整死亡率显著增加相关。反之，在大手术量医院（≥164例/年）和大手术量外科医师（≥48例/年）进行OPCAB手术与较低的风险调整死亡率相关。

综上所述，每个外科医师的"学习曲线"过程中OPCAB独特的技术挑战可能导致预后不佳，为了最小的降低学习曲线影响，选择合适的患者、制订个性化的旁路移植策略、整个团队的点对点培训及进行临床经验分级至关重要的。

九、非体外循环术中中转体外循环

术中由体外循环下手术中转为非体外循环下手术被称为术中中转（intraoperative conversion IOC）。IOC分为选择性中转和急诊中转两类。前者发生在任何远端吻合操作开始前，目的在于防止血流动力学不稳定；后者实际发生血流动力学不稳定情况后，通常在远端吻合开始后出现。

最近STSACSD统计超过196 000例患者，报道的IOC的发生率为5.5%，其中50%为选择性中转。在一项Meta分析中纳入18 870例患者，IOC发生率为4.9。CORONARY研究中报道的IOC发生率为7.9%，不同医院间发生率从0~60%。IOC最多发生在心脏操作开始前（43.5%）和LAD旁路移植术前（18.3%），而侧壁和下壁旁路移植术前分别为9.7%和3.8%。在15.1%患者中由于麻醉诱导后很快出现血流动力学不稳定，导致在手术开始前决定中转体外。最常见IOC原因有低血压（32.3%）、靶血管细小（26.9%）、靶血管走行于心肌内（22.6%）、心肌缺血（17.7%）和心律失常（11.3%），比较少见情况还有出血、移植血管堵塞、主动脉钙化及合并同期其他手术。

选择性IOC通常耐受性良好，不增加手术死亡率。而急诊IOC与死亡率风险显著增加相关。Keeling等基于STSACSD的一项研究中报道，选择性IOC的死亡率为1.4，因可见原因导致的急诊IOC死亡率为1.6，因血流动力学不稳定导致的紧急IOC死亡率为2.7。在之前的Meta分析中，急诊中转提高死亡率6.99倍，同时增加几乎所有围术期并发症的发生率，包括心肌缺血性损伤、卒中、肾衰竭和通气时间延长。此外，IOC增加住院费用，再次入院率和感染性并发症。发生IOC的患者中期及无事件发生生存率显著降低。

预先确定哪些患者有IOC高风险，来避免OPCAB手术中不必要且有风险的尝试可能是改善OPCAB手术结果的最佳策略。Keeling等研究结果显示，高龄、EF<35%、术前需要IABP、冠状动脉病变血管数量的增加、有充血性心力衰竭病史和急诊手术都是IOC的独立预测因子。其他明确的IOC的危险因素还包括左主干病变、靶血管心肌内走行、再次手术和旁路移植术靶血管数量增加。随着手术医师和医院经验的增加，IOC的比例逐渐下降。

总之，虽然IOC的发生率与外科医师的经验有关，但其发生率相对较小。选择性IOC通常是一个良性事件，而紧急IOC带来明显更差的结果。

十、体外和非体外冠状动脉旁路移植术住院费用的比较

控制医疗费用具有挑战性，冠状动脉旁路移植术作为世界范围内开展最多的手术之一应该放在首位。实际上OPCAB最初被认为有希望降低ONCAB相关的医疗费用。虽然在过去20多年里做了很多研究并发表很多文章，对于OPCAB和ONCAB哪种更具有价格优势仍存在争议。

Scott等在一项观察性研究中，发现接受ONCAB手术的患者比接受OPCAB手术的患者拔管时间更晚、血液制品使用量更多、有更长的ICU和术后住院时间及更高的院内死亡率，这将转化为与ONCAB治疗相关的更高费用。与之类似的一项大型倾向性匹配研究中，ONCAB手术总费用要更高，两者手术本身费用近似（约5000美元），但ONCAB手术患者的其他住院费用包括手术器械、ICU费用、病房费用和血制品费用均更高。在一年的随访中，这个差异持续存在（OPCAB为12 000美元，ONCAB为14 000美元；$P<0.001$）。

CORONARY研究则显示两者之间并无价格差异，住院费用OPCAB为8626美元而ONCAB为8567美元，平均价格只有59美元差异。随访过程中两者仍未显示出差异性（同ONCAB相比，OPCAB在半年时费用多37美元，在1年时费用少28美元）。通过敏感性分析评价对于供给对两种手术的影响，当OPCAB供给成本比ONCAB低1000美元时，OPCAB的总体费用比ONCAB约低1000美元。然而当OPCAB供给成本增加2000美元时则导致其总体费用呈线性增加造成ONCAB节省1000美元。ROOBY研究报道了类似的结果，ONCAB费用低于OPCAB（$56

023 vs $59 623;$P$=0.05)。一项纳入63 000名患者的大型回顾性研究也证实这一观点,通过多因素回归分析显示OPCAB最终价格较ONCAB高1497美元,影响最终OPCAB的价格的因素包括年龄＞65岁、旁路移植数量、麻醉时间、很低的EF值、医院OPCAB手术量少。有趣的是,在CORONARY研究中并未发现两者在不同地域中存在价格差异。

必须指出的是,由于不同医院和国家的成本差异很大,因此推算成本分析应该注意个体化。综上所述,没有明确的证据表明OPCAB能显著降低住院成本。

十一、无主动脉操作的全动脉化非体外循环冠状动脉旁路移植

OPCAB的最初理论是通过避免体外循环来减少体外循环相关的炎症反应、脏器损害和卒中。绝大多数这类手术使用一根原位乳内动脉到LAD旁路移植,以及1根或更多的静脉血管近端通过部分阻断的方法吻合到升主动脉。

无主动脉操作技术是一种独特的非体外循环技术,完全避免主动脉上的操作。可以预防粥样硬化斑块脱落和栓塞,减少卒中的风险。使用原位移植物包括1根或2根内乳动脉(部分患者使用胃网膜动脉)来避免近端吻合以及相关的主动脉上操作。按要求可以构建复合移植血管,包括T形或Y形桥,如果乳内动脉通过另一根血管延长则成为串联桥或I形桥。这个技术在全动脉旁路移植中占很大比例。

没有足够的RCT研究对比无主动脉操作的OPCAB和ONCAB。最近的一个Meta分析对比了ONCAB、部分主动脉阻断的OPCAB和无主动脉操作的OPCAB及使用无钳夹装置的OPCAB,无主动脉操作技术有更好的短期效果,显著降低术后卒中率(与ONCAB相比降低78%,与部分阻断OPCAB相比降低66%,与使用无钳夹装置的OPCAB比较降低52%)、早期死亡率(同ONCAB、与部分阻断OPCAB、与使用无钳夹装置的OPCAB比较分别降低50%、20%、40%)、肾衰竭、出血并发症和心房颤动发生率,降低ICU停留时间。

SYNTAX(synergy between PCI with taxus and cardiac surgery)研究是对比PCI和CABG最有影响力的研究,CABG患者的卒中率为2.2%,而PCI患者的卒中率为0.6%,尽管已经证实旁路移植有更好的远期生存获益及免于再次干预,这是促使患者接受PCI的一个重要因素。此研究中包括体外和非体外旁路移植,但不清楚多大

比例为无主动脉操作。文献的间接比较表明,无主动脉操作技术优于PCI,应该设计一个正式的RCT研究。

十二、微创冠状动脉旁路移植、全腔镜冠状动脉旁路移植和杂交技术

胸骨正中切开的后遗症影响术后生活质量和恢复。估计超过1/4的患者在胸骨切开术后1年内仍有慢性非心源性胸痛,这与是否猎取乳内动脉无关。冠状动脉重建外科的未来必须发展在避免胸骨切开的前提下完成有效的外科血运重建。

由于要在不切开胸骨的情况下通过一个小切口完成显露,以及在心脏的多个区域完成吻合操作,手术难度限制了微创冠状动脉技术的发展。目前可行的不切开胸骨的冠状动脉旁路移植主要有三种①小切口冠状动脉旁路移植:心脏所有位置靶血管均通过一个小的左前胸壁切口完成,通常不需要体外循环;②机器人辅助全腔镜冠状动脉旁路移植:机器人技术不仅用于猎取乳内动脉,也用于完成吻合操作;③杂交手术:两种技术的结合,即左前胸小切口LIMA-LAD旁路移植及PCI技术处理除LAD以外其他血管病变。目前观察到的数据表明这类手术是安全的,患者恢复较常规CABG更快,此外有利于降低围术期并发症的发生。

目前尚没有关于微创旁路移植和传统旁路移植技术前对照的RCT研究,正在进行两个研究用来评估微创旁路移植和杂交技术:MIST(minimally invasive coronary surgery compared to sternotomy coronary artery bypass grafting)研究和国家心、肺、血液研究所赞助的冠状动脉杂交血运重建研究。这些前瞻性研究的实施为了确定微创旁路移植较传统胸骨切开的冠状动脉旁路移植具有多大的益处,以及是否杂交技术在5年主要心脏不良事件方面优于多支血管PCI策略。这些研究结果,将揭示非胸骨切开旁路移植术在临床实践中的地位。

十三、总结

自开展OPCAB 30多年以来,有关其在冠状动脉外科中的地位仍存在争议。在普通人群中,由有经验的外科医师完成的OPCAB有着同ONCAB类似的近期结果。从远期效果来看OPCAB效果略差。高危患者从OPCAB中受益,似乎特别对于术中卒中高危并接受无主动脉操作的患者受益更大,这个假设还没有得到随机试验的证实。微创和杂交技术前景美好。

(张 振 郭惠明)

7. 急性冠状动脉综合征联合抗栓治疗研究进展

冠状动脉（冠脉）血栓形成是急性冠状动脉综合征（acute coronary syndromes, ACS）的共同发病机制，主要由血小板激活，促发凝血过程引起。为了减轻血栓性事件的风险，ACS患者常需接受双联抗血小板治疗（dual anti-platelet therapy, DAPT），即阿司匹林联合P2Y12抑制剂（如氯吡格雷、替格瑞洛、普拉格雷）。然而，即使DAPT，但仍有约10%ACS患者在以后的30d内发生主要心血管事件。这些提示我们，还要需拥有更为有效抑制凝血通路、降低出血并发症的治疗。

一、超越DAPT：ACS时三联抗栓治疗

1.西洛他唑（cilostazol）　为选择性磷酸二脂酶3抑制剂。其可降低胶原、$5'$-ADP、肾上腺素和花生四烯酸诱导的血小板聚集，改善内皮细胞功能。CILON-T研究将960例PCI患者随机分为单纯DAPT组和DAPT＋西洛他唑组，结果显示，尽管加用西洛他唑治疗使血小板反应性显著降低，但并不显著降低心脏死亡、非致死心肌梗死、缺血性卒中或靶病变再次血运重建综合事件发生率（8.5% vs 9.2%，$P=0.74$）。HOST-ASSURE试验（包括3755例行PCI患者）也证明，三种药物联合治疗的PCI术后1个月临床预后并非优于DAPT。同样，包括19个随机对照或观察性试验（7464例ACS和接受PCI患者）的大型荟萃分析结果显示，三种药物联合治疗并不显著降低不良心血管事件或死亡率，但可显著减少靶血管再次血运重建。西洛他唑仅限于间歇性跛行患者的二线用药。最近欧洲心脏学会（ESC）和美国心脏学会、美国心脏协会（ACC/AHA）均不推荐该药用于ACS。

2.华法林　为最常用的维生素K拮抗剂，其抑制维生素K依赖性凝血因子（Ⅱ、Ⅶ、Ⅸ、Ⅹ因子）和蛋白C和蛋白S，导致剂量和时间依赖性抗凝作用，因而需要密切监测。对40 812例ACS患者的注册研究发现，阿司匹林＋氯吡格雷＋华法林三联抗栓治疗的出血发生率较DAPT增加3倍。WOEST开放随机试验（1/3为ACS）表明，与DAPT比较，三联抗栓治疗显著增加出血（44.4% vs 19.4%）和全因死亡、心肌梗死、卒中、靶血管再次血运重建、支架血栓形成复合终点事件发生率（主要是由于全因死亡率：6.3% vs 2.5%）。以后，ESC和ACC/AHA心肌血运重建指南推荐，对需要抗凝治疗的患者，PCI后短期内应用华法林＋DAPT。

3.凝血酶受体拮抗剂　凝血酶是引起血小板激活的主要因子，其与血小板表面蛋白酶激活受体1（PAR-1）和PAR-4结合。Vorapaxar为仅有的被批准的PAR-1抑制剂。TRA-2P研究因Vorapaxar加一种抗血小板药物或DAPT增加严重出血而提前终止。但心肌梗死患者亚组分析发现，虽然Vorapaxar明显增加严重出血，但一级有效终点显著减低（8.1% vs 9.7%，$P<0.000\ 1$），特别对高危患者。TRACER试验包括12 944例新近ACS患者，同样因出血并发症增多而提前终止研究。在30个月的随访期中，Vorapaxar的严重出血（7.2% vs 5.2%）特别是颅内出血（1.1% vs 0.2%）发生率显著增高。"硬"次要有效终点（心血管死亡、心肌梗死、卒中）降低。尽管Vorapaxar未被批准用于新近发生ACS的患者，但该药可用作接受DAPT的以往心肌梗死但无卒中的高危患者。必须指出，Vorapaxar不能与替格瑞洛或普拉格雷联合应用。2015年ESC关于非ST段抬高ACS诊治指南指出，尽管Vorapaxar被证明降低心肌梗死史患者的缺血事件，但该药加DAPT的疗效较小，应用时需考虑出血并发症增高。ACC/AHA非ST段抬高ACS处理指南未提及Vorapaxar。2013年ACCF/AHA关于ST段抬高心肌梗死处理指南指出，普拉格雷、替格瑞洛、新型Ⅹa因子和Ⅱa拮抗剂及血小板蛋白激活受体-1拮抗药对STEMI患者的作用还需积累更多的信息。

4.直接口服Xa因子抑制剂　其抑制Xa因子和凝血酶原转化为凝血酶。ATLAS ACS-TIMI 46二期临床试验对3941例新近发生ACS患者评估了直接口服Xa抑制剂利伐沙班加DAPT的安全性和疗效，发现三联抗栓治疗使出血并发症增高（呈剂量依赖性）。ATLAS ACS 2-TIMI 51三期临床试验包括15 526例ACS患者，比较DAPT加利伐沙班2.5mg或5mg，每日2次的作用。发现不管何种剂量利伐沙班加DAPT均较单纯DAPT明显降低主要终点。而且，利伐沙班2.5mg加DAPT显著降低心血管死亡。亚组分析显示，利伐沙班减低ST段抬高型心肌梗死患者的一级有效终点（8.4% vs 10.6%，$P=0.019$）和支架血栓形成（1.9% vs 1.5%，$P=0.017$）。尽管利伐沙班增加非冠状动

脉旁路移植术相关TIMI严重出血和脑内出血，但其不增加致死性出血，且利伐沙班2.5mg和5mg，每日2次的非冠状动脉旁路移植术相关TIMI严重出血发生率相似。

利伐沙班2.5mg，每日2次，已被批准用于ACS伴心脏标志物增高患者预防血栓栓塞性事件。2017年ESC关于急性ST段抬高型心肌梗死处理指南指出，利伐沙班2.5mg，每日2次可选择性用于正在接受阿司匹林和氯吡格雷及出血低危的患者（Ⅱb，B）。2015年 ESC非ST段抬高ACS处理指南指出，利伐沙班2.5mg，每日2次可用于正在接受阿司匹林加氯吡格雷的缺血高危和出血低危的患者（Ⅱb，B），但不能与替格瑞洛或普拉格雷联合应用。以往缺血性卒中、一过性脑缺血患者禁用，年龄>75岁、体重<60kg患者慎用，以防出血并发症。ACC/AHA关于非ST段抬高ACS处理指南指出，目前关于新型P2Y12抑制剂（普拉格雷和替格瑞洛）与直接凝血酶抑制剂（达比加群）或Xa因子抑制剂（利伐沙班、阿派沙班）的三联抗栓治疗的信息尚太少。

最近公布的GEMINI ACS 1研究为二期临床试验，包括3037例ACS患者，比较阿司匹林或利伐沙班2.5mg加氯吡格雷或替格瑞洛。结果发现，两种疗法的非冠状动脉旁路移植术相关TIMI严重出血相似。但利伐沙班并不减低缺血终点事件。同样，APPRAISE和APPRAISE Ⅱ研究也表明，DAPT加阿派沙班5mg，每日2次对一级有效终点并无显著作用，但增加TIMI严重出血。

RUBY-1试验测定ACS患者DAPT加Darexaban的作用，发现其增加TIMI严重出血，而不减低缺血事件。AXIOM试验也证明，Letaxaban加DAPT增加TIMI严重和轻度出血。

5.直接口服凝血酶（Ⅱa因子）抑制剂　通过抑制凝血酶而延迟血栓形成。RE-DEEM研究包括1861例新近发生ACS的患者，测定DAPT基础上加用不同剂量的达比加群，发现与安慰剂比较，达比加群呈剂量依赖性增加主要出血，而并不减低心血管死亡、非致死性心肌梗死、非出血性卒中复合终点。因此，ESC和ACC/AHA指南指出，该药在ACS治疗中无作用。

6.非维生素K口服抗凝药荟萃分析　研究发现，DAPT基础上加用非维生素K口服抗凝药物，每1000例ACS患者治疗6个月，仅预防5例严重不良心血管事件，但增加42例临床明显的出血事件。

二、ACS抗栓治疗中几个值得关注的问题

1.以往临床试验的局限性　三联抗栓治疗是DAPT（主要包括阿司匹林和氯吡格雷）基础上加一种口服抗凝剂（尤其是小剂量利伐沙班或PAR-1拮抗剂），目前的

研究提示，这一疗法常常增加出血，最多轻度减低ACS患者缺血终点事件。

然而，在以往报告的临床试验中，有关出血事件的定义常不一致，使不同药物之间的出血并发症的间接比较受到挑战。出血事件的定义变异很大，包括实验室测定指标（如血红蛋白降低）和临床事件（包括需要输血、手术、心脏压塞、血肿）。BARC标准化出血报告系统在以往临床试验实施时还未推广应用。尽管三联抗栓较DAPT增加出血风险，但因出血定义的不一致以及缺乏直接的三联抗栓剂联合应用的头对头比较，使我们不能比较不同药物治疗策略的出血风险。

同样，不同临床试验的主要（一级）有效性终点的定义也不同。尽管某些研究仅包括了主要不良心血管事件"硬"临床终点，但其他研究包括更多"软"终点（如再次血运重建、再入院）。某些研究仅包括了缺血性卒中，而另一些研究则包括了所有卒中。

总体来说，风险/疗效比提示，对出血风险低、缺血风险高的ACS患者应用利伐沙班作为三联抗栓治疗是合理的，而Vorapaxar可考虑用于以往心肌梗死史但非处于ACS急性或亚急性期。利伐沙班和Vorapaxar不能与除氯吡格雷以外的P2Y12抑制剂联合应用，因为至今尚无这方面的资料，同时可明显增加出血。根据WOEST试验结果，华法林加一种抗血小板药物不仅减少缺血终点事件，而且降低出血风险。

2.选择合适的患者　三联抗栓临床试验，研究了新近发生ACS且至少有1个以上其他风险因素的患者。尽管至今已有某些风险分层积分系统以评估ACS患者发生缺血事件的风险（如GRACE、PURSUIT和TIMI积分），但这些均不用于确定真正的高危ACS患者。血小板功能测定可能有助于确定正在应用氯吡格雷的患者发生心肌梗死、支架血栓形成和心血管死亡高风险。但是，根据血小板功能测定结果而改变药物治疗，并不能降低接受PCI（包括ACS）患者的缺血事件的发生。最近的指南并不推荐血小板功能测定。显然，接受复杂PCI的患者（3个以上支架、至少治疗3处病变、分叉病变双支架治疗、支架长度>60mm、慢性阻塞病变为靶病变）或以往支架血栓形成的患者存在血栓形成的高风险。尽管对这些患者考虑较长时程DAPT，但是否可以选择三联抗栓治疗，尚缺乏研究。应用强效抗栓药物时，最担心的是出血并发症增加。仔细的出血风险评估和应用保胃药物，可减少某些出血并发症的发生。由于胃肠道是主要的出血来源，因此应用质子泵抑制剂以保护胃黏膜应作为常规。2017年ESC指南明确指出，DAPT患者应常规使用质子泵抑制剂（Ⅰ，B），2016年ACC/AHA指南主张胃肠道出血高风险

患者(包括高龄、同时应用华法林、激素或非激素抗炎药物),应用质子泵抑制剂是合理的(Ⅱa)。

此外,以往有胃肠道出血或颅内出血的患者应尽量避免使用较强的抗血小板治疗,这些患者在以往大多数临床试验中被剔除。某些出血分层积分系统被用于确定高危出血患者,PRECISE-DAPT或PARIS积分对接受冠状动脉支架术和DAPT患者的出血具有一定的预测作用,但这些方法并未经前瞻性随机、对照研究验证。其他的出血分层系统可能也有一定的帮助,如HAS-BLED(最初主要用于接受华法林治疗的心房颤动患者)或CRUSADE和ACUITY(接受冠状动脉造影的ACS患者)。显然,将来需要探索反映血小板、炎症、凝血和内皮功能的血循环生物标志物,以确定高危出血和缺血的患者。并将这些标志物整合到将来的临床试验中,以期前瞻性验证这些标志物。

3.正确的药物联合　在以往比较三联抗栓治疗的研究中,对照组通常包括阿司匹林加氯吡格雷治疗的患者,然而,最近的指南主张ACS时替格瑞洛或普拉格雷优于氯吡格雷。因此,一切新的联合治疗方案应与"新近最佳疗法"比较。如非维生素K抗凝药物+更强的P2Y12抑制剂(如替格瑞洛)的DAPT,可能增加出血风险(与氯吡格雷DAPT比较)。而且,阿司匹林+替格瑞洛或普拉格雷的DAPT与三联抗栓治疗的安全性和疗效比较尚不清楚。

至今,所有关于三联抗栓治疗(DAPT+口服抗凝剂)与DAPT比较的研究均显示较小的缺血事件终点降低,但这些益处被出血并发症增加所抵消。在当前抗凝和抗血小板治疗联合的时代,是否仍然需要阿司匹林常规治疗或其能被更先进的联合疗法所替代,还不清楚。最近有两个临床试验显示,新近卒中和外周血管病变者,替格瑞洛单药治疗优于阿司匹林+氯吡格雷联合疗法,但未达到统计学差异。尽管PLATO研究显示ACS患者替格瑞洛优于氯吡格雷,但新近的CHANGE DAPT研究重新提出,在当今新一代药物洗脱支架减低支架血栓形成年代,优先采用哪一种抗血小板治疗,还存在争议。

4.抗栓治疗时程　在对合适的患者选择正确的抗栓治疗方案后,抗栓时程是另一个重要的问题。如PEGASUS TIMI-54研究所示,延长DAPT时程可降低缺血终点事件,但增加出血并发症。2017年ESC指南指出,对高危缺血(如接受复杂PCI或置入生物可降解支架)和耐受DAPT且无出血并发症患者,可考虑延长DAPT时程。GLOBAL-LEADERS试验测定了所有药物洗脱支架患者(all-comer)术后1个月DAPT后改用替格瑞洛单药治疗2年,对预防心脏事件的作用。发现采用阿司匹林联合替格瑞洛1个月后改为替格瑞洛单药治疗,并不优于传统的DAPT序贯单纯阿司匹林抗血小板治疗。此外,Endoxaban(另一种Xa抑制剂)与阿司匹林和氯吡格雷联合应用在ACS中的作用正在研究中。

三、结论和将来的研究方向

对新近发生ACS的患者,DAPT是当前标准的治疗,三联抗栓治疗的应用(即DAPT+一种口服抗凝药物、PAR-1拮抗剂或西洛他唑)已被研究,旨在进一步降低缺血事件。除了西洛他唑之外(其安全性和疗效均为中性),三联抗栓使出血增加,且以Vorapaxar和华法林更为严重。ACS伴高危缺血和低危出血患者可考虑应用利伐沙班2.5mg,每日2次联合阿司匹林和氯吡格雷。显然,三联抗栓能降低缺血事件,但过度出血可抵消潜在的益处。

需对ACS患者做进一步精确的缺血和出血的风险分层,诊断性个体化治疗。将来的临床应聚焦于确定高危缺血和低危出血的患者,除GRACE、TIMI积分外,反复发作血栓形成的血管造影表现,如支架直径和长度、支架膨胀不全、血运重建完全性及血循环生物标志物都应该考虑。这样可使患者获得联合新型抗栓药物治疗的最大益处。

由于临床明显的出血仍然是当前联合使用较强抗栓药物时的担忧,因此,需精确的出血风险分层和预防性应用质子泵抑制剂。不幸的是,某些出血风险积分系统包括的临床危险因素,同样也是血栓形成危险因素(如年龄、高血压、以往血栓栓塞史)。将来对循环生物标志物的验证有望提供对患者的更好分层,分辨出血和血栓形成风险。我们期待新的直接口服Xa因子或FⅡa因子抑制剂与P2Y12抑制剂的联合疗法的临床试验结果(包括心房颤动时以及高危缺血和低危出血ACS患者)。

(沈　迎　丁风华　张瑞岩　沈卫峰)

8. 冠状动脉微血管功能障碍与心绞痛

一、前言

近年来,学术界普遍认为微血管功能障碍是心绞痛发生的重要机制。研究表明,冠状动脉微血管功能和结构的异常可以影响其生理功能,导致心肌缺血的发生,甚至在没有冠状动脉粥样硬化疾病基础的个体发生心肌缺血症状。目前认为,慢性和急性缺血性心脏病的发病机制主要是冠状动脉微血管异常延迟反应、微血管痉挛和血管外压力诱导所致。当前,微血管性心绞痛定义为:存在心绞痛症状,由冠状动脉微血管功能障碍引发心肌缺血的非阻塞性冠状动脉疾病。而随着越来越多的阻塞性冠状动脉疾病患者存在心绞痛症状,冠状动脉血运重建术、心脏移植术后患者存在冠状动脉微血管功能障碍导致的心肌缺血,因此,微血管心绞痛的概念可能在未来将进一步扩展。微血管性心绞痛不仅在冠状动脉造影后确诊的稳定型心绞痛及冠状动脉血运重建术后持续心绞痛患者中占很大比重,同样,在原发性心肌病、心瓣膜病、急性冠状动脉综合征、非阻塞性冠状动脉疾病致心肌梗死患者中占有一定比例。微血管性心绞痛发作时具有典型的一些症候,如静息或劳力性心绞痛、冠状动脉血流储备率下降、微血管的痉挛。这些症状严重影响了人们的正常生活,大大降低了生活质量,增加了医疗经济负担。

近年来,临床实践中随着对心肌缺血诊断及检测,微血管功能和结构改变致使血流储备下降和微血管痉挛可能机制的深入探讨,越来越多的微血管心绞痛病例得以鉴别。虽然一些现有的抗心绞痛药物可以有助于治疗冠状动脉微血管功能障碍,但其治疗问题仍是重大的挑战。本文将对冠状动脉微血管功能障碍在缺血的发病机制中的重要作用,微血管性心绞痛的心脏病患者的临床特点,以及可能的诊断和治疗策略进行阐述。

二、心肌缺血的相关机制

(一)导致微循环功能障碍和心肌缺血的血管外机制

1.心肌内压力增加 在冠状动脉循环中,冠状动脉血流的脉动模式具有典型的生理性变化,即受到心肌内和心腔内压力的影响。因为约90%的冠状动脉血流发生在舒张期,冠状动脉血流容易受到增加的血管外压力(如左心室肥厚)和左心室舒张功能障碍的影响(如间质和血管周围纤维化增加)。在舒张期主动脉压力低于心腔内压力时冠状动脉血流也会受损,如发生在严重的主动脉狭窄和血流限制的冠状动脉狭窄。由于在舒张期压迫内部的血管可能会阻止心内膜下血管在舒张期的复原,心肌内压力和心腔内压力的增加可能会对心肌灌注,特别是对心内膜下层造成负面影响。

2.舒张期时间减少 由于冠状动脉血流主要发生在舒张期,在心肌灌注储备中舒张期处于核心地位。在正常心脏中,舒张期缩短时,心内膜下和心外膜下心肌的灌注都可以维持。相对的,当冠状动脉灌注压力显著低于心腔内压力,如主动脉狭窄的患者,舒张期缩短会对心肌灌注受损起关键作用。

(二)急性冠状动脉综合征相关的心肌缺血机制

1.动脉粥样硬化斑块相关机制 数十年来,动脉粥样硬化斑块破裂及血栓形成,一直被认为是急性心肌缺血和心肌梗死的主要生理机制。最近的研究显示,单独关注斑块破裂这一种机制可能把实际上一个很复杂的临床综合征过于简单化了。目前,因为斑块糜烂常造成冠状动脉血栓,并导致ACS或Non-STEMI发生,因此,强化降脂治疗受到广泛关注。Crea和Libby等建议,ACS分类的机制方法中,应重点关注斑块糜烂、心外膜血管痉挛和微小冠状动脉病。这种方法提供了一个有效的临床模式来分类有风险的患者,并制订更个体化和精准的治疗方案。

2.冠状动脉微血管阻塞 STEMI患者的心肌再灌注可能与血管内皮肿胀、微小血管痉挛、外界压迫、斑块碎片导致的末端栓塞、血小板及白细胞聚集导致冠状动脉微循环阻塞(CMVO)有关。冠状动脉微循环受损,阻止缺血区的有效再灌注,尽管罪犯血管已经成功再通,可产生无复流现象。无复流现象可以在冠状动脉造影时用TIMI血流评分、TIMI心肌血流分级和TIMI血流计帧数。

3.组织水肿 毛细血管通透性改变、间质渗透压改变、异常的离子转运及炎症，促使血管内液体转移至间质中可以造成心肌水肿并通过增加血管外压迫导致CMD。冠状动脉微血管受压致中心粒细胞-血小板聚集和血小板及白细胞聚集，导致冠状动脉微循环阻塞（CMVO）促使血管内阻塞。水肿还会进一步损伤STEMI的冠状动脉血流。心肌内出血无创评估心肌水肿及血小板及白细胞聚集导致冠状动脉微循环阻塞（CMVO），可以应用心肌MRI来评估。

正如前文中描述的，不同类型的CMD可以诱发不稳定型心绞痛，Non-STEMI、STEMI。非阻塞性冠状动脉粥样硬化心肌梗死（MINOCA）和心碎综合征（Takotsubo syndrome）同样引起了广泛关注。先前的研究报道，MINOCA发病率为6%～14%；近期的一项大型研究显示，约8%AMI患者为非阻塞性冠状动脉粥样硬化心肌梗死。然而，仍不确定非阻塞性冠状动脉粥样硬化心肌梗死（MINOCA）大多是否由CMD导致。至于心碎综合征（Takotsubo syndrome），部分学者认为对于很多患者CMD和冠状动脉微血管痉挛可能是其潜在原因。急性微血管心绞痛（MVA）的诊断必须确保当前没有阻塞性CAD和CMD为可能的机制——没有心外膜血管痉挛或急性冠状动脉血栓形成。CMD的评估，包括微血管痉挛，需要使用侵入性试验，在冠状动脉造影过程中用乙酰胆碱或麦角新碱。如前文所述，这些试验因其高诊断率，提示其应该被作为诊断非阻塞性冠状动脉粥样硬化心肌梗死和心碎综合征的常规检查。最近的研究提示，这些检查在有经验的团队来应用是安全的，即便是对于急性非阻塞性冠状动脉粥样硬化心肌梗死。近期开展的一些随访研究，观察了CMD对MINOCA和Takotsubo syndrome的预后影响。

对Non-STEMI和正常冠状动脉患者随访1年，其死亡率或AMI发生率为1.2%，再发不稳定型心绞痛率为8.4%。MINOCA患者2.5年随访，死亡率为11.8%。MVA患者进行36个月随访，没有观察到主要的心血管不良事件。另一项对MINOCA和有记录的冠状动脉痉挛患者进行3年随访的研究，发现其死亡率为7.7%。仍需要大型的前瞻性功能性研究去搞清楚CMD在MINOCA和Takotsubo syndrome真正的地位。

4.微循环心绞痛　急性微血管心绞痛（MVA）这个词，总被用来描述那些没有CAD的CMD引起的心肌缺血。MVA习惯于被当做冠状动脉造影完全正常，没有确切的临床上CMD和心肌缺血的证据。正如本文前面讨论的，MVA可以发生在以下情形，如糖尿病、风湿性疾病、CAD、心肌病和心脏瓣膜病，没有梗阻性CAD，有稳定型心绞痛或心绞痛同等症状的和由于CFR减少或微血管痉

挛引起的缺血。

三、非阻塞性冠状动脉疾病

（一）流行趋势

目前，无梗阻性CAD的心绞痛患者正处于上升趋势，NCDR和WISE数据库估计美国有300万～400万男性和女性有心绞痛症状而没有梗阻性CAD。美国一项大规模的记录数据显示，398 978位患者，行冠状动脉造影术，超过60%未见明显梗阻（狭窄＜50%），而基于研究中的大部分个体存在至少1项CAD常规危险因素，且69%患者在无创诊断试验中，存在一过性心肌缺血。然而，冠状动脉没有明显狭窄的患者有胸痛症状不一定就是MVA。因此，MVA发生率可能低于非梗阻性的心绞痛的发生率。

（二）临床表现及诊断

稳定的微血管性心绞痛以劳累后诱发症状为特征，类似于阻塞型冠心病的心绞痛发作。然而，微血管性心绞痛患者静息状态下有心绞痛发作，痛阈可变，提示冠状动脉血管动态性舒缩变化，其他可以帮助鉴别微血管性心绞痛患者的临床差异有胸痛的长时间发作，以及在许多情况下舌下含服硝酸甘油反应较差。原发性微血管性心绞痛相较于男性在围绝经期和绝经后妇女中更为常见，但这种情况不应只认为唯一影响女性。值得注意的是，不典型的胸痛而用力引起的呼吸困难都是微血管性心绞痛的常见症状，尤其在女性中常见。在后者中，在某些患者中，具有卵巢切除术史和月经周期特定阶段症状加重，提醒医生微血管性心绞痛的表现。雌激素缺乏与有胸痛患者的心绞痛发展有关，且冠状动脉造影正常。在继发于心肌病、心脏瓣膜病和全身性疾病的微血管性心绞痛患者中，也存在这些疾病的典型症状和体征。

（三）诊断标准

最近，COVADIS研究小组（冠状动脉血管运动障碍性疾病）提出以下微血管性心绞痛的诊断标准：心肌缺血症状和体征，减少病死率（定义为冠状动脉接近最大扩张时CBF与基线CBF的比值）或微血管痉挛，并记录心肌缺血，这不是由阻塞性冠心病引起的，而是由于冠状动脉微循环部位的功能或结构异常（表1）。以下线索是诊断MVA的有用线索。

表1　怀疑微血管性心绞痛的临床标准

心肌缺血的症状

- 劳累和（或）静息心绞痛
- 类似心绞痛（即呼吸急促）

无阻塞性冠状动脉疾病（冠状动脉直径减少<50%或分流储备分数>0.80）作为评估

- 计算机断层扫描冠状动脉造影
- 有创性的冠状动脉造影

心肌缺血的客观证据

- 胸痛发作时缺血性心电图改变
- 有短暂或可逆的心肌灌注异常和室壁运动异常时的应激性胸痛和（或）缺血性心电图改变

冠状动脉微血管功能受损的证据

- 受损的冠状血流储备（截止值取决于方法，通常≤2.0和≤2.5）
- 冠状动脉微血管痉挛，定义为乙酰胆碱试验期间症状的再现和或缺血性心电图改变，但无心外膜痉挛
- 冠状动脉微血管阻力指数异常（即微血管阻力指数>25）
- 冠状动脉血流缓慢现象，定义为心肌梗死时溶栓架计数>25

注：当所有4个标准都存在时，确诊为微血管心绞痛。如果存在标准1和标准2，仅记录了缺血（标准3）或冠状动脉微血管功能受损（标准4）的客观证据则诊断为疑似微血管心绞痛

1.提示心肌缺血的症状　典型的胸痛会对可能的缺血症状的性质有所警示，但MVA患者胸痛不典型。劳力型和静止型心绞痛的出现，提示冠状动脉微血管扩张功能减退和微血管（或心外膜）痉挛可共存。仅在休息时发生的心绞痛以心外膜或微血管痉挛为主要机制。

2.缺乏阻塞性CAD或客观证明CAD与心肌缺血无关　排除动脉粥样硬化或狭窄对冠状动脉生理没有影响（即正常分流储备），强烈提示症状源于微血管。

3.心肌缺血的客观记录　包括胸痛时12导联心电图运动压力测试或12导联霍尔特（Holter）监测的典型ST段改变来评估，或通过单光子发射断层扫描或心脏磁共振灌注扫描的缺血表现来评估。在许多MVA患者中，尽管发生了缺血，这些成像方式仍会产生阴性结果，因为与阻塞性CAD所见相反，心肌缺血在MVA中并不遵循区域模式，而且在许多情况下，缺血可能仅限于心内膜下。

4.冠状动脉微血管功能障碍的表现　使用冠状动脉内腺苷和乙酰胆碱进行血管造影时，可观察功能性CMD（即CFR降低或微血管痉挛）。后者被认为是评估内皮依赖性冠状动脉扩张的金标准。腺苷酸是冠状动脉微循环强大的独立内皮扩张器，用于导管实验室评估分流储备、CFR和微循环阻力指数（IMR）。CFR的测量结果反映了心外膜和微血管间隔对CBF的影响，在没有阻塞性CAD的情况下，CFR是CMD的良好标志。IMR为CMD提供与血流动力学变化无关的良好的可重复性评估。用于评估

CMD技术在本文中详尽的描述。然而，最近的出版物强调了分流储备和IMR具体地评估心外膜血管和冠状动脉微血管反应的能力。此外，最近的数据表明，IMR测量可能对稳定和ACS患者有预后价值。CMD的无创评估可以通过正电子发射断层扫描（PET）、心脏磁共振和冠状动脉左前降支CBF的脉冲波多普勒评估进行。2012年，昂等报道，劳累诱导的稳定型心绞痛和非梗阻性冠心病患者（约研究总人口的50%）中，冠状动脉内乙酰胆碱在诊断性血管造影时，有60%的患者触发远端心外膜痉挛或微血管痉挛。然而，冠状动脉微血管痉挛是一个具有挑战性的诊断，因为当内皮功能障碍时，冠状动脉内的疼痛可能同时影响心外膜血管和微血管，这样微血管痉挛难以单独做出诊断。麦角新碱，是一种作用于冠状动脉血清素受体的麦角生物碱，也被广泛应用于冠状动脉痉挛的诊断，其结果与乙酰胆碱相似。这两种测试在有经验的人员操作且遵循适当的药物管理协议情况下都是安全的。

（四）临床预后

与先前的观点相反，最近的研究表明，虽然没有阻塞性CAD，但心绞痛患者的预后不一定是良性的。患有心绞痛的男性和女性，尽管没有发生阻塞性CAD但CFR受损，在不同系列中，临床预后不良。正如bairy-merz等最近回顾的那样，在最初的WISE队列中，近2/3的接受临床诊断为疑似冠心病的女性行冠状动脉造影提示有缺血且无阻塞性CAD。在随访期间，他们的主要心脏不良事件（死亡、非致死性心肌梗死、非致死性卒中和心力衰竭住院）的危险率为5年内每年>2.5%，以及医院再入院率和重复血管造影率升高。10年里，无明显血管造影CAD患者心血管死亡或心肌梗死发生率为6.7%，无阻塞性CAD的患者心血管死亡或心肌梗死发生率为12.8%。在WISE数据库中，无创评估CFR<2.32是不良结果的最好预测，5年主要不良心血管事件率为27%和9.3%的女性CFR≥2.32（P=0.01），类似的结果使用经胸廓回波多普勒或PET进行CFR的无创评估中也有报道。阻碍无阻塞性CAD心绞痛患者临床结果评估的问题之一是，研究使用了广泛和不同的纳入标准，导致异质群体被评估。需要对特征良好的患者进行大规模前瞻性研究，以明确无阻塞性CAD的心绞痛的自然史。

除了不良心血管事件发生率的增加，这些患者的生活质量也受到了损害。此外，它们还接受多项诊断调查，这一战略给卫生服务带来了巨大的财政负担。在美国和欧洲，这些患者的血管造影和住院相关的医疗成本与阻塞性CAD患者类似。综上所述，明确诊断MVA的策略显然是可取的。虽然尚未在临床试验中进行测试，但我们

根据自己的临床实践和其他学者的建议，提出了一种诊断程序，旨在鉴别MVA并描述其致病机制。

（五）治疗与管理

MVA的管理是一个主要的未满足的需求，因为缺乏涉及同质患者群体的大型随机研究，难以产生基于证据的推荐。最近的文献讨论了缺血和非阻塞性CAD患者的管理，并提出了CMD的潜在治疗方法。然而，这些推荐的治疗方法并不总是基于MVA的发病机制。考虑到目前公认的CMD和MVA的致病机制，本节简要讨论治疗方案。主要目标是：①通过寻找它的机制/原因来改善或消除心肌缺血；②提高生活质量；③改善预后。需要解决的靶点包括内皮功能障碍和危险因素、冠状动脉微血管扩张能力受损或微血管痉挛引起的心肌缺血、胸痛增加的痛觉感受。

1.管理内皮功能障碍、可改变的心血管危险因素和生活方式　大多数原发性MVA和CMD患者存在内皮功能障碍，血管内超声研究显示，大部分患者存在非阻塞性CAD。积极管理所有可改变的传统危险因素（如高血压、糖尿病、吸烟、肥胖、久坐不动的生活方式、高脂血症等）在大多数MVA患者亚群中是至关重要的。他汀类药物单独或与其他药物联合使用已被证明对冠状动脉内皮或血管平滑肌功能障碍患者有益，在无阻塞性CAD的患者中亦有益。血管紧张素转化酶抑制剂也被证明可以改善运动耐量和心绞痛症状。二甲双胍可改善无糖尿病微血管性心绞痛（MAV）患者的内皮功能。ACC/AHA慢性稳定性心绞痛指南建议在心肌缺血和非阻塞性CAD患者中使用阿司匹林。

2.预防和治疗心肌缺血对致病机制的影响　目前尚缺乏对抗心绞痛药物治疗MVA的有效性的有力证据。Marinescu等对通过PET、心脏磁共振成像、热稀释方法或冠状动脉内多普勒评估的CFR<2.5的CMD患者的当前治疗策略的功效进行了系统评价。只有8篇文章符合作者建立的严格入选标准，主要限制是在这些研究中评估的患者人数较少。

对于有微血管痉挛或CFR异常的患者，钙通道阻滞药或将可作为一线药物。尽管在小型研究中存在争议，但专家共识似乎强调，当怀疑或记录血管舒缩异常，特别微血管痉挛时，钙通道阻滞剂应作为首选。硝酸盐似乎在MVA中没有大的有益作用。但事实上，使用舌下硝酸甘油症状改善的患者比例<50%，相当多的患者没有从口服硝酸盐中获益。同样，目前很少有证据证明使用左旋三甲基氧化物前列腺素来改善CMD。相反，尼可地尔是一种类似硝酸盐的作用钾离子ATP通道开放剂，据报道对

MVA患者有益。发舒地尔（fasudil）是一种rho激酶抑制剂和强效冠状动脉扩张药，可用于治疗心外膜冠状动脉痉挛，也可用于CMD患者。β受体阻滞药单独或与血管扩张药联合使用可用于MVA患者，其主要是努力诱导的心肌缺血，其中心肌需氧量的减少可能会增加运动能力。然而，在微血管或心外膜冠状动脉痉挛患者中使用β受体阻滞药（特别是那些缺乏血管舒张特性的因素）需谨慎，因为这些药物可能通过在冠状动脉循环中激活α-肾上腺素能受体来增加冠状动脉病变。另一种通过减慢心率从而减少心肌需氧量的药物是伊伐布雷定，但目前很少有证据证明这种药物对MVA患者有效。在MVA曲美他嗪的小规模试点研究中，曲美他嗪作为一种代谢调节剂，可以改变心脏代谢，降低脂肪酸氧化，改善缺血时的心肌代谢，有效改善症状和运动能力。雷诺拉嗪是一种晚期钠离子抑制剂，可改善女性无阻塞性CAD和CMD伴发心肌缺血症状和CFR。

3.缓解胸痛　对于胸痛症状，有学者提出采用三环类抗抑郁药（即丙米嗪）进行治疗。这些药物的主要作用是调节去甲肾上腺素的吸收和抗胆碱能作用，从而可能达到镇痛效果。研究表明，在非阻塞性CAD的受试者中，丙米嗪能改善胸痛，但需要停药的不良反应亦很常见。

在患有心脏X综合征的患者中，氨茶碱等黄嘌呤衍生物被认为具有由腺苷受体阻断作用而起到镇痛的作用。它们还可能通过减弱MVA患者报道的冠状动脉微血管窃血现象而起到抗缺血作用。在冠状动脉造影正常的胸痛患者中氨茶碱可改善运动耐受和运动引起的心肌缺血。非药物治疗，如脊髓刺激、经皮神经刺激、增强外部反搏、认知行为治疗及其他心理治疗、程序化运动和心脏康复均已被认为可有效地改善胸痛。然而，这些作用通常只是在涉及不同患者群体的小型研究中得到了普遍的评估，这就使得现阶段很难提出一些具有强有力证据支持的建议。

4.影响预后的相关因素　第一，CFR可能在狭窄的限制血流区域以及无狭窄动脉供血区域异常，这表明CMD和CAD可以共存，并可能协同作用于某些个体心肌缺血的发展。第二，成功经皮冠状动脉介入治疗（PCI）和冠状动脉支架置入术后持续性或复发性心绞痛。第三，PCI术后CMVO。由于将CFR纳入CMD患者风险预测模型中的证据的重要性，故在随访时需要对事件风险进行更精确的重新分类。此外，van de Hoef等在诊断性冠状动脉造影中对178例梗阻性CAD患者非梗阻性冠状动脉分支的CFR进行了侵入性评估。多变量调整后，CFR≤2.7患者全因死亡风险增加2.24倍。Gupta等在4029名已知或疑似冠心病的患者（中位年龄66岁，50.5%女性）中报

道了得到了类似的发现,这些患者均接受静息或应激性心肌灌注正电子发射断层扫描。此外,在4313名患有已知或疑似CAD的患者的前瞻性、多中心、观察性研究中,Cortigiani等发现在经胸多普勒超声心动图和诱导壁运动异常压力超声心动图的评估中CFR≤2是死亡率的独立预测指标。相反,正常压力超声心动图结果和正常的CFR的患者的年死亡风险<1%。此外,在Taqueti等的一项涉及连续纳入329名接受心肌灌注PET和侵入性血管造影的压力测试患者的研究中发现尽管总体的CFR与血管造影提示的疾病严重程度仅有适度关联,但CFR较低却与不良临床事件独立相关。同样值得关注的是,只有低CFR的患者才会从冠状动脉旁路移植手术的心肌血运重建中获益。综上研究及数据无不强调了CMD作为缺血因素、风险分层的标志及指导阻塞性CAD患者制订成功治疗策略的重要性。

尽管最近一项将PCI与假手术进行比较的研究对其提出了质疑,但人们普遍认为PCI在症状控制方面是具有一定优势。然而,相当一部分患者在PCI成功地完成心肌血运重建后,仍有心绞痛的症状。在COURAGE试验(利用血运重建和积极药物评估的临床结果)中,随机PCI组中47%的患者在随访3个月时出现持续性心绞痛,并且这种在频繁发作心绞痛的患者中就接受随机PCI治疗的患者与选择目前认为的最优治疗策略的患者相比较,这种差异随着时间的推移逐渐变小,并且在3年的随访中变得不明显。在其他前瞻性试验和荟萃分析中也观察到类似的结果。因此,在1年的随访中有20%~50%的患者存在PCI术后心绞痛,这已经成为一个重要的临床问题。然而,FAME 2试验(分流储备 vs 血管造影用于多血管评估)的数据表明,当分流储备指导用于识别限流狭窄时,PCI术后胸痛的发生率显著降低。

PCI成功血运重建后心绞痛持续或复发的病理生理学是复杂的,涉及结构和功能机制。PCI术后心绞痛的结构性原因包括支架内再狭窄、支架血栓形成、其他冠状动脉段动脉粥样硬化疾病进展、不完全血运重建和无局灶性狭窄的弥漫性动脉粥样硬化。功能性原因包括心外膜冠状动脉血管运动异常或CMD。Li等发现与非复发性心绞痛患者相比PCI术后复发性心绞痛患者的CBF下降幅度更大,再一次强调了CMD在PCI术后心绞痛中的作用。Milo等使用经胸多普勒超声心动图检查左前降支冠状动脉的研究报道了类似的发现。在成功PCI后进行压力测试的心肌缺血患者随访3个月和6个月时CFR降低,但压力测试反应正常的患者则没有。

在直接PCI过程中,CMVO已被证明与不良的左心室重构、较高的心脏死亡风险、复发性心肌梗死和心脏衰竭相关的再住院相关。实验和临床研究表明,CMVO是由缺血损伤、再灌注损伤、远端栓塞和个体对再灌注损伤的易感性4种致病因素共同作用的结果。个体对微血管功能障碍的易感性(即遗传因素)可能在这种情况下调节腺苷诱导的血管舒张。尤为重要的是发现腺苷2A受体基因的1976T.C多态性与CMVO的较高患病率相关,研究需要进一步的深入了解CMVO的分子机制、病理生理学、预防和治疗。

四、结束语

CMD在不同程度的缺血性心脏病的中起着重要的致病作用,由CMD引起的MVA,可以影响大量患者,包括没有阻塞性CAD的受试者和具有阻塞性CAD的个体及在解剖学上成功完成冠状动脉再通后持续性心绞痛的患者。影响冠状动脉微循环的结构和功能,可导致心肌缺血。近年来心肌缺血诊断的进展及CFR和冠状动脉血管运动研究的可用性,使得在日常临床实践中,可以更好地识别和诊断MVA患者。MVA的临床结果不一定是良性的,应该努力在疾病的早期阶段识别这些个体。不同形式的MVA的治疗,仍然是需要攻克的难关。希望未来心绞痛管理的国际指南,能突出CMD和MVA在缺血性心脏病领域日益增长的重要性。

(马依彤 谢 翔)

9. 血栓抽吸的疗效与争议

理论上以及早期临床观察性研究认为，手动血栓抽吸可能减少直接冠状动脉介入治疗（PPCI）术中ST段抬高型心肌梗死（STEMI）患者远端血栓栓塞并改善冠状动脉微循环灌注，尤其对于高血栓负荷患者应更有效。单中心研究TAPAS试验提示常规手动血栓抽吸可改善微循环灌注，并显著减少1年死亡率。然而，近期的2项随机多中心临床试验——TASTE和TOTAL研究认为，PPCI术中常规血栓抽吸未显示临床获益。TOTAL研究证实，常规血栓抽吸可能与1年卒中风险增加相关。基于上述研究结果，近期的临床指南将常规使用血栓抽吸推荐级别由Ⅱa级降为Ⅲ级。

尽管在球囊扩张或支架置入术前常规使用血栓抽吸证据等级降低为Ⅲ级，但对于血栓负荷较重的患者选择性使用手动血栓抽吸仍然是介入心脏病医师的有效策略。因此，本文系统回顾了血栓抽吸的相关研究，包括获益和无获益的临床结果，并分析了潜在原因，从而为临床工作者在STEMI行PPCI时个体化使用血栓抽吸提供临床指导建议。

一、PPCI术中使用血栓抽吸的潜在获益及临床证据

长期以来手动血栓抽吸被介入心脏病医师用于处理PPCI中高血栓负荷患者。理论上，血栓抽吸可以减少冠状动脉远端栓塞，改善微循环灌注，避免因远端栓塞导致的心肌灌注损伤，早期的临床研究也证实了上述临床获益。

（一）血栓抽吸降低死亡率和MACE事件的临床证据

TAPAS试验是一个单中心研究，入选了1071名STEMI患者，随机分为血栓抽吸组和传统单纯PCI手术组，结果发现，与单纯PCI组比较，血栓抽吸组可降低30d MACE事件，其中生存获益到达统计学临界水平［死亡率2.1% vs 4.0%，风险比（RR）0.52，95%（CI）0.26～1.07，$P=0.07$；再梗死发生率：0.8% vs 1.9%，RR 0.40，95% CI 0.13～1.27，$P=0.11$；靶血管血运重建（TVR）：4.5% vs 5.8%，RR 0.77，95% CI 0.46～1.30，$P=0.34$；MACE：6.8% vs 9.4%，RR 0.72，95% CI 0.48～1.02，$P=0.12$］。30d死亡率和MACE事件与心肌染色分级

（MBG）、ST段回落（STR）及ST段偏移程度显著相关。1年随访结果进一步证实血栓抽吸可改善临床结局。

（二）荟萃分析认为血栓抽吸与低死亡率和低MACE事件相关

在一项纳入25项临床试验共5534人的荟萃分析中，Kumbhani等总结认为与单独PCI比较，手动血栓抽吸能够显著降低MACE事件、全因死亡率、再梗死发生率及靶血管的血运重建。

（三）血栓抽吸预防微循环栓塞并改善TIMI血流的临床证据

单中心的EXPIRA研究，利用增强MRI评估血栓抽吸对STEMI患者心肌灌注和缺血面积的影响。结果显示：血栓抽吸组术后MBG 2级和ST段回落>70%的比例高于无血栓抽吸组（分别为89% vs 59%和84% vs 40%，$P=0.001$）。3个月时血栓抽吸组缺血面积减小［缺血面积从（17±15）g降至（11±8.7）g，$P=0.004$；缺血面积百分比从14%±12%降至9%±4.5%；$P=0.001$］，而单纯PCI组无变化。9个月时，血栓抽吸组MBG 2级和ST段回落>70%的比例较高（分别为88% vs 60%和64% vs 39%，$P=0.001$），心源性死亡率较低（0% vs 4.6%，log-rank $P=0.02$）。以上数据证明血栓抽吸可预防血栓栓塞、保持微循环完整性，并减少梗死面积。

（四）血栓抽吸改善TIMI血流的临床证据

Gao等发现血栓抽吸组较单纯PCI组有更好的TIMI血流，无复流/慢血流发生率和MACE事件率均较低；随访6个月的MACE事件率较低。Sahin等认为潜在机制可能为血栓抽吸的使用减少了血小板活化。Harle等发现不同医院和不同介入操作者对血栓抽吸的使用存在差异性，尽管血栓抽吸对TIMI3级血流和死亡率无影响，但TIMI 0级的亚组选择性使用血栓抽吸对恢复正常血流具有积极作用。

（五）血栓抽吸可抑制心室重构和降低心肌梗死后心绞痛发生率的临床证据

Zia等研究发现在STEMI行PPCI中应用血栓抽吸可

减轻心肌水肿、减少心肌出血、抑制心室重构，并减少微循环栓塞发生率。De Luca等发现单纯PCI组和血栓抽吸组的累积MACE相似（10.5% vs 8.6%），但随访6个月时血栓抽吸组可显著减缓心室重构。Lee等发现急性心肌梗死中应用血栓抽吸联合药物洗脱支架置入，可降低1年心肌梗死后心绞痛发生率（13% vs 22%；$P=0.04$），并降低长期医疗费用，改善生活质量。

（六）血栓抽吸提高PCI操作安全性和有效性的临床证据

Liu等报道了血栓抽吸联合冠状动脉内注射替罗非班，可有效改善心肌梗死预后，并具有较好的耐受性。Geng等发现对于存在大量血栓负荷的STEMI患者进行血栓抽吸并联合替罗非班冠脉内注射是安全有效的，且并未增加出血发生率和MACE事件。

Fernandez-Rodriguez等发现血栓抽吸的使用可减少罪犯血管支架置入数量、降低支架使用长度、可选择更大的支架尺寸，从而大大提高介入操作的有效性。其研究结果显示，血栓抽吸可提高造影成功率（78% vs 68%；$P=0.015$）并改善TIMI血流（TIMI3级血流：85.9% vs 78.3%；$P=0.04$），血栓抽吸组支架置入数量较少［（1.3±0.67）vs 1.5±0.84；$P=0.009$］，支架尺寸较大［（3.17±0.43）mm vs（2.93±0.44）mm；$P<0.001$］、较短［（24.1±11.8）mm vs（26.9±15.7）mm；$P=0.038$］。但与单纯PCI组比较，住院期间和3年随访的MACE事件无差异［MACE（17.0% vs 21.6%；$P=0.25$）］，全因死亡率（17.0% vs 19.6%；$P=0.5$），心源性死亡率（8.3% vs 7.9%；$P=0.83$），急性心肌梗死发生率（6.8% vs 10%；$P=0.27$），靶血管CABG重建率（1.4% vs 3.5%；$P=0.39$）和靶血管PCI重建率（5.4% vs 8.9%；$P=0.2$）。

二、血栓抽吸未改善PPCI结局的临床试验

尽管上述临床试验支持血栓抽吸在PPCI中的使用，但仍有不少临床试验未发现血栓抽吸具有临床获益。

（一）血栓抽吸未降低全因死亡率和MACE事件的临床证据

随机对照试验TASTE研究，共入选7244名STEMI患者，随访30d和1年均未发现临床获益。随访30d结果发现，血栓抽吸组和单纯PCI组的全因死亡率分别为2.8%和3.0%，HR 0.94，95%CI 0.72～1.22，$P=0.63$；再发心肌梗死入院比例分别为0.5%和0.9%，HR 0.61，95% CI 0.3～1.07，$P=0.09$，支架内血栓发生率和靶血管重建率两组无显著差异。卒中或神经系统并发症、冠状动脉

穿孔或心脏压塞、出院时/住院期间心力衰竭或左心室功能不全发生率均无显著差异。随访1年结果发现，两组全因死亡率分别为5.3%和5.6%，（HR 0.94；95% CI 0.78～1.15；$P=0.57$），因再发心肌梗死入院比例分别为2.7%和2.7%（HR 0.97；95% CI 0.73～1.28；$P=0.81$），支架内血栓发生率分别为0.7%和0.9%（HR 0.84；95% CI 0.50～1.40；$P=0.51$）。

Olivecrona等对TASTE研究随访180d的结果发现，两组在心血管死亡、心源性休克、再发心肌梗死入院或心力衰竭入院无显著差异（8.7% vs 9.3%；HR 0.93；95% CI 0.80～1.09；$P=0.36$），30d和180d卒中发生率亦无显著差异（30d：0.7% vs 0.7%，HR 0.89，95% CI 0.51～1.54，$P=0.68$；180d：1.2% vs 1.2%，HR 0.93，95% CI 0.61～1.42，$P=0.75$）。

TOTAL试验和TASTE试验结果基本一致，该试验结果发现，常规手动血栓抽吸未降低MACE事件发生率6.9% vs 7.0%、心血管死亡［（3.1% vs 3.5%；HR 0.90；95% CI 0.73～1.12；$P=0.34$）］、再发心肌梗死（2.0% vs 1.8%；HR 1.07；95% CI 0.81～1.43；$P=0.62$），心源性休克（1.8% vs 2.0%；HR 0.92；95% CI 0.69～1.22；$P=0.56$）、支架内血栓形成（3.6% vs 3.8%，HR 0.93，95% CI 0.76～1.14，$P=0.48$，1.5% vs 1.7%，HR 0.88，95% CI 0.65～1.20，$P=0.42$）、靶血管重建率（4.5% vs 4.3%；HR 1.03；95% CI 0.85～1.24；$P=0.77$），心力衰竭NYHA分级Ⅳ级发生率相似（2.1% vs 1.9%；HR 1.10；95% CI 0.83～1.45；$P=0.50$）。两组心血管死亡发生率在随访30d（2.3% vs 2.8%；HR 0.83；95% CI 0.65～1.06；$P=0.13$）、180d（3.1% vs 3.5%；HR 0.90；95% CI 0.73～1.12；$P=0.34$）和1年（3.6% vs 3.8%；HR 0.93；95% CI 0.76～1.14；$P=0.48$）均无显著差异。

真实世界数据可能与随机临床试验结果不同，但Hachinohe等对韩国急性心肌梗死注册数据的研究发现，血栓抽吸组与单纯PCI组12个月MACE发生率（心脏性死亡、再次血运重建和支架内血栓）无显著差异。Sirker等分析了大型STEMI国家注册队列研究数据（$n=98\,176$）发现血栓抽吸组（$n=38\,948$）和无血栓抽吸组（$n=59\,288$）30d和1年死亡率无显著差异。

（二）血栓抽吸未改善PCI后TIMI血流和微循环灌注的临床证据

Hoole等采用微循环阻力指数（IMR）评估了STEMI行血栓抽吸对微循环功能的影响，结果发现血栓抽吸对维持微循环完整性上并不优于球囊扩张，基础微循环功能损伤较轻的STEMI患者可能更容易因血栓抽吸导致医

源性微循环损伤。

Sharma等对TOTAL试验的亚组分析发现常规血栓抽吸未能改善PCI后的TIMI血流和微循环灌注（通过MBG评估）。Aghlmandi等研究分析了术后即刻血流恢复情况、高敏肌钙蛋白T动态改变和随访30d/1年临床终点事件，发现两组无显著差异。

（三）血栓抽吸未改善心肌再灌注面积的临床证据

TROFI试验利用光学频域成像技术（optical frequency domain imaging）评估血栓抽吸对STEMI血流再灌注的影响。主要临床终点是通过光学频域成像评估的术后最小血流面积，其定义为：（支架内面积＋支架贴壁不良面积）－（血管腔内充盈缺损＋组织脱垂面积）。血栓抽吸组和单纯PCI组的人口学基线特征、术前定量冠状动脉造影和操作过程组间比较无显著差异，光学频域成像测定两组的支架内面积［（7.62±2.23）mm^2 vs （7.05±2.12）mm^2；$P=$ 0.14］和最小血流面积［（7.08±2.14）mm^2 vs （6.51±1.99）mm^2；$P=0.12$］相似。血管腔内突出数量、血管腔充盈缺损和支架贴壁不良面积均无差异。以上结果说明血栓抽吸未影响血流灌注区域和支架内面积。此外，两组在心脏性死亡、罪犯血管再次梗死、全因死亡、卒中、支架内血栓形成及非靶血管重建均无显著差异。

INFUSE-AMI随机临床试验，Stone等随机入选了6个国家共452名广泛前壁受累的STEMI患者，上述患者均接受比伐卢定抗凝，比较经冠状动脉内负荷阿昔单抗（0.25 mg/kg）的临床获益。该研究将是否使用阿昔单抗和是否使用手动血栓抽吸随机分组进行2×2析因分析，使用心脏MRI评估心室壁梗死面积，结果发现30d时使用阿昔单抗组的心肌坏死面积（IS，占左心室质量百分比，15.1% vs 17.9%；$P=0.03$）和绝对梗死质量（18.7 vs 24g；$P=0.03$）均显著低于未使用阿昔单抗组。而血栓抽吸组与无血栓抽吸组比较未见明显获益（IS，17.0% vs 17.3%，$P=0.51$；绝对梗死质量，20.3 vs 21.0 g，$P=0.36$）。

（四）血栓抽吸可能增加卒中风险的临床证据

卒中是血栓抽吸的主要不良事件。TOTAL试验是迄今关于血栓抽吸最大的随机临床试验，结果发现血栓抽吸组30d卒中发生率为0.7%，而单纯PCI组为0.3%（HR 2.06；95% CI 1.13～3.75；$P=0.02$）。随访180d结果发现，两组卒中发生率分别为1.0%和0.5%（HR 2.08；95% CI 01.29～3.35；$P=0.002$）。随访1年结果发现，卒中发生率分别为1.2%和0.7%（HR 1.66；95% CI 1.10～2.51；$P=$ 0.015）。亚组分析结果发现两组卒中发生率在术后48h内有差异（0.3% vs 0.1%；HR 3.00；95% CI 1.09～8.25），而

术后12h内无统计学差异（0.14% vs 0.08%；HR 1.75；95% CI 0.51～5.98；$P=0.37$），提示发生卒中的主要机制可能是血栓脱落后延迟移位而非器械所致的即刻血栓脱落。

（五）荟萃分析提示血栓抽吸未降低全因死亡率和MACE事件，并可能增加卒中风险

一项荟萃分析共入选了26项随机对照试验包括11 780名患者（手动血栓抽吸组5 869人，单纯PCI组5911人），随访12～24个月的结果表明两组的死亡率、再次梗死发生率和靶血管重建率无统计学差异。El Dib等的荟萃分析共入选73项研究文章（包括21项临床试验共21 660人），结果发现血栓抽吸轻微降低死亡率，但有增加卒中发生率的趋势，［单纯PCI组与血栓抽吸组比较，总死亡率（20项临床试验）为4.4% vs 3.9%，RR 0.89；95% CI 0.78～1.01；$P=$ 0.08］；再发心肌梗死（17项临床试验）为2.4% vs 2.2%（RR 0.94；95% CI 0.79～1.12；$P=0.49$）；卒中（8 项临床试验）为0.5% vs 0.8%（RR 1.56；95% CI 1.09～2.24；$P=0.02$）。上述结果进一步认为不应常规使用血栓抽吸。一项纳入了25项随机临床试验共21 708名患者（血栓抽吸组10 829人，单纯PCI组10 902 人）的荟萃分析，和另一项纳入了17项临床试验血栓抽吸组20 960人（血栓抽吸组10 526人，单纯PCI组10 434 人）的荟萃分析，均发现常规血栓抽吸并没有显著减少全因死亡率、MACE或支架内血栓发生，而血栓抽吸可能增加卒中风险。

三、导致血栓抽吸在PPCI中应用存在分歧的潜在原因

多种因素可能导致血栓抽吸在PCI中应用的分歧，包括介入操作者对血栓抽吸技术掌握不熟练，其他一些可能相关的原因如下。

（一）研究样本量不同

一些小型临床试验，如TAPAS试验（$n=1071$）和EXPIRA试验（$n=175$）均采用替代终点，而这些试验在评估死亡率方面存在统计效力不足。为避免误导，这些小型临床试验不能与TOTAL（$n=10\ 732$）和TASTE（$n=7244$）这些大型临床试验直接进行比较。而实际上，这些小型临床试验可能更能反映血栓抽吸对某些特定临床情况或个体化患者的有效性。

（二）入选患者不同

各研究的入排标准、临床终点和患者评估存在差异。早期临床试验入选的患者大部分为老年患者，意味着这些患者具有更多的危险因素，从而可能影响血栓抽

吸结局。目前关于血栓抽吸在年轻STEMI患者中的临床研究数据有限。

（三）主要终点事件的定义

主要终点事件的定义不同和统计效力计算的差异可能影响主要、次要、第三临床结局，因此，在解释各种临床试验的最终结果时需谨慎。

（四）再灌注时间和延迟再灌注

血栓抽吸可能会导致延迟再灌注，在恢复血流灌注的时间上并不具有优势，由此带来的负面作用可能抵消甚至超过其获益。

（五）血栓负荷

血栓抽吸前的初始血栓负荷可能是决定血栓抽吸后和支架置入后临床结局的主要因素，但所有临床研究均未描述初始血栓负荷情况。TOTAL试验的一个亚组应用光学相干成像（OCT）评估了血栓负荷情况，将血栓负荷量纳入分析后发现原有的结果产生了统计学上的偏移，对于小的栓塞性碎片、低血栓负荷及动脉粥样硬化病变的靶血管应用血栓抽吸几乎无效。需要注意的是，那些血栓负荷量很大的患者，理论上应该优先使用血栓抽取且预期更加有效，但事实往往并非如此，因为此类患者可能存在不利的内环境因素影响血栓的处理效果。

（六）血栓抽吸装置相关的因素

理论上，影响血栓抽吸效果的因素除不同种类的血栓抽吸导管外，还包括潜在的并发症，如靶血管夹层或血栓移位导致的栓塞。Frobert等报道认为不同型号血栓抽吸装置的血栓抽吸效果相似，而Tamhane等研究发现不同型号的抽吸装置会影响临床获益和导致卒中风险。尤其直接比较不同试验的结果时，不同血栓抽吸导管的使用可能是重要的影响因素。因此，提高操作技巧、改进抽吸装置或操作小心谨慎，可能会预防包括卒中在内的各种风险发生。

（七）操作相关因素

只有一项研究报道了在大多数患者均抽到了血栓，且操作失败率很低。然而早期的研究实际上均没有关注手动血栓抽吸的技术困难和相关并发症问题，即使在该项研究中也发现，血栓抽吸效果仍可能受操作相关因素的影响，因此，在解释血栓抽吸结果时需要考虑到操作技术因素。

（八）靶血管因素

左前降支负责左心室前壁和室间隔的供血，占左心室供血的45%～55%，是最主要的供血血管。然而，右心室受累或心律失常也可能影响血供。因此，血栓抽吸的临床获益因靶血管不同而存在差异，而目前的研究很少关注靶血管的影响。

（九）与药物的相互作用

PPCI术前、术中及术后使用药物干预可能影响临床结局和并发症的发生。如早期关于血栓抽吸的临床试验中使用Ⅱb/Ⅲa受体拮抗剂可显著改善STEMI患者的预后。而目前有些研究会联合药物，有些研究则单纯使用血栓抽吸。

四、血栓抽吸对血小板活化和凝血的影响及相关机制

通过抽吸移除血栓是血栓抽吸装置的主要机制，但关于其对血小板活化和凝血的影响研究尚不足。有研究报道，血栓抽吸后随着平均血小板体积增加，观察到更高的血小板计数。尽管上述研究没有提供血小板活化的直接证据，但它表明更多未成熟血小板从骨髓中快速释放，反过来又增加血小板的活化。相反，通过对抽吸出的血栓进行形态学分析表明，血栓的主要部分是纤维蛋白，其次是红细胞。纤维蛋白含量与发病至血栓抽吸时间，以及入院hs-TnT之间似乎存在相关性。

由于糖蛋白Ⅱb/Ⅲa受体拮抗剂主要通过与血小板结合的纤维蛋白原竞争血小板糖蛋白Ⅱb/Ⅲa上的RGD结合位点发挥作用，因此，可有效预防新的血小板血栓形成。然而，它们不会与凝血级联反应产生的纤维蛋白相互作用。这表明抗栓对于存在可见血栓的亚急性心肌梗死更重要。因此，对于结果阴性的临床试验进行讨论分析时，需考虑肝素或比伐卢定的用量。比伐卢定是凝血酶的直接抑制剂，这些临床试验中是否使用了更多的比伐卢定。然而，在已经发生凝血且已形成大量纤维蛋白的情况下，紧急抗栓治疗主要通过阻止凝血进展而不是通过减少血栓负荷发挥作用的。因此对于可见血栓，手动血栓抽吸仍然是有使用前景的操作，但并不是所有心肌梗死患者都常规使用血栓抽吸。了解到纤维蛋白生成的重要性和凝血酶在其中的核心作用，便可以解释ATLAS-ACS 2 TIMI 51试验中加入新型抗凝剂（如利伐沙班）联合双联抗血小板治疗的临床获益，因为这种方法对凝血酶依赖性纤维蛋白形成和血小板活化均发挥了作用。加用抗凝药物不仅调节凝血和纤维蛋白形成过程，而且间接影响白细胞依赖性组织因子的产生和血小板活化。表达组织因子的细胞在细胞表面上激活少量FX，导致凝血酶产生。FXa仅在细胞表面有活性，通过组织因子途径抑制剂和抗凝血酶保护其免于失

活。此后，凝血酶（Ⅱa）发挥作用，主要是促进血小板活化和将纤维蛋白原转化为纤维蛋白。因此，直接FXa抑制剂通过阻断FXa对组织因子细胞和血小板的作用，抑制凝血酶的产生，减少血小板活化。

存在于血小板上的凝血酶受体PAR（蛋白酶活化受体）1和PAR4都是G蛋白偶联受体。因为ADP受体$P2Y_1$和$P2Y_{12}$也是G蛋白偶联受体，所以可能存在相似的细胞内信号传导途径，通过该细胞内信号级联反应共同参与了凝血酶诱导的和ADP诱导的血小板活化。凝血酶受体介导的信号传导似乎依赖于ADP的释放、氯吡格雷对$P2Y_{12}$的抑制及阻断ADP触发的血小板活化，从而有效减少由血小板促进的凝血酶的产生。

五、血栓抽吸导致卒中增加的潜在机制

目前的临床试验所报告的卒中发生率是非常小的。Brown等报道了PPCI行血栓抽吸引起卒中的可能潜在机制：首先，不能完全吸出的血栓存在碎裂并将碎片脱落到全身其他血管中的风险，特别是抽吸时指引导管对血栓的剪切作用。其次，不能通过抽吸导管完全吸出的血栓存在整体脱落并进入全身血管系统的风险，特别是当抽吸导管对血栓没有保持持续的负压抽吸状态时；而鞘管和导管尺寸>5F、更换手术导管及手术时间延长等其他因素也容易导致卒中风险增加。甚至有人推测，介入操作者可能在血栓抽吸组和单纯抽吸组中采取了不同的药物治疗方案。

鉴于早期的几个研究中（大多数规模较小和时间较短）卒中发生率并未显著增加，需要考虑大部分卒中实际上可能与血栓抽吸没有直接关系，而是由其他因素引起的。近期的试验结果证实许多卒中发生在血管成形术30d以后。这些迟发性卒中可能暗示卒中发生可能与其他因素有关，如手术期间和手术后的药物治疗，或某些目前未知的病理机制，其中一种可能的机制是血栓抽吸诱发了缺血性损伤的全身性反应，并加重了慢性动脉粥样硬化的形成。

六、展望

基于目前的临床研究，血栓抽吸的未来应用前景目前仍不确定。图1是基于当前的基础及临床知识针对STEMI行PPCI中血栓抽吸使用的流程图。血栓抽吸的未来前景可能主要受以下几个方面的影响。

1.未来的临床试验　需要更多的大型随机临床试验来证实血栓抽吸的作用，这些临床试验需要设立严格的入排标准，标准化血栓抽吸操作流程，并进行长期随访以确保血栓抽吸的临床获益，至少在某些高风险亚组中获益。

2.常规使用还是选择性使用血栓抽吸　需要对临床结局进行客观评估，判断选择性血栓抽吸是否优于常规使用。

3.血栓是否与卒中风险增加有关　卒中发生率的增加是血栓抽吸的普遍情况，还是与操作不当相关？

4.针对血栓抽吸操作的培训是否帮助吗　可能存在影响临床结局的其他因素，如血栓抽吸后是直接支架置入还是需要先进行球囊扩张。设计关于血栓抽吸操作培训效果的调查研究，或关于介入操作者使用血栓抽吸的有效性和安全性的调查研究是否合理。

5.血栓抽吸装置是否还有改进的空间　研究和开发更简洁、更高效、更安全的血栓抽吸装置。

6.基础研究　需要关注再灌注损伤、血栓抽吸后微循环灌注和全身炎症反应的相关基础研究，它们可能会决定血栓抽吸的临床应用。

总之，尽管关于STEMI行PPCI术中使用手动血栓抽吸仍存在争议，特别是常规使用血栓抽吸缺乏临床获益，但血栓抽吸仍然是介入操作者目前较为认可的有用工具，尤其在处理新鲜血栓和高血栓负荷时。根据目前的认识，当考虑使用血栓抽吸时，术中使用糖蛋白Ⅱb/Ⅲa受体拮抗剂应视为标准治疗。

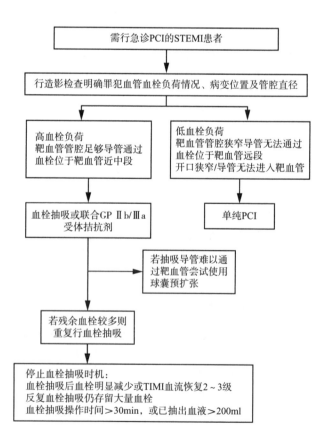

图1　STEMI血栓抽吸使用流程图

（龙　锋　向定成）

10. 2018年欧洲心脏病协会和欧洲心胸外科协会心肌血运重建指南解读

2018年8月欧洲心脏病学会（European Society of Cardiology, ESC）及欧洲心胸外科协会（European Association for Cardio-thoracic Surgery, EACTS）联合发布了《2018年心肌血运重建指南》。新指南由临床心脏病专家、心脏介入专家和心外科专家共同撰写，在系统回顾近年大量临床研究证据的基础上，对2014年版指南做出了多项重大更新，下面择其重要者进行分析解读。

一、风险评估

在制定血运重建的治疗决策时，对患者进行风险-获益的评估至关重要。对于左主干或多支血管病变，推荐使用SYNTAX评分评估CAD的解剖复杂性和PCI术后的死亡和再发的长期风险（Ⅰ，B）。对于外科手术风险评估，推荐使用STS评分评估CABG术后院内和30d内死亡率（Ⅰ，B）。而EuroSCORE Ⅱ评分的推荐级别较前下降（Ⅱa→Ⅱb）。尽管如此，指南建议采取以患者为中心的整体医疗模式，由心脏团队需根据个体手术风险、技术可行性、CAD解剖复杂性及患者意愿等因素制订个性化的治疗策略。

二、功能学和影像学诊断

对阻塞性CAD患者进一步诊断评估，对识别并选择可能从心肌血运重建中获益的特定病变至关重要。

1.非侵入性诊断工具 CT衍生的血流储备分数（CT-FFR）和CT灌注可能是评估病变缺血的特异性可行方法。对冠状动脉疾病患者和射血分数降低的心力衰竭患者，延迟增强心脏磁共振、负荷超声心动图、SPECT、PET可作为决定血运重建前评价心肌缺血和存活的手段（Ⅱb，B）。

2.侵入性诊断工具 基于DEFINEFLAIR试验和iFR-SWEDEHEART试验，瞬时无波形比（instantaneous wave-free ratio, iwFR）和血流储备分数（fractional flow reserve, FFR）被推荐用于评估包含左主干在内的中等狭窄（40%~90%）病变的血流动力学（Ⅰ，A）。基于FAME研究，FFR推荐用于多支病变PCI患者的评估（Ⅱa，B）。在指导PCI治疗策略上，可使用血管内超声（IVUS）或光学相干断层成像（OCT）优化手术过程（Ⅱa，B），OCT优化支架置入推荐升级（Ⅱb→Ⅱa）。IVUS可用于评估无保护左主干病变的严重程度（Ⅱa，B）。

三、血运重建策略

预测手术死亡率、CAD的解剖复杂性和预期的血运重建的完整性是决定血运重建类型（CABG或PCI）的重要标准。

（一）稳定型冠心病（SCAD）：PCI vs CABG

指南强调对于左主干和多支血管病变的血运重建推荐使用SYNTAX评分（Ⅰ，B）。对于SCAD患者，无论SYNTAX评分多少，左主干及3支病变均推荐CABG（Ⅰ，A）。在累及左前降支近端的单支或两支血管病变、SYNTAX积分≤22的LM或非糖尿病患者的3支病变，CABG和PCI均为Ⅰ类推荐。PCI治疗可用于SYNTAX积分23~32分的LM病变（Ⅱa，B）。但对于合并糖尿病、SYNTAX积分≤22的3支病变患者PCI推荐级别降低（Ⅱa→Ⅱb）。糖尿病是决定多支病变血运重建方式的重要影响因素。SYNTAX积分>33分的LM病变和SYNTAX积分>22分的3支病变不推荐PCI（Ⅲ，B）。基于STICH研究，对于CAD合并心力衰竭、LVEF≤35%的患者行心肌血运重建，优先考虑CABG（Ⅰ，B），PCI可作为代替选择（Ⅱa，C）。在SYNTAX及多项Meta研究基础上，指南新增在考虑选择CABG还是PCI时，血运重建完全性为首要考虑因素（Ⅱa，B）。

（二）非ST段抬高型急性冠状动脉综合征（NSTE-ACS）

NSTE-ACS侵入性评估及时机选择取决于患者的初始危险分层（图1）。对于稳定的NSTE-ACS患者，指南推荐按照稳定性冠状动脉疾病（SCAD）的原则制定血运重建策略（Ⅰ，B）；对于复杂病例，推荐结合SYNTAX评分由心脏团队讨论决定。根据最新的CULPRIT-SHOCK试验，NSTE-ACS心源性休克患者不推荐急诊PCI对非梗死相关病变进行常规血运重建（Ⅲ，B）。

（三）ST段抬高型心肌梗死（STEMI）

在治疗策略和时机上，减少缺血时间是STEMI实施再灌注治疗的关键环节。指南对STEMI患者的转运流程和效率提出了明确且严格的要求。所有发生缺血症状<12 h且ST段持续抬高患者均推荐再灌注治疗（Ⅰ，A）。

对于首诊可开展急诊PCI的中心，时间窗内直接PCI优于溶栓治疗（Ⅰ，A）；如果不能及时（<120min）进行PCI，应尽快溶栓治疗，并将患者转移至PCI中心进行常规冠脉造影；在溶栓不成功或推注给药后2～24h进行补救性PCI；对于持续性缺血或大面积心肌梗死无法行PCI的患者，则考虑CABG（Ⅱa，C）。

直接PCI策略方面，大多数研究支持在STEMI首次住院期间或分期住院期间进行完全血运重建，但就单次或分次手术尚存在争议，分期的间隔时间也没有研究证据来确定。因此，指南认为对于无血流动力学障碍的多支血管病变患者，如果存在有临床意义的狭窄或者病变不稳定，特别是在对罪犯病变处理后还存在持续性缺血者，可考虑同时对非梗死相关血管进行血运重建（Ⅱa，A）。但对于STEMI合并心源性休克，不推荐急诊PCI对非梗死相关病变进行常规血运重建（Ⅲ，B）。直接PCI术中不推荐常规行血栓抽吸术（Ⅱb，A→Ⅲ，A）。

四、PCI技术策略

指南推荐桡动脉是冠状动脉造影和PCI的标准入路（Ⅰ，A）。支架选择方面：药物洗脱支架（DES）适用于任何PCI（Ⅰ，A）；生物可吸收支架不推荐在临床研究之外直接用于临床（Ⅲ，C）。特殊病变处理：对于分叉病变的PCI治疗，推荐仅在主血管置入支架，然后对分支行Provisional球囊成形术，侧支血管根据情况决定是否植入支架（Ⅱa，A→Ⅰ，A）；基于我国陈绍良教授的DK crush研究，对于左主干真性分叉病变，DK crush技术优于Provisional T支架技术，首次得到指南推荐（Ⅱb，B）。

五、抗栓治疗

抗栓药物的选择、联合、启动时机和疗程要根据患者的特征、合并疾病、临床情况和接受血运重建的方式等综合判断和选择。治疗的选择需要平衡缺血和出血的风险。新指南在《2017 ESC/EACTS双联抗血小板治疗指南》的基础上进行了部分更新。

（一）SCAD患者的抗栓治疗

仍优先推荐阿司匹林联合氯吡格雷双联抗血小板（DAPT）治疗（Ⅰ，A）。然而某些高缺血风险（如支架血栓形成或左主干支架置入）行PCI的SCAD患者，可考虑应用普拉格雷或替格瑞洛（Ⅱb，C）。这是替格瑞洛首次被推荐用于SCAD行PCI患者的抗栓治疗。SCAD不论置入何种类型的支架，术后阿司匹林联合氯吡格雷的DAPT疗程一般推荐为6个月（Ⅰ，A）。

抗凝治疗方面，普通肝素仍为标准抗凝方案（Ⅰ，B）。对伴有肝素诱导的血小板减少症，仍推荐使用比伐卢定（Ⅰ，C）。指南新增对于既往未使用P2Y12抑制剂的患者，PCI术中可考虑选择坎格瑞洛（Ⅱb，A）。

（二）ACS患者的抗栓治疗

推荐在阿司匹林基础上联合一种P2Y12抑制剂（优先推荐替格瑞洛或普拉格雷）（Ⅰ，B），氯吡格雷仅用于无法获得新型P2Y12受体抑制剂或有禁忌证的患者（Ⅰ，B）。考虑到出血风险，当冠状动脉解剖不明确时不建议应用普拉格雷（Ⅲ，A）。ACS患者术后DAPT疗程仍推荐至少维持12个月（Ⅰ，A）。GP Ⅱb/Ⅲa受体拮抗剂仅考虑用于PCI术中紧急情况、无复流证据或发生血栓并发症时，或未使用过P2Y12受体抑制剂的患者。

抗凝治疗方面，推荐所有ACS患者进行围术期抗凝治疗（Ⅰ，A），并根据患者缺血、出血风险及所选药剂的疗效、安全性特征制定方案（Ⅰ，C）。比伐卢定作为普通肝素的替代用药推荐级别降低（Ⅰ→Ⅱb）。不建议交叉使用普通肝素和低分子量肝素（Ⅲ，B）。

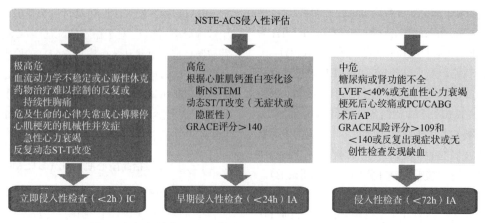

图1　根据初始危险分层选择NSTE-ACS的治疗策略和时机

（何　奔　杨潇潇）

11. 血管内超声和光学相干断层成像在冠状动脉支架置入中的作用

过去30年，尽管冠状动脉造影仍然是评价血管病变的金标准，但腔内影像技术[主要指血管内超声（IVUS）和光学相干断层成像（OCT）]已越来越多地被用于指导冠状动脉介入治疗（PCI）。来自于美国心脏介入的数据显示，自2004年至2014年，由腔内影像学指导的PCI术例数和比例均显著上升，由此带来了患者全因死亡和住院死亡的下降。腔内影像通过帮助术者更高效地识别病变性质、更精确地选择支架尺寸、更及时地发现支架相关并发症（如边缘夹层、扩张不全、贴壁不良或组织脱垂等）、更有效地寻找支架晚期失败的原因（如支架血栓、新生粥样硬化病变、支架断裂、内膜增生等）而改善PCI预后。本文通过对比IVUS和OCT的异同，考察腔内影像技术在支架置入中的作用。

一、IVUS和OCT的技术特征

与IVUS相比，OCT使用近红外光成像，轴向分辨率达到10～15μm，是IVUS的10倍，因此OCT可清晰显示近管腔面的血管、支架细节，且测量结果具有很好的可重复性。然而OCT使用的近红外光波长仅1.3μm，甚至小于红细胞的直径（8μm），因此虽然OCT拥有极高的成像分辨率，但其成像需要使用生理盐水或造影剂冲洗血管清空成像段血流（红细胞），其组织穿透力也显著弱于IVUS（1～2mm vs.5～10mm），当管腔内存在血栓、脂质斑块或坏死核心时，可显著削弱OCT的信号和成像能力。IVUS使用40MHz的超声波成像（Boston Scientific即将于2020年在国内上市60MHz的IVUS成像导管），成像无须冲洗血管。虽然成像分辨率不如OCT，但其组织穿透能力显著强于OCT，能提供整个血管壁的结构细节，有助于评价血管重构。此外，虚拟组织学（VH-IVUS）和iMAP-IVUS系统采用新型后处理技术，通过功率频谱的处理进行比较分析，通过运算处理不同组织的不同回声频率，对斑块的组织成分进行模拟成像和定量分析，这是目前OCT无法实现的。

IVUS和OCT对管腔的测量均较为准确。部分研究者认为，得益于OCT极高的分辨率，OCT对管腔的测量更为准确，而IVUS对同一管腔的测量值通常较OCT高7.8%，但情况并非绝对，也有部分研究发现OCT测得的管腔数值较IVUS偏大。

与造影指导PCI相比，OCT指导PCI通常需要更多的造影剂（17～70ml），且对于开口病变（右冠或左主干），或实时指导慢性完全闭塞病变（CTO）方面，OCT的使用具有局限性，而IVUS则不受影响。两种腔内影像技术所造成的并发症均非常少见（OCT 0.6% vs IVUS 0.5%）。

二、IVUS、OCT指导PCI

（一）易损斑块

IVUS和OCT均可通过识别易损斑块，从而预测PCI围术期心梗和术后再狭窄的发生。这些斑块特征包括IVUS可识别的具有大脂质核心的斑块和破裂斑块，以及OCT可识别的薄纤维帽斑块（TCFA）和破裂斑块。一项研究入选了336例ACS患者和351例稳定型冠心病患者，IVUS对脂质斑块的检出率分别为43.8%和27.9%，预测PCI术后TIMI血流小于3级的调整风险比（OR）分别为5.9和6.6。而在ST段抬高心肌梗死患者中，该风险比显著上升至20.1。

（二）钙化斑块

IVUS识别钙化斑块的敏感性为89%～90%，特异性为97%～100%。Mintz使用IVUS在稳定型冠心病中发现73%的病变合并钙化，而造影发现的钙化病变仅为40%。造影所见的钙化在IVUS下通常表现为病变更长、角度更大。由于钙化病变能反射声波，因此IVUS无法对钙化病变进行定量测量。而OCT信号能穿透钙化病变，可准确测量钙化病变的厚度和面积。Kobayashi等报道，钙化病变的面积和角度与支架扩张不充分有关。若冠状动脉存在造影可见的钙化病变，且IVUS或OCT提示钙化角度>180°，OCT提示钙化厚度>0.5mm，则有很大的可能支架无法充分扩张，建议术前使用旋磨或切割球囊等技术，以利于改善PCI效果。

（三）腔内影像优化支架置入

IVUS和OCT可准确测量病变长度和参照血管大

小，因此可通过腔内影像选择合适大小的支架。MUSIC研究是首个使用IVUS指导裸金属支架（BMS）置入的研究。该研究仅在支架置入后使用IVUS，并将优化支架置入定义为：①支架贴壁良好；②最小支架面积（MSA）≥参照管腔平均面积的90%；③偏心指数≥0.7。该研究中有81%的病变支架置入后达到了上述优化标准，术后6个月时总体靶病变血运重建率（TLR）为4.5%。在药物洗脱支架（DES）时代，支架是否充分扩张无疑是影响预后的最主要指标。支架术后IVUS发现MSA≤5mm^2、支架边缘斑块负荷≥50%、支架边缘夹层、弥漫的支架贴壁不良是远期不良事件的独立预测因素。使用IVUS指导支架置入的位置，评估支架扩张是否充分，能够最大限度地减少血管的物理丢失，并及时发现边缘夹层等并发症。近年来的大型荟萃分析显示，IVUS指导的支架置入能够降低主要不良心血管事件，改善预后。

OCT用于指导PCI较IVUS晚。2013年ESC稳定型冠心病管理指南中，OCT指导PCI的适应证为Ⅱb类推荐，与IVUS相同。其后随着ILUMIEN Ⅰ、Ⅱ等研究结果的发表，OCT指导PCI的适应证上升为Ⅱa类推荐。术前OCT检测可以对预处理的病变进行精确评估，帮助术者选择合适的支架及支架释放位置。同时，OCT可以提供参考血管的管腔及直径大小，有利于术者选择合适的支架长度和直径。根据参考血管的大小选择安全的后扩张球囊，以预防膨胀不全。此外，PCI术前进行OCT成像可评价斑块形态，预测患者PCI术后的疗效。PCI术后行OCT检查可对支架膨胀、支架贴壁、支架内组织脱垂、支架边缘夹层及支架内血栓等情况进行准确评估，为术者提供更多有用的解剖学信息，帮助术者优化PCI策略。

大量临床证据表明，与造影相比，使用IVUS指导PCI能进一步降低PCI术后患者MACE事件。Hong等在一项临床研究中分析了1400例患者，随机使用造影和IVUS指导支架置入。所有患者置入的支架长度均超过28mm。结果显示IVUS指导组患者主要不良心脏事件（MACE）显著低于造影指导组（2.8% vs 5.8%，$P=0.007$），主要原因在于减少了TLR。而在IVUS指导下达到优化支架置入标准（MSA≥远段参照管腔面积）的患者MACE事件显著低于未达到优化支架置入标准的患者（1.5% vs 4.6%，$P=0.02$）。Meta分析也显示，IVUS指导PCI也能减少患者的长期MACE和靶血管再次血运重建（TVR），这一影响在复杂PCI（分叉、左主干、长病变、慢性完全闭塞病变）或ACS PCI中更为显著。使用IVUS指导PCI也可显著降低医疗费用。Alberti等考察了意大利卫生系统IVUS指导DES置入的成本效用关系，发现使用IVUS指导PCI

后，每延长1个治疗调整生命年（QALY）需付出的成本为9624欧元，显著低于按支付意愿计算延长1个QALY所需要付出成本（25 000欧元）。这一效应在合并有慢性肾功能不全、糖尿病和ACS的患者中更为显著。ADAPT-DES研究发现，使用IVUS指导PCI所获得的成本效用优势一直可延续至术后2年，使用IVUS指导PCI 67例，即可减少1例术后1年时的MACE；使用IVUS指导PCI 47例，即可减少1例术后2年时的MACE。

回顾性研究显示，与造影相比，OCT指导PCI能减少PCI术后心源性死亡或心肌梗死的风险（OR 0.49；95% CI 0.25～0.9；$P=0.04$）。DOCTORS研究是一项多中心随机对照研究，分别使用造影和OCT指导非ST段抬高ACS患者的介入治疗，并使用PCI术后血流储备分数（FFR）作为主要终点。OCT指导PCI组依据参照血管大小选择支架尺寸，且如果术后支架未充分扩张（定义为MSA与参照血管面积比值<80%），则必须使用后扩张。结果发现该组术后FFR在0.9以上的比例显著高于造影指导PCI组（0.94±0.04 vs 0.92±0.05；$P=0.005$；82.5% vs 64.2%；$P=0.000\ 1$），且术后造影直径狭窄率更低（7.0±4.3% vs 8.7±6.3%；$P=0.01$）。使用OCT检查后，有50%的术者采取了优化PCI策略，使支架的扩张充分程度从原先的78.9%±12.4%增加到了84.1%±7.3%。而对应的造影组仅有22.5%的术者采取了优化策略。两组在术后6个月时的MACE发生率均较低（造影组1.6% vs OCT组2.5%）。

（四）IVUS vs OCT

鉴于IVUS和OCT指导PCI都能显著改善支架置入的即刻效果和患者远期预后，在临床实践中我们该如何在两者间进行选择？Habara等分析了IVUS和OCT指导PCI的效果，发现IVUS指导PCI术后MSA显著大于OCT组［（7.1±2.1）mm^2 vs （6.1±2.2）mm^2］，其原因可能是IVUS能清楚观察到血管外弹力膜（EEL），术者倾向于选择更大直径的球囊和支架。而OCT组由于光源穿透力的问题无法观察到EEL，40%的术者只能基于造影结果选择球囊和支架尺寸，可能导致术后MSA小于IVUS组。OPINION研究是一项在日本开展的前瞻性、多中心、随机、对照研究，比较IVUS和OCT指导PCI的效果，研究设计为OCT指导PCI效果不劣于IVUS，研究终点是PCI术后1年TVF。OCT组使用参照管腔直径确定支架大小，而IVUS组则使用参照血管直径（EEL）确定支架大小。结果发现OCT指导PCI组尽管选择的支架大小小于IVUS指导PCI组［（2.92±0.39）mm vs （2.99±0.39）mm，$P=0.005$］，但其术后1年TVF不劣于IVUS（5.2% vs 4.9%，非劣效$P=0.04$）。ILUMIEN Ⅲ研究是一项前瞻性、多中心、随机、对照研究，观察OCT、IVUS和造影指导PCI的效果，主要有效性终点是PCI术后OCT测量的MSA，主要安全性终点是术后MACE。值得一提的是该研究中OCT组通过测量参照血管EEL确定支架大小。结果发现术后MSA在OCT、IVUS和造影指导组分别为5.79mm²、5.89mm²和5.49mm²，OCT指导PCI效果不劣于IVUS（$P=0.001$），但也未达到对IVUS的优效检验结果（$P=0.42$）。OCT指导PCI虽然没有达到对造影的优效检验结果（$P=0.12$），但却使更多的支架得到充分扩张（$P=0.02$）。OCT组严重夹层和贴壁不良的发生率也显著低于IVUS和造影组。研究整体的MACE发生率为3.8%，三组间无统计学差异。由此我们可以得出结论，无论是术后即刻效果还是远期效果，OCT对PCI的指导作用并不劣于IVUS。

（五）IVUS、OCT在晚期支架失败中的作用

对于支架治疗失败的病例（再狭窄或血栓），腔内影像有独特的作用，有助于发现再狭窄或血栓的原因和机制，帮助术者选择合适的治疗策略。通过IVUS观察，发现支架扩张不充分（MSA<5mm²）更多见于DES（32%），而在BMS仅22%。使用OCT对第2代DES进行研究，发现术后DES再狭窄最常见的原因（40%）仍然是支架扩张不充分（MSA<4mm²，而新生内膜增生小于支架面积的50%），而在MSA较小的病例，更易于发生有症状的管腔狭窄。此外，有20%的DES再狭窄的原因是新生内膜钙化。由于造影很难发现支架内新生内膜钙化，而IVUS超声波无法穿透钙化组织和支架梁本身，OCT在识别支架内钙化中就具有了很好的优势，有助于术者选择治疗策略。OCT能精确识别管腔内的红色和白色血栓，因此OCT在研究支架内血栓方面有独特的作用。PESTO注册研究使用OCT来探究导致支架内血栓的支架形态学原因。该研究中有60%的支架是DES（其中一半是第1代DES），剩下的为BMS。研究发现早期（1个月内）支架内血栓最常见的原因分别为支架贴壁不良（48%）、支架扩张不充分（26%）和边缘夹层（8%），该结果与IVUS所见一致。晚期和极晚期支架内血栓最常见的原因包括支架贴壁不良（32%）、支架内新生内膜破裂（28%）、组织脱垂（10%）、支架梁裸露（10%）、支架边缘夹层进展（8%）、严重的支架扩张不充分（7%）以及新生内膜侵蚀（5%）。无论是支架内再狭窄还是支架内血栓，其最主要的原因都是支架贴壁不良。对于支架贴壁不良，IVUS和OCT都有很好的识别能力。研究显示，IVUS发现的早期支架贴壁不良发生率为8%～15%，OCT发现的早期支架贴壁不良发生率为39%～62%。而对于晚期支架贴壁不良，由于需要评价整个血管壁的重构情况，IVUS可能更占有优势。而OCT的优势在于识别晚期支架内新生粥样斑块，这也是导致晚期支架内再狭窄和支架内血栓的一个重要原因。支架内血栓还有一个重要的发生机制是裸露的、未被内膜覆盖的支架梁。相较于IVUS，OCT能更清楚和准确的评价支架梁覆盖情况，因此，在这一方面OCT具有明显优势。随着OCT在冠状动脉介入中的使用，原先原因不明的支架内血栓的发生率，从早期造影时代的48%，降低到OCT时代的13%。

三、IVUS、OCT在特殊冠状动脉介入治疗中的使用

（一）生物可吸收支架（BRS）

近10年来BRS在临床上广泛使用，研究者逐渐总结出了一套专门用于BRS置入的方法，即PSP技术（充分预扩张靶病变、置入适合尺寸的支架、充分后扩张）。腔内影像可准确识别病变性质、测量血管直径，有助于选择合适大小的支架，与IVUS相比，OCT能清楚地显示BRS支架梁，因此在指导BRS置入中是极为必要的影像学手段。长期随访发现，BRS晚期失败的发生率显著高于DES。随着BRS随访时间延长，出现了较多的再狭窄和支架内血栓的病例。Sotomi等使用IVUS和OCT评价了BRS的支架内血栓。研究发现，在发生于30d内的17例血栓病例中，1/3为支架贴壁不良和扩张不充分；而在发生于30d后的26例血栓病例中，最常见的仍然是支架贴壁不良（9例），其次为支架梁断裂（8例）、支架梁裸露（4例）和支架扩张不充分（4例）。IVUS和OCT的研究提示，早期支架贴壁不良可能是导致BRS支架内血栓最重要的原因，这一问题的后果可能比金属支架贴壁不良更为严重。

（二）慢性完全闭塞（CTO）病变

IVUS可实时观察和精确了解CTO PCI过程中血管腔和血管壁的形态学特点，可用于识别闭塞病变的起始部位、判断真腔假腔、测量血管直径和指导支架的选择、评价PCI效果和识别血管并发症，因此IVUS在CTO PCI中具有重要作用。合理使用IVUS，可指导术者及时调整PCI策略，从而提高CTO PCI的手术成功率，降低并发症发生率。然而IVUS在CTO PCI中的使用尚缺乏统一的规范和流程，有较长的学习曲线，目前IVUS对手术的帮助主要取决于术者的经验。OCT在CTO PCI中目前尚缺乏使用经验。

（三）左主干病变

新一代OCT（ILUMIEN OPTIS）能快速安全地对左主干病变（左主干开口病变除外）进行扫描，在判断病变类型、评价管腔大小、PCI术后是否存在支架贴壁不良、边缘夹层和组织脱垂方面明显优于IVUS。但由于受到OCT穿透深度的限制，目前尚不推荐OCT常规在左主干病变中使用。

（四）分叉病变

分叉病变属于复杂冠脉介入病变中的一种。由于支架置入晚期失败率较高，术前行IVUS、OCT对病变进行充分评估尤为重要。IVUS和OCT可准确测量主支及分支开口狭窄程度、病变长度、斑块分布及性质，有助于术者选择合适的治疗策略。ILUMIEN OPTIS OCT系统还提供实时三维血管重建功能，可提供整个血管的空间分布和结构，特别是对分叉开口显示尤为清楚。研究表明，使用3D OCT指导分叉病变PCI，能显著减少支架贴壁不良的发生。

四、总结

临床研究和Meta分析均显示，无论是DES时代还是BRS时代，IVUS和OCT指导PCI置入，均能显著改善支架置入的即刻效果和远期预后，这种获益在高危患者、复杂PCI和既往支架治疗失败的患者中尤为明显。IVUS和OCT在PCI中的地位不尽相同，各有优劣（表1），各自在PCI中发挥不可替代的作用。冠状动脉介入术者们应该至少熟悉其中一种腔内影像技术并熟练使用。此外，尚有将IVUS和OCT整合到一根成像导管上的融合成像技术。2018年底，来自加拿大安大略省Hamilton总医院的几位医师首次报道了IVUS-OCT融合成像导管在人体的应用。腔内影像技术不断进步，必将使我们进一步认识冠心病的发病过程，识别高危病变，更好的指导介入治疗，从而进一步改善患者预后。

表1 IVUS和OCT指导冠状动脉病变介入治疗比较

	IVUS	OCT
病变评估		
易损斑块	是	是，识别斑块破裂和糜烂的能力高
钙化斑块	是，不能穿透	是，可以穿透，能测量钙化病变
血栓病变	是，分辨率低	是，分辨率高
优化支架置入		
测量病变长度和参照血管大小	是	是，穿透性弱，病变部位外弹力膜显像不佳，依据参照血管的测值 最小内支架内面积可能小于IVUS指导
支架贴壁不良和夹层	可以	可以，分辨率更高
支架扩张情况	可以，建立了标准	可以，缺乏公认的标准
识别支架失败及其原因		
支架扩张不充分	是	是
支架内新生内膜和钙化	可以，但IVUS不能穿透钙化	可以，有优势
支架内血栓	可以，分辨率低	可以，分辨率高，红、白血栓
特殊病变的介入治疗		
慢性完全闭塞病变	实时指导 可评估支架即刻效果	不能实时指导 可评估支架即刻效果
左主干病变	可以，优选	可以（新一代导管），但开口部位可能显像质量不佳，且但穿透力有限
分叉病变	可以，实时二维重建	可以，实时三维重建
指导生物可降解支架置入	可以	可以，更清楚显示支架梁，和支架贴壁情况，支架内膜内皮化情况

（吴轶喆 钱菊英）

12. 难治性心绞痛治疗新进展

难治性心绞痛（refractory angina, RA）定义为在最佳药物、介入和外科治疗下依然存在的可逆性慢性心绞痛型胸痛（持续时间≥3个月）。随着人口老龄化和冠心病患者存活率的提高，RA的临床负担与日俱增。据估计，美国有60万～180万的患者患有RA，每年有7.5万名新患者被确诊。在加拿大，RA患者约有50万人，而在欧洲，每年诊断出3万～5万名新病例。RA的有效治疗往往是极具挑战性的。Povsic等为期3年的研究表明，与对照组相比RA患者再住院率较高，非血运重建的冠脉造影更频繁，因此RA患者医保费用需额外支出10 108美元。研究表明，RA患者远期死亡率并无增高，因此迫切需要能够改善症状提高生活质量的治疗手段。

RA患者慢性胸痛症状，在生理和心理两方面均可能需要药物和心理及介入治疗的干预。因此，本文就介入治疗进展做相关综述主要是冠状窦缩窄器（coronary sinus reducer, CSR）的置入、外部增强反搏（externalenhanced counterpulsation, EECP）、体外冲击波治疗（extracorporeal shockwave therapy, ECSWT）及细胞治疗。

一、冠状窦缩窄器

冠状窦缩窄器（coronary sinus reducer, CSR）是一种安装有球囊导管的沙漏状支架，有研究显示CSR可以改善RA患者的症状和生活质量（图1）。其原理为冠状窦支架置入导致冠状窦狭窄增加静脉反向压力从而改善缺血心肌的灌注。Beck和他的同事在1955年开始的克利夫兰诊开展的相关研究表明，通过缩窄冠状静脉窦增加心肌的逆行灌注从而减小心肌梗死面积。较早的一项纳入185例重症冠心病患者的临床研究，外科手术缩窄冠状静脉窦（通过开胸，缩窄60%～70%的冠状静脉窦，使其残存管腔直径为3mm）显著改善心绞痛症状，降低了抗心绞痛药物的使用和死亡率。然而，在20世纪下半叶随着改善冠状动脉血流的兴起，即冠状动脉旁路移植术和经皮穿刺冠状动脉介入治疗，冠状静脉窦缩窄治疗RA的概念被冷落了。近期，越来越多的临床前研究表明，闭塞冠状窦可以保留心内膜到心外膜灌注比，通过非缺血区流向缺血区再分配来改善心内膜下血液灌注。因此，作为一种经皮微创的治疗方法，CSR研发成为一种可以通过颈静脉入路可置入式的充气球囊支架。

在生理情况下，运动使交感神经介导的心外膜动脉血管收缩，促进血液流向心内膜下（心内膜下：心外膜下血流灌注比为1.2）。在心外膜冠状动脉疾病中，血管收缩功能失调，并伴有节段性室壁运动异常，这共同导致左室舒张末期压力升高和心内膜下毛细血管挤压，进而使心内膜灌注下降（灌注比为0.8）。通过闭塞冠状窦提高反向静脉压，使微小静脉扩张和心内膜下和心外膜下血管网灌注再分布。

Banai等在第1次证明了CSR置入人体的安全性，在14名置入的患者中，有12名患者的心绞痛评分获得了改善。加拿大心血管学会（CCS）心功能分级得到了显著改善（从3.07到1.64, P<0.000 1），负荷ST段压低的程度，多巴酚丁胺负荷超声心动图和单光子发射计算机断层扫描（SPECT）中心肌缺血的情况也都获得了改善。CSR的内皮化约需要6周时间。在这个中心，不建议患者在置入后即刻衡量治疗效果，而应该在几个月后的随访中精确评估治疗反应。随访证据显示，CRS处后置入即刻可以改善症状，可能的原因包括显著的安慰剂效应及经冠状窦瓣膜置入后CRS的早期内皮化。有学者提出经冠状静脉窦，行心脏再同步治疗的可行性问题。CSR置入不太可能改善，由于严重左心室收缩功能障碍导致的劳力型吸困难。CRS支架也可因为心脏再同步化治疗而进一步扩张。因此，这些患者是不推荐CRS置入的。此外，CSR最佳置入位置约为冠状静脉窦口远端2cm处，而中部的冠状静脉引流来自右冠状动脉区域的血流，因此CRS产生反向压力不太可能影响这一领域。CSR的置入仅适用于左侧的心肌缺血。

COSIRA研究是随机、盲法和假手术组对照的二期研究，也是迄今为止对于CRS治疗RA最大的研究。该研究入选了104例CCS心功能分级为 Ⅲ～Ⅳ级RA患者。主要终点为术后6个月的随访时CCS分级改善≥2级，结果显示CRS治疗组中达到主要终点的比例为35%，而对照组为15%（P=0.02）。两组间CCS心功能分级改善≥1的比例差别尤为显著（71% vs 42%, P=0.003），同时评价生活质量改善的西雅图心绞痛问卷（SAQ）也有显著的获益（P=0.03）。有趣的是，患者活动时间和多巴酚丁胺负荷超声心动图中平均室壁运动并未改善。值得注意的是，该

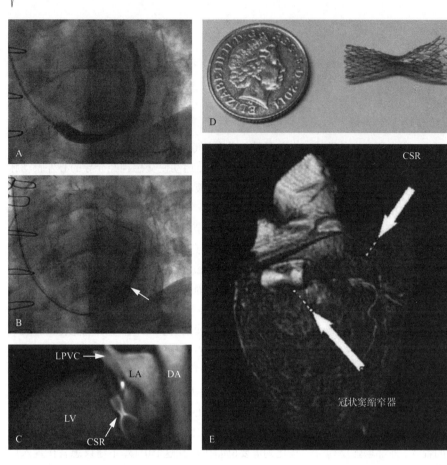

图1 冠状窦缩窄器的置入和CT造影

注：A.状静脉窦造影显像；B.置入沙漏状冠状动脉缩窄器（箭头）；C.CT图像显示出CSR和左心室（LV）、左心房（LA）、左肺静脉（LPVC）及降主动脉（DA）的关系（*表示左回旋支钙化灶）；D.CSR和10便士硬币的对照图；E.心脏3维重建显示CSR在冠状静脉窦中的正确位置

研究的结果并未有足够的效力满足这些终点。通过CSR治疗也可改善心理疾病，如焦虑和焦虑等。此外，研究显示手术过程的成功率较高（91%和96%），小部分患者手术操作失败的主要原因为冠状窦解剖结构不合适手术操作和存在静脉瓣膜的问题。CSR置入不良事件发生率也较低。COSIRA研究只在CRS组（50例）中报道了一例严重的围术期不良事件，两组中其他严重不良事件的发生率相似。术后通过CT血管造影（$n=36$）随访显示，未见缩窄器发生位移的证据。鉴于COSIRA研究的成功且研究中心主要分布在加拿大和欧洲，接下来计划在美国和加拿大进行多中心、随机、双盲假手术对照的三期临床研究。

一项欧洲注册研究（REDUCER-I, NCT02710435）目前正在入组患者以长期研究Neovasc缩窄器™系统在RA患者中的治疗效果。该注册研究纳入了40个国际中心，计划入组400名患者，目前已入组了近100名。初步数据显示，CSR组患者的CCS分级和6min步行试验有所改善。有趣的是，15%～20%的CSR患者没有改善症状。近期的研究工作表明，这些非应答的患者的静脉引流系统更好，因此使用冠状窦缩窄器并不能相应地增加冠状动脉的压力。

虽然CRS的发展仍处于早期，当有更多的临床证据和更多经验丰富的介入专家后，CRS可能会成为临床常规治疗。目前置入的频率因中心而异：一个意大利中心9个多月报告5例CRS手术，一个荷兰的单中心回顾性注册研究显示1年（2014年）内做了23例CRS手术。此外，有研究显示，CSR可用于治疗RA之外疾病的适应证，包括胸痛、X综合征、肥厚性心肌病及微血管功能障碍。需要有更进一步的研究观察CRS在这些患者中的作用。最近有8位微血管功能障碍的患者系列，通过CRS治疗后CCS分级（$P=0.014$）、生活质量SAQ评分（$P=0.018$）和6min步行试验（$P=0.018$）均得到了显著改善。亚组（$n=3$）显示心肌灌注储备指数得到改善。然而，该研究样本量较小且是非盲法非对照非随机设计的。

患有慢性完全闭塞（CTO）病变的慢性心绞痛患者，可以通过介入手术学运重建。这种改善冠状动脉血流的方法往往耗时，技术上具有挑战性而且需要熟练的术者。CTO手术非没有并发症，随着时间的进展，CTO介入手术的并发症已显著下降，其介入手术风险已与非CTO病变的相当。CTO介入对于改善患者相关预后如心绞痛发作频率、体力活动上限、生活质量的改善仍存在争议，近期一些CTO研究结果也有相互矛盾之处。除此以外，CTO介入手术除了改善症状并不能改善预后，仅改善症状而言，CRS手术也可实现。因此，对于治疗左侧冠状动脉完全闭塞患者或CTO手术失败的患者，可考虑手术时间更短(45min)操作更便捷的CSR手术。需要有进一步研究对比CSR和介入手术对CTO病变的治疗效果。

二、体外增强反搏

这种非侵入性的治疗包括在小腿、大腿上部和下部放置压力袖带,遵照心动周期从远端向近端充气,从而产生类似于主动脉内球囊反搏的效果。该装置在心脏舒张早期进行充气从而促进冠状动脉灌注和静脉回流,在收缩期放气以减少全身血管阻力,提高心脏做功和全身灌注(图2)。治疗会在几周内进行,每次1~2h,总共需要约35h。通过反搏提高冠状动脉灌注的机制已经在一些小型研究中得到验证,这些研究同时也报道该疗法提高了临床疗效。EECP也表明可以改善内皮功能、侧支循环和部分血流储备,减少动脉僵硬度,促进外周循环血流介导的扩张,同时通过增加一氧化氮转化和减少促炎因子影响内皮来源的血管活性因子。该研究同时也证实,EECP可以上调循环中$CD34^+$、$CD33^+$干细胞数量。

国际EECP患者登记处调查患有心力衰竭(射血分数≤35%)伴心绞痛的患者发现经过治疗后心绞痛分级明显改善($P<0.001$),硝酸甘油的使用情况和生活质量均有所改善。通过3年的随访发现相当比例的患者可在EECP治疗后持续获益。然而,由于干预、双盲、对照均非常困难,EECP的主要在稳定性心绞痛患者中研究而非RA患者。值得注意的是,EECP多中心研究(MUST-EECP),入选了139名患者,与对照组相比,ST段降低≥1mm的时间明显提高(约15%,$P=0.01$),而且心绞痛发作频率减少了25%($P<0.05$)。有Meta表明有85%患有RA或者慢性稳定性心绞痛的患者经EECP治疗后CCS分级可提高至少1级,然而2009年的健康技术分析和2010年的Cochrane系统综述无法得出临床和成本有效性的获益,原因主要由于实验设计欠佳,缺少长期随访,且在临床效果和不良事件增加方面改善有限。因此,2013年欧洲心脏病学会关于治疗慢性稳定型心绞痛的指南将EECP列为第Ⅱa类,顽固性心绞痛的证据水平为B类推荐。2014年美国心脏协会稳定缺血性心脏病指南对2012年的推荐没有改变,仍然是第Ⅱb类,证据水平为B类推荐。

EECP受到多种禁忌证的限制,如凝血性疾病中,国际标准化比率>2.5、心律失常、严重的外周动脉疾病、静脉疾病和严重的慢性阻塞性肺疾病。在英国,EECP仍处于起步阶段。目前只有3个治疗较为活跃的中心,在10年内治疗的患者不足800人。无论怎样,EECP已被证明可以降低住院费用。日益增长的兴趣、丰富的随机临床试验和成本效用的证据,将有助于鼓励EECP进一步发展。

三、体外冲击波疗法

另一个潜在的非侵入性治疗是体外冲击波疗法(extracorporeal shockwave therapy, ECSWT),可在超声心动图引导下向缺血心肌的边缘区域传递低能冲

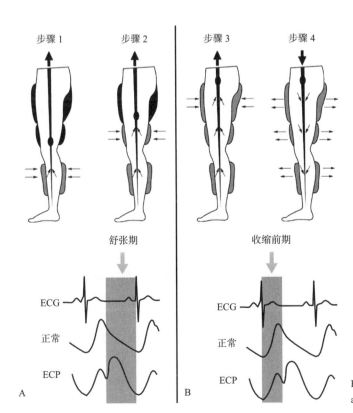

图2 体外增强反搏的原理

注:A. 一系列袖带由远端至近端序贯充气,继而快速放气;

B. 体外增强反搏和心电图及脉冲波形的关系(摘自:Sinvhal et al. 2003 107 和 Yati Mediquip.108)

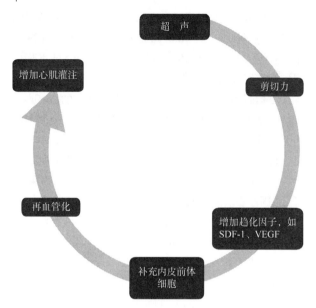

图3　体外冲击波疗法改善心肌灌注的潜在生理学机制

注：SDF-1.基质细胞源性生长因子-1；VEGF.血管内皮生长因子

击波（图3）。这种冲击波的能量通常是治疗泌尿系结石能量的10%。而ECSWT的系列治疗通常超过4～9周的时间。这种靶向治疗的方法，尽管与EECP不同，两者都能治疗右侧和左侧的心肌缺血。ECSWT被认为能诱导新生血管的形成。动物研究表明，ECSWT能诱导胶原的发育，提高毛细血管密度。最新的临床研究数据表明，ECSWT可改善心肌灌注。慢性缺血预处理的组织进行ECSWT治疗后，可上调趋化因子如基质细胞衍生因子-1和血管内皮生长因子并促进内皮前体细胞的生成。在一项临床研究中，ECSWT与骨髓源单核细胞（BMC）干预治疗结果显示左心室射血分数可显著改善（ECSWT＋BMC：3.2%，95%CI 2.0%～4.4%与ECSWT安慰剂注射：1.0%；95%CI −0.3%～2.2%；$P=0.02$）局部心室增厚（ECSWT＋BMC：3.6%，95%CI 2.0%～5.2%，而ECSWT安慰剂输注：0.5%，95%CI −1.2～2.1%，$P=0.01$；$P=0.01$）。

目前，稳定型心绞痛的几项随机对照研究显示出良好的临床结局，无严重不良反应。迄今为止最大的研究（$n=45$）显示，与对照组和基线（0个月）相比，3个月时CCS分级、NYHA分级、心肌灌注、硝化甘油用量、SAQ评分、6min步行试验和左心室射血分数均显著改善，而对照组的上述参数均无显著变化。近期一项Meta分析显示，心绞痛的患者行ECSWT治疗能够显著改善SAQ评分、硝酸盐消耗和运动能力。然而，该分析包括了非随机研究和随机研究，大部分为慢性稳定型心绞痛，以及少了的RA的研究。

ECSWT已专门针对RA患者进行了多项研究。这些均显示了它的有效性和安全性。对接受ECSWT治疗的RA患者进行了多中心前瞻性研究（$n=111$），结果显示SPECT总分显著改善（基线9.53±17.87；随访7.77±11.83，$P=0.0086$）；最近公布的最长随访数据（2.88年±1.65年）表明，接受ECSWT治疗组的CCS分级（从2.78±0.67降至1.44±0.6；$P=0.0002$），硝酸甘油用量（67% vs 21.65%）和住院率（40% vs 18%；$P<0.001$）均显著下降。虽然众多研究显示，ECSWT已经取得了进展，但其仍然是一种实验性治疗。因其作用机制尚不完全明确，对于RA患者的治疗仍需进行随机对照研究。事实上，2013年ESC关于稳定型心绞痛指南很少提及ECSWT，该指南指出在建立推荐之前需要有更多的数据。

四、细胞治疗

过去几十年，对于干细胞保护、治疗心脏病和心肌细胞再生的研究投入了巨大的研究。研究者们已经对数量众多的细胞群，包括非选择/选择骨髓单核细胞、间充质基质细胞、胚胎干细胞、诱导多功能干细胞。越来越多的研究显示，这些细胞系通过旁分泌机制促进心脏保护、修复和再血管化。大多数研究的患者为急性心肌梗死、缺血或非缺血性心力衰竭，一些研究探讨了通过细胞治疗RA患者的效果。

骨髓分化的CD34$^+$细胞被认为具有分化为血液和内皮功能，已有研究显示可以促进缺血心肌再血管化。Losordo等的Ⅰ/Ⅱa期双盲、随机对照研究显示，在RA患者心肌内注射CD34$^+$干细胞是简易安全的，具有潜在的生物活性，可改善患者的CCS分级。更大型的Ⅱ期成人自体CD34$^+$干细胞研究（ACT34-CMI）显示，缺血但仍然存活的心肌内注射CD34$^+$干细胞显著降低每周心绞痛的发生率，提高了运动耐量。有趣的是，大剂量的注射CD34$^+$细胞并不能达到更显著的治疗效果。经过2年的随访，低剂量组和高剂量组均可显著降低心绞痛的发生率（$P=0.03$），并观察到改善死亡率和主要不良心血管事件（MACE）（两组均为$P=0.08$）。基于上述有意义的研究结果，RA患者心肌内注射自体CD34$^+$改善心肌缺血患者活动耐量的有效性和安全性研究已经展开。Ⅲ期随机双盲对照研究纳入了RA患者，CCS Ⅲ级或Ⅳ级的心绞痛和运动平板诱发的心肌缺血患者。随机分为3组：细胞治疗组（粒细胞集落刺激因子-介导的干细胞动员，穿刺和心肌内注射CD34$^+$细胞）；对照组（粒细胞集落刺激因子-介导的干细胞动员，穿刺和心肌内注射安慰剂）；或开放标签的标准化治疗。主要有效指标是活动平板运动的时间差。在444名计划的患者中入选了112名患者。主要研究者宣称由于该研究结果和早期研究结果一致,该研究被提前终止。细胞治疗组3个月时运动时间提高了61s($P=0.06$),6个月时提高了46.2s($P=0.22$),12个月时提高了36.6s($P=0.43$),6个月时心绞痛的发作次数也显著减少($P=0.05$)。

非选择性干细胞和CD133$^+$骨髓源性干细胞研究也展示出较好的结果。一个长期有效性和安全性研究显示,在运动时间、CCS分级、硝酸甘油的使用率和SAQ评分均得到了显著改善。经过3年随访,患者的再住院率下降而且安全性较好。有一些小型研究探讨了骨髓源CD133$^+$细胞。非选择难治性心绞痛研究(RegentVsel)($n=31$)通过SPECE检查和安慰剂对照,研究组心肌缺血改善的程度并没有满足主要研究终点。然而,近期一项决奈达隆治疗心房颤动患者预防再住院和死亡的研究(ATHENA)显示通过心肌内输注脂肪源再生细胞是可行的,值得进一步研究其在RA患者中的作用。Li等通过对5项随机对照研究($n=381$)的数据进行Meta分析发现,与对照组相比,细胞治疗增加了61.3s的运动耐量($P=0.005$),心绞痛发生频率降低了7.3次/周($P=0.02$),降低了心肌梗死的风险[OR=0.37,95%CI(0.14~0.95),$P=0.04$],死亡风险无差异[OR=0.33,95%CI(0.08~1.39),$P=0.13$]。新近一项样本量最大的Meta分析纳入了6项随机对照试验($n=353$),结论认为细胞疗法是安全的,但与优化药物治疗相比,细胞治疗组增加了心绞痛频率、抗心绞痛药物的使用频率、CCS分级、运动耐量,而MACE事件和室性心律失常发生率相对减少。

目前细胞治疗仍存在局限性,是一种实验性治疗方法。随机对照试验规模很小,设计也不尽相同且随访期较短。包括最佳细胞类型、剂量、分离和给药方法等相关问题依然存在。疗效的持续时间也存在问题,有研究人员认为单次细胞治疗效果欠佳,可能需要重复治疗。此外,细胞治疗改善临床疗效的机制尚不清楚。虽然细胞治疗促进新生血管形成和改善微血管和侧支灌注的作用可通过SPECT检测到心肌灌注有所增加,但是由于多血管疾病的普遍存在,其可靠性在该研究人群中是有限的。因此,需要进行更大规模的Ⅲ期研究,并应借鉴以往研究的经验教训。应重点研究临床有关的终点,包括生活质量、成本效益和MACE事件。可通过心肌灌注定量评估细胞治疗的效果,如考虑使用PET和心血管磁共振,以克服SPECT的局限性,如空间分辨率差、获取时间长、多血管疾病血流平衡减少的问题。

五、总结

RA患者开发新的治疗方法取得了重大进展。鉴于治疗RA患者日益加重的临床负担,对相关干预措施的需求比以往任何时候都更显著。本文综述了4大研究进展,并对其应用的证据进行了思考。虽然有些研究仍处在实验性阶段,CSR和EECP目前已在临床实践中使用。必须进一步寻求可靠的临床数据和成本效益评估,以帮助将上述治疗措施纳入指南。尽管如此,随着使用经验和更大的随机对照研究证据的积累,RA患者的治疗将会有更多的福音。

（杨 威 高传玉）

13. 过敏性炎症细胞在冠心病中的作用

炎症是动脉粥样硬化的主要特征之一，并且与冠状动脉斑块进展、不稳定性及支架置入术后的不良事件紧密相关。其中，由巨噬细胞、Th1淋巴细胞和中性粒细胞介导的经典的炎症反应发挥着重要作用。这一概念已被里程碑式的临床试验CANTOS研究所证实，即通过药物干预IL-1β能显著降低既往心肌梗死患者的心血管事件；尤其是将超敏C反应蛋白降低至2 mg/L以下，可减少约31%心血管及全因死亡的相对风险。这提示阻断经典的炎症瀑布反应能减少冠心病相关的不良事件的风险。

除了经典的炎症反应，过敏性炎症细胞可能在冠状动脉斑块、不稳定性及冠状动脉支架置入术后的不良事件中起重要的作用。Paul Ehrlich最早提出肥大细胞及嗜酸性粒细胞在过敏性炎症反应中起关键作用。这类细胞既能激活Ig E依赖通路，又能激活Ig E非依赖的通路来介导全身或局部的过敏性炎症反应。肥大细胞和嗜酸性粒细胞活化后，释放大量的炎性介质、生长因子和血管活性因子，从而介导组织炎症反应及重构。

一、过敏性炎症反应与冠状动脉斑块的进展

动脉粥样硬化斑块及血栓形成等均以动脉壁内白细胞募集、促炎因子的表达增多为特征。经典的炎症反应细胞，包括单核-巨噬细胞、中性粒细胞和T细胞，已被证实参与了动脉粥样硬化形成的过程。然而，许多研究表明，过敏性炎症介质也可能参与冠状动脉斑块的形成与进展（图1）。

一项前瞻性研究显示，嗜酸性粒细胞计数与未来发生心血管事件的风险增加相关。在人动脉粥样硬化斑块中TNF-α刺激下，血管平滑肌细胞高表达嗜酸细胞活化趋化因子eotaxin，并且冠心病患者血浆eotaxin水平较健康人显著增加。而eotaxin基因多态性也影响嗜酸性粒细胞计数，触发过敏性炎症反应，增加发生心肌梗死的风险。然而，病理学研究证实，eotaxin及其受体CCR3过表达在人动脉粥瘤炎症细胞浸润中，除了募集和激活嗜酸性粒细胞外，也参与调控巨噬细胞的功能、肥大细胞的活化和募集。在多种因素的刺激下，由嗜酸性粒细胞分泌的嗜酸性阳离子蛋白（eosinophil cationic protein, ECP）参与众多生物学活动：除了产生细胞毒性作用，ECP也能上调内皮细胞内黏附因子1（intercellular adhesion molecule 1, ICAM-1）的表达，募集单核细胞黏附于血管内皮，进而促进动脉粥样硬化。此外，ECP还能调节成纤维细胞的活性，促进蛋白多糖的聚集及细胞外基质的形成，进而稳定斑块。作为嗜酸性粒细胞活性的标志物之一，血浆ECP水平与冠状动脉动脉粥样硬化负荷呈正相关。活化

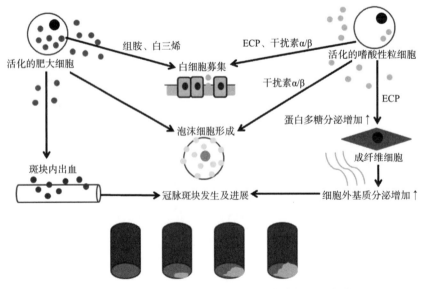

图1 过敏性炎症细胞在冠状动脉粥样硬化启动与进展中的作用

的嗜酸性粒细胞还能释放干扰素（interferon, INF）-α和INF-β，调控巨噬细胞的功能，促进泡沫细胞的形成。

除了嗜酸性细胞及其分泌的炎性介质，关于白介素（interleukin, IL）-5在动脉粥样硬化中的作用却备受争议。IL-5属于嗜酸性蛋白（也包括IL-3和集落刺激因子）之一，它们在嗜酸性粒细胞的成熟、分化、激活和存活过程中发挥关键的作用。Th2细胞能通过释放IL-5和IL-13抑制小鼠动脉粥样硬化形成。然而，尚未证实IL-5在人体能抑制动脉粥样硬化。相反，不稳定型心绞痛患者的血浆IL-5水平较高，且在冠状动脉血栓中IL-5的表达增加。此外，IL-13基因单倍体与中国人群发生冠心病的风险较高相关；在过敏性炎症反应中，Th2细胞可以释放IL-9，进而促进ApoE$^{-/-}$小鼠动脉粥样硬化斑块形成。此外，伴有颈动脉及冠状动脉斑块的患者血浆IL-9水平显著增加。

肥大细胞是过敏性炎症反应的另一个重要的参与者。肥大细胞含有类胰蛋白酶，它们进一步分解为糜蛋白酶和其他颗粒蛋白酶。在动脉粥样硬化的早期，eotaxin和肥大细胞膜上的CCR3（CC chemokine receptor 3）相互作用，导致肥大细胞向动脉内膜和外膜迁移和聚集。ApoE$^{-/-}$小鼠用CCR3信号通路拮抗剂治疗后，动脉粥样硬化斑块内肥大细胞聚集减少，进而抑制了斑块的进展。在动脉粥样硬化的晚期，肥大细胞的前体可能通过新生血管从外膜进入斑块。肥大细胞常位于斑块微血管周围，通过释放血管生成因子诱导微血管生成。肥大细胞还能通过分泌基质降解蛋白酶，导致微血管破裂、斑块内出血。在LDLR$^{-/-}$小鼠中，及时清除肥大细胞能减少斑块的面积。有趣的是，冠状动脉斑块中类胰蛋白酶和糜蛋白酶水平与斑块体积成比例增加。过表达类胰蛋白酶促使斑块内出血更多，而针对类胰蛋白酶的小干扰RNA能抑制斑块内出血。此外，活化的肥大细胞释放组胺和白三烯，增加血管通透性并激活血管内皮细胞，进而促进循环中LDL-C和炎性细胞进入动脉内膜。最终，活化的肥大细胞促进巨噬细胞脂质的摄取及泡沫细胞的形成，导致动脉粥样硬化斑块的进展。

嗜酸性粒细胞及肥大细胞活化的机制众多（表1），各种因子（如IL-5、TNF-α）、组胺及血小板活化因子（platelet-activating factor, PAF）均可激活嗜酸性粒细胞。氧化型低密度脂蛋白（oxidized low-density lipoprotein, oxLDL）也能通过清道夫受体CD36参与嗜酸性粒细胞的活化。而肥大细胞是通过过敏原促发的IgE分子交联与自身表面的Fcγ相结合后，激活IgE依赖的通路介导过敏反应。此外，IgE也能促进Fcγ受体和Toll样受体4（toll-like receptor 4, TLR-4）复合物的形成，提示肥大细胞也可能为斑块中TLR-4激动剂脂多糖和oxLDL所

激活。值得注意的是，非IgE依赖的通路也可能参与肥大细胞的活化。肥大细胞还表达动脉粥样硬化斑块内特定补体成分（如C5a、C5aR）的受体，通过释放组胺和PAF促进嗜酸性粒细胞的募集及激活。

表1 冠状动脉粥样硬化中参与过敏性炎症反应的介质

炎性介质	机制
肥大细胞	
IgE	当与过敏原接触后，与肥大细胞膜表面FcξR1受体结合
CCR3	参与eotaxin介导的动脉硬化性斑块的募集
oxLDL	与TLR-4相互作用
oxLDL-IgG复合物	局部或循环免疫复合物oxLDL-IgG，与肥大细胞膜表面Fcγ相互作用
补体系统蛋白（C5a和C3a）	与特异性受体相互结合（C5aR和C3aR）
脂多糖	与TLR-4相互作用
溶血磷脂酸	可能与TLR-4相互作用
神经肽	与神经激肽-1受体MRGPRX2相互作用
嗜酸性粒细胞	
IL-5	Th2细胞和肥大细胞释放，诱导嗜酸性粒细胞成熟
TNF-α	参与嗜酸性粒细胞的募集和激活
组胺	与嗜酸性粒细胞膜表明H1与H4受体结合，促进其募集及细胞内钙动员
PAF	通过激活PAF受体依赖或非依赖通路，释放阳离子蛋白
oxLDL	嗜酸性粒细胞激活和脱颗粒，部分通过CD36清道夫受体

二、过敏性炎症反应与冠状动脉斑块的不稳定性

导致冠状动脉斑块不稳定性的机制众多，其中斑块破裂伴有全身炎症激活及局部炎性细胞浸润是导致急性冠状动脉综合征（acute coronary syndrome, ACS）最常见的机制。众所周知，巨噬细胞、淋巴细胞、中性粒细胞在冠状动脉斑块不稳定性的病理过程中起重要作用。然而，新近的研究提示，过敏性炎症反应的细胞内介质，尤其是嗜酸性粒细胞、嗜碱性粒细胞和肥大细胞，也可能导致ACS（图2）。

嗜酸性粒细胞能促进冠状动脉血栓形成及收缩（表2）。嗜酸性颗粒蛋白，尤其是ECP能通过抑制血栓调节蛋白的功能促进血栓形成。此外，活化的嗜酸性粒细胞释放强效的过氧化物酶产物，诱导促炎型和促血栓型嗜酸性粒细胞的形成。据估计，1/4～1/2嗜酸性粒细胞增多症患者发生血栓栓塞并发症，尤其以静脉血栓（如门静脉、

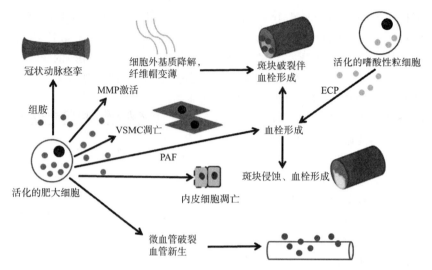

图2　过敏性炎症细胞在冠状动脉粥样斑块不稳定性中的作用

大脑静脉）及心腔内血栓形成最为常见。嗜酸性粒细胞脱颗粒和嗜碱性细胞活化可能参与了ACS的病理过程。相对于稳定型心绞痛患者，ACS患者血浆中嗜酸性粒细胞脱颗粒及嗜碱性粒细胞的标志物，CD69与CD203c表达水平较高。嗜酸性活性因子（如巨噬细胞集落刺激因子、IL-3和IL-5）能诱导嗜酸性粒细胞表面CD69的表达，通过激活磷脂酶A2和释放血栓素A2，促发血小板聚集和脱颗粒。相应的，在ACS患者冠状动脉红色血栓中存在较多的嗜酸性粒细胞浸润。此外，嗜酸性及嗜碱性粒细胞释放IL-17，促进了冠状动脉斑块的不稳定性。嗜碱性粒细胞的活化也可能促进了ACS，其潜在的机制尚不清楚，可能独立于IgE相关的通路。

　　肥大细胞可能通过不同的机制促进了冠状动脉斑块的不稳定性（表2）。正如前述，肥大细胞可能促进冠状动脉斑块的进展，导致斑块内出血。类胰蛋白酶作为肥大细胞特有的蛋白水解酶，反映肥大细胞的活化状态。ACS患者血清类胰蛋白酶水平与2年内主要的不良心血管事件相关。然而，其他研究并未发现在心血管事件中全身类胰蛋白酶水平升高，提示类胰蛋白酶的效应可能在罪犯血管局部更为明显。此外，类胰蛋白酶和糜蛋白酶能激活基质降解金属蛋白酶，导致斑块纤维帽破裂。在小鼠动脉粥样硬化斑块晚期，活化的肥大细胞能诱导血管平滑肌细胞及内皮细胞凋亡。而平滑肌细胞的凋亡又能导致基质分泌减少及金属蛋白酶的激活，进而减少纤维帽的厚度，最终导致斑块破裂。此外，内皮细胞凋亡导致斑块侵蚀，成为导致冠状动脉斑块不稳定性又一重要的机制。在罪犯血管斑块破裂处，活化的肥大细胞聚集更多，甚至可达比正常冠状动脉的200倍，且冠状动脉不稳定斑块较稳定斑块检测出更多的TNF-α阳性的肥大细胞。已证实系统性肥大细胞增

表2　冠状动脉粥样硬化中过敏性炎症介质病理生理效应

炎性介质	生理效应
肥大细胞	
类胰蛋白酶	激活MMP，导致基质降解；巨噬细胞凋亡，微血管破裂
糜蛋白酶	激活MMP，导致基质降解；巨噬细胞、内皮细胞、血管平滑肌细胞凋亡；微血管破裂；产生功能失调的HDL，减少巨噬细胞胆固醇的流出
组胺	舒张血管，增加血管通透性；巨噬细胞凋亡；嗜酸性粒细胞募集
肝素	与LDL结合，促进泡沫细胞形成
VEGF	增加斑块内微血管生长
FGF-β	增加斑块内微血管生长
CCL-2	募集白细胞进入动脉粥样硬化斑块内
IL-6, IL-8	募集白细胞进入动脉粥样硬化斑块内
PAF	血小板聚集，嗜酸性粒细胞活化
嗜酸性粒细胞	
ECP	上调ICAM-1表达，刺激成纤维细胞分泌胶原；通过抑制血栓调节蛋白促进血栓形成
TNF-α	促炎因子
VEGF	增加斑块内微血管生长
IFN-α、IFN-β	募集单核细胞/巨噬细胞进入动脉粥样硬化斑块内，活化并促进泡沫细胞形成
IL-3	通过上调CD203c激活嗜碱性粒细胞
过氧化物酶	诱导促炎型和促血栓型内皮细胞

生症为心血管事件发生的危险因素之一。有趣的是，动脉外膜的肥大细胞活化和脱颗粒可能通过神经细胞活化触发。在小鼠模型上，P物质和神经肽Y通过增加血管周围的肥大细胞活化，导致动脉粥样硬化斑块的进展。这些数据

表明,在急性应激的情况下,神经肽刺激的肥大细胞活化可能促进冠状动脉斑块的不稳定性。

冠状动脉痉挛是ACS另一个重要的机制。活化的肥大细胞释放组胺诱导血管收缩,导致心肌梗死。1991年,Kounis和Zavras描述了第一例由组胺诱导冠状动脉痉挛所致的过敏反应性心绞痛症状,进而导致过敏反应性急性心肌梗死。目前Kounis综合征定义为过敏反应背景下,伴有肥大细胞和血小板活化的ACS。Kounis综合征最常见的诱发因素为抗生素(27.4%)、昆虫叮咬(23.4%)。肥大细胞脱颗粒、肥大细胞及嗜碱性粒细胞表面上抗原-抗体反应释放的炎症介质构成了其病理机制。Kounis综合征分为三种类型,1型最常见,占72.6%,无冠状动脉粥样硬化病变及其危险因素,为过敏炎症介质诱导冠状动脉痉挛所致ACS;2型占22.3%,过敏反应炎症介质引起冠状动脉痉挛、斑块侵蚀或破坏;3型占5.1%,专指冠状动脉支架内血栓形成,血栓抽吸物有嗜酸性粒细胞和肥大细胞浸润。

三、过敏性炎症反应在支架置入术后不良事件中的作用

个体对支架置入产生的炎症反应,在支架内再狭窄(in-stent restenosis, ISR)及血栓形成也起到重要作用。局部和全身炎症可能促进新生内膜增生,进而导致ISR。此外,炎症也参与支架内血栓形成(stent thrombosis, ST)的病理过程。金属支架体和聚合物可能促进过敏性炎症反应。例如,Ⅳ型超敏反应及外来物质诱导的炎症细胞活化导致动脉创口愈合延迟,伴有支架内再内皮化不完全及支架异位,进一步导致ST。相应的,使用金属裸支架的患者再狭窄组织中发现支架体周围有嗜酸性粒细胞浸润。值得注意的是,组织病理学研究显示,相对于金属裸支架,药物洗脱支架(drug-eluting stent, DES)中嗜酸性粒细胞浸润更为常见,这提示过敏性炎症反应在DES相关的ISR中起到更大的作用。术前ECP水平能预测第1代DES或金属裸支架置入术后的临床结局。除了ISR,嗜酸性粒细胞浸润也可能诱导冠状动脉炎,造成支架体周围组织坏死和侵蚀,导致血管重构、动脉瘤样扩张、支架异位及局部血栓形成。如上所述,嗜酸性粒细胞可以直接激活凝血通路,促进血小板活化。

Virmani等首次证实了局部超敏反应与置入西罗莫司洗脱支架患者的迟发型ST有关。随后Joner等报道了40例置入了第1代DES患者的尸检结果显示,局部超敏反应是迟发型ST危险因素之一。值得注意的是,该研究显示,在17例DES诱导的超敏反应中,4例患者死于冠状动脉ST,且病理检查显示支架内嗜酸性粒细胞浸润、内膜愈合不良。其中6例患者因为症状严重需要住院治疗,提示DES诱导的超敏反应可能导致严重的临床结局。

Cook等最初的一项研究显示,相对于其他原因所致的心肌梗死栓子,极晚期DES栓子中嗜酸性粒细胞浸润更为常见。相反,Riegger等最近的研究显示,自发性心肌梗死的患者来源的栓子与ST中嗜酸性粒细胞浸润情况相类似。然而,在不同类型的DES中,西罗莫司及依维莫司洗脱支架比紫杉醇及唑他莫司洗脱支架内嗜酸性粒细胞浸润更多。

四、治疗展望

虽然靶向经典炎症的治疗方案对心血管预后有利,但是针对过敏反应相关的ACS治疗仍缺乏临床指引,其治疗测量来自个案经验报道及与过敏反应、ACS相关的治疗指南。

他汀类药物除了经典的抗炎作用,也可能影响到肥大细胞、嗜碱性及嗜酸性细胞反应。尤其是已证实氟伐他汀、辛伐他汀能通过靶向上调CD203c的通路,抑制IgE介导的嗜碱性粒细胞和肥大细胞的活化及脱颗粒。抗白三烯药物(白三烯受体拮抗剂或5-脂氧合酶抑制剂)能降低血浆白三烯水平,延缓冠状动脉斑块的进展。此外,用色氨酸钠稳定肥大细胞能减轻$LDLR^{-/-}$小鼠动脉粥样硬化。P物质通过激活Mas相关的G蛋白耦联受体家族的MRGPRX2,诱导肥大细胞脱颗粒及促炎表型。新型的肥大细胞稳定剂,即MRGPRX2拮抗剂,包括Glnd-Trp(甲酰)-苯甲酯化合物,可能作为减少冠状动脉粥样硬化负荷及其并发症的新型药物。

综上所述,嗜酸性粒细胞、肥大细胞、嗜碱性粒细胞在过敏反应相关的冠心病中的作用起到关键的作用。而积极探索介导过敏性炎症细胞的募集和激活的特定通路,有望为这类疾病提供全新而有效的治疗靶点。

(刘品明 高静伟)

14. 他汀时代的动脉粥样硬化斑块的易损性

由于人口结构改变、疾病危险因素的变化和烟草滥用的控制以及他汀类药物的使用，动脉粥样硬化的临床表现不断发生转变。心肌梗死已经成为一种"全球化"疾病。大多数急性心肌梗死（acute myocardial infarction，AMI）是由破裂的动脉粥样硬化斑块上的血栓闭塞引起的，这一发现对我们理解急性冠状动脉综合征的病理生理学产生了巨大影响。它对目前治疗AMI和预防复发事件的治疗有指导作用。作为这一发现的结果，人们非常关注识别破裂的损伤类型。易损斑块的概念源于尸检研究，尸检研究发现2/3～3/4死于致命性急性心肌梗死的患者体内存在斑块纤维帽破裂导致的血栓。易损斑块的概念很有吸引力，因为它为急性冠状动脉综合征的发展提供了一个全面合理的解释。斑块组织中毒性脂质的持续积累激活了细胞死亡、炎症和纤维组织降解的过程，导致纤维帽强度减弱和斑块破裂（图1）。

一、对"易损斑块"概念的质疑

在这种背景下，研究者向着成像技术的发展方向进行了相当大的努力，这种技术可以识别斑块炎症和薄帽纤维动脉粥样斑块的存在，同时发展出防止这种病变发展的新疗法。然而，现有的证据明确表明这种斑块易损性的观点过于简单化，而且对今天而言相对不那么重要。一系列研究表明，薄纤维帽和大脂池斑块实际上很少发生破裂或引发临床事件。"活跃"斑块往往位于冠状动脉和其他动脉，血管内超声成像或光学相干断层扫描也证实了薄帽斑块并没有增加血栓性事件的发生率。目前的数据不支持薄帽纤维粥样斑块（thin cap fibroatheromas，TCFA）"易损"这一概念，其他形态斑块也可能会引起血栓性事件。

"虚拟组织学"是以从血管内超声收集的数据信息为基础进行的分析技术，虽然该技术并不成熟，但其分析结果对"易损斑块"概念提出了质疑。在PROSPECT（Providing Regional Observations to Study Predictors of Events in the Coronary Tree）研究中，通过血管内超声虚拟组织学技术识别的595个薄帽纤维粥样斑块中，只有26个（5%）在3年随访期间引起了心脏事件。PROSPECT研究中纳入高危人群进行纵向血管内影像学检查发现，低危人群中薄帽斑块导致的血栓事件更少。因此，大部分血管中所谓的"易损斑块"不表现出临床"不稳定性"且很少引发急性冠状动脉综合征（acute coronary syndrome，ACS）。此外，斑块破裂引起的后果不仅取决于动脉粥样斑块本身的"固态"，也取决可能于血液的

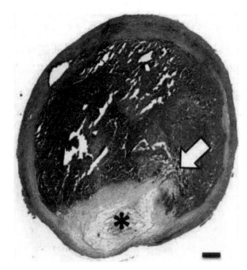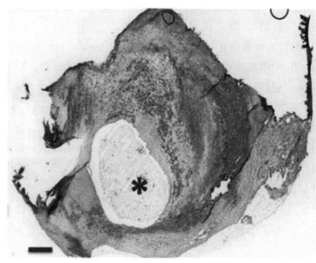

图1 斑块破裂和斑块侵蚀

注：有症状的颈动脉内膜切除术样本显示斑块破裂（左）和斑块侵蚀（右）。脂质为油红O染色可见。破裂的斑块含有大量脂质和坏死物质，而侵蚀的斑块则富含纤维组织。*为血栓，白色箭头为破裂处，条形图为500μm

流体相,例如纤维蛋白原的浓度,纤维蛋白溶解的内源性抑制剂和促凝微粒。对2002—2011年手术切除的1500多个颈动脉斑块的组织病理学检查显示,随着时间的推移,斑块中较大的脂质核、钙化和巨噬细胞较少被观察到,表明斑块在研究周期接近尾声时变得更加稳定。因为已知用他汀类药物治疗可以稳定斑块,他汀类药物使用的增加或许可以解释这种变化,但也部分佐证"易损斑块"与ACS相关性减弱的观点。

二、他汀类药物和其他预防措施改变急性冠状动脉综合征的发病机制

随着上述趋势的转变,他汀类药物的使用也逐步增加。尽管ACS的发病机制的改变和他汀类药物用于治疗的时间巧合并不能证明两者有因果关系,但是大量证据均支持这一观点。动物研究表明,降脂和(或)他汀类药物治疗可增强纤维帽,减少脂质池和减少炎症,人类影像学检查更加支持他汀类药物治疗可以降低斑块的脂质含量和增加纤维组织斑块的比例的观点。前述动脉粥样硬化斑块样本收集数据发现人类动脉粥样硬化斑块的形态呈现时间依赖性转移特点。最近从症状性颈动脉疾病

患者中获得的斑块表现出明显的纤维化和非炎症性的特点。这种斑块趋于稳定的趋势也适用于无症状患者,而他汀类药物的使用只能解释部分斑块向纤维化转变的原因。因此,其他因素也要考虑在内,包括实施减少被动吸烟的公共政策。

随着他汀类药物使用的增加,心肌梗死的主导地位由ST段抬高型心肌梗死(ST segment elevation myocardial infarction, STEMI)转向非ST段抬高型心肌梗死(non-STEMI)。使用光学相干断层扫描的研究表明,non-STEMI通常是厚纤维帽斑块表面形成血栓而导致的,同时没有可见的破裂(图1)。据Jia H等研究,这种血栓形成的反应机制涉及内皮侵蚀,初步研究表明仅通过抗血栓治疗就有可能稳定这些病变。另一项最近的光学相干断层扫描研究显示,多达1/3的斑块破裂发生在没有检测到巨噬细胞浸润的斑块中(图2)。这些发现表明,动脉粥样硬化的疾病特征在过去几十年中已经发生了变化,这是由于他汀类药物使用增加和许多不同危险因素的流行率变化的结果,而且这些变化与心血管疾病(Cardiovascular disease, CVD)死亡率的显著下降同时发生。比如,STEMI发病率的下降还伴随着脑卒中发

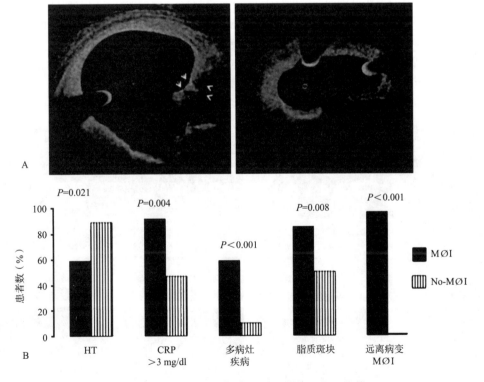

图2 冠状动脉斑块破裂的光学相干断层扫描

注:A.左侧有巨噬细胞浸润的斑块破裂,右侧无巨噬细胞浸润的斑块破裂(MØI)(巨噬细胞显示为高信号,边界清晰,或汇合的点状的区域(白色箭头)伴随向后信号衰减(白色箭帽);B.条形图显示有或没有MØI患者的差异,按高血压的患病率(HT)、C反应蛋白(CRP)水平>3 mg/dl,多病灶的疾病、脂质斑块、远端病变MØI分开统计

病率和病死率大幅下降。这些结果更进一步证明了动脉粥样硬化性疾病的病理机制和动脉粥样硬化疾病急性并发症正在转变尽管如此，CVD仍然是整个欧洲最常见的死亡原因，而且现今大多数反复出现心血管事件的患者已经接受了指南推荐的治疗。可以预见的是，我们正在接近这样一种情况，即他汀类药物和其他目前的治疗方法控制了动脉粥样硬化的某些特定表现，但是作为结果该疾病的其他表现成为急性事件的更重要原因。因此，他汀类药物单独治疗不足以保护这些受试者。为了应对这一挑战，需要开发针对脂质驱动炎症以外机制的新疗法。

三、冠状动脉血栓形成的主要机制正在由斑块破裂向斑块侵蚀转变

动脉粥样硬化并不是沿着动脉树均匀发展，而是优先影响分叉和弯曲。这些位置与层流中断和剪切降低有关压力。低剪切应力的动脉粥样化特性已经在动物研究中得到证实，血管外袖带破坏了血液流动，导致了以炎症和胶原蛋白减少为特征的血管病理性发育（图3）。一旦动脉粥样硬化斑块开始突入管腔，它们会干扰层流，导致剪切应力的变化，类似于分叉处观察到的变化。最初，低剪切应力可能有助于通过刺激向外重塑来保持血管腔，但是随着斑块的持续增长，其引起的扰动流将刺激斑块的进一步增长。尽管斑块上游和下游的剪应力都很低，但在最狭窄的部分剪应力很高。病理学易损斑块在最大狭窄处产生的高剪切应力激活了局部

内皮炎症和损伤，这解释了为什么斑块破裂在这个部位更常见。即使大剂量他汀类药物治疗对斑块炎症的逆转也非常有限。因此，在心血管事件后接受他汀类药物治疗的许多患者仍有复发的风险，这将导致既定斑块周围血流模式的改变，从而增强血管炎症和斑块的脆弱性。

患有糖尿病的患者CVD的风险增高2～3倍。糖尿病导致CVD发生的生物学机制仍有待完全理解，但通常被认为涉及伴随代谢变化的低级炎症。然而，在过去的10年里，对颈动脉手术中去除的动脉粥样硬化斑块的研究还不能证明糖尿病患者斑块的炎症活性增加。相反，这些斑块中纤维组织和参与修复的生长因子的含量减少，表明糖尿病斑块的脆弱性与受损的组织修复有关，而不是与炎症增加有关。虽然这两个概念（如炎症增加与免疫修复）似乎有冲突，但它们可能都是正确的。阿托伐他汀糖尿病协同研究报道显示他汀类药物治疗糖尿病患者降低了AMI和卒中的发病率。这一发现的结果是，大多数糖尿病患者在今天被给予他汀类药物来预防CVD。因此，他汀类药物有可能减少糖尿病引起的斑块炎症，其他糖尿病相关的心血管疾病机制现在变得更加重要。比如刺激结缔组织修复的低血浆生长因子水平也与更脆弱的斑块和AMI风险增加有关。根据基质金属蛋白酶（matrix metalloproteinases, MMP）循环水平的升高，观察研究显示糖尿病患者结缔组织降解率增加。高水平的MMP-7和MMP-12也与动脉粥样硬化负担增加和AMI风险相关。

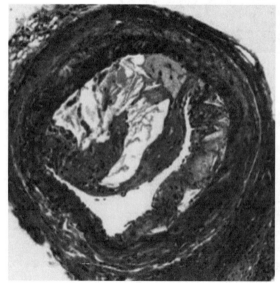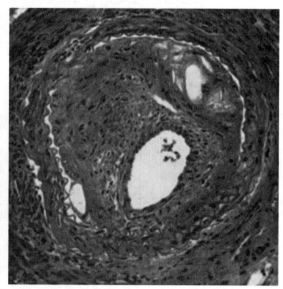

图3 不同剪切应力引起的动脉粥样硬化病变

注：小鼠动脉粥样硬化模型的低剪切应力斑块（左）和振荡剪应力（右）是通过在颈动脉周围放置剪切应力修正模型诱导的

四、急性冠状动脉综合征发病机制变化对临床的影响

尽管数十年来斑块破裂一直在支配我们研究治疗心肌梗死的方向，但目前的数据提示ACS人口结构、流行病学和病理生理学正在发生变化，这要求我们寻找更有效的治疗方法。随着内皮侵蚀逐渐成为急性心血管事件越来越重要的原因，更好地理解在受动脉粥样硬化影响的部位调节内皮存活和再生的机制至关重要。

内皮细胞通过许多对生物力学力敏感的不同分子检测剪切应力的变化，包括细胞-细胞连接、与细胞内细胞骨架相连的整合素以及钙激活的钠通道。两种转录因子Kruppel样因子2（Kruppel-like factor 2, KLF2）和核因子红系2相关因子2（nuclear factor erythroid 2-related factor 2, Nrf2）在介导内皮细胞剪切应力的作用中发挥重要作用。两者都被高剪切力激活，抑制促炎和促血栓形成基因的表达，同时增强保护因子如内皮NO合酶的表达。此外，高剪切应力刺激几种类型的微RNAs的合成，这些微RNAs与KLF2和NFr2协同作用，以维持内皮细胞处于抗炎和抗血栓形成状态。在低剪切力的部位，这些保护性信号通路被下调，导致内皮功能障碍和炎症细胞的聚集。开发刺激介导层流保护作用的信号通路的疗法，如KLF2和Nrf2，代表了在他汀类药物的基础上进一步改善二级预防的可能途径。

同样，从糖尿病受损的伤口愈合中也有可能发展新的治疗途径。源自骨髓的内皮祖细胞（endothelial progenitor cells, EPCs）在皮肤创伤愈合所需的血管形成中起着重要作用。糖尿病患者产生内皮祖细胞的能力降低，这被认为是慢性足部溃疡发展的最重要原因之一。还有证据表明，内皮祖细胞在维持内皮完整性方面发挥着关键作用，高水平的内皮祖细胞与减少冠心病的发展和降低心血管事件的风险相关。我们团队经过10多年的研究后发现，使用内皮组细胞移植治疗心肌梗死有初步的应用价值，胸腺素β4和降糖药吡格列酮可以改善内皮祖细胞被高糖和氧化应激损害的凋亡，增殖，旁分泌作用，应用动物体外实验证实可有效促进颈动脉内皮修复，这一旨在促进内皮修复的新疗法代表了未来研究的一个有趣领域。

此外，动脉粥样硬化斑块发展和稳定性中保护性免疫应答和促动脉粥样硬化免疫应答的发现，可能为动脉粥样硬化的新型免疫调节疗法的发展铺平道路。一种在实验研究中证明有希望的结果的方法是用Apo B-100肽免疫，以增强LDL耐受性和（或）产生对透明氧化LDL的抗体反应。针对apo B-100肽的高水平自身抗体与动脉粥样硬化较少和心血管事件风险较低相关。尽管有大量的实验数据，关于免疫反应在晚期人类动脉粥样硬化中的重要性的知识仍然有限。然而，如果动脉粥样硬化动物模型的发现可以转化为人类疾病中的真实研究，那么针对晚期病变中修饰的自身抗原的免疫反应可能会导致斑块脆弱性的发展。

最后，LDL的动脉粥样硬化主要归因于氧化LDL的促炎和细胞毒性作用。当氧化的LDL被巨噬细胞吸收时，胆固醇被酯化并储存在脂滴中。随后，这种胆固醇可以被去酯化成游离胆固醇，并被输出到HDL，用于反向胆固醇运输。然而，如果细胞中游离胆固醇的产生超过HDL去除能力，这可能会导致细胞内胆固醇结晶、细胞死亡以及胆固醇晶体释放到细胞外空间。以前认为这些晶体在生物学上相互交织，但现在已经很清楚，它们通过NLRP3炎症小体的激活和白细胞介素（interleukin, IL）-1b的表达引发炎症和斑块的去稳定化。IL-1b的拮抗剂，以及防止胆固醇结晶形成或溶解的药物，或许可以作为他汀类药物的补充治疗。

过去几十年，许多发达国家的CVD发病率显著下降。与此同时，有越来越多的证据表明疾病特征发生了变化。AMIs通常是非STEMI，动脉粥样硬化斑块不太经常显示出传统的易受伤害的形态特征，内膜侵蚀正成为血栓闭塞的一个越来越重要的原因。可以假设这些变化在很大程度上是由生活方式的改变和医疗的改善来解释的。后者对于接受包括他汀类药物在内的当前最先进的预防性治疗的已建立CVD患者来说，可能特别重要。然而，这些患者中的许多人仍然遭受反复发作的事件，很有可能在未来，发展成心血管事件的受试者已经接受了他汀类药物的良好治疗。这是否意味着潜在的动脉粥样疾病已经对他汀类药物治疗失去反应？答案可能是肯定的，也可能是否定的，因为他汀类药物治疗仍然可以预防脂质驱动的炎症，这种炎症会导致斑块脆弱，停止治疗会增加心血管事件的风险。但是如果脂质驱动的炎症由他汀类药物控制，其他疾病机制会随着时间的推移而显现，这些机制可能对他汀类药物无反应。因此，未来的研究需要集中于描述他汀类药物无反应的缓解机制。需要开发新的生物标志物和其他诊断方法，以及针对这些机制的治疗方法。

（傅国胜　徐晟杰）

15. 创新胸痛中心建设，发布"心肌梗死救治地图"，创新性建设区域性心血管急症急救体系

以急性心肌梗死、主动脉夹层为代表的心血管急症一旦发病，对抢救时间要求很高，如没有及时明确诊断，得不到及时、有效的抢救，其死亡率、致残率极高；因此，心血管急症的早期诊断、及时有效的抢救，是对参与急救过程所有医疗机构协同配合水平、整体医疗规范化水平的综合考验，也是衡量一个地区整体心血管诊治能力的重要指标之一。面对当前心血管疾病发病率快速上升、心血管急症危害严重的严峻形势，深圳地区依托各医院心血管专科技术优势，创新性地发展区域性急诊医疗，高标准持续推进胸痛中心建设，建设基于统一急救信息平台的区域协同救治网络，创新发布了"急性心肌梗死救治地图"，构建成功深圳市区域性心血管专科急救联盟。

创新性区域协同医疗是指依托区域内医院心血管专科，辐射深圳地区1～3级医疗机构各类医院，联合社区健康服务中心等社区医疗机构，在急救中心、急救车及心血管专科医护人员协同下，建设基于服务点及连接服务点的数据网络平台提供的心血管急症急救医疗服务。

紧急医学救治体系是应对重大公众健康问题、突发公共卫生事件、灾害、恐怖事件等，做到紧密衔接和畅通无阻，从院前急救到院内抢救治疗的全过程。按照院前急救指挥→急救出动→途中监护→急诊抢救→重症监护→住院全程服务的一站式服务流程，实现从急救信息、急救网络、急救能力、急救管理等全方位的科学化、系统化和规范化管理。

以深圳市为例，卫生行政部门推动区域内各医院以原院内绿色通道为基础成立符合国家标准的"胸痛中心"，通过建设覆盖深圳市的心血管急症区域协同急救网，将医疗机构纳入到统一信息平台，一旦发生心血管病急救事件，科学调配各级医疗机构资源参与到急救流程中，利用统一的信息平台使各医疗机构间实现即时通信、信息共享，院前、院内急救有效衔接，医疗机构间实现急救协同，对心血管急症患者做到早期诊断，及时转运，提前启动手术室等，从而实现节省抢救时间，提高患者获救概率，降低死亡率和致残率的最终目的。先进的医疗信息技术与科学的医疗管理理念相结合，所带来的不仅仅是患者获救概率的增加，而且使急救医疗过程更加规范，倍增医护人员的工作效率和各级医疗资源的使用效率，提高急诊病床周转率，降低患者医疗负担，减轻医疗财政负担，社会经济效益显著。

深圳市各级医疗机构胸痛中心互相协同，立足本市，辐射周边区域，发布深圳市"急性心肌梗死急救地图"，创新性建立了深圳市心血管急症急救体系。形成了卓有特色的心血管急症急救体系。

深圳市根据各区域地域特色，相关医疗单位创造性地建立心血管专科救治联盟，以心血管急症救治为抓手，建设了一套心血管专科医学信息传递系统及网络，为本地区不同区域内的心血管急症患者建立最适合的急救绿色通道，建立适合不同级别的专科联盟会员单位帮扶体系和模式；依据本专科联盟运行机制，联盟体系内的所有医疗机构，都享受心血管专科医院的诊疗服务，做到了联盟内医疗单位医学信息互通，心血管急症救治优先，心脏疾病诊治能力向国际高标准看齐，整体心血管急症救治达到国内高水平心脏中心能力。在建设过程中，我们主要采取基于互联网平台、运用现代信息传递技术，整合优势资源，整体提升全市范围内心血管专科急危重症救治能力及效率，促进心血管疾病康复治疗水平提高。

建立区域内心血管急症诊断及治疗信息传递系统，实现信息共享、分级救治和协同救治并举，信息覆盖了参与参与心血管专科联盟的所有医院，成立远程心电监测分析中心，以远程心电信息传递方式将各社康中心联系起来，使专科服务能快速准确覆盖基层社康中心（图1）。

以心血管专科服务来更好的支持专科联盟各项工作开展，建立了联盟内急性胸痛患者就医转运全程时间轨

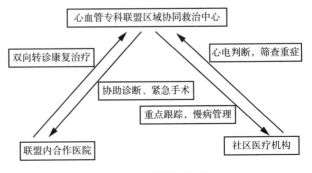

图1 专科联盟运行

迹自动跟踪系统;利用先进的信息传递系统,可以在急性胸痛患者到达首诊医院后,至转运目标医院整个过程,现场医护人员何时到达抢救现场、患者到达医院大门,进入急诊科、心内科、CT室、手术导管室的就医全程的时间轨迹自动采集下来,促进抢救的及时有效、避免医疗纠纷;

创新"急性心肌梗死"救治模式,深圳市以心血管专科医院为基础,联合区域内各医院心血管专科,组织确定急性心肌梗死定点救治医院,组建深圳市急性心梗救治联盟,与深圳市急救中心共同发布深圳市"急性心肌梗死救治地图";进一步提高了深圳市区域内急性心肌梗死急诊救治水平,此急救体系及协同救治模式为全国首创;急性心梗救治联盟内医院建立一体化无缝衔接的合作关系,规范心血管急症救治临床路径;各医院实现网络信息共享,接收就近转运来的急性心梗患者实施急诊手术,实时远程信息传输,使心血管专科技术通过远程系统下到基层,必要时通过手机终端,实现网络信息共享,一旦发现有心血管急症患者,采用最优化的方案对患者进行及时标准化、规范化的治疗,提高基层医疗机构的诊断准确率,使心血管急症患者在本网络区域内抢救成功率达95%以上,大幅度提高各级医院急性心肌梗死救治的比例和救治能力。真正做到使急性胸痛患者在"合适的时间被送至合适的医院接受最佳的治疗"。

(刘 强)

16. 急性心肌梗死心脏保护的现状与困境

急性心肌梗死（acute myocardial infarction, AMI）的预后与心肌梗死范围呈正相关，如何在心肌缺血缺氧和再灌注治疗时实施心肌保护，减少心肌损伤一直是临床关注的重要课题。在过去20余年内，针对心肌保护开展了大量的研究，主要涉及提高心肌缺血耐受力和维持乏氧状态下心肌细胞结构的稳定性、改善微循环增加心肌氧供和降低心肌氧耗量、减少缺血-再灌注损伤、促进心肌细胞功能的恢复等几个方面，其中包括药物治疗和非药物干预。

一、有关心肌保护的药物和干预试验

1.腺苷　腺苷是人体细胞的内源性核苷，腺苷可直接进入心肌经磷酸化生成腺苷酸，通过影响葡萄糖的利用进而影响细胞内钙的代谢，参与心肌能量代谢，腺苷具有扩张冠状动脉血管，增加冠状动脉血流量，还具有抑制中性粒细胞聚集、超氧化物合成及细胞内酸化等，因此，腺苷可能具有心肌保护作用。然而有关腺苷心肌保护的临床研究AMISTAD-2试验发现，接受50μg/（kg·min）腺苷静脉注射，并不能改善接受溶栓或直接PCI的前壁ST段抬高型心肌梗死患者主要终点事件，包括6个月内的死亡、心力衰竭及再住院的发生率。只是接受70μg/（kg·min）腺苷的患者其心肌梗死面积有所减少。另一项前瞻、单中心、双盲对照临床试验发现，选择性冠状动脉内注射大剂量腺苷同样并不改善微循环和减少心肌梗死面积。目前腺苷在改善微循环、减少再灌注损伤方面的作用尚不确定。

2.尼可地尔　尼可地尔是首个应用于临床的ATP敏感钾离子通道开放剂，ATP敏感的钾离子通道的开放与PCI后的无复流密切相关。近年有研究认为，冠状动脉内注射尼可地尔可以改善AMI患者的微循环状态，冠状动脉内注射尼可地尔可降低STEMI患者PCI后的微循环阻力指数。针对尼可地尔对AMI患者心肌保护作用的研究结果认为，PCI前静脉注射尼可地尔可以改善微循环及临床终点事件，具有心肌保护作用。但针对尼可地尔的J-WIND研究结果发现，PCI前注射尼可地尔并不能降低AMI的死亡率及心肌梗死面积。尼可地尔作为心肌保护药物的有效性仍需要大样本、多中心、随机研究进一步证实。

3.心房利钠肽（ANP）　是由心房肌细胞合成并释放的肽类激素，ANP具有血管舒张，降低外周阻力作用；ANP可使肾排水排钠增多，还能肾素、醛固酮的释放；ANP可抑制血管内皮细胞、平滑肌细胞、心肌成纤维细胞等多种细胞的增殖；ANP的心肌保护作用被广泛研究，其中影响较大的是J-WIND研究。这项研究同时研究尼可地尔及心房利钠肽对心肌梗死面积的影响，虽然证实尼可地尔不能改善心肌梗死患者的预后，但却发现心房利钠肽可以缩小心肌梗死面积及减少再灌注损伤。

4.其他血管扩张药　血管扩张药可以通过防止微血管痉挛和调节内皮功能进而促进微血管功能，但是其作用仍具有很大的争议。Rezkalla等研究发现，直接PCI后冠状动脉内注射硝普钠、尼可地平和维拉帕米可提高TIMI血流和心肌染色分级。荟萃分析结果则显示，冠状动脉内注射维拉帕米可降低PCI患者2个月的主要不良事件。但是一个随机双盲研究中却发现，与对照组相比，直接PCI前冠状动脉内注射硝普钠，并不能改善冠脉血流和心肌组织再灌注。因此，血管扩张药在改善微循环灌注和心肌保护作用也有限。

5.抗氧化剂　抗氧化剂作为能够中和氧自由基的物质理论上可以改善再灌注损伤而具有心肌保护作用，但是不同的抗氧化剂其研究结果却有所的不同。一项多中心随机研究共纳入120例AMI患者，在PCI术前给予超氧化物歧化酶，结果显示超氧化物歧化酶并未改善患者4～6周时的左心室射血分数。采用随机对照的EMIP-FR试验对19 725例AMI患者进行的研究证实，溶栓后给予曲美他嗪不能降低AMI患者35d的死亡率。针对别嘌醇、依达拉奉等抗氧化剂开展的单中心、小样本随机研究认为别嘌醇、依达拉奉可以减少氧化应激、改善LVEF，降低心肌梗死面积，但目前尚无大样本多中心的研究结果。

6.TRO40303　线粒体膜通透性转换孔被认为是预防再灌注损伤的可能靶点，作为新型药物TRO40303可以抑制线粒体膜通透性转换孔的打开，在动物实验中被证实可以降低心肌梗死面积，但是针对该药物的临床研究却被证实，并不能改善缺血心肌的再灌注损伤。

7.抗炎药物　心肌坏死后会诱发机体发生炎症反应，释放多种抗原物质，而针对抗原的特异性抗体一直被研究是否可以具有心肌保护作用,而目前的结果大多令人失望,如针对抗CD18抗体、抗CD11抗体、P选择素、抗C5补体结合抗体所开展的研究,均被证实不能改善AMI临床终点事件及降低心肌梗死面积。

二、非药物干预的心肌保护措施

1.缺血后适应 早年众多的研究证实,缺血预适应能提高心肌缺血的耐受性,但其在临床实施再灌注治疗时缺乏实用价值。与此相反,缺血后适应是在心肌长时间缺血实施再灌注后先反复阻断血流数次,结果显示同样具有心肌保护作用。Staat等首次将机械缺血后适应引应用与STEMI患者的救治中,在冠状动脉再灌注后使用球囊阻断靶病变血流1min,连续4次,结果发现缺血后适应可降低36%的心肌梗死面积。在另外一个缺血后适应研究中,Mewton等通过MRI评价再灌注后72h心肌微血管功能,发现能显著降低微循环阻塞达50%。然而最近的一项多中心、前瞻性、随机对照研究入选了700例行直接PCI的STEMI患者,随机分为球囊缺血后适应组和常规直接PCI组,结果发现缺血后适应并不能改善心肌再灌注水平和临床终点事件。因此,缺血后适应的心肌保护作用仍需大量的临床研究进一步证实。

2.远端缺血后适应 早期Przyklenk等研究证实,在肢体远端进行短暂的缺血灌注周期可以激发心肌保护作用。对STEMI患者使用远端缺血后适应的研究发现,可以降低前壁心肌梗死患者的心肌梗死面积。Gabriele Crimi等进一步对100例前壁心肌梗死患者随机分组,实验组在直接PCI过程中加用远端缺血后适应,对照组进行常规PCI治疗,结果证实直接PCI过程中应用远端缺血后适应,可以减小用CK-MB曲线下面积测定的心肌梗死面积。目前远端缺血后适应的心肌保护作用还有待更大样本的临床研究进一步证实。

3.低温治疗 实验研究表明,使心肌梗死区域内的温度快速降低至32～340℃可显著减少缺血危险区和梗死区域内的无复流,缩小心肌梗死面积,具有心脏保护作用。进一步研究证实低温干预能显著降低线粒体中活性氧自由基生成,改善线粒体复合体功能不全和减少钙超载,从而减少缺血再灌注损伤。无论是全身低温还是局部低温干预的实验研究均证实具有显著的心脏保护作用。COOL-MI试验是一项随机、多中心、对照研究,入选357例符合条件的STEMI患者采取全身低温干预,结果显示治疗性低温干预并未能减少心肌梗死面积。近年来发表的多项全身低温和经冠状动脉内冷盐水灌注诱导的局部低温临床随机对照试验,均未显示有明显减少心肌梗死面积和达到实验动物类似的心肌保护作用。

4.超饱和氧治疗 心肌梗死发生后梗死部位的心肌缺血缺氧,导致了心肌细胞的损伤坏死,因此,部分研究者猜测通过给予超饱和氧治疗可能减少心肌缺氧进而起到心肌保护作用。但在急性心肌梗死患者应用超饱和氧治疗的前瞻、随机、多中心研究发现,PCI术后给予冠状动脉内超饱和氧治疗并不能减小心肌梗死面积和改善室壁运动功能。

三、心肌保护研究的困境

迄今为止对急性心肌梗死所采取的心肌保护药物及非药物干预手段,多数被证实无效或疗效不确定,心肌保护研究面临很大困境。值得指出的是,从基础研究到临床转化常充满了许多不可预知的情况,通过临床前研究来预测临床研究的终点是非常困难的。既往很多在透壁性心肌梗死和再灌注损伤的心脏保护实验研究,均证实可以减少心肌梗死的范围,其病理生理变化与梗死范围呈线性关系,梗死面积的减少是心脏保护研究实验中最有效的终点,在基础研究中可直接测量心肌梗死面积,心肌保护的效果可以通过其对有或无残余血流的缺血区域进行标准化评估。但临床上往往不能对心肌梗死面积进行有效评估,患者的心肌梗死范围是通过冠状动脉造影判断闭塞血管部位及测量生物标志物进行间接估计。心肌保护的临床获益一般是通过随访期间MACE的降低来评价,然而临床预后的影响因素不仅包括急性心肌缺血/再灌注损伤的病理生理学过程,还包括梗死愈合、修复和重塑的病理生理学过程。急性心肌梗死患者心脏保护所带来的获益,需要通过数月至数年主要心血管不良事件的减少来评价。可见从实验和临床的角度 "成功" 的标准并不统一。

无疑梗死面积是患者预后的主要决定因素,但与动物实验中将心肌梗死面积绝对值作为金标准不同的是,临床上梗死区域占左心室体积的百分比往往决定了患者后期的心功能和存活率,以梗死面积绝对值作为研究终点的猪模型研究与心肌梗死的临床研究的结果显然不尽相同。例如,小型猪心肌梗死模型中左心室重量为(91±12)g,前降支第2对角分支远端结扎后,存在缺血风险的心肌是左心室的23%±5%,即(21±5)g,冠状动脉闭塞60min和再灌注180min后,梗死范围是缺血风险心肌的40%±13%,即(8±3)g。通过缺血条件性干预将梗死面积由40%±13%减少至25%±14%,即从(8±3)g减到(5±3)g,但我们不能草率的认为该实验中减少3g梗死心肌,即意味着后期左心室功能及存活率的提高。显然除了强调心肌梗死面积的变化之外,最有说服力的证据同样需要对实验动物的干预疗效进行长达数月甚至1年

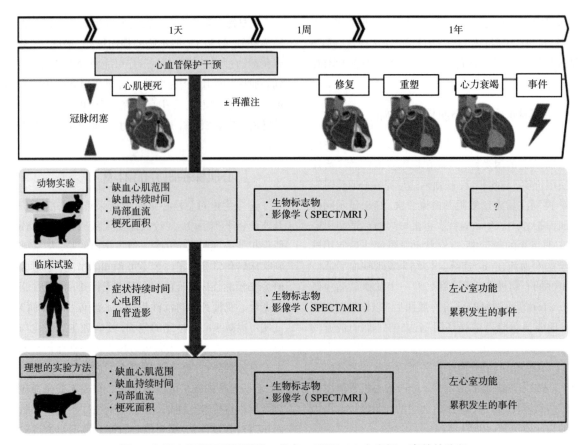

图1 急性心肌梗死后再灌注、修复、重塑、心力衰竭、事件的流程

以上的随访,包括对MACE和左心室功能的改善进行判断(图1)。如果忽略了猪和人之间的物种差异,那么在上述实验研究左心室梗死面积<10%,MACE的发生率<5%或年死亡率<1%。

在既往数千项关于心脏保护的药物干预和信号传导机制的基础研究中,仅有一项Ⅲ期试验以临床结果改善为主要终点。目前的问题在于临床前的研究,特别是大型动物的长期研究不够。通常情况下,一旦临床前研究发现替代终点结果为阳性,Ⅰ期安全性研究就会被作为功效研究而过度解释和"滥用"。可能第二阶段研究中定义的心脏保护药物或干预措施的正确剂量和时效可能是不正确的。也就是说,我们甚至是在不知道健康的动物服用药物是否真正获益时,就将数百名急性心肌梗死患者纳入Ⅲ期临床试验进行研究。前面提到的临床前实验研究需延长随访时间,这对技术和经济方面要求极高,但如果期待在Ⅲ期临床试验中获得有意义的结果这是必须要做的。设计更复杂的实验研究意味着将付出更大的代价,也意味着需要更多的经费支持。这也许是迄今心脏保护的实验研究结果,与Ⅲ期大规模临床试验长期随访后终点事件存在巨大差异的原因。

实际上,在动物模型研究中通过直接结扎冠状动脉造成的急性心肌梗死与临床上发生心肌梗死的病理生理过程还是存在很大差异的。临床上绝大部分急性心肌梗死的发生是由于不稳定性斑块破裂,激活血栓形成,最终导致血管堵塞的一种渐进性过程,其间存在炎症反应、血栓栓塞、血管痉挛,血管闭塞或再通、侧支循环开放的一系列复杂过程。相对来说,动物实验采取冠状动脉外部结扎或内部球囊阻塞导致的心肌梗死就过于简单,无法完全复制临床经过。鉴于当代急性心肌梗死再灌注治疗技术的不断进步,将新型心脏保护干预转化为临床应用将越来越难。未来,需要更好的心脏保护措施及更合理的临床前研究。

(马礼坤 曹 蔚)

17. 左主干病变的治疗

左主干病变（left main coronary artery disease, LM-CAD）由于存在大面积的心肌缺血，预后往往较差，根据左冠状动脉的优势程度不同，其预后风险从75%到100%不等。在临床实践中，LMCAD的诊断与治疗仍是最具挑战的病变之一。在接受冠状动脉造影的稳定患者中，LMCAD并不罕见，而且常与伴随的冠状动脉疾病（coronary artery disease, CAD）有关。解剖范围和冠状动脉病变的复杂性是决定LMCAD最佳治疗策略的主要因素。例如，孤立的开口或体部左主干病变无论采用经皮冠状动脉介入治疗（percutaneous coronary intervention, PCI）或冠状动脉旁路移植手术（coronary artery bypass graft surgery, CABG）均能取得较好的远期疗效。然而，远端分叉病变或与复杂多支血管疾病相关的病变采用外科血运重建策略效果更好。此外，其他需要考虑的关键因素还包括手术风险、左心室功能、临床症状、完全血运重建的可能性以及患者的意愿等。

一、LMCAD的药物治疗

LMCAD患者应于非左主干病变患者一样接受指南指导的二级预防和生活方式干预措施。在COURAGE研究中，对于稳定的非左主干病变患者，初始血运重建与初始最佳药物治疗相比，主要终点（死亡或心肌梗死）没有统计学差异。稳定的左主干病变患者延迟血运重建的安全性尚不清楚，但当前的临床实践指南强烈建议对所有狭窄程度大于50%的左主干病变患者进行血运重建。然而，这些IA类建议的依据是来自20世纪70年代末和80年代初对慢性稳定型心绞痛患者进行的2项临床随机对照研究中（randomized clinical trials, RCTs）185例患者的亚组分析，证明外科血运重建术在5~10年生存率上优于药物治疗。这些早期的随机对照试验是在药物治疗手段有限的年代进行的。在那些早期试验中，只有66%接受"药物治疗"的LM患者使用了β受体阻滞药，只有19%的患者使用了阿司匹林。同时，这些临床研究的年代尚无目前临床中普遍应用于减少冠心病患者不良心血管事件的药物（如他汀类药物、肾素-血管紧张素-醛固酮系统抑制剂和更有效的抗血小板药物，如P_2Y_{12}抑制剂）。

即使在早于我们目前以证据为基础的最佳药物治疗

时代，LM狭窄50%~70%或左心室（left ventricular, LV）功能保留的患者与LM狭窄>70%或LV功能降低的患者相比，在单独接受药物治疗时也有更好的生存率（66%比41%，3年生存率）。即使是30~40年前的研究，也能够通过药物治疗识别风险相对较低的LM患者和高危患者（如狭窄>70%、左心室功能差、左心室舒张末期压升高或陈旧性心肌梗死）。此外，Conley等报道，伴或不伴有充血性心力衰竭、静息胸痛、静息ST-T波改变、左心室功能障碍或左心室舒张末期压>15mmHg无血运重建的左主干狭窄≥70%的患者1年生存率分别为50%~62%比81%~95%。然而，尽管这些"低风险"组看似更有利的结果也说明了左主干病变或其合并症有着更差的预后（3~4年的死亡率>50%）。可见，风险较低组也存在绝对风险（3~4年死亡率为20~30%）。当代多数评估药物和血运重建治疗的临床大型随机对照试验研究入组时排除了LMCAD患者。因此，在某些选择低风险、稳定的LM患者的亚组中，最佳药物治疗是否可能是血运重建的安全且适当的治疗替代方法尚未得到证实。左主干指南中部分陈旧的观点可能与我们仅采用血管造影和临床特征区别是否需要干预的LM病变有关。而现在，越来越多的新的侵入性技术被用于指导对LM病变血管重建治疗的决策。

二、LMCAD的评估

无创性评估手段也可通过一些高危特征反应有意义的左主干病变或等危病变，包括：①Duke运动平板评分≤11；②应激性持续性室性快速性心律失常或非持续性室性快速性心律失常>30s或ST段抬高；③运动性左心室射血分数≤35%；④大范围可逆性前壁灌注缺损（核灌注LV受累≥10%或心脏MRI受累≥12.5%）或中等范围的多个可逆性灌注缺损；⑤在中度灌注缺损或大范围固定灌注缺损时，应激诱导左室扩张或者肺摄取增加，或⑥在低剂量多巴酚丁胺[≤10mg/（kg·min）]或在慢心率（<120次/分）时超声心动图室壁运动异常涉及≥2个节段。通过血管内超声（intravascular ultrasound, IVUS）或血流储备分数（fractional flow reserve, FFR）可以更详细地评估LM临界病变的解剖严重性和血流动力学意义。

IVUS的使用特别有助于确定LM的斑块分布和特

征，以及确定分支开口的受累程度。IVUS不仅有助于评估LM病变的缺血负担，使用IVUS指导LM-PCI还可改善临床结果。在多中心前瞻性的LITRO研究中等程度的LM狭窄（25%～60%）病变中，最小管腔面积（minimal luminal area, MLA）≥6mm^{2}的病变（53%的病变）延迟血运重建被证明是安全的，且随访2年无心脏死亡存活率为97.7%。冠状动脉造影与IVUS评估严重狭窄之间的差异极大。约1/3的患者血管造影狭窄＜30%但IVUS测量MLA＜6 mm^2，而血管造影LM狭窄≥50%的患者中又有43%的IVUS测量MLA≥6mm^2，且预后良好。此外，6.0 mm^{2}的界值也与从分叉部几何形态得到的理论值一致。一项研究证实，线性定律比Murray定律更精确，后者在很大程度上低估了计算的母血管直径。利用目前确定的3.0mm^{2}作为LM分支的最佳MLA界值，用线性定律计算得到的LM-MLA界值为5.8mm^2。

尽管IVUS更常被用于描述病变的解剖分布，但在确定功能性显著病变时，不同人群的LM-MLA临界值不同，因此需要谨慎解释这些值。在韩国的一项研究中，FFR＜0.80的MLA界值为4.5 mm^2，灵敏度为77%，阴性预测值为75%；而美国的另一项研究中FFR＜0.75的MLA界值为 5.9 mm^2，敏感度和特异度分别为93% 和94%。对这种差异最合理的解释似乎与冠状动脉参考大小的差异有关。而另一项美国研究中，FFR＜0.75的MLA截止值为5.9 mm^2，敏感度和特异度分别为93%和94%。对这种差异最合理的解释似乎与冠状动脉参考血管尺寸的差异有关。例如，韩国研究中患者的平均LM-MLA为4.8 mm^2，而美国研究中为7.6 mm^2。另一项比较99例北美白种人和99例亚洲白种人的LM病变的研究表明，亚洲白种人的LM-MLA明显较小［分别为（5.2 ±1.8）mm^{2}和（6.2 ±1.4）mm^2；P＜0.000 1］。

IVUS的另一个作用是优化LM-PCI。IVUS可确保LM-PCI术后支架的充分扩张和贴壁，从而改善PCI术后的临床结果，对于LM远端病变及采用双支架策略的患者而言尤为重要。

光学相干断层扫描（optical coherence tomography, OCT）是另一种冠状动脉腔内影像学工具，其成像分辨率较高，通常用于非左主干病变的检测及指导PCI。与IVUS相比，光学相干断层扫描是一种基于红外光的技术，需要冲洗造影剂来清除血流，这使得在左主干开口病变的应用中存在一定局限性。光学相干断层扫描成像中的另一个缺点是它的穿透深度（2～3mm）比IVUS（4～8mm）更为局限，而左主干的平均直径为3.5～4.5mm。最后，目前尚缺乏关于LMCAD中光学相干断层扫描的临床结果或生理学相关性的文献。

虽然IVUS在评价病变解剖分布上更加准确，但FFR是评估LM狭窄的血流动力学意义更好的手段。定量冠状动脉造影与FFR之间存在较差的相关性，这进一步突出了单独依赖血管造影评估LM病变的缺点与非LM病变相似，FFR≥0.80的血管造影中等程度狭窄的LM病变可以延迟血管重建，并可获得良好的长期结果。

虽然IVUS和FFR有很好的相关性，但这两种技术都有局限性，例如，IVUS测量可能会受到成像元件转速的微小差异、导管的非同轴方向或广泛的动脉钙化所造成的扭曲的限制。另一方面，FFR可能会受到远端弥漫严重性狭窄的限制，这可能低估或高估了LM病变的血流动力学意义。然而，当左前降支和回旋支均出现严重病变时，更容易影响检查结果。Fearon等研究表明，当左主干只有一个主要分支有严重病变时，下游病变并不影响放置在非病变分支中的压力导丝对中等程度狭窄的LM病变的评估。他们的研究结果显示，FFR值≤0.80或＞0.85可以作为判定病变是否有血流动力学意义的界值。然而，如果FFR值介于0.81和0.85之间，LM和下游病变的联合FFR≤0.45，就无法准确地确定LM病变的血流动力学意义。这种情况下推荐采用IVUS指导评价。因此，在当代CAD诊断治疗中，狭窄严重程度的侵入性评估肯定是对纯血管造影评估的补充，并且可能更优于单纯血管造影评估。

三、LMCAD的血运重建

现有的临床实践指南仍推荐冠状动脉旁路移植手术作为心肌血运重建的唯一类推荐。然而，近年来越来越多的RCT和注册研究支持PCI作为较不复杂LM解剖形态患者的合理选择。目前在美国指南中，孤立性LM狭窄（开口或体部病变）且不存在多支血管疾病的患者被列为有ⅡA类建议（合理），这类患者行CABG手术风险反而更高。

对冠状动脉左主干远端分叉狭窄病变，或者是合并多支血管病变、SYNTAX评分≤33、外科手术风险高的冠状动脉左主干不太复杂的狭窄病变而言，PCI治疗是Ⅱb类的推荐（可能合理）。现有的美国指南推荐，合并复杂的多支血管病变、SYNTAX评分≥33的患者，比起PCI治疗，更适合选择冠状动脉旁路移植术。

这些指南的编写主要是根据SYNTAX研究，同时也参考了其他小型临床随机研究的，如使用金属裸支架的LE MANS（n=100）和西罗莫司洗脱支架 PRECOMBAT（n=600）研究。由于缺乏结论性证据，促使了两个比较左主干病变的CABG及PCI治疗优劣的大型临床随机研究的出现——EXCEL研究和NOBLE研究。虽然这两个大型研究的成果近期都已经被发表了，但遗憾的是，尚未被写入指南。大部分研究都发现了，尽管经PCI治疗的患者有更高的再次血运重建率,但是从中长期的随访结果来看,两者在死亡率或心肌梗死的发生率上并没有差异。一些研究发现对于冠脉解剖结构复杂或者是左主干合并三支血管病变的糖尿病患者,CABG能够改善患者远期生存率。然而对于冠状动脉左主干病变的糖尿病患者,并没有专门的临床随机研究去比较在该类人群中,PCI和CABG治疗的优劣。在现有的左主干临床随机研究中,进行关于糖尿病人群的亚组分析,PCI和CABG治疗的结果并没有明显差异。在SYNTAX研究(包括左主干和三支血管病变)预先设定糖尿病亚组病人中,虽然PCI组有更高的再次血运重建率,但是在全因死亡、卒中和心肌梗死的复合终点上,两者并没有差异。左心功能不全是另一个缺乏数据支持的高风险因素。为了获得最佳的血运重建模型,左心功能不全往往被绝大部分的大型临床随机研究所剔除。然而,从既往的研究可以发现,左主干合并左心功能不全的患者,经过有效的药物治疗后,行血运重建在生存率往往可以看到获益。

杂交手术是另一种血运重建策略,指的是在心脏不停跳状态下行左乳内动脉(LIMA)至前降支(LAD)旁路移植术,并同期对其他冠状动脉病变行PCI治疗。虽然目前支持该杂交手术血运重建的证据有限,但是正在进行的大规模随机试验,如HYBRID研究应该有能力进一步阐明这种血运重建策略的理论获益。

四、PCI治疗策略

如果PCI治疗策略有可能实现完全的血运重建,心脏专家小组也会将其纳入讨论考虑范围。对于最高风险的患者选择PCI治疗,即使缺乏结论性的数据的支撑,但是通过提供有效的血流动力学支持,仍可以为PCI治疗提供安全保障,实现完全的血运重建。专家共识认为对于射血分数减少,血流动力学受损(舒张末期左心室压力升高>20mmHg,收缩压<100mmHg,或者混合静脉血氧饱和度<55%)和预计介入手术时间需要延长的复杂冠状动脉病变,需要提供血流动力学支持。

在左主干病变血运重建的患者中,药物洗脱支架往往更受青睐,因其较之金属裸支架,更能改善生存率和减少心血管不良事件发生,尤其是在血管内超声(IVUS)引导下。尽管冠状动脉左主干病变大多数都合并了远端分叉病变,但是对于该类型的病变,PCI治疗下最佳血运重建策略的随机研究却是罕见的。一般来说,必要时支架置入术式已经被认为是分叉病变的首选术式,因其较之双支架术式,临床随访结果未见劣势,技术上却更加简易。但是,近期发表的DKCRUSH-研究,纳入了约17%的左主干病变,发现双对吻挤压术式(DK-Crush)的临床随访结果优于必要时支架置入术式,尤其在合并复杂病变的患者中。而且DKCRUSH-研究进一步比较在左主干远端分叉病变中,DK-Crush术式和必要时支架置入术式的优劣,经过1年的随访发现,DK-Crush术式较必要时支架置入术式,靶病变失败率和支架内血栓发生率明显减少(靶病变失败率5% 比10.7%,$P=0.02$;支架内血栓发生率0.4% 比3.3%,$P=0.02$)。在DKCRUSH-Ⅲ研究中,比较了DK-Crush术式和传统Culotte术式3年的随访结果,发现DK-Crush术式在减少主要心血管不良事件和支架内血栓发生率上有着明显的差异(主要心血管不良事件发生率8.2% vs 23.7%,$P<0.001$;支架内血栓发生率0%比3.7%,$P<0.007$)。在NOBLE研究中,87.7%的左主干病变经PCI治疗合并了远端分叉病变,其中63.3%的使用必要时支架置入术式,23.9%的使用Culotte术式,只有4%的使用Crush术式。从单个临床随机研究中得出DK-Crush术式在左主干远端分叉病变的随访结果优于其他支架术式的结论是否具有普及性,仍需慎重考虑。

无论选择何种血运重建的策略,都应该将重点放在所选择的策略技术上的改善,并且还要遵守最佳药物治疗和生活方式的改变。

五、小结

冠状动脉左主干病变是最具有挑战性的临床实践之一。现行的指南仍是推荐对所有的左主干狭窄>50%的病变进行血运重建,而该份指南主要是依据最佳药物治疗和介入评估病变狭窄严重尚未使用的旧的临床研究制定的。事实上,有证据支持对于低风险的患者采取药物治疗或许可以获得更好的疗效。虽然有小样本研究提出可以用FFR和IVUS检查来评估左主干病变,对于低风险的患者,可以单用药物优化治疗,但是对于这种说法更需要大规模的临床研究长期随访来证实。

现有的临床指南强烈推荐左主干病变的患者优先选择外科手术治疗(IA类推荐);对于病变不太复杂(SYNTAX评分<33)或存在外科手术风险增加因素的患者可以考虑行替代的PCI治疗(Ⅱ类推荐)。近期发布的随机研究证实,PCI治疗左主干病变是安全的,较之CABG治疗,有着相似的长期生存率,特别是在不太复杂病变的患者中。但是,因为有更高的远期再次血运重建率,经PCI治疗的患者需要进行长期随访。值得期待的是EXCEL和NOBLE研究的结果在不久将成为撰写指南的依据,短期内不太可能会有新的临床研究达到如此大规模的临床研究。更重要的是,心脏专家小组讨论共同决定治疗方案应该成为所有冠状动脉左主干病变的常规。

(陈良龙 蔡 炜 吴灵振 易 涛 陈 恩)

18. 冠状动脉微血管阻力指数：微循环病变的有效评估指标

冠状动脉微血管疾病（coronary microvascular disease，CMVD）的临床意义日益受到人们的高度重视。越来越多的证据表明，CMVD是冠心病不良预后的独立预测因素。在诸多评估冠脉微循环功能的技术中，冠状动脉微血管阻力指数（index of microvascular resistance，IMR）作为一个更精确、更稳定的有创检测手段，能够精确反映冠状动脉微循环功能状态，不受心外膜血管的影响，有望成为诊断CMVD的理想指标。

一、概述

冠状动脉微血管疾病（coronary microvascular disease，CMVD）是指在多种致病因素的作用下，冠状前小动脉和小动脉的结构和（或）功能异常所致的劳力性心绞痛或心肌缺血客观证据的临床综合征。1973年，Kemp HG首次将此病命名为X综合征（syndrome X）。2013年《欧洲心脏病学会稳定性冠状动脉疾病治疗指南》中正式将此病命名为微血管功能异常。2017年5月发表于《中国循环杂志》的"冠状动脉微血管疾病诊断和治疗的中国专家共识"首次提出冠状动脉微血管疾病的概念，充分反映了该类疾病的临床意义日益受到人们的高度重视。

由于技术或理论的限制，目前在临床上尚缺乏可广泛应用的评估冠脉微循环的方法，这也是该疾病无大样本人群的流行病学资料的原因之一。2012年欧洲一项包括11 223例稳定型心绞痛患者的7.5年随访研究显示，入院时近1/3的男性和2/3的女性患者冠状动脉造影未发现阻塞性冠状动脉疾病，但无论在男性或女性，冠状动脉造影显示正常和非阻塞性冠状动脉病变患者的主要心血管事件和全因死亡率显著高于对照人群，研究者推测，CMVD可能是导致这些患者不良预后的重要原因。2014年发表的一项研究发现，在无冠心病病史和无正电子发射型计算机断层显像（positron emission computed tomography，PET）心肌灌注显像异常的405例男性和813例女性患者中，以PET测量的冠状动脉血流储备（coronary flow reserve，CFR）<2作为判定标准，CMVD的发生率男性为51%，女性为54%，且CFR<2是不良心血管事件的独立预测因素。另外，人们已认识到冠状动脉微循环功能受损是决定急性心肌梗死预后的独立危险因素。因此，CMVD的检出和治疗具有十分重要的临床意义。

二、微血管病变的病理生理学特点

冠状动脉循环的毛细血管之前，直径100μm以下的血管称微动脉（arteriole），直径为100～500μm的称前微动脉，500μm以上的为传导性动脉，三段血管的生理特性各不相同。微动脉和前微动脉的容量占冠状动脉系统的95%以上。冠状动脉循环的微循环部分是一个错综复杂的血管网络系统，由直径小于500μm的心脏血管构成，包括前小动脉、小动脉、微动脉及毛细血管等。冠状动脉微循环在心肌血流量的调控中发挥重要的作用，生理情况下，传导血管的阻力很小，血液流经传导血管压力下降可以忽略不计。前微动脉和微动脉阻力依次增大，压力下降依次增大。前微动脉随着流量和压力变化舒缩的能力最强，主要功能是控制到达微动脉的血流和血压。微动脉特征性功能为代谢产物依赖的血管舒张，以保证血流量与心肌的耗氧量相匹配，调节血流量和氧的交换，心肌细胞内营养物质和代谢产物的转运。

冠状动脉微血管病变是一个具有多种可能病因的通称，包括冠状动脉微血管的结构异常和功能异常。冠状动脉微血管结构异常可见于肥厚型心肌病和高血压病，表现为室壁间小动脉由于平滑肌细胞肥厚和胶原沉积所致的中膜肥厚，常伴有内膜增厚，从而导致小动脉管腔面积的轻度缩小。冠状动脉微血管的功能异常包括：①内皮细胞依赖性血管舒张异常：常见于糖尿病、肥胖、吸烟以及其他心血管疾病危险因素携带者，主要机制是一氧化氮（NO）的产生和释放异常；②内皮细胞非依赖性血管舒张异常：主要机制是血管活性物质通过刺激血管平滑肌细胞膜受体和细胞内信号通路而产生的血管舒张异常；③微血管缩窄：某些血管活性物质可导致微血管弥漫性缩窄和心肌缺血而对心外膜冠状动脉无影响；④微血管栓塞：冠状动脉微循环的血管内栓塞可由斑块碎片、微栓子或嗜中性粒细胞-血小板聚集物所产生；⑤血管外机制：可见于左心室舒张压明显升高的疾病如左心室肥厚、左心室纤维化等，以及可直接降低冠状动脉舒张压的疾病如主动脉瓣狭窄、冠状动脉重度狭窄、前小动脉缩窄、低血压等。

研究显示，许多已知或未知的心血管疾病患者存在不同程度的CMVD，无论是否伴有已知的疾病，CMVD均影响患者的预后。因此，客观准确评价冠脉微循环功能状态，对于临床精准诊断和治疗心肌缺血显得十分重要。

三、评价冠状动脉微血管功能的诊断技术

目前临床上用于评估冠状动脉微循环的手段较多，其中包括无创性的技术：负荷心电图、放射性核素显像技术（单光子发射断层扫描，SPECT）、磁共振成像技术（心脏磁共振，CMR）、心肌代谢物检测（正电子发射断层扫描，PET）、心肌对比剂超声心动图（经胸多普勒超声冠状动脉血流显像，TTDE）。创伤性的技术包括：选择性冠状动脉造影、温度稀释法、冠状动脉内多普勒血流导丝。但以上各种评估技术受检查技术手段本身及检查人员影响较大，不能精确评估冠状动脉微循环功能，同时这些指标反映的是心外膜血管及微循环共同作用的结果。任何部位的原因造成的血流缓慢均可表现为上述指标值降低。我们需要一个更精确，更稳定的指标，其只反映冠状动脉微循环功能状态，不受心外膜血管的影响。目前IMR可能是能满足上述条件的一个理想指标。

冠状动脉微血管阻力指数（index of microvascular resistance, IMR）作为一个更精确、更稳定的有创检测手段，能够精确反映冠状动脉微循环功能状态，不受心外膜血管的影响，有望成为诊断CMVD的理想检测技术。

四、冠状动脉微血管阻力指数的定义及参考界值

IMR于2003年首次被描述并定义为远端冠状动脉压力（Pd）除以最大充血状态下平均传导时间（hTmn）的倒数。根据Ohm's定律，微循环阻力等于微循环两侧压力阶差除以血流。在心肌最大充血状态下，微循环两侧的压力阶差为冠脉内压力与中心静脉压的差值，再将中心静脉压忽略不计，这一压力阶差即为冠状动脉内压力，用Pd表示；血流的测量基于热稀释曲线的原理，其参数平均传导时间（Tm）的倒数代表流量。因此，采用压力温度导丝，在药物诱发心肌最大充血状态下测得的Pd和Tm的乘积即被定义为IMR。IMR是目前较公认的定量评价冠状动脉微循环状态的有创指标。

现有研究证实，IMR检测值不受心率、血压和心肌收缩力等血流动力学变化的影响。当不存在心外膜冠状动脉狭窄和侧支循环情况下，IMR 等于Pd 与hTmn 的乘积。理论上讲，心外膜冠状动脉的狭窄不影响IMR。但是心外膜冠状动脉狭窄可引起侧支循环开放，并供应其下游微循环血流，使IMR测值增高，即高估微循环阻力导致假阳性。因此，在存在心外膜冠状动脉有意义病变和侧支循环时，通过球囊阻闭冠状动脉测量的心外膜血管远端压力（楔压）可校正IMR测值，此时需测定冠状动脉楔压（Pw，即球囊扩张阻断冠状动脉血流后病变远端的压力），Pw即反映了侧支循环的压力。将Pw引入计算公式：$IMR = Pd \times Tm \times [(Pd-Pw)/(Pa-Pw)]$（Pa：主动脉平均压）；有研究表明也可以不测Pw，直接用公式：$IMR = Pd \times Tm \times [(1.35 \times Pd/Pa) - 0.32]$。所以我们在临床应用过程中，如果不用球囊阻断血流测量Pw 的话，最好在放置完支架后再测量IMR，这样数值更准确。

IMR界值目前尚无统一标准，一般认为IMR<25提示微循环功能正常，而在STEMI患者中测得的IMR值多明显升高，研究报道的界值为32～40。在一项较大规模的关于冠心病的国际注册研究中，LEE等对1096例冠心病患者的1452条冠状动脉进行IMR测定，以第75百分位数为正常阈值，各主要冠状动脉的测定值分别为：前降支22.0，回旋支24.0，右冠状动脉28.0。由于本研究纳入的受试者为急性冠状动脉综合征患者和具有高血压、血脂异常、糖尿病等典型心脏危险因素的患者，测定IMR值较高提示患者存在微血管功能障碍。对比研究表明，IMR可特异性地评价狭窄病变远端的微血管功能，可准确预测急性心肌梗死再灌注治疗后的心肌组织灌注水平、心室重构及心功能的恢复。IMR可以很客观地评价STEMI等疾病状态下的微循环受损程度，也能反映尼可地尔等药物预处理后的微循环变化。另有一些研究显示IMR评价的微循环状态与疾病的预后相关。IMR代表冠状动脉微循环状态的能力得到多种传统检查的验证。IMR与磁共振成像技术检测的微循环阻塞（microvascular obstruction, MVO）有很好的相关性，STEMI患者的IMR值在有MVO阳性的患者中显著升高。IMR随心脏磁共振显示的心肌病理损害程度加重而升高，并与左心室舒张末期容积相关，是全因死亡和心力衰竭再住院的独立预测因素。

五、冠状动脉微血管阻力指数的标准测量技术

IMR的检测需要在最大充血状态下同时测定Pd和Tm，需要通过头端带有压力/温度感受器的指引导丝（St. Jude Medical, MN, USA）完成。导丝微型感受器位于距导丝头端3 cm 处，可以同时记录冠状动脉压力及精确到

0.02℃的温度变化。

IMR检测的操作流程包括：①选择6～7 F（不带侧孔）指引导管同轴进入冠状动脉口部；②校正连接指引导管的体外液压感受器的零点；③体外检测校正压力/温度导丝零点；④经指引导管送入检测通过后的压力/温度导丝，使其感受器位于冠状动脉口部，进行体内压力校正，使导丝（Pd）与指引导管测得的压力（Pa）相等，此时温度感受器感知的温度也为随后温度变化的参照；⑤送导丝进入靶血管内，使感受器距离冠状动脉开口至少7～9 cm以远，冠状动脉内给予硝酸甘油（100～200μg）避免冠状动脉痉挛；⑥将机器调至相应界面，经指引导管快速注入室温下的生理盐水4～5 ml，检测温度是否下降2℃以上，并可冲洗导管内温热的血液；⑦测定基线平均传导时间（bTm），按界面提示快速注入室温下的生理盐水4～5 ml，重复3次，若其中一次的Tm与其他两次测值相差超过30%，应再次复测，获得平均Tm；⑧经股静脉或肘正中静脉通过高速流量泵以140 μg/（kg·min）注入腺苷诱发微循环最大充血状态，以动脉收缩压下降15～20mmHg为提示；⑨在充血状态下再次快速注入室温下的生理盐水4～5ml检测温度感受器灵敏度和冲洗导管内血液，之后重复步骤；⑩获得充血状态下平均传导时间（hTm）；⑪回撤导丝再次使其感受器位于冠状动脉口部，若两条压力曲线压差<3～5mmHg，提示检测成功，否则重复上述过程；⑫通过公式计算IMR = Pd×hTm。测量过程中保持指引导管头端和导丝感受器位置不变，任一位置有误均应从头开始复测。

IMR检测中需要注意的事项包括：①宜选用6-7F指引导管，确保与冠状动脉同轴衔接，避免嵌顿或离开冠状动脉口部，不应使用带有侧孔的导管，保证生理盐水有效注入冠状动脉；<6F指引导管测定IMR的准确性尚未充分评估；②确保实现最大充血状态，必要时腺苷可增至180μg/（kg·d），注意药物禁忌证；③感受器距冠状动脉开口的距离会影响平均Tm，远端感受器距冠状动脉开口至少6cm，病变远端至少3cm；整个测量过程中，感受器的位置不能移动；④在测量基础和最大充血Tm前，必须把指引导管内的造影剂和温暖的液体冲出，室温生理盐水应快速注射。

六、冠状动脉微血管阻力指数的临床应用

1.IMR在临床应用中具有以下优势　①冠状动脉微血管功能的定量特异性指标；②不受心率、血压和心肌收缩力等血流动力学参数变化影响，测量重复性好；③测定侧支血流量时（IMRT），不受心外膜冠状动脉狭窄程度的影响；④所用压力导丝类似于标准PCI导丝，允许各种PCI器械操作。

2.IMR具有很好的临床应用前景

（1）STEMI：IMR被证明可以预测STEMI后的临床结果。STEMI患者成功PCI后即刻测定的IMR可以预测梗死面积、存活心肌、心肌挽救、近期和远期心功能及心室重塑和恶性事件（死亡、心力衰竭、脑卒中、靶血管血运重建）发生率。STEMI患者IMR基础值<32者，PCI术后测定IMR值明显增高，其主要原因与支架前球囊扩张或血栓抽吸等器械操作所致的微循环损伤相关，进一步验证血栓抽吸等装置不能维护微循环的完整性。

（2）在稳定型冠心病具有临界病变的患者中，约33%的患者IMR>25，IMR高的患者远期主要不良心脏事件增加；接受择期PCI的稳定型冠心病患者中围术期心肌梗死发生率高达41.3%，术前IMR≥27预测围术期心肌梗死的敏感度为80%，特异度为85%；而接受择期PCI的不稳定型心绞痛患者围术期心肌梗死的发生率同样高达38.6%，术后IMR是发生围术期心肌梗死的独立预测因素，术后IMR>31预测围术期心肌梗死的敏感性为86%，特异性为91%，发生围术期心肌梗死的概率增加27倍。

（3）心脏移植患者：研究显示接受心脏移植患者术后1年测定IMR≥20的患者，4.5年的无事件存活率显著降低（39% vs 69%）。

（4）择期PCI患者：IMR可指导冠状动脉微循环的干预，择期PCI术后进行IMR测定，直接支架置入患者较球囊预扩张后支架置入的患者IMR值更低；PCI后IMR测值在PCI前冠状动脉内注射依那普利或术前服用他汀（1个月）的患者中明显降低，并减少了围术期心肌梗死的发生。

七、展望

IMR是一项容易获得的反应冠状动脉微循环功能状态的可信指标，它具有测量方法简单、快捷，结果重复性及安全性好。测定IMR不但有利于STEMI患者的危险分层，预测稳定型冠心病患者PCI发生围术期心肌梗死的概率，辅助心脏X综合征的诊断，同时可以客观评价干预措施改善微循环的有效性，寻找针对高IMR的治疗措施，改善预后。IMR潜在的临床价值会在未来真正体现。

（吴永健　徐延路）

19. 冠心病患者制定运动处方的现代方法

最佳运动处方（ExRx）应考虑到个人健康状况，慢性疾病危险因素，改变行为的准备，个人的目标，运动偏好和一些常规考虑事项。个体化ExRx的目的包括：①增强一个或多个方面的体适能[例如，有氧耐力，肌肉力量和（或）耐力]；②通过改变慢性病的危险因素促进健康（如减少多余的身体脂肪，使血脂或血压正常化）；③确保运动过程中的安全[减少心血管并发症的发生（或）肌肉骨骼的损伤]。美国大学运动医学（ACSM）美国心血管协会肺康复（AACVPR）美国心脏协会都发表了冠心病（CAD）患者预防和康复指南，提供运动建议的医疗保健人员应该查看这些指南，本文的许多推荐都是以这些指南为基础。

一、心肺的"有氧"运动训练

心血管疾病预防与康复的基石是有氧运动。有氧运动对健康带来了许多好处。如表1所示，传统方法AE（有氧运动）的处方由以下成分组成：模式、强度、持续时间、频率和进展。

表1　有氧运动处方的要素

变量	推荐
模式	有氧：有节率、持续的运动
强度	55%/（65%～90%）的最大心率
	最大耗氧量或心率储备的40%/（50%～85%）
频率	每周3～5个回合
持续时间	持续或间歇有氧运动20～60min
进展	个体基于耐受性和适应度；维持计划应包括能量消耗阈值>1500kcal/周

（一）有氧运动训练模式

有氧运动包括多种需要使用大肌肉群，利用氧化-还原能量途径，持续且有节奏地进行的体力活动。传统上，如步行、慢跑、骑车、游泳、越野滑雪和有氧舞蹈是有氧运动的主要模式，此外，各种室内健身器材，如对于楼梯攀登者，直立和卧位腿部循环和椭圆训练器，以及自行车都是很合适并受欢迎。给患者选择运动模式最重要的考量是享受和舒适程度。如果患者不享受，或至少可以容忍，他们不太可能遵循这种运动模式并保持足够的时间。此外，运动模式的变化也是防止无聊以及过度使用造成伤害的重要手段。

（二）有氧运动训练强度

基于患者运动产生并发症的风险（低中等或高），对一级和二级预防患者定义合适的运动处方的指南是各不相同。一般情况下，适用于大多数患者的运动强度处方，对于有CAD病史的人来说，其运动训练的风险更大。对分级运动（如正常的压力试验）有正常心电图（ECG）和血流动力学反应的患者，有氧训练强度应基于最大心率储备（MHRR）或最大耗氧量的百分比，ACSM指南建议最小强度阈值在患者最大心率或最大耗氧量的40%～50%，上限强度范围约85%。一旦相对强度被定义，目标摄氧量和（或）心率（HR）范围可以计算出来。然而，对于那些有运动诱发的症状或体征（如心绞痛、心电图的ST段改变、低血压、心律失常）的CAD患者，有氧运动强度需要设定在低于异常响应，以便在有氧运动中保证安全，对于表2中异常症状及体征的患者的运动强度的上限在设定时不考虑最大心率储备（MHRR）或最大摄氧量。在这种情况下（有表2中的任何症状或体征），有氧训练强度应设置在运动心率低于至少10BPM以下。此外，应仔细监测患者的症状、心率、血压和心电图，确保运动强度保持在安全水平。另一种测定AE强度的方法涉及从"基于范围"的方法改变到"基于阈值的"方法，这是基于在递增运动测试中得到的数据。

表2　设定运动强度上限的体征和症状

- 心绞痛发作或其他心血管功能不全症状
- SBP平稳或下降，SBP>240 mm Hg或DBP>110 mm Hg
- ST水平或下斜型压低1 mm
- 放射性核素证据显示左心室功能不全或在运动过程中出现中重度室壁运动异常
- 室性心律失常频率增加
- 其他严重的心电图紊乱（例如，二度或三度房室传导阻滞、心房颤动、室上性心动过速，复杂心室异位）
- 其他体征、症状或不耐运动

大多数用于控制血压和心律失常的药物不影响运动耐力，对心率和心肌收缩性的影响也很小。然而，β受体阻滞药和一些钙通道阻滞剂（地尔硫䓬和维拉帕米）可能会减少休息和运动时的心率。因此，计算HR范围来指导AE运动强度应基于运动试验获得的数据，而患者要采取标准的药物治疗方案。如果患者在运动试验之前不服用他（她）的药物（通常做"诊断性压力试验"）或何时药物剂量变化，一种选择是进行亚极量运动"评估"（在自行车或平板上），即患者在其峰值摄氧量的约40%和80%强度上训练几分钟，在这个强度下HR应该为合适的有氧运动强度。

除了心率和摄氧量的客观测量，自我感觉用力（RPE）可作为一种指导CAD患者AE运动强度的辅助指标。15分（6～20）RPE评分量表范围中，11～13为早期运动训练推荐，12～15为后续更高的训练强度推荐。使用RPE监测训练强度，如上述所讲的，是基于RPE数值等于相对的强度的设想（%MHRR或VO₂R），然而，在给定的患者，特定的RPE值不总是与相应的强度匹配，尤其是尝试将RPE从运动试验转换到训练环境中使用，有效的使用RPE指导预防和康复的有氧运动方案时，有以下的建议：

①应描述RPE值，提供对休息和最大数（6～20）的解释，使描述匹配到每个数字上。

②谨慎评估，避免受到其他患者在同一地区评级的影响。

③一旦患者在运动中达到稳定状态，使用RPE量表评估他（她）的值。如果在几次回合的运动之后，在相同的强度下，患者报告一个一致的RPE，则这个RPE可以结合生理标志物使用，用于监测患者的训练强度。

④如果患者在足够的适应之后RPE在相同的强度日复一日有很大差异，则RPE不是这个患者合适的监测运动强度的手段。

（三）无运动"压力"测试数据的有氧运动处方训练强度

用MHRR和摄氧量来制定AE强度要求获得从"压力"测试下得来的数据，最好是一个"最大"或"体征和（或）症状受限"的终点。然而，一项调查结果表明大多数冠心病患者在心脏二期康复之前没有进行运动压力测试。因此，代替"客观"运动试验数据，如HR和VO₂，ExRx必须通过其他不太客观的方法生成。用年龄预测最大HR范围的公式（220-年龄）不宜用于CAD患者，尤其是那些使用β受体阻滞药患者。但是，有几个在无运动测试数据下制定处方的"循证"的选择，包括使

用RPE（如之前所描述的），休息HR加任意值[一般对心肌梗死患者或冠状动脉旁路移植术后（CABG）后服用β受体阻滞药的患者为20BPM]或对非β受体阻滞药患者30BPM）或来自"谈话试验"的数据来评估二级预防有氧运动强度。"谈话试验"反映的最高水平运动是在运动同时仍能保持正常会话，接近于通气阈。另一种方法是执行亚极量运动评估，第一次门诊训练进行一次6min步行试验，用从这些测试的HR和MET作为早期训练的目标强度。

Joo et al评估了使用RPE和休息HR＋20BPM的有氧运动强度进行冠心病患者门诊心脏康复计划的效果。在2次指导下的训练后，患者佩戴便携式的动态氧摄取分析仪在连续轨道步行10min，分别用2种不同的训练强度（随机排列）：RPE水平为11～13或休息HR＋20BPM（非β受体阻滞药的患者为30）。我们证明了进行基于RPE和休息HR＋20/30BPM的AE运动训练，心脏康复参加者的平均最大摄氧量分别为42%和71%，如图1。

两种方法的平均运动强度都是在适当的水平（图1），使用HR＋20/30 BPM的患者经常在低强度下（≤40%的VO₂R）锻炼。而用RPE 11～12的患者，通常在显著更高的水平运动（≥90% VO₂R）。这些发现暗示用RPE和休息HR＋20/30BPM开出AE运动处方的方式有相当数量的学科间变异性（图1）。在引导AE运动强度时应谨慎使用这些方法。Brawner等证明了静息心率＋20BPM的方式计算的AE运动强度对于使用了β受体阻滞药和非β受体阻滞药的冠心病患者对应相对较低的最大心率储备，分别为45%和31%。药理学"压力"试验通常在不能充分运动的冠心病患者中进行（由于神经、血管或骨科），可能影响测试的精确度。药理学压力试验涉及药物输注，增加心肌需求（多巴酚丁胺）或通过冠状动脉舒张减少心肌供应（双嘧达莫、腺苷或血管扩张药）伴随超声心动图或心肌灌注成像来诱导心肌缺血。虽然这些药理学测试

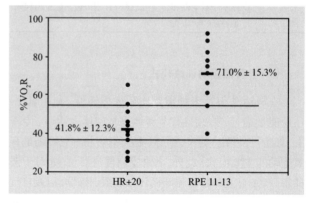

图1　HR＋20或RPE 11～13时，心脏康复参与者的平均和个体VO₂R百分比

成像方法相对心电图压力测试来说可以增加心肌缺血的敏感度和特异度，但是他们没有提供功能容量评估，以及运动进行中的血流动力学反应，或缺血阈值的提示。因此，来自这些测试的数据对确定AE的强度的价值不大。因此，如果药理学压力试验的缺血性异常和症状是阴性，在压力测试期间获得的最高HR可以用来指导AE强度。对于"药理学压力测试"阳性的患者，从测试中得到的数据将难以用来制定ExRx，因为它不可能确定缺血性异常开始发生的水平。因此，对于药理学压力测试"阳性的患者，使用其他免费的方法［如体征和（或）症状和（或）RPE］指导AE锻炼强度是必要的。这类患者应仔细监测，预防AE运动过程中的不良反应事件。

一个研究比较229例MI后和CABG后的康复结局，参与者初期进行了症状受限的运动试验，而271对照的患者没有做运动试验。所有参与者接受为期12周的以运动为基础的心脏康复计划（前3～6周心电遥测监护）。没有初期的运动试验的小组从运动水平2～3MET开始，之后用HR和自我感觉。经过超过12周的训练，两组表现出相似的生理学改变，在每一组中都没有并发症发生。这项研究表明，管理稳定的CAD患者，甚至没有初期运动试验数据，如果合适的监测体征和（或）症状，并对AE强度给出指导意见，仍能安全有效地参与运动康复。

（四）高强度间歇训练

高强度间歇训练（HIIT），定义为短时间的重复回合（10s到5min）高强度有氧运动被短暂的低强度有氧运动或休息分离，已经在冠心病与心力衰竭人群受到欢迎。最常见方法包括10min热身之后为4×4min间歇在85%～95%峰值HR（或RPE15～18）训练，恢复期为3min小于70%峰值心率（RPE<13）的运动。HIIT方法已被证明比传统的连续、中等强度有氧训练会导致更大的心血管效应，然而没有得到足够的研究使它广泛应用。进一步的研究需要充分评估它的可行性、长期效果及安全性。在这一点上，应该只鼓励稳定的且在医疗监护下的冠心病患者采用HIIT方法。

（五）有氧运动持续时间

对CAD患者推荐的AE持续时间类似于健康的参与者。虽然20～60min的持续AE是对大多数CAD患者的标准推荐，最近的指南建议短时运动的积累（3次10min回合）相当于单一的、持续的运动。这两个方法增加能量消耗并可能会改善功能容量且具有其他生理效益。然而，需要更多的研究直接比较2种训练模式（持续和间歇

性的）。最后，运动专业人士必须认识到AE强度和持续时间一般为逆相关的；因此，标准推荐是患者开始轻至中度AE强度（即MHRR或VO₂R的40%～60%）并增加持续时间直到达到预期的水平（30～40min），之后再增加强度。

（六）有氧运动训练频率

AE频率推荐，一级预防：每周计划3～5d，对冠心病患者的二级预防也是合适的。大多数运动训练项目在每周提供2～3次监护下的训练，还应该鼓励患者主动训练——在处方限制的最多的天数。给定患者的合适的AE频率取决于个人的目标。大多数CAD患者每周2～3次AE可以实现功能容量的改进（增加最大摄氧量；减少给定负荷下的心率，减轻症状），这部分提供的强度和持续时间是足够的。然而，需要干预危险因素的患者（即减少肥胖或高血压，使血脂正常化、改善葡萄糖耐量等）可能会受益于更大的AE频率。增加每周运动的次数（4～5次）将帮助他们随着时间的推移修正这些危险因素；然而，医疗保健人员应该认识到AE频率和骨伤的风险之间有直接的关系。因此，患者必须得到指导，缓慢增加AE频率及时间。注意过度损伤的症状和体征。交替AE模式（如骑自行车、步行、游泳）有助于降低过度使用伤害的风险，减少厌烦情绪。

（七）有氧运动的进展

如上所述，一般CAD患者在增加强度之前先增加AE持续时间和（或）频率。更具体地说，患者在增加强度之前应该要达到20～30min的AE训练时间。因为许多CAD患者是在功能容量显著降低的情况下开始AE训练，由于疾病、不活动和（或）药物等，与健康人相比，他们的进展速度可能会放缓。事实上，由于极低功能或症状限制（心绞痛，跛行，呼吸困难），一些CAD患者早期可能需要AE为间歇性的。此时目标是逐步进展到持续15～20min的AE目标强度。然而，患者的症状限制需要更保守的进展率，也许永远达不到期望的持续时间。

（八）基于能量消耗的有氧运动处方

越来越多的证据表明特定的健康结果，包括心血管疾病的发病率和死亡率，与体力活动的"量"直接相关，最准确的是每周定量的千卡能量，每周能量消耗超过1000kacl，在修正肥胖相关危险因素（高血压、糖代谢异常）方面更有效，也可能有助于延缓冠状动脉疾病的进展。Hambrecht和同事评价了62例冠心病患者术前及术后1年生活方式干预，分析闲暇时间的体力活动与冠状

动脉进展的关系。结果表明：体力活动量与CAD的发展成反比。据报道，每周>2200kcal活动量的患者更容易出现CAD病变逆转。这种能量消耗相当于每周5~6h的体力活动。每周<1000kcal的患者更可能使CAD进展。中间组患者-平均每周1500kcal的患者，CAD没有进展（但也没有逆转）。应该指出的是，研究中的体力活动估计来源于患者对活动习惯的自我报告。因此，这些自我报告的估计可能存在不准确性（如每周消耗的精确热量数）。在确定体力活动的"量"与冠状动脉逆转（如果有的话）之间的关系前，需要对这个问题进行更多的研究。尽管如此，Hambrecht等的研究结果表明，约每周≥1500kcal的阈值可以减缓心脏病患者的疾病进展。因此，医疗保健人员应该鼓励CAD患者达到和（或）超过这些热量阈值。不幸的是，一些研究表明，传统的心脏康复训练课程通常每个回合<300kcal。因此，每周参加3次运动，没有任何额外的生活中的体力活动，每周仅消耗1000kcal。这种能量消耗水平，可能会使CAD进展。增加AE（有氧运动）的频率和（或）持续时间以及促进更多的"生活中的体力活动"将是增加总能量消耗的最有效方式。低中等强度的生活中的体力活动导致能量消耗约为5kcal/min，而中高强度的能量消耗约为7kcal/min。因此，为了达到每周1500kcal的目标"量"，典型的CAD患者需要每周进行约300min的低强度体力活动。

（九）有氧运动训练在体重管理中的角色

冠状动脉疾病患者肯定不会对"肥胖流行病"免疫，并且进入心脏康复计划中>80%的患者超重，>40%属于肥胖。越来越多的证据表明持续减重和预防体重增加需要AE和（或）体力活动量远远超过150min/周。超重和肥胖个体将受益于>300min/周的AE（如≥60min/d，5~6次/周）或≥2000kcal/周的运动量。对于某些人来说，为了促进和（或）维持体重的减轻，可能需要进行60~90min/d的体力活动。如前所述，每周仅进行3次AE训练不可能消耗足够的能量来达到这些目标水平。因此，如果要实现这些目标水平，则必须在传统ExRx之外额外进行AE和（或）生活中的体力活动。目前的研究表明，只要累积的总量达到前面描述的水平，只需10min并且一天分散的AE的累积可以是减肥的有效策略。因此，除了结构化的运动训练之外，还应该鼓励超重和（或）肥胖患者的生活方式中增加体力活动，其总体目标是构建体育活动"金字塔"。

医疗保健人员必须制订适当的减肥目标，并向患者传达3~6个月体重减轻5%~10%被认为是成功的并且可能产生显著的健康益处。Ades及其同事证明，在超重CAD患者中，高热量消耗的AE（每周3000~3500kcal与运动相关的能量消耗）与标准心脏康复AE计划（每周≤800kcal）相比，在5个月和12个月时导致体重减轻两倍以及更好地控制心脏代谢危险因子。

此外，一些研究使用体育活动监测器，如计步器和（或）加速计，帮助个人实现更高的体力活动并成功减肥。我们最近证明，累积6500~8500步/天似乎是CAD患者的适当目标体力活动水平，因为这些水平每周为1500~2200kcal的能量消耗。如前所述，这些水平的身体活动似乎是CAD稳定性和（或）进展以及CAD患者减轻体重所必需的。

二、抗阻运动训练

20世纪70年代初期，CAD患者的预防和康复锻炼计划主要集中在安全有效的AE（有氧运动）计划。尽管最初担心可能对心肌功能产生负面影响，但抗阻（RE）训练已被证明在CAD患者一级和二级预防中提供重要益处。虽然RE处方的基本原则适用于大多数稳定的CAD患者，若有发生并发症的潜在风险应指导谁参与（即患者资格）和何时（心脏事件后的时间过程），以及具体的规定性指南。

大多数CAD患者可以安全地参与RE计划，只要他们接受适当上肢负重的方法并使用适合其能力的负荷（例如，40%~50%的1 RM）。此外，应指导CAD患者避免握得太紧或紧绷的过度的等长收缩，因为这可能导致血压急剧增加。一个全面的RE计划应包括1~2组10~15次练习，适用于大肌肉群，训练频率为每周2~3次。是否启动RE计划应由医疗保健人员与心脏病专家和（或）外科医生协商确定。然而，对于具有以下临床状况的CAD患者，RE通常是禁忌的：不稳定的心绞痛、未控制的心律失常、左心室流出道梗阻、症状性心力衰竭、严重的瓣膜病。

未控制的高血压（即收缩压≥160mmHg；舒张压≥105mmHg）。

除了这些临床条件外，还建议CAD患者在开始RE方案之前应具有正常或最低程度的左心室功能（EF>35%）和≥5METs的功能。相反，在心脏事件之后（即在2周内），可以很快开始关节活动度（ROM）训练，结合非常低强度的使用弹性带，上肢负重等的RE训练。这些低强度RE活动可以很早开始并且是对于大多数CAD患者，ACSM和AACVPR指南推荐以下的情况可以开始传统RE计划（定义为举重>50%的1RM）：

（1）MI后和手术后患者应在事件/手术后至少推迟传统RE治疗5周。

（2）PCI术后（经皮冠状动脉介入治疗＝血管成形术，支架）患者应在血运重建术后至少推迟2～3周的传统RE。

（3）建议CAD患者在开始传统RE之前完成监护下的CR耐力训练的最短时间（即PCI术后2周和MI后和手术4周）。

三、心肌缺血和（或）心肌梗死

尽管ExRx的模式，持续时间和频率与其他CAD患者的建议类似，但在出现体征或症状时，确定缺血性或MI后患者的适当运动强度可能很困难。无论症状是否存在，心肌缺血都是致心律失常的（即无症状性缺血）；因此，运动目标HR应设定为低于缺血性心电图改变或心绞痛阈值≥10bpm以下。以下是心肌缺血患者运动处方的建议。

1.应指导心绞痛患者在运动，体力活动或日常生活动中识别症状并避免高于2级（1～4心绞痛量级）。

2.停止运动和（或）3片含服舌下硝酸甘油（每5分钟一次）不能缓解心绞痛症状需要紧急处理。

3.运动可能不适合心绞痛，体力水平较差或缺血阈值极低的患者。然而，非常低水平的非负重运动可能适合改善功能。

4.运动应该从延长的热身和冷却开始（10～20min），这可能会减少心绞痛的发作。延长热身的目标是在进行更剧烈的运动之前将HR增加10～15 bpm。

5.上肢有氧或抗阻运动可引起早发性心绞痛，在开始RE程序时应谨慎使用。还需要告知患者，在寒冷天气中的任何身体活动也可能加剧缺血症状。

四、基于手术和（或）导管的血运重建术

每年有超过100万美国人接受PCI或CABG血运重建手术。进入心脏康复计划的大多数参与者将接受一种或多种干预措施。虽然本文中描述的"传统"ExRx通常适用于术后和（或）PCI患者，以下是对这些患者的一些具体修改。

1.CABG术后胸腔常有明显的软组织和骨创伤，因此应在术后早期进行ROM运动。ROM应该在没有拉动伤口或轻微疼痛的情况下进行。

2.经历胸骨松动或伤口并发症的CABG患者在完全愈合前不应进行上肢运动或RE（抗阻运动）。如前所述，CABG患者在开始传统RE之前应进行3～4周的AE（有氧运动）运动。

3.在2周AE后无症状PCI患者可以开始RE。

4.步行是一种强烈推荐和有益的锻炼方式，可在

CABG或PCI手术后几天内开始。

五、置入式起搏器和（或）除颤器

接受置入式起搏器和（或）除颤器的患者数量继续增加，设备的复杂性也随之增加。医疗保健人员应考虑最新的循证的文章，对这些设备及其对运动的潜在影响有深入了解。以下是对这些患者的具体建议和（或）注意事项介绍。

1.必须知道设备的放电阈值，以便运动时的HR水平可以安全地保持在该值以下（-10～20 bpm），以防止不适当的冲击。

2.RPE应与HR一起使用以调节运动强度。

3.应首先限制上身和（或）肩部运动以防止导线脱落，并且在置入后4～6周不应进行传统的RT。

六、糖尿病（1型和2型）

糖尿病导致许多病理性并发症，其由长期升高的血糖和（或）胰岛素浓度引起。具体而言，患糖尿病的个体可能会出现视网膜病，肾病，终末期肾病和神经病变相关并发症，这些疾病有可能影响ExRx。虽然ADA和ACSM对糖尿病患者的ExRx进行了全面概述，以下列出了这些组织为糖尿病患者开具运动的建议总结：

1.除传统的HR／BP监测外，建议在运动计划的最初几周内进行血糖前后监测，直至确定血糖控制稳定。

2.目标是避免运动后低血糖；因此，运动前血糖水平应在100mg/dl以上。开始运动前低血糖患者应该增加20～30g糖类。

3.如果血糖水平为≥300mg/dl，患者不应该运动（或≥250mg/dl存在尿酮）。

4.1型糖尿病患者个人的主要目标是发展持续的运动、糖类摄入与胰岛素"模式"。

5.在运动过程中，自主神经病变可能导致变时性功能不全和（或）血压降低。糖尿病患者也可能有体温调节和脱水困难。应避免极端热和（或）冷环境中运动。

6.当视网膜病变等禁忌证不存在时，2型糖尿病患者将受益于参与RE。重点必须放在好的技术指导上避免用力呼吸，防止由Valsalva动作引起的过度的BP反应。

7.糖尿病伴周围神经病变可能需要避免负重活动并定期检查足。伴自主神经病变的患者在极冷和（或）热环境中运动时应谨慎。

七、高血压病

ACSM已经出版高血压个体运动训练的推荐及其运

动试验和处方指南。高血压患者应筛查运动禁忌证,静息血压>180/110mmHg的患者在开始运动训练之前更应该去看医师控制血压而不是开始运动训练。下面是ACSM关于高血压患者运动处方建议的总结:

1.运动计划的初始阶段持续监测运动前后的血压是重要的,高血压患者应该积极进行运动后的冷却期避免运动后低血压风险。

2.在较低强度下进行(40%~60%的VO_2R)的有氧运动已被证明能有效地降低高血压患者的血压。低强度训练也可以促进超重或肥胖患者增加运动时间和总的能量消耗。

3.如果静息血压>200/110mm Hg的话,不要运动。运动时,BP应保持在220/105 mm Hg以下。

4.高血压患者在所有抗阻训练中要避免上肢紧握的等长收缩运动来避免不成比例收缩压的增加。适当的呼吸技巧,应该鼓励在RE期间避免Valsalva动作以及合适的呼吸技巧。

八、总结

本文介绍了CAD患者进行AE和RE的ExRx的程序及原则。同时运动试验的客观数据是开ExRx的首选,通常医疗保健人员将不得不依靠更多的"主观"或自我描述的技术。因此,冠心病患者有氧和抗阻的运动处方常是"一门艺术而不是一门科学"。本文还描述了更现代的观点,关于体力活动的适当的"量",不管能量消耗来自结构化的"训练"或与生活方式的体力活动都能促进CAD稳定和(或)扭转和冠心病患者的体重管理。最后,还有对CAD患者中比较常见的亚组人群的标准ExRx的具体考量。尽管有潜在的不良事件,有相当可观的证据建议合适的处方和监护下的运动治疗不仅安全,而且高度有益于CAD患者。鼓励医疗保健人员在冠心病患者的预防和(或)康复程序中将这些ExRx原则应用到一个安全有效的环境中。

(郭 兰 张生清)

20. 定量血流分数（QFR）：基于3D-QCA的"FFR"

冠心病的诊断和治疗在过去的数十年间取得了长足的进步，但是中度冠状动脉狭窄的功能学评估仍然是一个棘手的临床问题。传统冠状动脉造影的主要局限性在于它是三维对象的二维展示结果，而目前针对中度冠状动脉狭窄病变，其局部动脉粥样硬化严重程度主要与粥样斑块的形态、位置、狭窄长度及血管舒张功能有关。遗憾的是，这些指标无法通过术者的主观判读进行评估。在实际的临床操作过程中，冠状动脉造影结果和功能学评估结果之间往往有所不一致。

冠状动脉狭窄是否具有血流动力学意义、冠状动脉的狭窄是否会导致其灌注心肌的缺血，是决定冠心病患者是否需要进一步行血运重建的主要依据。近年来，以血流储备分数FFR（fractional flow reserve）为代表的功能学诊断技术替代了单纯冠状动脉造影的形态学工具成为是否行血运重建的重要依据。但是FFR检查也存在局限性：①压力导丝操控性较差，操作体验不佳；②需要使用血管扩张药诱导冠状动脉达最大充血状态，患者不适常见，偶见严重并发症；③耗材费用较高、操作时间长。

新近的研究提出一些有关冠状动脉病变功能学评价的新方法：瞬时无波形期跨病变压力比值（instantaneous wave-free ratio, iFR）、基于冠状动脉计算机断层扫描血管造影（computed tomography angiography, CTA）的FFR检测（coronary CTA-derived FFR, FFR$_{CT}$）及能够在导管室直接应用的基于冠状动脉造影的定量血流分数（quantitative flow ratio, QFR）。iFR是在微循环阻力最小且稳定的心室舒张期的瞬时无波形期，应用压力导丝检测跨冠状动脉狭窄病变压力阶差，获得跨病变压力比值（Pd/Pa）来评估冠状动脉狭窄病变功能学意义，测量方法与FFR类似，但iFR不需使用血管扩张药，并应用特殊的波型幅度计算法（Wave Intensity Analysis）计算跨冠状动脉狭窄病变压力比值。RESOLVE研究结果显示，iFR指导是否学运重建治疗的准确率达80.4%，与FFR的相关系数为0.81。Fede等研究结果显示，以iFR 0.89为临界值诊断引起心肌缺血的狭窄病变的敏感度和特异度分别为100%和87%，阳性预测值和阴性预测值分别为78%和100%，并推荐联合应用iFR和FFR评估冠状动脉狭窄病变的功能学意义；FFR$_{CT}$是基于静息状态心室舒张期冠状动脉CTA图像的无创冠状动脉狭窄病变功能学评估方法，相比于FFR技术，无须额外用药。已有临床研究结果证实，应用FFR$_{CT}$判断单支冠状动脉狭窄病变是否引起心肌缺血的准确率较高，当FFR$_{CT}$界限值定为0.8时，其诊断冠状动脉狭窄病变引起心肌缺血的敏感度和特异度分别为67%和91%，而当FFRCT界限值定为0.75时，其诊断心肌缺血阳性率达92%。而FFR$_{CT}$也存在局限性：①基于冠状动脉CTA的无创功能学评估方法是根据CTA图像重建冠状动脉模型，尚不能完全模拟真实的、有弹性的冠状动脉完全充血状态；②目前基于冠状动脉CTA的无创功能学评估方法的研究对象大多是可疑或稳定的冠心病患者，尚未证实其在急性冠状动脉综合征、既往有心肌梗死、PCI或冠状动脉旁路移植术史及合并心肌肥厚的冠心病患者中的诊断效能；③尚缺乏大规模多中心临床研究验证FFRCT指导冠心病行PCI的有效性与安全性。本文将在下文详细介绍另一种与FFR相近的方法：定量血流分数QFR（quantitative flow ratio）。

定量血流分数QFR是一种基于造影的评估冠状动脉狭窄功能学意义的新方法，可对介入手术中出现的冠状动脉血流动力学异常进行实时检测，患者仅需接受常规冠状动脉造影，通过冠状动脉造影血管三维重建与血流动力学分析，便可以辨别功能学上的显著狭窄和非显著狭窄，其诊断精度与传统的冠状动脉造影相比有显著提高，同时相对于FFR及iFR，因其不使用压力导丝，减少了侵入性损伤的发生率及手术费用。

与FFR的测量原理类似，QFR计算的是当前冠状动脉能为下游心肌提供的最大血流量（Q_{max}^S）与假设冠状动脉完全健康时能提供的最大血流量（Q_{max}^N）之比。由于用腺苷或三磷酸腺苷（ATP）等药物扩张冠状动脉微循环达到心肌最大充血状态时，冠状动脉微循环阻力达到最小极限值，且心肌血流量与灌注压具有线性关系，因此可用冠状动脉远端压力（P_d）与冠状动脉开口压力（P_a）的比值近似代表血流量的比值。

$$QFR = \frac{Q_{max}^S}{Q_{max}^N} \approx \frac{P_d}{P_a} = \frac{P_a - \Delta P}{P_a} \qquad \text{（公式1-1）}$$

QFR通过计算冠状动脉造影过程中造影剂的充盈

速度转换得到模拟最大充血血流，结合血管壁的形态变化计算冠状动脉病变血管段压力下降的数值（$\triangle P$），进而得到血管远端压力和近端压力的比值，即QFR数值（公式1-1）。当血流经过狭窄血管段时与管壁的摩擦增大，在流经狭窄之后的扩张段时会产生异常，两者均可导致能量损失，使得血管近端与远端的压差增加，远端压力下降，导致QFR数值下降。弥漫性病变和偏心性狭窄等因素都会增加压差，进一步降低QFR数值。

QFR结合了3D重建技术，基于两个体位下的冠状动脉造影图像，对比血流速度来计算血流储备分数，而不需要用到FFR检测时需要的压力导丝，这项技术囊括了冠状动脉造影形态学和功能学两大层面。近几年有几项研究奠定了这项技术的基础，首先是DISCOVER-FLOW研究和VIRTU-1研究. 在DISCOVER-FLOW研究中，流体动态（CFD）技术已应用于CCTA系统进行FFR的检测，并通过在CCTA系统中添加FFR检测功能，证明这一创新可以改变临床决策，结果提示与FFR这一侵入性检查具有相似的准确性。VIRTU-1研究则表明，通过特定的计算机模型，在转换冠脉造影体位时可以准确预测心肌梗死的靶血管。Virtual FFR的结果和传统FFR测量值高度吻合。接下来Tu等学者则创造性地提出了FFR-QCA的方法，即第一代QFR方法，这一方法使用了3D-QCA技术和冠状动脉充血时的平均体积流速值，是一种可以量化中度狭窄的冠状动脉病变潜在血流储备不足的快速计算模型，在该研究中，共分析了对照组的68名患者的77条靶血管，同时试验组分析了20名患者共计22条靶血管，他们发现试验组（FFR-QCA）诊断功能性狭窄的准确率最高［常用截点FFR≤0.80，曲线下面积0.93（95%CI 0.86～0.99），高于其他组］。FFR-QCA技术使得冠状动脉造影的诊断效率提高到88%，敏感度为78%，特异度为93%，阳性预测率为82%，阴性预测率为91%。FFR-QCA技术可能比FFR$_{CT}$更加准确，因为在评估末梢冠状动脉循环方面，冠状动脉造影的图像分辨率更高于冠状动脉CT。此外，FFR$_{CT}$的结果判读受钙化病变及心肌病的影响。总的来说FFR$_{CT}$适用于低中度风险患者的早期筛查，它主要用于避免进一步不必要的侵入性检查，而FFR-QCA在评估中度狭窄冠状动脉病变方面似乎是更安全、更节省成本的手段。

基于以上的基础，一项多中心前瞻性研究FAVOR诞生，第二代基于造影图像的FFR检测方法被定义为"定量血流分数"，即QFR。FAVOR研究的目的在于通过计算QFR的离线指数，明确最适宜的QFR操作方式。其中用到的是可以在线和离线计算的QFR软件包（QAngio XA 3D, Medis Medical Imaging系统）。首先，对于QFR的计算，需要获取两个不同的冠状动脉造影体位，至少相差25°并进行3D重建（图1）。这种基于3D重建模型的理念对于QFR的评估至关重要。Tu等证明了与IVUS和OCT相比（分别为$r=0.8$和0.89），在假设血液开始流动到穿过狭窄后，可以根据流体动力学原理，沿选定的流量容器建立一个参考尺寸，并将其应用于3D-QCA技术。有了这个技术，不再需要重建侧支血管。在两个体位的冠状动脉造影视图中计算帧速率，获得患者特异性的充血流速并进行最后的QFR计算。有3种充血流速计算模型：固定血流模型QFR（fQFR）、造影剂血流模型QFR（cQFR）、诱导充血血流模型QFR（aQFR）。以上3种模型的计算结果与传统的FFR值进行比较分别可得出以下效能：fQFR［$r=0.69$（$P<0.001$）］、cQFR［$r=0.77$（$P<0.001$）］和aQFR［$r=0.72$（$P<0.001$）］。以上三种模型计算出的FFR预测值均优于传统FFR，特别是对于cQFR和aQFR模型（86%和87%）。cQFR提升了冠状动脉造影的诊断能力，敏感度为74%，特异度为91%，阳性预测值为80%，阴性预测值为88%。cQFR的计算过程没有用到药物诱导下的冠状动脉充血过程，因此，无法大幅度改善其对于FFR的估计，但提供了更低成本、更加经济的技术手段。

另一个小样本研究也证实了QFR这种新兴技术未来快速发展的趋势。中国的FAVOR Ⅱ研究是首个充分验证QFR诊断准确性的大型研究，评估在血流动力学显著狭窄病变中QFR与FFR的诊断一致性，主要终点设为QFR诊断精度达到预设值，主要次要终点设为QFR和QCA的敏感度与特异度。共有5个中心、308名患者进行登记入组。研究结果显示，研究的结果显示，QFR在血管水平与患者水平的诊断一致性分别为92.7%（95%CI: 89.3%～95.3%）和92.4%（95%CI: 88.9%～95.1%），均显著高于预设目标值75%（$P<0.001$）。在识别具有血流动力学意义的冠状动脉狭窄时，QFR的敏感度和特异度均高于QCA：敏感度94.6% vs 62.5%，$P<0.001$；特异度91.7% vs 58.1%，$P<0.001$。

同期欧洲和日本的研究表明，相比传统的FFR检测，QFR技术在评估血管功能储备能力方面具有更高的灵敏度，共纳入了11家中心的329名患者，分析了其中274名患者的数据，QFR检测结果的敏感度和特异度均为88%。除了上述以外，QFR检测所需时间短这一优势也不应被忽略，Jelmer Westra的研究表明，QFR和FFR之间存在明显的时间差异：QFR 4.8min（IQR 3.5～6.0），FFR 7.0min（IQR 5.0～10.0）（$P<0.001$）。此后的WIFI Ⅱ研究也评估了QFR的可行性和有效性，这是Dan-NICAD

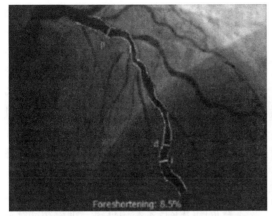

A.左侧血管造影2D图像   B.右侧血管造影2D图像

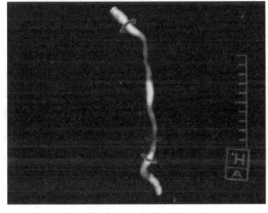

C.3D冠脉重建：左前斜4°，头位59°   D.血管径面图

图1　基于两个相差25°的2D冠脉造影视图的三维重建左前降支（LAD）

研究的一项子研究，分析了362名CAD待排的患者，其中191名患者接受传统FFR检测，240名患者接受QFR检测。中位数QFR为0.84（IQR，0.77～0.89），相关性$r=0.70$（$P<0.0001$），与传统FFR的平均差异为0.01±0.08（$P=$ 0.08）。QFR检测结果的总体准确率为83%，其中66例真阳性，132例真阴性，20例误报，22例假阴性，总体效能优于传统FFR（表1）。

QFR技术的有效性、安全性、经济性已在多种疾病

表1　12个临床研究证明QFR诊断准确度

	中心	患者/血管	参考标准	准确度	敏感度	特异度	AUC
FAVOR Ⅱ China	中国多中心	308/332	FFR	92.7%	94.6%	91.7%	0.96
FAVOR Ⅱ E/J	国际多中心	272/317	FFR	87%	87%	87%	0.92
FAVOR Pilot	国际多中心	73/84	FFR	86%	74%	91%	0.92
WIFI Ⅱ	国际多中心	172/255	FFR	83%	77%	86%	0.86
Mejía-Rentería	国际多中心	300/248	FFR	88%	89%	87%	0.93
Yazaki, K	单中心	142/151	FFR	88.7%	88.7%	89.1%	0.93
Smit, J.M	单中心	85/255	SPECT	90%			
Spitaleri, G	单中心	45/49	FFR	94%	88%	97%	0.96
Emori, H	单中心	75/75	FFR	87%	94%	62%	0.93
Kołtowski	单中心	306/268	FFR	85.4%	83.8%	86.6%	0.93
Emori	单中心	100/100	FFR	94%	97%	87%	
Stähli	单中心	516/436	FFR	93.4%	75%	97.8%	0.98

背景中得到了验证。Emori等利用QFR技术评估了陈旧性心肌梗死患者的心肌缺血情况。这是一个单中心回顾性研究，纳入分析了75例陈旧性心肌梗死患者。研究结果发现，与传统FFR相比，fQFR技术更能有效判断陈旧性心肌梗死相关靶病变的位置，这可以解释为QFR技术是基于3D重建下的冠状动脉造影3D-QCA图像，排除了非犯罪血管的干扰。在最近的一项研究中，Spitalieri等调查了3个不同患者队列中QFR检测结果的参数差异：他们发现了结合功能学SYNTAX评分（FSS）的更优QFR计算模型，相较传统FFR测量更值得作为临床参考。HAWKEYE研究目前正在进行中，该研究旨在评估中度冠状动脉狭窄患者支架置入后使用QFR评估血流分数的有效性。该试验将最佳QFR检测值与在院不良事件、远期不良事件进行相关性分析，其中包括一定比例的STEMI患者。

临床实践中，冠状动脉造影结果和功能学评估结果之间往往存在差异，针对多支病变患者，通过FFR手段已经能够较好地解释这些差异。尽管从生理学角度已经证明了传统FFR的临床价值，到目前为止，冠状动脉中度狭窄病变的评估及血运重建策略选择仍缺少有力的循证医学证据，FFR技术虽然是评估潜在血流储备能力的金标准，相应支持其有效性的循证医学证据很多，但目前普及率仍然很低。实际上，尽管FFR的使用量在过去数十年已经增长迅速，这种现状很大程度上与各个国家PCI中心的规模、手术量不均衡密切相关（3%～30%）。FFR技术的普及率差主要可能有以下原因：成本高、设备复杂、操作术者匮乏。一项有495名参与者的国际性调查，分析了

4421例病灶介入策略选择结果：参与者仅依靠冠状动脉造影图像判断进一步介入治疗策略，与进行FFR检测后结果相比，存在47%的不一致。这一结果提示，对于中度冠状动脉狭窄患者，血流储备分数的检测能更客观的帮助术者制订介入策略。ERIS研究是一个研究者发起的全国性、前瞻性横断面研究，该研究涉及意大利共76家中心，详细描述了当前侵入性冠状动脉生理学检查的现状。该研究结果还表明，目前此类侵入性检查普及率差的主要原因可能是术者的操作信心及耐心，而不在于设备等硬件措施问题。

新近的QFR技术利用重建三维冠状动脉造影进行动态血流计算，使用3种不同的血流计算模型：fQFR、cQFR、aQFR，能够区分显著缺血病变与非显著缺血病变。有学者认为QFR是一种多余工具，但大量研究已表明，QFR技术与FFR技术相比，在中度冠状动脉狭窄病变中显示出更好的评估效能，更少的操作等候时间和更低的成本等优点，且不需要使用特殊药物及压力导丝（FFR、iFR及QFR对比见表2）。基于此种现状，QFR技术的使用在未来可能会迅速普及，因为它有几个优点：①它是一种侵入性较小的技术；②成本很低，无须特殊药物、压力导丝等器械的辅助；③更接近术者的手术操作习惯，更好指导术者制订介入策略。

功能学层面评估冠状动脉血流储备能力的技术在过去20年飞速发展，QFR为冠状动脉功能学领域新型的重要技术。QFR刚刚开始应用于临床，未来可以在相当部分病例替代传统FFR。QFR这类技术的推广应用，有望改变功能学诊断使用不足的现状。

表2 FFR、iFR和QFR的主要特点、优势及局限性

	FFR	iFR	QFR
适应证	冠状动脉中度狭窄	冠状动脉中度狭窄	冠状动脉中度狭窄
指南推荐等级	IA类	IA类	暂无
是否用压力导丝	是	是	否
是否需要诱导血管充血	是	否	aQFR模式需要
是否需要3D重建	否	否	是
缺血病变预测截点	<0.80	<0.89	<0.80
优 势	评估冠状动脉缺血的金标准	无须腺苷诱导	非侵入性、成本低、不需要压力导丝、大多数计算模式无须腺苷诱导、操作等候时间短于FFR、iFR
局限性	有创、成本高、需要使用压力导丝和腺苷	有创、成本高、需要使用压力导丝	暂无研究探讨相关的局限性

（孙　硕　杨峻青）

21. 急性心肌梗死患者再灌注冠状动脉微血管损伤

冠状动脉疾病,尤其急性心肌梗死(AMI)是人类死亡和残疾的主要原因。尽管过去30年取得了显著进展,但仍有不足。急性ST段抬高性心肌梗死(STEMI)的标准化1年死亡率在25年间下降接近50%,死亡率的下降得益于有效的心肌再灌注方法,包括溶栓与直接经皮冠状动脉介入治疗(pPCI)、限制最终心肌梗死(MI)面积而取得的突出成果。目前,及时pPCI重新开放闭塞的心外膜冠状动脉被广泛作为治疗急性STEMI、限制最终MI面积和保留左心室(LV)功能最有效的治疗方法。尽管通过pPCI成功再灌注,死亡率(15%)和MI后再发病率在1年时仍然显著,其原因部分可能因再灌注导致某部分初始缺血性损伤后成功存活的心肌细胞进一步丧失所致。

再灌注后血流动力学表现包括"无复流现象",提示尽管心外膜冠状动脉恢复再通但仍存在严重的心肌灌注不良。通常心肌无复流现象是已知与LV功能受损和预后不良相关的严重微血管损伤。急性期存活的微血管数量是心肌功能和结构恢复的主要决定因素之一。考虑到其高发病率及重要的临床后果,更好研究pPCI后出现心肌组织"无复流"与严重冠状动脉微血管损伤的机制,有助于探索有效的治疗干预措施。

识别与研究潜在机制相关的适当治疗靶点对于pPCI后发生广泛微血管损伤患者的治疗具有重要的临床意义,但目前还没有被广泛接受和证实的方法。pPCI完成后立即检查微血管完整性,可为及时识别患有严重微血管损伤的患者提供证据,使他们可能在治疗窗内进行早期相关的治疗中获益。

及时重建完全和持续通畅的心外膜血管,是抢救缺血性心肌即将发生梗死的最关键步骤。然而,重新打开闭塞的梗死相关动脉迅速恢复冠状动脉血流,本身可诱导冠状动脉微血管损伤,且不会立即终止心肌风险区域(AAR)的持续心肌细胞损失。在冠状动脉闭塞期间和再灌注后,在微血管和间质区域观察到的动态病理学变化似乎对该心肌区域中的这种进行性心肌细胞损伤有显著作用。

缺血持续时间是STEMI后微血管损伤程度及其恢复的最重要决定因素。在AMI大鼠模型中,缺血仅诱导冠状动脉微循环轻度渗透性增加的形态学改变,而缺血后

再灌注已被证明可诱发大量微血管损伤。因此,从闭塞期前开始,冠状动脉闭塞和再灌注期间发生的动态事件之间相互作用似乎决定了微血管损伤及心肌细胞损失的最终程度。此外,患者在STEMI之前的冠状动脉微循环的功能状态(如先前存在的微血管损伤)、罪犯区域之外梗死相关动脉的状态、非罪犯血管的灌注特征、糖尿病等共存病理的存在、左心室的总体状态和功能、个体易感性均与再灌注后心肌区域的微血管损伤程度相关。

一、再灌注AMI微血管损伤的机制

(一)冠状动脉微血管阻塞

1.冠状动脉腔内堵塞 在pPCI的情况下,冠状动脉微血管(管腔内)阻塞主要可由远端血栓栓塞、循环血细胞堵塞和原位微血管血栓形成引起。腔内微血管阻塞(MVO)被认为是pPCI后心肌灌注不足的主要病理原因。在病理上,MVO首先出现在梗死中央并在空间和时间上发展,这与重新打开梗死相关动脉后在AAR中发生的进行性心肌损伤相关。再灌注后MVO区域在48h内持续发展,实际上,缺血一段时间后心肌AAR中超过50%的毛细血管在心外膜血管再通后无法恢复血流。缺血性心肌再灌注的最初几分钟内某些微血管区域的心肌是充血的,随后AAR中的局部血流迅速并逐渐下降,再灌注后2~8h达到平台期,导致解剖学MVO(无复流)区域增加近3倍。最初接受充分灌注的心肌区域后续血供逐渐减少的原因,似乎是由于再灌注本身引发同时激活的腔内阻塞和血管外压迫所致。实验和临床研究一致表明,解剖学MVO(发生无复流)和心肌坏死区域之间存在密切关联。

2.血栓栓塞 罪犯病变动脉粥样硬化诱发的栓塞(发生率11%~14.5%),是pPCI期间发生MVO主要因素之一。期间动脉粥样硬化血栓形成颗粒,导致远端栓塞并通过其质量效应引起机械阻塞,可激活远端微循环原位凝血和炎症反应途径。

在临床和实验试验中,再灌注后早期远端栓塞的受试者拟具有更大的MI面积和更广泛的微血管损伤。研究发现,使用冠状动脉内多普勒超声量化pPCI期间的栓塞

颗粒，证实远端栓塞可暂时减少冠状动脉血流，但不会对MI面积大小和LV功能产生显著影响。此外，pPCI期间发生血管造影可见的远端栓塞可能导致症状发作后数小时内的心肌损伤，但似乎没有像缺血时间增加那样产生重大影响。

因此，设想在pPCI期间使用手动抽吸血栓去除装置，取出心外膜血栓以减少远端栓塞风险，进而显著减少MVO区和MI面积。然而，与标准pPCI相比，手动血栓抽吸似乎可显著降低远端栓塞率，但并未改善为心肌灌注。更重要的是，大多数评估pPCI期间手动血栓抽吸疗效的试验未能显示机械去除心外膜血栓对减少MI面积有任何获益。同样，常规或选择性血栓抽吸并未在大规模临床试验和最近的荟萃分析中显示任何临床获益。所有这些阴性结果表明，解决心外膜血栓促进再灌注的不同方法，包括标准pPCI或血栓去除后支架置入术，可能与临床后果不是完全相关，通过手动血栓去除术减少远端栓塞率并不一定转化为梗死面积减小和患者预后改善。这使得pPCI期间近端血栓闭塞导致的远端栓塞在微血管和心肌损伤中的作用存在极大争议。

目前的数据可得出结论，远端血栓栓塞可能不足以产生广泛的微血管损伤，并可能仅在有限程度上促成MVO。因此，它似乎不是pPCI期间保持毛细血管完整性的主要治疗靶点。

3.细胞堵塞：循环血细胞的作用 白细胞与血小板栓塞和红细胞聚集可促进pPCI后MVO。成功实施心外膜血管再通后，中性粒细胞与血小板黏附内皮细胞和释放可减少微血管血流的细胞因子或其他因子来阻碍微血管再灌注。无复流区域的毛细血管已被证明含有广泛的白细胞堵塞，后者也可导致机械阻塞和近端的红细胞堆积。此外，血小板和中性粒细胞协同作用可导致再灌注后的微血管损伤。在成功接受pPCI的患者中，中性粒细胞计数、血小板体积、中性粒细胞和淋巴细胞的比率增加与冠状动脉微血管阻力增加有关，提示再灌注循环血细胞在PCI后微血管损伤中起堵塞作用。

尤其在毛细血管直径减小的冠状动脉微血管区域的血流维持很大程度取决于循环血细胞的变形能力和内皮表面润滑性。然而，缺血和再灌注之后，覆盖内皮表面的多糖-蛋白质复合物内膜脱落使得后者不易渗透而且更光滑，毛细血管更容易被细胞阻塞而导致微血管阻力进一步增加。尽管循环细胞堵塞对微血管灌注有这些潜在的负面影响，但几项针对补体抑制、白细胞结合蛋白受体拮抗和增强局部血小板抑制的试验在AMI患者中均为阴性结果。循环血细胞可能参与pPCI后的腔内堵塞，但这可能仅在急性pPCI后冠状动脉微血管损伤中发挥有限的作用。白细胞浸润在梗死愈合和重塑中可能更重要，而不是取决于MVO区域和MI面积。因此，白细胞在灌注后心肌损伤中的作用存在争议，它们似乎不是限制再灌注相关微循环损伤的可行治疗靶点。

4.体液因子（原位血栓形成） 在心外膜冠状动脉闭塞期间，远端微循环中的局部促凝血环境非常适合于自发（原位）微血管血栓形成。局部缺氧可通过触发受损内皮的稳态机制立即促进局部凝血，从而可能在局部损伤部位诱发微血管血栓形成和原位纤维蛋白生成。在心外膜冠状动脉闭塞期间，主要由缺氧和受损的内皮细胞产生的组织因子合并血液淤滞，可强烈刺激微血管水平的凝血系统反应和纤维蛋白形成。缺血再灌注后功能异常的内源性纤维蛋白溶解，也可使冠状动脉微循环中清除纤维蛋白沉积能力减弱。此外，内源性纤维蛋白形成后，由于其通过细胞间钙黏蛋白受体主动黏附于血管壁，因此仅通过恢复梗死区域血流不容易从血管腔中清除这种原位形成的纤维蛋白。实际上，所有形成的血细胞已经倾向于通过其表面上的特定纤维蛋白受体被动和主动地附着在微脉管系统中形成的纤维蛋白网上。因此，即使少量的腔内纤维蛋白也可构成黏性陷阱黏附再灌注的血细胞，一旦闭塞的心外膜动脉重新开放，其可能会阻碍再灌注。特别在慢血流（低剪切应力）时，纤维蛋白原有助于促进红细胞聚集而阻止微血管血流流动，介导白细胞-内皮桥接，起促进缺血后白细胞-血栓相互作用。

因此，从微循环中有效去除纤维蛋白沉积可改善微血管灌注。根据这一观点，成功pPCI后立即给予低剂量冠状动脉内纤维蛋白溶解药物（链激酶、尿激酶）可显著改善微血管灌注，减少梗死面积，保留LV功能，改善患者结局。相关结果激发人们在大规模临床试验中使用不同纤溶剂去除微血管纤维蛋白沉积，进一步探索对患者预后的影响［如A Trial of Low-Dose Adjunctive Alteplase（阿替普酶）During Primary PCI，T-TIME］。

5.血管痉挛 因小动脉括约肌的自动调节功能耗尽而丧失，因此，急性冠状动脉闭塞远端的冠状动脉微循环被认为处于最大程度扩张状态。然而，即使在严重的心肌缺血（血管舒张已知的最强大的刺激物）中，具药理学效应的血管扩张药储备还可能持续存在。此外，在心肌缺血/再灌注（pPCI）过程中，微循环对α-肾上腺素能冠状动脉收缩介质仍有高度反应。缺血再灌注和可溶性血管收缩物质（如破裂斑块、血小板聚集中的血清素和凝血素A2）的释放进入微循环，可能导致内皮功能受损，从而产生pPCI期间的血管痉挛因素。基于这些原理，多个临床试验研究了pPCI患者中使用辅助冠状动脉内血管扩张药（尤其是腺苷，腺苷是一种通过刺激A2受体的有效冠状动脉微循环直接扩张剂）减少微血管损伤的潜在益处。尽管之前有一些有趣的结果，但最近报道7778例患者、局部辅助冠状动脉内腺苷和硝普钠给药对照微血管床的血管舒张作用的一项临床试验，在降低接受pPCI的患者MVO方面效果不佳。在这项最新且最有力的研究中，与对照组相比，大剂量腺苷似乎与梗死灶面积增加和射血分数降低有关。研究结果表明，血管扩张药应用于pPCI以防止再灌注损伤没有获益。血管舒缩功能（血管舒张剂储备）调节再灌注区域的远端压力对于避免再灌注过程中毛细血管压力的不受控制的突然升高至关重要，这也可能是另外一种防止心肌水肿和心肌内出血的保护机制。因此，当考虑到使用强力血管扩张药作为pPCI的辅助药物试验的阴性结果，小动脉水平的血管舒缩功能似乎应得到了保护而不是被抑制。

根据现有数据，目前血管痉挛在pPCI中对冠状动脉微血管损伤的作用存在很大争议。因此，预防pPCI的微血管损伤的辅助药理学干预似乎没有肯定获益。

（二）微血管的血管外压迫

再灌注后心肌发生的间质和心肌细胞水肿、心肌内出血（IMH）对毛细血管床的外部压迫主要通过增加总微血管阻力来促进pPCI后心肌灌注不足。间质和心肌细胞水肿、IMH都是持续缺血和再灌注的结果，并造成冠状动脉微血管系统外部压力增加而成为微血管损伤的主要原因。

在正常的冠状动脉循环中，毛细血管可能不会对心肌血流产生显著的抵抗力。然而，毛细血管网络也是最容易受到周围的水肿和IMH产生外部压迫的部分，因为它具有最低的径向力。外部压力导致毛细血管直径收缩和阻力呈指数增加，这可能反过来导致心肌血流量显著减少。血管外压力可简单地计算为额外添加于心肌的任何体积除以心肌顺应性。IMH和水肿等情况可使心肌间歇空间体积增加和心肌顺应性降低而导致血管外压力显著增加，最终导致显著微血管外部压迫。

在冠状动脉完全闭塞期间，根据缺血的持续时间和严重程度，缺氧诱导的内皮破坏使微血管屏障功能丧失导致微血管渗漏（MVL），这是再灌注后发生心肌水肿和IMH的主要解剖基础。心脏磁共振（CMR）显示，AMI中微血管屏障功能丧失的影像表现为水肿和IMH与此一致。因此，血管外压力的主要决定因素水肿和IMH可被视为MVL的后果。最近一项小鼠缺血/再灌注（I/R）研究，晚期钆增强CMR（被认为是血管外体积的测量方法和通过组织学量化的MVL）显示出高度相关性。这一发现表明微血管屏障功能在I/R后受损破坏，导致MVL。

I/R的急性期，在风险区内MVL的面积甚至大于梗死面积或MVO区的面积，并且与急性心室扩张相关。在慢性期，MVL的大小与LV射血分数的减少相关。以上的研究结果，首次将MVL描述为再灌注AMI的主要病理结果。因此，闭塞一段时间后再灌注，这种渗漏的微脉管系统构成细胞水肿和出血外部压迫微血管的主要解剖学背景。

1. 水肿（细胞和间质）　在缺血性损伤的早期阶段，能量依赖性Na^+/K^+泵受破坏且心肌细胞出现水肿。随着缺血加深，内皮细胞及其多糖-蛋白质复合物内膜和毛细管膜受到损伤，使冠状动脉微循环系统具有高渗透性（毛细血管渗漏）。此外，在心外膜冠状动脉闭塞期间，由于心肌需求严重增加（适应性血管舒张反应）和部分由于缺血性损伤（收缩功能降低），小动脉括约肌失去其调节性血管收缩功能。因此，在再灌注突然重新开始时，该微血管区段丧失了对压力调节的保护。再灌注时，在冠状动脉自动调节恢复之前，泄漏和无保护的微循环暴露于突然增加的毛细血管静水压所致的压力暴发之下，这在反应性充血阶段可数分钟内引起间质性心肌水肿，心肌水肿影响缺血性微血管区域的血流恢复。关键的是，没有再灌注时几乎没有心肌水肿的初始波，这表明再灌注与心肌水肿形成之间存在直接联系。最近的实验和临床研究表明，心肌水肿是双峰模式。再灌注（过度灌注）相关的水肿初始峰似乎迅速发生于再灌注后120min，水肿的延迟波发生在再灌注后第4天和第7天的恢复过程中。然而，Carrick及其同事报道，只有伴随IMH的患者心肌水肿的严重程度才遵循双峰模式，没有IMH的患者心肌水肿拟以单峰模式逐渐发展。

心肌水肿通过触发一系列事件而产生重要影响。首先，水肿本身通过增加组织间隙的静水压导致毛细血管上产生外部压力增加。其次，水肿的心肌僵硬度增加及顺应性降低导致LV舒张末期压力增加，构成了外部压迫微循环的额外压力。这些机制通过增加对总心肌血流的阻力，可极大地加重AAR中心肌坏死的程度。

因此，心肌水肿可能是减少再灌注后微血管损伤的重要治疗靶点，调节再灌注初始导致水肿的干预措施可能具有重要临床意义。为此，在pPCI期间，控制心外膜闭塞的压力或冠状动脉逐渐再灌注，以防止反应性充血期冠状动脉内远端压力的突然升高，从而降低毛细血管的静水压力，有助于限制毛细血管的渗漏，并可能大幅减少间质水肿的形成。

2. 心肌内出血（IMH）　IMH被认为是严重微血管损伤的标志。在再灌注STEMI患者中观察到30%～45%出现IMH。然而，IMH的时间演变尚未完全清楚。虽然T2-

CMR成像评估被认为对水肿的效应相对不敏感，但有更客观的出血评估价值，IMH在灌注后逐渐增加并在2d达到峰值。心肌出血与梗死范围较大、不良心肌重构、持续性左心室收缩功能障碍、晚期心律失常和不良临床结果相关。

缺氧诱导的内皮屏障破坏，导致持续冠状动脉阻塞期间毛细血管完整性丧失。在此期间，适应性血管扩张反应和小动脉括约肌的缺血性损伤，使远端微循环无法抵抗再灌注后突然增加的静水压力。此时，成功pPCI突然再灌注，可能对已被破坏的毛细血管产生类似压力伤的影响，使红细胞从渗漏的微脉管系统外渗到间质中导致IMH。然而，如果没有再灌注却仅导致细胞内水肿而不引起IMH。因此在无法实现再灌注的患者中发生IMH的频率显著降低，而在未治疗的AMI患者中很少观察到IMH。此时，IMH可被视为更严重的心肌水肿形式和微血管损伤的最严重表现。

在最近的一项实验研究中，CMR的IMH和MVO区域的整体区域非常相似，并与组织病理学证实的IMH相对应。IMH与严重MVO之间的相互关系表明，IMH仅发生在严重MVO的区域。另外，在合并IMH的STEMI再灌注患者中，pPCI后立即测量的微血管阻力指数比没有IMH的STEMI患者高2倍。与此一致，高微血管阻力值（>40单位）最近被证明是接受pPCI的患者IMH存在的独立预测因子。所有这些发现一致提示，IMH可能是严重微血管损伤导致的结果。一旦出现，IMH通过在周围毛细血管上产生外部压迫力而显著促进AAR中微血管损伤加重。另外，IMH驱动的心肌顺应性降低也导致LV充盈压增加，最终导致AAR中心肌血流阻力增加，导致心肌坏死加剧。

考虑到其重要的预后价值，显然研究减少AMI再灌注后IMH的新治疗策略肯定可改善患者的预后。首先，保持微血管灌注和完整性的干预性治疗措施似乎对pPCI后IMH有效。其次，毛细血管压力过高是心肌细胞水肿和IMH发生发展至关重要的原因，因此，在pPCI期间采取机械干预防止已经受损的毛细血管区域中不受控制的压力升高可能是预防IMH的适当策略。重新开放闭塞的心外膜冠状动脉，在初始血流量上升（充血）和血流量减少后，风险区域的心肌血流在AAR中30min内达到稳定。这提示，尽管存在最初的缺血性损伤，再灌注心肌区域的冠状动脉自动调节将在再灌注后的某个时间恢复。在完全再灌注之前恢复压力调节的阻力小动脉的适应性自动调节血管收缩反应，对于防止受损微血管区域中支架术后压力不受控制的升高可能是至关重要的。因此，为了限制/预防pPCI期间的水肿和IMH形成，应在支架置入建立

完全高压再灌注之前采取预防措施，否则无防护的毛细血管将暴露于爆发的压力下。预防措施包括渐进的、压力受控的再灌注，目的是通过给予小动脉足够的时间使其适应性血管收缩反应得到恢复，防止反应性充血期间远端冠状动脉及毛细血管静水压的突然上升。

3.左心室充盈压升高　血管行走于心肌之间使得心肌内血易受周围组织和左室腔中机械和血流动力学变化的影响。STEMI的患者，收缩功能的急剧减弱导致的左心室舒张期充盈压增加、心肌水肿、IMH导致的心肌僵硬度增加和心肌顺应性降低等可促进心肌内血管容量减少，从而限制舒张晚期的冠状动脉血流。腔内压力的增加部分机制是冠状动脉微循环受外部压迫所导致，特别是在心内膜下，因为这是对左心室充盈压升高最敏感的区域。STEMI患者，左心室舒张末期压力与零流量压力（zero flow pressure）相关。因此，STEMI的舒张期左心室舒张功能障碍引起左心室充盈压升高可能导致微血管管腔的进一步受限。然而，左心室充盈压不是心肌间歇压的唯一决定因素。在STEMI再灌注时，作为受损心肌严重微血管损伤的后果，心肌内水肿和出血可导致心肌间歇压的显著增加。此外，这个新增加的体积与低顺应性的心腔可显著增加心肌间隙压，使其甚至高于舒张期心室内压力水平。此时，降低心室充盈压的治疗干预可能不会改善心肌灌注。因此，减少再灌注心肌舒张功能不全获益最大的方法应该是通过限制心肌水肿、出血和无复流。

二、未来发展方向

本综述提出，再灌注后微血管损伤的多种机制不是相互排斥而是相互协同作用。此外，这些机制对心肌再灌注受损的影响可能在时间和空间上不断变化，每个患者只对某一机制进行干预可能不是解决该问题的合理方法。

在pPCI成功再灌注后，导致微血管堵塞、微循环外部受压与心肌间歇水肿和IMH可能通过增加总微血管阻力显著阻碍再灌注血液流动，继而导致心肌血流减少，并促进AAR中心肌坏死的进展。在pPCI后微血管损伤机制中，IMH是最严重的表现。因此，针对这种最严重形式的微血管损伤可能需要采取保持微血管灌注和完整性的治疗干预。同时，主要通过控制pPCI期间易损微血管区域压力来调节再灌注的机械干预可能是预防水肿和IMH的合适策略。

三、结论

尽管通过成功pPCI实现及时再灌注并改变了AMI的转归过程，但在严重的微血管损伤的情况下这并没有终

止持续的心肌细胞损失。这篇综述中,系统地概述了在成功恢复心外膜冠状动脉再灌注后可能影响微血管完整性,并因此影响缺血区域中心肌细胞存活的血管内和血管外因素的潜在作用。显然,血管内阻塞因素和血管外压迫之间的相互作用是pPCI后微血管损伤的基础。在心外膜动脉闭塞和再灌注后,病理学相互关联的多因素和多方面过程可导致该心肌区域进行性微血管损伤和心肌细胞损失。总之,通过针对血管腔内阻塞相关的机制(如微血管溶栓的局部药物治疗)和微循环的血管外压迫相关的机制(如控制压力、逐渐再灌注)的新型治疗可能可减轻再灌注后进行性冠状动脉微血管和心肌损伤。

(陈　璘　陈泽锋)

22.复杂、高危、有治疗指征的冠心病患者（CHIP）治疗策略

随着全球人口老龄化的到来，冠状动脉介入医师所面对的冠心病患者其病情愈加复杂，即使介入治疗经验日益丰富，技术日益发达，仍有相当一部分患者无法完成血运重建治疗而失去救治的机会，处于致残、致死的高风险中。

目前越来越多的冠心病患者同时伴随多种并存疾病（如肺、肾功能不全），或存在严重心功能不全、血流动力学不稳定，以及冠状动脉解剖复杂（病变弥漫、远端血管床差等）等情况。上述因素无疑增加了介入治疗的难度，同时也使患者丧失了外科手术的机会。2016年4月1日美国心血管研究基金会（CRF）在芝加哥启动了"CHIP"介入大师的培训项目，旨在帮助冠状动脉介入医生更好地理解复杂、高危经皮冠状动脉介入治疗（PCI）的要义，从而降低严重冠心病患者的病死率并改善其长期预后。此后"CHIP"的概念席卷全球，并于2017年引入我国，但要实现"CHIP"的常规治疗，还有漫长的路要走。

一、"CHIP"的定义与现状

"CHIP"是"complex higher-risk（and indicated）patients"的首字母缩写，即复杂、高危、有治疗指征的冠心病患者。按照Ajay J.Kirtane教授等于2016年8月发表在Circulation上的文章所描述的那样，"CHIP"是指冠状动脉解剖复杂，但由于严重的合并症而不能耐受外科手术，且血流动力学不稳定或心功能明显降低，需要各学科医师组成的心脏团队来合作完成介入治疗的患者。临床表现方面，心功能差、并存疾病多，如急性心肌梗死伴心源性休克等。病变类型方面，冠状动脉病变复杂，常为左主干病变、多支血管病变、多支闭塞病变、分叉病变、桥血管病变等病变。"CHIP"有两重含义：一个是复杂高危，另一个是有指征的（indication），有指征的（indication）的关键，要确定患者是否适合PCI，再研究治疗策略，因此对于"CHIP"患者，临床医师不仅要追求手术难度，也要追求治疗的规范化。同时，由于这部分患者病情复杂，对其进行PCI治疗也同样面临着相当高的围术期死亡风险。正是由于高死亡风险的存在，PCI在这部分患者中实际应用的比例也明显不足。这些患者常存在这些特点：这些患者的治疗往往是经验化、个体化的，因

为患者个体差异大，病情千变万化。鉴于"CHIP"病情的特殊性，近乎所有的临床试验均排除了此类患者，所以目前关于"CHIP"的临床数据严重缺乏，但有限的观察性研究或小规模的临床试验显示，对于这部分患者，治疗风险与获益在一定程度上成正比，高风险也就意味着高获益。同时，鉴于临床数据的缺乏，指南中所推荐的治疗策略往往无法全面覆盖此类患者，因此，医师在临床处理这类患者时并无明确的指南依据。在介入治疗过程中，需要先进的仪器如IVUS、旋磨、激光、IABP、Impella和ECMO等，帮助医师调整治疗策略，进而降低治疗风险。介入治疗后围术期过程中，需要考虑并存疾病、血流动力学状态等多种问题，因此，需要多学科交流，共同探讨治疗方案。

治疗"CHIP"首先需要正确识别这类患者，做好患者的病情评估，权衡获益和风险。患者的临床基线特征和冠状动脉造影的结果，是复杂冠心病患者风险评估的主要参考依据。临床上现行的几个危险评分系统可以帮助预测心肌血运重建手术病死率或术后主要不良心脑血管事件（major adverse cardiac and cerebrovascular event, MACCE）的发生率，指导医师对患者进行风险分层，如EuroSCORE Ⅱ评分、STS评分、SYNTAX评分和SYNTAX Ⅱ评分等；当然，出血风险也需要被充分考虑，一旦患者发生出血，后续的停药和缺血风险就会明显增加，有时出血可以直接导致患者死亡，CRUSADE评分和PRECISE-DAPT评分可以量化出血风险，帮助筛选出高危的出血患者。尽管有众多的风险评估工具，但是准确性都不尽人意，而且也未在"CHIP"人群中进行过验证。因此复杂病变诊断与治疗对于医师是一个综合素质的全面挑战。此时，所谓的"CHIP"心脏团队的作用就显得尤为重要，由冠状动脉介入医师、心脏外科医师、重症医学科医师、影像科医师、心力衰竭医师、心脏电生理医师和初级保健医师等组成的心脏团队可以提供各方面的支持，为"CHIP"的治疗保驾护航。

二、急性心肌梗死伴心源性休克-最具挑战性的"CHIP"

急性心肌梗死伴心源性休克，是"CHIP"中最典

型和最具挑战性的病例，这些患者往往合并多支血管病变，院内病死率非常高，需要在血流动力学支持下迅速进行PCI治疗。已有研究显示，急性心肌梗死发病后30d仍然存活的心源性休克患者，每年的死亡率仅为2%～4%，与不伴心源性休克的急性心肌梗死患者相似，这提示我们采取各种治疗措施以提高急性心肌梗死伴心源性休克患者的早期生存率对于改善长期死亡率至关重要。

对于合并多支血管病变的急性心肌梗死伴心源性休克的患者，是否需要同期处理非罪犯血管争议较大。我国及欧美近几年更新的急性心肌梗死指南均推荐，直接PCI时应该考虑干预非罪犯血管以求达到完全血运重建，但这一推荐内容仅是基于专家共识和小规模的观察性研究，并无RCT研究支持；近期韩国的一项大型注册研究似乎为此推荐提供了佐证，此项研究显示与仅干预罪犯病变PCI策略相比较，多支血管PCI策略能够明显降低患者1年的全因死亡风险（21.3% vs 31.7%；HR 0.59；95% CI 0.43～0.82；$P=0.001$），不过因为此项研究并非RCT研究，仍存在观察性研究固有的局限性，所以不可能从根本上改变临床实践，更加无法改变指南。CULPRIT-SHOCK研究作为迄今为止最大规模的RCT研究，彻底颠覆了急性心肌梗死伴心源性休克的患者需要完全血运的观点，结果显示，仅干预罪犯病变PCI策略能够明显减少术后30d主要终点事件（全因死亡、肾衰竭需要肾替代治疗）的发生率（45.9% vs 55.4%；RR 0.83；95%CI 0.71～0.92；$P=0.01$），这一影响主要来自于术后30d患者死亡率的下降（43.3% vs 51.5%；RR 0.84；95%CI 0.72～0.98；$P=0.03$）；在2018年ESC年会第2天的日程中，Holger Thiele教授公布了CULPRIT-SHOCK研究的1年随访结果，分析显示，仅干预罪犯病变PCI策略可显著降低随访1年时的主要终点事件的发生风险（RR 0.87；95%CI 0.76～0.99；$P=0.048$），显著降低全因死亡风险（RR 0.84；95%CI 0.72～0.98；$P=0.03$）以及全因死亡与再发心肌梗死的复合终点风险（RR 0.87；95%CI 0.76～1.00；$P=0.048$）。进一步分析发现，随访30d至1年，两组患者的全因死亡风险并没有显著差异（RR 1.08；95%CI 0.60～1.93；$P=0.86$）。CULPRIT-SHOCK研究结果的发布，促使ESC/EACTS在2018年8月更新的心肌血运重建指南中不再推荐常规同期处理非罪犯血管。近期来自英属哥伦比亚心脏注册研究的数据显示，仅干预罪犯病变PCI策略与更低的30d死亡率（23.7% vs 34.5%，$P=0.004$）及1年死亡率（32.6% vs 44.3%，$P=0.003$）相关，这与CULPRIT-SHOCK研究的结果一致。多项Meta分析也显示，多支血管PCI策略并没

有改善患者的生存率，但是明显增加了肾衰竭的风险，这无疑更加肯定了仅干预罪犯血管PCI策略的合理性。

三、血流动力学的机械支持

介入医师能够对"CHIP"患者实施PCI也是建立在患者具有相对稳定血流动力学的基础上，因此，如何维持患者术前、术中及术后血流动力学的稳定，则是"CHIP"患者治疗的保障。

研究证明，介入治疗可纠正"CHIP"患者心肌缺血、改善心功能、提高生活质量及预后；但介入治疗也可能会对患者心功能和血流动力学产生不利影响。如"CHIP"患者无法耐受介入过程中短暂的缺血事件（球囊反复扩张发生缺血或发生无复流、慢血流等情形），即使是极短暂的血流阻断所致的心肌缺血或短暂无复流，也可能会引发其循环崩溃；对于血流动力学不稳定的"CHIP"患者，或术中可能出现血流动力学不稳定的情况，术前备用及术中使用机械循环辅助设备（MCS）是必要的；目前也已证实，MCS可以为严重血流动力学障碍患者提供较完全的血流动力学保障。

2015年美国SCAI/AATS/ACC/STS也发布了MCS的专家共识。近年来国内外开始探索"CHIP"患者在PCI术中预防性应用MCS提供循环支持，以减少患者术中、术后严重并发症和死亡风险。目前国内临床上可用的机械循环辅助装置主要包括主动脉内球囊反搏（intra-aortic balloon pump, IABP）、轴流泵（如Impella）及体外膜氧合（extracorporeal membrane oxygenation, ECMO）等。IABP的综合血流动力学效应是改善冠状动脉供血、降低后负荷和心脏室壁张力，中等程度增加心搏出量和维持血压。IABP仅能轻度增加心排血量和冠状动脉血流，且其作用需要依赖于尚存的左心室功能和心脏自身节律，因此当血流动力学完全崩溃时并不能提供完全的循环支持。因此，IABP可以看作是一种被动的心室辅助装置，而另外两种都属于主动的心室辅助装置。

目前IABP的临床证据，主要来源于心源性休克患者中的应用。既往Barron等及Sanborn等研究均肯定了IABP在STEMI伴CS患者中的应用可明显降低患者死亡率，因此，指南也推荐IABP的使用；随后各种观察性及注册研究数据存在争议，IABP的推荐等级逐渐下降（由2010 ESC I c类推荐降至2013 ACC Ⅱa），尤其是被认为具有划时代意义的IABP-SHOCK Ⅱ研究结果，全因死亡率：30d（39.7% vs 41.3%，$P=0.69$）、12个月（51.8% vs 51.4%，$P=0.91$）、6年（66.3% vs 67.0%，$P=0.98$），对IABP在AMI合并心源性休克患者中的应用提出了质疑。但是我们也应该理性看待IABP-SHOCK Ⅱ研究，因为

IABP置入时机也是至关重要的,在该研究中,经IABP治疗后才实施PCI的患者仅有13%左右。虽然在PCI术前与术后有无接受IABP治疗的患者并无明显差异,但是IABP置入时机还是会影响研究结果;另外在IABP组301例患者中,未使用IABP的患者13例,但研究者仍然按照原计划分析结果。在药物治疗组的299例患者中,转到IABP组或应用左心室辅助装置的患者30例,若采用左心室辅助装置或IABP能够对患者产生积极作用,则将药物治疗组病死率进行降低的因素有可能为以上两个。关于IABP应用时机的一项研究显示,对于急性心肌梗死并发心源性休克的患者,在经皮冠状动脉介入治疗术(PCI)早期应用IABP的患者中其预后要优于PCI术后再给予IABP治疗的患者。然而在一项复杂高危冠心病PCI前预防性置入IABP与常规治疗的随机对照研究BCIS-1,提示PCI术前置入IABP不能减少28 d MACE(15.2% vs 16%),6个月病死率差异也无统计学意义($P>0.05$)。对于是否预先给予IABP仍存在争议,但对于"CHIP"患者,其改善血流动力学的效果已被多数医师认可,IABP可能使其受益。不管有无合并心源性休克,目前预防性应用IABP的循证医学证据不足,有待于进一步的研究数据。

Impella系统是一种新型的左心室辅助装置,是一种真正的微轴泵,主动将左心室氧合血液泵入到升主动脉,从而减低左心后负荷,提高心排血量,改善冠状动脉灌注,它对心脏做出的巨大的贡献不仅体现在能维持心排血量和平均动脉压力方面,更体现在对心脏全部血流的泵动力和减少压力波的搏动方面。目前最大的一项回顾性研究入选了从2009年1月到2016年12月,来自美国1010家医院的15 259人有AMICS。结果显示PCI术前使用Impella的患者院内生存率明显升高(59% vs 52%,$P<0.001$),证实了Impella具有良好血流动力学稳固的效果。另外动物研究及临床研究均显示,Impella可降低缺血和再灌注时的心肌氧耗,缩小梗死面积,用于顽固性休克的短期过渡性治疗。Impella在高危冠心病PCI患者中应用也进行了前瞻可行性研究(PROTECT Ⅰ),2006年7月在7个心脏中心共入选了20例非急诊的高危PCI患者,其中无保护左主干14例,初步证实其有效性及安全性。随后一项前瞻性、多中心、随机对照试验PROTECT Ⅱ研究证实,在非急诊高危冠心病PCI患者中对比研究Impella和IABP的安全性和有效性,Impella减少了33%的心脏及血管病的风险和30d内肾功能不全。上述研究证

实,Impella可在"CHIP"患者PCI中提供安全、有效的血流动力学支持。

ECMO是一种模仿心肺机的装置,它提供了高水平的心脏支持,并且是涉及主要氧合问题时治疗低氧血症的最佳装置。使用ECMO不仅可以维持机体正常的氧合水平,还能改善全身的组织灌注、降低心肌氧耗,为各类原因所致的心源性休克患者心功能恢复争取时间。并且ECMO的证据最早也是来源于各种原因导致的心源性休克的患者。LORUSSO等及Sheu等研究均支持ECMO可以改善患者预后,但是缺少以死亡率为终点的临床随机对照研究证实,所以其对于心源性休克患者的疗效仍存在质疑;但是ECMO在高危患者PCI中的作用是得到肯定的,曾经有小样本研究结果提示在高危冠心病的PCI术时行ECMO支持能够取得临床获益。对于ECMO的脱机率及脱机死亡率备受关注,日本最新研究统计当地5252例在院给予V-A ECMO支持治疗患者出院率和生存率时发现,4658例心源性休克患者脱机率64.4%,脱机后在院死亡率37.9%。高龄及体重指数过大或过小等因素与患者在院死亡率有着密切的关联,因此置入前的评估非常重要。2015年SCAI/ACC/HFSA/STS/高危冠心病PCI术使用心脏辅助装置的建议指出,ECMO在患者合并有低氧血症或右心衰竭时可使用。2016年中国经皮冠状动脉介入治疗指南的建议:对于ECMO等左心室辅助装置,可降低危重患者的PCI病死率,有条件时可选用,2017 ESC指南中对ECMO的推荐级别为Ⅱb/C,用于AMI合并CS的短期循环支持。

四、总结

"CHIP"的提出是临床现实的需求,在临床实践中我们不可避免地会遇到此类患者,虽然病死率非常高,但不能因此就放弃对此类患者的救治,正是因为"CHIP"的救治困难,所以更加需要专门的心脏团队来提供最佳的治疗以改善患者的生存率,从而实现医疗的真正价值。由周玉杰教授团队提出的PIE-2R(Pacemaker+IABP/Impellat+ECMOD+Respiratory Support+Revascularization)模式就是整合了当前最佳的救治策略,来达到"CHIP"患者最好的救治效果,已在临床实践中创造了多个拯救危重患者生命的奇迹,被证明切实有效,值得广泛推广。

(吕　赛　秦　政　马晓腾　周玉杰)

23. 女性稳定性缺血性心脏病

缺血性心脏病（IHD）是全球女性死亡的主要原因，在女性人群中，死于心血管疾病的患者占总死亡患者的40%，是死于癌症患者的2倍。由于国家开展健康教育，自1979年以来，妇女对IHD的认识，重视度和治疗率均有所提高，促使女性死亡率有所下降。近来发现，与男性相比，女性冠心病有其独特特点。女性心血管疾病患者平均年龄较男性更大，更易患糖尿病和高血压。冠状动脉造影正常的胸痛女性，如果应用血管内超声检查来评价，其冠状动脉硬化程度可能非常严重；与男性相比，随访期间女性患者就诊次数更多，更易住院治疗，也更易进展为急性冠状动脉综合征。女性获得的治疗方案都是以传统研究为依据，这些研究主要以中年男性患者为主体，而这些有利证据对女性患者究竟如何，还缺乏临床试验的证据。要彻底消除性别差异，还需要我们付出加倍的努力，并进行更多针对女性的调查研究。

本文概述了当前关于女性IHD病理生理学、临床表现、传统和新型危险因素、诊断评估及治疗的性别差异。

一、危险因素和危险评估

传统的心血管危险因素在两性之间总体相似。INTERHEART研究中发现的危险因素，高血脂、吸烟、高血压、糖尿病、腹部肥胖、心理-社会因素、水果、蔬菜和酒精的摄入，以及体育活动对女性心肌梗死风险的贡献占94%，对男性的贡献占90%。男性和女性之间的生物学差异可能会影响心血管危险因素的表现，并给女性带来不同的风险。例如，与男性相比，吸烟、高血压、糖尿病和缺乏运动的女性，患心肌梗死风险的危险度更高。传统可改变危险因素的累积效应使老年女性心肌梗死的风险增加近2倍，而女性患者的风险增加8倍，这凸显了一级预防对年轻女性的重要性。

女性独有的新型心脏危险因素，包括早发更年期或初潮、妊娠期糖尿病、妊娠相关性高血压、自身免疫性疾病和社会-心理压力。纳入这些风险因素的重要性日益得到认可，美国和欧洲心脏病学会在评估女性风险时提出了考虑这些新风险因素的建议。

尽管48%的女性患有3种或更多的传统危险因素，但对女性危险因素和个体风险评估并不普遍。存在多种计算工具来预测IHD的风险，但是大多数人没有考虑到传统危险因素的性别差异。美国心脏协会和美国心脏病学会（AHA/ACC）的动脉粥样硬化性心血管疾病（ASCVD）风险评估工具或许是最广泛使用，且区分基于性别的风险。然而，它并没有考虑到女性特有的任何新风险因素。尽管有大量的危险评分，但大多数全球危险评分都低估了真正的风险，并将更多比例的女性描述为与男性同龄人相比"低风险"。除了欧洲心脏病学会建议在类风湿关节炎和自身免疫性疾病中使用1.5乘数之外，关于如何将新的危险因素纳入危险评分也没有明确的建议。

二、临床表现

胸痛是冠心病发作的最主要症状，但并不是所有的冠心病患者发作时均要表现胸痛。女性冠心病发作时，往往不像男性患者那样表现为典型的胸痛。在Diamond-Forrester工具等传统模型中使用"典型心绞痛"的定义阻碍了有症状女性的评估。这些风险模型来自大量男性队列，更能反映男性劳累性胸痛的模式。女性出现典型胸痛的可能性较小，尤其是年轻女性通常表现为没有胸痛，症状会延迟出现，并且预后更差。

在被诊断患有急性冠状动脉综合征的患者中，在发作前和发作中，女性更倾向于表现为非典型胸痛，腹部不适、消化不良、恶心、呕吐、呼吸困难、手部麻木、心悸、头晕、疲劳或虚弱。这些非特异性症状和不典型临床表现的存在进一步阻碍了女性IHD的及时识别和诊断。因此对于女性患者，医师应该认识和了解这些不典型症状，以便使女性冠心病者得到及时的救治。导致男性和女性IHD症状表现的差异原因，包括冠状动脉内径大小、激素水平的影响、自主神经支配及血液学和电生理指标的差异。

三、病理生理学

激素影响、冠状动脉血管反应性的增加、非典型危险因素、冠状动脉内径较小，导致女性特异性的病理生理特点。有症状的女性，不太常见出现传统描述的心外膜缺血的男性模式。相反，它们更容易出现心外膜和微血管痉挛、血管炎症、心肌桥及内皮和微血管功能障碍。与男性相比，女性的动脉粥样硬化斑块负荷较小，更易于表现为更多弥漫性，阻塞性较小的病变。因此，60%～70%有症状的IHD女性（男性约30%）冠状动脉造影检查结果提示正常或为非阻塞性疾病。由于女性存在微血管疾病、预后不良的情况，所以冠状动脉造影正常的结果可能会对医师产生误导。

通常，正常冠状动脉血流量会因运动或药物负荷［冠状动脉血流储备（CFR）］而增加2.5～5倍。然而微血管功能障碍患者这种情况下却无法增加冠状动脉血流，可导致CFR减少和心肌灌注减少，最终导致心肌缺血。微循环障碍虽然也存在于男性中，但在女性中更为普遍。虽然传统的IHD危险因素与微循环障碍有关，但其发生发展的确切机制却知之甚少。

虽然大血管和微血管冠状动脉疾病可以独立存在，但它们更常见于协同作用，并且往往被认为是血管损伤性别特异性反应。因此，为了解决女性冠状动脉粥样硬化的问题，术语IHD更为贴切。性激素在性别导致IHD的差异表现中起关键作用。绝经前女性IHD的发病率与男性相似，但绝经后IHD的发病率急剧上升。雌激素通过抑制血管损伤后的平滑肌增殖，基质沉积和促进再内皮化，对动脉粥样硬化的发展具有保护作用。然而，绝经后女性的外源性激素替代治疗不益于延缓动脉粥样硬化的进展，并未降低心脏病死亡率。

四、女性稳定性IHD的诊断评估

AHA关于对疑似IHD女性非侵入性检查的作用声明提供了针对女性性别特定的检查，包括功能性负荷影像学检查和解剖影像学检查。功能性负荷检查包括活动平板（ETT）、超声心动图、单光子发射计算机断层扫描（SPECT）、正电子发射断层扫描（PET）、心肌灌注成像（MPI）和心脏磁共振成像（CMR）；相比之下，解剖学评估依赖于冠状动脉计算机断层扫描血管造影（CCTA）和ICA。关于诊断IHD的当代指南主要集中在负荷成像技术上，这些技术传统上寻找血流动力学显著的，需要进行血运重建管腔狭窄。随着我们对女性IHD病理生理学的认识的进展，使得我们需要更多的检查方法，以发现冠状动脉微血管和内皮功能障碍。

选择适当的诊断方法以评估女性IHD取决于许多因素，包括运动试验的可行性、患者年龄、运动能力、个体危险分层和患IHD的预测概率。IHD风险低的女性通常无须进行诊断性检查。鉴于ETT价格便宜，容易获得且具有较高的阴性预测价值，建议作为IHD中度风险症状

的女性的一线检测。然而，女性肥胖和缺乏运动的比例较高，因此无法达到最大运动负荷，并且因ECG会因激素水平影响存在相关的变化，这些都导致ETT的诊断准确性与成像检查方法相比有所降低。患有IHD中度至高度风险的症状性女性，伴有静息ST段心电图异常或无法运动，通常被建议运动负荷检查，以评估应激性室壁运动或心肌灌注异常。

1.负荷超声心动图　负荷超声心动图比活动平板试验具有更高的诊断准确性并且可预测女性的IHD事件，包括心肌梗死和死亡，即使在血管造影中没有阻塞性冠状动脉疾病（CAD）。负荷超声心动图异常患者，心脏事件发生风险高4倍。

2.负荷心肌灌注成像　负荷MPI，无论是SPECT还是PET，都能为负荷超声心动图提供可比较的诊断准确性。然而，由于暴露于电离辐射，其在年轻女性中的使用可能受到限制。改进的扫描方案，辐射剂量可低至1mSv。除了具有较高的诊断准确性外，负荷MPI对有IHD风险的有症状女性，比临床变量、ECG和LVEF增加了预后预测的作用。正常负荷MPI扫描心脏事件发生率每年<1%，而女性异常MPI则超过3倍。

与SPECT相比，PET成像由于其较高的空间分辨率和内置的衰减校正，可以减少肥胖女性常见的乳房衰减伪影，并且可以改善小灌注缺陷的可视化，特别是对于心脏较小，辐射暴露较低的女性。

用PET进行负荷MPI还可以评估心肌血流储备，这是对冠状动脉绝对血流量的评估。心肌血流储备减少（定义为1.9～2.0）被认为具有血管功能障碍和微血管病变。

3.心脏MRI　CMR越来越受欢迎，作为一种强大的非侵入性检查，能够准确评估整体和局部收缩期左心室功能，心肌灌注。与SPECT MPI相比，CMR具有更高的诊断准确性，其敏感度为88.7%，特异度为83.5%。男性和女性CMR的预后价值相似。与CMR正常的女性相比，多巴酚丁胺CMR异常的女性患MI或心脏死亡的风险高4倍。

另一方面，正常的压力女性的CMR主要不良心脏事件（MACE）的年发生率为0.3%。先进的负荷CMR技术，包括心肌血流储备和灌注储备指数的评估，也可以检测冠状动脉血管反应性受损和内皮功能障碍。在对冠状动脉造影无阻塞性CAD的113名有症状女性的研究中，57%被发现在腺苷应激MRI上观察到异常的心内膜下灌注，但静息图像没有，与冠状动脉微血管疾病一致。即使没有阻塞性冠状动脉粥样硬化，这些灌注缺损也与MACE和心源性死亡有关。有CMR缺血证据的女性年

MACE率为15%，而无缺血的女性MACE率仅为0.3%。

4.冠状动脉计算机断层扫描血管造影 CCTA是一种新兴的评估IHD的解剖学方法，并提供有关冠状动脉粥样硬化、管腔狭窄、斑块成分和血管重塑存在的信息。CCTA提供危险分层，将女性分为冠状动脉正常、非阻塞性CAD和阻塞性CAD的女性，心血管事件发生率分别为0.2%、1.2%和2.1%。重要的是，CCTA上非阻塞性动脉粥样硬化的存在并不是良性的，并且与无疾病相比具有更高的症状负担和2倍的死亡率。

5.冠状动脉造影 ICA仍然是诊断男性和女性阻塞性CAD的"黄金标准"。ICA目前被推荐用于心脏猝死幸存者或可能危及生命的心律失常，或有心力衰竭症状患者CAD的初始评估策略。尽管经过指南指导的药物治疗，仍有不能耐受的缺血症状的男女，以及计划血运重建者，应接受ICA。近2/3的疑似IHD女性在ICA上表现为正常冠状动脉或非阻塞性疾病。心外膜无明显血流灌注延迟也不一定是良性发现，与无心绞痛的背景人群相比，这些女性的短期和长期预后较差。

先进的血管造影技术的表现可能发现隐匿性冠状动脉异常，包括血管内超声检查的非阻塞性斑块，乙酰胆碱检测的内皮功能障碍和腺苷检测的微血管功能障碍。尽管ICA上存在"正常冠状动脉"，但血管内超声检查中动脉粥样硬化斑块的患病率很高，因为冠状动脉重塑可能会限制血管造影对动脉粥样硬化的敏感度。光学相干断层扫描也可以提供关于斑块形态的额外信息。

一些临界（非阻塞性）病变和冠状动脉看起来正常的患者可能具有异常的冠状动脉血流储备分数（FFR），可能会从血运重建获益。与男性相比，血管造影狭窄严重程度相似时，女性的FFR测量值更高。对此的潜在解释包括狭窄血管供应的心肌范围较小，左心室肥厚的患病率较高，影响微血管功能和舒张功能障碍。FFR指导的血运重建策略在两性中同样有益。因此，FFR应该用于女性临界病变的评估，因为症状可能是由于微血管功能障碍而不是心外膜CAD。

五、IHD女性的预后

矛盾的是，虽然女性斑块负荷较少，但她们的心绞痛发病率较高、生活质量较差、住院率和死亡率较高。这部分是由于女性非阻塞性冠状动脉粥样硬化的患病率和微血管疾病的存在率较高。随访5年内出现MI、心力衰竭住院、卒中或心源性死亡的事件发生率，轻度非阻塞性病变的女性为16.0%，无动脉粥样硬化者为7.9%，无症状女性为2.4%。同样，有症状没有阻塞性冠状动脉疾病的女性10年全因死亡率为13%，比无症状的年龄匹配的队列高5倍。此外，一项包含26项研究的大型荟萃分析显示，内皮功能障碍和微血管疾病患者心血管事件风险增加2.3～4.5倍。患有非阻塞性冠状动脉疾病的女性患者的预后比男性更差。在血管造影后的第1年内，女性患MACE的可能性是男性的3倍。此外，鉴于在无明显血流灌注延迟的情况下症状反复发作，他们的再次行冠状动脉造影概率较高（5年时为15.7%）。

六、总结和建议

尽管我们对IHD的风险、症状、评估和干预中基于性别的差异的认识有所深入，但这些生物学差异仍未得到充分认识。"典型心绞痛"这一代表了男性的症状学模式的定义，仍在继续用于两性。两种性别使用相同的传统风险评估分数，未包括女性中普遍存在的新危险因素，导致低估了女性的风险。有关微血管疾病的不断发展的知识需要更好地纳入IHD指南和实践。目前，只有少数现代指南可以解决女性的IHD预防、诊断和管理问题。为了更好地建立女性特定的风险评分，诊断方法和管理，需要进行充分的研究以回答以性别为中心的问题。比较用于诊断非阻塞性斑块和微血管疾病的不同成像模式的研究可能是有益的，针对女性的新型治疗策略也将是至关重要的。需要将基于性别的课程纳入医学培训和科学会议，转变实践模式，以及加强公共卫生教育活动，最终改善女性的IHD结果。

（周颖玲　张　莹）

第2章

高血压及相关疾病

1. 夜间高血压新技术与证据

2015年SPRINT（收缩压干预试验）对血压管理更严格，尽管治疗方法有改进，但与高血压相关心血管事件未显著减少。管理策略是血压要更早控制、24h内控制更低。2017年ACC/AHA指南指出，诊所血压和早晚测量的家庭血压、日间动态血压均应<130/80mmHg。研究表明，即使诊所血压控制平稳，清晨、日间、夜间动态血压和家庭血压控制不佳依然增加心血管事件风险。严格控制所有清醒状态的血压对减少心血管事件是有效的。

然而，即使日间血压控制平稳，仍然存在残余风险，此风险主要来于尚末控制的夜间高血压。因此，我们根据夜间高血压病理生理学和控制夜间高血压临床意义最新证据，研发出夜间家庭血压监测系统。

一、临床意义

血压昼夜节律模式可通过动态血压监测（ABPM）来评价。正常人中夜间血压比日间血压降低10%～20%（构型）。血压的昼夜节律由中枢和生物钟调节，部分是睡眠觉醒。高血压患者没有器官损害表现出构型血压；伴有器官损害血压表现为非构型，夜间血压不下降。夜间血压分为4种类型：构型、非构型、反构型和超构型。这些类型的定义主要基于夜间血压变化趋势。此外，短期血压变异：如清晨血压升高、日间生理或心理压力，阻塞性睡眠呼吸暂停（OSA）致血压激增，夜间行为如夜尿等引起夜间血压波动，导致不同个体24h动态血压的昼夜节律变异。

二、证据

高血压患者夜间血压与心血管事件和器官损害密切相关。夜间高血压阈值为120/70 mmHg，2017年AHA/ACC指南建议将该值降低到110/65 mmHg。控制夜间血压对于药物治疗高血压患者意义十分重要。每日1次的降压药物降压效果可能不会持续24h，即便患者诊室血压和动态血压中日间血压控制良好。一项基于大型动态血压监测（ABPM）数据库研究表明，夜间动态血压与致死（心血管死亡）、非致死性心血管事件（卒中、心肌梗死）关系比日间动态血压更密切，特别是在接受降压治疗的患者。

夜间高血压也与亚临床脏器损害有关。脑磁共振检测出无症状脑梗死、微量出血和脑白质疾病等夜间高血压和血压呈非构型或反构型发生率高。夜间高血压和非构型或反构型血压是精神认知障碍的诱发因素（认知障碍、冷漠、生活上易跌倒和久坐、卒中），与高血压心脏病[左心室肥厚（LV），舒张功能下降]、血管损伤（颈动脉内膜中层厚度增加、脉搏波传播速度和心-踝指数加快）、慢性肾病（CKD）、肾小球滤过率下降和尿白蛋白/肌酐升高等相关。

三、定义

夜间高血压定义：夜间血压≥120/70 mmHg（2017新的ACC/AHA指南定义>110/65 mmHg）。在接受降压药物治疗的高血压患者，诊室和清晨家庭血压<130/80 mmHg，但夜间血压≥120/70 mmHg定义为夜间隐匿性高血压和药物末控制的夜间高血压。夜间血压计算为由ABPM或新近开发具有自动测量夜间血压功能的家庭监测系统（HBPM）测量从入睡到起床SBP平均值。ABPM测量夜间血压次数应≥6次。

夜间SBP下降率(%)：(日间均值-夜间均值)/日间均值(%)。

以ABPM数据将夜间血压下降分为：超杓型，>20%；杓型，>10%且≤20%；非杓型，下降≤10%；反杓型，夜间血压反而升高。

四、关联因素

许多因素与夜间高血压有关，如高龄、久坐、睡眠和高温等。糖尿病、慢性肾病和OSA是夜间高血压最常见3种疾病。老年人与年龄有关的疾病和脑卒中后经常出现如失眠、认知功能障碍、虚弱、行走缓慢、心力衰竭及各种继发性高血压与夜间未控制高血压密切相关。亚洲人易发夜间高血压与其高盐饮食和盐敏感性相关。

五、病理生理

清晨是疾病发生的高风险时期，因为清晨血压波动可触发动脉粥样硬化斑块破裂或出血，而寒冷、运动、吸烟或工作压力是晨峰血压升高的诱因。

清晨血压激增造成心血管事件发生的风险。对清晨血压波动反应迟钝患者发生风险高，这些患者对血压反应迟钝与直立性低血压和夜间血压呈反杓型有关，缘由其自主神经功能失调。夜间超杓型血压和直立性高血压严重扰乱了血压自身调节，是一种病理状态。

夜间血压增高与血管阻力和动脉僵硬度增加、盐敏感性和高盐饮食有关。压力-钠泵机制致水容量增加，无论日间或夜间排钠增加。肾功能不全、交感神经兴奋和肾素-血管紧张素-醛固酮系统激活增加了盐敏感性。衰老、压力、肥胖、糖尿病、OSA和失眠症加重这个过程。

目前有几种不同病理生理机制解释夜间高血压发生。

1.交感神经兴奋引起的夜间血压骤升引发夜间心血管事件(卒中、急性心力衰竭、冠状动脉疾病等)发生，以及与年龄相关的器官损害(认知障碍、CKD)。夜间血压飙升有特定的触发因素(OSA发作、惊醒、快速动眼睡眠和夜尿)，通过交感神经紧张性增加和血管僵硬度损害压力反射。夜间血压波动导致心血管风险机制与晨间血压波动机制相似。

2.夜间高血压是高血压晚期器官损害病理改变造成。在睡眠期间，交感神经活动相比早晨和日间减少，夜间血压上升比其他时间段要少。正常情况下血压随年龄增升。清晨血压的上升是晨间交感神经张力增加(这使得血压很容易升高)。夜间交感神经紧张性较低，血压少有升高。夜间血压升高为大小动脉晚期结构改变(动脉僵硬程度和血管阻力增加)，以及肾脏排钠能力降低导致循

环容量增加。

3.在睡眠期间，平卧位静脉回心血量增加，导致左心室前负荷加重。夜间高血压患者后负荷随左心室前负荷增加而加大左心室壁压力，这将成为夜间出现心力衰竭的风险。此外，由于间质液从下肢组织向体循环转移，增加左心室前负荷。夜间循环量和血压同时上升增加肾小球内囊压力，加之超滤协同恶化肾功能。

目前降压药疗效监测夜间是一个盲点。残留的夜间风险可能很长一段时间却没有引起患者医生注意。

六、家庭血压夜间监测和开发

ABPM是衡量夜间血压的金标准。最近由吉一医科大学和欧姆龙医疗有限公司合作开发能自动测量夜间血压家庭血压监测系统(HBPM)——Medinote。测量夜间睡眠血压装置能储存20个数据。公布了吉一医科大学医学院2006年至2018年用Medinote监测夜间血压的临床数据。

(一)夜间家庭血压监测

Medinote是半自动HBPM装置。在睡眠中固定间隔时间自动测量血压，将数据储存在内存。使用Medinote启动J-HOP(日本晨起家庭血压)研究。是日本第一个全国性的大型夜间家庭血压队列研究。2562例研究对象在睡眠中每天测量夜间家庭血压3次(凌晨2：00、凌晨3：00、凌晨4：00)，持续了14d。研究的基线数据表明，在家中自我测量夜间血压是可行的。凌晨2：00和凌晨3：00血压没有差异，而在凌晨4：00血压轻度升高1.5mmHg，(P<0.000 1)。HBPM与ABPM测出夜间血压十分接近。与尿白蛋白/肌酐比值、左心室质量指数，肱-踝脉搏波速度，颈内动脉-中层厚度，血浆NT-proBNP、高敏肌钙蛋白T的水平呈显著正相关。诊室、清晨和夜间家庭血压相互独立。即便家庭清晨SBP<135/85 mmHg患者，也有27%表现为夜间HSBP>120 mmHg，而且尿白蛋白/肌酐比值和NT-proBNP均升高，表明相当数量的隐匿性家庭夜间高血压患者，使用通常HBPM未能意识到存在隐性风险。日本靶器官保护研究(J-top)，在临床干预试验首次使用夜间HBPM评估夜间血压。发现夜间家庭血压与左心室肥厚的关系比诊室血压更为密切，提示夜间HBPM是降压治疗中血压控制是否良好更好指标。因此，夜间HBPM作为评估夜间血压有价值方法，其准确性与ABPM相似。

1.夜间家庭血压远程监测　Medinote现已经应用通信技术(ICT)进行夜间家庭血压远程监测，即HM-7252G-HP。通过远程监护系统在测量清晨血压后把睡眠

时段血压从患者家里直接发送。使用该设备,我们成功地进行了2次临床试验,并证实这种夜间HBPM系统可用于临床实践。

2.夜间家庭血压监测触发(TNP) 应用自动固定间隔测量技术TNP开发是另一个研究进展。将Medinote增加脉搏血氧饱和度测定缺氧和心率触发功能。目前尚无夜间血压监测仪来评估夜间高血压不同机制。这两种TNP是一种全新的方法:在特定条件下测量血压评价夜间血压的升压机制。

3.缺氧触发功能 在OSA患者,睡眠时反复发作呼吸暂停导致缺氧。当氧饱和度低于连续氧监测氧水平时,TNP自动发送信号来测量血压(缺氧触发功能)。因此,TNP检测到低氧时段引起的特定夜间血压波动,并评估药物和设备治疗对OSA患者夜间血压的影响。这是TNP独有的,使用通常HBPM和ABPM都不能检测到OSA发作缺氧事件血压飙升功能。

4.心率触发功能 我们还增加了最低的心率触发功能的TNP,在慢波睡眠时检测交感神经张力升高、血压水平和血压变异。最低心率持续时段,发送命令测量血压。

5.触发夜间血压参数 夜间血压缺氧峰值确定为缺氧触发测量出最大SBP,OSA引发夜间血压飙升是缺氧峰值测出SBP减去用固定间隔测出低氧触发功能测量前后两个SBP均值。基础血压是心率触发功能测量的最低血压。尽管可能是由不同的机制引起,夜间高血压类似夜间平均血压:缺氧触发测出夜间血压峰值可能是交感神经过度兴奋,而基础夜间血压由循环容量和交感神经张力降低的结构血管疾病决定。

6.夜间血压参数可复性 我们评价了147例OSA患者2d TNP测出与固定间隔测出夜间血压参数连续分布和重复性。缺氧峰值SBP均值明显大于夜间SBP均值25.4mmHg(148.8±20.5 vs 123.4±14.2;$P<0.001$)。缺氧峰值SBP与夜间SBP在第1～2夜的重复性系数(43% vs 32%),说明缺氧峰值夜间血压明显高于夜间平均血压,重复性与平均夜间血压相当。夜间高血压(SBP≥120 mmHg)患者,50%缺氧峰值SBP≥160mmHg。在多导睡眠诱发参数(呼吸暂停-低通气指数、觉醒指数、缺氧%[$SpO_2<90\%$])中,缺氧峰值和夜间血压飙升决定因素是最低血氧饱和度。

(二)SPREAD研究

使用TNP进行SPREAD(顽固性高血压和心血管疾病患者睡眠血压和呼吸紊乱)研究:这项登记研究,评估夜间血压和夜间血压波动对高血压和心血管疾病高危

患者临床意义。SPREAD研究中一名36岁男性,TNP检测到其缺氧引发夜间血压飙升。他曾在睡眠中发生过3次缺血性或出血性脑卒中。另一名74岁女性OSA患者,使用ABPM夜间每隔30min测1次血压,血压均值<120/70 mmHg,TNP仍可监测在缺氧峰值SBP≥160 mmHg。

1.应用ICT连续夜间TNP(ITNP)评估 最近开发了一个分析系统,用云计算从患者家中发送血压数据。其优点是患者能在家里重复测量。在医院进行的多导睡眠监测在禁酒条件下可能低估了OSA的严重程度和相关风险。在实际环境中,使用ITNP对睡眠质量进行评估,提高了检测OSA相关夜间血压飙升敏感性。重复评估可以检测夜间血压日复一日的变化。可能每天OSA严重程度和睡眠质量的影响,以及日常行为(晚餐盐和酒精摄入、就寝、睡熟时间、梦醒时分、夜尿等)、和环境因素(室温、亮度、气压)。

2.持续气道正压通气治疗评价 持续气道正压通气(CPAP)治疗几乎能消除OSA患者夜间检测到的血压飙升。然而,CPAP对心血管的保护和降血压效果并不理想,并且有相当数量的OSA患者在CPAP治疗过程仍会发生心血管事件。2017年AHA/ACC指南指出同时患高血压和OSA成年人,CPAP治疗在降低血压方面未得到证实。因此CPAP疗法列为Ⅱb类推荐。也有研究认为,坚持使用CPAP治疗可能有效。

可以用ITNP评估持续CPAP疗法依从性和有效性。每晚使用CPAP治疗OSA患者,CPAP面罩可能位置不正确,或者由于患有上呼吸道感染和变应性鼻炎等,CPAP的压力不够。但是,有效CPAP治疗可使患者的夜间平均SBP下降8 mmHg。使用缺氧峰值评价夜间SBP幅度大于42 mmHg。

3.可穿戴式连续血压监测(WSP) WSP是治疗高血压的医生们的梦想。欧姆龙医疗有限公司最近公布利用自动控制技术可穿戴腕式血压监测仪器。这个机型有两个能自动调整阵列传感器板覆盖桡动脉,从而获得有效的平面压力数据。我们与欧姆龙公司合作,测试设备加以改进,开发更精确WSP用于临床。使用这仪器可以连续测量血压峰值,监测睡眠过程血压以及多导睡眠图。最近研究显示,夜间血压水平和血压变异在睡眠第二和第三阶段显著降低。在睡眠第一阶段、快速眼动睡眠和觉醒时(如夜尿、饮水等)较高。检测到由快速眼动睡眠、唤醒(无意识微觉醒)和OSA触发3次夜间血压飙升。WSP尚有缺陷,受制约较多,传感器覆盖桡动脉必须精确,腕关节活动易造成伪差。

最近,研制利用WSP和触发技术相结合精确测量血压的仪器(WSP-触发器)。WSP-触发器检测出缺氧SBP

飙升比TNP示波振荡法精确。WSP触发和TNP检测到缺氧触发夜间血压飙升会因交感神经阻滞减少。

研发WSP触发器目的检测出轻微OSA所致夜间血压波动。OSA就诊多处于晚期,治疗后已经损害的脏器(重塑、肺功能等)不可能逆转。目前未明确启动药物治疗和使用新技术(如WSP-触发器)不再发生心血管事件。TNP可能低估OSA风险,因为接受治疗OSA患者仍可能有低通气和睡眠呼吸暂停发作而没有缺氧触发。CPAP和药物联合治疗,OSA风险仍然很大。需要进行广泛研究,验证在不同个体中CPAP和抗高血压药物的夜间降血压效果的数量和质量。

七、夜间高血压管理

2017年AHA/ACC高血压指南建议夜间血压达标:<110/65 mmHg。在临床实践中,指导清晨家庭血压降压药剂量是实现24h血压控制的第一步,包括3个部分:降低24h血压、维持正常血压昼夜节律(构型)、抑制血压变异,尤其是早、晚血压激增。HONEST研究建议清晨家庭血压控制分三步走:第一步,家庭SBP<145 mmHg,降低短期风险;第二步,清晨家庭血压<135/85 mmHg;第三步,清晨家庭SBP<125mmHg,达到理想目标。2017年AHA/ACC指南指出,家庭自测血压,清晨SBP<130mmHg。下一个目标是隐匿夜间未控制高血压患者,血压≥110/85 mmHg。

(一)根据压力机制的治疗策略

血压的升高由于循环血量增加或血管疾病恶化(血管变硬或小动脉重塑导致阻力增加)。循环血量增加患者,通过限盐、利尿药、盐皮质激素受体拮抗剂(醛固酮受体阻滞剂)、沙库巴曲/缬沙坦(sacubitril/valsartan)、葡萄糖钠转运蛋白2抑制剂治疗;血管疾病患者,钙通道阻滞剂(CCB)单药疗法比CCB联合肾素-血管紧张素系统抑制剂更可取。最近,临床试验结果表明,沙库巴曲/缬沙坦可以改善心血管预后,葡萄糖钠协同转运蛋白2抑制剂可以降低心血管事件,心力衰竭患者,可以预防肾功能减退。用β/α受体阻滞药阻滞交感神经和肾去交神经治疗对降低夜间血压的平均值和峰值有效,特别是OSA患者。对有睡眠障碍患者用安眠药可能更有效。

(二)夜间家庭血压监测临床试验新证据

3项使用HBPM临床随机对照试验(RCT)和1项使用触发HBPM的RCT比较不同降压药物对夜间血压下降的疗效。4项研究的结论是:HBPM监测到降压药物致血压下降,夜间血压曲线阐明这些药物不同效果。WSP触发

器检出连续监测短期血压变异,但这个设备尚在研发阶段,未有用于临床。

八、夜间家庭血压监测研究

2014年,夜间HBPM研究首次报道。即J-Top研究,是一项多中心RCT。研究观察450例SBP≥135 mmHg高血压患者,证实睡前给坎地沙坦治疗组和白天给药治疗组夜间血压下降相似,但睡前服药比白天服药更有效地减少蛋白尿。

(一)使用ICT夜间家庭血压远程监控研究

夜间HBPM另一个临床试验NOCTURNE研究,用ICT的监测夜间HBPM评价ARB/利尿药vs ARB/CCB对未控制夜间高血压比较。这是第一项使用ICT的夜间HBPM远程监控设备(HEM-7252G-HP)和云计算系统。对411例未控制夜间高血压患者,ARB联用不同降压药疗效观察。研究由ICT监测夜间HBPM。夜间血压≥120/70mmHg患者,起始服用厄贝沙坦每日100mg。然后,比较ARB/CCB联合治疗(厄贝沙坦100mg+氨氯地平5mg)和ARB/利尿药组合治疗(厄贝沙坦100 mg+三氯噻嗪1 mg)对夜间家庭SBP(主要终点)影响。结果示SBP降低为:−14.4 vs −10.5 mmHg,$P<0.000\ 1$,独立于排钠利尿和夜间血压下降。夜间家庭SBP改变与盐敏感性亚组(糖尿病、慢性肾病以及老年患者)类似。两种组合都显著减少尿白蛋白/肌酐比值和NT-proBNP水平,但ARB/CCB组NT-proBNP降低幅度较大。尽管2种组合对盐敏感性患者影响相似,ARB/CCB组合对与钠摄入无关的夜间高血压未控制患者作用优于ARB/利尿药组合。

夜间HBPM第3个临床试验是SUNLIGHT研究[互联网传输血压数据研究N通道CCB和小剂量氢氯噻嗪(HCTZ)对未控制血压晨峰效果]。这项RCT为时8周,对129例清晨血压≥135/85 mmHg(使用 HEM-7252G-HP)。结果示缬沙坦/西尼地平联合用药比缬沙坦/HCTZ组合更能控制清晨高血压。治疗终点时,缬沙坦/西尼地平比缬沙坦/HCTZ对家庭夜间和清晨SBP下降明显($P<0.001$)。夜间SBP降−10.0 vs −5.0mmHg;$P=0.035$。清晨SBP降低两组无显著性差异(−13.6 vs −10.7 mmHg;$P=0.142$)。血压晨峰是一个新的指数,定义为清晨SBP均值减去夜间SBP均值。两组血压晨峰均较基线显著降低($P<0.001$),但组间无显著性差异。

(二)触发夜间家庭血压监测研究

VASSPS(血管扩张药与交感神经阻滞药对OSA高血压患者睡眠血压的影响)研究,是第一项使用触发夜

间HBPM（TNP）进行试验的临床试验。这项研究是一项前瞻性、随机、平行交叉的设计。比较硝苯地平控释片40mg与卡维地洛20mg对11例患有OSA的夜间高血压患者睡前单次给药效果。结果示：血压平均值（$P < 0.05$）、最小夜间SBP（$P < 0.01$）和清晨SBP（$P < 0.001$），硝苯地平优于卡维地洛。对夜间SBP激增卡维地洛也能显著降低（$P < 0.05$），但不及硝苯地平。血管扩张药与交感神经阻滞药睡前给药对降低夜间血压更有效，仅是降低血压方式不同。

一项使用TNP对116例OSA患者代表性研究，降压药物降低了缺氧峰值SBP和低血氧饱和度之间回归线（绝对值）的斜率。这些趋势也被证实与最低血氧饱和度和OSA相关的夜间SBP飙升有关。表明高血压药物治疗可降低缺氧峰值SBP，尤其血氧饱和度较低患者。CCB显著降低了缺氧峰值SBP和低血氧饱和度之间回归线（绝对值），α受体阻滞药或β受体阻滞药减少了夜间SBP飙升和最低血氧饱和度。结论与以上交叉研究（VASSPS）相同。

九、结论与展望

高血压的管理方向是尽早降压，24h血压下降更低，包括夜间和清晨时段。夜间血压管理对预防心血管事件尤为重要，特别是心力衰竭，以及与年龄相关器官损害，如慢性肾病和认知功能障碍患者。

随着夜间家庭血压远程监控进入临床。预测基于ICT对血压水平控制将有助于实现零心血管事件目标。为了准确的预测降低风险，不同个体序列测量大数据研究是必需的；同时要开发新的更便捷并能兼顾家庭和夜间血压远程监测HBPM装置。

（何　燕　刘唐威）

2. 血管老化机制

年龄相关的心脑血管疾病，与血管老化引起功能或结构改变密切相关。器官或组织局部血管改变会直接影响功能变现，如常见的血管性认知障碍、阿尔茨海默病、肌肉减少症、肾病及眼部疾病等。既往血管老化机制研究，主要集中在氧化应激、线粒体功能障碍、拮抗应激分子能力受损、低度慢性炎症、染色体不稳定性、端粒消减、细胞衰老、表观遗传改变、蛋白质稳态丧失、营养状态感觉失调、血管系统中干细胞衰竭及细胞间信号传导改变等方面。下面将对血管老化的分子和细胞学机制研究内容进行综述。

一、氧化应激和硝化应激的作用

Denham Harman 20世纪50年代首次提出衰老自由基理论以来，大量证据表明年龄增长可以导致动物和人类还原型烟酰胺腺嘌呤二核苷酸磷酸（NADPH）氧化酶和线粒体的活性氧（ROS）产生增加，引起血管内皮功能障碍和大动脉硬化。氧化应激可能通过影响关键蛋白质氧化或诱导氧化还原敏感的转录因子而影响血管功能，当然最重要作用的还是引起内皮衍生的NO失活。NO生物利用度受损，导致年龄相关的内皮舒张血管效应减少、收缩效应增加，导致组织灌注失调。除了ROS引起的NO失活外，内皮NO合成酶（eNOS）激活状态、底物（L-精氨酸）和辅助因子（BH4）可用性改变等因素，导致内皮素增加和eNOS表达降低，造成年龄相关性的NO生物利用度降低。NO发挥有效的抗炎、抗血栓和抗白细胞黏附作用，其减少可能产生衰老过程中动脉粥样前的血管改变。

衰老的动脉内皮细胞中，氧化应激造成的损害大都通过高活性氧化剂过氧亚硝酸盐和超氧化物反应产物产生来介导的。过氧亚硝酸盐引起血管老化的机制多方面，包括直接的细胞毒作用、损害线粒体功能和激活炎症通路等。其中氧化应激和导致的氧化还原敏感细胞信号通路的激活，包括活化B细胞的核因子κ-轻链增强子（NF-κB），被认为与老年血管系统的炎症过程有关。该炎症过程的特征，在于衰老的血管细胞中内皮激活增加和细胞因子表达谱中促炎症因子改变。血管氧化应激的增加，也与基质金属蛋白酶（MMP）的激活和老化时相

应动脉结构完整性的破坏有关，可能导致大动脉硬化和主动脉瘤出现。此外，老化及高血压所导致的脑循环中ROS-MMP轴改变，可以导致脑部微出血的发生，从而出现认知衰退、老年精神病综合征和步态障碍。

二、线粒体功能障碍的作用

有证据表明哺乳动物衰老时出现呼吸链功效减弱，导致离子漏出、ROS生成增加以及细胞ATP生成减少。最近研究还表明，线粒体ROS（mtROS）的产生在年龄相关性血管功能障碍中起着重要作用。衰老与血管内皮细胞和平滑肌细胞的线粒体生物合成能力受损有关，这可能造成不利于细胞能量利用的结果，也可能通过离子缺乏传递链导致离子增加，刺激mtROS的产生。在啮齿动物模型中发现，mtROS可能是血管老化的药物治疗靶点，例如线粒体抗氧化剂MitoQ、白藜芦醇和线粒体抗氧化物四肽SS-31。SS-31通过神经血管耦合恢复脑血流的内皮调节效应，改善老年小鼠的认知功能。线粒体产生的H_2O_2可能通过诱导内皮细胞和平滑肌细胞NF-κB活化，促进衰老过程的低度血管炎症。而高血压诱导老化血管平滑肌细胞中mtROS产生的增加，与血管壁中MMP活化的增加以及随之恶化的脑微出血相关联。mtROS的产生导致血管老化的另一个原因，是通过Bcl-2（B细胞淋巴瘤2）依赖的途径诱导细胞凋亡。

血管系统的功能完整性（包括膜转运和屏障功能的调节）取决于正常的细胞能量代谢，而线粒体的ROS释放增加、功能障碍和能量代谢受损等情况，都可能引起血管老化。由于线粒体DNA（mtDNA）紧密接触线粒体所产生的ROS，而且缺乏保护性组蛋白的覆盖以及修复能力有限，使得mtDNA突变率高，影响线粒体能量的产生。虽然血管衰老与显著的线粒体氧化应激有关，但mtDNA损伤在血管老化变化发展中的作用尚不清楚。只有少数研究关注线粒体改变与动脉粥样硬化形成之间的联系，并在病灶中检测到mtDNA缺失。烟酰胺腺嘌呤二核苷酸（NAD+）依赖的SIRT1调节血管系统线粒体功能，是通过调控线粒体生物合成、mtROS产生、细胞能量代谢及自噬清除受损的线粒体等环节。SIRT3也调节许多参与线粒体能量代谢的关键酶。NAD+是sirtuin酶的限速底

物,越来越多的证据表明衰老时可供使用的细胞NAD+降低,部分因为NAD＋过度激活促使PARP-1的利用。其他导致老化细胞能量受损的潜在机制,包括线粒体蛋白的氧化/硝化、离子传递复合物中大分子物质不稳定和线粒体自噬受损(线粒体特异性自噬形式)。由于生物产生受损和线粒体自噬不足,以及线粒体损伤的增加和线粒体周转的减少,可能共同导致血管细胞中功能障碍的线粒体积累,加剧血管老化过程。

三、炎症反应

大量证据表明,慢性非细菌性低度炎症是血管衰老过程的重要标志。大部分血管病变中,年龄相关的炎症激活发挥关键作用,包括从动脉粥样硬化和动脉瘤的形成,到微血管的功能障碍、血-脑屏障破坏和阿尔茨海默病等。既往研究发现老年啮齿类动物和灵长类动物中,血管内皮细胞和平滑肌细胞出现炎性改变,出现诱导性炎性细胞因子如白细胞介素[IL]-6、IL-1β、肿瘤坏死因子-α、趋化因子、黏附分子、iNOS(诱导型NO合成酶)和其他炎性介质。血管壁中炎性微环境的出现,可以引起血管功能障碍、细胞代谢损害和细胞凋亡增加,构成血管疾病的发病机制。老化的血管壁中,氧化应激增加和炎症的激活之间存在着重要关联性。

内皮老化与大部分炎性因子和趋化因子的产生与释放显著增加有关,为衰老相关的分泌表型。诱导衰老分泌表型的,可能是由NF-κB、p38MAPK、DNA受损途径和转录因子GATA-4的激活介导。血管壁无菌性炎症也因损伤相关分子模式而恶化,这种分子模式激活了先天性免疫系统的效应子,包括toll样受体和NLRP3炎性体复合物。衰老诱导VSMCs的炎性表型,部分是由于toll样受体4介导的MyD88依赖性信号传导途径所激活。衰老过程中氧化应激抗性受损,也会加剧心血管危险因素引起的血管炎症,包括肥胖,代谢疾病和高血压等。需要进一步研究环境加剧血管炎症的因素如微粒暴露等与衰老的相互作用,老化血管细胞的自发炎症与进入血管的肠道细菌分解产物或内源性慢性病毒感染诱导的炎症之间的相互作用,后者如老年人持续巨细胞病毒感染。初次感染巨细胞病毒后,病毒可以在血管内皮细胞中进行复制,显示巨细胞病毒感染的严重程度(抗体滴度)增加,标志着衰弱发生率和死亡风险的增加。

四、分子水平的应激适应不良

最近研究确定了衰老过程一个关键的标志,即老化细胞中分子水平应激反应和恢复稳态的能力受损。年轻生物体稳态机制的触发,回应血管内皮细胞和平滑肌细

胞中ROS的增加,其涉及Nrf2驱动的抗氧化防御途径的激活。Nrf2是一种进化过程中保守的氧化还原敏感转录因子,它上调ROS裂解酶和修复ROS诱导的大分子损伤等抗氧化反应适应性稳态反应,减少氧化应激反应并减弱ROS水平增加而引起的细胞和大分子损伤,也具有抗炎和促血管生成作用。证据表明衰老促进血管系统中Nrf2的功能障碍、加剧氧化应激反应、增加老年血管细胞对ROS介导的细胞和分子损伤的敏感性。氧化应激抗性的丧失,可能是年龄相关性血管病变发展的主要决定因素。研究发现热量限制的抗衰老作用与Nrf2介导通路的诱导有关,但需要进一步研究以确定Nrf2经药物活化后如何发挥抗衰老的血管保护作用。

五、蛋白质失稳态

蛋白质合成、维持和降解之间的平衡失调可能会损害血管,折叠错误的蛋白质聚集增加可能与心血管疾病有关。心血管系统中,衰老影响蛋白质稳态系统的不同组成部分,包括蛋白分子伴侣、泛素-蛋白酶体和溶酶体-自噬系统等。分子伴侣有助于其他蛋白质的折叠、组装、分解和运输,有防止蛋白质错误折叠和聚集的重要作用。许多年龄相关的分子改变都可能影响分子伴侣的活性,如衰老会引起血管组织中70千道尔顿热休克蛋白(HSP70)的下调。而线粒体功能障碍和其导致的细胞ATP含量下降,也可损害ATP依赖性伴侣蛋白的功能。自噬过程(巨自噬,微自噬和分子伴侣介导的自噬),可以允许细胞成分的降解和再循环。最近认为,线粒体自噬过程失调等因素可能是引发血管老化和年龄相关性血管疾病发展的共同途径。实验发现,在缺乏自噬的内皮细胞中表现了氧化应激增强、NO生物利用度受损以及炎症介质上调。通过药物(如海藻糖或亚精胺)刺激自噬,可以逆转动脉衰老。蛋白酶通过蛋白水解来降解不需要的或受损的蛋白质,蛋白酶体活性在衰老后期中下调,并且在老年患者的动脉粥样硬化斑块和老年大鼠的心脏中减少。除了对蛋白质降解的直接影响外,泛素-蛋白酶体系统对于动脉粥样硬化和血管炎症的关键调节剂的激活也至关重要。未来应该明确衰老相关性特定血管疾病损害下,泛素-蛋白酶体系统和其他蛋白抑制途径的作用,如何调节血管壁中蛋白质稳态机制的神经内分泌因子。

六、染色体不稳定性

体细胞突变理论提出以来,大量研究结果支持或反对DNA损伤和突变积累与衰老的因果关系。老年细胞内不同改变可以不断进行累积,包括体细胞突变、染色体的非整倍性、拷贝数变异和端粒缩短等。通常关注到氧化

应激诱导DNA损伤，因此体细胞突变理论和衰老氧化应激假说存在关联性。内皮细胞的染色体自我修复途径，似乎比其他类型的细胞更低效。像可导致广泛DNA损伤的干预措施如全脑照射，就可以引起内皮细胞表型和功能发生老化的改变，如微血管稀疏、血管舒张受损和炎性变化。在血管内皮细胞中，DNA损伤容易引发程序性死亡来预防损失DNA的积累。最近研究发现，核苷酸切除修复基因（ERCC1和XPD）缺陷引起染色体不稳定的小鼠身上，出现血管老化的改变，包括内皮功能障碍、血管硬度增加、衰老细胞增多和高血压等。研究发现动脉粥样硬化斑块中DNA氧化受损增加，DNA双链断裂的多种生物标志物表达增加。虽然转基因小鼠模型中，DNA双链断裂的修复加速或延迟对动脉粥样硬化的形成影响较小，但却显著改变了斑块稳定性。

早衰综合征和其他核纤层蛋白病的儿童，年轻时血管就出现老化的改变，可导致致死性心肌梗死或卒中的发生。实验证据提示，血管平滑肌细胞老化改变后可引起遗传性核纤层功能障碍，诱导DNA损伤反应。然而，促进正常血管老化具体原因仍有待进一步研究。研究也发现如果维持端粒的长度和功能的机制受损，可以通过诱导细胞衰老导致血管老化和高血压。

七、细胞老化作用

血管细胞老化包括血管内皮细胞和平滑肌细胞老化，内外一系列应激源如ROS、端粒功能失调、DNA损伤和旁分泌变化，可导致血管细胞周期停止而出现细胞形态变化，包括炎性分泌状态的显著改变。清除表达p16（Ink4a）的衰老细胞，可以维持小鼠的健康并延长其寿命，表明细胞老化在衰老生理衰退中起着重要作用。内皮细胞衰老和病理生理条件下内皮功能障碍，可以加速血管老化。程序性死亡，损害了血管内皮再生能力和血管生成能力。辐射诱导DNA损伤的衰老小鼠模型的研究结果，表明神经血管单元中细胞老化的诱导与脑血管功能显著障碍和微血管稀疏相关，类似生物体老化改变。内皮细胞中发生衰老相关性分泌表型改变与平滑肌细胞及相关具体疾病间的关系还不清楚，但有证据表明衰老相关性分泌表型可诱导旁分泌老化并改变邻近细胞的功能，当然需要进一步研究评估这种机制在血管老化中的作用。目前许多研究仅采用衰老相关性β-半乳糖苷酶活性作为衰老细胞的标志物，未来应开发新型分子标记物。

八、细胞凋亡和程序坏死增加的作用

细胞凋亡能力的改变会导致几种不同物种出现同样

的衰老变化，包括年龄相关性心血管疾病。血管系统中内皮细胞凋亡增加，可能是NO的生物利用度受损、TNF-α的上调和线粒体氧化应激作用等因素所造成。凋亡细胞增加，可能导致衰老性微血管稀疏、动脉粥样硬化和动脉瘤。程序死亡增加坏死碎片释放，促进组织出现炎性改变。危险相关的分子基础是NLRP3炎性复合体的大量激活，NLRP3炎性体是衰老中低度慢性炎症的重要机制。已经证明通过基因干预、药物学或饮食方式来抑制坏死性凋亡，可以减轻小鼠模型中的炎症反应。Apo E敲除小鼠的动脉粥样硬化斑块中，坏死性凋亡的生物标志物明显增加。如果抑制坏死性凋亡途径，可以减少动脉粥样硬化的发生并增加小鼠寿命。人主动脉瘤中坏死样凋亡的生物标志物也增加，而小鼠坏死样凋亡途径的上调可以促进主动脉瘤的进展。这些程序性细胞死亡的途径，是未来希望可以干预多种衰老相关性疾病、预防细胞损失造成的肌肉萎缩和神经变性等的目标。

九、表观遗传改变

DNA甲基化模式改变、组蛋白翻译后修饰、微小RNA（miRNA）、长链非编码RNA和染色质重塑等表观遗传改变，可能导致血管老化过程。衰老与许多器官中复杂的甲基化模式相关，通过抗衰老干预（如限制热量）可使甲基化模式部分逆转。年老的动物模型中观察到DNA甲基化改变对血管功能的重要性，血管疾病中血管壁细胞DNA甲基化模式发生改变。翻译后组蛋白修饰（赖氨酸甲基化和乙酰化）调节低等生物的寿命和调节哺乳动物的衰老表型。组蛋白乙酰化是通过组蛋白乙酰转移酶和组蛋白去乙酰化酶进行动态调节，降低Ⅲ类组蛋白去乙酰化酶（利用NAD＋的sirtuin家族）的活性/表达量，导致血管老化。Polycomb组蛋白在调节内皮祖细胞（EPC）功能中的作用研究，发现这些染色质重塑因子的表达/活性在老化过程中发生改变，但它们在血管老化中的机制作用仍有待阐明。

miRNA转录抑制可控制60%人蛋白质编码基因的表达，与其他表观遗传因子之间存在复杂的相互关系，miRNA表达失调是年龄相关性表观遗传学研究的新兴领域。血管系统miRNA有助于调节重要的生物过程，包括血管生成、动脉粥样硬化和再狭窄。越来越多的证据表明衰老与血管内皮细胞和平滑肌细胞中miRNA表达失调有关，这可能导致血管生成过程的年龄相关性受损、细胞应激恢复能力下降、斑块形成、斑块不稳定性和破裂。有证据表明生命重要早期的IGF-1（胰岛素样生长因子1）缺乏，将导致转录后miRNA介导控制的血管关键靶基因持续发生变化，可能导致晚年有害的心血管效应。

长链非编码RNA与促炎症信号通路之间相互作用,并调节着衰老。初步发现长链非编码RNA Meg3(人母系表达基因3)的表达,与内皮细胞血管生成能力发生年龄相关性损伤有关。

十、营养状态感觉失调

mTOR途径的活性降低可调节衰老并延长无脊椎动物和小鼠寿命,减轻mTOR活性会抑制或延迟年龄相关疾病(包括阿尔茨海默病)的发病机制,与mTOR调节衰老的重要分子过程一致。研究表明mTOR抑制也具有保护性的,可以抗血管老化作用、延缓内皮细胞衰老和促进内皮介导的NO依赖性血管舒张。mTOR抑制也调节着平滑肌细胞表型转换。最近报道使用mTOR抑制剂-雷帕霉素长期治疗,可逆转年龄相关性动脉功能障碍,降低血管硬度和氧化应激过程。初步的临床前研究表明,mTOR抑制可能对老年相关性心血管疾病(如卒中)发挥某些有益作用。研究发现,在阿尔茨海默病模型和动脉粥样硬化模型中,mTOR是脑血管损伤和功能障碍的重要调节因子。阿尔茨海默病的小鼠模型中,西罗莫司抑制mTOR后,内皮NO依赖性机制减少了Aβ血管病变并改善脑血流量,显著改善了认知结果。

Sirtuins和AMPK是重要的由代谢因子激活的细胞能量传感器,在低营养状态时被激活,增强细胞抗应激能力来防止细胞的损伤或功能紊乱。促进长寿的干预措施(如热量限制)中两个途径都出现增强,彼此还相互作用。Sirtuins的活化剂特别是SIRT1及SIRT6,与AMPK激活剂一样都可以有效改善内皮功能,增强NO生物利用度,减少氧化应激和炎症发生。Sirtuins是进化上保守的NAD+依赖性蛋白质脱乙酰酶和ADP核糖基转移酶,参与调节衰老过程的多种途径。血管系统sirtuin家族的活化尤其SIRT1,具有多方面的抗衰老作用。除了调节氧化还原稳态、线粒体功能、血管内皮舒张以及防止细胞凋亡和衰老外,已经证明SIRT1和SIRT6可调节平滑肌细胞中DNA损伤反应。白藜芦醇可以激活sirtuins和其他途径,广泛用于逆转动脉老化。更具有特异性和有效性的SIRT1激活剂如SRT1720,可以重现白藜芦醇治疗时出现的有益作用,展现其抗氧化和抗炎的作用。AMPK信号传导参与衰老过程的调节,包括调控能量平衡、调节代谢和细胞抗应激性。目前正在进行一项老龄化临床试验TAME,旨在确定二甲双胍是否可以延缓人类发生年龄相关性疾病。血管老化下AMPK具有血管保护作用,增强eNOS活化。AMPK还通过抑制NF-κB信号传导,抑制炎症过程。老年啮齿类动物的主动脉和脑动脉中,AMPK活性出现减少。氨基咪唑甲酰胺核糖核苷酸对AMPK的

活化,可恢复老年小鼠的内皮依赖性血管舒张,提示动脉AMPK的失活会导致年龄相关性内皮功能障碍。

十一、RAS的作用

越来越多的证据表明组织RAS的上调在血管老化中发挥一定的作用,可引起老年动物和老年受试者大动脉的内膜增厚和内膜重塑。研究将血管紧张素Ⅱ输注到幼鼠体内,可促进血管发生老化,促进颈动脉平滑肌细胞增生和内膜浸润。药物抑制RAS活性后,可以降低老年动物和老年人的动脉硬度,且不受血压变化的影响。血管壁RAS的上调可能还会促进低度慢性血管炎症和氧化应激,增强血管对损伤的反应,并使老化的血管壁易于发生动脉粥样硬化。老年人RAS的活化/血管紧张素Ⅱ水平的升高,可诱导血管细胞线粒体氧化应激,引起脑部微出血的发展和造成血-脑屏障的破坏。

最近认为RAS,包括在血管系统中局部表达的盐皮质激素及其受体,在衰老调节过程中起着组织特异性作用。发现醛固酮促进血管系统的结构和功能改变,包括炎症和病理性重塑。醛固酮和盐皮质激素受体信号失调这一年龄相关性改变,可发生在血管平滑肌细胞中,导致年龄相关性动脉重塑。

十二、细胞外基质重塑

细胞外基质(ECM)遍布于所有组织和器官,不仅提供基本的机械支架支持,而且还提供维持组织稳态、形态改变和细胞分化等所需的生物力学和化学信号传递。抗衰老干预可促进ECM年轻化,是生物体长寿的重要标志之一。哺乳动物衰老导致ECM生物合成、合成后修饰以及细胞-基质相互作用发生显著变化,引起一系列年龄相关性疾病发展。年龄相关性ECM改变,可以发生在内皮下的基底膜、内膜、中膜、外膜和间质基质等位置,损伤血管结构和功能状态。随着年龄增长,调节ECM生成的生长因子表达发生改变,造成许多ECM成分(如弹性蛋白)的合成减少,这会损害血管壁的弹性。此时血压的压力波可改变壁面张力,引起血管机械损伤和破裂。年龄相关性ECM的改变也改变血管的力学信号传导,造成血管壁细胞对血流动力学环境改变的反应能力降低。衰老改变血管内皮细胞和平滑肌细胞的表型而改变MMP分泌,与高ROS水平诱导的MMP活化增加一起损害血管系统的结构完整性,促进病理性重塑、动脉瘤形成与破裂、微小出血的发生发展。这些改变大都由循环因子和血管壁一些因子所决定,包括RAS和IGF-1等,出现与年龄相关的下降。

可能因为随年龄增长转化生长因子-β(TGF-β)的旁

分泌增加,导致胶原合成失调,引起血管纤维化和动脉硬化。动脉硬度增加可能原因,还包括弹性蛋白合成减少、弹性蛋白的降解和片段化、弹性蛋白的钙化、细胞外基质成分交联改变(如晚期糖基化终产物增加)等。衰老时大动脉变硬,主动脉搏动波速度、收缩压和脉压差也随之显著增加,舒张压下降。增加的收缩压引起左心室重塑、舒张功能障碍,加剧动脉粥样硬化形成。大动脉扩张造成血管壁张力显著增加,促进动脉瘤的形成与发展。年龄相关性的ECM重塑,可能影响微小血管的通道功能和屏障功能,还可形成静脉曲张。

十三、促衰老和抗衰老循环因子

衰老诱导血管保护因子发生改变,包括生长激素、IGF-1和雌激素的循环水平下降,调节内皮依赖性血管舒张、血流自动调节机制、血管结构重塑、动脉粥样硬化形成和血管生成等多个方面。循环因子的影响在异时异种共生的小鼠研究中得到证明,包括通过手术将年轻和老年小鼠循环系统进行连接之后出现的现象。脑血管密度随着年龄的增长而下降,年轻小鼠存在的循环抗衰老因子可能使老年小鼠的微血管网结构复原。这些因子的具体成分还不清楚,但未来可能成为抗衰老的干预目标以延长血管寿命。相反,促衰老因子随着年龄增长而增加并损害年幼动物的组织稳态。衰老细胞分泌的介质(如炎性细胞因子TNF-α35)可能就是促衰老因子,但许多促衰老因子还不了解,包括具体作用机制。

老年动物和老年人中热量限制上调和激活了eNOS,增加内皮细胞年轻表型。用热量限制的动物血清在体外处理老年人的内皮细胞,证明抗衰老循环因子在热量限制诱导的血管保护中发挥重要作用,包括抗炎症作用和促血管生成作用,还上调了SIRT1。脂联素是热量限制带来血管保护作用的抗衰老蛋白之一,其血清水平随着热量限制而增加,但总体来说循环因子仍难以捉摸。需要研究来确定人体未知的促衰老和抗衰老循环因子,以及它们的辅助因子、激活剂或拮抗剂,寻找它们与血管老化的关系,确定其细胞来源及循环水平变化规律。

十四、祖细胞枯竭

祖细胞不能继续补充循环系统内皮细胞和平滑肌细胞的丢失,可能损害老年血管系统的生物学功能。衰老对新生血管形成的影响取决于高增殖型EPC的功能,已发现衰老会影响循环EPC的功能,改变促进细胞的增殖、

迁移和生存因子(如IGF-1)的产生,或通过增强炎症和氧化应激,激活RAS系统从而促进衰老。年轻小鼠来源的骨髓干细胞治疗可阻止ApoE$^{-/-}$小鼠动脉粥样硬化的进展,而用年老小鼠的干细胞治疗则无效。EPC在人类血管老化改变的作用已充分得到阐释,例如外周动脉疾病的患者表现出较低的EPC数量,而患有冠状微血管疾病或腹主动脉瘤的慢性心肌缺血患者,其循环干细胞水平显著高于年龄相匹配的对照组。

十五、未来发展方向

未来研究任务主要是了解衰老过程与慢性病之间的相互关系,处理好基础研究结果的转化问题。例如热量限制,虽然在啮齿动物和某些灵长类动物中具有显著的寿命延长和心血管保护作用,但在其他非人灵长类动物和具有多种心血管危险因素的患者中保护作用就显得不太明显。而横断面研究中,老年组的选择常常是从较年轻人群中挑选的相对年老人群,代表性不强。

需要进一步阐明导致血管老化的细胞自身和非自身原因的具体作用,确定血管老化过程中调节细胞能量的信号转导途径作用,解释昼夜节律对血管老化的作用,开展有关血管老化中细胞异质性的研究。大分子物质损伤导致衰老细胞内变化,包括细胞代谢改变、线粒体功能障碍和ROS产生增加等,可能导致动脉粥样硬化斑块局部病变或微出血等局部改变。可以利用单细胞基因表达分析来解释功能异质性的病理基础,需要了解环境因素和生活方式是如何影响血管老化过程的。

年龄相关性功能衰退可以是因为大分子损伤积累所致,细胞用于维持修复过程中的能量比例将决定生物体的寿命。大量研究证实,长寿的啮齿类动物白足鼠(寿命>8年)的细胞表现出ROS的生成减少、抗氧化防御机制的改善、对氧化应激物的抗性增强、DNA修复机制的优异和更有效的线粒体功能,而寿命最长的啮齿类动物物种-裸鼹鼠(寿命>30年)血管系统也有类似发现。影响动脉和毛细血管的细胞及分子老化过程,同样也影响静脉和淋巴系统,这可能是各种疾病共同病理原因,如脑微静脉在神经炎症、阿尔茨海默病和脑微出血等。年龄相关性淋巴功能障碍和淀粉样蛋白之间,病理上也存在潜在联系。

老化过程的干预措施不是针对单一因素,而是应该同时预防/延迟一系列血管病变和其他年龄相关性疾病。

（罗　玮　林展翼）

3. 椎基底动脉延长扩张症与高血压

椎基底动脉延长扩张症（vertebrobasilar dolichoectasia, VBD）是一种临床少见的动脉病，表现为椎基底动脉的扩张、纤曲和延长。该病的成因十分复杂，目前还没有完整的病理生理机制描述，目前认为其可能为动脉壁发育异常的先天因素与动脉粥样硬化等多种后天危险因素共同作用的结果。异常的动脉管壁在血管力学的作用下，出现血管的延长扩张。VBD临床表现多种多样，部分患者可无症状，或因血流动力学改变及动脉壁异常表现为缺血性和出血性脑卒中，有些患者因血管纤曲形成的占位效应，表现为脑神经和（或）脑干受压症状、梗阻性脑积水等。此外，还有病例报道，患者扩张、纤曲、延长的血管压迫刺激延髓腹侧核头端引起高血压，即神经源性高血压。随着影像技术水平的提高，关于VBD的研究也有了更深入的了解，也认识到该病并非罕见。该病起病隐匿，容易漏诊误诊，致残率和致死率高，为提高对VBD，尤其是VBD导致高血压的认识，现对该病研究进展做一综述。

一、人群发生率

1761年意大利解剖学家Morgagni在尸体解剖时首次发现椎基底动脉延长扩张，并对该病进行了描述。随着医学影像技术的进展，尤其是血管造影及CT、磁共振成像（magnetic resonance imaging, MRI）的应用，对椎基底动脉延长扩张的研究不断发展，研究对象也从尸体到了活体身上。1986年Smoker等将与椎基底动脉延长扩张相关的疾病命名为VBD，并提出了该病的CT诊断标准。VBD的发生率因研究对象不同也有所差异。Ikeda等报道在以健康检查为目的的首次行MRI和磁共振血管成像（magnetic resonance angiography, MRA）检查的人群中，无症状VBD的检出率是1.3%，其中男性检出率高于女性（男性为1.5%，女性为0.6%）。在这些无症状VBD的患者中，高血压、肥胖、吸烟、高脂血症、糖尿病、脑血管意外家族史的发生率较无VBD的检查者明显升高。对有脑缺血症状的患者行MRI和MRA检查，VBD的检出率则有所升高。如Kumral等发现在后循环缺血的患者中，VBD的检出率为3.7%。Nakamura等连续入组因急性脑血管意外入院均行MRI和MRA检查的共481例患者发现，VBD的发生率为7.7%，其中缺血性脑卒中VBD的发生率为6.4%，出血性脑卒中的发生率为12.1%，且男性明显高于女性（男性为11.3%，女性为1.7%）。Pico等对因脑血管意外死亡的381例患者行尸体检查发现脑动脉延长扩张的发生率为6%。

二、病因与机制

引起VBD的确切因素目前尚不明确，考虑与先天性因素和后天获得性因素有关。先天性因素可能与结缔组织发育异常等疾病有关。Flemming等在研究中发现VBD患者先天性结缔组织发育不全综合征、马方综合征、多囊肾、血管角质瘤综合征、神经纤维瘤病1型等结缔组织发育异常疾病的发生率较普通人群明显增高。目前认为，VBD的病理基础是椎动脉内弹力膜缺陷及中膜网状纤维缺乏，动脉管壁在长期血流冲击下发生扩张纤曲。后天获得性因素可能与致动脉粥样硬化危险因素、外伤等有关。Ikeda等发现有高血压、肥胖、吸烟、高脂血症、糖尿病、脑血管事件家族史的患者VBD的发生率较没有上述危险因素的患者明显升高。Dravert等的研究也得到类似结论，即40%左右的VBD患者合并后循环颅内动脉斑块形成，考虑VBD与动脉粥样硬化具有相似的危险因素。但Nakamura等研究发现VBD与男性和吸烟关系密切，而与其他危险因素无关。因此，VBD是否与动脉粥样硬化直接相关目前难以定论。一般认为该病形成机制是动脉壁先天缺陷与高血压、动脉粥样硬化等多种后天危险因素共同作用的结果。此外，较多研究报道指出，男性VBD发生率明显高于女性，一些学者也将男性作为VBD的一个危险因素。

在先天病理和后天危险因素的基础上，血管延长扩张的形成还需要血管力学相互作用的参与。血管力学对VBD形成的主要因素包括动脉管壁的结构、血管壁的压力和管壁的切应力。VBD患者血管中基质金属蛋白酶与抗蛋白酶失衡，基质金属蛋白酶可以使内弹力层和内膜破坏，导致动脉壁异常的血管重塑，使动脉的弹性下降。在基底动脉下段的高壁面压力作用下，管壁易于扩张，管壁周向张力随着管腔直径和血管内压力而改变，当管腔内压力不变时，管壁周向张力与管腔直径成正比。因此VBD

患者的血管内径容易逐年延长扩张,如果其生长的初始位置相对固定,延长的血管将纤曲导致占位效应,压迫颅神经和(或)脑干,甚至是位于延髓腹侧核头端的心血管神经中枢。

三、临床表现

VBD临床表现多样,部分患者可无症状,有症状的患者临床表现也无特征性,容易漏诊和误诊。根据其血流动力学改变和压迫症状,VBD的临床表现可分为脑血管事件和局部压迫两大组症状。Passero等对156名VBD患者平均随访11.7年后,发现60%的患者出现1种及以上临床症状。Wolters等通过系统性回顾分析观察375名VBD患者5年各种合并症的发生率,发现缺血性脑卒中发生率为17.6%、脑干压迫为10.3%、短暂性脑缺血为10.1%、出血性脑卒中为4.7%、脑积水为3.3%、蛛网膜下腔出血为2.6%。Flemming等对719名VBD患者随访观察合并症情况为:脑出血3%,缺血性脑卒中28%,脑神经或脑干压迫22%。国内沈军等也对128例VBD患者进行观察,发现短暂性脑缺血发作60例,后循环所致的脑梗死25例,小脑以及丘脑出血11例,脑神经症状26例,脑积水6例。对这四个临床症状类型具体描述如下。

1.后循环缺血及脑梗死　缺血性脑卒中是VBD最常见的临床表现。VBD发生时,纤曲、延长和扩张的椎基底动脉可使动脉拉长、扭曲分支开口,大量血液滞留在扩张血管内,流速缓慢,容易出现血管内膜损伤,形成微栓子使后循环缺血。若栓子较大,引起椎基底动脉闭塞,则会出现后循环梗死。有研究报道,VBD患者缺血性脑卒中的首次发生率约为3%,明显高于普通人群,且容易再发。Shapiro等研究显示,VBD患者缺血性脑卒中每年再发的风险为5.9%,Passero等研究发现VBD患者再发脑卒中10年累积风险为56%。Flemming等对719例VBD患者进行随访,发现VBD患者在1年、5年、10年发生脑梗死的风险分别为2.7%、11.3%及15.9%,且每年再发脑梗死的风险为6.7%。缺血性脑血管意外的发生率与基底动脉的直径密切相关。有研究表明,基底动脉直径每增加1 mm,脑血管意外发生风险增加1.27倍。VBD引起的缺血性脑卒中的临床表现与一般脑梗死相似,症状表现与梗死部位有关,常见症状有头晕、肢体或头面部麻木、头痛、呕吐、行走不稳等。体征可有眼球运动障碍、肢体瘫痪、感觉异常、共济失调、吞咽障碍等。后循环缺血的特征表现是一侧脑神经损害和另一侧运动感觉损害的交叉性瘫痪。

2.脑出血及脑微出血　VBD所致的脑出血主要包括脑实质出血及蛛网膜下腔出血,其发生率较缺血性脑卒中低,但病情严重且预后差。VBD引起脑出血的机制可能与椎基底动脉过度扩张、延长导致局部小血管移位、拉长,从而容易发生破裂有关。此外,由于VBD的病理基础是椎动脉内弹力膜缺陷及中膜网状纤维缺乏,容易导致穿动脉受损,出现脑出血。在脑出血患者中,脑微出血与VBD存在明显的相关性。近年来有学者注意到,VBD引起的颅内出血大部分发生在扩张动脉发出的小血管处,由此认为VBD与脑微出血关系密切。Förster等发现48.1%的VBD患者有脑微出血灶,每个患者的微出血灶在1~84个,主要发生在大脑后循环,最常见的部位为丘脑、枕叶、小脑。Park等发现VBD患者脑微出血灶的发生风险增加,建议VBD患者发生急性缺血性脑卒中时,如需溶栓治疗,需先行MRI评估脑微出血的严重程度。VBD引起的脑微出血的可能机制是在先天血管壁异常、血流动力学变化及高血压等心血管危险因素共同作用下,血液从微小血管壁漏出或渗出,被巨噬细胞吞噬,在血管周围形成含铁血黄素的沉积,在影像学上表现为出血点。

3.脑神经受压及脑干受压症状　脑神经出脑干段是血管压迫的关键部位,此处对搏动性和跨过性血管压迫特别敏感。延长扩张的血管袢压迫第Ⅴ、Ⅶ、Ⅷ、Ⅸ、Ⅹ对脑神经产生三叉神经痛、面肌痉挛、耳鸣、眩晕、舌咽神经痛等。有文献报道VBD最易压迫第Ⅴ和第Ⅶ对脑神经,临床表现为三叉神经痛和面肌痉挛,其次影响到第Ⅲ和第Ⅷ对脑神经从而引起相应临床症状。延长扩张的椎基底动脉也可直接压迫延髓,表现为运动无力、共济失调、头痛、高血压等,尤其是压迫延髓腹外侧引起的神经源性高血压越来越引起人们的重视(详见后述)。

4.脑积水　VBD引起的脑积水比较少见。其发生机制可能为延长扩张的血管对中脑的直接压迫,造成中脑导水管受压而引起梗阻性脑积水。也可能是延长扩张的椎基底动脉压迫第3脑室底部,血管搏动影响了脑脊液循环引起水锤效应,从而导致脑积水的发生。其临床表现与压力性脑积水相似,可表现为头痛、呕吐、视物模糊,也可表现为癫痫及膀胱括约肌功能障碍等。

四、VBD与高血压

高血压作为常见的心血管疾病危险因素,在一定条件下,可能与先天因素共同作用,引起VBD的发生。然而,有学者发现,当VBD发生时,延长扩张的椎基底动脉压迫延髓腹外侧也会引起血压升高,称为神经源性高血压。对该症状有较全面的认识始于1979年,Segal等总结了16例左侧舌咽神经痛伴高血压的病例,所有患者术中均见左侧延髓腹外侧被搏动性的动脉所压迫,通过微血管减压术（microvascular decompression，MVD）后，部分患者的血压恢复正常，部分患者的血压得到控制或改善，提出异常血管袢压迫延髓可引起神经源性高血压。笔者所在团队和国内其他团队近年也有过类似的病例报道（图1）。近年来随着影像学技术的发展及外科手术水平的提高，神经源性高血压的发现及通过手术治愈此类高血压的报道越来越多。Jia等报道纤曲硬化的左侧椎动脉压迫左侧延髓腹外侧喙端及第Ⅴ、Ⅶ、Ⅷ、Ⅸ、Ⅹ对脑神经导致三叉神经痛、面肌痉挛、耳鸣、高血压、心悸，血压为160/100 mmHg（1 mmHg=0.133kPa），动态心电图示阵发性室上性心动过速，行MVD后三叉神经痛、面肌痉挛、耳鸣、心悸消失，复查动态心电图未再出现室上性心动过速。2016年Fujimoto等报道了一例37岁女性难治性高血压患者，高血压病史20余年，在服用了包括利尿药在内的5种足剂量降压药物后，血压仍在190/120 mm Hg左右，入院后排除常见继发性高血压，影像学检查提示，左侧椎动脉压迫左侧头端延髓腹外侧区，行MVD术后血压恢复正常。因此，一些学者建议将这种由于纤曲、延长、扩张的血管压迫延髓腹外侧引起的血压升高作为一种继发性高血压，而这种继发性高血压可以通过MVD治愈。

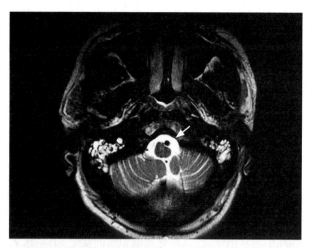

图1　左侧扩张动脉压迫延髓（箭头所指处为扩张动脉）

五、诊断标准

在CT及MRI广泛应用之前，数字减影血管造影检查一直是诊断VBD的金标准，但由于其本身是有创检查，费用昂贵，且不能很好显示血管与周围组织的关系，所以在应用上受限制。1986年Smoker等首先提出的VBD的诊断标准（图2）：将基底动脉按高度与位置评分。

1.高度评分　根据基底动脉分叉点的位置将VBD分为4级，即分叉点位于鞍背及其以下为0级，位于鞍上池

内为1级，位于第3脑室水平为2级，高于第3脑室水平为3级。

2.位置评分　根据基底动脉横向偏移的位置也可将VBD分为4级，即位于鞍背或斜坡中线为0级，位于鞍背或斜坡旁正中之间为1级，位于鞍背或斜坡旁正中到边缘为2级，位于脑桥小脑角池内为3级。

高度评分≥2级或者位置评分≥2级，同时血管直径＞4.5 mm，即可诊断为VBD。

随着磁共振技术的发展，脑MRI可以清晰显示血管与颅后窝组织结构的关系，同时可显示血管壁内血栓。脑MRA可以完整、立体地显现延长扩张的椎基底动脉血管形态。脑MRA诊断标准目前多数学者仍采用2004年Ubogu等提出的MRA半定量诊断标准，若脑MRA满足以下任意一条即可诊断VBD：①椎动脉或基底动脉任意部位的直径＞4.5 mm；②基底动脉长度＞29.5 mm或横向偏离超过基底动脉起始部与分叉部之间垂直连线10 mm就为延长；③就椎动脉来说，如果颅内段长度＞23.5 mm或任何一支椎动脉偏离超过入颅处于基底动脉起始部垂直连线10 mm就为椎动脉延长。另外，磁共振的T2-FFE及磁共振扩散加权成像序列容易发现后循环供血区的微小出血灶及超急性脑梗死，对临床治疗也起到了很好的指导作用。因此，MRI不但可以为VBD提供诊断依据，也为后续的治疗提供重要的信息。

六、治疗

VBD的治疗包括本身变异血管的治疗和继发疾病的治疗。针对异常血管，目前仍无有效的方法阻止或延缓其进一步发展。随着血管内支架置入技术的快速发展，其有可能成为治疗VBD最有前景的方法，但仍需大样本临床随机对照试验证实。由于延长扩张的椎基底动脉可引起的压迫症状及血流动力学改变，主要治疗还是针对这两方面继发疾病进行。

1.VBD引起的脑神经和（或）延髓压迫症状治疗　首先可尝试药物治疗，如三叉神经痛可用卡马西平、加巴喷丁或普瑞巴林等，神经源性高血压也可以先用一般的降压药物，但效果往往不理想，对于异常延长扩张的血管压迫脑神经和延髓，通常需考虑外科手术治疗，如MVD、腔内血管重建、动脉瘤夹闭术等。尤其是MVD成功治愈了许多顽固性三叉神经痛、半侧面肌痉挛、舌咽神经痛，笔者所在医院也有通过MVD成功治疗因血管压迫第Ⅷ对脑神经导致的顽固性眩晕。目前已有不少通过MVD成功治愈神经源性高血压的报道，如Legrady等先后在2008年及2013年发表神经源性高血压患者术前及术后长期血压监测证实了通过MVD治疗神经源性高血压是一

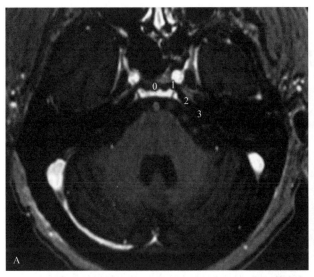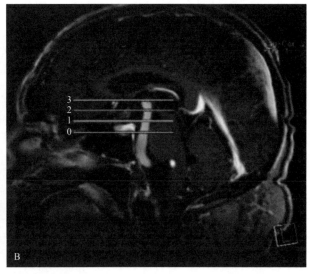

图2　基底动脉延长和偏移评分分级

注：A.基底动脉偏移（位置）分级（0级：鞍背或斜坡中线；1级：鞍背或斜坡旁正中之间；2级：鞍背或斜坡旁正中到边缘；3级：脑桥小脑角池内）；B.基底动脉延长（高度）分级（0级：鞍背及其以下；1级：鞍上池内；2级：第3脑室水平；3级：高于第3脑室）

种非常肯定的治疗方法。但VBD复杂多样，手术需要开颅，难度大，全面考虑及充分术前准备是必要的。

2.VBD引起的脑血管事件治疗　VBD合并急性脑梗死的内科治疗，如调脂稳定斑块、平稳控制血压、控制血糖等，可按一般的急性脑血管病防治指南进行。但因VBD的存在，动脉内中膜的病理改变易转为脑出血，且血管的延长扩张有再发脑梗死的风险。因此，对于抗血小板聚集或抗凝（如阿司匹林、氯吡格雷、低分子肝素、华法林等）的使用尤为慎重，其有效性及安全性仍存在争议。Flemming等研究指出，VBD缺血性脑卒中发生率远高于出血性脑卒中，因此使用抗凝或抗血小板聚集药物会更多受益。Wolters等通过多个临床研究得出对于缺血性脑卒中高发的人群中，可以考虑抗凝治疗，但同时也面临着脑出血的风险增加以及出现脑出血后预后更差的风险。Passero等研究指出缺血性脑卒中发病机制多样，尽管VBD患者经过抗血小板聚集或抗凝治疗后，10年内脑梗死复发率仍明显高于同时期的普通人群，并且增加了颅内出血的风险。同样，对于发病时间在溶栓时间窗内是否需要进行溶栓治疗目前也存在不同的意见。有少数溶栓后恢复良好的病例报道；但由于VBD患者血管壁的变异，溶栓后出现脑出血的概率也明显提高，甚至危及生命。对于两者之间的矛盾，有学者建议对于CT提示急性缺血性脑卒中的患者在行溶栓、抗凝等治疗前应进行 MRI检查评估脑微出血的负担帮助评估脑出血的风险。根据患者的病例特点及综合风险评估结果，权衡利弊，谨慎地选择是否需要抗血小板或抗凝、溶栓治疗。

七、预后与总结

虽然人们对 VBD有了一定的认识和研究，但还有许多问题尚待解决。如VBD确切病因和发病机制尚不清楚，仍需进一步研究。同时如何有效地预防脑血管事件的发生，也需要进一步研究。VBD的预后不理想，合并脑卒中并发症的死亡率最高，其次为脑神经和（或）脑干受压症状的患者，无症状性VBD预后相对较好。Flemming等研究发现VBD的中位生存率为7.8年，引起死亡的最常见原因是缺血性脑卒中。因此，在临床工作中，当遇到原因不明的后循环脑血管意外；血压难以控制且排除常见继发性高血压；尤其是高血压合并脑神经受压症状如面肌痉挛、三叉神经痛、吞咽神经痛等；或合并脑积水症状的患者时，应考虑到VBD的可能。进一步行颅脑MRI及MRA可基本诊断VBD，通过预防和治疗VBD引起的继发疾病，提高患者的生存质量。

（谢良地　龚　瑾）

4. 慢性肾病患者的血压控制目标

高血压是慢性肾病（chronic kidney disease, CKD）患者最常见的并发症。流行病学调查显示，我国有67.3%~71.2%的CKD患者伴有高血压。高血压与CKD密切相关，两者互为因果，相互影响。高血压不仅直接损害肾，导致肾功能持续恶化，同时也显著增加心血管不良事件的发生风险。因此，有效的血压控制是延缓CKD病情进展和改善患者预后的重要措施。然而，对于CKD合并高血压患者，由于缺乏足够的循证证据支持，尤其是大规模临床随机对照试验（randomized controlled trial, RCT）的证实，血压应当控制在哪一水平？血压是否降得越低越好？血压的降低与心血管事件之间是否存在J形曲线？目前医学界仍存在一定争议。本文将结合国内外相关指南及临床研究结果，来探讨CKD患者的血压控制目标问题。

一、国内外指南关于CKD患者血压控制目标的建议

目前全球已有多个临床实践指南建议治疗高血压需结合CKD患者具体情况采取最佳的治疗方案，控制血压达标。然而，高血压和CKD之间的相互作用十分复杂，关于延缓肾疾病进展及减少心、脑等其他靶器官损害的最佳血压控制目标值的争论一直存在。因此，不同国家学会和国际组织制定的指南对CKD患者的血压控制目标值推荐有所不同。

（一）KDIGO慢性肾病血压管理临床实践指南

改善全球肾病预后组织（kidney disease: improving global outcomes, KDIGO）于2012年颁布了KDIGO慢性肾病血压管理临床实践指南。KDIGO指南基于2012年2月以前的研究证据，对非透析CKD患者的血压控制目标值进行了修订和更新。该指南根据CKD患者蛋白尿水平的不同而制定相应的血压控制目标值，建议尿白蛋白排泄率<30mg/24h的非透析CKD患者，若收缩压和（或）舒张压持续超过140mmHg和（或）90mmHg时，推荐使用降压药物维持血压≤140/90mmHg。尿白蛋白排泄率30~300 mg/24h和>300 mg/24h的非透析CKD患者应维持血压≤130/80mmHg。

（二）成人高血压循证管理指南（JNC 8）

美国预防、检测、评估和治疗高血压委员会发布的2014年成人高血压循证管理指南（JNC 8）是根据高质量临床随机对照试验（RCT）的研究证据重新修订而成。与KDIGO指南不同，JNC8在设定血压控制目标值时没有根据是否合并有蛋白尿而进行分别推荐，对所有CKD患者均制订了同一血压控制目标，即维持血压<140/90 mmHg。该指南指出，基于目前缺乏高质量RCT证据表明，对合并CKD的高血压患者积极地降低血压可以进一步减少心脑血管事件和死亡风险，与血压降至<140/90mmHg相比，将血压降至<130/80 mmHg并不能使患者进一步获益。因此，对于成人CKD患者，该指南不建议对其采取更严格的血压控制，将血压控制目标从JNC 7所推荐的<130/80mmHg回调至<140/90mmHg。

（三）ACC/AHA成人高血压预防、诊断、评估和管理指南

美国心脏病学会（ACC）和美国心脏协会（AHA）联合多个学术机构于2017年共同制定了新版的成人高血压预防、诊断、评估和管理指南（以下简称为ACC/AHA指南）。该指南不仅更新了高血压定义，而且重新将血压水平<130/80 mm Hg作为CKD患者的血压控制目标。造成这一改变的最主要依据来自于2015年美国国立卫生研究院公布的收缩压干预试验（SPRINT）的研究结果。该研究共纳入9361例高血压患者，其中包括28%的CKD 3~4期［估算肾小球滤过率为20~60ml/（min·1.73m^2）］的患者。将上述研究对象随机分为强化降压治疗组（降压目标值为收缩压<120 mmHg）与标准降压治疗组（降压目标值为收缩压<140 mmHg），观察两组心血管事件发生情况。长期随访结果发现，与标准降压治疗相比，强化降压治疗可显著降低全因死亡及心血管事件风险。因此，ACC/AHA指南建议，对于合并CKD的高血压患者，积极降压治疗（控制血压<130/80 mmHg）能够使其明显获益。

（四）ESC/ESH动脉高血压管理指南

欧洲心脏病学会（ESC）和欧洲高血压学会（ESH）

于2018年8月联合发布了新版动脉高血压管理指南（以下简称为ESC/ESH指南）。与2013年旧版ESC/ESH指南相比，新版指南采用最新的高级别临床研究证据，对高血压的诊断、评估和防控的建议更加详细和严谨，并首次提出"靶目标血压范围"，即血压控制在什么范围最合适。新指南明确指出了血压控制的低限，即一般患者血压不低于120/70 mmHg，CKD高血压患者血压不低于130/70 mmHg。与2017年ACC/AHA指南不同，新版ESC/ESH指南指出，现有研究支持CKD患者强化降压获益的证据并不强。虽然SPRINT研究显示强化降压治疗在降低全因死亡和心血管事件风险方面具有明显优势，但该研究亚组分析结果显示接受强化降压治疗的患者发生电解质紊乱、急性肾损伤和肾衰竭的频率显著高于接受标准降压治疗的患者。此外，对于合并CKD的患者，随访期间出现估算肾小球滤过率下降>50%、需要进行长期透析及发生蛋白尿的例数，标准降压治疗组和强化降压治疗组两组间差异均无统计学意义，提示强化降压（收缩压<120 mmHg）并不能有效延缓肾病的进展。因此，新版指南建议在患者能耐受的情况下，将收缩压控制在130～139 mmHg，舒张压控制在70～79 mmHg，且降压过程中需密切监测CKD患者的估算肾小球滤过率和血浆、电解质水平。

（五）中国肾性高血压管理指南

中国医师协会肾内科医师分会和中国中西医结合学会肾脏疾病专业委员会于2016年组织相关领域专家撰写首部中国肾性高血压管理指南。该指南以我国新近大规模临床研究结果为依据，提出符合我国国情的肾性高血压防治策略。该指南认为，鉴于目前对合并蛋白尿CKD患者进行严格地血压控制的临床证据仍十分有限，临床医师在治疗过程中应评估患者血压达标的获益和风险。该指南建议CKD患者血压控制目标为<140/90mmHg，当合并显性蛋白尿（即尿白蛋白排泄率>300mg/24h）时，血压应控制≤130/80mmHg。

（六）中国高血压防治指南2018年修订版

2018年10月，中国高血压指南修订委员会再次对中国高血压防治指南进行修订，与旧版指南相比，新版指南在高血压患者心血管危险分层方面的疾病史中增加了CKD，并按照CKD3期和CKD4期进行了区分。对于CKD合并高血压患者，该指南建议降压治疗的目标值在尿白蛋白排泄率<30mg/24h时为<140/90mmHg，在尿白蛋白排泄率30～300mg/24h或更高时为<130/80mmHg。该指南明确指出，蛋白尿是CKD患者肾功能减退、并发心血管

疾病与心源性死亡的危险因素。因此，与中国肾性高血压管理指南相比，该指南对存在蛋白尿的CKD患者推荐更严格的<130/80mmHg作为血压控制目标。

二、特殊人群的血压控制目标

（一）老年CKD患者的血压控制目标

合并高血压的老年CKD患者降压治疗的主要目标是收缩压达标。虽然降压获益是毫无疑问的，但血压水平应降至何种程度？目前学术界仍存在着争议。尽管SPRINT研究提示年龄≥75岁患者仍能从强化降压（收缩压<120mmHg）中获益，然而另一项关注老年CKD患者血压控制问题的大规模队列研究（共纳入300 424例退伍军人）的结果显示，对于年龄≥80岁的CKD患者，收缩压控制在120～159mmHg能明显降低全因死亡及心血管不良事件的发生风险。此外，一项纳入21 015例年龄为65～105岁伴中重度肾功能受损［估算肾小球滤过率<60ml/（min·1.73m²）］患者的研究结果同样提示，老年CKD患者血压水平与死亡事件之间存在U形曲线，当收缩压<130mmHg或>140mmHg时，CKD患者死亡风险明显升高。因此，对于老年CKD患者，目前大多数指南均建议适当放宽降压目标。如中国肾性高血压管理指南明确指出，60～79岁老年CKD患者血压控制目标值为<150/90 mmHg；如能够耐受，血压控制目标值为<140/90 mmHg。≥80岁老年患者血压目标值同样为<150/90 mmHg，如果可以耐受，可以降至更低，但应避免血压<130/60mmHg。

（二）儿童CKD患者的血压控制目标

儿童高血压以继发性为主，其中肾性高血压是首位病因。目前基于儿童CKD患者血压控制目标水平的相关临床研究依据仍十分有限，大多数指南均以ESCAPE研究作为主要参考依据来制订儿童CKD患者的血压控制目标。该研究证实严格血压控制，即控制患儿平均动脉压低于同年龄、性别及身高儿童血压的第50百分位数（P_{50}）较标准血压控制（控制患儿平均动脉压在P_{50}～P_{95}），不仅能减缓CKD患儿肾小球滤过率的下降，还能逆转左心室肥厚、改善心功能。因此，欧美指南与我国指南均推荐，当CKD患儿合并高血压且存在明显蛋白尿时，血压应控制在同年龄、性别及身高儿童血压的P_{50}以下。对于无蛋白尿的患儿，我国指南则建议将其血压控制在小于同年龄、性别及身高儿童血压的P_{95}，当合并心血管损害、糖尿病及终末器官损害的高危因素时，血压控制在小于同年龄、性别及身高儿童血压的P_{90}。

（三）CKD患者妊娠期的血压控制目标

随着辅助生殖医学技术的快速发展及国家全面放开二胎政策，我国CKD患者妊娠率较前明显升高。此类患者往往合并慢性高血压，其血压若得不到有效控制，将进一步加重妊娠对母体肾脏的损害，并对妊娠结局产生不利影响，故需要对CKD患者妊娠期血压进行更加严格的监测及管理。然而，此类患者妊娠期血压应该控制在什么水平较为合理？目前尚缺乏足够的循证医学证据的支持。目前各大指南的主要参考依据基本均来源于CHIPS研究。该研究旨在探讨妊娠合并高血压患者严格控制血压与不良妊娠结局两者间的关系，共纳入1030例患有慢性高血压（约占75%）和妊娠期高血压（约占25%）的妊娠患者，将其随机分为严格控制组（舒张压降压目标值为85 mmHg）和非严格控制组（舒张压降压目标值为100 mmHg）。结果显示，不但两组孕妇的不良妊娠结局无明显差异，而且两组围生儿死亡率也无明显差异，提示严格控制血压，即舒张压降低至85 mmHg时并不会对孕妇及胎儿产生不良影响。与此同时，严格控制组妊娠期间仅有27.5%患者发生重度高血压（>160/110 mmHg），而非严格控制组有40.6%患者发生重度高血压（$P<0.001$）。据此，我国慢性肾病患者妊娠管理指南建议，妊娠期目标血压为130～140/80～90 mmHg，但应注意血压平稳下降，以平均动脉压的10%～25%为宜，争取24～48h达到稳定，避免过度降压导致胎盘灌注不足而影响胎儿生长发育。

（四）透析患者的血压控制目标

透析患者高血压发生率明显高于非透析患者，而且控制率低，顽固性高血压比例高，血压与预后之间存在J形或U形曲线现象。对于合并高血压的透析患者，降压能否获益也存在着争议。因此，大多数指南并未提出明确的血压控制目标。此外，既往大多临床研究都是以诊室血压数据来监测和判定患者血压水平。然而，由于部分患者存在白大衣高血压和隐匿性高血压等现象，这些数据并不能完全真实反映患者血压的实际变化情况。因此，新近指南均建议透析患者高血压的诊断及血压控制水平的判定，应依据家庭血压和动态血压的监测结果，只有这两种血压测量方法无法采用时，才考虑以透析前后的血压作为判定依据。虽然目前仍缺乏高质量的循证医学证据

来确定透析患者的最佳血压控制范围，但更多观察性研究结果表明，血液透析前收缩压控制在130～160 mmHg的患者，其死亡风险较低。中国血液透析充分性临床实践指南建议，CKD患者血液透析前应控制收缩压<160 mmHg。对于腹膜透析患者，国际腹膜透析协会成人腹膜透析患者心血管和新陈代谢指南建议将血压控制在140/90 mmHg以下，我国指南则建议年龄>60岁的老年患者的血压控制目标宜放宽至150/90 mmHg以下。

（五）肾移植患者的血压控制目标

高血压是肾移植患者术后最常见的重要并发症之一，发病率高达50%～80%。移植术后高血压如果未能得到有效控制，将明显增加患者心血管并发症的发生风险，并可导致移植物功能丧失，缩短移植肾的存活率。因此，将血压控制在一个合理的范围内，将有助于提高移植肾的保存率并改善患者预后。KDIGO指南推荐肾移植围术期患者血压应控制<150/90 mmHg，术后1周应<140/90 mmHg，术后1个月以上血压应控制<130/80 mmHg。ACC/AHA指南则建议，为维持重要脏器的有效血流灌注，避免术后低血压及移植物血栓形成，肾移植后早期（1个月以内）血压不宜降得过低，宜控制在160/90mmHg以下，中远期（1个月以上）血压可控制在130/80mmHg以下。值得注意的是，这些指南的推荐证据级别均较低，目前尚无针对器官移植人群的高级别证据支持上述目标。

三、总结

综述所述，CKD患者降压治疗的主要目的是最大限度地延缓肾病进展，减少心血管并发症，其血压控制水平与预后密切相关。降压达标是患者最终获益的关键。对于CKD患者的血压控制目标值，各大指南均提出了建议，但因缺乏足够的循证医学证据支持而存在着争议，不同人群的降压目标值也不尽相同。从目前的研究结果来看，CKD患者血压控制水平与心血管事件发生风险并非呈简单的线性关系，患者在强化降压治疗中可能出现J形或U形曲线现象。因此，降压治疗靶目标值的设定并非"越低越好"，而应当遵循个体化的原则，依据患者实际情况而定，权衡利弊。

（谭学瑞　蚁楷宏）

5. 过度积极控制血压是否有害

高血压是最常见的可改变的死亡原因之一，且全球高血压患病率一直在稳步上升，导致死亡率增加。因此，各国和国际社会都大力加强对高血压的防控。2017年美国心脏病学会（American College of Cardiology, ACC）/美国心脏协会（American Heart Association, AHA）血压管理指南推荐了更积极的血压目标，且高血压的定义从≥140/90 mmHg改为≥130/80 mmHg，因此，美国成年人高血压的患病率从之前定义的32%增加到现在的46%。然而，在某些情况下，尤其是药物治疗方面，人们越来越关注与更积极的血压控制相关的不良后果的可能性。

一、较低的血压和高强度降压是否更好

早期研究证实了抗高血压药物疗效，初始收缩压治疗目标<160mmHg显示临床获益；其次，抗高血压和降脂治疗预防心脏病发作试验显示收缩压<140 mmHg能进一步益处。同样，早期随机安慰剂对照试验证明了舒张压≥115mmHg或≥90mmHg患者的抗高血压药物治疗的益处。较低的舒张压目标可降低心血管事件和死亡率。总之，这些研究确定了血压<140/90 mmHg的目标值，这在几十年前的血压指南中基本没有变化。

然而，更低血压值的益处一直存在争议。2002年参与前瞻性研究合作的100万人观察数据的荟萃分析表明，当收缩压>115mmHg或舒张压>75mmHg时心血管疾病的风险增加，这比之前的血压治疗指南推荐更支持积极的血压控制甚至更低目标的概念相符。在前瞻性队列研究的另一项荟萃分析中，与收缩压为120～129mmHg或舒张压为80～84mmHg的个体相比，收缩压为130～139mmHg或舒张压为85～89mmHg的人群具有更高的心血管事件风险，在同一项研究中，血压<120/80mmHg的结局优于血压较高的患者。这些研究结果表明，与生理正常范围内的较低血压目标相比，目标血压<140/90 mmHg过于宽松，这可能与较差的心血管疾病结局相关。然而，这些都是观察性结果，选择和发表偏倚均会影响荟萃分析的结果。此外，个别观察性研究在调整潜在混杂风险因素后，这些益处就不明显了。

收缩压干预试验（Systolic Blood Pressure Intervention Trial, SPRINT）是一项试验对象为每年有2.2%心血管疾病高风险的无糖尿病患者，与目标收缩压<140 mmHg相比，强化治疗组（收缩压<120 mmHg）的心肌梗死、其他急性冠状动脉综合征、卒中、心力衰竭或心血管疾病死亡的主要复合终点事件发生率较低。控制糖尿病心血管风险的行动（Action to Control Cardiovascular Risk in Diabetes, ACCORD）是一项糖尿病患者的类似设计试验，显示在心血管事件高风险的2型糖尿病患者中，与收缩压低于140mmHg相比，收缩压低于120 mmHg时，致命和非致命性主要心血管事件的复合终点未达到统计学差异。这种不一样结果的一个原因可能是ACCORD的研究样本比SPRINT小。仔细观察ACCORD结果显示，随机分配到较低血压目标患者的主要结局风险性较低（HR 0.88；95%CI 0.73～1.06）。一项结合ACCORD和SPRINT结果的分析可能支持这一假设，结果显示强化血压管理与卒中，心力衰竭和每项研究的主要结局减少相关。SPRINT和ACCORD之间差异的另一个原因可能是药物治疗实现较低收缩压的益处不是普遍的，并且可能与患者的临床特征不同有关。在对平均基线收缩压为138mmHg的中度心血管疾病风险个体进行的心脏预后预防评估的研究中显示，与安慰剂相比，联合降压导致平均收缩压<130 mmHg，没有带来任何显著的心血管疾病结局或死亡率差异。因此，药物治疗的血压降低可能并不一定总是更好，心血管疾病风险低的成人在积极治疗时可能暴露于抗高血压药物的毒性，几乎无法获得任何临床益处，反而使他们特别容易遭受过度积极控制血压引起的危险。

二、过度积极控制血压的危险是什么

随着越来越激进的血压管理，可以想象收缩压或舒张压可能变得太低，当收缩压或舒张压降到某个阈值时，重要器官的生理灌注和自动调节可能受损，这可能导致更多的危险而不是益处。

1.J形曲线现象　在过去的30年中，大量数据表明，积极的降低舒张压不仅可能没有益处，反而可能有害即存在J形曲线关系。在接受冠状动脉造影和血流

储备测量的患者中发现，当舒张压<70mmHg时，许多患者的冠状动脉血流量非常低。此外，国际 Verapamil-Trandolapril研究中已知冠心病和高血压患者，当舒张压低于90mmHg时，心血管事件减少，但当舒张压低于70mmHg时，风险增加。有研究显示，降低舒张压会进一步降低心力衰竭患者的冠状动脉灌注压。因此，积极的降低舒张压似乎增加了心血管事件的风险，特别是在患有潜在冠状动脉疾病的个体中，这种J形曲线可能与冠状动脉灌注主要发生在舒张期有关。然而，其他研究表明，舒张压J形曲线可能是一种非因果现象。尽管如此，我们仍然建议接受更严格的收缩压治疗的冠心病或左心室肥厚患者对舒张压<60 mmHg时应密切随访，必要时考虑降低血压治疗的强度。

目前还不清楚是否存在收缩压 J形曲线。在上面讨论的国际维拉帕米SR-Trandolapril（International Verapamil SR-Trandolapril Study, INVEST）研究中，与收缩压<130mmHg相比，收缩压<115mmHg的糖尿病患者全因死亡风险增加。在稳定冠状动脉疾病患者进行的前瞻性观察性纵向登记研究中，收缩压≥140mmHg或<120 mmHg与心肌梗死，卒中和心血管疾病死亡增加有关。对收缩压较低的不良结局的一种解释可能是，实现较低收缩压的个体在基线时可能健康不佳，并且具有如血管僵硬和脉压升高等未调整的混杂因素存在。虽然收缩压较低的患者可能确实存在其他合并症，但这些发现更加突出了识别这些高风险患者的重要性，对这些患者进行个体化血压管理，避免收缩压过度突然下降。此外，可能还有其他弱势群体需要特别谨慎降压。韩国一项针对颅内动脉狭窄和亚急性缺血性卒中患者（在过去7~42d）的一项小型随机试验中，与<140 mmHg相比，收缩压<120 mmHg与缺血性病变体积增加和新的缺血性病变发生频率增加相关。值得注意的是，该研究在强化治疗组的平均收缩压仅为124.6 mmHg，因此，评估结果更接近于<140 mmHg与<130 mmHg。血管狭窄相关的脑血流损伤可能因更积极的血压管理而加重。相比之下，在腔隙性梗死患者的多中心随机二级预防小皮质卒中（SPS3）研究中，与130~149mmHg相比，收缩压目标<130mmHg患者脑出血率显著降低（HR 0.37；95%CI 0.15~0.95），并有降低缺血性卒中的趋势。因此，在这种情况下，卒中的机制是血压管理的重要考虑因素。

2.其他不利影响　长期关注的另一个问题，是与低血压事件相关的跌倒风险。在一项针对医保患者的研究中，开始或服用降压药物后的前15d内，跌倒的风险短暂增加。但长期跌倒风险并没有增加。事实上，目前一些研究尚未证实随着抗高血压治疗的开始或加剧，跌倒风险增加。抗高血压药物导致跌倒的风险更多地与个体虚弱指标相关，如行动不便、认知障碍、抑郁、跌倒史和直立性低血压。这与ACCORD研究一致，尽管低血压和晕厥在强化降压中更为常见，但跌倒或非脊柱骨折没有增加。此外，治疗高血压本身就是跌倒的风险。

严重低血压的肾损伤风险也已在荟萃分析中证实。据估计，将SPRINT入选标准应用于1999—2006年的全国健康和营养检查调查，每年将导致56 100例低血压发作、34 400例晕厥发作和88 700例急性肾损伤病例。重要的是，该研究还预测，随着收缩压的强化治疗达标，可减少107 500人死亡。因此，虽然目前的数据表明不良后果的风险显著增加，但也有明显的好处。

3.多药疗法　强化血压治疗不可避免地使用更多的药物。在SPRINT研究中，强化组需要平均三种药物治疗，而标准组只需要1.9，而在ACCORD试验中，强化组和标准组的药物平均分别为3.4和2.3。这不仅增加了成本，而且还增加了用药错误、药物不依从性、药物相互作用和药物相关不良反应的风险。脆弱指标如精神疾病、认知功能障碍和视听问题也加剧了这些问题。

4.脉压　最后，脉压是一种未被充分认识和不经常讨论不良后果的风险因素，也可能是患者强化收缩压治疗中的一个重要考虑因素。舒张压低但收缩压高（脉压大）的患者可能会有较差的预后。在国际减少动脉粥样硬化持续健康的研究中，较高的脉压四分位数与不良心血管结局的发生率升高相关。然而，在血压管理的随机试验中，脉压仍然是一个研究较少的参数，并且需要进一步将脉压与我们对SPRINT结果和J形曲线现象的理解相结合。

三、个性化治疗方法

积极的药物降压治疗也存在潜在的风险，如舒张压降得太低会增加冠心病的风险，如果存在阻塞性脑血管病变则增加卒中风险，或高风险患者电解质和肾功能不全的风险增加。这些研究结果强调了对血压目标和管理策略采取个性化方法的重要性，而不是针对一般人群目标血压的一揽子指导方针。此外，未来的治疗策略可以考虑基因组学、蛋白质组学和药动学。然而，普遍认同的是，通过改变生活方式来降低血压，如戒烟、避免过量饮酒、运动和（或）饮食改变总是有益的。此外，依从性差在高血压治疗患者中很常见，医师和患者首先需要注重坚持治疗以确保血压达标（<140/90 mmHg）而不是关注较低目标（<130/80 mmHg）。只有这样，在考虑到个人风险后，与患者就目标和利益进行讨论，再考虑更积极的血压目标。

四、局限性

这些研究中的大多数是观察性研究的荟萃分析或来自先前随机对照试验的非随机化事后数据，其中随机化不是基于如上定义的强化与标准血压目标。对于积极的血压管理，最重要的研究是在没有糖尿病或卒中的高心血管风险患者中进行SPRINT研究。因此，如在低风险患者及具有显著阻塞性脑血管病变的患者中，应用SPRINT数据时需要谨慎。此外，值得考虑的是，强化收缩压降低的绝对益处与患心血管疾病风险有关。

目前美国指南推荐目标血压<130/80mmHg，这在大多数患者中似乎是安全的。然而，通过评估每位患者的特定风险，需要个性化的方法来管理患者。例如，晚期肾病患者可能更容易受到与积极血压管理相关的电解质异常的影响，或接受三重抗血栓治疗的患者可能更容易受到与强烈血压管理更常见的晕厥或低血压发作的并发症的影响。当针对低风险个体采取更积极的方法时也需要谨慎，因为在该患者群体中缺乏随机对照试验。此外，临床医师往往忘记加强与患者沟通，制定医患协议，这可能导致患者依从性差，并且无法达到常见的目标，从而增加药物治疗，这些因素会增加积极血压管理策略的危险性。

（林金秀）

6. 最近的临床试验和高血压指南对卒中和未来脑血管研究的影响

高血压位居我国卒中的可控危险因素之首。通过分析有关卒中的27项研究中的5项可控危险因素，结果发现，高血压的危险比为2.75～5.47，高于血脂异常、肥胖、糖尿病和吸烟。

通过分析，我国卒中筛查项目（CNSSS）中年龄40岁以上人群资料和纳入中国公共卫生统计年鉴2002—2003年12 526例新发卒中病例，结果显示我国40～74岁成人的卒中发病率从2002—2013年以每年8.3%的速度增长，对我国慢病控制造成了极大的疾病和经济负担。卒中防控形势十分严峻。

在过去50年中，卒中的死亡率得到了显著的降低，其重要原因之一是高血压的治疗和控制策略的实施得到了改善。加拿大、美国等国居民发生卒中的风险较低，与这些国家的成人各年龄组收缩压（SBP）的降低趋势是一致的。因此，脑卒中风险与高血压的预防和控制密切相关，而降压治疗对卒中死亡率的降低具有最实质性的影响。尽管如此，高血压的预防、治疗和控制仍然存在关键的临床问题。新的随机对照试验（RCT）和荟萃分析有望提供新的证据，可能对高血压指南、临床实践和未来的研究产生重要的积极的影响。

前瞻性协作研究显示，将血压降至不低于120/70 mmHg，可观察到血压与脑卒中的降低呈对数线性的关系。对147个降压治疗的RCT的荟萃分析显示，无论治疗前血压水平如何，血压即使降至110/70 mmHg仍可见脑卒中发生率的降低。不过Ethad等对123项研究进行荟萃分析后，只支持将SBP降低至<130 mmHg。在上述研究的血压范围内，没有发现J形曲线。另一项对糖尿病患者的系统性综述表明，SBP每降低5 mmHg，卒中风险相应降低13%，舒张压（DBP）每降低2 mmHg，卒中风险降低11.5%。

然而，上述研究的数据大多来自于事后分析。在控制糖尿病患者心血管疾病风险性行动（ACCORD）和收缩压干预试验（SPRINT）之前，为了预防包括卒中在内的心血管疾病（CVD）事件，还没有令人信服的随机对照试验来解决血压降低目标值的问题。

一、强化降压研究的结果及对卒中预后的意义

（一）强化降压的大型临床对照研究

ACCORD研究是至今为止世界上最大规模的针对高血压合并糖尿病患者的研究。其降压分支研究入选4733名2型糖尿病患者，随机分入强化治疗组（SBP目标<120 mmHg）和标准治疗组（SBP<140 mmHg），评价对心血管事件（包括非致命性卒中）发病率的影响，平均随访4.7年。

强化治疗组1年后随访的平均SBP为119.3 mmHg，标准治疗组为133.5 mmHg。强化治疗组相对于SPRINT的等效值为121.4 mmHg，标准治疗组的等效值为136.2 mmHg，两组之差为14.8 mmHg。其结果是两组在主要复合终点或组成其的大部分次要终点方面没有显著性差异，但降低了两个密切相关的次要终点即卒中和非致死性卒中的发生率，需要治疗89例患者5年能够预防1例卒中的发生。与此同时，强化治疗组的患者比较容易发生严重不良事件。

2015年，在AHA会议上报道了SPRINT的结果。该研究的设计与ACCORD研究十分相近。共有9361名SBP为130～180mmHg且有高CVD风险的患者被随机分为两个SBP靶目标组，分别为<120mmHg和<140mmHg。主要复合终点为心肌梗死、其他急性冠状动脉综合征、卒中、心力衰竭或心血管死亡。

1年后，标准治疗组平均SBP为136.2 mmHg，强化治疗组为121.4 mmHg，两组之差为14.8 mmHg。由于强化治疗组的主要复合终点发生风险比标准治疗组进一步降低了25%，研究在中位随访3.3年后提早终止。此外，强化治疗组的全因死亡的风险显著降低27%，两组之间的差异主要由心力衰竭和心血管死亡的减少引起。特别值得一提的是SPRINT研究的结论，得到了该研究的糖尿病前期亚组的支持，这些患者通过强化降压也可以获得类似的心血管益处。

一个令人意外的结果是两组卒中发生的风险并没有显著差异（强化治疗每年0.41%；标准治疗每年0.47%），这同样包括在≥75岁的亚组人群。这可以解释为该研究已排除了合并糖尿病、卒中史的患者，可能需要更大的样本量才能够体现卒中一级预防的效果。如果将SPRINT与ACCORD两项研究的卒中数据汇合起来进行分析，会分析卒中的相对风险减少41%，支持积极降压可以避免发生卒中。

SPRINT研究中≥75岁占28%。老年人多表现为单纯

收缩期高血压和动脉僵硬度增加。积极或大幅度降低血压有可能导致大脑自动调节功能损害，使自动调节曲线右移。故对于较高龄的老年患者，降压速度应该缓慢，需密切监测不良反应，包括头晕、晕厥、任何神经症状、心绞痛、心功能或肾功能恶化。

SPRINT研究还排除了近期发生急性冠状动脉综合征或因心力衰竭住院的高危患者，仅有16.7%的患者有明确的临床心血管疾病。而他汀和阿司匹林的使用率较低（分别为40%和50%左右）。因此，SPRINT研究获益的人群，仅局限于它入选的人群，不能广为推之。

我国的CSPPT（中国脑卒中一级预防试验）的主要研究终点为首次卒中，平均随访4.5年。该研究的事后分析显示，在无相关临床疾病（心血管疾病、糖尿病和肾功能降低）的17 720例高血压患者中，SBP和首次卒中的风险之间的相关性遵循U形曲线。相比于治疗平均SBP在120～130mmHg（平均为126.2mmHg）范围的受试者，第1次卒中的风险不仅在SBP为130～135mmHg（平均为132.6mmHg）或135～140mmHg（平均为137.5mmHg）的受试者中是增加的，在SBP＜120mmHg（平均为116.7mmHg）的受试者中也是增加的。因此，SBP目标值120～130mmHg，相比于SBP＜120mmHg或130～140mmHg的目标值，可以使发生第1次卒中的风险最低。对年龄、性别和治疗组进行分层后的各亚组中也发现了相似的结果。

SPRINT采用了自动化血压测量技术（AOBP），其测量值较一般诊室血压低5～10 mmHg，提示临床中可能需要高于120 mmHg的SBP目标。虽然目前已有几个国家或地区的高血压指南对于AOBP技术予以推荐，但是2018欧洲高血压指南指出，该技术"在此之前并没有被用于任何的RCT，因此，SPRINT研究并没有阐明最佳血压目标"。尽管如此，SPRINT在入选人群范围内进行强化降压的治疗策略是积极和可取的。综合ACCORD、SPRINT和的CSPPT三大降压研究，可以认为在条件允许的情况下，应采取强化降压的治疗策略，以取得最大的心血管获益。

（二）强化降压研究的最新荟萃分析

20世纪80年代的预测模型表明，较低的SBP可预测降低卒中风险40%。即使SBP只降低2 mmHg也可以降低卒中风险。这些模型是准确的，随着1960—2005年美国人群SBP分布的变化，卒中死亡率也得到降低。因此，在人群基础上，降低血压的每1mmHg对于降低卒中风险都可能具有潜在的临床意义。

最近，有多个荟萃分析采用不同的分析方法，比较

严格控制与一般控制血压对卒中发生风险的影响。在一项19个随机对照试验（不包括 SPRINT）共44 989名患者、平均随访3.8年的荟萃分析中，强化降压组的血压水平达到133/76 mmHg，低于一般降压组的140/81 mmHg。这种血压差异导致强化降压组的卒中风险降低了22%（P＜0.001）。另一项16个随机对照试验（包括SPRINT）的荟萃分析，对比了不同的血压目标值。在降低SBP的3个等级中，140～149 mmHg与≥150 mmHg比较，标准化卒中风险降低32%；130～139 mmHg与≥140 mmHg比较，标准化卒中风险降低38%（0.51～0.76）；＜130 mmHg与≥130 mmHg比较则降低29%（0.61～0.84）。Bangalore等对共计55 163名患者参加的17个随机对照试验进行了网络荟萃分析。发现SBP＜120mmHg和＜130 mmHg是预防卒中位居第1、第2的有效靶点，但SBP＜120 mmHg时发生的不良事件最多。一项综合疗效和安全性结果的聚类分析显示：当SBP目标值低于130 mmHg时可在有效性和安全性之间达到最佳平衡。

二、对SPRINT质疑的回应

（一）能否接受增加的不良反应

SPRINT患者的估算的肾小球滤过率（eGRF）平均为（72±21）ml/（min·1.73 m²）。与基线时无慢性肾病（CKD）的标准治疗患者比较，强化治疗患者的eGRF降低了30%。与低血压相关的需住院的严重不良事件和晕厥，两组比较有显著差异（2.4% vs 1.4%和2.3% vs 1.7%）；但总体上两个治疗组的严重不良事件并无显著差异。

二次分析纳入SPRINT和ACCORD-BP研究中基线时无CKD的受试者（分别为6715人和4311人）。SPRINT研究中进行强化降压受试者的慢性肾病3年累积发病率为3.5%，标准降压受试者为1.0%。ACCORD试验中，强化降压组和标准降压组的慢性肾病3年累积发病率分别为10.0%和4.1%。ACCORD试验中的糖尿病受试者，罹患慢性肾病的绝对风险显著高于SPRINT试验中无糖尿病的受试者，提示大幅降低SBP主要增加合并糖尿病患者的慢性肾病风险。

（二）能否使虚弱的老年患者获益

在预先设定的≥75岁的SPRINT亚组分析中，一般老年患者，虚弱的甚至那些步速和移动能力降低的老人的主要重点事件发生的风险均显著降低。然而，生活能够基本自理、可以自行就诊人群中的虚弱者并不多见。SPRINT入选人群基线时仅有17.6%存在运动受限，75岁以上的亚

组中,大部分老年人的虚弱指数仅为0.2左右(通常虚弱老年人的虚弱指数≥0.45)。因此积极的强化降压治疗并不适合明显虚弱者。

(三)绝对风险的降低是否足够

强化降压组的全因死亡率为3.3%,低于标准降压组的4.5%(HR: 0.73; 95% CI: 0.6~0.9; P=0.003);强化降压组的心血管死亡率为0.8%,低于标准降压组的1.4%(HR: 0.57; 95% CI: 0.38~0.85, P=0.005)。虽然全因死亡和心血管死亡的相对风险分别降低了27%和43%,但绝对风险仅分别降低1.1%和0.6%。不过将SPRINT的降压目标值应用于总体人群的好处不能低估。仅在美国,根据SPRINT的结果可以估算出,每年心血管事件将减少9万例次,死亡和卒中的人数分别减少6.2万人和10.1万人。

(四)为什么ACCORD和SPINT的卒中结果如此不同

关于脑卒中的Kaplan-Meie曲线,ACCORD研究约在3.5年时开始偏离,而SPRINT的中位随访只有3.26年。因此,一个合理的假设是,如果该研究再继续进行一段时间,脑卒中发生的相对风险的降低可能会增加到显著水平。

三、脑卒中二级预防的降压目标值

皮质下脑卒中二级预防(secondary prevention of small subcortical strokes, SPS3)研究入组了3020例腔隙性脑梗死患者,随机(非盲法)分为目标收缩压<130 mmHg与130~149 mmHg两组。尽管两组间的脑卒中年复发风险差异无统计学意义,但收缩压<130 mmHg组患者的脑出血比例大幅减少,且两组的安全性相似。SPS3研究提示,在新近发生的腔隙性卒中患者中,SBP目标<130 mmHg可能是有益的。

至今还没有一项试验评价有颅内或颈动脉明显狭窄的患者的目标血压。支架和强化药物治疗以预防颅内血管狭窄患者卒中再发(SAMMPRIS)试验,入选颅内动脉狭窄(70%~99%)发生TIA或者卒中的451例患者。强化药物治疗加或不加血管成形术和支架术两组比较,手术组患者围术期卒中或死亡的可能性是单纯药物治疗组的2倍(14.7% vs 5.8%; P=0.002)。该研究中非糖尿病患者的目标SBP<140mmHg,糖尿病患者<130mmHg。该试验的卒中复发的频率要低于以往的研究,这一结果有助于改变颅内大动脉粥样硬化患者的治疗模式。但尚不能确定是积极的降压达标的血压目标值,还是其他治疗措施(包括控制其他危险因素和生活方式的改变),对二次

卒中的预防起到最有利的作用。然而,药物治疗的成功降低了人们对大动脉疾病患者存在低灌注风险的担忧。对于所有大动脉狭窄的患者,是否也能安全地选择较低的血压靶值(SBP<120 mmHg)尚不清楚。

四、高血压指南对卒中风险的影响

1977年美国国家检测、评估和高血压治疗全国联合委员会首次发表JNC-1。随后,JNC报告不断更新,一些国家、区域和全球组织相继为血压管理制定指南。尽管这些指南中的许多核心建议都是相似的,但似乎人们更关注这些指南之间的分歧,甚至引起了专业人员和公众的困惑。在2014—2018年,至少有7个主要的高血压实践指南发表,包括ESC/ESH高血压管理指南、JNC-8、澳大利亚成人高血压指南、加拿大CHEP指南、AHA/ACC高血压指南、中国高血压防治指南和日本高血压管理指南。

除了JNC-8仅限于高血压成年患者的药物治疗问题之外,这些指南均对高血压的预防、诊断、评价与管理提供建议。2017年AHA/ACC高血压指南更改了高血压的诊断标准,由原来的140/90mmHg更改为130/80mmHg;并简化了高血压分级,将130~139/80~89 mmHg列为高血压1级,≥140/90 mmHg则被列为高血压2级。然而其他指南并没有跟进。加拿大指南积极推荐无人值守的自动化诊室血压测量,然而这项技术要替代诊室人工血压测量尚需时日。

以心血管疾病风险评估为指引的降压药物治疗的推荐,始于1993年。其基本观点认为当发生CVD事件的概率很小的情况下,降压治疗的绝对获益不大,不太可能起到预防作用。换句话说,需要治疗相当多的低风险人群才能预防1例CVD事件或死亡。JNC 5开始建议靶器官损伤或并存多种危险因素情况下应启动抗高血压药物治疗,而JNC 6进一步强调了评估潜在的心血管疾病风险的重要性。与JNC 5和JNC 6不同,JNC 7和2014年JNC 8专家组发表的报告,提出了主要基于血压水平的降压药物治疗建议,CVD风险的评估仅起到间接作用。2018年ESC/ESH指南、2017年AHA/ACC指南和2018年我国的指南都强调了心血管疾病风险在血压治疗中的作用。不仅如此,AHA/ACC指南还十分重视一些最新的循证医学证据,特别考虑了降低血压以降低卒中风险。预计这些指南将对卒中的减少产生显著的影响。

2018年中国指南增加130~139/85~89 mmHg,列入危险分层表;将糖尿病区分为无并发症的糖尿病和有并发症的糖尿病;疾病史增加了慢性肾脏疾病(CKD),并按照CKD 3期和CKD 4期进行了区分。这是因为CKD 3期(为靶器官损害)和无并发症的糖尿病患者,如果血压

在130～139/85～89 mmHg, 属于中/高危, 是否需要启动降压治疗尚不明确。虽然SPRINT研究的结论, 得到了该研究的糖尿病前期患者亚组的支持, 即这些患者通过强化降压也可以获得类似的心血管益处, 但亚组分析的力度显然是不够的, 况且该研究采用的是自动化血压测量技术。CKD 4期被视为临床并发症, 和有并发症的糖尿病患者一样, 发生脑卒中等大血管病的风险明显增高; 这些患者如果血压在130～139/85～89 mmHg, 属于高/很高危, 需要启动降压治疗, 及早降压治疗及早获益。

高血压综合性管理的指南不仅只强调药物治疗, 也为非药理学干预提供了建议。例如2016年的CHEP指南增加了一项建议, 即对于无高钾血症风险的人群中增加膳食钾摄入量。这种干预, 对那些高钠饮食的人和黑色人种特别有用; 还可以降低卒中的风险。

五、关于高血压和卒中风险的未来的研究问题

在过去的50年里, 尽管抗高血压药物的治疗取得了巨大的进步, 仍然需要更多的研究获取预防脑卒中(包括一级和二级预防)的SBP的靶目标证据。降低卒中风险的SBP靶目标的具体证据仅限于少数报告, 以及提前结束的SPRINT结果, 它们并不能够为预防卒中增添关键信息。例如, SPRINT将卒中患者排除在研究之外, 其结果无助于二级预防目标的确定。有的临床试验没有获得显著减少卒中的结果, 问题可能出在研究的设计和统计能力方面。例如在SPRINT中, 卒中的预期发病率仅为0.47%, 在中位数3.26年的随访中很少发生卒中事件。

选择易发生心血管事件的高危人群作为研究对象, 无论是根据临床CVD的定义, 还是根据10年的风险评估, 都有其优点。这种高风险策略可以最大限度地提高绝对获益或获益与风险的比率, 并增加组间差异的概率。预防卒中临床试验的设计面临的挑战, 是需要考虑患者的数量和研究的随访时间; 而这种研究方法与临床上侧重于为高危人群提供强化治疗的预防模式是相一致的。然而, 基于10年心血管风险的评估将某些受试者排除在外的做法也有其缺点。年龄是10年CVD风险的一个强有力的预测因素, 因此, 中年或被认为处于低危或中危的年轻人群可能被排除在试验之外, 尽管这些人群可能存在重大的终身风险。这将影响到卒中的预防, 因为年轻的高血压人群有可能得不到应有的治疗。例如在美国, 20～39岁的高血压患者的血压控制率只有40.1%。荟萃分析显示, 当强化降压治疗使SBP达到130.8～140.8 mmHg时, 都可以使低危、中危或高危人群的卒中和10年心血管死亡的风险降低。前面提到我国的CSPPT卒中一级预防试验的事后分析表明, 无卒中史的受试者, 120～130mmHg的SBP目标与130～140或<120mmHg的SBP目标相比, 卒中风险较低。这个SBP120～130mmHg的靶目标是否最佳, 尚需要进一步的试验来回答。此外需要注意, 无人值守的自动血压测量技术如果得到进一步的推广, 其测量的SBP<120 mmHg与诊室人工测量的SBP对应值具体是多少, 需要更多的研究数据加用确定。

实施更为严格的血压控制, 将需要医师和世界各地的卫生系统采用新的方法。新的策略将包括改善生活方式, 解决药物不依从性, 基于团队的管理, 更大程度地利用健康信息技术, 包括电子健康记录和患者注册, 以及通过远程医疗在医疗团队和患者之间建立新的联系。北加利福尼亚州的凯撒医疗集团的高血压社区管理研究取得了巨大的成功, 就是利用这些策略通过14年的努力将该地区居民的高血压控制率从44%提高到90%, 同时卒中死亡率降低了42%。

实现血压控制的策略需要特别重视药物依从性的改善。Berra等报道, 新的接受抗高血压治疗的患者中有1/4没有按照最初的处方进行治疗。在治疗的第1年, 患者平均只有50%的时间服用降压药; 只有1/5的患者, 有足够的治疗依从性坚持实现在RCT中观察到的益处。因此, 缺乏对抗高血压药物治疗的依从性往往是实现降压达标进而预防卒中的主要障碍。评估抗高血压药物治疗依从性的最佳方法对今后预防卒中至关重要。

六、结束语

虽然卒中发生的风险一直被认为与血压水平相关, 但最近的一系列临床试验的结果为高血压的治疗和脑卒中的预防控制提供了详细的证据。由于卒中对我国这样一个人口大国乃至世界人口构成了重大的健康问题和经济负担, 因此, 高血压的管理正处在一个关键时期。有理由相信, 新的研究结果及基于证据的后续建议对卒中的预防可能产生重大影响, 因此, 必须从战略上把握机会。

(陈鲁原)

7. 血管健康老化的策略

全世界都面临人口迅速老年化的问题，与之而来的是老年慢性病所带来的社会负担和经济负担越发突出，尤其是心血管疾病。心血管疾病仍然是发达国家发病率、死亡率的最主要病因，年龄增长是心血管疾病最主要的因素。年龄的增长，促进了动脉硬化和高血压的发生，后者是心血管事件和死亡率的独立预测因子。正因为如此，我们强烈需要循证的，可以预防、延缓或者逆转年龄相关高血压和动脉硬化的策略。的确，随着老龄化相关的心血管功能障碍和疾病所带来的负担持续增长，对新的治疗方法的渴望也在增加。本着这一思路，我们探讨血管健康老化（Healthy vascular aging, HVA）的概念，涉及HVA的定义、相关机制、改变生活方式、基于药物的治疗策略以及未来展望。数据来源主要集中在人类本身的观察性研究和干预性研究。

一、HVA的内容和影响

一些基于人群的研究指出，老龄化引起动脉的硬化和血压的升高并非必然，但这一结果来自工业化生活方式的研究。老龄化使得高血压人群剧增，几乎影响了2/3的60岁以上美国人。而且高血压在合并慢性疾病的人群中也非常常见，包括慢性肾脏疾病（CKD）和2型糖尿病。最近的联合国委员会的8个指南均提高了对于高血压人群的治疗目标值，60岁以上的高血压治疗目标是＜150/90mmHg，30～59岁的目标值＜140/90mmHg，合并糖尿病的和非糖尿病性肾病的人群也不例外。然而，最近完成的纳入了全国范围内的9000多名成年患者的多中心随机对照研究SPRINT（Systolic Blood Pressure Intervention Trial），对这一目标值提出了挑战。与标准治疗组（收缩压＜140mmHg）相比，强化降压组（收缩压＜120mmHg）的联合心血管终点事件和死亡风险下降了25%，所以SPRINT提前终止。值得注意的是，在CKD和75岁以上老年亚组患者也得到同样的结果。虽然SPRINT研究中测量血压的技术值得商榷，但该研究的结果影响深远。美国心脏病学会（ACC）和美国心脏协会（AHA）的指南把高血压定义为＞130/80mmHg，该数值适合所有年龄段。

弹性动脉硬化（如主动脉和颈动脉）也会随着年龄增长而发生，程度更加严重，任何年龄的慢性疾病均可发生，包括CKD、糖尿病和高血压。因此，以心血管改变为特征的临床疾病，都可以见到快速的血管老化现象。现存许多技术可以评估血管硬化包括局部膨胀性（超声和压力测量颈动脉顺应性）、颈动脉或主动脉增强指数，磁共振测量主动脉膨胀性和脉搏波速度（PWV；在两段动脉之间评估）。需要注意的是，增强指数不能作为动脉硬化的精确指标，因为这个指数收到许多因素的影响，包括心率、身高、收缩性，并随着老龄化而减低。因此，增强指数在最近的评价文章中被排除在外。颈动脉-股动脉脉搏波速度（CFPWV）被认为是目前测量主动脉硬化的金标准。我们可以采用平面压力波和多普勒血流记录来测量。与动脉血压不同，目前没有针对CFPWV的指南推荐，而且临床也不作为常规检查。我们把12m/s和10m/s作为推荐的cutoff值来评价心血管事件增加的风险。

动脉硬化和高血压是相互影响的两个因素。虽然长久以来认为动脉硬化是高血压的并发症，越来越多的证据表明动脉硬化在收缩压升高之前就已经存在，升高的收缩压进一步增强动脉硬化。

随着年龄的增长，主动脉和颈动脉的动脉硬化进展迅速，外周肌肉大动脉却未见硬化，因此，动脉波前向阻力下降，传输到微循环的脉搏能量就会增加。脉搏压力和血流的增加就会造成高流低阻器官的损害，比如肾脏和大脑。的确，动脉硬化可以引起肾功能下降，而且被认为是肾脏疾病终末期的标志。CFPWV也和认知障碍有独立的相关性，这一结果与之前提到的概念是一致的，指的是脉搏能量传输的增加会损害脑组织微循环和脑实质。

除此以外，动脉硬化所引起的脉搏压力增加和心脏收缩负荷，进一步导致的左室重构、心肌肥厚和功能障碍。

近期Niiranen等发现，来自Framingham Heart Study中社区连续的中老年人群（middle-aged and older, MA/O），HVA与较低的心血管事件风险呈独立相关。HVA的定义是，CFPWV＜7.6m/s（与30岁以下个体平均值±2 SD），且不合并高血压（以既往指南所定义的cutoff值140/90mmHg）。这一结论与CFPWV是心血管事件和死亡率的独立预测因子相一致，改善了传统风险因子的预测，包括高血压在内。

基于HVA的概念，这篇综述将对影响HVA的发生机制、预防策略和达到HVA目的的治疗方法进行探讨。值得注意的是，采用Framinham Heart Study中的相关概念，在未达到HVA状态情况下，几乎没有有效地以HVA为治疗目的的干预方法。因此，我们将参考可以使CFPWV明显降低的研究，无论是否对血压产生印象。最后，虽然Framingham Heart Study把HVA定义为收缩压和舒张压作为参考指数，我们仍应该强调，平均动脉压对动脉硬化生理上的影响，而且在评估CFPWV改变时必须加以考虑。下面我们将讨论可以引起CFPWV改变的预防和治疗策略。

二、HVA的影响机制

（一）老化过程中血压的调节机制

当人们进入老年后，大型弹性动脉开始硬化，收缩压升高，舒张压由于主动脉缺少弹性回缩而开始下降，导致脉压增宽。50岁以上的患者，单纯收缩性高血压非常普遍。大型弹性动脉硬化的发展史引起这一改变的主要原因，最终引起收缩压的升高。老化引起的内皮功能异常，从而降低了一氧化氮（NO）的生物利用度，增加内皮素-1的产生，使得血管紧张性功能失调，进一步是收缩压升高。过氧化物过度产生引起氧化应激反应，一定程度可以介导上述过程。免疫系统和高血压的相互作用可能也起到一定作用，因为在高血压的发生发展过程中，氧化应激促使免疫系统激活和炎症反应。此外，随着老化的发展，交感神经活性增加，交感神经活性和血压的相互关联越来越强，这种表现在女性更加明显。而且，肾素血管紧张素慢性激活导致靶器官损害，包括肾脏和心脏。因为血管紧张素Ⅱ诱导血压升高和活性氧产物增加。

（二）老化过程中动脉硬化的调节机制

老化过程中，动脉硬化的调节不仅有功能性的，也有结构性。从功能性的角度来看，动脉硬化一定程度上是收血管紧张性刺激引起的，这种紧张性刺激是由血管平滑肌细胞的收缩所导致的。老化引起的内皮功能障碍与动脉硬化相互作用，内皮一氧化氮合酶结构连使血管重构，通过降低NO的生物利用率二促使动脉硬化发生发展，氧化应激又可以促使其进一步恶化。老化使压力反射减弱，交感活性增加，从而引起神经体液功能障碍，促进动脉硬化，相反亦然。全身的炎症反应也会随着老化而增加，也可以通过激活免疫系统促使动脉硬化，引起高血压。

结构方面，老化使细胞外基质重构，从而改变了大型弹性动脉弹性蛋白和胶原蛋白的组成。中间层胶原蛋白开始分裂、退化，这些改变是由细胞基质的金属蛋白酶的上调所致。胶原蛋白沉积代替了弹性蛋白的丢失，加速糖基化终产物的形成。这些产物可以促进交联结构蛋白的合成、加剧动脉硬化。氧化应激导致血管破坏、平滑肌细胞增殖和动脉重构，从而驱动这些结构的改变。血管紧张素Ⅱ也可以刺激胶原蛋白形成，减少弹性蛋白合成，通过影响NO信号通路和氧化应激终产物，促进细胞基质重构，调节结构的改变而引起动脉硬化。

在动脉硬化过程中，不仅仅由细胞外基质的改变引起，细胞内的血管平滑肌细胞也可以引起动脉硬化，这种改变时通过原子微观作用所引起。值得注意的是，随着年龄的增长，血管内膜和中膜会增厚，这种增厚与是否存在动脉粥样硬化斑块无关。多数是由于内膜增厚介导，也和老年人的CFPWV有关。包括糖尿病（糖耐量受损）、慢性肾脏病（血管钙化）在内的老年病的发生发展也可以进一步促进动脉硬化的发生。

由于高血压和动脉硬化的双向相互作用、共同的发生机制和发病年龄以及年龄相关疾病的交集，我们很难把他们区分开来。虽然高血压可以促进主动脉的硬化，大型弹性动脉硬化也可以促进收缩压的升高。多个纵向队列研究都表明，大型弹性动脉硬化是高血压的独立预测因子。高糖高脂喂养的啮齿动物，主动脉PWV增高就是收缩压升高的证据。很明显，一些可以降低动脉硬化发生的干预方法被认为至少一定程度上与血压无关。一般来讲，可以对CFPWV有深远影响的干预方法，都会明显降低收缩压，然而在一些例子中我们看到，在不降低收缩压的情况下也可以减少动脉硬化。但是要注意，这些例子中的人群是没有高血压的。当血压升高时，动脉硬化和血压之间的关系更加紧密。

三、保持或恢复HVA的生活方式策略

在这一步部分，我们将主要集中在基于生活方式（有氧运动、限制热量的减肥和饮食结构的改变）的策略上，结合降低CFPWV（无论血压降低与否）的随机对照研究进行讨论。我们采用前人的方法，总结了已知的基于生活方式的策略，包括我们相关文献的综述中提高到的、具有有效性证据的体重的半定量评估。

（一）有氧运动

关于针对HVA的有氧运动的最高的观察是在1993年进行的。该观察研究是在Baltimore Longitudinal Study of Aging中的健康成年参加者（男性为主），都是经过了

严格的筛选的受试者。在此队列中，与久坐的中老年相比，能够耐受运动训练的同龄人的CFPWV更低，表明有氧运动可以减轻年龄相关的动脉硬化。随后，针对绝经后血压正常的女性患者进行了类似的观察。

横断面研究结果相一致，在对健康中老年患者进行的干预性研究表明，有氧运动训练可以使动脉硬化明显减少，首次表明了，3个月行走项目可以明显改善颈动脉。这个项目先后在男性和绝经后女性患者执行。较早期有一个试验是针对健康年轻的、久坐的男性进行了为期4周的运动训练，证明可以减少动脉硬化。这两个结果呈现出一致性。中等强度的有氧运动证明可以降低中老年人群的CFPWV，但CFPWV的降幅较小，与血压下降的关系并不明确。此外，一项对于健康老年患者进行了长达一年的运动观察，并未见到CFPWV的改善，其中，中老年超体重组的结果基本相似。总之，这些针对血压正常的健康人群进行的关于有氧运动和动脉硬化关系的研究，并没有观察到收缩压的改变。

虽然有报道认为有氧运动可以降低年轻和中年高血压前期和高血压的患者的CFPWV，但是现有的证据并没有能够证实中等强度的有氧运动可以降低中老年高血压患者的CFPWV。近期发表了一篇Meta分析，整理了14篇针对高血压前期和高血压患者的有氧运动相关的试验，分析中整合了各种不同的动脉硬化的指标，结果表明有氧运动不能减少动脉硬化。

有氧运动是否能够减少年龄相关疾病的动脉硬化的疗效显得尤其混淆。虽然一些研究表明，代谢综合征的成年患者，有氧运动可以降低CFPWV和收缩压，但在2型糖尿病中老年患者，有氧运动并不能使CFPWV和收缩压下降。对中重度CKD患者，结果也是一样。对慢性透析患者，透析锻炼也许有效。

总而言之，有氧运动是循证的可以维持无高血压的健康老化和与血管迅速老化有关的疾病的HVA的健康治疗策略，但结果也是不完全一致。有时看起来，CFPWV的改善与血压改变无关，尤其在没有高血压的健康中老年患者。值得注意的是，与有氧运动相反，阻抗运动训练不会减少动脉硬化，不结合有氧运动作为补充的剧烈的阻抗运动训练可能对增加年轻健康个体的CFPWV值，这一结果与早期的横断面观察研究结果相一致。

（二）减重和热量摄入

短期（3个月内）限制热量的减重处方，对中老年超重和肥胖成年人，可以明显降低CFPWV。为期1年的限制热量减重策略也得到类似结果。这些研究中，收缩压的下降效果也非常明显（基线无高血压的个体，血压下降

6~15mmHg）。与其他生活方式干预治疗结合起来，限制热量减重策略也可以有效降低CFPWV。年轻超重和肥胖成年人的限制能量的饮食联合运动处方所达到的减重，可以是CFPWV下降，收缩压轻度下降。收缩压中等升高的超重和肥胖成年人，限制热量的减重策略与DASH（Dietary Approaches to Stop Hypertension）饮食联合，可以降低CFPWV和SBP。需要注意的是，在此基础上再使钠盐摄入减少30%，比单纯减重相比，可以进一步使结果改善。总热量摄入的减少、运动与低盐饮食也可以使中青年、血压正常的、超重的肥胖患者的CFPWV和SBP明显下降。对于2型糖尿病的成年患者，热量限制、运动减肥处方和减肥药物Orlistat联合治疗，可以促进CFPWV的进一步下降。

相反，对于更短期的限制热量的减肥策略，终身限制热量策略更加困难，因为考虑到长期连贯性和不良反应的风险（比如在2年的CALERIE研究中观察到的骨密度减低、肌肉萎缩）。然而，在大鼠的终身限制热量（热量减少40%）的研究中，观察可以减少年龄相关的主动脉PWV和SBP。除此之外，对照研究中对于中老年患者，为期6年的自我控制的限制热量策略明显使SBP下降，与同龄组健康对照组（经典美式饮食）相比。初步数据也指出，与那些练习饮食限制一样可以使CFPWV下降。

总之，限制热量减重策略同样可以降低CFPWV和SBP，对于超重和肥胖患者，应该考虑作为一种重要的生活方式干预措施来维持HVA。然而，遵守长期的限制热量减重策略来保持减重效果非常具有挑战性，很难在公共健康方面推广。我们可以通过对饮食成分的调整来进一步改善HVA，比如在后面章节中我们将讨论的低盐饮食、通过整合生活方式来进行运动处方等。在类似CKD的加速心血管老化的疾病中我们如何有效地制定策略，需要进一步的循证证据。

四、饮食组成和模式

（一）低盐饮食

最高观察钠盐摄入饮食和动脉硬化关系的研究是1986年进行的病例对照研究。该研究比较了自愿坚持低盐饮食（平均输入量为44mmol/d）2年的正常血压成年人和相同平均动脉压的对照组。低盐饮食组的中老年人的CFPWV明显下降。随后，5个采用CFPWV为终点事件的低盐饮食的相关研究开始进行，纳入了中老年人群和健康成年人，不论SBP如何。其中4个试验发现CFPWV明显降低，所有5个研究的SBP都下降。值得注意的是，其中2个试验，基线水平没有HVA的患者，通过低盐饮食控

制, 最后回复了HVA状态。在中度SBP升高的中老年患者的研究中发现, 低盐饮食使颈动脉顺应性 (另一个动脉硬化指标) 得到迅速改善, 这一结果进一步证实了这种饮食方式可以恢复HVA。

针对快速老化疾病的低盐饮食相关试验仍然缺乏。包含了3期、4期的CKD的高血压患者的一项低盐饮食的交叉研究表明, CFPWV不会随着明显的SBP的下降而下降。值得一提的是, 钠盐摄入与钾的摄入关系密切, 都是影响CV风险的因素。关于补钾对健康成年人CFPWV的影响结论不明确。钠钾饮食的相互作用对CFPWV的影响需要进一步研究来证实。总之, 低钠饮食可以降低健康中老年患者收缩压的效果和明显降低CFPWV的作用。所以, 低盐饮食代表一类重要的维持HVA的公共健康策略, 但对于临床疾病患者, 还需要进一步研究。尽管遵守低盐饮食具有挑战性, 但是芬兰从国家层面上制定了实施政策, 代表着低盐饮食在全国人口普及成为可能。

（二）黄酮

黄酮是一种小分子化合物, 含有3环结构, 具有不同的替代代物。柑橘类水果、种子、橄榄油、茶和红酒中含量丰富。类黄酮为黄酮的一个亚类, 豆类中含量丰富, 包括黄豆。类黄酮或其代谢产物可以降低健康中老年以及绝经期后女性的CFPWV, 与收缩压无关。黄烷酮、黄酮醇和花青素是黄酮的其他亚类, 有证据表明, 他们都可以使CFPWV降低。葡萄柚汁的黄酮含量丰富, 有降低CFPWV的作用, 不会降低绝经期后腹型肥胖女性的SBP。可可黄烷醇可以降低健康中老年男性、健康年轻成年人和绝经期后2型糖尿病女性的CFPWV, 有可能也会降低SBP。富含花青素和茶多酚的蔓越莓果汁, 在不降低SBP的情况下, 可以使中老年冠心病患者的CFPWV下降。因此, 有证据表明, 黄酮类物质可能会降低CFPWV。需要注意的是, 不良反应很罕见, 黄酮类似乎有特殊的安全记录。

（三）饮食模式

特殊的饮食模式可以调节HVA。一项纵向队列研究随访了27年, 儿童时期给予素食以及坚持大量摄入水果和蔬菜, 可以独立降低成年后的CFPWV。尽管矫正的测量动脉硬化的方法证明这些饮食习惯可以改善动脉硬化, 然而, 目前仍缺乏关于地中海饮食或素食的证据。在涉及饮食模式改变的临床试验中, 包括DASH, 地中海饮食和大量水果蔬菜摄入的饮食, 血压都明显下降。这一话题代表了未来研究的重要方向。

五、基于药理学的策略

无论常规处方的药物, 还是新药, 有许许多多的药物都可能成为维持和恢复HVA的方案。接下来的段落中我们将要讨论的药物治疗包括降压药物、他汀类药物、西罗莫司靶蛋白 (mammalian target of rapamycin, mTOR) 抑制剂、AMP活化蛋白酶 (AMPK) 激活剂、去乙酰化酶激活剂、抗促炎因子治疗、过氧化物酶体增殖活化受体γ激活剂、和抗纤维化药物等。我们整理了对药物治疗策略现有知识, 包括半定量评估基于现有文献综述的有效性证据的可行性。

（一）降压药物与血压下降

许多试验评估了降压药物对CFPWV的影响, 这些研究纳入人群为要血压患者。这些证据包括一些关于健康志愿者的研究。总之, 包括血管扩张药、β受体阻滞药、钙离子通道阻滞药、利尿药和血管紧张素转化酶抑制剂/血管紧张素受体阻滞药, 仿佛都有降低CFPWV的作用。ACEI/ARB具有长期证据。需要注意的是, β受体阻滞药也许作用不大, 因为心率减慢会增加脉搏压力和中心压力。在服用ACEI/ARB并且血压控制很好的2期、3期CKD患者, 螺内酯可以明显降低这些患者的CFPWV。

与药物类别的降CFPWV的效果比较, SBP降低的幅度可能更加重要。在SPRINT研究中, 测量了从属研究的亚组人群的CFPWV, 包括许多75岁以上CKD的患者。数据虽然悬而未决, 但她提供了长期血压控制对动脉硬化的影响的重要证据。一项小规模的研究, 纳入了无糖尿病高血压老年患者, 表明强化血压控制比标准血压管理更能够有效降低CFPWV。尽管众所周知的可以获益的降压药物治疗方案, 依从性仍不乐观, 尤其是合并多个并发症的老年患者, 因为药物之间和药物与疾病之间的相互作用增加了不良事件的风险。

（二）他汀类药物

大量试验评估了他汀类药物对中老年高胆固醇患者、单纯收缩高血压患者和肥胖患者的CFPWV的影响。除了其中1个试验外, 其他所有研究都一致表明他汀可以显著降低CFPWV, 对SBP没有影响。他汀联合ARB也可以降低健康中年男性的CFPWV。总之, 他汀仿佛有降低中老年CFPWV的作用。他汀的安全性较好, 虽然和降压药物类似, 依从性不太乐观, 尤其是老年人。因为降压药和他汀都是老年人常用的处方药物, 普遍认为是维持或恢复HVA的有效治疗方案。这一结论同样强调了, 在接受这些药物作为基线时其他干预措施的有效性方面, 也很重要。

（三）mTOR抑制剂、AMPK激活剂、去乙酰化激活剂

随着年龄的增长，神经感觉通路，包括mTOR、AMPK激活剂、去乙酰化等通路开始失调。这些通路受长期限制热量摄入方案的调节，因此，通过调控药理作用可能产生相似的心血管效应。因此，针对这些通路的干预措施也许可以帮助维持或恢复HVA。

有一个临床试验，把肾移植受体从环孢素A的免疫抑制转换成mTOR抑制剂西罗莫司，这种转换显著降低了CFPWV，表明mTOR抑制剂可以降低动脉硬化。血压也有所下降，可能是由于肾功能改善和药物的调整。动脉硬化的降低与在老年大鼠身上的试验相一致。该试验是采用mTOR抑制剂降低大鼠的主动脉PWV。然而，雷帕霉素有明显的副作用，包括引起新陈代谢失调，从而限制了在促进心血管健康方面的作用。因此作为替代治疗，更加安全的西罗莫司替代物研发了出来。

AMPK激活剂二甲双胍是另一个可以维持或恢复HVA的新型治疗方法。已经证明，二甲双胍可以降低多囊卵巢综合征年轻女性的CFPWV和血压，而且耐受性很好。因此可能有降低动脉硬化的作用，这一作用表现在AMPK激活受损的状态，比如老化。最后，去乙酰化酶激活剂白藜芦醇、NAD$^+$前体烟酰胺单核苷酸和烟酰胺核糖苷也可以减少年龄相关的动脉硬化。白藜芦醇是多酚类物质，红葡萄酒、葡萄和其他莓类水果中多富含这一物质，可以激活去乙酰化酶-1。在灵长类动物中，白藜芦醇改善高脂高糖饮食诱导的主动脉PWV，而对血压无影响。白藜芦醇还可以移植mTOR/S6酶的通路。注意，当与其他健康生活方式一同实施中，白藜芦醇可能有脱靶效应。另一个能够增强年龄相关降低去乙酰化酶活性的方案是增加NAD$^+$共同底物的生物利用度。例如，烟酰胺核糖苷可以降低中老年血压和CRPWV，尤其适合前期高血压患者。然而，我们仍然需要进一步研究来证实NAD$^+$的促进效果、其他去乙酰化酶激活化合物减少动脉硬化的作用，包括加速心血管老化的临床疾病。

（四）抗促炎因子

抗促炎因子策略是潜在的新型治疗策略。肿瘤坏死因子α抗体可以降低CFPWV，对血压影响不大。尤其在慢性炎症性疾病引起的主动脉硬化疾病，例如风湿性关节炎。但是潜在的不良反应是抗促炎因子治疗可能限制了健康老年人群的使用。值得注意的是，近期完成的研究CANTO纳入了超过1万名稳定型冠心病患者，C反应蛋白升高，白介素-1β拮抗剂单抗显著降低主要心血管事件风险15%。这些结果最早支持抗促炎因子有利于心血管疾病和恢复HVA的作用。然而，致命性感染发生率高，限制了健康老年人群的使用。

（五）过氧化物酶体增殖活化受体 γ 激活剂

过氧化物酶体增殖活化受体γ是脂肪酸存储和葡萄糖新陈代谢的调节剂，噻唑烷二酮吡格列酮可以将其激活。吡格列酮短期应用可以降低2型糖尿病患者臂踝PWV、糖耐量受损的肥胖患者的颈桡PWV，对血压无影响。然而，这些化合物对特定年龄和疾病相关的动脉硬化和CFPWV的作用目前尚不清楚。可能的不良反应有增加体重、水肿、呼吸困难和骨折，在处方是应当考虑。

（六）抗纤维化药物

吡非尼酮是一种抗纤维化药物，可以抑制转化生长因子β、肿瘤坏死因子-α和其他生长因子，干扰细胞基质形成。临床上一般用来治疗特发性肺纤维化，一般情况耐受性好，不良反应轻微。在糖尿病啮齿类动物模型中，吡非尼酮逆转心脏纤维化、改善心脏僵硬度，减少肾脏纤维化（对血压无影响），因此可能是改善年龄相关主动脉硬化比较有前景的药物。

总之，在治疗加速血管老化疾病的治疗上，新型药物可能会扮演重要的角色。在确定的健康老化方面，这些药物可能维持或恢复HVA，将来可能获得更多的明确的获益远远大于不良反应的效果。

六、作用机制

前面提到，动脉硬化和血压升高拥有共同的机制和相互作用。一般来讲，短期干预更加倾向于调节动脉硬化功能性改变来降血压，而结构性改变则需要长期的治疗。结构性改变更难从疾病状态中逆转。慢性肾脏病的特点就是中膜钙化。

（一）基于生活方式的策略

这部分我们集中探讨生活方式策略调节动脉硬化的可能调节机制，而非血压。读者可能在其他地方见过血压相关的探讨。基于生活方式的策略来维持或恢复HVA更可能的机制是通过影响动脉硬化的功能性改变而起作用。然而如果这种生活方式干预可以延长，也许会引起结构性改变，但这很难确定。

有氧运动可能能够影响动脉硬化的功能性成分，比如增加NO的产生。虽然长期有氧运动也可能影响动脉壁的结构，包括提高糖基化终产物的交联蛋白。确实，既

往大鼠的临床前期研究证明了有氧运动可以诱导老年大鼠大型弹性动脉结构性改变的可能性。包括胶原蛋白I和III、转化生长因子-β_1的减少，平滑肌α肌动蛋白的下调。

关于限制热量减重策略的回归分析表明，动脉硬化的减少与血压改变无关。短期内动脉硬化得以改善是平滑肌紧张性的调节起到了很大的作用，其可引起结构性改变。包括NO产生在内的动脉硬化功能性改变可能是由于血清胰岛素、瘦素等其他荷尔蒙调节所致。

限制热量减重策略可能受到饮食成分的影响从而减少动脉硬化。低盐饮食可以迅速改善颈动脉顺应性，很大程度上对功能性影响大于结构性影响。确实，低盐饮食不仅可以减少血管氧化应激，还可以增加患者NO的生物利用度，高钠血症会增加内皮细胞硬度，下调NO产生。内源性Na^+-K^+-ATP酶抑制剂海蟾蜍毒素也可以调节CFPWV的减少。

至少短期内给予白藜芦醇似乎可以从功能上调动脉硬化。类黄酮是血管扩张药，可以减少内皮素-1，增加NO生物利用度，改善血管内皮功能。黄烷酮也可以增加NO生物利用度。最后，水果和蔬菜的摄入可以通过影响生物活性营养和植物化学成分来调节动脉硬化，也可以通过减少氧化应激、炎症反应和胰岛素抵抗来起作用。

（二）基于药理学的策略

维持或恢复HVA的基于药理学的策略，可以通过功能性或结构性改变来调节动脉硬化。抗高血压药物的最初目标就是从功能上（缩血管作用）直接调节血压而治疗动脉硬化。然而，ACEI/ARB类药物可以一定程度上减少动脉硬化，而且有确凿的证据表明，长期服用比其他降压药物更加有效。因为他们还有抗纤维化作用。他汀类药物也可以通过增加NO生物利用度、减少交感活性和氧化应激，从而调节平滑肌紧张性。二甲双胍激活内皮的AMPK，促进内皮NO合成酶的活性，还可以抑制核因子κB信号、减少炎症反应。二甲双胍可能还通过促进体重减轻来调节动脉硬化和降低血压。

其他具有功能性调节作用的药物有西罗莫司，他可以激活动脉AMPK，减少氧化应激，白藜芦醇提高内皮NO合成酶的活性，减少NAD（P）H氧化酶引起的超氧化物的产生，减少核因子κB诱导的炎症反应和氧化应激。还需要进一步研究来证实NAD^+前体的降低血压、减少主动脉硬化的潜在机制，去乙酰化酶-1可能参与其中。抗促炎因子策略可能通过抗炎作用来降低动脉硬化，过氧化物增殖体活化受体-γ也可以减少血清炎症标记物。药物也可以作用于动脉硬化结构性改变，尤其是抗纤维化药物更加明显。西罗莫司可以减少主动脉内的胶原蛋白和晚期糖基化终产物，表明可以减少胶原蛋白和晚期糖基化终产物之间的交叉链接，从而起到治疗作用。

七、结论和展望

在本篇综述中，我们讨论了HVA的概念和相关机制，也总结了基于生活方式的，和基于药理学的策略来维持或恢复HVA，不论在健康成年个体还是伴有减速心血管老化相关临床病症的患者。在目前可行的研究论文和执行时可行性的挑战之间存在着鸿沟。尤其在临床和公共卫生层面上，这种维持或恢复HVA的有效策略仍然很难转化。一个现实的例子就是，人们正在努力在政策层面推广低盐饮食，包括许多国家的政府行业合作伙伴。有日本、芬兰和英国。同时，临床前期的模型应该继续用来明确调节健康老化和患病人群的HVA的机制。确实，整合前向和逆向生理学方法，可以有效地帮助理解预防和治疗策略的机制，比如低盐饮食、调节血压和血管健康化。

新型维持或恢复HVA的策略需要继续发展和测试。前景好的生活方式干预策略包括吸气肌强化训练（可以降低血压正常成年人和睡眠呼吸暂停患者的SBP），被动热疗法（减低年轻健康成年人的平均动脉压和CFPWV）和新型饮食干预（可以模拟长期限制热量策略的疗效），包括不同形式的间歇性节食。新型药物也可以保持持续发展，包括抗促炎因子治疗和抗衰老药物。此外，2型糖尿病和心血管疾病患者，选择性钠和葡萄糖协同转运蛋白抑制剂近期发现，它具有影响动脉硬化相关特性而降低SBP，因此是一个有前景的维持或恢复HVA的治疗方案。

很明显，在Framingham Heart研究中，只有约1%的70岁以上患者符合HVA。这个观察研究强调，老年人很难维持HVA，而且测试新型策略疗效的试验需要在老年人群中进一步证实。近期的SPRINT研究结果指出，这组人群确实对这种干预产生反应，与之前我们认为的相反。这也适用于心血管疾病高风险人群，包括CKD的患者。因此，也应该对CKD和糖尿病这一类加速心血管老化的疾病进行新型干预措施的测试。越来越多的心血管危险因素与逐年增加的CFPWV有关，因此，很有可能是随着年龄增长，HVA人群减少的原因。将越来越多的人群转变成HVA状态将会大大减少人群的心血管事件和死亡率。

（陈秋雄）

8. 妊娠高血压及围生期血压的管理

妊娠期高血压疾病是指妊娠妇女出现的血压异常增高，患病率占孕妇的5%～10%，约30%在妊娠前即存在高血压。包括妊娠期高血压、子痫前期/子痫、慢性高血压并发子痫前期以及慢性高血压，能显著延缓胎儿生长、增加胎儿早产、宫内死亡风险，增加母体胎盘早剥、弥散性血管内凝血、脑水肿、急性心力衰竭以及急性肾衰竭等多器官衰竭风险，关系孕、产妇与胎儿的安全，是孕产妇和胎儿死亡的最重要原因。妊娠期高血压控制及围生期血压的管理要考虑到血压升高所致的严重靶器官损害，还需注意血压水平对胎儿血液循环的影响，并限制药物对胎儿的毒性作用。故治疗的目标是在不损害胎儿健康的情况下预防母体出现严重的心脑血管病事件的发生。

一、血压测量

妊娠期高血压定义为诊室血压≥140/90mmHg或家庭自测血压≥135/85 mmHg；重度血压升高［收缩压≥160mmHg和（或）舒张压≥110mmHg］需在15min内重复测量验证，最好在两个不同的场合反复测量；轻度、压升、应在4～6h复测量。妊娠期高血压首先需要准确测量血压。正确的血压技术是必不可少的，包括受试者处于坐姿，腿未交叉，背部支撑，并且在测量30min之前没有烟草或咖啡因的摄入等。在卧位时，产妇应测量左侧卧位的血压，以尽量减少妊娠子宫压迫下腔静脉引起的血压变化。动态血压目前也已被建议作为诊断妊娠期血压升高的方法之一，有利于识别白大衣高血压；隐匿性血压；一过性妊娠高血压。

二、治疗策略

分为两大类-妊娠期急性高血压综合征的治疗，如先兆子痫/子痫，以及慢性高血压的治疗。推荐血压≥150/100 mmHg 启动药物治疗，治疗目标为 150/100 mmHg 以下。如无蛋白尿及其他靶器官损伤存在，也可考虑≥160/110 mmHg 启动药物治疗。血压管理目标值为舒张压85mmHg，收缩压110～140mmHg，以避免血压控制过低影响胎盘血流灌注，导致胎儿缺血、缺氧。

三、血压管理

（一）先兆子痫患者的高血压

治疗高血压可以改善母体的风险，延迟分娩，但它不能治愈先兆子痫，也不能延缓先兆子痫的发展。多数专家认为，对血压轻度升高伴先兆子痫，需要密切观察血压和尿蛋白变化，以及胎儿状况；当血压接近150/100 mm Hg时，尤其舒张压（DBP）持续高于105～110 mm Hg时应开始降压药物治疗，目的是预防母体的心脑血管病事件的发生。当需要紧急控制血压，或预计在接下来的48h内分娩时，静脉注射药物如拉贝洛尔或肼屈嗪是首选药物。乌拉地尔也可以考虑。子痫前期合并肺水肿药物选择是硝酸甘油，最大剂量为 100μg/min。硝普钠应该仅作为最后的治疗选择，因为硝普钠治疗和胎儿氰化物中毒风险增高相关。如果分娩即将来临，可考虑口服药物，药物的选择将在下面进一步讨论。

产后血压管理：子痫前期患者产后3d内仍有可能发生子痫。因此，产后严密测量血压和观察临床表现。产后6d内继续降压治疗，之后随着血压正常逐渐减量直至撤药。因妊娠期高血压或子痫前期的女性在成年后患高血压、心脑血管病的风险增加，故长期监测血压，评估风险，专科随访。

（二）妊娠期慢性高血压

1.慢性高血压在妊娠前的处理　对妊娠前轻度高血压患者，应强调非药物治疗，并积极监测血压、定期复查尿常规、心电图、眼底照相等相关检查评估靶器官损害，有助于指导治疗决策。在存在肾脏疾病，蛋白尿，左心室肥厚，高血压性视网膜病变，微血管疾病，卒中等靶器官损害或临床合并症以及年龄大于40岁的情况下，即使血压在 140～150/90～95 mm Hg 时也开始使用药物治疗。应根据妊娠期间血压水平、临床症状等进行药物调整，原则上采用尽可能少的用药种类和剂量。对于中重度的高血压患者，应大力倡导进行孕前评估，了解血压升高的原因和程度。尤其对于需要三种或更多种抗高血压药物的妇女，伴有无法解释的低钾血症、乏力、皮肤瘀斑、四肢血压不对称等，应考虑继发性高血压。继发性原因的主要包括原发性醛固酮增多症、睡眠呼吸暂停综合征、嗜铬细胞瘤、肾性高血压、肾动脉狭窄（纤维肌性发育不良）、自身免疫疾病等。孕前应进行详细的病史采集和全面的体检，包括对生活方式因素的回顾，如尼古丁使用，咖啡因摄入和娱乐性药物使用，特别是可卡因和甲基苯丙胺。继发性高血压的女性罹患不良妊娠结局的风险特别高。例如：嗜铬细胞瘤与母亲和胎儿死亡率显著相关，主要是由于母亲的高血压危象和胎儿宫内生长受限，但由于受孕的原因，可能出现非典型特征，诊断可能被遗漏。原发性醛固酮增多症在妊娠期间也难以诊断，主要是由于妊娠中肾素、醛固酮水平发生变化，在测量醛固酮肾素比率时导致假阴性。所以在可能的情况下，在妊娠之前，应该在专科采取具体干预措施来查找和治疗高血压的根本原因，无论是嗜铬细胞瘤、醛固酮瘤手术还是肾动脉狭窄血运重建，OSAHS相关性高血压的CPAP治疗等，都可能使血压恢复正常或明显下降。从而可以极大地减少妊娠期间并发症的发生，减少母婴致残、致死率。另外，围生期的紧张焦虑、失眠、疼痛、尿潴留等可引起血压的升高，催产缩宫制剂可有升压和降压作用，应用时要充分考虑到这些药物的副作用对血压水平的影响。

2.产后血压管理　母乳喂养不会增高哺乳母亲的血压。所有抗高血压药都会通过乳汁排泄，但多数抗高血压药物的浓度非常低，普萘洛尔和硝苯地平母乳浓度与母体血浆相似。可根据血压水平酌情调整降压药物。必要时，可停止哺乳。孕前已明确高血压病因的，积极针对原因予以治疗，如未明确病因的，建议妊娠0.5～1年前在高血压专科查找病因和进行综合评估，明确诊疗方案。

四、妊娠高血压的治疗

（一）非药物治疗

生活方式干预措施，如体重减轻和盐摄入量减少，对非妊娠期高血压患者有益。在妊娠期间制定锻炼计划可有效预防危险人群中的先兆子痫。由于相对血容量减少在先兆子痫中很常见，因此不常规推荐限盐。建议卧床休息，可以降低血压，促进利尿，并减少早产。

（二）药物治疗

1.α-肾上腺素能激动剂　甲基多巴通过降低外周交感神经张力，抑制对心、肾和周围血管的交感冲动传出，周围血管阻力及血浆肾素活肾素活性降低，血压因而下降。是妊娠期常用的降压药物，也是唯一长期随访至儿童期相对安全有效的药物。甲基多巴可以与其他抗高血

压药组合，以达到目标血压值。产后高血压在第一周很常见，甲基多巴因为其致产后抑郁风险应被避免使用。可乐定与甲基多巴具有相似的作用方式，但在降低血压方面具有更强的作用。可乐定可能损害胎儿生长，特别是如果母亲在开始治疗后心率降低。它可引起反跳性高血压，在对甲基多巴不耐受的情况下应该考虑。

2.α、β受体阻滞药

（1）拉贝洛尔：是兼有α、β受体阻滞作用的药物，不影响子宫胎盘血液循环，并具有血管扩张的特点，降压作用显著且不良反应较少，故可优先考虑选用；通常具有良好的耐受性并且在妊娠期间是安全的。正在成为妊娠期高血压的首选疗法之一。既往研究中发现，拉贝洛尔与甲基多巴进行了比较，两种药物均与母体或胎儿不良结局无关。可孕产期全程应用，对于重度高血压，可联合用药。

（2）β受体阻滞药

①普萘洛尔：为非选择性β受体阻滞药，可导致孕妇早产、胎儿 宫内发育受限、新生儿呼吸暂停，近年已经不再使用。

②阿替洛尔：阿替洛尔对先兆子痫妇女的收缩压影响极小，可影响胎儿血流动力学状态而导致妊娠早期胎儿宫内发育受限。因此不推荐选用普萘洛尔及阿替洛尔。

③美托洛尔缓释剂、吲哚洛尔未见报道对胎儿或者胎盘的影响，目前的报道尽在妊娠晚期应用无不良反应，但仍缺乏妊娠早期应用的数据。注意时加强对胎儿的监测，警惕心动过缓与低血糖的发生。

3.钙通道阻滞剂　主要是硝苯地平，在治疗先兆子痫患者中，能明显降低母体血压，降低血清肌酐水平，且无明显脐动脉血流量的降低。钙通道阻滞剂是也是有效的宫缩抑制剂，围生期时应用，影响宫缩，影响分娩的进展，可能加重产后出血。故建议钙离子拮抗剂在妊娠早中期应用，但不建议大剂量应用及妊娠晚期和围生期应用。妊娠期间钙通道阻滞剂不能常和硫酸镁合用，共同给药会导致循环衰竭和神经肌肉阻滞和血压过度降低。对于中重度高血压，舌下含服或静脉应用硝苯地平，可能会过快过度的降压，会导致母体急性冠脉综合征或胎儿宫内窘迫。故应用时小剂量起始，可联合足量的拉贝洛尔协同降压。

4.利尿药　利尿药是患有慢性高血压的育龄妇女中最常用的药物之一。任何利尿药的可能副作用是血管容量减少，这可能反而导致先兆子痫患者的血压进一步升高。与正常妊娠相比，患有先兆子痫的女性血浆容量较低，且相对血容量减少，可刺激肾素-血管紧张素-醛固酮

系统，导致外周血管阻力进一步增加，从而使高血压恶化。怀孕期间利尿药使用的可能带来的问题主要是理论上的，缺乏对其不良反应的支持证据。因此，如果女性在怀孕前服用利尿药，可以在妊娠期间继续使用，但如果发生先兆子痫，应停止使用，以避免血管内容量减少。螺内酯在妊娠期间是禁忌的，它可以穿过胎盘并对胎儿具有抗雄激素作用。也有依普利酮成功用于妊娠期原发性醛固酮增多症患者的血压控制。

5.周围血管扩张药　肼屈嗪是一种可以口服或静脉内给药的直接血管扩张药，并且由于其起效快，通常用于治疗高血压急症。然而，肼屈嗪与低血压，胎盘灌注减少和胎儿宫内窘迫有关。它还与狼疮样综合征和周围神经病变有关。当其他治疗方案未能实现足够的血压控制时，如足量单用拉贝洛尔，可小剂量联合使用肼屈嗪。

6.肾素-血管紧张素-醛固酮系统阻滞　ACEI、ARB、直接肾素抑制剂是妊娠期禁用的药物。妊娠早期服用ACEI可致胎儿畸形，并导致妊娠中晚期孕妇的胎盘血流灌注下降、羊水过少、胎儿宫内生长受限、肾衰竭、低出生体质量、胎儿肺发育不全等。如果女性在使用其中一种药物时怀孕，应立即转换为替代疗法，并在妊娠18周时进行超声和胎儿超声心动图检查。如果计划孕育时，建议提前调整降压方案。

五、临床总结

妊娠期高血压治疗的策略是预防母体脑血管和心脏并发症，同时保留子宫胎盘血流并限制对胎儿的药物毒性。妊娠期急性高血压综合征的确定性治疗方法是分娩，尽管通常需要抗高血压药物来降低母体的血压，以避免产妇并发症；通过降压，减少与早产相关的新生儿并发症。

患有慢性高血压的妇女应该进行孕前检查，包括评估高血压的继发性原因，药物调整以及关于发生先兆子痫的高风险。

（胡君丽　李南方）

9. 饮食钾与高血压

高血压是中国面临的主要公共卫生挑战。目前高血压在中国非常普遍,其知晓率、治疗率、控制率仍较低。高血压是卒中、冠心病和肾衰竭的主要危险因素。因此,提高高血压的诊断率、治疗率与控制率,可显著减少心血管发生的风险。此外,高血压(BP)会增加心血管死亡率和许多其他慢性疾病的进展。为此,对高血压治疗方式的研究仍是今年的热点之一。众所周知,高钠、低钾膳食、超重和肥胖是人群中重要的高血压危险因素,而肾是调控血压的最重要器官之一,肾对盐和水的调节直接影响血压,肾中维持电解质的稳态依赖离子通道和转运蛋白。因此聚焦肾基地外侧K⁺通道的研究,或可进一步找到高血压的治疗方式。

一、流行病学研究

以往的研究认为,较高的钠摄入量与血压升高有关,尤其在中国,约32.4%的成年人对钠敏感,因此,减少盐相关的含钠食物的摄入成为控制高血压的主要方式之一。但是有流行病学与人类学研究表明,高血压的患病率不仅取决于高钠,还受低钾的影响。在某些饮食以主要由水果、蔬菜和坚果组成的孤立国家中,高血压只影响其1%的人口。相反,在消费高加工食品和膳食钠的现代西方饮食的国家,高血压的患病率高达30%。引起这种差异的主要原因是西方国家显著降低膳食钾钠比例。据统计,在工业化国家,每天摄入的钾和钠分别为每天30～50mmol和80～250mmol;而在孤立社会,每天的钾含量为150～290mmol,钠含量为每天20～40mmol。因此,工业化社会的钾钠摄入量估计值为0.12～0.63,孤立社会的摄入量为3.8～14.5。根据国家健康和营养检查调查,只有约1/10的美国成年人的钾钠摄入比率符合世界卫生组织降低死亡风险的指导方针。

二、钾在治疗高血压中的作用

那么,钾在预防和治疗高血压中到底起怎样的作用呢? 标准化的全球流行病学INTERSALT研究(盐,其他因素和血压的国际合作研究)也提供证据表明,钾摄入量是血压的重要决定因素,不依赖于钠。其实早在20世纪,就已经有人提出了低钾摄入量与高血压和卒中发生的

可能性有关。Addison在1928年时便报道了钾给药可以降低血压升高,并提出高血压是由于低钾饮食和过量的氯化钠消耗。在随后的研究中,进一步补充了钾对血压的重要作用。其中有两项高血压模型的动物实验提供了控制血压的钾的关键证据,一项是Meneely等发现钾给药调节血压并显著提高喂食高NaCl饮食的大鼠的存活率;在另一项经典研究中,Dahl等发现大鼠的预期寿命虽然因高剂量钠而缩短,但通过同时补充钾而增加回到未治疗值。他还发现,饮食中不同的Na/K比率,对高血压的影响也不同。因此,日粮Na/K摩尔比可能是盐诱导的高血压严重程度或甚至发展的重要决定因素。

不仅如此,尿钠和钾排泄也对血压存在着影响。最近的一项大规模PURE研究(前瞻性城市农村流行病学),研究了尿钠和钾排泄与血压>10万的参与者之间的关系,并报道较高的钾排泄与较低的死亡风险和主要的心血管并发症相关。PURE研究人员还注意到钾排泄与收缩压之间呈负相关关系,每天钾排泄量每克增加,收缩压降低1.08mmHg(1 g钠排泄产生2.11mmHg增量)。在最大钠排泄量和最低钾排泄量的个体中观察到最高的血压。这也证明了钾对血压的有益作用。

钾不仅在血压的控制方面体现有益作用,其在肾病发展的过程中也存在着作用。Tobian等使用高盐喂养的Dahl SS(盐敏感)老鼠,在其膳食中添加1.36%K⁺可以减少肾病变。该研究建立了SHR(原发性高血压)大鼠和Dahl SS大鼠两种模型,最后发现膳食中加入一定浓度的K⁺,不仅都使两种模型的血压降低,而且两种模型的死亡率都显著降低。在没有添加K⁺的4%氯化钠饮食17周后,24只SHR大鼠中的20只死亡。相反,相同饮食的50只大鼠中有49只加上1.36%K⁺仍存活。这导致死亡率降低98%。同样,在没有K⁺补充剂的高盐(8%NaCl)饮食9周后,33只Dahl SS大鼠中有18只死亡,而补充1.36%K⁺的45只大鼠中只有2只死亡。这些证据都证明了膳食钾在肾病和高血压中的重要性。此外,据报道,钾耗竭和低钾血症可以诱导大鼠的肾损伤,盐敏感性和高血压。将Sprague-Dawley大鼠(50+/-5g)喂食对照或钾缺乏饮食[<0.05%K(+)]14～21d,大鼠出现显著的生长迟缓,肾素-血管紧张素系统活性增加,肾小管间质损伤,巨

噬细胞浸润和早期纤维化。

总之,膳食补充钾不仅可以降低人和动物模型的血压,同时可以减缓肾病的发展过程。钾在控制血压过程中如何发挥有益的作用仍然未知,探究其对血压的作用机制,或可找到治疗高血压的新型途径。

三、钾对血压的调节机制

钾是最丰富的细胞内离子,其在血管调节中的作用已得到很好的证实。膳食补充钾可以降低正常和高血压患者的血压。钾通道与Na^+-K^+-ATP酶(也称为Na^+-K^+泵)一起,是决定静息膜电位和细胞体积的关键。因为细胞内钾的浓度比细胞外培养基高得多,活化和钾通道的连续开放导致质膜的超极化,从而改变远端肾单位中Na^+再吸收的电生成驱动力。

肾是调控血压的重要器官,其可以调控肾素的分泌,从而影响血压。同时,肾血管中的K^+通道可能作用在高血压的病理生理中,其原因是血清钾的微小变化可通过超极化内皮细胞和血管平滑肌细胞引起内皮依赖性血管舒张。更重要的是肾是个泌钾器官,钾排泄与收缩压之间呈负相关关系,每天钾排泄量每克增加,收缩压降低1.08 mmHg(1g钠排泄产生2.11mmHg增量)。因此,我们将关注由远端小管中的肾小管K^+通道介导的机制,探讨其在血压中的影响。

四、肾钾稳态及其在远端小管中的运输

在肾中,酌情Na^+重吸收和远端肾单位和集合管中的K^+分泌是压力-尿钠排泄关系的关键决定因素,这对于动脉压的长期控制具有根本重要性。远端回旋小管(DCT)、连接小管和皮质集合管(CCD)已被确定为多种激素的主要目标,也响应于交感神经刺激和离子浓度的变化。尽管NCC(Na^+-Cl^-转运蛋白)有助于DCT1和DCT2中的钠重吸收,但DCT2的不同之处在于ENaC(上皮Na^+通道)也参与钠吸收。此外,ENaC是负责CCD中钠转运的主要通道。

1.远端小管内外侧钾通道 肾远端小管中存在内向整流钾通道K ir 4.1和K ir 5.1,在控制基底外侧膜和跨上皮电压的静息膜电位中起主导作用,调节水和电解质的运输。K ir 4.1和K ir 5.1可以形成异构体,作为远端回旋小管(DCT)和皮质集合管(CD)中的主要基底外侧K^+通道,其功能上在生理范围内对pH变化的高度敏感性,且可以维持细胞外K^+的稳定来源以进行由Na^+/K^+-ATP酶驱动的跨细胞Na^+再吸收。K ir 4.1和K ir 5.1可受3个因素调控,一是K^+,在DCT中的K ir 4.1和K ir 5.1可受K^+调控,在低K^+的时候刺激并且被高K^+抑制;二是Cl^-、Cl^-摄入也有助于CCD的主要和插入细胞的基底外侧钾和氯离子电导。用高K^+饮食处理小鼠而不伴随饮食中Cl^-升高,引起基底外侧的相应增加CCD主单元中的K^+选择电流和单通道K ir 4.1/K ir 5.1活动。三是醋酸脱氧皮质酮,其可以刺激醛固酮信号传导重现高K^+摄入对K ir 4.1/K ir 5.1通道的刺激作用。

2.内向整流钾通道的基因调控 K ir 4.1和K ir 5.1由Kcnj10和Kcnj16编码,在人类中,Kcnj10基因的功能丧失或突变可以引起SeSAME(癫痫发作、感觉神经性耳聋、共济失调、精神发育迟滞和电解质失衡)/EAST(癫痫、共济失调、感觉神经性耳聋和肾小管病变)综合征。这些突变的肾表型包括盐消耗、低镁血症、代谢性碱中毒和低钾血症。其原因是Kcnj10中的这些突变损害了异源K ir 4.1/K ir 5.1通道的功能。同样的,小鼠中Kcnj16基因的靶向破坏会导致低钙血症和高氯性代谢性酸中毒伴高钙尿症。此外,最近报道缺乏Kcnj10会导致远端回旋小管中Na^+-Cl^-转运蛋白表达下降和上皮Na^+通道的活化。

3.K ir 4.1/K ir 5.1在盐诱导的高血压发展中起关键作用 K ir 4.1/K ir 5.1在盐诱导的高血压条件下对血压控制十分重要,使用敲除Kcnj16基因的Dahl SS大鼠(SS Kcnj16$^{-/-}$),当其喂食高盐饮食时,观察到最显著的血压升高。与野生型Dahl SS大鼠相比,SS Kcnj16$^{-/-}$大鼠在转换为高盐饮食后几天内经历了由于盐消耗和严重低钾血症引发的100%死亡率。重要的是,给予苯甲酰胺——一种ENaC抑制剂,能够拯救SS Kcnj16$^{-/-}$大鼠免受高盐饮食诱导的死亡。这些表明,SS Kcnj16$^{-/-}$大鼠在高盐饮食补充高K^+时存活。当食物补充高钾时,喂食高盐饮食的SS大鼠的血压降低。相反,在SS Kcnj16$^{-/-}$大鼠中,高钾饮食并不能改变血压水平,这证明了该通道在盐诱导的高血压发展中的关键作用。

总而言之,高钠的摄入与血压的升高相关是公认的。重要的是,高钠对血压的影响取决于饮食组成,特别是钾含量。高膳食钾能使血压降低,特别是在高钠饮食的情况下。因此,针对高血压患者的饮食尤为重要,低钠饮食、充足钾、钙和镁——现在被推荐作为高血压或其他心血管危险因素患者的标准生活方式改变。DASH饮食(抑制高血压的饮食方法)是目前公认的高血压饮食疗法,具有里程碑意义。其建议每日摄入4.7g钾。长期的健康益处,将取决于人们进行长期饮食改变的能力及低钠食物的可用性。

(莫元曦 谭 宁)

10. 高血压的预防和控制相关策略及障碍

大规模的流行病学研究证实，发生在所有年龄和性别的高血压均与致命性和非致命性卒中、缺血性心脏病、心力衰竭和非心血管疾病的发病风险、种族发病非异质性和低至115/75 mmHg的血压值，具有连续性的关联。收缩压（SBP）每升高20mmHg或舒张压（DBP）每升高10mmHg都会将导致致命性心血管事件的发病风险增加1倍。全球高血压发病率很高，而且还在继续上升。如果将高血压定义为SBP/DBP>140/90 mmHg，那么高血压在世界范围上的流行率为31%，约等于14亿人口。

一、高血压的遗传和环境因素

原发性高血压发病源于遗传和环境因素的共同作用。血压的遗传度为30%～50%，反映了家族之间的表型相似度并取决于共同的遗传背景。遗传背景、环境因素及他们与遗传基因组之间的相互作用共同影响着血压（图1）。

1.遗传和表观遗传　高血压是一种受多种基因和（或）基因组共同调节的复杂的多基因失调导致的疾病。在300多个独立的遗传位点上发现了影响血压的常见遗传变异，然而这些遗传变异通常只对收缩压有1.0 mmHg、对舒张压有0.5 mmHg的影响，并分别解释了<0.1%的血压表型和总计≤3.5%整体血压方差。

2.环境（生活）因素　虽然高血压遗传易感性是不可改变的，但是环境和生活方式对是否患病有着强烈影响，所以其发病风险在很大程度上是可预防的。高血压患者是在儿童时期和青年时期的日常生活中逐渐养成不良生活习惯，包括体重增加导致的体重超标/肥胖、不健康的饮食、摄入钠过量和钾摄入量不足、缺乏运动和饮酒。改变其中一项最严重的不良生活方式，再改善其他任意一项不良生活方式就能收到最大的获益，因为个体的血压降低是一个积少成多的过程。然而只有少数成年人在被诊断为高血压后会改变原有的生活方式，而且即使主动积极改变，往往也很难坚持下去，这对成功实施生活方式改变构成了巨大挑战。以下是导致血压升高的环境/生活方式因素背后的证据。

（1）健康的饮食：预防高血压饮食计划（dietary approaches to stop hypertension, DASH）对降低血压有特别的成效。DASH食谱中富含水果、蔬菜、全麦、坚果、豆类、瘦肉蛋白和低脂乳制品，并显著降低了精糖、饱和脂肪和胆固醇的构成比。低钠摄入量和DASH饮食的联合应用比单项使用能更有效地降低血压。

（2）钠摄入量过大：过量的钠摄入是导致高血压的重要决定因素。在横向研究和前瞻性队列研究中显示，钠的摄入量与血压呈正相关，其为与年龄相关血压升高的重要原因。大部分的钠摄入量（70%）来自于食物加工过程中的添加，包括烹饪时添加食盐、谷物、面包、腌制肉类和蔬菜、罐头食品、糕点和由快餐店和餐厅提供的成品食物。

（3）钾摄入量不足：增加钾摄入量因为其降血压的作用有望预防CVD事件。有几项研究已经证明钾的摄入量，与脑卒中及其他形式的CVD成反比关系。可以通过增加饮食中的钾摄入量或使用补钾剂来实现。推荐钾的每日摄入量为4700 mg。

（4）缺乏体育活动：体育活动对预防高血压及对高血压患者的血压控制有保护作用。即使是中度体育活动也是有效的（可降低4～5mmHg）。作用机制可能是因

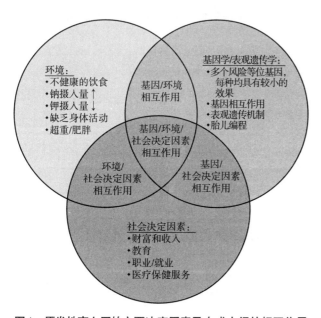

图1　原发性高血压的主要决定因素及在成人间的相互作用

注：基因/表现遗传、环境和社会决定因素相互作用，提高几乎所有高血压个体和人群的血压

为心排血量减少、抑制交感神经系统和肾素-血管紧张素系统、降低外周总血管阻力和胰岛素抵抗、改善内皮功能。

（5）超重和肥胖：针对不同人群的研究均表明，BMI值与血压几乎是直接的线性相关。与BMI值平行改变的人体测量学的测量值增加（腰围、腰围与臀部比和腰围与身高比），其高血压的风险也不断增加。肥胖既可增加高血压患者血压控制的难度，也可促进多重心血管代谢危险因素的聚集，加重心脑血管损害。临床研究一再指出，减肥可以降低成人高血压患者的血压及患病风险。

二、高血压的社会因素

虽然高血压是环境和遗传危险因素共同作用的结果，但是影响健康的社会因素也是高血压的危险因素，包括影响人们健康状况的经济和社会条件，其中社会经济地位包括财富和收入、教育、受雇/雇佣状况、健康保险及其他因素。这些因素和高血压之间的联系非常紧密，特别是在少数群体中，如高血压在黑种人中比在白种人中更为普遍。邻里特征可能也会影响高血压的流行。居住在经济最贫困社区的个体罹患高血压的可能性更高。总之，社会因素对于预防和控制高血压至关重要。

三、预防和控制高血压的总体策略

通过应用目标策略和（或）基于人群策略可以实现高血压的预防和控制。目标策略是临床上使用的传统策略，旨在降低个体血压，从而在宏观上将血压分布上限降低。目标策略一般用于高血压患者的管理，但同样的方案已被证明在高风险人群中预防高血压亦是有效的。基于人群策略旨在降低整体人群的血压，从而使整体血压分布发生小幅下降，其理论依据是面临心血管疾病低度风险的大量人群比面临高风险的少数人群的发病数量更多。

四、预防/干扰高血压控制的因素

通过药物和非药物治疗将高血压患者的血压控制到正常水平后，其心血管病事件和全因死亡的风险将降低20%～40%。通过控制其他主要危险因素可以避免更多死亡，但实际死亡人数超过了可以避免的死亡数。因为只有在发现、诊断和治疗高血压的情况下，才能实现有效的控制血压，必须坚持治疗并根据血压调整药物，以优化血压并将心血管疾病风险降低。图2描述了对高血压的认识、治疗和控制有关的因素，以及旨在提高血压控制率的系统算法的组成部分。

五、高血压病的诊断与治疗

（一）血压的测量

1.精准的血压测量　血压的评估很容易出现系统和随机误差，通过对临床医师或指定工作人员的培训以提高诊室血压的测量质量对高血压的临床实践至关重要。培训患者准确测量血压也是一个重要的补充或替代方法。

2.自我血压监测/远程血压监控　自我血压监测可

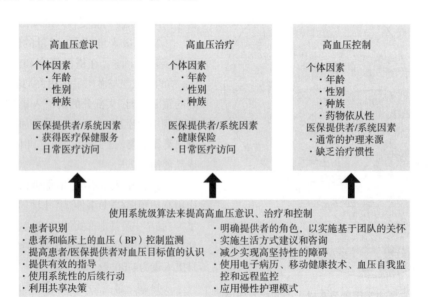

图2　高血压的预防与控制

注：与高血压意识、治疗和控制相关的因素，以及旨在增加血压（BP）控制的系统级算法的组成部分

以稍稍改善血压的控制，而最有效的方法是使用远程监控。研究表明，家庭高血压远程监控不仅可以产生可靠而又准确的数据，而且也被患者所接受。

3.诊室血压监测　2017年的ACC/AHA高血压指南建议最好是采用动态血压监测（ABPM），以确诊高血压患者并能识别出隐匿型高血压。在诊室测得的收缩压≥140mmHg或舒张压≥90mmHg的人群中，其中有15%～30%的成年人为白大衣高血压，虽然只是轻度增加了心血管疾病风险，但最近一项大型观测研究表明白大衣高血压可能并不是良性高血压。此外，有15%～30%诊室收缩压＜140mmHg及舒张压＜90mmHg显示为非高血压的成年人患有隐匿性高血压，其ABPM测得平均清醒血压为收缩压≥135mmHg及舒张压≥85mmHg。隐匿性高血压能使心血管疾病事件风险增加2倍。血压高于或低于阈值10mmHg的人群是最有可能出现白大衣高血压及隐匿性高血压的高发群体。ABPM并没有在临床上被广泛应用，推广困难的原因包括临床医生对操作程序缺乏了解，专科医师操作的机会有限，以及医保报销费用很低。解决这些困难以及推广ABPM的使用应作为一个高度优先项，以确保降压药物得到适当的启动和加强。

（二）高血压的认识

很多方案的实施都是为了提高对高血压的认识。然而我国各地区经济和教育、医疗水平参差不齐，不同人群对高血压的认识程度亦有差异，因此实施提高对高血压的认识的方案，对提高高血压的认识和随后的高血压筛查变得非常必要。无法获得医保仍然妨碍人们提高对高血压的认识。在美国，没有医疗保险的人认识到自己罹患高血压的可能性要比有医疗保险的人低得多（70% vs 86%）。

高血压的知晓率在世界各地均有所不同。2010年全世界范围内有46.5%的高血压患者知道自己患有这种疾病。在2000—2010年，高收入国家与中低收入国家相比，其对高血压的认识有更大程度的提高。我国于2012年成人高血压的知晓率、治疗率和控制率高于1991年和2002年的全国调查结果，尤其是控制率水平提高明显。

（三）高血压的治疗

各国血压指南均建议对所有成人高血压患者进行非药物治疗。在美国有84%确诊高血压的患者被建议应通过改变其生活方式来降低他们的血压，其中有88%的高血压患者坚持了非药物治疗。高血压指南建议对收缩压≥140mmHg，舒张压≥90mmHg的成人进行药物降压

治疗。降压药物的使用与高血压认识类似，在世界范围内存在地区差异。开始口服降压药的患者中，老年患者比青年患者更常见，成年患者中女性比男性更常见。总体而言，在2010年里全世界约36.9%的高血压成年患者使用口服降压药物。高收入国家比中低收入国家使用降压药物更为常见（55.6% vs 29.0%）。

（四）高血压的控制

建议所有高血压成年患者使用非药物方法来降低血压，这些干预措施的使用会让血压控制的可能性变得更高。根据NHANES在2011—2014年的数据显示，在美国约39.0%的需口服降压药物的成年患者的血压高于JNC7目标血压值。血压控制不佳的原因（表1）是多因素的，包括患者、医保和健康卫生系统因素，这些因素通常是交织在一起的。

表1　未能使血压正常化的原因

- 缺乏健康保险
- 缺乏获得保健的机会
- 缺乏通常的护理来源
- 未能诊断出高血压
  - 未能从血压偏高筛选
  - 不准确的血压测量
  - 未能识别隐匿性高血压
- 临床治疗惯性
  - 未能治疗隐匿性高血压
  - 在存在高血压时未能启动治疗
  - 在接受治疗的患者中未能加强治疗
    - 当血压高于目标时
- 患者教育不足
- 缺乏共同决策
- 生活方式建议和咨询不足
- 对生活方式改变和（或）口服处方降压药的坚持程度低
- 缺乏家庭或诊室的血压监测和报告
- 患者和（或）医保提供者对血压目标的认识度低
- 缺乏系统的后续行动

根据NHANES在2007年至2012年的数据显示，能得到护理的人群中有55%的血压＜140/90mmHg，而没有得到护理的人群的比例仅为14%。

导致血压难以控制的另一个主因是服用降压药物的依从性差。多种因素导致降压药物治疗的依从性低，包括复杂的药物治疗方案（如药物种类多）、便利因素（如服药次数），行为因素，无症状时的治疗问题（如不良反应），还与年龄、抑郁、缺乏生活方式改变及获得护理的

机会有限等因素有关。从患者、临床医师和卫生系统的角度评估和提高依从性的方法见表2。

表2　评估和改进坚持的方法

坚持的评估

· 间接

　　患者自我报告：缺乏准确性

　　黏度量表（如Hill-Bone依从性量表Hill-Bone Compliance Soale）；稍微提高精度

　　处方填充数据，略微提高精度

· 直接

　　药物事件监测系统*；比间接方法更高的精度

　　见证药物摄入量；比间接方法更高的精度

　　血液或尿液中的药物监测；目前最准确的方法

　　药物监测使用药物荧光法，准确但实验性

　　药物传感器，准确但实验性

提高坚持

· 教育患者、亲属和照顾者了解高血压及其后果和抗高血压药物可能产生的不良影响

· 患者健康知识普及问题

· 与患者合作，制订治疗目标和护理计划

· 每日使用复方降压药

· 尽可能使用低成本和非专利药物

· 调整用药方案，所有的处方药能在同一间药房一次性获得

· 使用动机坚持量表来识别障碍

· 定期、系统地评估无法坚持口服药物情况

· 使用基于团队的护理

· 通过远程保健技术与患者保持联系

注：*使用电子药盒或药瓶，记录每一次瓶盖被打开

临床治疗惯性是阻碍患者达到血压控制目标的另一个障碍。美国全国门诊医疗调查的数据显示，在美国于2005—2012年，仅有16.8%的患者开始服用一种新的降压药物。临床医师没有启动或强化降压药物治疗的原因包括工作流程限制、没有足够的时间对患者进行评估、对不良反应的顾虑、缺乏用药剂量的相关知识及患者转诊的不确定性等。使用复方降压药物进行治疗可以减少所需的门诊随访次数，并可提高血压控制率，可以用来帮助临床医师克服治疗惯性。

在2000—2010年，高收入国家的血压控制率有所增加，但在中低收入国家却有所下降。因此，在世界范围内仍需努力加强高血压的控制率，特别是中低收入国家为其重点。提高血压控制的多层次与人口健康干预建议。

有多种因素阻碍了对血压监测和改进血压控制的诉求，包括风俗文化，卫生保健从业人员对健康教育的重视不够，卫生教育服务得不到补偿，无法进入体育健身场所，餐馆里琳琅满目的食物，许多学校、工作场所和餐馆提供的健康食物缺乏多样性，学校缺乏体育锻炼，在快餐店和餐厅提供的食物中大量添加钠，以及低钠低热量食物价格更高昂等。在高血压的预防、检测、认识和管理方面的这些挑战需要采取多管齐下的办法，不仅针对高危人群，也要针对社区、学校和食品行业。

到目前为止，大多数干预措施都集中在改善高血压自我管理行为上，包括自我监测血压、生活方式的改变、提高对高血压自我管理行为的坚持程度、提高药物治疗的依从性以及患者与医师共同决策。这些行为是高血压护理建议的基石，并可对患者高血压控制的显著改善起到实质性的改进。然而，这需要在多个结点进行干预：患者、临床医师、保健组织和社区。因此，如果干预措施不适应其对象，临床医师不认可干预措施，患者及其家属没有积极参与或者患者所生活的社区对成功实施干预措施构成诸多挑战，以至患者无法随着时间的推移而坚持下去，则干预措施将会失败。

慢性病护理模式（CCM）包括决策支持、自我管理支持、交付设计、信息系统、社区资源和卫生保健系统6个部分（图3）。优化和整合这些组成部分可以加强患者的能动性、医护团队的反应性、改善医疗卫生服务和支出及成本效率。

团队护理是一个多学科团队，包括患者、初级保健临床医师和其他专业人员，如护士、药剂师、医师助理、营养师、社会工作者和社区卫生工作者，每个人在护理方面都有明确的责任。这些专业人员通过提供过程支持和分担高血压护理的责任来补充初级保健临床医师的数量不足。

与社区团体，如街道居委会、慈善机构、宗教组织和退休职工联谊会等组织保持伙伴关系，根据当地实情为导向为不同人群提供健康需求。随着干预战略能根据人

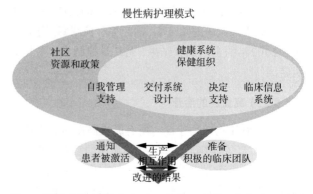

图3　慢性病护理模式（CCM）的示意图，包括多层次的干预措施预防和控制高血压

种、族裔、文化、语言、宗教和其他多样性的社会因素提供更恰当的医疗服务时，其成功的概率也随之增加。

理解并实现有关的现行政策对于确保执行任何有效的方案至关重要。医保政策中的支付比例、模式或护理模式的改变，均会影响到高血压的管理。

六、控制血压的新措施

在典型的初级保健环境中，时间限制、相互竞争的需求及后续机制不足造成的合并症的负担，这些都为有效管理高血压风险因素制造了障碍。但随着卫生信息技术的进步，包括电子健康记录仪和高速通信，为改善包括高血压在内的慢性病的护理提供了新的可能。

1.远程医疗　可使患者能够与其护理团队在偏远地点进行直接联系。自动交互式语音反应使用计算机技术给患者打电话、收集数据并根据他们的反应提供量身定制的干预措施。但目前的医保不支付这种模式是其发展的最大障碍。

2.电话干预　电话联系可以改变若干患者的行为已被证明是有效的，并可以联系很多的患者，而且这些干预措施可能比直接门诊干预措施更方便、更易被接受。使用电话干预可以用最低的成本进行私人定制型的个体化互动，而不会带来面对面方案所附带的时间和交通障碍，并为参与者当前关注的问题、健康目标和实现这些目标的具体障碍提供了量身定制。

3.移动电子设备的健康干预　移动健康干预措施，如智能手机APP应用协助自我管理高血压被认为是一种有前景的策略。这些工具有可能通过提供药物提醒来解决患者没有及时取得药物及无法坚持服药的问题，追踪生化结果，提供宣教并促进提供支持和激励的社会交往。从 2012—2015年，可供下载的这类APP增加了515 %。然而，对这些技术进行严格的评估仍然十分必要，以观察其对血压的影响。

七、总结

目前在认识高血压作为心血管疾病危险因素和预防及治疗高血压的最佳途径方面取得了显著进展，一些主要的临床、社会和研究相关问题仍有待回答（表3），这将需要更多更好的研究证据。优化高血压的预防、识别和护理是可以实现的，但前提是能够更准确地测量血压，逐步转向以团队为基础的护理和使用已知的其他策略来改善血压控制，并大大加强帮助患者采取更健康生活方式的能力。

表3　有待解决的问题和研究需求

· 平衡血压测量的准确性与可接受性之间的最佳方法

· 让患者和公众参与到改变到有益的生活方式以降低血压的最有效方法

· 最大限度地提高心血管病获益而危害最小的最佳血压阈值和目标值

· 管理白大衣高压和隐匿性高血压的最佳方法

· 如何才能更好地检测和改善口服降压药的低依从性

· 如何成功地将健康信息工程技术运用到高血压常规护理中

· 如何在医疗层面上最有效地利用慢性疾病护理模式以护理高血压

· 如何在社会层面上鼓励、促进和支持社区与卫生系统、临床医师、患者和公众一起参与高血压的控制

（谭　虹　赖迪生）

第3章

心 律 失 常

1. 心脏性猝死诊治进展

根据世界卫生组织的定义，如果无明显心外原因，在出现症状后1 h之内发生的意外死亡为心脏性猝死（sudden cardiac death, SCD）。心脏性猝死SCD是全球成人主要死亡原因，一直是世界范围的重大公共健康问题，是心血管领域面临的最严峻挑战。据文献报道，我国SCD发病率为41.8/10万，每年约有54万人死于SCD。了解SCD的常见病因和预测指标，有助于早期识别SCD的高危人群，制订必要的SCD的早期预防策略，降低SCD的死亡率。

下面就几个问题探讨一下SCD的诊疗进展

一、冠心病，SCD与EPCI

SCD多见于器质性心血管疾病患者，如冠心病、心肌病、心脏瓣膜病等，也见于遗传性心律失常患者。随着ICD的广泛应用，室性心动过速、心室颤动所致SCD较前有所下降，而无脉性电活动及心脏停搏较前增加。

一直以来在欧洲和美国，冠心病是导致SCD最主要和最常见的原因，约占SCD发生率的50%；在年龄≥50岁的患者中，冠心病占SCD发生率可高达80%。在美国，冠心病现代治疗方式，特别是急性心肌梗死发病早期直接经皮冠状动脉介入治疗（PCI）技术的广泛开展，美国近年来冠心病的病死率呈逐年下降的趋势，但是SCD的发病率并未下降。在我国，《中国心血管病报告2015》显示，冠心病是致残和致死率最高的心血管疾病。近年来我国急性心肌梗死的死亡率急剧增加。急性冠状动脉综合征（ACS）容易诱发室性心律失常，甚至交感电风暴，导致血流动力学不稳定，从而引起SCD。由于技术进步，ACS患者住院和近期病死率明显下降，但其中有16%～25%患者在1年内发生心力衰竭。心力衰竭患者SCD风险显著高于其他心脏病患者。特别是伴有EF下降<0.4、既往有室性心动过速发作史、心搏骤停事件、心肌纤维化等为SCD高危患者。

EPCI研究是一项多中心、回顾性研究，旨在对STEMI患者的长期死亡率进行探究。该研究在2008—2009年收集STEMI患者的基线特征数据，并在2012年8月—2013年6月间对患者进行随访，包括记录出院后死亡患者的诊断情况、询问患者病史和用药情况，便于更好地进行心肌梗死二级预防。随访结果表明，在1208名STEMI患者中，有187名（15%）患者死亡，且没有患者置入ICD（置入性心脏设备）。直接PCI出院后，SCD是远期死亡的主要原因，超过其他心脏性死亡的总和，为心肌再梗死的2.47倍。结果表明，血运重建后的SCD依然是CAD患者的主要死因。如果患者出现较为严重的心力衰竭（LVEF<35%），那么患者从血运重建中的获益就会较少。血运重建后时间越长，室性心动过速和心搏骤停的风险就越大。

虽然ICD在降低SCD和全因死亡率的有效性和安全性均已被证实，但国内将ICD用于SCD的预防与欧美国家相比有很大差距，冠心病患者血运重建后SCD没有得到应有的重视。现有的ICD置入建议在临床实际执行的主要障碍包括医生相关知识的空白，患者对ICD的接受和理解，以及缺乏有效的筛选工具。

由中华医学会心血管病学分会、中华医学会心电生理和起搏分会、中国医师协会心律学专业委员会主办的EPCI（Effective Practice of Cardiology Intervention）——冠心病血运重建后心脏性猝死的预防中国专家共识于

2017年2月在《中华心律失常学杂志》21卷1期刊登。EPCI由冠脉与电生理介入医生共同撰写，为冠心病血运重建后SCD预防提供了较全面的临床处理建议。

共识中再次强调LVEF的重要性，指出ＣＡＤ患者血运重建90d之后，ＮＹＨＡ心功能分级Ⅱ或Ⅲ级，LVEF≤35%，应置入ICD；合并晕厥，电生理检查能诱发出持续性VT和VF并明显影响血流动力学，临床推断与晕厥有关，应置入ICD；陈旧性心肌梗死，血运重建至少90d之后，NYHA心功能分级Ⅰ级，LVEF≤30%，应置入ＩＣＤ；陈旧性心肌梗死，血运重建至少９０d之后，LVEF≤40%，合并非持续性VT，电生理检查能诱发出持续性VT和VF，应置入ICD，以上均为I类推荐。同时又提出了一个简化流程（1装支架、2次心超、3个月随访，关注EF40%）。

二、SCD危险分层与1.5级预防

SCD 大部分由致命性室性心律失常（VF或VT）所致。缺血心肌或心梗后所形成的瘢痕、心脏重构和心力衰竭导致的心肌细胞离子通道和细胞间电传导特性的改变构成了这类严重心律失常的基质（substrate）。在触发因素如交感神经兴奋性增强、血流动力学状态恶化、血电解质变化等作用以及环境因素等影响下，即可诱发SCD。这是一个极为复杂和动态变化的过程。对某一具体患者，很难准确预测其是否发生或何时发生SCD，但可根据现有的大量临床研究结果对其危险分层，判断其发生SCD风险的高低。目前用于SCD危险分层的方法和指标有如下4类：①检测存在室性心律失常解剖学基质的方法；②心室电生理特性改变的指标；③自主神经系统功能异常的指标；④其他方法和指标（表1）。

表1　SCD危险分层的方法和指标

检测类别	方法和指标
·室性心律失常解剖学基础	左心室射血分数（间接指标）；心肌瘢痕评估（MRI/SPECT/PET）
·电生理特性改变	除极过程：QRS时限、心室晚电位、QRS碎裂波；复极过程：Q-T间期、Q-T间期离散度、T波电交替
·自主神经功能	心率变异性、心率震荡、压力感受器敏感性
·其他	非持续性VT；频发室性期前收缩；电生理诱发VT

左心室射血分数是目前广泛采用的最重要的危险分层指标。尽管用LVEF单个指标来预测SCD的风险存在明显的局限性，但是至今为止，所有采用ICD作为SCD一级预防的临床试验中，LVEF显著降低（低于30%～40%）均作为入选患者的主要指标。

置入型心律转复除颤器（ICD）是预防心脏性猝死的最有效治疗手段。在世界范围内，ICD一级预防存在应用不足的问题，导致很多患者发生心脏性猝死。但另一方面，也存在ICD效能不高的问题，表现为因一级预防置入ICD的患者，只有1/3患者的ICD发挥了作用。因此，如何有效筛选真正高危患者，提高ICD治疗效能，是目前急需解决的问题。就此问题，我国专家提出了1.5级预防的概念。即在国际公认的一级预防的适应证基础上，再增加四大高危因素之一，包括EF<25%、频发室性期前收缩、非持续性室性心动过速、晕厥及晕厥前兆等高风险因子。其目的为提升ICD的治疗效能，提高患者接受度。为此我国专家牵头进行了Improve SCA研究。该研究于2014年启动，在全球17个国家或地区的84家临床中心总共入组了3889例可分析受试者。是迄今为止在发展中国家开展的最大规模的关于心搏骤停的前瞻性临床研究。研究结果已在第11届亚太心律学会年会上发布。结果显示接受ICD置入的1.5级预防患者相较未置入患者，全因死亡率降低49%。这一令人振奋的结果将对中国乃至全球其他国家和地区的心脏性猝死的预防产生深远的影响；进一步支持了既往随机对照研究的结果，并提出了除心功能下降以外心脏性猝死的其他高危因素，也是首次在北美以及西欧等地区以外观察到这样的结果。

三、心力衰竭、最优药物治疗与SCD

众所周知，心力衰竭患者有很高的猝死发生率，在Ⅱ～Ⅲ级心功能患者中是主要死亡原因；所有采用ICD作为SCD一级预防的临床试验中，LVEF显著降低（低于30%～40%）均作为入选患者的主要指标。现代的心力衰竭治疗比起以前有了显著的进步，猝死也明显下降了。

根据《新英格兰医学杂志》上发表的一项针对12项研究的荟萃分析显示，近20年来有症状、射血分数降低的心力衰竭（HFrEF）患者的猝死发生率降低了44%。研究人员分析了1995—2014年进行的12项随机对照试验中的40 195例患者（平均年龄65岁，男性占77%），排除在试验期间置入心律转复除颤器（ICD）的患者。在随机化后的不同时间点，根据HF诊断和随机化的时间长短，评估猝死的累积发生率。结果显示，3583例患者发生猝死，与未发生猝死的患者相比，这些患者年龄更大且更多为男性、有缺血性HF和心功能更差。研究期间，猝死发生率降低44%（HR=0.56；95%CI：0.33～0.93，P=0.03）；随机分组后90d时的猝死累积发生率在最早的试验（RALES试验）中为2.4%（95%CI：1.6～3.1），在最近一项试验（PARADIGM-HF试验）中为1.0%（95%CI：0.8～1.3）。

2016年公布的DANISH研究，结果显示对于非缺血性原因所致的症状性心力衰竭患者,相较于充分药物治疗,预防性置入ICD并没有显著降低全因死亡率(21.6% vs 23.4%),心脏性死亡也无明显差异(13.8% vs 17%)。主要原因可能因为药物优化治疗程度好于过去类似试验,血管紧张素转换酶抑制剂或血管紧张素受体阻滞药和β受体阻滞药的使用率均超过90%。醛固酮拮抗剂的使用率近60%。药物优化治疗不仅降低了全因死亡率而且改变了心力衰竭患者的死亡方式,非心血管死亡的比例增加,心血管死亡的比例降低,因而使ICD降低全因死亡的作用弱化了。

显然,心力衰竭患者在最佳药物治疗的显著获益下,全因死亡率、心脏性猝死发生率、心血管死亡率/全因死亡比都降低。那么,心力衰竭患者的猝死一级预防,ICD还有必要吗?

我们来看看最佳药物治疗模式下心脏性猝死风险是否仍存在?答案是肯定的,心脏性猝死仍是心力衰竭患者主要的死亡方式。在DANISH研究的对照组,心脏性猝死占全因死亡的35%,占心血管死亡的48%。ICD组心脏性猝死降低了50%,占全因死亡的20%,占心血管死亡的31%。迄今为止最大的心力衰竭随机双盲临床研究(PARADIGM-HF)结果表明,心脏性猝死为第一位死亡原因,占全因死亡36%,占心血管死亡45%,与DANISH试验相似。因此,ICD通过电治疗终止严重室性心律失常引起的心搏骤停,仍然是最有效的预防心脏性猝死的方法。

在心力衰竭优化治疗不断改善的背景下,大家质疑的不是ICD的疗效,而是目前以左心室射血分数为基础的ICD一级预防策略效率太低,成本-效益比亟待改善。在一级预防中如何筛选猝死风险高的患者?我国专家提出的1.5级预防给了我们新的视角;综合各种危险因素的各类危险分层的方案仍不成熟,还需要通过临床研究进一步探讨。

四、射频消融与SCD

由于多数猝死来自于VT/VF,因此通过射频消融积极治疗VT或VF有助于减少ICD放电,改善生活质量,提高生存率,对于缺血性心肌病和束支相关性室速尤其如此。2017ACC/AHA/HRS指南指出,①缺血性心脏病(ICM),ICD因单形性VT放电,或持续性单形性VT有症状且反复发作,血流动力学可耐受,导管消融可作为一线治疗,减少VA的反复发作(Ⅱb级,C-LD)。②NICM单形持续VT反复发作者,若药物治疗无效或不能耐受,导管消融有助于减少VT发作和ICD放电(Ⅱa级,B-NR)。

文献报道,结构性心肌病(ICM或NICM)VT消融相当复杂,结果不一。手术成功率约50%(不能诱导出VT为临床结局);55%病例需要继续服用原有抗心律失常药物,成功的病例用药可以明显减少甚至停药,未成功病例则需要增加用药。2年远期随访,约34%病例复发;对于达到术中不能诱发VT为终点的病例,预后更佳。另外,手术并发症相对高,波动于3%~8%。手术成功率和并发症的差异,源自于所选用的术式、技术进步、术者经验和病例选择的不同。

NICM病例VT消融的资料相对少些。不同病因往往预示着不同的预后。总体而言,扩张型心肌病、心肌炎、ARVC等的结局好于肥厚性心肌病、瓣膜病、结节病。另外,NICM病例VT消融往往需要同时消融心外膜和心内膜。

五、自主神经系统与SCD

自主神经系统包含了交感神经和副交感神经。自主神经系统对心血管系统有非常重要的、繁杂的调控机制。两者的平衡保证了心脏的正常节律和功能。当支配心脏的交感神经活性增强,将降低心室颤动阈值导致恶性心律失常发生,而迷走神经则发挥保护作用。当交感神经活性增强而迷走神经活性不足时,则易诱发SCD。因此,保持自主神经功能稳定,在一定程度上可以减少恶性心律失常的发生。各种刺激自主神经系统的可能的方法,简要介绍其中几种。

心脏交感神经去神经化(Cardiac sympathetic denervation, CSD),需外科切除1/3~1/2的星型神经节和T_{1-4}胸神经节。用于治疗长QT综合征、难治性室性心动过速、减低ICD电击负荷。

脊髓刺激(Spinal cord stimulation, SCS)将刺激导管放置于硬膜外腔,刺激脊髓的T_{1-4}。该方法目前作用有争议。

迷走神经刺激(Vagal nerve stimulation, VNS)通过放置电极刺激颈部迷走神经干来治疗室性心律失常。已有证据表明可以稳定梗死区域,减少VT。同时还产生了一些混合作用。对心力衰竭LVEF ≤ 40%病例,VNS可以改善心力衰竭,提高心功能分级。

肾去神经术(Renal denervation, RND)通过导管消融双侧肾动脉里的神经来调整肾的交感神经。少量研究表明,该术式可减少VT/VF负荷,特别是难治性VT。该方法取决于神经、静脉和淋巴在肾动脉的分布

以上方法仍有不少处于动物实验阶段,有待于更多的人体试验来证实其疗效。

(袁沃亮　王景峰)

2. 2017年AHA科学声明更新：院内心电监护的实践标准

2017年11月，美国心脏协会（AHA）更新了院内心电监护的实践标准声明。本文主要针对住院患者连续监测的适应证、持续时间和实施监测的相关建议和证据提供了全面审查。共涉及5部分内容：①心律失常、缺血、QTc监测的概述；②住院患者心电监测的适应征和持续时间建议；③报警管理、教育以及文件；④实践标准的实施；⑤研究要求。

一、心律失常、缺血、QTc监测的概述

（一）心律失常监测

1.通常需要心律失常监测的4个理由　第一，及时判别患者心搏骤停，为尽快除颤争取时间，提高院内心搏骤停患者的生存率；第二，及早认识到病情正在恶化，如识别早后除极或非持续性心律失常等，尽快处理，避免持续性心律失常或心搏骤停等威胁生命情况出现；第三，在许多情况下，心律失常监测起到促进管理的作用；第四，心律失常监测有助于心律失常的诊断和对引起晕厥和心悸等心律失常的判别，然后引导适当的管理。

2.在持续心律失常监测操作中的2个要点　第一，精确的电极位置；第二，恰当的导联选择。对于心律失常监测，最常用的是V_1导联，因为其能较好地区分室性心动过速。

3.儿童注意事项　尽管V_1导联通常用于成人心律失常监测，但儿童常用Ⅱ导联作为连续监测。因为儿童常见心律失常多为室上性心律失常，而P波在下壁导联处最明显。

（二）心肌缺血持续ST段监测

1.体表心电图ST段与心室复极一致　心肌缺血或心肌梗死最先表现为ST段和T波改变。连续ST段监测可用于高危心肌缺血患者的监护。对于ST段持续监测，可以早期发现缺血事件，及早药物治疗或血运重建，避免心肌梗死发生。尤其是对无症状心肌缺血发生或气管插管、镇静、昏迷等无法表达心绞痛的患者更是有重要意义。

2.对灌注和预后的验证及临床意义　早期临床研究表明，连续ST段监测，发现ST段抬高或压低超过1mm是院内发生心肌梗死或心搏骤停的独立危险因素。Akkerhuis等的一项Meta分析表明，NSTEMI患者ST段监测发现缺血改变的患者，5～30d的死亡或心肌梗死风险增加25%。

3.心肌缺血持续ST段监测的实施　ST段改变1mm就有临床意义，尤其是持续超过1min的ST段改变（抬高或压低超过1mm），无论是否有症状，都有重要的临床意义。

4.对ST段监测的推荐　见表1。由于ST段监测机器及软件差异巨大，并且临床上ST段监测报警不可控性较大，目前对ST段监测没有Ⅰ类推荐。

5.儿童注意事项　在儿科中对于心肌缺血的ST段监测并不常用。川崎病患儿的ST段监测，有助于发现该病是否累及冠状动脉。儿童的心肌损伤还常见继发于使用过量的肾上腺素、异丙肾上腺素、可卡因和抗哮喘药物等。与成人一样，儿童ST段改变超过1mm就有临床意义，尤其是持续超过1min的ST段改变（抬高或压低超过1mm），无论是否有症状，都有重要的临床意义。

（三）QTc监测

1.Q-T间期的延长会导致尖端扭转性室性心动过速（TdP）的发生概率增加　TdP虽然在临床上不常见，但却是致命性的心律失常。Q-T间期的延长主要是心肌细胞膜离子通道的结构和功能异常，导致心肌细胞复极延长。长Q-T间期，包括先天性长QT综合征和获得性长QT综合征。最常见引起Q-T间期延长的药物，见表2。在临床上最常引起TdP的药物为抗心律失常药物，如苯丙胺、奎尼丁、普鲁卡因胺、伊布利特、多非利特、索他洛尔等，发生率为1%～10%。虽然胺碘酮最常见引起Q-T间期的延长，但其TdP的发生率并不高。此外，易发TdP的危险因素还包括高龄、女性、心肌肥厚、心力衰竭、心肌缺血、心动过缓、低钾、低镁等。当心电监护出现突然心动过缓、长的心室停搏、T波电交替、u波曾宽和非持续性多型性室性心动过速等，往往预示着即将发生TdP。

表1　对ST段监测的推荐

推荐级别：Ⅱa

- 急性冠状动脉综合征（ACS）早期阶段（24h内），住院后立即进行持续ST段监测，至少持续24～48h（或直至排除；心肌标志物阴性）。（证据水平B）

- 急性心肌梗死后没有进行血运重建或没有进行完全血运重建，住院后立即进行持续ST段监测，至少持续24～48h，直到没有进行缺血表现或血流动力学稳定、心电稳定。（证据水平C）

- 新诊断的左主干病变监测直至血运重建。（证据水平C）

- 可以用于变异性心绞痛（冠状动脉痉挛）的诊断和监测至病情稳定。（证据水平C）

- 非急诊PCI术后出现并发症，至少进行持续ST段监测24h或至并发症解决。（证据水平C）

- 实施开心手术同时进行持续ST段监测。（证据水平B）

推荐级别：Ⅱb

- 急性心肌梗死进行完全血运重建后，进行持续ST段监测12～24h，可以根据患者临床情况（血运重建速度、心肌标志物水平等）适当延长或缩短监测时间。（证据水平B）

- 应激性心肌病患者监测至症状缓解。（证据水平C）

- 低温治疗的过程中，根据心脏停搏的原因选择监测。（证据水平C）

- 开心手术后立即进行持续ST段监测，直至患者拔管和清醒。（证据水平B）

- 考虑由于心肌缺血所致的急性心力衰竭，进行持续ST段监测至病情稳定。（证据水平C）

- 对于心脏事件高危的急性卒中患者，进行持续ST段监测24～48h。（证据水平C）

推荐级别：Ⅲ（没有明确获益）（证据水平C）

- 对于清醒并能清晰表达心肌缺血的患者，不推荐进行持续ST段监测

- 没有并发症的非急诊PCI术后，不推荐进行持续ST段监测

- 冠状动脉造影术后，不推荐常规进行持续ST段监测

推荐级别：Ⅲ（有害）（证据水平C）

- 持续ST段监测有可能出现误判而频繁触发报警，打扰患者和护士，并有可能导致没有必要的治疗

- 地高辛中毒导致ST段改变，不推荐进行持续ST段监测

- 心肌炎和心包炎患者，不推荐进行持续ST段监测

- 左右束支传导阻滞，不推荐进行持续ST段监测。（除非新发的束支传导阻滞）

- 起搏心律的患者，不推荐进行持续ST段监测

表2　常见引起Q-T间期延长的药物

药物类型	具体药物
抗心律失常药物	胺碘酮、苯丙胺、伊布利特、多非利特、索他洛尔
抗生素	阿奇霉素、环丙沙星、红霉素、左氧氟沙星、莫西沙星
抗焦虑药	西酞普兰、依他普仑
止呕药	氟哌利多、昂丹司琼
抗真菌药物	氟康唑
抗精神病药	氟哌啶醇、氯丙嗪
阿片类药物	美沙酮

2.QTc监测的实施

（1）目前新一代的心电监护仪都有自动测量QTc并校正和报警的功能：在使用Ⅲ类抗心律失常药物的患者，QTc一般会延长，只要不延长超过基线的25%，可以把QTc监测报警关闭。

（2）QTc监测导联的选择：通常选择T波最长并且没有U波的导联作为QTc监测导联。

（3）Q-T间期的测量：Q-T间期的测量一般从QRS波开始到T波结尾。如果出现束支传导阻滞导致Q-T间期延长，可以测量JT间期代替Q-T间期，即从QRS波末端J点开始测量至T波末端。如果T波与U波中间有等电位线，则测量至T波末端，排除U波。如U波与T波融合在一起，测应测量至整个复合波的末端。

（4）用心率校正Q-T间期（QTc）：Q-T间期受心率影响变化大，使用心率校正Q-T间期后，即QTc可以准确地反映心室复极的变化。QTc在男性>450ms、女性>460ms，称为QTc延长。QTc>500ms有极高的风险发展成

TdP。

3.对于QTc监测的一般建议　QTc监测主要应用于对可能引起Q-T间期延长的药物（最常见Ⅲ类抗心律失常药物）安全性的评估。临床上对于有易发TdP的危险因素（包括高龄、女性、心肌肥厚、心力衰竭、心肌缺血、心动过缓、低钾、低镁等），同时合并使用引起Q-T间期延长药物的患者，应该进行QTc监测。对于住院患者QTc监测的推荐，见表3。

4.儿童注意事项　上述成人的推荐意见同样适用于儿童。

二、住院患者心电监测的适应证和持续时间建议

住院患者院内心电监测，见表4。

三、报警管理，教育以及文件

（一）报警管理

1.过度报警　过度的报警会导致报警疲劳、对报警反应不足或对报警系统不信任。

2.减少报警危害的方法

（1）应该成立一个跨学科委员会负责处理警报管理。（Class Ⅰ；Level of Evidence C）

（2）数据应该用来指导报警管理的决策。（Class Ⅰ；Level of Evidence C）

（3）厂家报警默认设置应该根据被监测人群的需要进行评估和调整。（Class Ⅰ；Level of Evidence C）

（4）应该鼓励护士在已经制定的参数范围内，根

表3　对于QTc监测的一般建议

患者特征	推荐
药物应用	
患者无论是否有TdP危险因素，只要使用了有明确引起TdP风险的抗心律失常药物，如苯丙胺、伊布利特、多非利特、索他洛尔、奎尼丁、普鲁卡因胺	**QTc监测的推荐** 多非利特（Class Ⅰ；Level of Evidence B） 其他5个药物（Class Ⅰ；Level of Evidence C） **QTc监测的时间** QTc恢复至基线水平 过了药物半衰期时间 丙吡胺，普鲁卡因胺、奎尼丁、索他洛尔刚开始应用或加量的48～72h
患者无论是否有TdP危险因素，使用了有可能引起TdP风险的抗心律失常药物，如胺碘酮、决奈达隆、氟卡胺	QTc监测可能是合理的。（Class Ⅱb；Level of Evidence C）
患者既往有QTc延长病史或有TdP危险因素，合并使用明确或有可能引起TdP风险的非抗心律失常药物。	**QTc监测的推荐** 合并使用明确有TdP风险药物（Class Ⅰ；Level of Evidence C） 合并使用有可能有TdP风险药物（Class Ⅱa；Level of Evidence C）
患者既往无QTc延长病史或无TdP危险因素，合并使用明确或有可能引起TdP风险的非抗心律失常药物	不推荐进行QTc监测。（Class Ⅲ；Level of Evidence C）
低温治疗	
进行低温治疗的患者	QTc监测至体温恢复正常、QTc在正常范围并且没有QT相关的心律失常。（Class Ⅰ；Level of Evidence C）
先天性LQTS	
患者有先天性长QT综合征：目前不稳定，有室性心动过速和（或）有药物或代谢因素导致QTc延长	推荐QTc监测至患者情况稳定和加剧QTc延长的药物、代谢等因素被纠正。（Class Ⅰ；Level of Evidence C）
电解质紊乱	
患者有中重度低钾或低镁，同时合并有TdP危险因素	推荐QTc监测至患者电解质纠正和没有QT相关的心律失常。（Class Ⅰ；Level of Evidence C）
药物过量	
患者服用了过量的已知或未知TdP风险的药物	**QTc监测的推荐** 对于已经TdP风险的药物监测至血药浓度下降，对于未知TdP风险的药物监测至QTc正常范围，并且两者都没有QT相关的心律失常。（Class Ⅰ；Level of Evidence C）
急性神经系统事件	
患者有急性神经系统事件但没有基础QTc延长	不推荐进行常规QTc监测。（Class Ⅲ；Level of Evidence C）

表4 住院患者院内心电监测推荐

患者类型	心律失常监测推荐	心肌缺血ST段监测推荐
胸痛/冠状动脉疾病患者		
中-高危ACS患者起病24h内	至少持续心律失常监测24～48h，或监测至排除或生物标志物阴性。(Class I; Level of Evidence B)	至少持续ST段监测24～48h，或监测至排除或生物标志物阴性。或监测至成功血运重建或成功再灌注。(Class IIa; Level of Evidence B)
心肌梗死后完全血运重建	进行持续心律失常监测12～24h，可以根据患者临床情况（血运重建速度、心肌标志物水平等）适当延长或缩短监测时间。(Class I; Level of Evidence B)	进行持续ST段监测12～24h，可以根据患者临床情况（血运重建速度、心肌标志物水平等）适当延长或缩短监测时间。(Class IIb; Level of Evidence B)
心肌梗死后没有血运重建或残留缺血病灶	住院后立即进行持续心律失常监测，至少持续24～48h，直到没有进行缺血表现或血流动力学稳定、心电稳定。(Class I; Level of Evidence C)	住院后立即进行持续ST段监测，至少持续24～48h，直到没有进行缺血表现或血流动力学稳定、心电稳定。(Class IIa; Level of Evidence C)
低温治疗	Class I; Level of Evidence C	取决于可能引起心脏骤停的原因。(Class IIb; Level of Evidence C)
血管痉挛性心绞痛（变异型心绞痛）	直至症状缓解。(Class I; Level of Evidence C)	可用于记录ST段短暂的变化至诊断明确或病情稳定(Class IIa; Level of Evidence C)
应激性心肌病	直至症状缓解。(Class I; Level of Evidence C)	直至症状缓解。(Class IIb; Level of Evidence C)
新诊断左主干病变	监测至血运重建后。(Class I; Level of Evidence C)	监测至血运重建后。(Class IIa; Level of Evidence C)
有并发症的非急诊PCI术	监测>24h或直至并发症解决(Class IIa; Level of Evidence C)	监测>24h或直至并发症解决(Class IIa; Level of Evidence C)
没有并发症的非急诊PCI术	股动脉鞘管拔除后不推荐继续监测。(Class III: No Benefit; Level of Evidence C)	股动脉鞘管拔除后不推荐继续监测。(Class III: No Benefit; Level of Evidence C)
常规冠状动脉造影术后	不推荐进行常规监测。(Class III: No Benefit; Level of Evidence C)	不推荐进行常规监测。(Class III: No Benefit; Level of Evidence C)
低危或非心源性胸痛	如果普通心电图正常和心肌标志物阴性，不推荐进行常规监测。(Class III: No Benefit; Level of Evidence B)	如果普通心电图正常和心肌标志物阴性，不推荐进行常规监测。(Class III: No Benefit; Level of Evidence B)
主要的心脏干预		
开心手术		
没有并发症：48～72h	Class I; Level of Evidence B	术中进行ST段监测(Class IIa; Level of Evidence B)；术后监测至拔管意识清醒，能够自我识别和报告心肌缺血症状(Class IIb; Level of Evidence B)
机械循环支持		
有临床意义的心血管疾病血流动力学恶化	Class I; Level of Evidence C	只有必要的时候才进行ST段监测（如出现心绞痛的症状和体征）
置入后立即监测	Class I; Level of Evidence C	
因非心脏问题入院	Class IIa; Level of Evidence C	
住进康复中心	Class III: No Benefit; Level of Evidence C	
经导管结构干预		
TAVR术后，尤其是围术期有传到异常	术后至少监测3d(Class I; Level of Evidence C)，3d后仍继续监测(Class IIa; Level of Evidence C)	除非怀疑合并有心肌缺血，否则不常规进行ST段监测
其他的经导管介入干预（房间隔缺损、室间隔缺损、瓣膜成形术）	监测的时间由手术类型、置入物体类型和患者情况决定。(Class I; Level of Evidence C)	

患者类型	心律失常监测推荐	心肌缺血ST段监测推荐
心律失常		
复苏后的室性心动过速或心室颤动；血流动力学不稳定的室性心动过速	监测至ICD置入后或潜在的问题解决。（Class I；Level of Evidence C）	除非怀疑合并有心肌缺血，否则不常规进行ST段监测
非持续性室性心动过速	Class Ⅱb；Level of Evidence C	
房性心动过速		
新发或复发的心房颤动，直至治疗策略决定	Class I；Level of Evidence C	
血流动力学不稳定的心房颤动或有症状的心房颤动	Class I；Level of Evidence C	
进行心率管理的心房颤动患者	Class I；Level of Evidence C	
开始使用新的抗心律失常药物治疗的住院患者	参见QTc监测推荐	
慢性心房颤动		
如果不是因为心律失常或心率原因入院，而且血流动力学稳定	不推荐进行常规监测。（Class Ⅲ：No Benefit；Level of Evidence C）	
如果药物治疗影响心率或患者病情不稳定	Class Ⅱa；Level of Evidence C	
心动过缓		
有症状	Class I；Level of Evidence C	
没有症状，但使用负性变时药物后出现严重的心动过缓	Class Ⅱa；Level of Evidence C	
没有症状，血流动力学稳定，因为别的原因住院	不推荐进行常规监测。（Class Ⅲ：No Benefit；Level of Evidence C）	
房室传导阻滞		
有症状的二度或三度房室传导阻滞	Class I；Level of Evidence C	
由远端传导系统疾病导致的没有症状的二度或三度房室传导阻滞	Class I；Level of Evidence C	
房室结病变导致的三度房室传导阻滞	Class I；Level of Evidence C	
没有症状的文氏传导阻滞或由于迷走神经引起的短暂房室传导阻滞	Class Ⅲ：No Benefit；Level of Evidence C	
先天性或遗传性心律失常（如WPW、Brugada、LQTS）		
血流动力学不稳定、反复晕厥、对心律失常敏感	检测至适当的治疗实施（Class I；Level of Evidence C）	
WPW患者通过旁路传导出现快心室率	监测至药物治疗或进行射频消融术（Class I；Level of Evidence C）	
先天性长QT综合征患者出现不稳定心律失常或有可能使用导致QT进一步延长的药物治疗	监测至病情稳定，可逆因素逆转，QTc恢复至基线水平（Class I；Level of Evidence C）	
疑似心源性晕厥		
疑似心源性晕厥入院	监测至少24h；或查明病因和治疗方案确定；然后参照相应指南确定持续监测时间（Class I；Level of Evidence B）	
电生理导管消融术后		
非复杂的室上性心动过速消融	消融术后即可停用监测（Class Ⅱb；Level of Evidence C）	只有必要的时候才进行ST段监测（如出现心绞痛的症状和体征）
复杂消融（环肺静脉隔离术）或出现严重并发症（心力衰竭）	至少监测12～24h（根据手术类型、血管通路和患者情况适当调整监测时间）（Class I；Level of Evidence C）	
房室结消融	至少监测12～24h（Class I；Level of Evidence C）	

续表

患者类型	心律失常监测推荐	心肌缺血ST段监测推荐
起搏器或ICD置入术后		
经皮起搏	监测至不需要起搏并拔除起搏电线或监测至永久起搏器置入后（Class I；Level of Evidence C）	Class Ⅲ：Harm；Level of Evidence C
临时静脉起搏	监测至不需要起搏并拔除起搏电线或监测至永久起搏器置入后（Class I；Level of Evidence C）	
非永久静脉起搏		
第1天	Class Ⅱa；Level of Evidence C	
第1天以后	Class Ⅱa；Level of Evidence C	
永久起搏器或ICD		
起搏器依赖者	术后监测12～24h（Class I；Level of Evidence C）	
非起搏器依赖者	术后监测12～24h（Class Ⅱb；Level of Evidence C）	
电池更换	在术后监测（Class Ⅱb；Level of Evidence C）	
先前存在的节律设备		
需要住院的ICD放电	住院期间进行监测至诱发因素得到治疗（Class I；Level of Evidence C）	Class Ⅲ：No Benefit；Level of Evidence C
非相关因素住院的ICD或起搏器置入患者	Class Ⅲ：No Benefit；Level of Evidence C	
非相关因素住院的穿戴式除颤器患者	Class Ⅲ：No Benefit；Level of Evidence C	
其他心脏情况		
急性心力衰竭	监测至急性事件处理好（ClassI；Level of Evidence B）	考虑缺血所致心力衰竭（Class Ⅱb；Level of Evidence C）
感染性心内膜炎	直到病情稳定（Class Ⅱa；Level of Evidence C）	Class Ⅲ：No Benefit；Level of Evidence C
非心脏情况		
清醒镇静	监测至患者呼吸和血流动力学稳定；（Class Ⅱb；Level of Evidence C）	取决于患者心脏危险因素
非心脏手术	无症状患者术后不推荐监测（Class Ⅲ：No Benefit；Level of Evidence C）；如有心绞痛参照上文心绞痛患者处理	只有特殊患者需要进行ST段监测（ClassⅢ：No Benefit；Level of Evidence C）
非心脏性胸大手术	非心脏性胸大手术如肺叶切除术，术后监测2～3d至离开监护室，重点在于发现心房颤动（Class Ⅱa；Level of Evidence B）	
疾病情况		
脑卒中	监测24～48h（Class I；Level of Evidence B）；不明原因的卒中监测时间要延长，以便发现阵发性心房颤动和无症状心动过速（Class Ⅱa；Level of Evidence B）	ST段监测只在合并有心血管高危风险的急性卒中患者（ClassⅡb；Level of Evidence C）
中-重度血钾或血镁紊乱	监测至电解质稳定（Class I；Level of Evidence B）	Class Ⅲ：No Benefit；Level of Evidence C
药物过量	监测至患者不受药物影响和临床情况稳定（Class I；Level of Evidence B）	Class Ⅲ：No Benefit；Level of Evidence C
血液透析	常规不进行监测，除非患者有监测的指征，如高钾血症、心律失常等（Class Ⅱb；Level of Evidence B）	Class Ⅲ：No Benefit；Level of Evidence C

据患者个人情况调整报警设置。（Class I；Level of Evidence C）

（5）在放置电极的部位，应该做好皮肤准备（清洁皮肤上的油脂和污垢）。（Class I；Level of Evidence B）

（6）电极和导联线完整性的评估和电极的更换应至少每48h做1次。（Class I；Level of Evidence C）

（7）避免没有必要的心电监测。

（8）加强对护士和医生对报警设置的教育。

（9）对监护设备的改进。

3.儿童情况　儿童由于活动后等原因，电极更加容易移位或脱落，导致更多的错误报警。儿童每日更换电极和尽量减少没有必要的监测，可以大大减少错误的报警。

（二）对员工的教育

对所照看的患者，同类型的心电图波形和数据正确解读的教育是必需的。（Class I；Level of Evidence A）

（三）文件保存

目前关于心电监测文件保存的研究比较少，但大部分监护仪器都有存储功能，这个可以为回顾和诊断提供重要依据。

四、实践标准的实施

心电监测的实践标准要把过去已有研究结果和实施者具体的要求结合起来，最终转换成能让患者获益的临床标准。

五、研究要求

如何使患者能从高质量的监测中获益，并控制恰当的监测时间、监测及教育的成本，这些都是未来需要进一步研究的方向。

（詹贤章　陈海敏）

3. 左束支阻滞对心脏的影响

正常左心室电活动是通过希氏束进入心室底部的输入脉冲发生的。这些冲动在室间隔中通过左、右束支传导,束支分成广泛的浦肯野纤维系统,这一系统可以高速传导电脉冲,确保同步激活左、右心室。

在左束支阻滞(left bundle branch block, LBBB)时,左心室通过右束支激活,室间隔由右向左激活,与正常心脏室间隔的激活方向相反。此外,室间隔和左心室游离壁的激活是通过心肌组织传导的,其传导速度比特殊的浦肯野纤维慢得多。

在有完整束支与分支的患者中可见到与 LBBB 有些相似的心电图图形,命名为室内传导阻滞。大多数情况下,室内传导阻滞患者心电图形态可与经典LBBB相鉴别。此外,右心室起搏患者可能有类似 LBBB左心室心电激动模式。这两种情况都提示心室电活动异常,也可能对心室功能有不良影响。本综述将仅限于LBBB患者。

一、LBBB和心血管风险

LBBB通常与器质性心脏病有关,但在某些情况下,LBBB可出现在一些没有特别症状的正常人。在对855例男性进行了30年随访的随机抽样调查中,束支阻滞患病率从50岁的1%上升到80岁的17%。在另一个随机研究中,中年男性LBBB患病率为0.43%,中年女性患病率为0.28%。然而,LBBB在心内科更为常见,见于如急性心肌梗死和心肌炎,也可以见于慢性心脏病如冠状动脉疾病、高血压和心肌病。在慢性疾病中,传导阻滞的确切机制通常是未知的,但可能与心肌纤维化的微观重塑有关。

LBBB是旁观者还是独立风险因素仍然非常复杂。当LBBB发生在其他健康人群时,它与心血管风险的轻度增加有关,但是目前文献并不能确定风险增加的机制究竟来源于原本存在的潜在心脏病或LBBB。类似的,在急性心肌梗死患者中,LBBB是否是增加患者风险和死亡率的独立因素也存在争议。有研究显示,LBBB并不是一个独立的危险因素,在这个研究中,对1年死亡率进行了包括左心室射血分数(left ventricular ejection fraction, LVEF)在内的许多变量的调整。由于左心室收缩功能的降低是LBBB的一个关键特征,人们可能会质疑这一分析可能会消除了LBBB导致的最重要的血流动力学效应。

LBBB在所有充血性心力衰竭患者中占20%～30%,并与死亡率增加有关。许多临床研究探讨了LBBB与心力衰竭死亡率之间的因果关系,其中一项研究质疑了LBBB作为死亡率独立预测因子的作用,对 LBBB的影响是否独立于LVEF进行了分析。但瑞典心力衰竭注册研究(Swedish Heart Failure Registry)纳入近1.5万名心力衰竭患者,其中约25%患者合并LBBB,研究结果显示LBBB是各年龄段死亡率的独立预测指标。此外,大量关于心脏再同步化治疗(cardiac resynchronization therapy, CRT)的研究表明,预后随收缩功能的提高而改善,这与LBBB对充血性心力衰竭预后有直接负面影响观点是一致的。

LBBB对心功能的负面影响不仅包括心肌功能障碍,还包括二尖瓣反流。此外,LBBB最重要的临床效应不但是左心功能不全,而且还影响右心室功能。尽管更多的注意力集中在LBBB对心室收缩功能的影响上,但是LBBB也改变了左心室舒张功能。由于潜在疾病的进展,LBBB患者可能发展成完全性房室传导阻滞。最近,经导管主动脉瓣置换术患者并发急性LBBB引起研究人员关注。经导管主动脉瓣置换术导致的LBBB将会在多大程度上使患者预后恶化,目前尚不清楚。当前的死亡率数据不一致,但一项Meta分析显示,1年的随访中,新发LBBB与心脏死亡风险增加相关。

二、LBBB对左心室收缩功能的影响

孤立的LBBB患者看起来很健康,LVEF通常正常或轻度降低。然而,当充血性心力衰竭患者存在LBBB时,LVEF通常显著降低。

尽管心电图中存在相近的LBBB模式,但传导阻滞解剖位置可能有很大差异,LBBB 患者不同的收缩功能障碍程度可能部分反映了传导阻滞解剖位置的个体差异。此外,相关心脏疾病如最常见的冠状动脉疾病和心肌病,在不同程度上导致收缩功能降低。

LBBB与收缩性心力衰竭之间的因果关系已经在实验研究中得到证实,诱发LBBB可导致收缩功能即刻降低。正如收缩性心力衰竭患者所显示的,LBBB对左心室功能不全的直接作用往往很明显,在大多数接受CRT的

患者中，LVEF的反向重构和改善表明了这一点。

LBBB收缩功能障碍的机制是左心室不同部位收缩不同步。在LBBB时，当左心室侧壁完全松弛时，早期激活的室间隔收缩主要不是促进左心室射血，而是将血液转移到侧壁，导致侧壁拉伸并表现为前负荷增加。根据Starling机制，侧壁强烈收缩，并将血液重新转移回室间隔，室间隔拉伸并移向右心室。室间隔的拉伸和移位吸收了左室侧壁收缩产生的能量，导致室间隔无用做功。

左心室游离壁的收缩最终导致血液射进主动脉。由于室间隔约占左心室体积1/3，因此，大量的室间隔能量浪费会增加左心室侧壁工作负荷，这是心力衰竭和LBBB患者不良重构的主要刺激因素。因此，LBBB患者常出现左心室侧壁肥厚和室间隔变薄，而CRT可逆转这种情况。有研究结果表明，诱导不同步心力衰竭模型中，蛋白调控异常主要集中在左心室侧壁。

许多基于影像学的指标被用来评估LBBB异常收缩模式。使用M型超声心动图，早期激活的室间隔在左心室射血前阶段呈现出先左后右的快速运动，这种收缩模式被称为室间隔闪现。使用应变影像时，这种收缩模式被视作室间隔前射血期缩短，紧接着是再延长（回弹拉伸），通常与室间隔净收缩缩短的大幅减少有关。由于室间隔早期激活和室间隔收缩提前终止，紧随着后收缩期延长。此外，随着早期室间隔缩短，由于左心室侧壁强烈收缩，使尖端向后（右）和向前（左），产生了一个特征性的横向运动，称为心尖摇摆。但是，共存的影响室间隔和左室侧壁局部区域收缩能力的心脏病，可在很大程度上改变这些模式。

采用无创左心室压估测结合斑点追踪应变，近期被引入用于直接和定量地观察心肌能量。因此，它提供了一个更好表现LBBB患者左心室功能障碍的指标，而不仅仅是测量速度或变形指标。然而，像室间隔闪现和心尖摇摆等指标可能提供与心肌做功的类似信息，但本质上只是定性而不是定量。在LBBB患者室间隔闪现的出现率存在很大差异，尽管存在典型LBBB，但也可能不存在室间隔闪现这一现象。

一些研究已经将心肌做功视为对CRT反应的预测因素，但在推荐其作为临床常规工具之前还需要进一步验证。重要的是，心肌做功受瘢痕和缺血等因素影响，在评估LBBB对心肌收缩效率的影响时需要考虑这些因素。

在心脏正常的患者中，LBBB通常耐受性较好，LVEF可能在较低的正常范围内稳定数十年。最近研究表明，LBBB患者LVEF正常并不一定意味着收缩功能正常。在一项研究中，对于无症状LBBB且LVEF正常的患者，比LVEF更敏感的收缩功能指标——总体纵向应变，常低于

正常值。与血压正常的LBBB受试者相比，当LBBB患者急性血压升高时，他们的LVEF下降更为明显，这表明他们的后负荷耐受性降低。这一现象解释了为什么LBBB患者伴高血压时提高了心血管疾病的危险性。

对于有症状的LVEF降低的心力衰竭患者，指南提出心力衰竭药物治疗和CRT置入的指征。另一方面，对于LBBB合并正常或正常值下限LVEF的患者，目前尚无推荐的治疗方法。一项对近100例患LBBB并且LVEF正常患者的回顾性研究显示，36%患者在平均4年后出现收缩功能下降（定义为LVEF<45%），这意味着大多数患者维持了正常的LVEF，然而作者无法确定导致明显左心室功能下降的危险因素。因此，显然需要进一步的研究来明确哪些患者有重构和进展为心力衰竭的风险及如何预防。上述患者的后负荷敏感性增加提示高血压可能有一定影响，这一点值得在今后研究中探讨。在一项对1436例LBBB和LVEF为36%～50%患者的回顾性研究中，LBBB组预后较匹配的对照组差。现有知识支持对LBBB合并LVEF保留患者进行密切随访，当左心室扩大和明显LVEF降低时，CRT应作为一线治疗。

三、LBBB对二尖瓣反流的影响

二尖瓣反流在心肌梗死后心力衰竭患者中非常常见，通常程度较轻，但约30%的患者有中度或重度反流，导致死亡率增高。潜在的心肌病、冠状动脉疾病或原发性瓣膜病通常是引起反流的主要原因，但LBBB是独立危险因素。这一观点得到了以下观察结果的支持，大约1/3患者中，CRT可减轻中度或重度二尖瓣反流至极少量反流。

LBBB通过多种机制诱导和加重二尖瓣反流。在左室电活动正常时，冲动首先到达乳头肌，因此在左心室壁之前被激活。这使得腱索在左心室压力产生之前收紧，从而保持二尖瓣小叶的位置，防止血液回流到左心房。在LBBB患者中，这种协同激活被干扰，是二尖瓣反流的机制之一。另外，在心室扩张的心力衰竭患者中，二尖瓣瓣叶上的收紧力量增强，可能会影响二尖瓣功能。在这种情况下，二尖瓣的正常关闭更依赖于左心室早期收缩产生的左心室-左心房压差。由于LBBB降低了左心室压上升速率，关闭力降低，这似乎是非同步运动导致二尖瓣反流的一个重要因素。

四、LBBB对左心室舒张功能的影响

LBBB的不同步同时影响收缩期和舒张期。实验研究表明，左心室压力衰减时间延长，降低了左心室压力下降绝对速率。这导致等容舒张时间延长，左心室舒张期充

盈时间缩短。除此之外，目前对于LBBB如何改变左心室舒张功能的认识仍然非常有限。

与LVEF降低的心力衰竭患者相似，LBBB患者左心室充盈压代偿性升高。除此之外，目前还没有确凿的证据表明左心室舒张功能受损会导致LBBB患者出现心力衰竭症状。然而，与正常传导及相同容量负荷患者相比较，LBBB患者的左心室充盈时间明显缩短，这似乎意味着需要更高的左心房压力来充盈左心室，但这仍有待研究。

五、未来展望

已证实LBBB对左心室功能影响独立于共存的心脏病，但LBBB对心功能影响程度的大小在个体之间存在明显差异。目前评价运动速度或变形不同步的影像学方法，能够识别出LBBB特有的左心室功能评价指标。然而，这些指标是定性和主观的，没有提供LBBB对总体左室功能影响的定量信息。从无创左心室压力和应变计算心肌做功是一种新的定量左心室功能和能量的方法，但其作为一种临床方法的潜力目前还在评估中。

在评价LBBB患者作为CRT的潜在治疗对象时，确定LBBB对左心室功能的影响非常重要。这应该通过获得详细的病史（LBBB开始和持续时间与左心室功能下降和心力衰竭症状的相关性）、心电图（QRS波越宽提示LBBB可能对心功能影响越大）和心脏成像技术（识别是LBBB导致的室间隔无效做功部位）来判断对心肌负性影响的程度。对于LBBB影响心功能较少的患者，CRT将不太可能产生疗效。而对于LBBB影响心功能较大的患者，CRT将更有可能发挥作用。未来，对LBBB患者的CRT疗效预测可着眼于使用多种方法对心肌瘢痕定量。通过CMR T1或其他方法量化心肌间质纤维化也可以为CRT疗效提供重要指导意见。利用机器学习和基于诊断信息（如心肌瘢痕的范围和位置）的模拟研究，可以用于评估单个患者中LBBB和其他疾病对左心室功能的影响程度。也可以在评估左室功能正常的LBBB患者时采用类似方法，以确定他们是否有发展为心力衰竭的风险。

（伍　卫　陈　剑）

4. 结合真实世界数据的心房颤动的抗凝药物选择

一、心房颤动简介及流行病学

心房颤动（简称房颤）是一种常见的快速性房性心律失常，在人群中发病率为1%～2%，是指规则有序的心房电活动丧失，由心房主导折返环引起许多小折返环导致的房律紊乱，心电图表现为：p波消失代之以大小、形态时限均不规则的颤动波f波；频率在350～600次/分；R-R间距绝对不规则。胡大一等完成的我国心房颤动大规模流行病学研究表明，中国心房颤动发病率为 0.77 %，心房颤动包括瓣膜性、非瓣膜性及孤立性心房颤动，其中非瓣膜性心房颤动（nonvalvular atrial fibrillation, NVAF）指的是不合并风湿性二尖瓣病变，及未行机械或生物瓣膜置换术、二尖瓣成形术的心房颤动，占心房颤动患者的65.2%。脑卒中是心房颤动的最主要并发症之一，这是由于心房颤动时心房失去有效收缩，血液在心房内淤滞，利于血栓形成，血栓脱落进入体循环导致不同部位的栓塞，其中脑梗死最常见，也是心房颤动致死致残的主要原因。Framingham研究发现NVAF 患者脑栓塞的发生率为无心房颤动患者的 5.6倍，年龄是心房颤动发生卒中的独立危险因素，因此，随着我国乃至全世界的老龄化社会发展，心房颤动患病率及患者数量正在逐步上升，心房颤动相关卒中也逐年增加。《2015年心房颤动卒中预防规范》指出：预防心房颤动患者相关脑卒中已成为心房颤动患者综合管理策略中的主要内容，抗凝治疗是预防和减少心房颤动脑卒中的主要有效手段。本文在既有研究基础上，结合真实世界数据，阐述了非瓣膜病心房颤动患者抗凝现状和各类抗凝药物的应用依据。

二、心房颤动患者抗凝预防卒中现状

GLORIA-AF研究登记的2011—2014年被初诊为NVAF的42个国家的CHADS2-VASc评分≥1的10 000余名患者的抗血栓方案，显示32%的患者服用了VKA，48%的人服用NOAC，12%的人服用阿司匹林，而8%的人未进行抗血栓治疗。表明NOAC的总体使用率超过VKA，而在亚洲，V K A 治疗N VA F（31.9%）比NOAC更普遍（25.5%），抗血小板治疗为25.8%，16.9%未接受任何抗血栓治疗。数据还显示，在卒中高危的亚洲NVAF患者中

仅60.7%接受口服抗凝药（OAC）；表明亚洲患者抗凝药应用率低，NOAC使用率低于VKA和阿司匹林。在全球心房颤动研究GARFIELD研究中，中国心房颤动患者相比于发达国家患者使用抗凝药物比例低，国际标准化比值（INR）达标率低。

三、心房颤动卒中风险及出血风险评估

心房颤动是否应该接受抗凝治疗，预防栓塞与出血风险如何评估与权衡，2014年AHA心房颤动管理指南推荐CHA2DS2-VASc评分（心力衰竭、高血压、糖尿病、血管性疾病、年龄65～74岁、女性各1分，年龄≥75岁、既往卒中或短暂性脑缺血发作分别为2分）用于卒中危险评估，以识别低危、高危人群。2019 AHA心房颤动管理指南更新为：性别不是独立的危险因素，其余不变。2012年ESC及2014年AHA／ACC／HRS指南均推荐CHA2DS2-VASc≥2分（高危）除有禁忌证，则给予华法林或新型口服抗凝药，1分则根据患者出血风险评估及自身选择，给予华法林、新型口服抗凝药或阿司匹林，0分不抗凝。同时指南推荐HAS-BLED评分［高血压1分、肝肾功能异常各1分、卒中1分、出血1分，国际标准化比值（INR）不稳定1分，年龄>65岁1分，药物或酒精滥用各1分］作为出血评分工具，以权衡患者的卒中/出血风险。积分≥3分提示高危，表明无论使用华法林或者阿司匹林均应谨慎。

四、卒中预防的主要策略

目前针对心房颤动患者的抗凝药主要为口服抗凝药，分维生素K拮抗剂（VKA）和新型口服抗凝药（NOAC），前者代表药物华法林，后者代表药物有达比加群、利伐沙班、阿哌沙班和依度沙班，达比加群为直接凝血酶抑制剂，后3种药物为Xa因子抑制剂。本文在既有研究（包括结合随机对照试验与真实世界研究）的基础上，阐述NVAF患者口服抗凝药预防卒中的现状、疗效与安全性，进而为抗凝药的选择提供依据。药物之间的疗效及安全性比较一般通过随机对照试验（RCT）得出结论，如RE-LY、ROCKET AF、ARISTOTLE、ENGAGE AF-TIMI 48均属于随机对照试验，因随机对照试验的随

机、盲法、对照能够很好地控制混杂因素的影响，对结果的内部效度有很高的把握，是评价药物和其他医疗干预有效性的"金标准"。但由于随机对照试验的严格纳入标准，所得结果往往无法外推到一般的实际医疗环境，因此，真实世界研究（RWS）作为随机对照试验的补充，越来越得到人们关注。真实世界研究是指研究数据来自真实的医疗环境，反映实际诊疗过程和真实条件下的患者健康状况的研究，真实世界数据（RWD）可来源于：大规模简单临床试验、实际医疗中的临床试验、前瞻型观察性研究或注册型研究、回顾性数据库分析、病例报告、健康管理报告、电子健康档案等。因源于实际医疗场地或家庭社区等真实场景，没有刻意挑选受试者和进行过多的人为干预，真实世界数据可反映具有广泛异质性患者群体的真实治疗情况，从而评估药物的治疗有效性和安全性。因此，评价一个药物，先通过标准的随机对照试验得出结论，经批准展开应用后再用真实世界数据进一步考验或验证该药物的有效性及安全性可能是较为科学的办法。

五、主要的口服抗凝药物

（一）维生素K拮抗剂

华法林：华法林是临床上最古老的口服抗凝药，也是最常用的，其作用机制是通过干扰维生素 K 参与的凝血因子Ⅱ、Ⅶ、Ⅸ、Ⅹ 在肝的合成过程而起到抗凝血作用。

研究报道与阿司匹林和安慰剂相比，华法林降低了心房颤动患者 1/4 的死亡风险和2/3 的卒中风险。非瓣膜性心房颤动研究荟萃分析显示华法林可使卒中的相对危险度降低64%，全因死亡率显著降低26%，华法林可明显有效降低非瓣膜性心房颤动患者的卒中发生率和死亡率。RE-ALIGN是一个多中心、前瞻性的比较达比加群与华法林的随机临床试验，对象是7d内或至少3个月前接受主动脉瓣或二尖瓣置换术的患者，随机分配到华法林（2～3或2.5～3.5的INR）和达比加群组（根据肾功能调整剂量使血浆谷浓度至少达50 ng/ml）。结果：由于达比加群组发生的血栓栓塞或出血事件过多，试验在纳入252例患者后提前终止。分析发现达比加群组有32%患者需要调整剂量或停止用药，5%患者发生缺血性卒中或不明原因的卒中，严重出血事件4%，而华法林组没有患者未发现卒中发生且出血率为2%。结论：与华法林组相比，机械瓣患者接受达比加群治疗未显示出获益并且增加了风险。由于华法林需监测INR、浓度不稳定、疗效易受食物药物影响等原因，人们开始致力于研发更为安全、有效、便捷的口服抗凝药，于是 NOACs 开始崭露头角。

（二）新型口服抗凝药

1. 达比加群 RE-LY试验是迄今为止最大的心房颤动转归随机临床试验，由44个国家的951个临床中心参与。将18 113名CHADSVASc≥1的非瓣膜性心房颤动患者随机分为达比加群酯110mg、每日2次、达比加群酯150mg，每日2次及华法林（INR 2.0～3.0）治疗，随访2年，以卒中与系统性栓塞为终点事件。结果显示华法林组、达比加群酯110mg、每日2次组、达比加群酯150mg每日2次组终点事件的年发生率分别为1.69%、1.53%、1.11%；大出血事件分别为3.36%、2.71%、3.11%；出血性卒中分别为0.38%、0.12%、0.10%；年死亡率分别为4.13%、3.75%、3.64%。以上数据揭示达比加群酯110mg、每日2次组在降低脑卒中、系统性栓塞的发生率方面与华法林相当，且比华法林有更低的大出血事件发生率。达比加群酯150mg、每日2次组相比华法林能显著降低脑卒中、系统性栓塞的发生率，大出血事件的发生率则与华法林相当。GLORIA-AF是一项国际化、持续性、前瞻性、观察性的全球登计研究，可描述当前的抗栓治疗模式及收集临床实践中NOACs与华法林相比的有效性和安全性数据。GLORIA-AF登记研究的最新数据可以看出服用达比加群的NVAF患者卒中发生率仅0.63%，大出血发生率仅1.12%，有效降低了 NVAF 患者的卒中风险。结果与RE-LY®研究一致。

2. 利伐沙班 ROCKET AF试验是一个随机双盲的Ⅲ期临床试验，旨在确定在CHADSVASc≥2的非瓣膜性心房颤动患者中应用利伐沙班相较于华法林的有效性。超过45个国家1100个地区的14 264名患者被随机指定接受利伐沙班20mg、每日1次或华法林（INR 2.0～3.0）治疗，主要终点事件为卒中或系统性栓塞，中位随访时间为707d。结果显示，利伐沙班20mg、每日1次组和华法林组主要终点事件的发生率分别为1.7%、2.2%；大出血及临床相关的非大出血事件发生率为14.9%、14.5%；利伐沙班组在颅内出血（0.5% vs 0.7%）及致死性出血（0.2% vs 0.5%）方面有显著的减少。以上数据揭示在心房颤动患者中，利伐沙班在预防卒中及系统性栓塞方面不劣于华法林，在颅内出血及大出血方面利伐沙班组也有更低的发生率，具有更好的安全性。XANTUS是一项国际多中心、前瞻性、单臂的观察性研究，在欧洲、加拿大和以色列的311 个中心临床中的 6784 名非瓣膜性心房颤动患者中观察利伐沙班卒中预防的安全性和有效性，观察显示，利伐沙班组卒中或系统栓塞年发生率为0.8%，主要出血年发生率为2.1%，这与ROCKET AF的利伐沙班卒中率1.7%和大出血率3.6%有较大出入。这与ROCKET AF完全纳入高危患者人群有关，所以XANTUS的卒中和大出血的发生率可以更好地反映利伐沙班在临床实践中的疗效和安全性。

3.阿哌沙班　ARISTOTLE研究比较了阿哌沙班与华法林减少心房颤动患者卒中及栓塞事件风险的效果，共纳入18 201例CHADSVASc≥1的NVAF患者，分别接受阿哌沙班（5mg、每日2次，老年人及肾功能不全者减半）与华法林（INR 2.0～3.0）治疗，平均随访1.8年，终点事件为卒中或系统性栓塞的发作。结果显示，两组终点事件年发生率分别为：1.27%、1.60%；大出血发生率则为2.13%、3.0%。颅内出血为0.33%、0.88%；死亡率为3.52%、3.94%。该研究表明，在心房颤动患者中，阿哌沙班在预防卒中、系统性栓塞，降低大出血、颅内出血及减少死亡等方面均优于华法林。该研究是新型口服抗凝药在心房颤动患者中取得的最好的效果。且因阿哌沙班在NOACs肾脏代谢率最低，2019年AHA／ACC／HRS指南推荐华法林及阿哌沙班用于卒中高危且肌酐清除率＜15ml/min的心房颤动患者。

4.依度沙班　ENGAGE AF-TIMI 48 研究是随机双盲的Ⅲ期临床研究，旨在评价在心房颤动患者中依度沙班与华法林相比的有效性及安全性。该研究纳入了21 105名中高危心房颤动患者，分别接受依度沙班60mg、每日1次、依度沙班30mg、每日1次及华法林（INR2.0～3.0）治疗，中位随访2.8年。终点事件为卒中或系统性栓塞，主要安全终点为大出血。结果显示终点事件年发生率依度沙班60mg、依度沙班30mg、华法林组分别为1.18%、1.61%、1.50%，分析显示，依度沙班60mg组在降低终点事件发生率上优于华法林（HR＝0.87，$P=0.08$），而依度沙班30mg组则与华法林相近；大出血发生率三组分别为2.75%、1.61%、3.43%；因心血管事件死亡率则分别为2.74%、2.71%、3.17%；这些数据表明，依度沙班的60mg剂量组在预防卒中及系统性栓塞方面优于华法林，且两剂量组在降低因心血管事件出血及死亡方面均优于华法林。但由于依度沙班50%经肾代谢，不推荐用于终末期肾病或透析的患者。

一项荟萃分析比较了RE-LY、ROCKET AF、ARISTOTLE、ENGAGE AF-TIMI 48试验中华法林与NOACs的疗效与安全性。纳入共计71 683名患者，其中42 411名患者接受某一种NOACs治疗，29 272名患者接受华法林治疗，主要的终点事件为卒中及系统性栓塞混合事件、缺血性卒中、溢血性卒中、全因死亡、心肌梗死、大出血、颅内出血及胃肠道出血，结果显示NOACs与华法林相比，卒中及系统性栓塞事件降低了19%，其中主要为出血性卒中减少；该研究指出NOACs有良好的风险效益比，相较华法林能显著降低卒中、颅内出血及死亡发生率，大出血率则相似，但是会增加胃肠道出血的风险。另有研究，从一项真实世界数据即美国大型行政索赔数据库中选取了2010—2015年非瓣膜性心房颤动患者进行3个一对一倾向评分匹配，他们是达比加群、利伐沙班或阿哌沙班的使用者（利伐沙班vs 达比加群，$n=31\ 574$；阿哌沙班 vs 达比加群，$n=13\ 084$；阿哌沙班vs. 利伐沙班，$n=13\ 130$）。发现三种NOAC在卒中或全身性栓塞发生率方面几乎没有差异，阿哌沙班与达比加群相比有较低的出血风险。利伐沙班与达比加群相比有较高的大出血和颅内出血风险。

六、结论

目前非瓣膜性心房颤动形势严峻，患者数量大，抗凝药应用率低。心房颤动患者特别是卒中高危患者的抗凝治疗刻不容缓。目前众多RCT显示NOACs相比于华法林可以有效预防非瓣膜性心房颤动的卒中发生，且只要剂量合适并不会增加患者的出血风险，且大量RWD证实了既往的大部分RCT结论，目前有更多关于NOACs的RWS仍在进行中。NOACs起效和失效快、无须监测 INR、出血和死亡风险低等优点决定了它是目前非瓣膜性心房颤动患者抗凝治疗的最好选择。2019年1月发布的AHA/ACC/HRS指南也提出：除中重度二尖瓣狭窄或机械瓣患者，均推荐NOACs优先用于华法林。当然，任何药物都有优缺点，NOACs 也有不足之处，如剂量过大或联用阿司匹林等药物出血风险可能增加，低体重人群或肝肾功能不全、老年人等特殊群体的应用证据不足，缺乏头对头研究等，因此，心房颤动的抗凝药物选择，应在仔细做好卒中及出血风险评分后，结合真实世界数据，根据个体差异做出决策。

（赵海玉　彭　健）

5. 频发室性期前收缩: 意义和预后

室性期前收缩, 也称室性早搏, 定义为His束及分支以下心室肌的异位兴奋灶提前除极而产生的心室期前收缩, 是临床上最常见的心律失常之一。可见于正常健康人群和各种心脏病患者, 临床症状差异大, 绝大部分患者预后良好。频发室性早搏是指1min有5次以上的室性期前收缩发生。

在面向一般人群的调查中得出, 通过普通12导联心电图检出的室早患病率为1%, 而通过24h或48h动态心电图检测, 室早的发生率高达40%～75%, 且室早的发病率随年龄增长而逐步增加。因大部分人交感神经兴奋性有昼夜变化规律, 日间升高而夜间降低较高, 所以日间室性期前收缩多发, 亦有部分人群在夜间多发。

室性期前收缩的临床表现差异性大, 大多数频发室性期前收缩患者可因耐受性原因无明显症状, 部分偶发室早患者也可能有严重的症状。室性期前收缩的确诊主要手段为12导联普通心电图和24h动态心电图。评估室性期前收缩的完整诊断信息还应包括室性期前收缩的数量、形态、起源及与运动关系等。标准的12导联心电图形态对于判断室性期前收缩起源部位较动态心电图更为准确, 而动态心电图对于判断室性期前收缩的总数、时间分布规律、与自主神经张力变化是否相关以及是否有多种形态具有重要价值。

对于无明显结构性心脏病患者, 一项Meta分析显示频发室性期前收缩增加患者的不良事件风险, 但其纳入的所有研究中仅有一项使用了超声心动图来排除结构性心脏病。而对于结构性心脏病患者的预后, 频发室性期前收缩预测价值尚不清楚。已有学者提出由持续、频发室性期前收缩引起患者心脏扩大及心功能下降, 室性期前收缩根除后心功能改善, 心脏扩大逆转, 排除其他原因与其他类型的心肌病, 可诊断为室性期前收缩性心肌病。有数项研究认为频发室性期前收缩与潜在的可逆性心肌病相关。主流观点认为室性期前收缩负荷占总心搏数的15%～25%以上可能引起左心室收缩功能受损, 但也有观点认为室性期前收缩负荷>10%即可导致左心室收缩功能不全。

针对频发室性期前收缩患者, 同其余室性心律失常一致, 评估的第一步是确定是否合并结构性心脏病。静息12导联心电图可以通过评估Q波及碎裂电位提示有无心肌瘢痕, 并且通过Q-T间期、心室肥厚和其他结构性心脏病的信息综合评估。超声心动图可评估左、右心室结构和功能、瓣膜异常及肺动脉收缩压。对于症状与运动相关的室性期前收缩患者, 可以考虑行运动试验确定运动是室性期前收缩的促进因素或抑制因素, 以及能否诱发长时程的室性心律失常。如运动试验阴性, 则发展为儿茶酚胺敏感性多形性室速(CPVT)的可能性较低。对运动促进室性期前收缩发生的患者应尽快予以进一步检查, 因为这部分患者大部分需要积极治疗。对于12导联心电图和超声心动图评估后无法完全明确有无结构性心脏病的患者, 增强MRI能提供额外的诊断和预后信息。对于合并扩张型心肌病(DCM)、肥厚型心肌病(HCM)、心脏结节病、淀粉样变和致心律失常性右室心肌病(ARVC)等结构性心脏病的室性期前收缩患者, 增强MRI发现室壁运动障碍或心肌瘢痕有助于判断预后。

对于无结构性心脏病室性期前收缩患者, 如有以下三项, 则需考虑积极治疗: ①良性室性期前收缩, 但经医师反复详细告知后, 患者自觉症状仍不缓解; ②无临床症状但左心室收缩功能下降或心室容量增加; ③室性期前收缩负荷>10 000次/24小时, 但需反复动态心电图及超声心动图进一步评估。而结构性心脏病室早的治疗指征可简单归结如下: ①症状为主要根据; ②左心室功能受损患者, 如室早负荷>10%, 积极消除室性期前收缩可改善心功能; ③置入CRT-P/D患者, 频发室性期前收缩干扰心脏再同步化治疗治疗, 消除室性期前收缩增加CRT-P/D反应率。

需要治疗的频发室性期前收缩可考虑使用β受体阻滞药或非二氢吡啶类、钙拮抗剂, 但药物疗效有限, 研究显示仅有10% ～15%的患者室性期前收缩抑制率>90%。β受体阻滞药的应用证据多于钙拮抗剂, 而这些药物本身有可能会引起除室性期前收缩外的明显的症状。

国内究竟在何种情况下考虑室性期前收缩的导管消融尚未达成共识。有学者以动态心电图室性期前收缩负荷达到5%作为标准, 国内有些心脏中心以每日室性期前收缩总数超过10 000次作为消融适应证。在2017A H A/A C C/H R S室性心律失常患者的管理和猝死预防的指南中提出: 室性期前收缩引发心肌病患者: 室性期前收缩负荷大于15%，且为单形性室性期前收缩时，建议消融。

消融成功率与室性期前收缩的起源部位高度相关，起源于心室流出道室性期前收缩有如下特点：发病率高、无结构性心脏病患者比例高、消融成功率高、并发症及复发少。对于一些起源部位特殊的室性期前收缩，如右室节制束起源，因其容易诱发室性心动过速甚至心室颤动，其消融指征尤其强烈，但不能替代ICD的治疗意义，消融目的是减少室性期前收缩数目以减少室性心动过速或心室颤动发生的概率避免ICD的频发放电甚至电风暴的发生。起源于冠状静脉和心外膜起源室性期前收缩的消融难度大于其他部位，消融的理想目标是彻底消除临床室性期前收缩，但即使部分消除，也可能显著改善左心室收缩功能。

频发室性期前收缩的临床意义差别巨大，其预后也具有较大的个体差异，需综合常规12导联心电图、24h/48h动态心电图、超声心动图甚至增强MRI做个体化评估后做出下一步的诊疗方案，避免公式化治疗。

（杨平珍）

6. 希氏束起搏的研究现状

随着人口老龄化，心脏起搏的需求越来越普遍。而且，心脏起搏仍是治疗不可逆缓慢心律失常的唯一有效方法。尽管多年来起搏治疗取得了成功，但关于最佳起搏部位，尤其是心室起搏部位的争论仍在继续。理想的生理性心室刺激方法应该通过希氏-浦肯野传导系统进行正常的传导。其在房室传导中的电生理作用使希氏束成为一个十分有潜力的生理性起搏位点，但由于其解剖位置和周围的心脏结构，实际操作中导线的放置在技术上十分具有挑战性。本文对永久性希氏束起搏（HBP）的解剖学、生理学、置入技术和临床应用、疗效评价进行了综述。

一、概述

随着人口老龄化，心脏起搏的需求越来越普遍。而且，心脏起搏仍是治疗不可逆缓慢心律失常的唯一有效方法。尽管多年来起搏治疗取得了成功，但关于最佳起搏部位，尤其是心室起搏部位的争论仍在继续。最初的单心室起搏设备提供了足够的心率支持，但与心房收缩不同步，并导致血流动力学的不良后果，包括增加心力衰竭（HF）和心房颤动的风险。然而，即使是在右心室顶点（RVA）进行的房室（AV）同步起搏也会使许多患者的收缩功能恶化。RVA起搏程度与心功能不全的关系已得到了证实。尽管双心室起搏在左束支传导阻滞（LBBB）和严重左心室收缩功能障碍患者中能明显改善心衰结局和降低死亡率，但其在左心室收缩功能保留患者中的作用仍未明确。MADIT-CRT研究的亚组分析显示，只有LBBB患者能从双心室起搏中获益，非LBBB及不典型室内阻滞无法获益。在QRS<120ms的患者中，双心室起搏不但不能使患者获益，甚至会使心功能恶化。此外，在符合适应证的双心室起搏患者，仍有约1/3的患者因各种原因造成无反应。

理想的生理性心室刺激方法应该通过希氏-浦肯野传导系统进行正常的传导。其在房室传导中的电生理作用使希氏束成为生理性起搏中一个十分有潜力的位点，但由于其解剖位置和周围的心脏结构，实际操作中导线的放置在技术上十分具有挑战性。本文对永久性希氏束起搏（HBP）的解剖学、生理学、置入技术和临床应

用、疗效评价进行了综述。

二、希氏束的解剖特点

详细了解希氏束（HB）和近端束支的解剖学知识对于理解各种传导障碍以及永久性HBP的术式至关重要。1893年，瑞士解剖学家、心脏病学家Wilhelm His Jr.首次描述了HIS的结构，以及它在将心房冲动传导到心室中的作用。后来，日本病理学家Sunao Tawara于1903年对心脏传导系统进行了开创性的观察，揭示了房室结结构的存在，并对希氏-浦肯野系统（HPS）进行了详细的观察。HB是房室结的解剖延续，为房室结的电信号提供了连接，分别通过右束和左束分支到达右心室和左心室。

HB长度可达20mm，直径可达4mm，主要由大的浦肯野型细胞组成，这些细胞纵向排列。HB的近端细胞是异质的，与致密节细胞相似；远端细胞与近端束支细胞相似。HB的动脉来自结动脉和左冠状动脉前降支的第一穿支，少数完全有房室结动脉供应。由于存在双重动脉供血，使其不易发生缺血性损伤。HB由肾上腺素能和胆碱能神经纤维共同支配。HB的神经分布密度高于心室肌。

房室结和HB的边界在解剖学上尚未明确界定。在组织学上，HB的细胞类型主要是大的浦肯野型细胞，大多数细胞纵向排列，没有交织。这种HB的纵向排列与房室结有明显的组织学差异。在纤维束的下端，纤维逐渐变大，从而产生更快的传导速度。在解剖学上，AV-HB连接处通常发生在HB穿透中央纤维体并离开AV的部位。HB向左穿过中央纤维体的纤维核心，向室间隔方向通行，然后继续穿过环形纤维，再穿过膜间隔1～2cm，最后分成左右束支。HB病程在解剖学上分为3个部分：①非穿透性（当它通过环纤维化时）；②穿透性（在中央纤维体和膜间隔的纤维组织内）；③分支部分（在肌室间隔顶部分叉到左束和右束分支）。

近期的宏观解剖研究阐明了HB相对于室间隔膜部的3种常见变异。在Ⅰ型解剖中（105例中46.7%），HB始终沿室间隔膜部下缘走行，覆盖有一层薄薄的从室间隔肌部延伸而来的心肌纤维。在Ⅱ型（32.4%）中，HB远离室间隔膜部的下边界，并在室间隔肌内走行。在Ⅲ型（21%）中，HB直接位于心内膜下方，并延伸到室间隔的

膜部。除了避免损伤HB，导致短暂或持续束支传导阻滞（BBB）或完全房室传导阻滞，在实现选择性希氏束起搏（S-HBP）或非选择性希氏束起搏（NS-HBP）方面，了解HB的这些解剖变异都具有重要临床意义。His束的心房和心室部分均可用于永久性心室起搏。

三、希氏束的电生理特点

电信号以约0.05m/s的传导速度通过房室结。达到HB时，速度突然增加到约1.5m/s（范围1.3～1.7m/s），然后通过HB进入心室肌。在健康心脏中，HB除极到心室心电图的时间为35～55ms（H～V间期）。交感神经和迷走神经刺激均不影响HB的正常传导。Scherlag等在1969年开发了一种基于导管的方法来记录HB信号，并沿用至今。一般来说，这个信号是一个持续时间为10～25ms的尖峰信号，介于局部心房和心室信号之间。HB可以实现正常的生理传导，避免了从其他部位起搏的潜在有害后果，如RVA。此外，对于左束支传导阻滞（LBBB）或右束支传导阻滞（RBBB）的患者，它可以恢复电同步[缩小和（或）规范化QRS]。其背后的机制可能是3种机制的融合：纵向分离、源池失配和虚拟电极极化效应。

Kaufmann和Rothberger在1919年首次提出了HB纵向分离的概念，指出导电纤维起源于共同的HB的近端，并被分配到单个分支上。1971年，James和Sherf用光镜和电子显微镜描述了HB的结构，解释了HBP在临床中的传导特性。在这项研究中，他们报道了HB最显著的组织学特征之一是胶原蛋白对纤维的分割。他们将HB描述为包含在一根普通电缆中的多个绝缘细丝。此外，他们还注意到，管束之间偶尔会有交叉连接（横向连接）。这些发现提示，一些希氏-浦肯野传导疾病（HPCD）患者可能有相对近端病变，而阻滞部位远端的起搏可能克服阻滞并缩窄QRS波。Narula的初步研究有助于进一步证明LBBB患者可以在假定阻滞部位的远端通过起搏进行纠正。这些开创性的结果为证实HBP的可行性铺平了道路。

尽管有大量证据支持纵向分离，但纵向分离的观点仍存质疑。Lazzara明确证实了James和Sherf观察到的横向纤维的功能作用，并发现切开后右束的一小部分残余可以激活切口远端的整个束。如果有明显的刺激，左束支的切口偶尔会导致在激活序列中几毫秒的变化。此外，通过微电极探查，可以发现离切口几毫米处的切口纤维的远端激活是由完整的残余HB互连而发生的顺序横向激活。同时，纵向离解理论也未能充分解释HBP比HB分支连接更能克服远端疾病这一观察结果，这表明还有其他机制在起作用。部分原因可以用源-接收器不匹配（source-sink mismatch）来解释。在许多希氏-浦肯野系统远端疾

病患者中，通常存在一些近端病变，这意味着近端传导细胞（源）的数量减少，而这些细胞仍可通过产生足够的电压梯度，使患病的希氏-浦肯野系统远端系统（接收器）除极。因此，增加源功率可导致病变组织除极。另一种理论是虚拟电极极化理论。这是一种电现象，通过电刺激产生除极和超极化区域，这可以引起病变组织的兴奋，从而提供了一个传播途径。

四、希氏束起搏的技术发展

早在20世纪60～70年代，人们就在动物研究和电生理检查上尝试HBP并成功夺获HB，但由于缺乏有效的固定工具，永久HBP的临床应用一直未能实现。永久性HBP最初使用标准起搏导线，通过重塑导管或使用可偏转的导管，将导线精确定位在显示HB最大偏转的电生理标测导管附近的位置。这种方法在技术上具有挑战性，而且很耗时。一种特殊起搏导线（SelectSecure 3830, Medtronic, Minneapolis, Minnesota）和鞘（C315His, C304 SelectSite, Medtronic）的开发使永久性HBP在常规临床实践中成为可能。2000年，Deshmukh等的研究中，对部分持续性心房颤动合并心力衰竭的患者行房室结消融后，使用传统起搏导线永久性HBP的成功率约为66%。2006年，Zanon等报道了26例无HPCD的患者在使用3830起搏引线和配套操纵的输送鞘进行HBP时，置入成功率为92%，较早期非鞘送电极时期有了明显提升。Sharma等在随后的一份报告中指出，在连续94例未选择的患者（包括HPCD患者）行永久性置入术中，HBP置入成功率为80%。虽然早期研究报道了明显较长的手术时间，但最近的研究表明，与右心室起搏（RVP）相比，透视和手术时间相似。随着器械的改进与技术的提高，带来了更多、更深入的研究，使得HBP逐渐成为了生理性起搏的代表。

与早期研究中报告的高希氏束起搏阈值相比，最近的研究表明置入和长期随访期间希氏束起搏阈值都是可接受的。Vijayaraman等在一项对75例成功的永久性HBP患者的研究中报道，急性期起搏阈值为（1.35±0.5）V/0.5ms，在5年随访期间稳定在（1.62±1.0）V/0.5ms。在另一项对42名患者进行房室结消融和HBP的研究中，植入后起搏阈值为（1.5±1.0）V/0.5ms，在20个月的中位随访期间保持不变。在一项对100名晚期房室传导阻滞患者的研究中，急性起搏阈值为（1.3±0.9）V/0.5ms，在平均19个月的随访期间在略微增加到（1.7±1.0）V/0.5ms。

目前采用一些改进的方法与技巧，可带来更理想的起搏参数：①"双导线法"（Dual-leads）：以第1根电极为路标，第2根电极在周边区域寻找更佳的起搏位点，获

得更好的起搏参数；②希氏束远端（Distal）：远端的室侧起搏能获得更低的阈值及更好的感知，避免交叉感知。对于房室传导阻滞的患者，起搏位点接近阻滞点或者越过阻滞点，除较好的阈值感知外，还能尽可能减少病变进展的影响，可为消融房室结提供更大的空间距离保证希氏束起搏的参数和传导；③间隔更深部位起搏（Deep）：解剖上约1/3患者希氏束走行在间隔较深的位置，为获得更理想及稳定的参数，可将导线头端固定到间隔较深的部位，夺获希氏束及远端传导束。

为规范希氏束起搏的临床运用，便于推广和进一步研究，国际希氏束工作专家组发表了永久希氏束起搏的专家共识。共识规范了希氏束起搏的定义：①选择性希氏束起搏（S-HBP）：只夺获希氏束，无局部心肌进行融合；②非选择性希氏束起搏（NS-HBP）：同时夺获希氏束及局部心肌。希氏束起搏不仅适用于希氏-浦肯野系统传导正常的患者，也适用于传导存在病变的患者。同时，共识对可接受的阈值参数、规范的术后随访给出了建议，以便于今后开展临床研究时保持统一和比较。鉴于希氏束起搏普遍较高的阈值，共识将输出脉宽设定为1.0ms，但临床中实际运用仍有待进一步的讨论和随访证实。选择性或非选择性HBP通常取决于起搏电极相对于HB的位置、周围的心房或心室组织，以及起搏输出的振幅。目前已发表的数据表明，这两种起搏方式在血流动力学和临床上几乎没有差异，这可能是由于希氏-浦肯野系统相对于心室心肌传导的快速传导所致。

五、临床应用

（一）HBP用于房室结消融和房室传导阻滞

1.房室结消融及HBP　Deshmukh等报道了在54例接受房室结消融的心房颤动和扩张型心肌病患者中，39例患者实现了S-HBP，左心室射血分数（LVEF）从基线时的23%±11%提高到平均随访42个月期间的33%±15%。2006年，Occhetta等在一项6个月的随机交叉研究中，报道了18名接受房室结消融的患者中，16名患者采用希氏旁起搏相比右心室起搏的临床优势。在该研究中，希氏旁（非选择性）起搏可改善心室间机械延迟、NYHA心功能分级、生活质量（QOL）、6min步行、二尖瓣和三尖瓣反流。

最近，Huang等报道了HBP联合房室结消融治疗52例有症状的AF和HF患者的疗效。他们成功地在42例（81%）患者中实现了永久性HBP，从而改善了左心室舒张末期尺寸、左心室舒张功能和心功能等级。与基线［（107.1±25.8）ms vs（105.3±23.9）ms］相比，HBP期

间QRS波持续时间保持不变。Vijayaraman等也发表了关于房室结消融和永久性HBP可行性的研究，42例患者中，40例（95%）的LVEF从43%±13%提高到50%±11%（P=0.01），同时心功能分级也得到了改善。

AHA/ACC/HRS心房颤动实践指南建议，当药物治疗不充分且无法达到心律控制时，房室结消融加永久性心室起搏是控制心房颤动心率的合理策略。房室结消融患者的证据显示RV起搏的有害血流动力学效应，特别是在左心室射血分数降低的患者中。HBP在这一人群中可能尤其具有吸引力。一些中心可能会在初始设备置入后2～4周进行房室结消融，而另一些中心则会在初始起搏器置入期间进行房室结消融。消融导管最初通过股静脉通路放置在HB位置，可作为HBP导线放置的标记物。成功置入HBP后行房室结消融。谨慎的做法是为HBP引线找一个稍远的位置（非常小的心房信号<0.5 mV，较大的心室信号）。HBP电极可作为房室结消融部位的良好标记物。然后消融导管被放置在环电极的水平或以下。小心避免靠近远端电极的任何位置。已经证明，靠近尖端电极的消融可能导致His起搏阈值的显著增加。一旦在消融过程中达到房室传导阻滞，HBP在高于HIS起搏阈值0.5～1.0V的电压下启动。任何失去His捕获应该作为一个警告停止立即消融。如果达到了优秀的His起搏阈值（<1.5V）或NS-HBP，中RV起搏阈值<1V，则可以避免备用RVP。对于慢性心房颤动患者，如果需要RV备用起搏导线，HBP导线可连接到双腔装置（起搏器或ICD）的心房端口，并编程为DVIR模式，以避免从HBP导线感应。

2.房室传导阻滞与HBP　Kronborg等最近的一系列研究表明，85%的高度房室传导阻滞和狭窄QRS波群患者的永久HBP治疗是成功的。11%的患者（38人中有4人）进行了S-HBP，74%的患者（38人中有28人）进行了NS-HBP。在这项随机研究中，患者最初在RV顶点或HBP中进行起搏，12个月后交叉使用相反的策略。他们注意到，与RVA起搏相比，HBP对LVEF有显著改善（55% vs 50%）。Barba-Pichardo等研究了182例AV阻滞患者（84例窄QRS波和98例宽QRS波）。由于HBP阈值较高，他们仅在68%的患者中尝试永久HBP，且只有32%的患者（84例窄QRS中有44例，98例宽QRS中有15例）成功实现了永久性HBP。使用的方法和工具的差异可以解释该研究的低成功率。2015年Vijayaraman等报道了AV阻滞患者HBP最大的系列之一，100例患者中84%进行了HBP。房室结阻滞组（93%）的成功率高于房室内阻滞组（76%）。一小部分患者（5%）的随访阈值升高，需要进行导线校正。

由于房室结下房室传导阻滞脱逃节律的不稳定性，谨慎的做法是在RV中放置心房导线，提供临时的备

用起搏。尽管有晚期房室传导阻滞,但是HB在结下传导阻滞的患者中很容易定位。在这些患者中,将其远端电位定位到传导阻滞部位之外是合理的,尤其是在显示2:1 AV传导或稳定的逃逸节律的患者中,在这种情况下,可以实现更低的HIS起搏阈值。若传导疾病在远端进展,则实行NS-HBP,以保证心室心肌捕获的安全性。对于房室结阻滞患者,静脉注射Isuprel可能是提高其结合部逃脱率以识别His心电图的必要手段。对于无稳定逃逸节律的患者,可在解剖HIS束区进行起搏,以获得成功的HBP。

(二)心脏再同步治疗中的希氏束起搏

心脏再同步化治疗(CRT)加冠状窦(CS)导联置入已被确立为一种一线治疗方法,用于有症状的Ⅱ～Ⅳ级心力衰竭、左心室收缩功能障碍、LBBB和QRS持续时间≥150 ms。值得注意的是,CRT的无反应率仍然保持在30%～40%的高水平。此外,CRT置入失败率在5%～9%,部分原因是CS引线移位率高(在主要试验中报道为3%～7%)。HBP具有传统CRT的理论优势,因为它能恢复心脏固有的机电激活序列。

自Morina-Vásquez等2005年首次提出以来,更多的研究进一步证实了永久性HBP纠正束支传导阻滞的可行性。Barba-Pichardo等首次报道了CRT置入失败患者的HBP。Lustgarten等对29例CRT患者(28例LBBB患者)进行了HBP治疗,研究表明,与双心室起搏相比,HBP对患者似乎也有类似的益处。与基线相比,HBP和双室起搏的NYHA功能等级、生活质量、6min步行距离和LVEF均有显著改善,但本研究并未检测两种策略之间的差异。

Ajijola等在符合CRT的患者中报告了第一例原发性HBP系列(HBP导联替代传统的左心室导联)。21例患者[17 LBBB,4例右束支传导阻滞(RBBB)]中,16例患者(76%)实现了永久HBP。大多数患者表现为QRS变窄伴非选择性捕获,平均QRS变窄约30%,但大多数患者QRS变窄不小于120ms。最近,Sharma等汇集了5个中心的数据,编制了迄今为止最大的符合CRT条件的回顾性病例系列。他们确认了两个重要的队列:第1组患者曾尝试使用CRT,但未成功,并将HBP作为纾困策略;第2组,适用于CRT患者的原发性HBP(房室传导阻滞、房室后结合部消融、基础BBB或因>40% RV起搏而计划升级的患者)。在平均14个月的随访期间,患者显示QRS变窄,NYHA功能等级改善,LVEF改善。HBP置入成功率高(106例中95例,90%),导线相关并发症发生率低(95例中7例,7.3%)。重要的是,48例患者(45%)存在BBB,而HBP在这组患者中是有效的(92%置入成功)。

目前,HBP在室内传导延迟和(或)广泛左心室瘢痕患者中的应用仍不确定。在10%～30%的患者中,永久HBP可能无法纠正LBBB。因瘢痕或周围传导疾病而导致的残余心室内传导延迟可能会持续存在。此外,虽然传统的HBP方法建议以选择性捕获为目标,但NS-HBP可以产生类似的好处,具有更好的捕获阈值和R波传感。鉴于对传统CRT的高无反应率,已有大型临床随机研究探讨HBP在CRT中的合理作用[His-sync(His束起搏vs 冠状动脉窦起搏用于心脏再同步化治疗)试验;NCT02700425;HOPE-HF(HIS优化起搏评估心力衰竭试验);NCT02671903],以进一步阐明HBP在LBBB、RBBB、P-R间期延长或心室起搏和心力衰竭预期程度高的患者中的作用。

六、疗效评价

(一)HBP对比右心室起搏

与RVP相比,HBP具有良好的血流动力学。Ji等对31例QRS波狭窄患者进行电生理研究,发现在左心室环向应变、径向应变、扭转和机械非同步化方面,His和RA起搏相比无显著差异,而RV流出道和RVA起搏会恶化这些变量。Pastore等研究发现,RVA和RV流出道间隔起搏与HBP相比,其电机械潜伏期更长,左室内不同步。与RVA起搏相比,HBP与收缩分数、dP/dt、LVEF和心肌性能指数(tei指数)以及室间隔电机械延迟、室内非同步化、收缩期-舒张期电机械延迟等的改善有关。在12名接受起搏器置入并保留HB传导的患者中,Zanon等进行3个月的HBP,然后转到RVA起搏。评估其心肌显像、生活质量、临床评价、超声心动图和脑钠肽。发现NYHA功能分级、脑钠肽、平均LVEF、左心室容积无明显差异。然而,与RVA起搏相比,HBP的心肌灌注评分、Short Form-36 physical and mental status、二尖瓣反流和机械非同步化明显改善。50%的患者在RVA起搏时出现非同步化,而在HBP时没有出现非同步化。

(二)HBP对比左心室或双室起搏

Sohaib等进行的一项暂时性HBP与双心室起搏的比较研究,14例收缩性心力衰竭患者,PR延长>200 ms,QRS狭窄<140 ms或RBBB,发现两种起搏方式均能改善血压(双心室起搏和HBP均增加约4 mm,AV缩短/优化),提示急性血流动力学功能有所改善。Padeletti等利用压力容积循环研究了LBBB合并HF患者的急性血流动力学。与AAI起搏相比,双心室和左心室起搏在个体优化的房室延迟中改善了收缩功能和左心室同步,而His-左心室起搏在所有房室延迟中改善了各项指标。然而,这项

研究中,短期HBP并不能缩小任何研究患者的LBBB。与CS或心外膜左室起搏相比,HBP更具有理论优势。虽然CS/LV起搏仍可使心肌活化,但其固有的非同步化程度可能会减弱缺血性心肌病、非LBBB QRS形态以及某些特定导线部位(如心尖或过度瘢痕区域)患者的有益作用。在QRS持续时间较长的CRT患者中,HBP期间QRS变窄的电同步成功率70%~92%。与左心室导联相比,HBP的QRS比双心室起搏更窄,置入时间更短。这些研究显示NYHA功能等级、生活质量、左室舒张末期直径和LVEF均有显著改善。最近,两项观察研究表明,HBP可以改善传统左心室导线置入失败患者和CRT无应答者的超声心动图和临床结果。

(三)中长期疗效评价

一项对20名HBP患者随访(平均随访时间70±24个月)的研究显示,高压间隔和QRS持续时间无差异,并显示左室射血分数和左心室舒张末期直径有改善的趋势($P=0.06$),与1:1的希氏-浦肯野传导一致,起搏降低至500ms。发表的关于HBP的长期临床结果的数据很少。最近Vijayaraman等在一项HBP对比RVP的观察性、病例对照研究中报道了5年随访的临床和超声心动图结果。在>40%心室起搏患者中,HBP与HF住院或死亡率联合终点显著降低相关(32% vs 53%;HR 1.9;$P=0.04$)。HBP组LVEF保持不变(55%±8% vs 57%±6%;$P=0.13$),RVP则降低(57%±7% vs 52%±11%;$P=0.002$)。起搏诱发的心肌病HBP明显低于RVP(2% vs 22%;$P=0.04$)。Abdelrahman等在一项

观察性队列研究中,比较了332名接受HBP治疗和433名接受RVP治疗的患者。HBP可显著降低全因死亡率、首次HFH(心力衰竭住院)时间或升级为双心室起搏升级的联合终点(25% vs 32%;HR 0.71;95% CI 0.534~0.944;$P=0.02$)。这种差异主要发生在心室起搏>20%的患者中(HBP为25%,RVP为36%;HR 0.65;95% CI 0.456~0.927;$P=0.02$)。HBP患者的HFH发生率显著降低(12.4% vs 17.6%;HR 0.63;95% CI.0.430~0.931;$P=0.02$)。HBP有降低死亡率的趋势(17.2% vs 21.4%;$P=0.06$)。HBP降低死亡率的机制部分可以通过消除心室不同步和减少心力衰竭来解释。其他因素,如心室复极离散度的降低,也可能起作用。除了QRS波变窄外,HBP还可减少T峰至T终点持续时间,这是心律失常风险的已知标志,可能有助于降低死亡率。

七、总结

尽管最近在HBP方面取得了进展并引起了人们的兴趣,但仍有一些问题和担忧没有得到解答。虽然永久性HBP在某人群中可能是一种有吸引力的选择,但其可靠性和长期性能尚未完全清楚。不过可以肯定的是,这项技术是有潜力的,且需要在更大的研究和更长的随访中进一步验证。随着相应传送鞘管、置入电极的改进和操作技术的提高,希氏束起搏在临床应用的越发广泛,通过对起搏电生理医师进行统一培训,规范手术操作,做好患者的术后随访与管理,也将更利于我国生理性起搏事业的推广与应用。

(江骏荣　方咸宏)

7. 左心耳在心房颤动中形成血栓和致心律失常作用的研究进展

心房颤动（AF）是世界上最常见的心律失常。这种心律失常2010年在美国的发病率接近450万。预计到2050年，AF患者人数将增加到900万。AF治疗已成为心脏病学家和电生理学家的一项真正挑战。AF对生活质量、心力衰竭、血栓栓塞性卒中风险和全死因死亡率有显著影响。了解左心房（LA）附件［左心耳（LAA）］的解剖学、生理学及致心律失常、形成血栓等情况，对于诸多AF的潜在有害影响的具体治疗至关重要。经证实，AF中绝大多数血栓均在左心耳结构中形成。医学研究者认为，左心耳形态可能对血栓形成具有增量预测价值。同样，关于该结构的致心律失常作用和电隔离的临床资料也在迅速增多。

一、左心耳在形成血栓和栓塞事件中的作用

虽然临床上广泛使用CHA2DS2-VASc评分来启动抗凝作用，但该评分主要关注众所周知的缺血性卒中的风险因素，而这些因素均无法评估形成大部分AF血栓的左心耳本身。直到20世纪50年代中期，左心耳才被确定为AF血栓形成的主要部位。而在此之前，左心耳则被视作一种解剖学上无足轻重的非功能性心脏结构。大量文献表明，91%~100%的非瓣膜性AF血栓在左心耳中形成。左心耳是LA原始胚胎的残迹，解释了其小梁性外观。左心耳是一种长角度结构，其形状和尺寸（体积、长度、宽度、室口尺寸）在食管超声心动图（TEE）和心脏磁共振（CMR）上具有显著变化。正如维诺特及其同事在1997年描述的情形，50%的人群的左心耳由2片瓣膜组成，1/3人群的左心耳由3片瓣膜组成。虽然左心耳壁很薄，但左心耳口心肌厚度相当大。佩尼科等17证实在尸体心脏中，前部［（2.5±0.8）mm；范围1.4~4.0mm］和上部［（2.4±1.2）mm；范围1.1~4.8mm］在左心耳口的边缘具有最厚的壁直径。

1.心房颤动（AF）中左心耳（LAA）的尺寸作用和卒中风险 贝纳特等在2011年试图通过CMR在左心耳容积、左心耳深度、左心耳颈短轴和长轴、瓣膜数量等左心耳解剖参数之间建立起关系，作为AF患者TEs风险分层的辅助工具。左心耳颈部尺寸（短轴×长轴）是卒中唯一的独立预测因子（OR 3.59；$P<0.001$）。使用包括短轴、长轴、容积在内的左心耳尺寸作为血栓形成参数的警告是，由于血管内容量状态和LAA重构，它们会随时间的推移而出现显著波动。

2.AF中的左心耳形态和血栓栓塞事件（TE）风险 左心耳形态具有极大的复杂性和异构性。与左心耳尺寸不同的是，在AF患者中，左心耳形态不会随随时间而出现明显变化。2010年，医学研究者主要基于是否存在明显的"弯曲"，提出了一种新的左心耳形态分类。LAA有共有4种形态：鸡翅形、仙人掌形、风向袋形、花椰菜形（图1）。在2012年，我们开展了一项大型多中心临床研究，旨在将这4种通过心脏计算机断层扫描（CCT）或CMR图像获得的左心耳形态与AF患者既往的TEs风险联系起来。该研究表明，具有鸡翅形左心耳形态的患者的既往卒中风险在统计学上明显低于所有其余左心耳形态患者。更为重要的是，本研究确定，在CHADS2评分为0~1.4的患者中，非鸡翅形左心耳形态较鸡翅形态［OR 10.1，95%置信区间（CI）：1.25~79.7，$P=0.019$］增加6倍以上的TEs风险。同样的概念随后在伴有静默或无症状TEs的AF患者中获得证实。尽管数项研究复制了这些发现，表明左心耳可能在预测AF患者的TEs方面发挥出重要作用，但一些研究报告左心耳形态与AF群体的卒中风险无关。26.7%的TEs既往患者在本研究中的CHA2DS2-VASc评分为0。在本研究中，花椰菜形左心耳形态在这些患者中更为常见。

在克拉姆等开展的一项大型研究中，研究发起人探讨了左心耳形态和接受了AF消融术的AF患者中TEs发病率的左心耳特征（包括小梁形成范围、孔口直径、长度）间的关系。研究显示左心耳形态对栓塞性卒中的预测无统计学意义。然而，多变量分析显示，大量的左心耳小梁形成仍然与TEs保持着独立相关性（27.7% vs 14.4%；$P=0.019$）。该研究的发起人根据如下主观和任意标准定义了小梁形成：轻度小梁形成被定义为左心耳壁上存在最小的或不存在凹痕；中度小梁形成被定义为部分左心耳壁上存在小梁形成，部分左心耳显示出最小的或无凹痕；重度小梁形成被定义为左心耳壁上弥散的凹痕。库拉姆等在同一研究中发现，与94.1%的具有非鸡翅形左心耳形态的患者相比，只有5.9%的具有鸡翅形左心耳形态的患者存在重度小梁形成。

4种最常见的左心耳形态经心脏计算机断层扫描后显示在左侧，经心脏磁共振成像后显示在中部，经心脏尸检后显示在右侧。①仙人掌形左心耳形态由一片主导

的中央瓣膜和数片从中央瓣膜向上和向下延伸的次要的瓣膜组成。②风向袋形左心耳形态具有1片作为主要结构的主导瓣膜,它比左心耳次要瓣膜或远侧部位要大。这种左心耳类型的变异是随着从主导瓣膜生出的次级甚至3级瓣膜的位置和数量而出现。③花椰菜形左心耳形态表现出比鸡翅形或风向袋形更复杂的内部特征。这一左

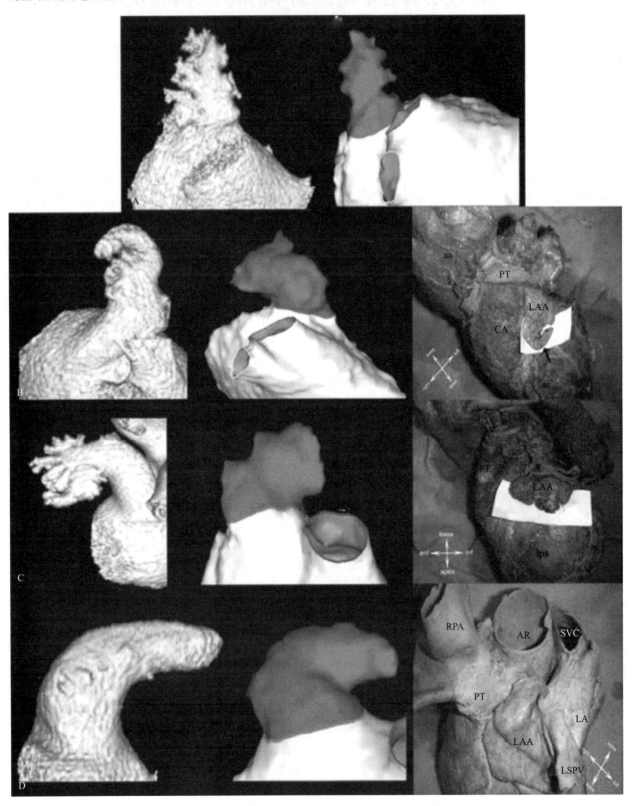

图1 左心耳(LAA)形态

注:AR.主动脉;CA.冠状动脉;PT.肺动脉干;RPA.右肺动脉

心耳形态具有一个呈不规则状的左心耳开口（椭圆形vs圆形），数量不定的瓣膜，但无主导瓣膜。④鸡翅形左心耳形态在主导瓣膜近端或中端明显弯曲，或左心耳解剖结构在距离可感知的左心耳开口一定距离的地方向后折叠。此类左心耳可能生发出次级瓣膜或桠枝结构。

3.LAA形态和卒中风险（合并数据）　最近开展的一项元分析评估了左心耳形态作为由低度到中度卒中风险患者TEs预测因子的临床意义。该研究共含8项研究，2596例AF患者（其中84%的患者CHADS2评分<2）；鸡翅形左心耳形态患者的卒中风险比非鸡翅形态患者要低54%（OR0.46；95%CI, 0.36~0.58）。同样，鸡翅形态的TE风险比其他形态要低（鸡翅形和花椰菜形: OR 0.38；95%CI, 0.26~0.56；鸡翅形与风向袋形: OR 0.38；95%CI, 0.26~0.73；鸡翅形与花椰菜形: OR 0.49；95%CI, 0.36~0.66）。木村等也证明了花椰菜形左心耳形

态（被定义为一个长度<4cm, 没有分叉瓣膜的主导瓣膜）在TEs患者中更为常（OR 3.9；P=0.005）。经CHA2DS2-VASc评分调整的逻辑回归分析显示，花椰菜形左心耳是卒中的独立预测因子（OR 3.3；P=0.017）。在这些"低风险"患者中，非鸡翅形左心耳形态的存在显著增加了TEs风险，可能表明需要口服抗凝药物治疗（OAT）。

应该记住的是，应该权衡卒中风险应与出血风险。出血是接受OAT治疗的AF患者的另一项严重并发症。HAS-BLED卒中［高血压、肝肾功能异常、既往卒中、出血史、易染病体质、不稳定的国际标准化比率、老年人及伴随药物和（或）酒精过量］评分用于对长期接受OAT的患者开展风险分层。在此情形下，发现与低风险脑血管意外事件相关的附件形态，会进一步指导临床医生在甚至对CHA2DS2-VASc评分较高的患者出现中等或显著的出血风险中的决策过程（图2）。约24%的AF患者的CHA2DS2-

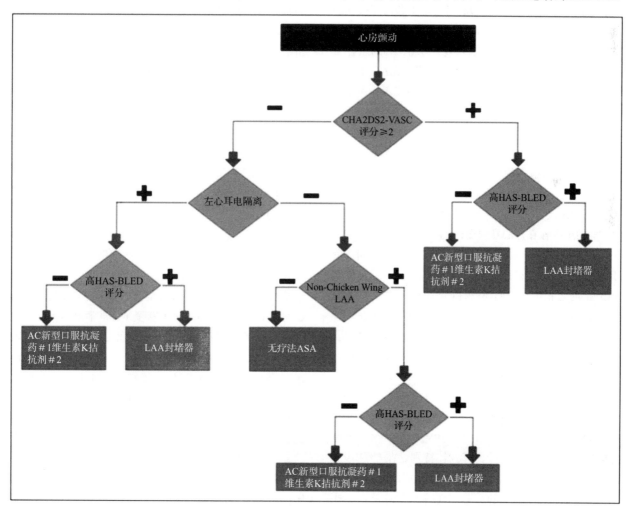

图2　评估心房颤动患者长期抗凝需求的算法

注：CHA2DS2-VASc评分是血栓栓塞性卒中的一线风险分层工具。如果他们有高出血风险，高复发性跌倒风险，口服抗凝药物治疗（OAT）依从性差的病史，那么评分≥2的高CHA2DS2-VASC评分患者必须保持长期抗凝治疗或置入左心耳（LAA）封堵器。医生也建议经过LAA电隔离（LAAEI）且评分<2的低CHA2DS2-VASc评分患者终身采取OAT。对于其余血栓事件风险较低的患者而言，应通过计算机断层扫描/心脏磁共振评估LAA形态，以便进一步对风险分层。非鸡翅形患者应采取OAT。AC.抗凝；ASA.阿司匹林

VASc评分为0～1，鸡翅形态存在于约50%的AF患者中。考虑到这些事实，通过评估LAA形态，至少12%的低风险评分患者可能会受益于进一步的分层（图2）。

二、左心耳（LAA）关于心房颤动（AF）的致心律失常机制

海萨格瑞及其同事初步证实PVs在AF发生和维持中起着极其重要的触发器作用。尽管如此，但是众所周知的是PVs在突发性AF中的作用比在持续性AF或LSPAF中的作用更为显著。迄今为止，医学研究者已经发表了一些报道导管消融治疗非突发性AF效果研究。这些研究采用了不同的技术、消融策略、终点等。因此，成功率在技术内部和技术间的短期和长期随访中存在巨大差异，这表明，持续性AF和LSPAF的最佳消融手段仍有待阐明。迄今为止，除了PV隔离（PVI）之外，还不存在一种被广泛接受的非突发性AF消融策略。多中心减少心房颤动的底物和触发物消融试验第二部分（RCT STAR AF Ⅱ）的实验结果表明，随访18个月后发现PVI组59%的患者无AF，PVI＋复合分割房心电图组48%的患者无AF，PVI＋线组（二尖瓣顶外侧和后外侧峡线）44%的患者无AF，各组间不存在统计学意义上的差异（$P=0.15$）。当持续性AF患者得到定位和消融时，左心耳值得特别考虑。医学研究者直到2010年才了解LAA的致心律失常作用，当时报道了由左心耳触发的触发物的流行情况以及消除这些病灶，提高手术成功率的最佳策略。在最初的经验中，987名患者因AF接受了再造导管消融术。这项研究表明，不仅27%的患者存在左心耳射血，而且8.7%的患者的左心耳射血是AF的唯一一致病因。更为重要的是，在为期12个月的随访中，左心耳完全隔离显示心律失常的复发率仅为15%。与之相比，分别有68%和74%的心律失常复发是在局部消融或不消融的情况下发生的。侯赛尼等在2011年也报道了左心耳是顽固性AF患者在第1次和重复消融术中局部异位触发和折返性房性心动过速的重要来源。最近，医学研究者开展了一项研究，运用252块电极背心进行体表多部位标测，使用相位贴图算法来定位驱动器（重入或聚焦）。总共映射了4550个可重入驱动器和1017个局灶驱动。最显著的驱动区域是PV区域；85%的患者在左PV腔内观察到可重入驱动器，特别是在左侧PV下后腔；在55%的患者在LAA亚区观测到可重入驱动器。局灶驱动最常见于左侧肺静脉（PVs）（51%）及左心耳（50%）。

左心耳电隔离后的证据：一项评估实验性左心耳电隔离（LAAEI）对接受LSPAF导管消融术［如BELIEF研究（长期顽固性心房颤动患者接受导管消融术后的左心

耳隔离）］患者长期手术结果影响的试验结果于2016年发表。这一RCT法比较了接受LAAEI＋标准方法的LSPAF患者与接受单纯标准方法LSPAF患者的消融效果（图3）。在12个月的随访期中，LAAEI在单次手术后显著降低了所有心律失常的复发（56% vs 28%；$P=0.001$）。在重复手术期间，对接受LAAEI治疗的患者为期24个月的随访中，76%的患者取得累计成功，对照组中56%的患者取得了累计成功（$P=0.003$）。这一RCT显示，在LSPAF患者接受了第1次和第2次再造手术后，实验性左心耳EI在不增加并发症的情况下改善了所有房性心律失常的长期免于发生率。约根等在2017年开展了一项精心设计的研究，证实了BELIEF RCT的结果，表明了左心耳的关键作用。在该研究中，研究发起人试图评估与单纯PVI策略相比，作为PVI的辅助手段的经验性冷冻球囊左心耳消融术的安全性和有效性。值得注意的是，这是一项倾向评分匹配的研究，包括超声心动图参数、抗心律失常药物和抗凝血药物在内的各组间不存在显著差异。在为期12个月的随访中，PVI＋LAAEI组中86%的患者和PVI组中67%的患者均无房性心律失常（$P<0.001$）。迄今共发表了7项对照研究，评估了LAAEI在AF患者中的作用。我们已经开展了一项共计930名患者的元分析［平均年龄（63 ± 5岁）；其中69%为男性］。所有研究均包括顽固性AF、LSPAF或两种AF合并症患者。这些研究的平均随访期限长12个月，以所有心律失常的复发为主要终点。LAAEI组手术时间和消融时间均比对照组长（分别为222min vs 189min，$P=0.01$；73min vs 61.2min，$P=0.03$）。同样，LAAEI组的透视时间略长，但并无统计学意义（46.8min vs 41.8min；$P=0.326$）。LAA在93.4%±7.2%的病例中被敏锐地隔离开来。在为期12个月的随访中，接受LAAEI（基于诱因和经验）的非突发性AF患者无全部心律失常复发的总体免于发病率为75.5%，而那些只接受了标准消融术治疗的患者则为43.9%。观察到LAAEI的显著疗效，与对照组［风险降低（RR）0.44；95%CI 0.31～0.64；$P<0.0001$］相比，结局指标相对减少56%，绝对减少31.6%。在为期12个月的随访中，无论是持续性AF还是LSPAF，经历了经验性左心耳EI的患者的无全部心律失常复发的总体免于发病率为71.3%，而那些只接受了标准消融术治疗的患者则为46.2%。观察到开展LAAEI的显著疗效，与对照组（RR 0.56；95%CI 0.46～0.67；$P<0.00001$）相比，主要终点相对减少44%，绝对减少26%。与LSPAF患者（RR 0.51 vs 59；$P=0.49$）相比，顽固性AF患者中的左心耳EI在所有心房心律失常免于发病率方面均表现出类似改善。左心耳EI的疗效与本元分析中分析的3种方法相似：冷冻球囊消融术（RR，0.42）、射频消融

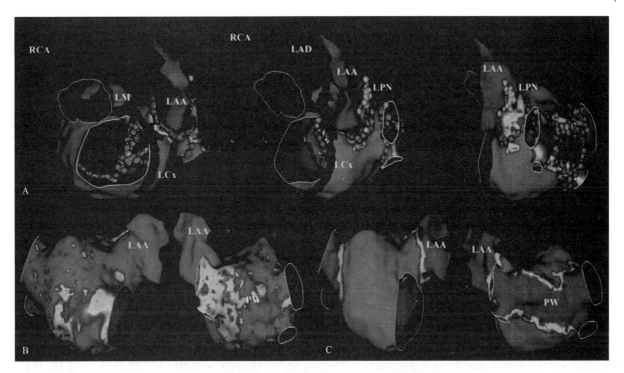

图3 左心耳（LAA）使用射频（RF）能量电隔离

注：A.在左心房（LA）附件［左心耳（LAA）］，远离左回旋支（LCx）和左心耳后壁（PW），远离左膈神经（LPN）处实施射频消融术（RFA），以便尽量减少并发症。显示LCx冠状动脉与左心耳口前缘RFA病变之间距离的左侧、中部、前部、外侧电解剖标测（EAM）。右侧，LA后EAM视图显示了左心耳口后缘的RFA病变与LPN之间的距离。B.前-后（AP）和后-前（PA）视图的消融前电压图。C.AP和PA投影中的消融后电压映射。LM.左冠状动脉；RCA.右冠状动脉。LAD.冠状动脉左前降支

（RFA）（RR：0.42）、套索装置（RR：0.44；$P=0.54$）。大多数研究在开口水平开展左心耳EI，只有2项研究通过创建顶线、二尖瓣后外侧峡线和前线对该结构进行分隔（即连接顶线和二尖瓣环的线）。孔口左心耳隔离的风险降低（RR）值为0.43，线性左心耳隔离的RR值为0.53（$P=0.55$）。

左心耳形态对低度至中度TEs风险患者的抗凝治疗有相关影响。从心律失常角度看，迄今已有多项研究表明，左心耳EI在持续性AF和LSPAF患者中起到的关键作用。对于顽固性AF和LSPAF患者而言，关于左心耳EI的数据令人信服，而且清楚地表明，除了PVI之外，使用RFA、冷冻球囊消融术或套索装置，经验性左心耳EI对于改善这一患者群体的临床结果可能十分必要。同理，尽管之前左心耳EI被视作具有较高的心肌穿孔和TEs风险，但大量证据表明，可以在不增加急性并发症和后续缺血性卒中风险的情况下安全实施这一手术。除非该结构与套索装置实现电隔离，否则在接受左心耳EI之后终身遵从OAT至关重要。左心耳封堵器应在患者接受左心耳EI后予以特别考虑。

（李 易 邹云丞）

第4章

心 肌 病

1. 心肌病的分类、流行病学和全球负担

在过去25年中，心肌病的研究取得了重大进展，影响并更新了心肌病的定义及分类。研究显示，近50%发生了猝死的儿童、青少年或经历了心脏移植的人群患有心肌病。各种新型心肌病已经被发现（心律失常型、限制型和心肌致密化不全型），世界卫生组织对心肌病的分类也进行了更新，如心肌炎被命名为炎性心肌病、遗传性心肌病分子遗传学方面的进展提示扩张型心肌病为细胞骨架或"力传递"疾病，肥厚型心肌病、限制型心肌病为肌节或"力生成"疾病，心律失常型心肌病为桥粒、细胞连接病。离子通道性疾病（短QT综合征、长QT综合征、Brugada综合征和儿茶酚胺敏感度多形性室性心动过速）存在心肌细胞功能障碍，也被视为心肌病。心肌病诊断并不困难，但目前的药物治疗或侵入性治疗效果有限。随着对相关分子机制的深入研究及了解，治疗方法必须针对疾病发生/发展的基本机制。

一、心肌病的分类

孤立性、非缺血性心肌病的概念可追溯到1899年，当时在德累斯顿（Dresden）的Fiedler发表了篇名为"急性间质性心肌炎"的文章。其描述了一系列年轻的成年患者发生心脏增大及心力衰竭死亡病例。此疾病当时被称为Fiedler心肌炎，最初被认为其特点为突然发作的疟疾性发热，并推测其为微生物所致，患者通常在发病后5～17d死亡。尸检提示急性炎症仅限于心肌，与急性风湿热、梅毒、肺结核、动脉硬化或败血症无关。

1949年，Evans报道了不明原因心脏增大的家族，1957年Brigden首次使用"心肌病"（非冠状动脉心肌病）来描述患有特发性心肌病的患者。23年后，由John

Goodwin担任主席的世界卫生组织首次提出了心肌病的分类方法，依据是心脏结构和血流动力学表现，即扩张型心肌病（dilated cardiomyopathy, DCM）、肥厚型心肌病（hypertrophic cardiomyopathy, HCM）和限制型心肌病（restrictive cardiomyopathy, RCM）。RCM是由于心室腔病变而损害了心脏舒张功能（如心内膜及心肌纤维化、纤维增生性心内膜炎-Loeffler病）的一类疾病。所有的心肌病最初被认为是特发性的，即不明原因的心肌疾病。随后，根据不断发展的影像学技术（如血管造影、M模式及二维超声心动图）及对其主要临床表现的评估，对心肌病的诊断标准进行了更新。另外，个别患者的心肌病表现可以重叠，具有限制性表现的HCM就是其中一个例子。

1990年，研究者在一个法裔加拿大家族中幸存的20名HCM患者中发现了β-肌球蛋白重链基因。随后的10年研究中，不仅发现了HCM的致病基因，也发现了DCM的致病基因。

因此，在许多患者中，这些心肌病不再属于特发性。在1996年世界卫生组织对心肌病的分类中，"不明原因心肌病"分类被删除，并将心肌病重新定义为与心功能不全相关的心肌疾病。将致心律失常性右心室心肌病（arrhythmogenc right ventricular cardiomyopathy, ARVC）及RCM加入分类中，同时指出了几种未定型的心肌病，包括左心室肌致密化不全和心内膜弹性纤维增生症。左心室肌致密化不全常与单基因、神经肌肉疾病或染色体缺陷有关。

心肌炎多数为病毒性，也纳入了继发性心肌病。病毒性心肌炎向DCM演变的心肌损伤可能与病毒直接导

致的心肌细胞病变有关，也可能与自身免疫的触发有关。RNA（柯萨奇B组）和DNA（腺）病毒都附着在心肌膜相同的受体（柯萨奇病毒-腺病毒受体）上，柯萨奇B组病毒编码蛋白酶2A能切割肌萎缩蛋白，从而破坏细胞骨架。

由于认识到致病性突变是心肌病的常见原因，因此疾病也可以根据分子遗传缺陷来分类：肌节型心肌病、细胞连接型心肌病、离子通道型心肌病、细胞骨架型心肌病等。

随后，根据对心肌病遗传基础方面的进一步理解和研究进展，提出了两个不同的分类方法（图1和图2）。2006年，美国心脏协会提出的分类方法反映了不断发展的遗传学知识，并处理了以往分类的命名不一致问题。他们指出，当疾病完全是由于心肌原因所致，或主要是由于心肌原因而同时与多系统疾病相关时（如Anderson-Fabry病、结节病、淀粉样变等）均考虑为原发性心肌病。原发性心肌病分为遗传性（HCM、ARVC），获得性（心肌炎）和混合性（遗传和获得性DCM）。心肌病中的心肌功能障碍，是指如DCM的收缩功能障碍或如RCM的舒张功能障碍。

离子通道疾病被列为心肌，因为离子通道突变是改变生物物理学性质和蛋白质结构的原因，从而产生异常的离子通道结构及功能，导致心电功能失调。将心脏收缩和舒张功能正常的心律失常视为心肌病，这一决定令一些人感到惊讶，但离子通道病和相关的电生理障碍也符合属于心肌细胞功能障碍的概念，如电生理障碍可引起光滑肌质网对钙的释放或吸收异常，导致离子在心肌膜上的异常转运或机电耦合。因此，长QT和短QT综合征、Brugada综合征和儿茶酚胺敏感性多形性室性心动过速等离子通道病及相关疾病也被认为是心肌病，它们是以引起心律失常的电生理功能障碍为特征的心肌细胞疾病。肌节基因的突变与HCM和RCM有关，而在DCM中可能不仅编码肌节蛋白，而且还编码细胞骨架，甚至离子通道和间隙连接蛋白，解释这些突变如何造成不同的表型仍是目前的挑战。

2008年，欧洲心脏病学会提出了不同的心肌病分类方法，以适应临床工作中的应用。其改变为主要根据心脏形态和功能表型分类。它沿用了一些以前的分类内容，且已认识到最初时定义为特发性的某些情况已不再适合，因为致病基因已被确定。欧洲心脏病学会的分类避免了使用"原发性心肌病"和"继发性心肌病"的术语，因为认为它们之间的区别可能不易被识别。欧洲心脏病学会也承认家族评估和遗传分析对于准确诊断和疾病管理的重要性，如一位年轻的成年人存在轻度的活动后气促，心脏射血分数降低，左心室扩张，左心室功能受损，最初可归类为DCM。但对其在年幼时突然死亡或需要起搏器的亲属进行评估后，发现其可能是一种以心律失常为主要表现的DCM。基因组分析显示在这类患者中存在核纤层蛋白A/C突变。因此，对此患者的管理应集中于心力衰竭的治疗和对危及生命心律失常的预防和治疗。

二、流行病学与全球负担

有关心肌病可靠的流行病学资料主要来自发达国家，这些国家收集的数据均根据目前各类心肌病的诊断评价和标准。但由于身体大小、运动训练和生物异质性对左心室容积和收缩功能测定的影响，DCM的诊断一直难以标准化。数据提示发病与年龄（HCM）、年龄和性别（Brugada综合征）相关，或出生即出现（LQT），各类心肌病患病率也有所不同。另外，"奠基者效应"（founder effects）可能也会影响患病率和病情的严重度（ARVC）。

表1概述了儿童和成人HCM、DCM、ARVC、RCM和离子通道病的流行情况。成人HCM的发病率在1：（250～500），似乎在所有种族中都是相似的，疾病通常发病于青少年和年轻人，而在儿童中则不常见。目前缺乏关于DCM流行病学的可靠数据，但估

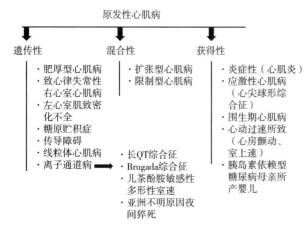

图1　美国心脏协会2006年原发性心肌病分类法

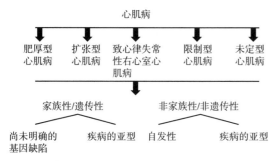

图2　欧洲心脏病学会2008年心肌病分类法

表1　心肌病流行病学情况

	儿童（1岁到青春期）	成人（19～24岁）
肥厚型心肌病	不常见	1：（250～500）
扩张型心肌病	不常见	1：（250～500）
致心律失常性右心室心肌病	不常见	1：（2000～5000）
限制型心肌病	不常见	不常见
长QT综合征	1：2000	1：2000
Brugada综合征（Ⅰ型心电图表现）	不常见	1：（2000～5000）
儿茶酚胺敏感性多形性室速	1：（5000～10 000）	1：（5000～10 000）

计发病率和患病率约是HCM的2倍。儿童1岁前的发病率最高（4.58/100 000），1～18岁儿童发病率较低（0.34/100 000）。目前尚未有ARVC可靠的患病率数据，但估计为1/（2000～5000）；缺乏可靠的流行病学数据的部分原因为ARVC需要进行多种临床评估才能诊断。儿童时期的ARVC很少见，与HCM一样，疾病的表达通常发生在青春期和成年早期，但可能在任何年龄均有发展，这也符合遗传性心肌病的概念。

对于LQT综合征，已确定新生儿的发病率为1：2000。数据表明，所有年龄和种族的发病率相似，尽管LQT 1、LQT 2和LQT 3的发生率在不同年龄和性别人群中所不同。

诊断Brugada综合征的标准包括有Ⅰ型心电图表现（ST段抬高、J点振幅＞0.2mV、T波为负），合并至少一个提示心律失常的额外特征（如年龄＜45岁亲属的不明原

因心脏猝死）。

儿茶酚胺敏感性多形性室性心动过速的患病率尚不清楚，所报告的1：（5000～10 000）的数字可能有所低估，尽管心电图和超声心动图正常，但患病儿童和青少年可出现与运动有关的晕厥和猝死。

总之，心肌病仍是目前一个重要的临床问题。根据帕多瓦大学研究统计，50%以上年龄＜35岁的猝死患者（表2）或者需要心脏移植的患者（表3）存在心肌病。

表2　帕多瓦大学研究的712例心源性猝死病例中存在心肌病所占比例（1980—2016年）

病例类型	百分比（%）
心肌炎	14
肥厚型心肌病	10
致心律失常性右心室心肌病	10
正常心脏（离子通道病？）	17
合计	51

表3　帕多瓦大学心脏移植876病例中存在心肌病所占比例（1985—2016年）

病例类型	百分比（%）
扩张型心肌病	39
肥厚型心肌病	3
限制型心肌病	3
致心律失常性右心室心肌病	4
心肌炎	3
合计	52

（董吁钢　江竞舟）

2. 儿童心肌病的诊疗现状和展望

心肌病是严重危害人类健康的疾病之一，约占所有心脏病5%，而儿童心肌病（PCM）也是青少年心源性猝死的主要原因之一。在＜18岁人群中，心肌病的发病率在来自国外的资料为1.1～1.5/10万儿童。扩张型心肌病及肥厚型心肌病最为常见，在儿童中前者发病率为0.57/10万，后者为0.47/10万。以"心肌病（cardiomyopathy）为关键词"，可通过PubMed、知网、万方等国内外数据库检索近10年来有关文献4万余篇，其中外文文献占68.1%，中文占31.9%。可见，在国内外，心肌病均备受关注。近3年，"心肌病"相关文献见刊数仍高达1.1万（占过去10年的27.3%）。

一、心肌病的分类

1891年德国临床医学家和病理医学家Krehl，对9例伴有心脏功能不全的死因不明患者进行尸解后发现合并有心脏扩大或肥厚，并首次提出"特发性心肌疾病"。后经人们反复临床实践和总结，曾出现多种心肌病分类标准。目前我国尚未制订心肌病分类，在1999年中华心血管病杂志编委会心肌炎心肌病对策专题组建议，我国临床医师采用1995年世界卫生组织（WHO）/国际心脏病学会联合会（ISFC）修订的心肌病定义和分类方案。1995年WHO和ISFC分类：①原发性心肌病，包括扩张性、肥厚性、限制性心肌病、致心律失常性右心室心肌病、未分类心肌病（指不符合上述各类型的心肌病，如心内膜弹力纤维增生症、左心室心肌致密化不全等）；②特异性心肌病，包括缺血性、瓣膜性、高血压心脏病、炎症性心肌病、代谢性、内分泌性、全身系统疾病（结缔组织病等）、神经肌肉病变、过敏及中毒反应、围生期心肌病等。国际上应用最广泛的是，2006年美国心脏病学会（AHA）和2008年欧洲心脏病学会（ESC）的心肌病分类（图1、图2）。其中，2006年AHA所发布的心肌病分类有以下特点：①首次按照疾病分子水平上的发病机制作为分类基础，从分子遗传学角度阐明原发性心肌病的发病机制，体现了现代医学对心肌病认识水平的提高和未来的研究方向；②首次将引起恶性心律失常的原发性心电异常纳入心肌病的范畴，虽然离子通道疾病看不出有心脏结构及组织

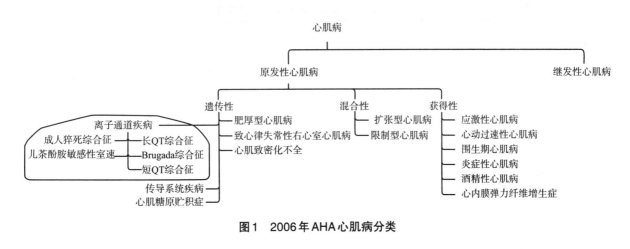

图1　2006年AHA心肌病分类

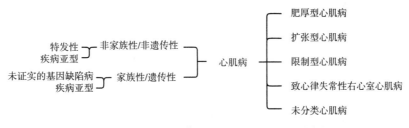

图2　2008年ESC心肌病分类

病理解剖上的异常，但导致心律失常的病理基础是在心肌细胞的膜分子水平异常，基因突变改变心肌细胞膜的钠、钾、钙离子通道的生物活性和蛋白质结构，引起通道的一系列异常，所以将其归类为心肌病范畴是有科学依据的；③纳入了"心肌致密化不全""应激性心肌病"，使心肌病的分类更加完善、科学和合理。2008年ESC的分类相较AHA，有以下特点：①该分类建立于心室的形态及功能之上，而非病理生理机制基础上，因此更适于临床应用；②分类将心肌病进一步划分为家族性和非家族性，重视了心肌病的遗传因素；③不再对原发性和继发性心肌病进行区别；④诊断强调了从以排除诊断为主转向寻找有意义的、逻辑上通得过的诊断指标。这两份纲领性的文件，在不同程度上重视了遗传因素，并从基因和分子遗传学的高度来阐明心肌病的发病机制。

二、儿童心肌病的基因遗传特点

儿童多为原发性心肌病，而原发性心肌病受多种遗传因素调控。心肌病的遗传方式包括：①常染色体显性遗传；②性连锁遗传；③常染色体隐性遗传；④线粒体DNA/RNA突变等。作为儿科心脏专科医师，必须对心肌病的遗传知识有所了解。

（一）基因突变与心肌病

遗传性心肌病多为单基因遗传病，即特定基因突变后使相应蛋白表达异常或缺如，最终可导致心脏结构和功能损害。自从1989年首次报道编码肌球蛋白重链MYH7基因突变可导致肥厚型心肌病（HCM）以来，目前已发现超过20个基因，450多个位点突变可导致HCM，其中75%是编码肌小节结构蛋白的基因突变所致。而在遗传性扩张型心肌病（DCM）的研究中，通过候选基因筛查和连锁分析策略已锁定至少26个染色体位点突变与本病相关，并从中鉴定出22个致病基因，这些基因大多是编码细胞骨架和（或）收缩相关蛋白，包括肌营养不良蛋白、心肌肌动蛋白、结蛋白、核纤层蛋白及血管紧张素转化酶等。限制型心肌病（RCM）的遗传学研究较前两者少，也相对复杂。相同的基因发生不同的突变可引起不同类型的心肌病，如cTnI的不同突变可导致RCM（R145G、R145G、R162W、G203和K206G）和HCM（L144Q、R145W、A171T、K178E、D190G和R192H）；相反，同一基因突变在同一家系成员内表型差异也很大，有时表型可重叠。与限制型心肌病类似，由于发病率低，心肌致密化不全（NCVM）的遗传学研究也较欠缺，散发性为基因突变所致，家族性发病致病基因包括X连锁隐性遗传（XR）、常染色体显性遗传（AD）及线粒体遗传。致心律失常右室心肌病（ARVC）多数呈常染色体显性遗传，少数为隐性遗传，至今已发现11个基因的突变与ARVC发病有关（表1）。

表1　不同心肌病常见致病相关突变基因

突变基因	遗传方式	相关心肌病（占比）							
		HCM		DCM		RCM	NCM	ARVC
ACTC1	AD	√	<1	√	5~10	√	√	
TNNC1	AD	√	<1	√	<1			
TNNI3	AD, AR	√	1~5	√	<1	√		
TNNT2	AD	√	1~5	√	5~10		√	
TPM1	AD	√	1~5	√	1~5			
MYBPC3	AD	√	15~30	√	1~5	√	√	
MYH7	AD	√	15~30	√	5~10			
MYH6	AD	√	<1	√	5~10			
MYL2	AD	√	<1					
MYL3	AD, AR	√	<1			√		
MYLK2	AD	√	<1					
ACTN2	AD	√	<1	√	<1		√	
CSRP3	AD	√	<1	√	<1			
LDB3	AD			√	<1		√	
MYOZ2	AD	√	<1					
TCAP	AD, AR	√	<1	√	<1			

续表

突变基因	遗传方式	相关心肌病（占比）						
		HCM		DCM		RCM	NCM	ARVC
TTN	AD	√	<1	√	25~30			√
ANKRD1	AD	√	<1					
MYPN	AD	√	<1					
NEXN	AD	√	<1					
DSC2	AD, AR							√
DSG2	AD			√	<1			√
DSP	AD, AR			√	1~5			√
JUP	AD, AR							√
PKP2	AD							√
VCL	AD	√	<1	√	<1			
DES	AD, AR	√	<1	√	<1			
EMD	X-linked			√	<1			
LMNA	AD, AR	√	<1	√	10~15	√		
SYNE1	AD			√	<1			
SYNE2	AD			√	<1			
CAV3	AD, AR	√	<1					
SGCD	AD, AR			√	<1			
CRYAB	AD, AR			√	<1			
MIB1	AD							√
RMB20	AD			√	1~5			
FLNC	AD	√	<1					
BAG3	AD			√	1~5			
SCN5A	AD			√	1~5		√	√
JPH2	AD	√	<1					
PLN	AD, AR	√	<1					
CALR3	AD	√	<1					
BRAF	AD	√	<1					
HRAS	AD	√	<1					
KRAS	AD	√	<1					
PTPN11	AD	√	<1					
SOS1	AD	√	<1					
SPRED1	AD	√	<1					
CPT2	AR			√	<1			
GAA	AR	√	<1					
HADHA	AR	√	<1	√	<1			
LAMP2	X-linked	√	<1	√	<1			
MT-TL1	AD			√	<1			
PRKAG2	AD	√	<1					
SLC22A5	AR	√	<1	√	<1			
TAZ	X-linked			√	<1		√	
DMD	X-linked			√	<1			
FRDA1	AR	√	<1					

（二）表观遗传与心肌病

单基因心肌病的基因型与表现型之间差异较大，遗传修饰因素对表现型有重要的影响。在心血管疾病中，组蛋白修饰和染色质重塑被认为是心脏肥大的重要分子机制，并且发现DNA甲基化是造成心肌病致病相关基因突变的重要原因。其中，组蛋白乙酰化调节酶包括组蛋白乙酰转移酶（HATs）、组蛋白脱乙酰酶（HDACs），它们在心脏发育和心功能的维持中起关键作用。组蛋白乙酰化调节酶的数量、功能异常可导致组蛋白乙酰化水平发生改变，进而导致其所调节的心肌病致病相关基因表达异常，最终致病。表观遗传机制强调了环境因素与疾病表型之间的潜在相互作用。

（三）非编码RNA与心肌病

随着心肌病发病机制研究的深入，人们发现，除了编码区域的遗传信息可参与心肌病的形成过程，非编码区域亦可作用于心肌病的形成过程。其中，短链非编码RNA（miRNA）广泛影响基因表达，并且越来越被认为是有价值的诊断和潜在的治疗靶点。研究发现，在心肌肥厚过程中miR-195、miR-223 and miR-214出现明显上调，miR-1和miR-133却明显下调。通过转基因技术，上调miR-1和miR-133表达后可阻止心肌肥厚发生。另外，环状RNA与心肌病也密切相关，如心脏相关的circRNA（Hrcr）通过清除促心肌肥大的miR-223，从而阻断异丙肾上腺素诱导的心肌细胞肥大。

（四）心肌病基因诊断流程（图3）

当前，随着基因检测技术的费用逐渐减少，其在心肌病诊断的应用越来越广泛。在一定程度上，它提高了心肌病的诊断率，甚至有助于早期发现心肌病。但如我们前文所述，心肌病受多种遗传方式调节，并可继发于非遗传因素，其发病机制尚未完全阐明。因此在未来，心肌病的诊断需要更多样化的基因检测技术及其他临床诊断手段。

三、儿童心肌病的临床特征

从1891年开始关注"心肌病"起，经过120余年、无数临床医师、医学家的不断总结，人们对于心肌病的认识不断深化（表2）。儿童心肌病的最突出表现就是心力衰竭，并且往往是双心室同时衰竭，这是与成人心肌病最大的不同之处，也是儿童心肌病诊疗过程和预后改善所面临的巨大挑战。

虽然当前心脏病内外科对于各种类型心肌病有许多针对心力衰竭、心律失常、纠治血流动力学等方面异常的治疗手段，甚至到疾病终末期可进行心脏移植。但遗憾的是，当前心肌病的治疗手段仍十分有限，且效果不佳。究其原因，可能跟我们当前对心肌病认识的局限性有关。当前我们对心肌病的诊断是基于心脏彩超等传统技术所监测到心脏结构和功能改变的信息，具有一定的"滞后性"。一旦病变结构已形成、心功能已受损，再去逆转是十分困难的。因此，对心肌病的病理生理机制，特别是分子病理机制进行深入研究显得十分重要，其有助于我们

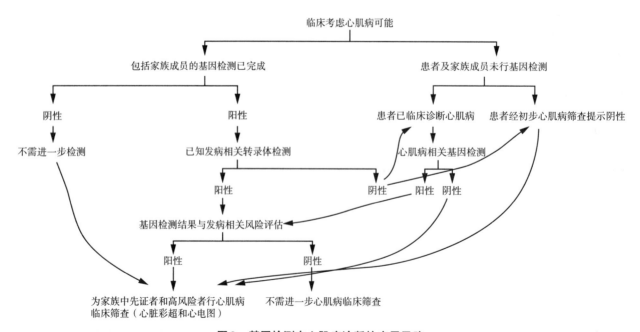

图3　基因检测在心肌病诊断的应用思路

表2　不同心肌病的临床特征

	扩张型心肌病	肥厚型心肌病	限制型心肌病	心肌致密化不全	致心律失常性右心室心肌病
定义	左心室扩张合并左心室收缩功能障碍性疾病	由于编码肌蛋白基因突变导致的原发性心肌病,以心室肌非对称性肥厚为特征	是以心内膜和心内膜下心肌纤维化,导致累积心室顺应性减低,心室舒张功能障碍和充盈受损的心肌病	心肌纤维形成粗大的肌小梁和深陷的隐窝交织而成海绵状心肌	以心室性心律失常和心脏性猝死为特征的心肌病
儿童发病率	0.57/10万儿童,占儿童心肌病的50%以上	0.47/10万儿童,占儿童心肌病的42%	0.03~0.04/10万儿童,占儿童心肌病的4.5%	10岁以下儿童发病率:0.12/10万,婴幼儿:0.81/10万;占儿童心肌病4.8%。	在所有人群(青少年、年轻成人多见)中发病率为:1/5000,儿童数据不详
致病因素	编码肌小节的基因的显性突变;炎症、传染病、自身免疫紊乱;毒物暴露;神经激素异常	编码肌小节基因的显性突变;能量供应不足致舒张功能障碍;胶原蛋白合成增加导致心肌纤维化;钙紊乱	器质性病变诱发舒张功能异常;钙离子稳态异常;线粒体功能障碍	胚胎发育期肌小梁致密化过程终止或失败	桥粒的损失导致细胞连接受损,从而引起细胞死亡或局部纤维化。环境因素可加速黏附损失和疾病进展
症状	从无症状到急性失代偿心力衰竭、心源性休克;心律失常(尤其LMNA突变者)	心脏杂音,但无症状;运动耐受力差、胸痛、心悸、晕厥、心搏骤停;猝死,运动时风险增高	无症状、明显的心力衰竭、晕厥、猝死;猝死风险<28%;房性、室性心律失常或心脏传导阻滞	进行性收缩、舒张功能障碍(可不出现)、心律失常、血栓形成	无症状或头晕、心悸、胸闷或频繁室性心律失常或猝死
治疗	洋地黄类、血管紧张素转化酶抑制药、利尿药、β受体阻滞药、抗心律失常药物、抗生素、电复律等	β受体阻断药、钙离子通道阻断药、外科手术、置入心脏起搏器等	慎用利尿药、抗凝药、抗心律失常、置入心脏起搏器、心脏移植等	抗凝治疗、改善心功能等	限制运动、β受体阻断药、抗心律失常、心脏移植等
预后	生存率:首诊后非心脏移植患者的5年生存率为60%~75%,其中有20%~45%患者心功能正常	5年存活率97%,10年存活率94%;有2次死亡高峰期:1岁前及8~17岁	诊断后5年生存率68%	18%患者最终死亡或需心脏移植	经正规抗心律失常药物治疗,心律失常的死亡率每年为2.3%~2.5%

早期、精准地监测可能的致病人群,并及早干预,阻止病变形成。

四、总结

综上所述,随着人们对心肌病的病理机制深入研究,对心肌病认识会不断深入,最终可能实现对尚未形成心脏结构、功能破坏的"早期心肌病"的认识和诊断。对心肌病的早期诊断(甚至是产前),并及早干预(阻止病变过程)等临床目标的实现,可提高心肌病的诊断水平,同时可降低心肌病外显率,以及为心肌病的精准治疗提供大量依据,最终可提升心肌病的诊疗水平。

(周挥菁　王慧深)

3. 心肌病的诊断和治疗进展

心肌病是因为心肌的病变导致心脏结构和功能异常的一类疾病，是在排除了冠状动脉硬化性心脏病、高血压、心瓣膜病及先天性心脏病后方可诊断的一类疾病，包括扩张性心肌病、肥厚性心肌病、致心律失常性右室心肌病、左心室致密化不全性心肌病及限制性心肌病等。心肌病因为和遗传相关，所以通过家族筛查可以提早发现部分患者，不过更多的患者是在症状出现之后才被诊断的。全球心肌病导致的死亡率和致残率稳步增长，心肌病也成为心脏移植的首要疾病，所以心肌病的早期诊断和及时治疗非常重要！

本文就近年来心肌病的分类、检测、诊断及治疗相关的一些进展做一初步阐述。

一、心肌病分类方式的逐年演变

1995年WHO根据心肌病变的形态及功能将心肌病划分为以下几个亚型：①扩张性心肌病（DCM）：特征为左心室扩张，收缩功能明显受损；②肥厚性心肌病（HCM）：特征为左心室或者右心室的室壁肥厚，可同时有室间隔的肥厚，多数为不对称性肥厚，甚至心尖部肥厚；③限制性心肌病（RCM）：特征为心室充盈受限，舒张期心室容积下降，心室收缩功能正常或接近正常，心室壁肥厚；④致心律失常性右心室心肌病（ARVC/ARVD）：特征为渐进性的右心室心肌纤维脂肪化，由局部心肌病变进展为整个右心室心肌病变，甚至累及左心室；⑤未分类心肌病：包括一些不容易归入任何群体的心肌病，如心肌致密化不全，心脏淀粉样变等。而由心肌以外的原因所导致的心肌病如缺血性心肌病、瓣膜病性心肌病、高血压心肌病、炎症性心肌病、代谢性心肌病、全身系统疾病导致的心肌病、过敏和中毒性心肌病及围生期心肌病等则列为特异性心肌病范畴。

2006年美国心脏协会（AHA）心肌病指南将心肌病分为原发性心肌病和继发性心肌病。原发性心肌病是指病变仅或主要局限于心肌，继发性心肌病是指心肌受累的表现是全身性（多器官）疾病的一部分。

原发性心肌病又被细分为遗传性、混合性（遗传和非遗传性）和获得性三类：①遗传性心肌病包括肥厚性心肌病、致心律失常的右心室心肌病、糖原贮积症、线粒体病及几种离子通道导致的心肌疾病；②混合型心肌病包括扩张型心肌病和限制性心肌病；③获得性心肌病包括感染性（心肌炎）、负荷诱发的心肌缺血（Tako Tsubo，也称为心肌球囊综合征）、围生期心肌病、心律失常性心肌病等。

继发性心肌病包括浸润性、中毒性、炎症性、内分泌性等。

2007年底2008年初，欧洲心脏病学会提出了一种新的心肌病分类方法，将心肌病分为家族/遗传性心肌病和非家族/非遗传心肌病。其中，家族/遗传性心肌病细分为不明基因缺陷和特定疾病亚型，非家族/非遗传性心肌病细分为特发性和特定疾病亚型。另外使用"特定心肌病"描述与特定心脏或全身疾病相关的心肌病，如心脏淀粉样变性、心脏毒素、围生期心肌病、心脏结节病、心肌炎、自身免疫性心肌病、内分泌和代谢性心肌病及遗传性心肌病。

2013年世界心脏联盟提出的心肌疾病的MOGE（S）分类，这大概是最复杂的心肌病分类方法，参考了恶性肿瘤的分类分期法，提出了基于临床型和基因型的系统分类法，该分类根据患者的5个特点来分类并进行编号，包括心肌的形态功能表型（M）、受累部位（O）、遗传方式（G）、致病原因包括遗传缺陷或潜在疾病（E）及患者的功能状态和疾病进程（S）。这种分类方式优势在于一目了然，应该是最好的分类方法，不过相对比较复杂，所有的患者都需要进行影像学及基因学检查，全面推广会有一定难度。

另外，因为形态学异常的表现并不等同于心肌病（如约10%的无心血管疾病的人可能会看到有左心室致密化不全的影像表现），并且基因表型阳性和表型阴性发展为心肌病的风险也并不平行，所以对于临床医师来说如何正确地评价具体的患者存在一定的困难，有一定的不确定性。

Quarta等为了解决这种不确定性，2017年提出了新的一个心肌病的诊断框架，主要标准包括以下5个方面：①明显的形态学异常，排除了生理性重构；②明确的证据表明左心室［和（或）右心室］全部或局部收缩或舒张功能障碍，或左心室在静息或运动时存在流出道梗阻；

③频繁的室性期前收缩（每24小时超过10 000次）并且运动时室性期前收缩增加，或持续或非持续的心室心动过速；④有呼吸困难、心绞痛、先兆晕厥或非血管神经性晕厥发作（尤其是在运动时或运动后或饭后），或有氧活动耐力明显下降；⑤基因检查结果阳性或有心肌病家族史、有青少年心力衰竭或猝死的家族史，如果情况不明可以通过家属筛查来确定。

二、心肌病的检测与诊断

（一）非侵入性的检测方式

1.心脏彩超　临床怀疑心肌病时，最常用的检测手段是心脏彩超。二维心脏彩超可以判断心脏的基本特征，而进一步的组织多普勒及组织染色则有助于判定早期的心肌功能异常，如异常的组织多普勒信号可以协助鉴别心肌肥厚是HCM患者的早期心脏改变，还是运动员的生理性心肌肥厚。通过心肌长轴纵向张力、心脏容积和机械功能等的检测有助于区分生理性和病理性肥大及判定疾病的预后。如在结节病患者中发现，在还没有证据显示累及心脏时，如果心脏彩超显示长轴纵向张力受损则预示心血管事件发生的风险已经增加了。在接受氨茴环霉素治疗的患者中发现，治疗过程中如果早期心脏长轴纵向张力峰值降低15%，提示今后可能会出现药物相关的心肌毒性。另外，节段性或者区域性的心肌应力异常对于鉴别一些特殊的心肌病如心尖肥厚性心肌病或者心肌淀粉样变等也有一定的意义。对于HCM患者行室间隔切除手术时，心脏彩超检测的室间隔基底段平均收缩张力和舒张张力与心肌收缩功能相关，有助于评价手术疗效。

血流向量图是一种新的多普勒信号分析方法，这种信号分析方法发现在梗阻性HCM患者中收缩期二尖瓣前向运动及形成梗阻的原因，是早期的收缩喷射流或说等容涡流冲击二尖瓣后方导致，而不是因为左心室流出道狭窄导致血流速度加快产生的文丘里力所致，这对于HCM梗阻的机制是一个新的发现，而且在近期的一项研究中也显示了涡流的形成与心脏功能是密切相关的。

2.心脏磁共振（CMR）　CMR通过多参数、多平面、多序列成像可以同时对心脏的解剖结构、运动功能、血流灌注和组织特性进行"一站式"评估，在心肌病病因诊断、危险分层及预后判断上具有独特的价值，已成为心肌病最理想的无创性检查手段。如HCM患者在发现肥厚之前的阶段，CMR已经可以观察到基底束和二尖瓣的异常（如二尖瓣前叶冗长）。分形维数是一个评价心肌小梁复杂性的指标参数，在HCM突变携带者还没有

出现左心室肥大时分数维数已经增加了。另外CMR也发现，ARVC/ARVD的患者也存在一定程度的左心室结构异常。

钆对比剂延迟强化磁共振成像（LGE-MRI）具有高度的组织特异性和良好的空间分辨力，可以发现心肌瘢痕组织的存在、分布和负荷及心肌纤维化程度，并且能够很好地与心肌梗死相鉴别。在一项对2390名不同类型扩张型心肌病患者的荟萃分析中发现，LGE与心脏猝死（SCD）发生率增高及室性心律失常的发生独立相关。在HCM患者中，LGE每增加10%，SCD事件增加40%。特别重要的是，在传统风险分层方式认为低SCD风险患者中，如果LGE比例占心肌比例的15%的话，5年SCD风险高达6%。在Duchenne型肌营养不良患者中，LGE延迟强化量与左心室射血分数（LVEF）的下降呈量效关系。在心脏淀粉样变患者中，心脏磁共振成像显示了整体心内膜下LGE的特征模式。

另外，与健康对照和主动脉狭窄的患者相比，系统性AL淀粉样变患者心肌中的非对比期T_1纵向松弛时间显著增加。

在非缺血性心肌病患者中，细胞外体积分数（包括弥漫性和肉眼可见的斑片状纤维化）可以通过Look-lock反转恢复方法（MOLLI）来测定，相比于测定射血分数，这个方法能更好地测出左心室局部的心肌收缩速度，而间质纤维化是携带核纤层粘连蛋白A/C基因突变的患者的亚临床心脏受累的一个明显标志。

最近，通过体内扩散张量心脏磁共振技术薄层扫描（5～10个心肌细胞厚度）心动周期的运动和方向可了解心肌微结构的动力学特征，发现在DCM和HCM患者心肌都存在移动力下降的现象，而HCM患者表现为舒张期移动力下降，而DCM患者则是在收缩期。

另外，使用四维（4D）流（3D＋时间＝4D）可以更好地分析血流形态，这项技术应用在HCM患者中发现无论有无梗阻，两组患者升主动脉血流都显示出异常的血流方式，不过，这一发现的意义还不清楚。

3.心脏正电子发射计算机断层显像（PET-CT）　心脏正电子发射计算机断层显像可以评估心肌的灌注和代谢异常，对心肌缺血、梗死、冬眠、顿抑的诊断价值较大，而在心肌病的诊断应用上有一定的局限性。在心肌病的应用上，如心脏结节病中，如果PET-CT发现在活动期存在心肌灌注不足和局部代谢活跃，则提示死亡风险及室性心动过速的发生率增高。磷酸锝-99衍生物可以与心肌中的甲状腺素转运蛋白结合，锝-99PET-CT可用于鉴定野生型和突变型甲状腺素转运蛋白相关的淀粉样变性，如果怀疑淀粉样变性，PET扫描结果为阴性，提示可能为轻链

淀粉样变性。

（二）侵入性的检测方法

1.心导管检查　心导管的检查可以直接测量心脏各腔室及血管内压力，对于区分限制性心肌病还是缩窄性心包炎有很大的临床意义。在缩窄性心包炎的患者，通过心导管可以同时精准地测量左心室和右心室的压力和压力差，以及心室收缩面积指数，仔细测量有助于避免误诊潜在的可逆性疾病。心导管检查对于其他心肌病的诊断意义不大。

2.心内膜心肌活检　经静脉心内膜心肌活检是一种侵入性的检测方法，对于难以诊断的心肌病，活检对于疾病的诊断及预后的判定有着重要的意义。心内膜心肌活检对淀粉样变诊断的敏感度几乎可以达到100％，对结节病等局灶性疾病的敏感度约可以达到30％。心内膜活检通常部位为右心室游离壁，主要并发症的发生率（如心脏压塞）<1％，在3D超声心动图指导下通过荧光镜引导来完成活检，可以降低对RV游离壁活检的风险；双心室活检可以提高诊断的正确率，如果由经验丰富的操作者操作，主要并发症发生率与单纯右心室活检并发症相似。对于结节病或者淋巴细胞性心肌炎，通过电压图来指导活检取材部位可以提高阳性检出率。在心肌炎的患者，活检的标本还可以通过免疫组化来判定炎症机制，通过分子技术，如多聚合酶链式反应来检测病毒基因，或通过对非编码的转录子（如microRNA）的分析，可以指导临床治疗及对疾病预后的判定。一项有趣的研究发现，在随访4.9年±3.9年期间，如果在急性失代偿期的DCM患者的左心室后外侧壁活检获得的心内膜心肌样本中发现存在局部或弥漫的肌原纤维溶解，提示随访期死亡或心力衰竭再次住院的风险增高。

（三）遗传（基因）的检测与评估

大多数心肌病是单基因疾病。当发现难以解释的心肌病，或有SCD家族史，或心肌病家族史，或心电图提示遗传性心律失常时应该进行基因评估。

首先，如果可能的话，第一步是建立标准化家族史图谱，必须涉及三代，具体内容可以咨询遗传学专业人士，这有助于了解患者可能存在的潜在并发症。而心肌病患者基因测试的主要目的是为了鉴别家族成员的危险性。

在一项对312名DCM患者大规模的研究中发现，1/4的家族性病例和18%的散发性病例出现了肌联蛋白基因的截断基因突变。而这个基因突变在HCM患者（$n=231$）和对照组（$n=249$）只有1％和3％的发生率。

VivekSingh等发现富含组氨酸的钙结合蛋白（HRC）是肌质网吸收和释放钙离子的一个主要调控者。肌质网是心肌纤维中的一种网状的管状和囊状结构，它借助释放和储存钙离子对心脏的收缩和舒张起到重要作用，他们发现在HRC当中存在一个Ser96Ala基因突变，并证实在一组患有扩张型心肌病患者中所出现的恶性室性心律失常及心源性猝死与该基因突变有密切关系。

Coppin等报道，在HCM患者，与基因突变影响粗肌丝蛋白的患者相比，突变影响细肌丝蛋白的患者更容易出现左心功能不全，心力衰竭和严重的舒张功能障碍，另外，值得重视的是，在HCM患者中基因是否产生表型与疾病的相关性比基因是否存在更具有意义。

在ARVD患者，基因多态性也与预后相关。携带桥粒基因突变的AVRD预后比携带肌联蛋白突变的患者预后更差；另外，在携带致病基因突变的AVRD患者队列研究显示桥粒斑蛋白（DSP）突变的存在更进一步提示了猝死和心室颤动的风险，该研究还提示预后与男性及多基因突变有关。未来心肌病的治疗应该包括基因多态性的治疗，甚至表型前阶段即给予药物治疗。

如果伴有先天性畸形，怀疑染色体异常时应该考虑进行基因面板分析。而当心肌病是主要表现，怀疑核苷酸水平的遗传异常时，可以针对特定形态功能表型的基因面板进行突变基因筛查。

淀粉样变性是一种全身性疾病，由于错误折叠的蛋白质沉积，导致了心脏受损。心脏淀粉样变有两种主要形式：由免疫球蛋白轻链引起的AL淀粉样变和由甲状腺素转运蛋白引起的淀粉样变。甲状腺素转运蛋白患者可能有野生型（以前称为老年淀粉样变性）或遗传变异型。异亮氨酸取代缬氨酸的V122I突变体在非裔美国人中的流行率约为3%，是与遗传变异淀粉样变性相关的最常见的点突变。这种突变的携带者曾被认为死亡风险会大大增加，但在一项纳入3856名非裔美国人的研究，124名携带者突变携带者，21.5年的随访期中发现，这些患者患心力衰竭的风险虽然增加了，但死亡率在统计学上并没有显示出显著性差异。其他的遗传变异包括Val30Met（在葡萄牙、西班牙）和Thr60Ala（在爱尔兰），这两种基因通常都会影响神经和心脏，不过，早期心脏受累在Val30Met中并不常见。

基因突变检测有五类结果：突变致病性、突变可能致病性、突变意义不清楚、突变可能良性和突变良性。基因检测对心肌病的诊断率在ARVD为50%～60%，扩张型心肌病为20%～30%，不过，貌似对所有相关基因的筛查也难以增加HCM的诊断敏感性。为了降低花费，有些机构转向二代基因测序策略，检测包括外显子（蛋白质合成的基因序列）和相关目标的基因组（包括编码和非编码）序列。从临床的角度来看，非定向第二代基因测序的主要挑战是增加了对未知基因突变意义的鉴别，不过，近期有报道显示把这些技术与功能研究结合起来在基因突变上发现了一些令人鼓舞的结果，大规模的遗传与表型信息储存库的建立，其结果是增强了分析技术，从而促进下一代测序的实现。应该说将遗传信息纳入流行病学研究并进行长期随访，为了解疾病的自然史并对其危险分层或尽早干预，提高患者的生活质量及降低其死亡率翻开了新的一页。

（四）电生理检测

置入性心脏复律除颤起搏器适用于特定的心力衰竭患者或EF下降的患者，以及有高危猝死风险的HCM患者，可以预防猝死。在心脏结节样病患者，电生理检查有助于SCD的危险分层。接受心脏再同步化治疗的患者中约有30%的患者治疗效果不佳，很大原因是因为心房颤动或者双心室起搏率<90%。一个对心脏再同步化疗效不佳的潜在影响机制的新发现是起搏器诱导的不同步性，这个现象是在心动过速性心肌病的犬模型身上发现的，给予每天6h的右心室起搏可以导致左心室扩张及心功能紊乱，当室性期前收缩超过24%的总心率次数时，会导致室性期前收缩相关性心肌病，而在射频消融术后，心功能可以得到改善。电解剖瘢痕模式可以区别右心室流出道室性心动过速与ARVD，ARVD存在明显的从三尖瓣下扩展至心尖部及右心室流出道的瘢痕，用电解剖图可以引导正确的心肌活检部位。

三、心肌病的治疗

（一）心肌病的精准医学和精准医疗

精确医学是一种新兴的疾病治疗和预防方法，结合心肌病独特相关的个体的变异性（包括基因、环境因素和生活方式），在部分心肌病患者可以尝试精准治疗。如转录因子介导的重编程技术的发展，使得人类诱导的多能干细胞（hiPSCs）得以产生，通过获得患者特异性多能干细胞衍生心脏细胞（hiPSC-CMs）的方法，有助于疾病的建模、再生医学、药物发现及毒性进行筛选。对于在心脏转录中携带突变的hiPSC-CMs，因子TBX20产生了左心室致密化不全心肌病的表型特征，在基因测试中，也检测到异常的转化生长因子β（TGF-β）信号，TGF-β信号的抑制和TBX20突变的基因组的校正足以逆转左心室致密化不全的表型。另外，利用DCM患者来源的hiPSC-CMs，发现了肌联蛋白基因突变导致DCM患者肌节功能不全的可

能机制，为DCM患者的精准治疗提供了基因基础。而在另一项激动人心的试验中，发现经历过多柔比星心脏毒性的患者的HiPSC-CMs比没有经历过多柔比星毒性的患者的HiPSC-CMs对体外多柔比星毒性更敏感，可能的机制包括细胞活力降低、线粒体功能受损、代谢紊乱和活性氧物种产量增加，这一发现表明hiPSC-CMs可能是预测化疗是否会导致心脏毒性的潜在工具。

小鼠HCM模型中的突变沉默疗法显示，表型表达的不可逆触发发生一般在发育早期（<6周），检测基因型阳性而表型阴性患者的优势之一，是具有被干预和改变疾病发展轨迹的潜力。在一项研究中，38名携带HCM相关致病性肌节突变但不伴有左心室肥厚的患者被随机分配给地尔硫䓬或安慰剂，与安慰组相比，接受地尔硫䓬治疗的患者显示出稳定的左心室内径和平均厚度体积比，而安慰组显示出左心室内径缩小，平均厚度体积增加。

先前有临床前证据表明，肾素-血管紧张素轴抑制对改变HCM的进程有潜在益处，在一项纳入133名梗阻性和非梗阻性心肌病患者随机对照试验中发现，尽管氯沙坦耐受性良好，但与安慰剂相比，在主要终点方面并没有显示出显著差异（通过计算机断层摄影或心脏磁共振成像测量的LV质量变化）。

LGE的存在可以用来判定杜兴Duchenne 和贝克尔Becker肌营养不良症患者的预后，这些患者即便LVEF正常，发生心功能受损的风险也会升高。在这个特定的患者群体中，用依普利酮（Duchenne）和血管紧张素转化酶抑制药（Duchenne和Becker）治疗，发现可以延迟并减轻心脏重构。

最近，在一项试点随机试验中，对部分HCM患者进行了适度锻炼的效果评估，16周后，根据心肺运动测试，随机分配到无监督运动方案中的患者的运动能力虽然提高不多，但显示出显著性差异，而且没有显著的不良事件。在非缺血性扩张型心肌病中，心脏康复12周后，静息状态和冷加压试验显示心肌血流量有所改善。

（二）靶向治疗/小分子治疗

MYK-461是一种与肌球蛋白结合的小分子，能以剂量依赖的方式降低肌球蛋白的ATPase活性，从而降低肌节的收缩性，已经证明，如果在肥厚前期，尽早（8～15周）给药，可以防止HCM小鼠模型中HCM表型的发展，并且即便是在出现肥厚表型后给药，也可以有部分逆转异常的结构的作用。给HCM猫模型静脉注射MYK-461可以降低猫的心肌收缩力，改善二尖瓣收缩期的前向运动，缓解猫左心室收缩期的流出道梗阻。在人类两名接

受MYK-461治疗的患者的初步结果是发现治疗后LV流出道压力阶差下降，心肌收缩力下降，而且降低呈现剂量依赖性，不过，值得注意的是，一名患者在接受了最大的研究剂量时出现了心脏停搏，不过在没有干预的情况下自行恢复了心跳。

Noonan综合征（小儿先天性侏儒痴呆综合征）和Noonan综合征伴有多种雀斑样痣（以前称为LEADOPE综合征或豹斑综合征），是由于生殖细胞Ras/丝裂原活化蛋白激酶（Ras/MAPK）信号传导途径的错义突变导致的常染色体显性遗传病，表型异常之一是发展为HCM，患有这些疾病的小鼠心脏中存在一种高度酪氨酸磷酸化形式相关的蛋白（PZR），易等描述了在带有雀斑样痣的Noonan综合征和Noonan综合征的小鼠模型中，给予低剂量的达沙替尼（酪氨酸激酶抑制剂）改善了心肌细胞的收缩性，减少了纤维化，而且如果在子宫内给药，可以改善出生后HCM的表型。

LMNA基因编码层粘连蛋白C和A。层粘连蛋白C和A是核膜的主要组成部分，核膜是为细胞核提供结构支持，并使之能够进行正确的基因表达和DNA修复的一种蛋白质网状结构。层粘连蛋白A和C可以通过剪接基因产生。层粘连病是一组由LMNA基因突变引起的多种疾病，最常见的是扩张型心肌病。目前，LMNA突变的病理生理学机制研究显示其致病性包括对机械应力的敏感性增加、基因表达的改变及前层粘连蛋白A的累积。在Hutchinson-Gilford早衰综合征患者的成纤维细胞和小鼠模型中，用反义寡核苷酸替代剪接调节以增加层粘连蛋白C并减少前层粘连蛋白A的积累的可行性已经成功通过测试。基于对MAPK和Akt/mTOR（西罗莫司的哺乳动物靶标）通路异常激活的认识，在层粘连疾病小鼠模型中，分别使用蛋白激酶抑制剂和mTOR抑制剂发现在阻断心功能受损的进展上得到了可喜的实验数据。

结节性硬化症由于基因突变导致哺乳动物西罗莫司靶蛋白复合体1（MTOR-1）的激活是该综合征中肿瘤形成的公认的机制。在患有结节性硬化症的心肌病的患者中，在心内膜心肌活检中检测到核糖体蛋白S6的磷酸化（MTOR-1激活的标记），给予依维莫司（MTOR抑制剂）可以改善心肌收缩功能和LV内径。

（三）心肌病和心力衰竭的基因治疗

对心力衰竭的分子机制的了解越多，对基因治疗潜在靶点的也就有了越多的认识。通过靶向结合钙循环相关的分子（肌质网Ca^{2+} ATPase或SERCA2a）或增加β-肾上腺素能系统功能（人腺苷酰环化酶6型，或HA6）来增加心脏收缩性，并通过增加干细胞衍生因子1（SDF-1）的表达来增强干细胞的修复，这些都已进行过临床试验评估。在一项通过经皮注射基因治疗钙上调的研究中，250名纽约心功能Ⅱ～Ⅳ级且LVEF<35%的患者，被随机分为冠状动脉内输注携带SERCA基因的腺相关病毒组与安慰剂组，中位随访时间为17.5个月，虽然一级终点（包括因心力衰竭入院及因心力衰竭需要急诊留观）未达到显著性差异，但试验组没有重大的临床不良事件，显示出这种治疗还是可能有一定前景。最近的一项Ⅱ期临床研究显示，与安慰剂组相比，在冠状动脉内注射携带hAC6基因的腺病毒可提高患者的LVEF。

（四）细胞治疗

给LVEF平均31%的非缺血性心肌病患者静脉内注射同种异体间充质干细胞显示可以改善患者的6min步行距离，提高患者的生活质量，并且安全性也很好，在接受最大药物治疗的患者中，LGE检测没有发现显著的心肌瘢痕形成。另外也有一篇报道显示，在心内膜注射同种异体间充质干细胞，致敏风险极低，安全性很好，而且效果优于自体间充质干细胞。在一项入选严重LV功能障碍的15例缺血性心肌病和12例张性心肌病患者的Ⅰ期临床试验发现，通过左胸切口将来自自体肌肉取出的无支架细胞片移植到心外膜表面后，患者症状改善，6min步行试验和LVEF改善上有明显效果，安全性也很好，没有重大的不良事件出现。

（五）心肌淀粉样变的最新治疗

在最常见的甲状腺素转运蛋白性淀粉样变的心脏淀粉样变的患者中，使用小干扰RNA和反义寡核苷酸阻断异常蛋白质合成的新疗法正在进行Ⅲ期临床试验评估。而使用淀粉样纤维反应性嵌合单克隆抗体治疗轻链淀粉样变性的可行性临床试验也正在被评估，这种治疗方法在对6例难治性淀粉样变性患者的Ⅰ期临床试验中显示是安全的，有3例患者显示出治疗效果：2例表现在心脏，1例表现在胃肠道。

（六）心力衰竭中的免疫调节

炎症是心力衰竭发展和进展的关键因素。大规模随机临床试验已经证明抗肿瘤坏死因子对心力衰竭的治疗是无效的，甚至是有潜在害处的。非特异性免疫调节在减少任何原因导致的死亡和心血管原因导致的住院治疗方面也显示无效。不过，人们现在对先天性免疫的操纵系统越来越感兴趣，Toll样受体是先天免疫系统和相关分子（如髓样分化1）的主要受体，成了吸引大家的目标,并成为深入研究的主题。另外,发现在心力衰竭患者中,具有抗炎症和促进组织再生作用的胚胎来源的巨噬细胞被有促炎作用的单核来源的巨噬细胞所代替,这给心脏恢复又开辟了一个新方向。

(七)新的手术方法

在HCM患者中,外科室间隔切除术Morrow术式是最常用于解决二尖瓣收缩期前向运动导致的流出道梗阻和二尖瓣反流的手术方式,部分患者术中需要同时行二尖瓣手术,如二尖瓣修复术或二尖瓣置换术。近期,对于室间隔轻度肥厚的HCM患者,一种新的经主动脉切除增厚的继发性二尖瓣腱索的手术方式似乎能有效缓解患者的流出道梗阻,其最大的优点是可以避免额外的二尖瓣手术,这项技术是基于一个新的病理生理假设,那就是流出道的梗阻是源于继发的腱索纤维化和挛缩引起二尖瓣前叶异常运动,并使瓣叶的松弛部分移位到左心室流出道从而导致了梗阻。

四、小结

综上所述,心肌病的患者数量越来越多,因其强大的遗传基础,故此所有的心肌病患者应该都进行完整的家族史调查;心脏磁共振成像对明确心脏形态功能表型、预后和检测亚临床疾病方面非常有益,临床上应该正确地加以利用;对于开展复杂心肌病的基因研究及检测,临床上的应用也越来越广泛并深入;MOGES分类法为心肌病的沟通简化及患者分类提供一个良好的框架;在心肌病的治疗上,患者特异的多能干细胞来源的心肌细胞用于疾病建模和治疗测试有了非常可喜的进展,而基因治疗、小分子、小干扰RNA和反义寡核苷酸等治疗方法也正在进行相应的临床试验。

(刘　戬　李广镰)

4. 致心律失常性心肌病: 病理学、遗传学和发病机制

致心律失常性心肌病（ACM）是一种罕见的、以纤维脂肪替代正常心肌细胞为特征的电学高度不稳定性遗传性心脏病。起初人们认为这是一种先天性疾病，随着时代的发展，如今ACM被认为是一种营养不良的心脏肌肉疾病，目前的治疗策略侧重于减轻症状、延缓疾病的进展及预防危及生命的心律失常和心脏猝死，目前尚无有效的治疗方法。编码桥粒蛋白基因及其他基因突变的鉴定，使得我们能深入了解该疾病的发病机制，并能促进对高危的家庭成员的识别。然而，该疾病的表现型是多样化的，以不完全外显性为特征。尽管原因尚不清楚，但性别、耐力锻炼及基因剂量效应似乎在这些现象中都占据了一部分的作用。有关ACM中涉及的基因和突变的发现，不仅为动物和细胞模型的创建提供了可能性，也使得研究人员得以解开它的潜在分子机制。在人类及动物模型中的研究观察表明，细胞黏附度的降低，会影响细胞间的缝隙连接及离子通道在闰盘上的重构和桥粒功能受损，而以上这些有可能导致信号级联的影响，如Wnt/b-catenin和Hippo/YAP通路。这些路径的影响也被认为是导致纤维脂肪替代的原因，对细胞分子学过程更好的理解可能会使我们针对ACM中涉及的特定通路而产生一些新的治疗方法。

一、背景

致心律失常性右心室心肌病（ARVC）现在被认为是以右心室（RV）为主的致心律失常性心肌病（ACM）的一种亚型，它是一种遗传性疾病，其特征是心肌被纤维脂肪替代，使患者容易发生室性心律失常（VA），而室性心律失常往往危及生命，并导致缓慢进展的心室功能障碍。此病以右心室的结构变化占主导地位，尽管ACM也有左心室占主导地位的形式。患者通常在他们20～50岁时出现与VA相关的症状。其中＞50%的病例以心脏猝死为主要表现。一项基于国际工作组标准的分析中，编码心脏桥粒蛋白的基因突变在超过60%的病例中被发现。心脏桥粒由一组对称的蛋白质（钙黏蛋白、犰狳蛋白和plakins）组成，它们在肌细胞之间提供机械连接。然而，非桥粒基因也被发现。目前的管理策略侧重于生活方式的建议（限制体育锻炼），通过抗心律失常和心力衰竭药物、导管消融和置入式心律转复除颤器（ICD）置入，去减轻症状和减缓疾病进展。而对于终末期心力衰竭或难治性VA，可能需要心脏移植。

解释ACM的遗传基础需依靠动物及细胞模型的创建，以使研究人员能够发现ACM的分子机制，甚至是新的治疗方法。本文将讨论ACM病理表现、遗传学基础及发病机制的相关研究进展。

二、ACM的病理结果

（一）形态特征

在ACM中，部分心肌被纤维组织和脂肪组织所替代，局部或弥漫性心肌萎缩的原因是心肌细胞的丢失。这种疾病的病理特征是纤维脂肪替代和心肌细胞萎缩，通常存在于右心室，但也可能发生在左心室（LV），可为节段性或片状。传统上，典型的右心室被定位为"发育不良三角"，包括右心室流入道和右心室流出道、右心尖。然而，最近的心脏磁共振数据显示，有限的ACM优先影响右心室基底，只有在进展期累及全部右心室的情况下，才会累及右心尖。在76%～84%的ACM病例中观察到左心室受累，表现为后外侧和后间隔区较薄。通常，左心室受影响的程度小于右心室；然而，有一些疾病的特征是以左心室病变为主，这些也被称为心律失常性左心室心肌病（ALVC）。室间隔受累是罕见的，可能是因为它不是心外膜下结构。纤维脂肪性瘢痕组织从心外膜下肌层向心内膜发展，最终形成局灶性或弥漫性壁薄的跨壁病变，相对较薄的游离RV壁，可能导致典型的动脉瘤样扩张。显微镜检查通常可观察到存活的肌细胞岛，岛间为纤维脂肪组织。这些变化可能是心室传导延迟和折返触发室性心律失常的原因。受影响的心肌细胞表现出非特异性退变特征，如纤维性丧失和核形态的深染性改变。心肌细胞的死亡（获得性损伤），通过凋亡和（或）坏死，解释了心室心肌的渐进性丢失。这些变化可能伴有炎症浸润，尸检显示多达67%的心脏出现炎症浸润。重要的是，活动性炎症可能是电不稳定恶化和危及生命的心律失常发作的原因。炎症细胞是否对细胞死亡有反应，还是感染引起的原发性事件，还是非感染性免疫因子，仍需研究进一步

解释。

（二）右心室心内膜活检（EMB）的临床应用

EMB通过体内组织学观察到纤维脂肪替代心肌细胞，可用于ACM的诊断。此外，EMB可能提供额外的信息来排除ACM表型，如心肌炎或结节病，特别是在非侵入性评估仍不确定的散发性病例中。最理想的EMB位置是RV游离壁，然而需注意的是由于ACM，该位置可能已严重变薄。

在正常心脏中，随着年龄和体重的增加，心肌内脂肪在一定程度上存在于右心室。因此，脂肪组织应伴有纤维化替代和肌细胞变性，这才是充分的ACM形态学诊断特征。

除常规组织学外，免疫组化分析可能是一个有价值的工具，因为在大多数ACM患者中，也包括来自左心室或室间隔的活检样本中，盘状球蛋白（PG）信号水平可弥漫性降低，而与潜在突变无关。然而，本测试的信度和效度对于常规的临床实践还有待证实。

三、ACM的遗传基础

ACM在家庭中的聚集很早就得到证实。认识到Naxos病的心脏表型是一种罕见的家族性心肌病，与家族性ACM26重叠是一个关键的见解。在发现编码PG的JUP突变是Naxos病的原因后，*desmosomal*基因中acm相关突变迅速被发现，包括编码desmoplakin的DSP、编码plakophilin-2的PKP2、编码desmoglein-2的DSG2、编码desmocollin-2的DSC2。多达2/3的ACM患者携带这些桥粒基因突变。杂合突变导致蛋白产品的提前成熟和（或）异常拼接在PKP2中是最常见的。桥粒突变的遗传遵循常染色体显性模式，具有年龄相关性、不完全外显率和可变表达率。然而，ACM患者发生多种突变（复合杂合性和双基因性）并不少见，其发生范围也很广（各队列中报道的4%～21%）。这一范围很可能与如何判断严重错误的变异及对多少基因进行测序有关。纯合子突变的病例也可见。此外，在某些谱系中，兄弟姐妹比其父母或其父母的兄弟姐妹更容易受到影响，这些现象使人怀疑其他遗传和（或）环境因素可能起着一定影响作用。

尽管大多数acm相关的致病性变异发生在桥粒基因中（如ARVC基因变异数据库中报告的95.5%的变异），但在少数患者中发现了桥粒外突变。第一个是TMEM43中的p.S358L基础突变，编码跨膜蛋白43，该突变在纽芬兰和欧洲的患者中被发现。与其他心肌病和心律失常综合征相关的基因中也有致病突变的报道，包

括desmin（DES）、titin（TTN）、lamin A/C（LMNA）、phospholamban（PLN）、NaV1.5（SCN5A）和Filamin C（FLNC）。综上所述，这些发现反映了ACM与扩张型心肌病在的临床和基因重叠。编码"区域组合"［由桥粒、黏附连接（AJ）、离子通道和缝隙连接组成］蛋白的基因在ACM的发病机制中也具有潜在的重要性。编码aT-catenin的CTNNA3突变已在经典ACM家族中被发现。最近，发现两个具有右前显性ACM的家族在CDH2中可能发生致病突变，编码钙黏附分子cadherin-2。ACM中已经描述了转化生长因子-beta3（TGFB3）和心脏ryanodine受体-2（RYR2）基因的突变，尽管这种关联还有待证实。最后，有一些ACM病例没有可识别的突变。在关于ACM的最大研究中，有439例病例，37%的间质粒基因PLN或TMEM43没有可识别的突变。在这些难以捉摸的基因病例中，只有1/5有家族性疾病的证据。最近的一项荟萃分析证实，在没有桥粒突变的ACM患者中，家族史患病率较低。这就提出了一个问题，这些难以捉摸的基因病例是否主要是一种单基因疾病，或它们是否代表一种ACM的低基因形式，具有未知的、低渗透的基因变异和（或）外部因素在他们的疾病发病机制中起着重要作用。最近的研究表明，没有阳性家族史的ACM病例在高水平耐力运动员中观察到的比例较高，这表明锻炼是这些病例中生活方式的一个关键风险因素。

（一）ACM的基因型-表型关联

一些对临床有用的基因型-表型关联已被证实。总的来说，ACM患者的心脏表型和临床病程在有无突变的情况下并无明显差异。

最近的一项Meta分析发现，在伴有桥粒突变的ACM患者中，相对于结构异常、epsilon波或左束分支阻滞型心律失常，前心前区的倒置预激t波（V1-3）更常见。有突变的患者ACM发病较早。除了增加外显率外，携带多个突变似乎是恶性VA和猝死的一个重要危险因素。同样，在577例desmosomal、PLN、TMEM43突变携带者中，4%的多突变患者恶性VA的发生明显较早，LV功能障碍、C类心力衰竭和移植更为多见。这些数据表明，ACM存在基因剂量效应。基因型和ACM表型之间的其他关联，包括在伴有FLNC、DSP和PLN突变的ACM患者中，LV累及和心力衰竭的发生率更高。TMEM43 p S358L启动子突变在男性携带者中与高疾病外显率和心律失常风险相关。需要注意的是，ACM相关基因的变异也经常在普通人群中发现。

（二）ACM突变的外显率

家族性ACM具有不完全的年龄相关外显率和显著的变异表达率。随着ACM基因检测的扩大，目前正在发现越来越多的高危突变携带者，因此，了解ACM相关变异的存在所带来的风险至关重要。ACM相关突变的外显率可能被高估了，因为在遗传学研究中报告的家系的外显率将高于典型外显率和受影响的个体，这使他们对遗传研究具有吸引力。这些家庭可能有更多的遗传或环境因素，使他们处于更高的风险之中。在一份关于500多名桥粒突变携带者的报告中，约只有1/3的人符合工作组的诊断标准。来自偶然检测到的间质粒变异的非选择群体的数据表明，在一般人群中外显率可能要低得多。最近发表的一篇文章显示，在18个偶然发现的致病性ACM突变和194例具有不确定意义的罕见变异的病例中，无论是电子病历中报告的心脏诊断，还是ARVC专家评估的心脏测试，都没有显示出比对照组更高的异常率。

（三）基因型与运动在ACM发病机制中的相互作用

虽然对于ACM的表型异质性还没有明确的解释，即使是在相同突变的携带者中，也有越来越多的证据表明，运动在疾病外显率和心律失常风险中起着主要作用。参与耐力运动与增加疾病外显率有明显的关系。作为耐力运动员的桥粒突变携带者也有较早的ACM发病、更严重的结构异常、更高的心力衰竭可能性和更大的心律失常风险。有证据强烈表明，运动也与难以捉摸的ACM基因有关。一项研究表明，耐力超强的运动员可能会发展出一种运动诱发的ACM。两个研究小组发现，没有桥粒突变的ACM患者在临床表现前进行的剧烈运动明显多于携带桥粒突变的患者。一个最新的证据表明，ACM的表型表达存在一个阈值，该阈值取决于所进行的相对运动量。

四、发病机制

ACM的多种病因模型已经被提出。最初的模型将这种疾病解释为RV胚胎发育不良（发育不良）的表现。ACM不像Uhl病那样是一种先天性异常，而是一种随时间发展的心肌病，其病理结果在前文[二、（一）]中得到了证实。ACM小鼠模型进一步支持了这一论断，该模型表明出生后心肌开始丧失。慢性炎症也可促进ACM的发展。在接种柯萨奇病毒B3的小鼠（BALB/c株）中进行的实验显示，心肌坏死和炎症浸润，随后出现RV单纯性纤维化。虽然一份报告显示，嗜心病毒存在于散发性ACM病例的一个子集中，但另一组包括近50%的家族性ACM

病例，没有发现心脏中存在任何病毒物质。这表明，在散发性病例中可能存在病毒病原学，而在家族性ACM中更可能存在遗传底物。桥粒基因突变导致ACM的发现为理解该疾病的机制提供了重要的线索。如上文（三、）所述，桥粒与AJ、缝隙连接和离子通道共同构成间盘（ID）的面积组合。这种结构对心肌细胞的机电耦合非常重要，在细胞内的多个信号级联中发挥作用。首先，影响桥粒蛋白的突变可能导致细胞间机械耦合的减少。心肌细胞尤其容易受到机械应力的作用，耦合作用的减弱会导致心肌细胞的分离，进而导致细胞死亡、炎症和心肌的丧失。在ACM患者的心脏中，桥粒和ID的超微结构异常反映了受损的细胞-细胞耦合。其次，考虑到桥粒、离子通道和缝隙连接成分之间的相互作用，桥粒功能障碍也可能导致这些蛋白在ID处的重构，导致心肌细胞之间异常电偶联。Cx43和心脏电压门控钠通道（NaV1.5）的重构，已经在人类ACM心脏中被证明具有免疫荧光改变。这些观察表明，缝隙连接或离子通道重构可能增加心律失常的易感性。最后，由于ID重构而改变的信号通路也可能有助于ACM的发病机制。大多数实验模型关注的是桥粒蛋白的遗传缺陷，桥粒的主要成分是cadherins（DSG2和DSC2）、犰狳蛋白（PG和PKP2）和cytolinker蛋白DSP。钙黏蛋白具有胞外结构域，与邻近细胞的钙黏蛋白结合，对细胞与细胞接触的黏附性能起重要作用。钙黏蛋白的胞内结构域与armadillo蛋白结合，armadillo蛋白通过DSP间接与中间丝连接。armadillo蛋白质除了在桥粒中起结构作用外，还参与不同的信号通路。

（一）细胞-细胞间的联结

细胞-细胞间的联结，在多种ACM模型中得到了广泛的研究。模拟心脏受限或本构状态下的一种桥粒蛋白缺失的实验模型显示，任何一种桥粒蛋白缺失都可能导致ID和桥粒的超微结构异常。体外细胞研究也获得了类似的结果，证明了降低信息黏附在下调PKP2或PG.In，过表达不同desmosomal突变的蛋白质，模拟一个占主导地位的负面影响，同时也导致了超微结构的缺陷ID。细胞-细胞耦合功能受损也被证明在老鼠体内的ACM的发病机制中扮演了重要角色，这是对dsg2n271变异的突变，这对人类变异dsg2-n266是一种同源的行为。在Dsg2N271S小鼠中，ID在纤维化和坏死发生之前就开始变宽。在一些观察中，这种增宽与连接到桥粒的心肌细胞的局部溶解同时发生。Dsp心脏特异性敲除小鼠（Dsp-cko）在人类ACM表型中表现出许多特征（包括脂肪沉积和心律不稳）。早期表现为桥粒破裂、ID变宽、肌细胞粘连丧失。综上所述，这些数据强调了适当的桥粒功能对于心肌细胞稳定偶联的必要性。

（二）缝隙连接和离子通道重构

桥粒蛋白功能障碍与心电功能成分的交叉作用已在多个模型中得到研究。在内质网，桥粒、AJ、缝隙连接和离子通道相互作用并作为一个单元起作用。

在体外试验中，PKP2已经被证明可以与Cx43、ankyrin-G（AnkG）和NaV1.5发生物理作用。锚定蛋白是一种细胞骨架适配器蛋白，是电压门控钠通道复合物的重要组成部分。沉默的新生大鼠心室细胞PKP2导致信号Cx43、NaV1.5和AnkG ID的减少。杂合子小鼠中，尽管没有减少Cx43和NaV1.5信号，但表现出钠电流动力学的改变，并且在氟利卡因刺激下容易发生室性心动过速，而没有组织学上的心脏改变。在PKP2突变患者诱导的多潜能干细胞（hiPSCs）中，Cx43和NaV1.5的免疫反应信号也显著减少。Cx43在体内定位错误，表现为点状分布，而不是连续的Cx43组织模式，在过表达Pkp2 R735X的小鼠中观察到，但仅在运动后观察到。Dsg2N271S小鼠的心脏在心肌病变发生前进行体外研究，结果显示心脏传导速度降低，心律失常诱导率增加，这可能是由Dsg2-NaV1.5相互作用的干扰所致。除PKP2外，DSG2还与NaV1.5共免疫共沉淀。DSC2也显示出与Cx4371的物理相互作用，一个特定的DSC2突变导致了对Cx43结合亲和力的降低，这表明DSC2突变可以改变Cx43的功能。在体外和体内的实验模型中，PG和DSP缺失和突变的建模均存在显著的负向效应，实验表明，当这些基因受到影响时，Cx43也会发生重构。与Dsg2N271S老鼠的观察结果一致，杂合的Dsp敲除老鼠在没有明显的心脏结构异常的情况下，表现为传导延迟和增加对诱导室性心动过速。观察到的Cx43定位错误和表达减少可能是潜在的机制。通过钾通道亚基Kir2.1介导的内向整流钾电流（Ik1）在斑马鱼中被发现过表达突变体c.2057del2 JUP（PG-2057del2）。PDZ区域包含突触相关蛋白97（SAP97）的免疫染色显示该蛋白减少。SAP97介导PG、Kir2.1和NaV1.5向ID的转运，提示这些离子通道可能在疾病过程中发挥作用。在去除PG和b-catenin的双敲除小鼠中，强调区域复合蛋白作为一个单位的功能，Cx43重组先于小鼠的高心律失常表型。值得注意的是，在纯合子限制性PG缺陷小鼠模型（Car PG$^{-/-}$）中，Cx43重组未观察到有电不稳定，而在其他Car PG$^{-/-}$小鼠中，Cx43重组未观察到任何电异常。综上所述，这些在不同细胞模型和小鼠模型中进行的研究都支持这样的观点，即当桥粒功能被破坏时，桥粒蛋白与该区域的缝隙连接和离子通道的相互作用导致传导异常和电不稳定。

（三）间盘重塑和信号通路

1.Wnt/b-连环蛋白途径 抑制典型的Wnt/b-catenin通路可导致脂肪生成增强。b-Catenin通过激活T细胞/淋巴细胞增强结合（Tcf/Lef）转录因子来激活Wnt信号。由于PG也被称为c-catenin，与b-catenin具有相同的功能和结构性质，因此，推测PG的核易位可通过与b-catenin相比于Tcf7L2转录因子上的不同位点结合而干扰该通路。在培养的dsp缺陷的心房肌细胞（HL-1细胞）中，核片段中PG含量增加，随后Tcf/Lef1介导的基因转录水平下降，随后出现抑制的标准alwnt信号（以脂肪发生转录调节因子的增加为代表）。因此，我们认为这一机制可能是ACM中纤维脂肪替代的基础。杂合子心脏特异性dsp敲除（car dsp_/-）小鼠具有acm表型，包括电不稳定和心肌中脂肪滴的积累，显示核部分pg增加，抑制了hl细胞中的Wnt信号。PG的这种易位也见于过表达突变的PG-2057del12的小鼠，随后Wnt信号通路受到抑制［表现为Wnt靶基因（c-Myc和cyclin-D1）的下调］。进一步支持theWnt/b-catenin通路在ACM中的作用的证据来自一位PKP2突变的hiPSC-CMs患者，该患者表现为PG核易位和b-catenin活性下降。在PKP2敲除HL-1细胞中也发现wnt靶基因cyclin-D1表达降低。在缺乏DSG2 4～5外显子（Dsg2exon4～5/exon4～5）的纯合子小鼠中显示了Wnt信号抑制的间接证据。94抑制以b-连环蛋白降解为靶点的糖原合成酶激酶-3（GSK3b）逆转了桥粒蛋白和缝隙连接的不良重构，防止心肌细胞损伤和心功能障碍。由于GSK3b以b-catenin的降解为靶点，抑制GSK3b应激活规范Wnt/b-catenin通路。对GSK3b的抑制使Dsg2exon4～5/exon4～5小鼠的桥粒蛋白重组正常化，改善心脏表型，这一观察结果支持了DSG2突变可以抑制Wnt/bcatenin通路的观点，该通路很可能是通过破坏桥粒复合体，导致PG核易位增加。

aberrantWnt信号通路是否是ACM中的一种常见通路是一个争论的话题，因为在另一组ACM患者的心脏中没有发现PG重构。Kant等认为PG免疫荧光信号减少，是由于表位掩蔽而非重构所致。他们还指出，Wnt/b-catenin信号通路的靶基因（CTGF和cyclin-D1）在抑制过程中应该下调，而ACM在6人心脏中上调了靶基因（CTGF和cyclin-D1）。

2.Hippo/YAP通路 Hippo/YAP通路也参与了不同突变的实验模型。PKP2是蛋白激酶C（PKC-a）的支架蛋白。PKC-a使位于Hippo通路上游的神经纤维瘤蛋白（neurofibromin, NF2）失活。当NF2被激活时，它磷酸化然后失活转录因子YAP。随后，磷酸化YAP（pYAP）可抑制Wnt/b-catenin信号通路。当PKP2不存在时，PKC-a（需要PKP2作为支架）在PKP2敲除HL-1细胞中显著降低。NF2被激活，pYAP水平升高。在沉默dsp/-小鼠和高表达PG小鼠中也观察到了NF2的这种激活。

3.MicroRNAs　最近提出了一种新的ACM参与机制。在敲除的PKP2 HL-1细胞中，转录组分析显示microRNA-184（miR-184）被下调，虽然正常情况下它被E2F转录因子上调。细胞周期蛋白d1也下调，正常情况下，细胞周期蛋白d1会使视网膜母细胞瘤（RB1）蛋白失活。在下调cyclin-D1的情况下，RB1水平升高，抑制E2F转录因子，导致miR-184水平下降。然而，细胞周期蛋白d1水平的降低只能部分解释下调的原因。另一个导致水平降低的因素，似乎是miR-184的基因组区域被DNA（cytosine-5）-甲基转移酶1（DNMT1）高甲基化。这可能是由于E2F/RB1复合物，因为已经证明该复合物可以招募DNA甲基转移酶。miR-184水平降低导致过氧化物酶体增殖激活受体gamma（PPARc）表达增加，PPARc是脂肪生成的诱导因子，通常不应在心肌细胞中被激活。这支持了先前的一项发现，即来自desmosome突变患者的hiPSC-CMs除了需要PPARa的正常激活外，还需要PPARc的异常激活在体外诱导ACM特征。miR-184的下调在过表达PG-2057del2的小鼠中得到证实。值得注意的是，miR184过表达或下调并不影响Hippo和标准Wnt通路的转录活性。这种下调是否在其他的桥粒ACM模型中起作用还有待研究。

（四）钙处理异常

异常的钙处理也可能导致ACM，因为实验模型显示纯合pkp2 c.2484c＞t突变的hipscs-cms的钙处理受到干扰。最近一项在人类心脏中使用ACM的研究显示，PLN（一种参与细胞内钙稳态的蛋白质）的mRNA水平显著上调。此外，已知突变的PLN可导致ACMin人类。这些结果表明钙处理异常可能在发病机制中发挥作用，值得进一步研究。

（五）运动

运动对ACM患者的影响已经进行了回顾性研究，并在几个ACM小鼠模型中进行了前瞻性研究；所有研究一致表明，运动诱发或加重心脏表型。过度表达突变体DspR2843H（DspR2483H）的小鼠在运动后AKT1的激活减弱。这种迟钝的反应可能是由于PG在细胞不溶性部分的隔离。这种反应的后果，包括不良的心脏重构，仍然是未知，尽管推测这是由于干扰了Wnt信号。100项体外研究，观察了表达突变形式PG或PKP2的细胞中机械应力

的后果：细胞在剪切力作用下未能上调PG和n-钙黏蛋白。此外，在单轴胁迫下，过表达PG的细胞凋亡增加。综上所述，有实验证据表明，在体内运动或体外诱导机械力可导致间质粒突变反应的改变。改变的反应如何导致ACM尚不清楚，但这是一个非常有趣的话题。

（六）其他蛋白质

该区域合成的其他蛋白的突变（见上文三、）也与ACM有关。最近，287例ACM患者中有6例（2%）发现了罕见的SCN5A错义变异，并产生hiPSCs来评估其中一例的功能后果变异（p.Arg1898His）。降低峰值钠电流密度，观察细胞接触部位NaV1.5和N-Cadherin密度降低。另一组报道了两种与ACM相关的aT-catenin蛋白基因突变。这种蛋白对于整合钙粘连蛋白复合物非常重要。一个突变的体外研究显示，aT-catenin与b-catenin和PG的结合亲和力降低。免疫荧光显示，aT-catenin通过细胞质定位异常。PG或PKP2未见易位。该基因突变引起ACM的机制有待进一步研究。最近有两种新的小鼠模型，出生前抑制rho激酶或缺乏p53凋亡刺激蛋白抑制剂（iASPP）导致ACM表型。与其他ACM小鼠模型相似的特征也被观察到，然而，这些特征只在出生前受到抑制的rho激酶模型中出现。基于这些发现，rho激酶抑制和iASPP缺失在ACM发病机制中的作用值得进一步研究。值得注意的是，最近发现p53在ACM患者中显著上调。

五、药理学进展

除了在理解病理生理学方面的重大突破外，在实验环境中对疾病建模还导致了一种可能的药理学疗法的发现。通过高通量筛选表达突变PG-2057del2的斑马鱼胚胎，化合物SB216763改善了心脏表型。该化合物是一种GSK3b抑制剂，可以防止b-catenin的降解，因此可以增强被抑制的标准Wnt信号。它还可以阻止表达突变PG-2057del2的新生大鼠心室心肌细胞中的桥粒蛋白和缝隙连接重构，并通过PKP2突变逆转hiPSCs中的这些过程。该化合物随后在两种不同基因突变的小鼠模型中进行了测试，结果表明，不良的心脏重构是可以预防的。

各种新技术也为ACM的研究和建模提供了独特的可能性。从患者产生的hiPSC-CMs中提取的人类心肌细胞，能够准确地捕捉患者的遗传背景和突变状态，从而能够更加准确、个性化地对疾病进行建模。然而，体外hiPSC-CMs在体内并不成熟，缺乏复杂的心脏环境。最近，通过将hiPSCs-CM（带有两种不同的PKP2突变）引入新生大鼠心脏，发现hiPSCs-CM可以成熟为成年心肌细胞。这些细胞捕获疾病表型，如ID的超微结构异常、细

胞凋亡增加和脂肪积累。这个新模型意味着现在可以在哺乳动物心脏的复杂环境中，利用人类和患者特异性基因突变来研究ACM的疾病过程，它也为体内药物测试提供了一个可能的平台。

六、结论

实验和人体研究的结果为ACM的发病机制提供了有价值的解释。在不同的桥粒突变模型中，机械耦合受损似乎是一个一致的发现。此外，间隙连接和离子通道重构似乎发挥了主要作用，甚至在发生重大结构异常之前，表现为电不稳定。然而，有一些模型确实捕捉到了电不稳定性，但它们没有显示出间隙连接重构，这表明这些过程需要进一步研究。通过PG核定位抑制Wnt/b-catenin信号通路，得到不同桥粒蛋白突变模型的支持，尽管其他通路也参与ACM。

非桥粒基因突变也与ACM有关；在实验环境中对这些模型进行建模可以提供关于基本机制的更多信息。此外，到目前为止，ACM的大多数散发性病例未发现突变。可能的环境因素（如嗜心病毒或耐力运动）或先天因素（免疫系统）可能起作用，但这些需要进一步研究。

未来的研究将提高我们对遗传和非遗传因素如何相互作用以致病的理解，这将是ACM患者管理的关键。重要的是，我们需要进一步了解运动与异常蛋白或蛋白表达减少相互作用的分子机制，从而导致ACM的病理特征。

（唐安丽　邢福威　江竞舟）

5. 用磁共振定义肥厚性心肌病表型

肥厚型心肌病（Hypertrophic cardiomyopathy, H-CM）是一种最常见的遗传性心脏病。主要是由心肌肌球蛋白基因突变导致，在普通人群中其发病率为1/500，主要特征为排除其他疾病导致心脏负荷增大而引起心室壁增厚的前提下，左心室壁发生不明原因的肥厚。HCM的显微镜下表现为心肌纤维肥大、肌束紊乱、间质纤维化和冠状微血管功能障碍。HCM的临床表现决定于不同表型和自身多变的自然进程，轻者呼吸困难、晕厥，重者可出现心源性猝死（sudden cardiac death, SCD）。

HCM的表型变异性不仅限于心细胞的肥大，而是包括一系列形态学和功能表现，从细微的异常到左心室重塑（left ventricle, LV），后期表现类似于限制性或扩张性心肌病。重要的是寻找这些表型的具体特征来建立诊断并确定疾病的严重性。

心脏MRI特别适合表征HCM的表型，提供更准确的室壁厚度测量方式，钆对比剂延迟增强（late-gadolinium enhancement, LGE）能够识别可能增加SCD风险的心肌纤维化或瘢痕形成区域，并且它对管理策略有影响（表1）。本文的目的是回顾心脏MRI对评估HCM不同阶段的

表1　HCM不同阶段的心脏MR特征

HCM分期	形态和功能特征	钆对比剂延迟增强（LGE）			
		出现率	心肌质量（%）	位置	SCD风险/年
亚临床期	正常/心肌临界肥厚	较少	较少	心肌中层	无风险
	心肌隐窝				
	二尖瓣叶延长				
	LA径线正常				
	心肌小梁增多				
	心肌纤维化				
	LV EF正常				
典型期（75%）	心肌肥厚	<50%	2%	心肌中层	0.5%～1.0%
	LVOT梗阻（70%）				
	轻度或中度LA扩张				
	舒张功能障碍				
	LV EF>65%				
负性重构期（15%～20%）	LV室壁渐进性变薄	>50%	10%～15%	心肌中层/透壁	3%～5%
	LVOT梗阻减轻或消失				
	中度/重度LA扩张				
	舒张功能障碍				
	LV EF: 50%～65%				
终末期（5%～10%）	扩张表现	75%～100%	>25%	心肌中层/透壁	10%
	限制性表现				
	LV EF<50%				

形态和功能评估的作用。

一、亚临床HCM

1.定义 亚临床HCM是指携带引起HCM突变的基因但没有LV肥厚表型（基因型阳性，表型阴性），这些患者暂无SCD风险。

2.特征 当基因检测呈阴性或模糊不清时，心脏MR可以显示一定程度的LV肥厚特征，如心肌隐窝、过长的二尖瓣和心尖部肌小梁，扩大细胞外间隙（extracellular volume，ECV）和出现LGE，弥补了超声心动图的不足。应定期随访这类患者，观察有无出现LV室壁增厚。

（1）心肌隐窝：心肌裂隙或隐窝是与心肌纤维或肌束排列混乱相关的先天性异常，在健康志愿者及典型HCM（<5%）均有报道。这些隐窝垂直于心内膜边缘，呈V形或U形，内充盈血液，在心脏舒张末期可穿透超致密心肌50%，在收缩末期塌陷。

（2）二尖瓣叶延长：HCM患者可出现二尖瓣叶延长，特别是在LVOT梗阻的患者中。研究表明，二尖瓣前叶伸长是临床前HCM患者的独立预测因素，而且与HCM的主要表型无关，可能与个体大小和左心室重构有关。

（3）心肌小梁：左心室心肌致密化不全是一种遗传性异质性疾病。在HCM基因阳性肥厚表型阴性患者中，也可以检测到异常的LV心尖肌小梁。这些异常小梁的机制仍然不清楚，类似于心肌隐窝，以代表胚胎形式存在于成人中。

（4）心肌纤维化：纤维化的出现是HCM 心脏重构过程中的重要标志。最近的研究表明，在没有心室肥厚的患者中也发现了促纤维化物质的增加，这表明心肌肥厚之前已开始纤维化。重塑引起冠状动脉微循环障碍，进而导致心肌缺血发作，影像表现为心肌中层出现LGE。

二、经典HCM

1.特征 经典HCM表型为心肌肥厚，心腔无扩张伴高血流动力学（射血分数>65%），其通常在青春期出现并且在成年期初期形成，也可出现在胎儿期和60岁以上的人。

2.肥厚心肌的分布 心肌肥大的分布是相当多变的。心脏MRI对于表征LV肥厚提供了更好的可视化和更高的诊断准确性（图1），特别是累及节基底前侧壁或心

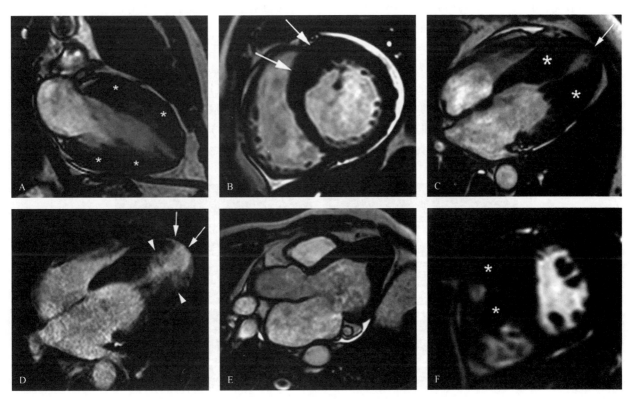

图1 经典HCM表型中心肌肥大的分布（舒张末期电影图像）

注：A.心肌对称性肥大（星号）；B.不对称的室间隔壁肥厚（箭头）；C.左心室中间部层面心肌增厚，心腔呈哑铃状，心尖部薄壁动脉瘤（箭头）；D.四腔心LGE 图像清楚地显示了壁变薄的心尖（箭头）出现延迟强化，累及间隔壁和游离壁（箭头）；E.由于心尖部心肌肥厚，LV 外观呈锹状；F.右心室肥大。右心室室上嵴（星号）肥大，直接插入前室间隔［引自：Rafaela Soler，et al.Insights Imaging.2018 Dec；9（6）：1007-1020］

尖部。

（1）左心室肥厚：左心室肥厚最常见的位置是基底前间隔壁与邻近的前壁（70%）的汇合部（图1B），再者是LV中间部层面的下间隔壁（图1A）。当LV壁厚>3cm时考虑重度肥厚，提示预后差。中间部层面HCM患者往往出现室性心律失常、心肌坏死和继发于心尖部室壁瘤的体循环栓塞（图1C）。心尖部HCM（5%～25%）显示肥厚心肌分布在心尖部，使心腔呈锹状型（图1E），并且通常与心电图上的巨大倒置前外侧T波相关联。

（2）右心室肥厚：RV壁和RV肌束的肥大，以室上嵴肥大常见（图1F）。大多数HCM患者（53%）伴有RV的所有三个层面的弥漫性RV肥大，但常见于与室间隔相邻的节段。

3.舒张功能障碍　经典HCM中，心室容量减少并且收缩期高动力性表现转化为正常或高射血分数（EF）（>65%）直至疾病的终末期。因此，EF被认为不足以评估治疗和心脏移植的适应证。超声多普勒在评估HCM中的舒张功能方面是准确的。心脏MRI心肌标记能够量化心脏舒张晚期的心脏应变，可用于评估舒张期心肌功能障碍。

4.左心室流出道梗阻　70%的典型HCM表型患者存在LVOT梗阻，并且与心力衰竭相关死亡的风险增加相关，导致LVOT阻塞的机制与基底部间隔壁、LVOT、二尖瓣和乳头肌之间复杂的解剖关系有关。

延长的二尖瓣前叶（图2A）被认为是LVOT阻塞的重要决定因素，特别是在二尖瓣小叶长度超过收缩末期流出道横向尺寸2倍的患者。二尖瓣的收缩期向前运动（SAM）是指收缩期间前叶和或腱索向室间隔的反常运动。SAM在HCM中的确切机制仍不清楚。许多研究认为

是二尖瓣前叶伸长和增厚以及乳头肌肥大、前移有助于SAM的发展（图2B）。

5.左心房大小　左心房（left atrium，LA）通常在HCM患者中扩大，与心血管病患者的发病率和死亡率增加有关，是预后的重要因素。在四腔心切面，面积≥15cm²/m²和横向直径≥2.8cm²/m²提示LA扩大。LA扩大的原因是多因素的，但最常见的机制是SAM相关的二尖瓣关闭不全和LV充盈压升高。

6.微血管性缺血　HCM中的微血管性缺血是由于心肌肥厚、心室舒张受限、心肌内小动脉微血管功能障碍和LVOT阻塞引起的氧需求增加，与临床症状恶化、舒张功能障碍和预后不良有关。心肌灌注缺损通常发生在心内膜下（最常见）或中壁，并且与最大壁厚区域相关。

7.心肌纤维化　HCM中的心肌纤维化以替代和间质性形式存在，并且它被认为是快速性心律失常和SCD的病理基础。LGE基本上显示心脏MR纤维化的局灶性分布，胶原纤维在这个阶段的沉积提示了纤维胶原的大量激活。

心肌LGE通常位于具有最大LV壁厚的区段中。最常见于心肌中层和RV插入点（图3C），呈散在的点状或片状。LGE在非肥大区段中是罕见的。

在组织学上，纤维化通常是广泛或弥漫性的，并且通常不能通过标准LGE序列检测到。T_1 mapping是一种新的且很有引用前景的心脏MR技术。HCM患者的native T_1 值和细胞外体积分数ECV显著高于正常值，即使在没有LGE的区域，增强后心肌T_1值降低与弥漫性间质纤维化的存在一致（图3）。用于检测局灶性替代纤维化的native T_1图和LGE成像之间的不完全一致性，因为LGE（以及增

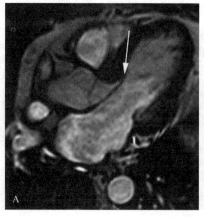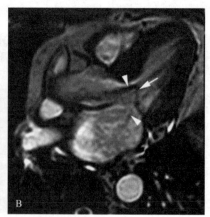

图2　经典HCM表型中二尖瓣装置的异常

注：44岁女性，阻塞性HCM，二尖瓣前叶的收缩前运动和二尖瓣关闭不全。水平长轴电影图像显示：A.舒张末期细长的前二尖瓣小叶（大长箭头）在LVOT内，B.收缩中期前移的二尖瓣前叶（小长箭头）和湍流血流束（箭头），分别由LV流出道梗阻和二尖瓣关闭不全引起［引自：Rafaela Soler，et al.Insights Imaging.2018 Dec；9（6）：1007-1020］

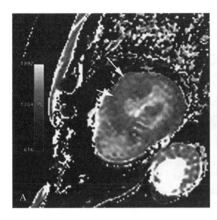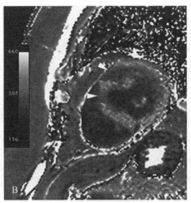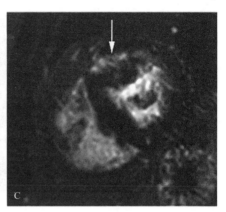

图3　基底前部和前间隔HCM

注：A.短轴非增强MOLLI（1.5 T）T_1图显示心肌肥大区域（箭头）的T_1值延长。B.在LGE MR成像中获得的T_1图显示肥大节段（箭头）中T_1值的异常缩短。肥厚节段的细胞外体积（ECV）异常升高（44.6% vs侧壁29%）（血细胞比容，0.42）。正常ECV值为25.3%±3.5%（1.5 T）。C.通过同一平面的LGE MR图像显示肥厚节段心肌中层延迟强化（箭头）[引自：Rafaela Soler，et al.Insights Imaging.2018 Dec；9（6）：1007-1020]

强后T_1 mapping）仅反映细胞外空间，而native T_1反映了细胞内和细胞外间隙。

8.鉴别诊断　心肌肥厚可以由多种心脏和全身性疾病引起，例如高血压性心脏病，淀粉样变性和Anderson-Fabry病。

全身性高血压可导致LV向心性肥厚，区分HCM和高血压性心脏病是临床实践中的常见难题。与HCM不同，高血压性心脏病的LV壁厚很少超过16 mm，通常没有LGE。

鉴于其成像结果存在重叠，Anderson-Fabry病与HCM的区别仍具挑战。最近的研究表明，与HCM患者相比，Anderson-Fabry病患者的native T_1值显著降低。这可能是最敏感和特异的心脏MR特征，可以区分这两种疾病。

淀粉样变性的肥大通常是向心性的，累及心室、心房、房间隔和瓣膜。淀粉样变性显示整体或节段性心内膜下LGE。此外，典型的显著升高的native T_1值有助于区分心肌淀粉样变和HCM。

9.危险分层　虽然SCD在经典HCM中很少发生（0.5%～1%/年），但由于ICD在预防该疾病中的SCD方面的效果显著，所有患有HCM患者应进行SCD的危险分层。

HCM中SCD的主要危险因素包括SCD家族史，年龄（<40岁），不明原因晕厥，运动时血压反应异常，非持续性室性心动过速，LV最大壁厚>30 mm，LVOT梯度≥静止时30 mmHg和LA直径。虽然目前的风险预测模型，如美国算法和欧洲心脏病学会HCM风险-SCD计算器在识别许多将受益于ICD的HCM患者方面非常有效，但仍有一些没有常规风险标记的患者发生了SCD风险。

目前，美国指南和HCM Risk-SCD计算器都没有纳入LGE 。然而，多项研究表明，LGE与心肌纤维化区域相关，是室性快速性心律失常的病理基础，并且可能被认为是一种潜在的风险预测因子，特别是在心肌的广泛区域可见时，LGE≥LV心肌的15%。

三、负性重构

负性重构发生在15%～20%的HCM患者中，其特征为收缩期（EF：50%～65%）和舒张期LV功能逐渐减低，中度/重度LA和LV扩张，症状和功能受限加重，心房纤颤，LVOT减少或丧失，以及进行性LV壁变薄，这被认为是由于微血管性心肌缺血所致。心肌LGE是常见的（>50%）并且通常是多发性的，占LV质量的10%～15%或更多。负性重构的诊断很重要，因为它可以改变管理策略，包括在症状发生之前考虑预防性ICD，及时评估心脏移植。

四、终末期HCM

一部分HCM患者（5%～10%）将发展为终末期疾病的高风险表型，其特征为进行性LV壁变薄，LV扩张，LVOT梯度减少或消失及LV收缩期（EF<50%）和舒张功能障碍。

在某些情况下，存在相对LV扩张和室壁变薄，与扩张型心肌病的形态和功能特征更相似（图4）。可出现左心室LV和左心房严重扩张的限制性模式。

大多数终末期HCM患者显示心肌中层或透壁LGE（75%～100%）。LGE的程度通常较严重，并且在心室重构患者中更为广泛，而在心室大小正常的患者中LA更大。

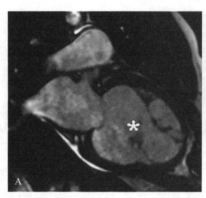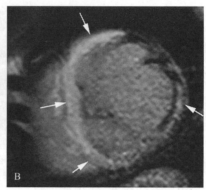

图4 具有扩张模式的终末期HCM

注：患有长期不对称室间隔HCM的69岁男性。A.二腔心电影图像显示室壁增厚，左心室腔尺寸的增加（星号）。B.显示透壁（箭头）延迟强化，超过心肌质量的25%

这种终末期形式与SCD风险增加（10%/年）和心力衰竭相关并发症相关。

五、结论

HCM的表型表达包括多种形态和功能表现，可导致严重的左心室壁重塑。心脏MRI为临床医师提供有关HCM表型的详细信息，并能够评估其功能性后果，阐明假设动态阻塞的原因和部位，心肌灌注异常的存在和程度以及纤维化的存在。

（谢佳均　刘　辉）

6. 限制性和浸润性心肌病的疾病谱

心肌病是心脏肌肉的病变，由各种基础情况如心肌和间质组织的遗传性异常，心肌损害或浸润过程引起。基于表型的心肌病的三个主要的分类为扩张性，肥厚性和限制性心肌病。限制性心肌病在发达国家成人原发性心肌病中最为少见，典型的例子是淀粉样变，即蛋白质沉积在心肌中导致心室僵硬。限制性心肌病（RCM）有原发性和继发性，同时应除外高血压和肥厚性心肌病。原发性RCM包括特发性RCM和心内膜心肌纤维化。常见的继发类型为浸润性心肌病，特别是淀粉样变和肉状瘤病、原发和继发的血色沉着病、存储性病如Fabry病和转移癌和辐射引起的病变。

年轻人（<30岁）的RCM多由遗传性异常引起，导致铁，蛋白质或糖原沉积；而老年人（>65岁）的RCM则限于一些不同的病因。常见的是心脏淀粉样变，铁超负荷状态和辐射引起的心脏损害。肉状瘤病在老年人少见。

一、临床特点

心力衰竭是最常见的最初表现，由于在心率加快时心室缺乏足够的充盈，致运动耐量减少，出现劳力性呼吸困难。疲劳和下肢水肿也是突出的表现。体格检查最典型的表现是右心室负荷，包括颈静脉怒张和颈动脉波形突出的X和Y下降，不伴有呼吸变化，Kussmaul's征阴性。心尖搏动可轻度移位，但可触及；S1和S2正常，有典型的S4奔马律，S3奔马律不常见。随疾病进展，出现肝大、腹水和足水肿，常有二尖瓣和三尖瓣关闭不全。

胸片示心室大小正常，心房扩大和不同程度的肺水肿。心电图为窦性心律伴大的P波，表明双房扩大伴非特异性的复极异常，心房颤动并不少见。低电压，假性心肌梗死，束支和房室传导阻滞提示为浸润性或肉状瘤病。

二、诊断评估

（一）超声心动图

经胸超声心动图是最初应用的重要步骤，在RCM典型的表现为正常的左右心室射血分数，正常的心室容积，双房增大和限制性的舒张充盈参数。在排除了高血压和肥厚性心肌病后，左心室壁增厚见于浸润性心肌病。异常的舒张顺应性有以下超声多普勒发现：早期舒张充盈速度增加（E waves），反映左心房压升高；减少心房充盈速度（A-wave），由于升高的心室舒张压，E/A ratios>1.5；减少二尖瓣减速时间（DT<120 ms），以及减少等容舒张时间（图1）。显著减少收缩/舒张非静脉血流比值见于高心房充盈压和放大的心房反向速度，随之减少心室顺应性。多普勒组织成像（DTI）显示减少早期舒张期长轴或二尖瓣环的速度（e'），相对独立于前负荷，使E/e'比值增加。

（二）心脏磁共振（CMR）

CMR在评估心包和心肌病方面是强有力的诊断工具。RCM在CMR上表现为正常容积的心室和显著增大的心房。RCM常由于浸润性病变可见室壁增厚，同时在电影稳定状态的自由旋进序列可准确测算心室容积，CMR的价值是有能力精确显示心肌组织特性，这是基于不同组织的内源性磁的特性及钆对比剂的分布方式。快速自旋回波T2加权序列或定量T2扫描可提示心肌水肿和炎症，表现为高信号区；相反，T2加权的信号减低见于铁超载性心肌病。延迟的心肌增强表明心肌的炎症或纤维化，见于接近1/3的RCM病例。对比增强的T1扫描用于定量弥漫的心肌纤维化；延迟增强反转恢复成像消除正常心肌信号，其他影像特点可帮助确定浸润性心肌病，淀粉样变等引起的限制性心肌病。除了血清生物标志物，如心脏AL淀粉样变的免疫球蛋白轻链，延迟钆增强还可提供预后的现息。T1发现早期淀粉样沉积较钆更敏感。

（三）心导管检查

血流动力学的发现包括右侧和左侧充盈压升高伴心脏指数减少。右心房压升高伴突出的X和Y现象；典型的"平方根"形改变（心室舒张早期压力显著下降，继之很快上升到一个平台）是限制性生理的特征。右心室收缩压通常>50 mmHg，舒张压常小于1/3收缩压；左心室舒张末压多 ≥5mmHg，较右心室舒张末压高；然而，双侧压力接近一致并不少见。Valsalva动作，运动或急性水负荷可使差别加大。最后，与缩窄性心包炎不同，没有腔内和心内的压力差别。

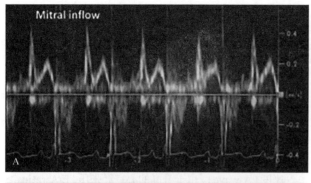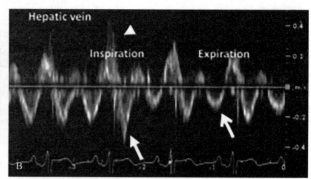
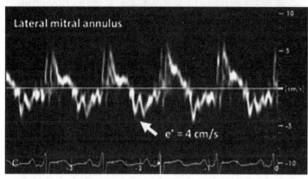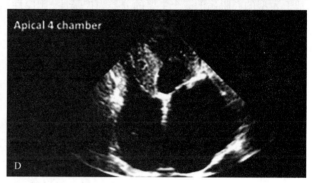

图1　限制性心脏病的超声表现

注：A.二尖瓣多普勒频谱，呈限制型，早期舒张血流速度大于晚期血流速度及短的减速时间；B.肝静脉多普勒频谱，提示吸气时前向速度增加（箭头）；C.侧壁二尖瓣环组织多普勒舒张早期速度（e'）明显减少。D.四腔心显示双心房增大

（四）心内膜心肌活检

在诊断限制性心肌病方面，心内膜心肌活检起到重要的作用，AHA/ACC将此作为Ⅱa级推荐。全身病的心脏累积，如淀粉样变及血色沉着病通过右心室活检可以确诊。偶尔，活检用于鉴别限制性心肌病和缩窄性心包炎。虽然CMR（特别是T_1、T_2和细胞外容积图）的兴起已逐渐减少对心内膜心肌活检的需要，但为确定RCM类型和靶向治疗，组织诊断有时还是需要的（如肉状瘤病，淀粉样变和Fabry病）。然而，最近美国约翰霍普金斯大学的资料提示，对不明原因心力衰竭的RCM，仅29%应用了右心室活检。

三、缩窄性心包炎和RCM

虽然缩窄性心包炎和RCM有相似的临床表现和物理检查特征，但他们的病理生理和血流动力学异常有明显的不同。左心室腔顺应性减少是两者情况的显著标志，RCM的顺应性减少是由于心肌和（或）间质异常病变，而缩窄性心包炎是由于受外部约束的压迫；RCM有心肌受损，而在缩窄性病变却多为正常；缩窄性心包炎患者表现心室间依赖及呼吸时心内和胸内的压力分离。超声心动图、CMR和（或）有创的血流动力学测量可评估基本的改变且将二者区分。超声心动图室最初选择的影像

试验，可发现增厚的心包（>4 mm），但不如CT或CMR更准确。

两种疾病均有全身静脉充血，表现为下腔静脉和肝静脉扩张，在没有应用利尿药的情况下，如缺乏下腔静脉扩张则对有血流动力学意义的缩窄性心包炎或ECM诊断提出疑问。

超声心动图诊断缩窄性心包炎最特异的征象是随呼吸周期的室间隔移位，原因是在扩大的心室间依赖情况下静脉回流的变异。二尖瓣和三尖瓣多普勒血流信号均表现为早期舒张速度占优势（E-wave）伴短的减速时间，提示优势的早期心室快速充盈。在RCM缺乏呼吸血流变异，但常见于缩窄性心包炎。但近期研究表明约1/2的缩窄性心包炎缺乏呼吸性血流变异。在缩窄性心包炎三尖瓣流入多普勒呈反向现象，即吸气后第一心跳的三尖瓣速度增加>40%。心房颤动引起心动周期长度和二尖瓣流入速度变化。虽然根据二尖瓣流入速度评估缩窄性心包炎在心律异常时受到挑战，但肝静脉血流逆转和瓣膜环的组织多普勒测定仍保持为可靠的指标。

在所有的超声参数中，区分两种情况最有用的指标是组织多普勒成像。一个正常的组织多普勒e'速度（>8 cm/s）表明正常的左室松弛，基本排除RCM。缩窄性心包炎患者的室间隔>侧壁的e'，部分由于侧壁运动因缩窄心包受限，因此，心室充盈更依赖长轴的心脏运动，结果

使二尖瓣环组织多普勒e'速度正常或矛盾性增加。联合超声的各项超声较任何一个单独的参数都能提供较好的敏感度和特异度。

新的超声技术包括：3D超声和斑点跟踪都增加应用于确定缩窄性心包炎和RCM。心肌变形（左心室应变LV strain）显现出特别有前途，初步研究提示缩窄性心包炎患者具有明显的圆周变形扭曲和解钮速度异常，但长轴结构相对宽松；而RCM患者显示为异常的长轴机械获活动，基底部最明显。而左心室旋转相对宽松。

CMR发现心包增厚＞4 mm具有极高的诊断准确性（93%）。标记电影CMR可用于发现组织紧缩，或缺乏滑动。内脏和心包壁的部分粘着可引起整个收缩期和舒张期组织平面的标记信号不一致，对诊断缩窄性心包炎十分有用。

四、一般治疗原则

常规治疗应针对解除充血症状。合适的应用袢利尿药控制肺充血、周围水肿和腹水是必需的。然而，当存在非扩张和非膨胀的心室时，由于过度利尿，即使是轻微的低血容量都会导致每搏量下降和低血压、恶化肾前氮质血症和低输出状态。推荐每天限用钠2~4g，水限于2L。室上性心动过速，特别是心房颤动很常见，且耐受性差，应用抗心律失常药物控制节律而不是心率控制，有利于心房的正常收缩，改善舒张期充盈以保留每搏容量。缓慢性心律失常在限制性或浸润性心脏病虽然不常见，但需要置入永久性房室顺序起搏。除心脏移植外，没有什么药物可改善舒张充盈或延长存活。

五、限制性心肌病的遗传学

基于家族性发病，早在确定特殊的基因突变前，已强烈怀疑RCM的遗传学病因。一个关键的发现是在肥厚性心肌病（HCM）相关基因中有RCM表型的突变共存。一项研究从＞1 200个家族型HCM患者中1.5%具有RCM的表型诊断，一半患者的家系中具有病理学突变，或者是β肌球蛋白重链（MYH7），或者是心脏肌钙蛋白I（TNNI3）。所有确诊有突变的RCM患者心肌活检都有明显的肌纤维紊乱，因而表明是和HCM的混合表型或者有明确HCM诊断的相关。限制性表型伴有更多的呼吸困难，低的运动耐量和较高的综合率（56%），包括死亡、心脏移植或出院带有埋藏式复律除颤（ICD）。该研究的缺陷是仅完成有关HCM致病基因的分析，是否有其他的遗传修饰者引起的RCM表型不得而知。Mogensen 等应用连锁分析，继之直接测序证明了一个87A-G核苷酸对TNNI3外显子的置换，导致伴有显著地限制性生理和心

脏性猝死。目前表明，TNNI3在年轻患者中相当高百分率是发展为RCM的原因。有报道大多数TNNI3的突变通常有错义，稀少，框架移位或剪接突变。典型的肌钙蛋白I突变表型不显示有蛋白表达缺失，但有明显肌纤维紊乱，即使缺少明显的左心室肥厚。近期报道了一项突变分析，在9名无亲戚关系的HCM患者，具有极度限制充盈类型，显著的心房扩张，室壁厚度正常者中进行，心肌组织学证明有典型的HCM肌纤维紊乱的特点；大多数患者确定有TNNI3突变。

其他肌节基因如troponin T（TTNT2），肌球蛋白结合蛋白C（MYBPC3），肌球蛋白轻链（MYL2和3）和α-心肌肌动蛋白（ACTC）等也都描写有突变。Menon等报道了一个在TTNT2的突变，它是以常染色体显性方式遗传，可表现为3个不同的临床表型：RCM，HCM或DCM。连锁分析继之排序证明了其为一个错义突变引起TTNT2中1979N取代。肌节基因的突变为儿童早发严重疾病的表现，导致过早死亡或心脏移植。

非肌节基因突变最近也在RCM中得到证实，肌钯蛋白（MYPN）和粗丝连接蛋白（TTN）的突变可肌纤维紊乱和限制性的生理。发生RCM的机制是改变了肌纤维生成。细丝-C（FLNC）突变也在几个家族发现，证明为常染色体显性遗传。FLNC是肌动蛋白交联蛋白在心脏和骨骼肌的表达，心肌细胞显示胞质包涵体，提示蛋白质聚集体，是免疫组织化学上细丝的特异表现。

临床RCM的几种突变在鼠模型上进行了研究。突变体动物携带人类限制性表型HCM的TTNI3 R193H错义基因突变，表现为早期舒张功能不全，心室变小和左心室功能减退。具有心脏靶向表达TTNT2 I79N基因突变的鼠表现有增强钙激活力和三磷酸腺苷活力，减少钙从肌钙蛋白C的分离，表现为心脏松弛和舒张末压升高。鼠未出现心脏肥厚，但发展为RCM表型。AMYPN肌钯蛋白突变在动物RCM模型上还表现增加心肌纤维化，减少左心室腔径和舒张功能不全。

结蛋白中间丝网络在横纹肌协调细胞组分是必需的，这是细胞内机械化学信号传递所必需的过程。肌间线蛋白相关的RCM是非常少见的疾病，特点是细胞质内有肌间线蛋白沉积同时引起结蛋白（DES）或α-β晶状体蛋白（CRIAB）基因突变。疾病表现不同，可以单独侵犯骨骼肌，同时侵犯心肌和骨骼肌，或单独侵犯心肌。

传动系统病变是典型表现，且已在动物模型上证实，年轻RCM病例多为房室传导阻滞。根据在同一家族同时存在HCM和RCM表型，有一致的致病基因突变，凸显出修饰基因，遗传学和环境影响在决定临床最后表型的重要性。RCM的遗传形成不一定有典型的独特的遗传

性心肌病，而可能是代表HCM的广谱表型的一部分，表现为肥厚和限制性生理。最后，临床医师应该记住，不是所有的家族性RCM都具有一致的基因基础；同时，不是所有具有一致基因的RCM患者会一定影响家族成员，这是由于可变的外显率的结果。

六、MOGES分类在RCM中的应用

由于表型和基因型的异质性，2013年世界心脏联盟采用了一个能准确反映各种心肌病的新分类。新的分类系统说明了所有心肌病的5个特性：形态功能特性（M），器官受累（O），基因或家族性遗传方式（如已知）（G），明确的病因分类（E），详细说明基因缺陷或基础疾病和（或）病因及功能状态的信息（S），应用ACC/AHA分级（A～D）和NYHA功能分级（Ⅰ～Ⅳ）。

新的分类容易在特殊类型的RCM应用，如肌间线蛋白相关的RCM：.$M_{R(AVB)} O_{H+M} G_{AD} E_{G-Des[p.Gly84 Ser]} S_{C-Ⅲ}$代表形态表型（M）：RCM伴AV阻滞；器官受累（O）：涉及心脏（H）和骨骼肌（M）；（G）遗传/家族：为常染色体显性遗传（AD）；病因（E）：基因，（G）结蛋白基因中的pGLY84-丝氨酸突变。

ACC/AHA stage（S）C，NYHA功能分级Ⅲ。

如轻链淀粉样变：$M_{R(low ECG voltage)} O_{H+K} G_N E_{A-L}$，$S_{B-Ⅱ}$代表：形态功能表型RCM（R）伴心电图低电压；器官受累（O）：心脏（H）和肾脏（K）；遗传/家族（G）：阴性家族历史（N）；病因（E）：淀粉样变（A）淀粉样蛋白轻链λ（L）；ACC/AHA分级，B，NYHA功能分级Ⅱ。

七、特发性RCM

特发性RCM是少见病，可见于如何年龄。增加肌丝对钙的敏感、增加胶原Ⅲ沉积和显著的肌间线蛋白沉积都与这种病的病因有关。有家族性，也有散发病例。常染色体显性遗传和可变的外显率是家族型病例的特点。某些家族型病例可有骨骼肌疾病，特别影响四肢末端的肌肉，以及房室传导阻滞。相当多RCM与心肌肥厚不显著的HCM相重叠存在；特别是老年人，很难区分是RCM还是缩窄性心包炎。若干小的研究报告，B型利尿钠肽（BNP）在RCM患者较缩窄性心包炎患者为高（825 pg/ml vs.120 pg/ml）。然而，相当多重叠病例存在，特别是当BNP<400 pg/ml或有肾功能不全时。

Ammash等做了一个最大系列的报告，94个患者，诊断时的平均年龄为64岁（10～90岁），重要的是，>15%患者就诊时>80岁，没有已知的浸润性疾病、长期未治疗的高血压或心脏及全身会损害心室舒张功能的情况。74%有心房颤动，心内膜心肌活检证明有弥漫的纤维化及心肌肥厚。心脏移植的实际5年存活率为64%，预期年龄匹配的5年存活率为85%。多变量分析表明影响死亡的危险因素为：男性死亡率加倍、左心房内径>60 mm、年龄>70岁和较高的NYHA功能分级。儿童患此病的预后更坏。治疗主要为支持性的，适当应用祥利尿药控制容积储留，全身抗凝治疗以防止房颤栓塞。心脏移植是一种有效的治疗，但常受阻于同时存在的肺动脉高压。某些中心应用左心室辅助装置改善血流动力学，成功过渡到心脏移植。

八、浸润性心肌病：溶酶体沉积病

在40种由于缺乏溶酶体酶类活力而引起的沉积性疾病中，安德森-法布里病（Anderson-Fabry disease），Danon病［溶酶体相关膜蛋白-2（LAMP2）］和蛋白激酶AMP激活的非催化亚基γ2（PRKAG2）缺乏的心肌病是侵犯心脏的主要疾病。安德森-法布里病是最常见的糖原贮积症，影响接近1/50 000人，它是因GLA基因突变，由于α-半乳糖苷酶减少或缺乏活力的X连锁隐性障碍，引起酰基鞘鞍醇三己糖在心脏，肾脏和神经系统进行性积聚。在儿童期或成年早期发病，具有不可解释的左心室肥厚（LVH）。最初发病多表现为与神经病变相关的四肢疼痛和皮肤损害。皮肤损害（弥漫性躯体性血管角化瘤）是特征性的，表现为高的丘疹，分布在上腹部、臀部和大腿。许多患者最后出现胸痛，呼吸困难和心悸。

心脏表现多出现在男性30岁和以后出现在杂合子妇女。在16～18岁时偶尔发现不可解释的左心室肥厚，特别是伴有肢端感觉异常和皮肤损害。心电图异常包括短的PR间期，右束支传导阻滞，LV肥厚和巨大倒置的T波。不伴有QRS电压减少，因为异常的沉积出现在心肌细胞，而不是在间质。随年龄和疾病严重程度的进展，LV壁厚度和重量增加。组织多普勒超声心动图显示收缩和舒张期心肌速度减慢，甚至出现在LVH前。CMR表现为心肌中部晚期增强，累及基底外侧下壁，少有情况出现在心肌内膜下或在严重LVH患者表现为弥散的方式。为确定诊断，证明血清或白细胞α半乳糖苷酶A活性减少或缺失或GLA基因的排序作为可能的病因是必要的。当基因测试或α半乳糖苷酶A活性结果可疑时，心内膜心肌活检是必要的，以证实心肌细胞肌浆中存在同心层状体。早期应用酶的替代治疗取得了明显的临床效果。用L-algalsidase-beta 减少LV壁重量；改善收缩和舒张功能；减少主要的不良后果：包括肾衰竭、卒中、心脏事件和死亡。美国食品药品监督管理局最近启用AT1001，一种小分子药学伴侣，能稳定Lalgalsidaseα，同时预防它的快速变性和活性丧失。

Danon病，一种糖原贮积症，由于原发性缺乏LAMP2，是一种稀有的X染色体显性遗传病。过多的糖原聚集在心肌细胞和骨骼肌纤维，形成液泡，用周期酸希夫染色阳性。典型的影响青春期男性，表现为心脏三联症：显著的HCM表型，骨骼肌肌病和智力迟钝。心电图QRS电压增大和深的倒置的T波异常，男女性别均可有预激综合征。超声心动图表现有LV肥厚（相似HCM），有些病例室壁极度肥厚（>60 mm）。骨骼肌或心肌活检证明有空泡形成，组织免疫化学检查提示LAMP2蛋白缺乏和突变的LAMP2基因序列可以确诊。临床在25岁前病情恶化，伴快速进展的心力衰竭或猝死是本病的特征。虽然没有特异的替代治疗，但通过射频消融可有效地消除预激综合征室上速发作，心脏移植也可用于严格选择的病例。

PRKAG2基因缺乏是一种稀有的常染色体显性遗传病，由于增加细胞对糖的摄取使糖原储存增加，与糖原降解致糖原减少相反。年轻发病有明显的心脏肥厚，骨骼肌病和心律失常，心律失常通常与预激综合征相关。LV收缩功能不全，高度AV阻滞，需置入起搏器。目前缺乏特殊治疗方法。

九、心脏淀粉样变

心脏淀粉样变是浸润型RCM的原发型。以前认为这种病少见，目前认为所有形式的心脏淀粉样变都可能未诊断出来。尽管在正确诊断前的数月到数年间常有多种信息提供，但患者就诊时始终是晚期心脏病。患者筛查资料中证明，尽管心脏科医师是有关淀粉样变的最常见的亚专科医师，但仅有接近20%患者能做出正确诊断。未能做出正确诊断有多种原因，包括：临床表现的异质性，在忙碌的工作中为想到本病，混淆淀粉样变的类型和缺乏适合诊断策略的知识。认识心脏淀粉样变是非常重要的，因为它不再是稀有的不能治疗的病。

淀粉样变是一种错折叠蛋白病，导致不可溶的淀粉样纤维沉积在心脏和其他组织。虽然淀粉样变类型享有常见的临床表现和影像所见，但根据前区蛋白的来源和性质，在临床表现、诊断策略和预后方面有很大的不同。心脏科医师常不了解这些区别，而考虑心脏淀粉样变是一种疾病。治疗完全取决于淀粉样变的，不正确的分型在治疗上会导致威胁生命的错误。常见影响心脏的淀粉样变有两个类型：免疫球蛋白轻链相关的淀粉样变（AL）和淀粉样甲状腺素（ATTR）。ATTR进一步分为由于致病性甲状旁腺素脱氧核糖核酸（DNA）突变的遗传型和野生型（wild-type）（ATTR-wt），此型的突变未被识别。

目前命名法应用"A"代表淀粉样变，继之为"X"，指明衍生出纤维的前驱蛋白。因此，免疫球蛋白轻链淀粉样变称为"AL"，而淀粉样甲状腺素称为"ATTR"。

（一）免疫球蛋白轻链淀粉样变

1.临床表现 AL淀粉样变是由伴有或不伴有多发骨髓瘤的浆细胞病引起，导致过多的免疫球蛋白轻链沉积。在美国每年约有3000个新发AL病例，年龄为40～70岁，男性略占优势。虽然常见多个器官受累，如肝脏、肾脏、胃肠道、神经系统和软组织；但5%的病例仅孤立的侵犯心脏。最初的症状可能模糊和非特异，心脏受累是决定预后的主要因素。心脏淀粉样变不是简单地浸润性心肌病，异常前驱蛋白和其他循环因子引起心肌功能不全。淀粉样变源的轻链在动物模型上课引起常见收缩和松弛受损。发生在心脏淀粉样变游离轻链对病理生理的直接毒性作用表现在某些患者有严重的心脏症状，但仅有轻微的心肌增厚。

常见的临床表现包括：心力衰竭、胸痛和房性或室性心律失常。心脏性栓塞可引起卒中，由左心房血栓所致，甚至在窦性心律时由于左心房淀粉样变浸润性功能障碍也可形成血栓。联合不可解释的心力衰竭、肝大和（或）蛋白尿应促使考虑AL的诊断。

腕管综合征在AL不常见（5%），ATTR较多（35%），巨舌症眶周紫癜是诊断的标志，但相对不常见（<10%）。

2.诊断 所有可疑淀粉样变的病例应检查是否有浆细胞病。AL的筛查试验包括：血清游离轻链（kappa and lambda），血清或尿免疫固定电泳。诊断AL需要从细节或其他非选择部位的阳性活检，活检部位由当地医师决定。脂肪抽吸脂肪垫活检可成功用于淀粉样变的诊断，阳性发现接近75%。骨髓抽吸和活检能确定克隆性浆细胞病的性质，增加没有心肌活检仅获得组织活检的可信性。<15%的AL患者需要心脏活检，应在诊断可疑是进行，心内膜心肌活检对发现任何类型的心脏淀粉样变的敏感度均为100%。

典型超声心电图的发现为左右心室增厚，瓣膜增厚，心包积液，舒张功能不全，伴有特征性的应变图像，即整体长轴收缩峰值的应变减低，但心尖保留正常应变。CMR的特征：①异常的心肌内有晚期钆增强，累及心内膜下和心房；②AL的心电图改变为低电压，45%出现假性心梗图形。缺乏低电压并不能排除AL，16%符合左心室肥厚图形。

所有具有组织学改变的患者LVEF保留。直至疾病晚期。也有患者缺乏心肌增厚，但有LVEF下降，可能是由于游离轻链和其他循环物质的毒性作用所致。90%～95%

的AL患者可根据联合血清游离轻链、血清和尿的免疫固定蛋白电泳和脂肪抽吸来确诊。如经过最初的试验，临床仍可疑，需进行心内膜心肌活检。单独存在单克隆蛋白或异常的轻链，即使有典型心脏影像改变，也不能确诊为AL淀粉样变。未知意义的单克隆丙种球蛋白病（MGUS）并不少见，特别是>65岁的人，有心脏ATTR，由于肾功能不全，可有不相干的MGUS和异常的血清游离轻链检测结果。组织分型在确定诊断和指导治疗是关键性的。免疫组化技术是不准确的，淀粉样变的错误分型会引起威胁生命的结果，包括对ATTR患者进行化疗和自体干细胞移植，以及AL患者接受无效的治疗等。激光显微切割质谱法是确定淀粉样变类型的金标准，虽然仅在有限的中心采用，可将标本送到这些中心去检测。这项技术的优点是通过前体蛋白的蛋白质组学鉴定能诊断出少见的影响心脏的淀粉样变类型［血清淀粉样蛋白A（SAA）、阿朴脂蛋白、（肌动蛋白）凝溶胶蛋白］

质谱分析可提示是否存在致病性甲状旁腺素突变；然而，甲状旁腺素DNA测序需要确定遗传性（APTRO-M）与野生型（APTWT）淀粉样变性。列举心脏淀粉样变的诊断程序：当心脏或其他组织活检可疑淀粉样变而其他检查是阴性时，应用质谱分析进行组织分型可以保证罕见的淀粉样蛋白不会丢失。

3.预后　虽然所有AL存活者因为得到有效的治疗而有改善，但近年报道12个月的死亡率仍高达24%，心脏病变进展的越快，存活率越低，说明早期诊断的必要性。确诊后6个月内死亡的病例，一半是由于心脏猝死。虽然AL患者的房性和室性心律失常及传导系统病变不少见，单许多患者的突然死亡是由于电活动静止。早期死亡率高是由于延迟了诊断，因进展的病例不能受益于治疗使生命延长。AL存活取决于心脏受累的程度，可用生物标记物来评估。2012梅奥分期系统中提出，N-末端脑钠肽、肌钙蛋白和血清游离轻链的差异可用于预测2年的存活率。心脏MRT1标测是很强的预测预后的指标。Banypersad等报道，细胞外容积增加（>45%）伴随3.84死亡危险比，通过与传统的预后因子（升高的N-末端脑钠肽和舒张功能不全分级）多变量分析，此预后意义持续存在。已诊断的患者2年的存活率由2000—2004年的42%提高到2010—2014年的60%。这种改善不仅见于进行自体干细胞移植的患者，单独化疗也显示在同一时期存活率由25%提高到47%。

4.治疗　所有类型的淀粉样变的治疗是由基础前驱蛋白决定的。治疗的中流砥柱是停止蛋白的产生和减少淀粉浸润的扩展。此外，应用单克隆抗体去除沉积在心脏和其他组织的淀粉纤维的治疗正在临床试验评估中。新的治疗，针对血清淀粉样P（存在于所有系统性淀粉样变患者血中的成分），应用（R）-1-［6-［（R）-2-carboxy-pyrrolidin-1-yl］-6-oxo-hexanoyl］pyrrolidine-2-carboxylic acid（CPHPC），一种耗尽循环血清的淀粉样P的药物，在临床一期研究中表明能清除肝脏中淀粉样沉积，但心脏受累的患者被除外。特异性的治疗指向浆细胞克隆，包括化疗，伴或不伴自身干细胞移植。化疗的选择包括：硼替佐米（bortezomib旧称PS-341），美法仑（melphalan）并用地塞米松（dexamethasone），左旋溶肉瘤素（daratumumab）和其他药物，多数根据治疗多发骨髓瘤的经验。最新的前瞻性研究发现，联合硼替佐米、地塞米松和一个烷化剂可改善AL伴心力衰竭患者的存活。

利尿药用于控制心力衰竭。然而，对非常不顺应的左心室应采用低剂量。患者对常规心力衰竭的药物，如美托洛尔（倍他乐克）、血管紧张素转化酶抑制药或血管紧张素受体阻滞药等常不耐受，应避免应用。虽然心脏性猝死常见，但ICD治疗未表明改善整体存活，因为许多患者死于无脉性电活动。AL患者的装置置入对化疗患者增加感染和出血，多数专家不推荐ICD的置入作为一级预防，但对某些等待心脏移植的患者可以考虑应用。适合ICD者可改善设计和选择皮下置入。

心脏受累是自体干细胞移植最明显的危险因素，进展的心力衰竭患者不适合这种治疗。在一些具有多学科有经验的团队的中心对选择性AL患者进行心脏移植，5年存活率为50%。选择性心脏移植的AL多限于最少的心外受累，和预期浆细胞能得到控制。虽然整体预后改善，但AL淀粉样变不能治愈，存活患者需要另外的治疗。对心脏科医师的中心概念是认识到AL要早点得到诊断，改善生活质量和存活时间目前已成为可能。

（二）甲状腺素变性淀粉样变性

1.临床表现

（1）遗传型ATTR（ATTR-m）：甲状腺素运载蛋白由肝脏产生，运载甲状腺素和视黄醇（维生素A），遗传性ATTR（ATTR-m）是一种致病性的突变，导致蛋白不稳定和错折叠。ATTR-m患者表现有原发性神经系统症状（周围的和自主神经病变），原发性心脏受累（心力衰竭，传导系统病变，心律失常）或表现为混合类型。可有玻璃体混浊，因为有少量的甲状腺素运载蛋白由房水产生。ATTR-m患者可有体重下降和胃肠道症状，特别是腹泻或便秘。某些患者的胃肠道症状主要由于自主神经病变，而不是广泛地胃肠道受累，导致延误诊断，因为胃肠道活检可为阴性。ATTR-m可有肾脏受累，特别是有

V30m突变者。一半的ATTR-m患者缺乏阳性家族史,这是一种位于瑞典、爱尔兰、葡萄牙、日本和其他国家的地方病。虽然,一般认为ATTR-m非常少见,但Val122Ile突变在非洲人或加勒比海后裔很普通,在美国见于3%~4%的黑种人。当黑种人出现不可解释的心力衰竭和心肌厚度增加时应考虑ATTR-m,包括有高血压历史的人。然而,所有已知的甲状腺素运载蛋白的外显率是不不完全的,不是所有携带者会发病。

(2)野生型ATTR(ATTRwt):ATTR-wt(正式的名称为高龄系统淀粉样变)目前知道是重要的心律失常和心力衰竭原因,特别是在>60岁的男性患者。这种年龄相关的淀粉样变患者多达20%有经导管主动脉瓣置换的病史。研究提示,ATTR-wt是HPpEF(射血分数保留的心力衰竭)一个重要的病因。一项研究证明,13%的HEpEF患者伴LV壁>12 mm者为ATTR-wt,性别分布一致。以前认为这种疾病无例外的伪男性老年疾病,越来越认识到,ATTR-wt可见于较年轻的人,早致50岁。虽然至今系列报道90%~95%男性的绝对优势,但女性的诊断也越来越多。ATTRwt患者通常存在心力衰竭、房性心律失常及传导系统病变。在诊断时约40%存在腕管综合征,常为双侧,先于心脏症状5~10年。虽然全身少量ATTR-wt沉积可帮助确定诊断,但主要的表现通常为心脏。膀胱受累不少见,可导致出血。特别在心房颤动应用抗凝治疗时。脊柱韧带可能受累,导致椎管狭窄,自发的二头肌肌腱断裂是诊断的线索。周围神经病变可见于ATTR-wt,较少见于ATTR-m。

2.诊断 两种类型ATTR的诊断策略是一样的。诊断的确定可能基于脂肪抽出物,神经或其他部位,如心脏的活检。要认识到心外组织活检阴性不能除外心肌淀粉样变;在最初的筛查试验后,临床强烈怀疑此病,进行心内膜心肌活检是必要的。虽然在ATTR-wt左心室厚度明显增加,但ECG低电压却不如ATTR-m常见(约25%和约45%)。这种心电图上表现的差异不很清楚,但不能错误地认为,心电图电压正常或增高就能排除淀粉样变。与ATTR-m相比ATTR-wt的特点是较大LV壁增厚,较低的LVEF和较高的长轴应变。ATTR-wt有较大的壁增厚,但却有较低的死亡率。ATTR-m和ATTR-wt在超声和CMR的表现和AL相似,包括应变的"牛眼型"。虽然两种类型ATTR较AL有明显的心肌增厚,但不能用以确定淀粉样变的类型。T_1显示AL较ATTR有较大的细胞外容积,尽管重量较低,说明ATTR是真正的心肌细胞肥大,而AL为水肿。但T_1的这些表现不足以敏感到能区分淀粉样变的类型。ATTR-wt常较AL的LVEF减低,后者很少达严重程度。

ATTR与AL最大的区别是用核素闪烁计数筛查浆细胞阴性。这代表淀粉样变诊断途径的模式改变,即强调组织诊断。有些具有淀粉样变典型临床和影像发现,但血清游离轻链,以及血清和尿的免疫固定蛋白电泳阴性,如99m-Tc 焦磷酸盐(PYP)有3~4级的摄取就足够确定诊断。再有,当CMR和超声不能诊断时,99m-Tc PYP成像可发现亚临床的心脏受累。AL和载脂蛋白A1淀粉样变可有轻度的99m-Tc PYP摄取,一般不超过1~2级。此外,当患者为ATTR(特别是ATTR-wt)可常有MGUS(monoclonal gammopathy of undetermined significance),即意义未定的单克隆丙种球蛋白病,此时单独焦磷酸锝扫描对这个亚组是不够的,为作出诊断,可能需要进行淀粉样变的组织分型。然而,在血清和尿中缺乏单克隆蛋白,一个2~3级的阳性PYP,或其他骨闪烁显像研究对心脏ATTR淀粉样变具有特异性和差不多100%阳性预测值;同时提示其他稀有类型的淀粉样变。如载脂蛋白A1型只能通过组织分型来确诊。为除外ATTR-m,所有ATTR患者应进行甲状腺素运转蛋白DNA测序。

3.预后 ATTR较AL的进展要缓慢很多。ATTR-m的存活部分取决于特异性突变,某些突变发生在生命的较早期。虽然对ATTR的存活是以年计,而不是以月计,但预期寿命减少,且严重影响生活质量。多个报告表明,中位总存活率为3.5~4.0年。

4.治疗 正如AL,治疗ATTR的策略是针对基础蛋白的紊乱,用药物减少或消除甲状腺素运载蛋白的产生、稳定蛋白或破坏沉积的淀粉样纤维。支持治疗包括利尿药针对容量负荷和控制房性心律失常。与AL患者相似,虽然某些患者需要用低剂量美托洛尔来控制房性心律失常的心率,但心脏ATTR患者对传统的心力衰竭治疗药物常不能耐受。需置入起搏器者不少见,特别是ATTR-wt。预防性置入起搏器的指征为希氏束-心室间期≥70ms;希氏束-心室间期>50ms,存在束支阻滞或二度房室传导阻滞。

肝脏移植是ATTR-m的治疗策略,为了清除最主要的异常甲状腺素转运蛋白来源。肝脏移植常用在年轻患者,具有Val30Met突变和原发性神经系统受累者。联合心-肝移植选择用于心脏严重受累的患者。单独肝脏移植后,淀粉样变的进展是由于wt(野生型)TTR(甲状腺素运载蛋白)沉积在已有ATTR-m 纤维架存在神经,肾脏或心脏的患者。在ATTR-wt患者,尽管肝脏移植,心肌仍有随时间依赖方式的继续沉积;奇怪的是,沉积蛋白是全长的TTR,而不是典型的TTR。单独心脏移植适用于V122I ATTR突变者,因为这种病例常表现在成年后的有限的心脏外淀粉样沉积。肝脏移植后,考虑辅助应用

TTR稳定剂和抗纤维药物以预防由于野生型TTR沉积导致疾病的进展。

目前尚无经过验证的特异性针对心脏受累的ATTR，但有一些正在开发的治疗在做临床试验。转甲状腺素稳定剂二氟尼柳（diflunisal）被证明能减缓ATTR-m患者周围神经病变的进展，但由于液体潴留，肾功能不全和出血等副作用限制了其在进展的心脏ATTR患者的应用。TAFAMIDIS是一种转甲状腺素稳定剂，没有diflunisal的非类固醇消炎药特性，能减缓ATTR-m周围神经病变的进展，TAFAMIDIS对ATTR（-m，-wt）的三期临床试验结果尚待公布。表没食子儿茶素-3-没食子酸酯（Epigallocatechin-3-gallate）是绿茶和姜黄色素的混合物，具有甲状腺激素结合蛋白稳定剂的作用，可能对ATTR有效。

核糖核酸-干扰疗法正在对ATTR-m伴神经系统病变为主的患者进行二期和三期临床试验，现已达到完成阶段。但三期临床试验在心脏病变组提前结束，因增加死亡率。

多西环素（强力霉素）与taurosodeoxycholic acid的联合应用在鼠模型中能破坏淀粉样变纤维，但临床资料有限。多西环素同样证明有非特异性抑制淀粉样变形成作用，有时用于AL，与其他针对TTR的单克隆抗体一起，可能是对ATTR有前途的治疗。考虑到有必要将心脏淀粉样变患者送到专门致力于治疗这种疾病的中心，因为各种类型淀粉样变诊断的复杂性，以及将先进的，通常是试验性的治疗，选择性的用于患者。

（刘伊丽）

7. 感染性心内膜炎诊治最新进展

尽管有越来越多的抗菌疗法和改进的手术干预技术，心内膜炎仍然是一种危重疾病，30 d的总死亡率达20%。近来感染性心内膜炎的患者谱发生了剧变，因人工心脏瓣膜、起搏器和除颤器电极及其他置入材料而被感染的患者越来越多。随着越来越多的先天性心脏病患者存活到成年，患感染性心内膜炎的风险也相应增加。此外，随着人口老龄化，心内膜炎的临床危险因素和经典的感染微生物也在发生变化。为了给患者提供最优诊治，临床医师需要了解这些趋势，并了解对感染性心内膜炎管理策略推荐的近期变化。

一、感染性心内膜炎的流行病学

（一）临床危险因素

心内膜炎的临床危险因素，包括长期应用血管通路的患者的增多，静脉用药（IVDU）系统的广泛应用，心内置入装置、人工心脏瓣膜和（或）其他人工材料的患者的增多。另外几种共存疾病，包括慢性肾病、癌症、人类免疫缺陷病毒感染（HIV）和高龄（58～77岁）也与心内膜炎风险增加有关（表1）。与医疗保健系统本身的接触可能也是一个危险因素：一项心内膜炎队列研究发现，25%的受影响患者最近曾接触过医疗保健，但就医是危险因素是否由患病所致尚不清楚。具体来说，慢性肾病或癌症患者就医频率更高，也更经常使用置入的人工血管通路装置如血液透析导管和化疗导管，从而增加短暂性菌血症的可能性。最后，老年患者因病与医疗保健系统接触的可能性更高，同时更有可能出现由于恶性肿瘤或风湿病的治疗所致的免疫功能受损。

（二）人工材料的感染

除了可能增加患者发生心内膜炎风险的非心脏疾病和高危行为外，继发于心内置入人工材料感染患者的数量也有所增加。置入装置的感染，以装置电极、人工心脏瓣叶或心内膜表面感染为特征，可能发生在最初放置装置时，也可能继发于另一种菌血症源的血源播散。心内膜炎患者以男性为主，平均年龄在60岁左右。对装置相关性心内膜炎的发生率和比例的纵向比较表明，所调查的全部心内膜炎病例中（视人群而定）有4%～8%的患者有心

表1　心内膜炎的危险因素

- 先天瓣膜病患者
  - 二叶主动脉瓣
  - 二尖瓣脱垂
  - 先天性心脏病
- 风湿性瓣膜病
- 既往感染性心内膜炎发作
- 慢性血液透析
- 静脉用药
- 静脉置管
- 免疫缺陷状态
- 人类免疫缺陷病毒感染
- 置入心脏装置或人工瓣膜的患者
  - 围术期并发症
    - 围术期感染的体征/症状
    - 置入装置后血肿形成
    - 需要调整装置的位置
  - 长期抗凝
  - 更大数量的内置入人工材料
  - 射血分数降低的心力衰竭
  - 皮质类固醇的使用
- 普通人群中心内膜炎的并存疾病
  - 高血压
  - 控制不佳的糖尿病
  - 冠状动脉粥样硬化性心脏病
  - 肾衰竭（尤其是需要透析治疗的肾衰竭）
  - 慢性肝病
  - 恶性肿瘤
  - 高龄

内装置。

由于人工材料与血液直接接触，机械和生物合成心脏瓣膜（无论是通过外科手术，还是经导管置入）有很高的感染风险，人工瓣膜心内膜炎目前约占所有心内膜炎病例的20%，在过去20年中比例逐渐上升，在高收入国家，有人工瓣膜的患者发生心内膜炎的风险是没有人工瓣膜的患者的50倍，发生于瓣膜置入60 d内的早期人工瓣膜心内膜炎几乎都与医疗相关，因此诊断时必须考虑到感染性心内膜炎的细菌谱与远离人工瓣膜处感染是不

同的。

（三）微生物学

随着心内膜炎患者群体的变化，病原体也在发生变化。仅在美国进行的以人群为基础的研究表明，在金黄色葡萄球菌和肠球菌心内膜炎增加的同时，链球菌感染在减少，这些变化归因于人口结构的变化，包括更高水平的医疗接触、更多的留置血管通路装置、IVDU的增加及潜在风湿性心脏病的减少。

真菌性心内膜炎发生率无明显变化。真菌感染性心内膜炎是一种高危感染，这不仅仅是因为真菌感染性心内膜炎是最有可能发生栓塞并发症的心内膜炎，而且真菌性心内脓肿往往会被超声心动图漏诊，如果临床怀疑，应采取其他诊断方法。

（四）感染性心内膜炎的死亡率和趋势

感染性心内膜炎的死亡率在前30d内约为20%，但具体的死亡率在根据不同人群有所不同。一项对成人先天性心脏病患者的分析显示，随访6.7年的死亡率为19.4%。另一项对美国几十年的心内膜炎的分析发现，20世纪60年代后住院死亡率下降（当时约为30%），随后稳定在20%左右。一项研究调查了美国弗吉尼亚州近350例心内膜炎患者，发现30d死亡率为20.7%，90d死亡率为26.2%，最后入院180d死亡率为29.2%。一项国际队列研究也注意到，心内膜炎患者住院后，在较长的随访时间后死亡率显著上升：住院死亡率为15%～20%，而1年死亡率接近40%。最后，在一项针对加州和纽约州感染性心内膜炎人群的研究中，确诊后1年的总死亡率为37.1%，5年后上升至52.9%。与住院死亡相关的因素包括人工瓣膜感染（OR 1.47）、高龄（OR 1.30）、肺水肿（OR 1.79）、金黄色葡萄球菌心内膜炎（OR 1.54）、凝血酶阴性葡萄球菌感染（OR 1.50）、二尖瓣赘生物（OR 1.34）和瓣膜周并发症（OR 2.25）。

高龄相关的死亡率上升往往和多合并症和并发症相关。一项针对80岁年龄段人群的小型研究发现，与65岁以下人群（13%）相比，老年人1年死亡率更高（37.3%）。类似的一项纳入7000多名患者的瑞典队列研究中，年轻患者（年龄＜65岁）和使用静脉药物的患者死亡率较低。与住院死亡率降低有关的因素，包括外科瓣膜治疗和草绿色链球菌感染。

仅影响三尖瓣或肺动脉瓣的右心内膜炎在5%～10%的病例中可见，早期死亡率较低（约7%）；但当IVDU是潜在的危险因素时晚期死亡率可能较高。

在最近一项对先天性心脏病和心内膜炎的成年人的

单中心研究中，链球菌是最常见的病原体，早期死亡率为6.9%，只有约1/4的患者有明确的感染诱发因素，本研究中死亡率的唯一预测因素是年龄较大（平均32岁）和心内脓肿。

（五）感染性心内膜炎的预防建议

2007年关于在牙科手术前，使用抗生素预防心内膜炎的指南建议的更新仍然存在争议。主要的变化是减少预防细菌感染措施的数量和种类，并将预防措施限制在高危人群。在更换预防措施后，对于链球菌性心内膜炎发病率的研究显示了相互矛盾的数据。一些研究显示自2007年以来发病率上升，而其他研究则没有。国外一些专家认为恢复旧的预防指南和支持2007年的建议均没有足够的证据支持，并且这一观点得到了荟萃分析的支持，该分析表明，尚不清楚预防是否真的能降低感染性心内膜炎的发病率，还是只是简单地降低了术后菌血症的发病率。目前，对于有以下情况的患者推荐牙科手术前预防性使用抗生素：人工瓣膜患者、有心内膜炎病史的患者、有瓣膜功能障碍的心脏移植患者，以及合并以下情况的先天性心脏病患者：①未修复；②人工材料修复后的6个月以内；③有残余分流。并不推荐心脏患者在接受其他侵入性手术前预防性使用抗生素，除非这些手术与先前存在的感染有关，如脓肿引流。

二、感染性心内膜炎的临床表现

（一）诊断标准

心内膜炎最常见的症状是发热和全身性疾病的不典型症状。显然这些症状是非特异性的，所以临床医师需要考虑心内膜炎的可能性，尤其是对高危患者。血培养是诊断心内膜炎的基础，推荐对48h内出现不明原因发热、听诊有新的或改变的心脏杂音，或超声心动图提示新发瓣膜功能障碍的患者进行血培养。高达25%的感染性心内膜炎患者并发栓塞事件。因此，临床医师不能放松警惕，任何栓塞事件必须使用心脏成像进一步检查；临床医师还必须记住，一些心内和瓣膜感染患者的血培养结果可为阴性。

修正Duke标准仍然是当前推荐的诊断标准。主要标准为：①心内膜炎典型微生物血培养阳性或抗菌治疗后血培养持续阳性；②超声心动图显示瓣膜赘生物、新出现的瓣膜反流、心内脓肿、人工心脏瓣膜裂开；③伯纳特立克次体单次血培养阳性或IgG抗体滴度≥1∶800。次要标准为：易感人群、发热、心内膜炎的血管后遗症（如栓塞事件）、与心内膜炎一致的免疫学结果（如Osler结和Roth

斑），或非典型感染性心内膜炎的病原体血培养阳性。明确诊断心内膜炎需要达到：①2个主要标准；或②1个主要标准和至少3次要标准；或③5个次要标准。心内膜炎疑诊需符合：①1个主要和1个次要标准；或②3个次要标准。

（二）超声心动图

超声心动图是诊断心内膜炎的主要影像学方法，对于任何疑似心内膜炎的患者，建议立即进行超声心动图评估，在超声心动图上评估潜在感染性心内膜炎时，重要的解剖特征包括赘生物的存在、位置、大小和移动性。瓣膜破坏通常会导致瓣膜反流和感染扩展到瓣膜旁区域，导致脓肿、人工瓣膜裂开和瘘管形成等并发症。心脏诊断影像学评估的第一步是经胸超声心动图（TTE），如TTE显示不清但临床仍高度怀疑，则需进一步开展经食管超声心动图（TEE）。TTE显示不清在人工心脏瓣膜中很常见，在有心内脓肿等并发症或心内电极的患者中也可发生。即使TTE的结果符合心内膜炎，TEE也被推荐用于进一步评估包括心内脓肿在内的心内膜炎的潜在局部并发症。在有心内装置和人工瓣膜的患者中，TEE可以更好地评估潜在的赘生物（与TTE相比，TEE的敏感性更高），在接受手术治疗的患者中，术中TEE适用于在基线和瓣膜修复或替换后进行评估。不幸的是，对于潜在瓣膜病患者，超声心动图并不能完全排除心内膜炎，因为瓣膜退变和钙化很难与赘生物区分，而与人工瓣膜的阴影可能掩盖潜在赘生物，此类患者可能需要额外的影像学检查。

（三）其他影像检查

当临床对心内膜炎高度怀疑，但TTE和TEE不支持诊断，或者需要进一步明确感染的范围和并发症时，建议开展进一步的影像学检查。[18]F-FDG正电子发射断层扫描（PET）和计算机断层扫描（CT）成像/血管造影相结合，可能对可能患有自体瓣膜、人工瓣膜、人工导管（先天性心脏病治疗后）或心内装置的心内膜炎的患者有诊断价值。一些研究表明，PET在诊断心内膜炎方面比超声心动图更为敏感，尤其是对于使用人工材料的患者（表2）。这种方法的另一个优点是，可以在探查心内感染的同时发现远处栓子（包括脾、肾和肺）。

放射标记白细胞闪烁扫描术，又称白细胞SPECT，与[18]F-FDG/PET CT相比，诊断心内膜炎的特异性更高，同时也能鉴别出栓塞并发症。然而放射标记白细胞显像术的灵敏度和空间分辨率不如[18]F-FDG/PET CT。

心脏电脑断层摄影血管造影（CCTA）被认为对可能

表2 诊断心内膜炎的影像学方法

方法	敏感度	特异度	研究
经胸超声心动图			Wong等，2016
自身瓣膜	60%～70%	约90%	
人工瓣膜	50%	约90%	
经食管超声心动图	96%	92%	Habib等，2015
F-FDG/PET CT[18]F-FDG/PET CTA	87%	92.1%	Pizzi等，2015
与Duke标准结合	90.7%	89.5%	
放射性标记的白细胞闪烁扫描法	64%	100%	Rouzet等，2014

注：心脏CT血管造影和心脏MRI的敏感度和特异度数据目前尚无数据

的右心感染病例最有诊断价值，因为它可以同时识别心内感染和肺部感染性栓塞。CCTA有助于识别和定位感染的瓣膜旁扩散，如脓肿、心包受累和扩散到冠状窦。具体来说，CCTA对瓣膜旁脓肿和假性动脉瘤的检测敏感度高于超声心动图，当瓣膜钙化或人工瓣膜材料在超声心动图上产生阴影时，CCTA的高空间分辨率尤其有优势，但由于缺乏多普勒数据，CCTA在评价瓣膜功能时并不适用。

已有证据表明，心脏磁共振（MRI）可以在一些超声心动图阴性的病例中识别心内膜炎，因为在心脏内部感染扩散的早期、超声心动图可以检测到解剖改变之前，可能存在有心肌迟发性血管增强，MRI对脑栓塞并发症也非常敏感。

尽管有这些有前景的先进成像方法，超声心动图仍然是确诊或疑诊心内膜炎患者首要的影像学检查。目前尚未有对于何时使用PET-CT、核成像、CCTA和MRI的指南，仍需有进一步的研究来验证这些方法的准确性、临床效用和成本效益。

三、感染性心内膜炎的治疗

1.心内膜炎团队管理 优化感染性心内膜炎患者管理的基础是欧洲心脏病学会和美国心脏协会指南推荐的一种团队管理方法。核心团队应包括心内科、心胸外科、感染性疾病方面的专家，根据具体临床情况，可增加心脏麻醉、放射学、神经病学、心脏电生理等专业人员。在法国的一个研究中，规范化的心内膜炎团队管理可将患者1年的死亡率从18.5%降至8.2%。

2.抗菌治疗 有效的抗生素治疗对于心内膜炎的治疗至关重要，具体的药物、剂量和疗程由心内膜炎小组决定，ACC/AHA指南中有具体的抗菌方案和持续时间建议，每个病例都应咨询传染病专家。

选择抗菌药物治疗的时间和药物，以根除所有感染为目标。由于赘生物内的细菌密度和抗菌药物的杀菌过程通常较慢，达到目标通常需要综合治疗和延长治疗时间。具体疗程取决于感染的位置，瓣膜是自体的还是人工的（人工瓣膜需要更长的疗程），以及引起感染的细菌的菌株和敏感性。一般情况下，延长静脉抗生素治疗（至少2～6周）是必要的，延长的疗程从患者启动治疗后首次血培养阴性当天开始，如果手术切除的瓣膜材料培养结果为阳性或发现心包内脓肿则重新开始疗程。由于右心内膜炎的细菌密度较低，与左心感染性心内膜炎相比，较不复杂的右心内膜炎相通常较少需要强化的治疗。

3.抗凝　感染性心内膜炎不是抗凝的指征；除非有其他适应证，否则抗凝和抗血小板治疗均应避免，如果抗凝不能安全中断，且患者无神经系统感染后遗症，可继续治疗，密切监测可能出现的脑血管或其他出血并发症，对于持续抗凝治疗的患者，即使无症状也需完善神经系统检查，因为活动性心内膜炎患者可发生中枢神经系统出血，包括卒中后出血、真菌性脑动脉瘤破裂或脓毒血症性脑血管破坏。

4.手术干预的时机和类型　心胸外科医师应该在病程早期会诊所有的心内膜炎患者，因为早期手术可能需要治疗瓣膜破坏、持续性感染或感染的瓣膜旁扩散。大量研究支持早期手术可降低特定心内膜炎患者的发病率和死亡率。在2017年AHA/AHA心脏瓣膜病指南更新中，对于以下患者建议在初次住院时早期手术：①主动脉或二尖瓣感染合并严重的心脏瓣膜功能障碍或瘘管导致心脏衰竭；②瓣膜旁真菌感染；③心脏传导阻滞、脓肿或破坏性损害，如有穿孔的瓣叶；④真菌引起的心内膜炎、多重耐药微生物、抗生素治疗5～7d无效的感染或葡萄球菌或非HACEK革兰阴性杆菌引起的人工瓣膜心内膜炎；⑤有栓塞并发症或严重瓣膜狭窄的大的赘生物；⑥非常大的赘生物（＞10mm）（图1）。将手术延迟至抗生素治疗完成后与在感染5年内死亡、栓塞事件和感染性心内膜炎复发等终点事件的高发生率相关，在可能的情况下，外科治疗包括瓣膜修复和瓣膜旁感染的治疗，当组织被广泛破坏时，可能还需要更换瓣膜。在一项对三尖瓣感染性心内膜炎患者的研究中，与瓣膜置换术相比，行瓣膜修复术的再次手术发生率以及置入起搏器的发生率较低。

除了抗生素治疗外，心内起搏器置入的患者几乎都需要手术干预来治疗感染（图1），在大多数情况下，必须取出并更换起搏电极和起搏装置，以清除感染源，一般来说，建议经皮穿刺将电极和起搏装置取出，但当感染性赘生物长度≥10mm时，可能需要外科手术取出，取出后患者需要至少2周的肠外抗生素治疗，在重新置入设备之

前，应该重新评估患者是否需要长期置入起搏装置，且重新置入术前感染的症状和体征必须消失，血培养需连续阴性至少72h，如果患者合并有瓣膜感染，从取出起搏装置到再次置入需要14d。

最近的研究为许多心内膜炎患者的早期外科治疗，提供了额外的支持证据。一项大型研究，比较了491名在症状出现2周内出现急性症状的患者和562名症状延迟出现的患者；总体而言，急性起病患者的死亡率较高（42.7% vs 30.1%，$P<0.001$）。高死亡率的多变量预测因素包括急性起病、感染性休克、金黄色葡萄球菌感染、入院时心力衰竭、院内感染和瓣膜旁感染，早期手术（诊断后2d内）与较低的死亡率有关（OR 0.45），尤其是在急性起病的患者中。最近一项对16项队列研究的大型荟萃分析发现，8000多名参与者在确诊后2周内进行手术，住院期间和长期死亡率均显著降低。

即使是对于人工瓣膜心内膜炎或近期卒中等高危患者，早期手术通常是有益的，人工瓣膜心内膜炎术后早期死亡率最高，与术前血流动力学差和非链球菌感染相关。在20%～40%的感染性心内膜炎伴有神经系统后遗症的患者中，手术治疗的时机遇到了挑战，由于术中体外循环中有进一步颅内出血的风险，脑出血（ICH）患者不建议在出血事件的7d内进行手术，目前的指南建议尽可能等待4周以上。然而，2017年ACC/AHA心脏瓣膜病指南强调，在有手术指征的患者中，不伴出血的缺血性卒中患者的早期手术（2周内）可能是安全的，血流动力学稳定的患者应考虑等待4周（图1）。

四、感染性心内膜炎的并发症

心内膜炎最常见的并发症是瓣膜反流、心力衰竭、抗感染治疗后的顽固感染、瓣膜旁感染扩散和全身性栓塞。

1.瓣膜旁的感染　感染的瓣膜旁播散可表现为脓肿、假性动脉瘤、间隔缺损、心内瘘管形成、传导紊乱（心传导阻滞）或人工瓣膜裂开。即使全部接受了手术治疗和抗生素治疗，但与未发生此类并发症的患者相比，发生瓣膜旁感染的患者住院死亡率仍更高，远期预后也更差。

2.全身性栓塞　共20%～50%的感染性心内膜炎患者发生全身性栓塞事件，尽管这一风险在开始抗菌治疗后2周内显著降低，根据评估人群的不同，15%～40%的患者在确诊心内膜炎前发生继发于栓塞事件的神经系统并发症，神经系统并发症甚至可表现为主要症状。二尖瓣心内膜炎患者，如果合并＞10mm的病变或高活动性心内膜病变，其发生栓塞事件的可能性最高。

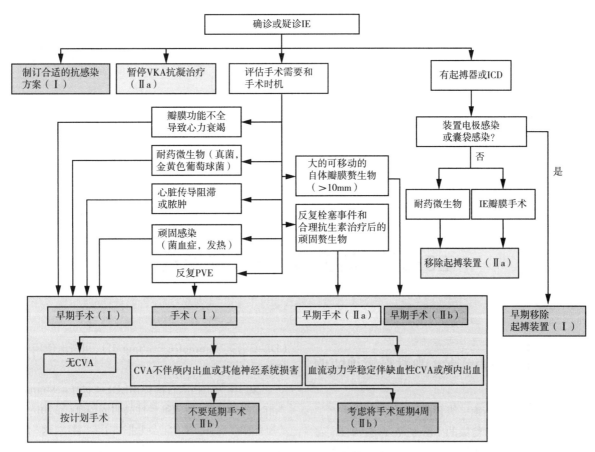

图1 2014年AHA/ACC瓣膜性心脏病指南中关于感染性心内膜炎的管理建议,并对2017年推荐的手术时间进行了更新

注:IE.感染性心内膜炎;PVE.人工瓣膜心内膜炎;VKA.维生素K拮抗剂;CVA.脑血管意外。Ⅰ类AHA/ACC推荐;Ⅱ类a级 AHA/ACC推荐;Ⅱ类b级 AHA/ACC级推荐

五、未来的发展方向

鉴于感染性心内膜炎的发病率、并发症发生率和疾病死亡率一直居高不下,寻求更好的诊断工具和治疗方式仍然十分重要,随着这些感染流行病学的变化,临床医师尽早诊断感染性心内膜炎对改善患者预后至关重要。近年来的研究强调,应用核医学、CT和MRI成像技术提高超声心动图诊断的准确性,特别是对使用人工材料和心内装置的患者。随着置入装置和材料的患者人数的增加,有必要进一步研究最佳诊断成像设备和研发降低感染风险的装置。目前有心内膜炎危险因素(包括先天性

心脏病、血液透析和免疫功能低下的患者)人数正在增加,也需要获得预防这些患者发生感染的更好方法,早期手术通常是有益的,但由于心内膜炎患者的复杂性和风险状况,手术并没有在所有医疗中心广泛实施。我们需要利用现代技术改进医疗保健服务,并向每一位心内膜炎患者介绍心内膜炎的多学科专业团队诊治知识,无论他们住在哪里或在哪里就医,将患者转诊至由经验丰富的心脏病专家、感染疾病咨询师和有感染性心内膜炎手术经验的心脏外科医生组成的多学科团队的中心可能对患者非常有益。

(曾晓容 龙洁斾 郭志刚)

第5章

血　脂

1. 2018美国胆固醇管理指南要点

一、健康生活方式是心血管疾病预防的基础

2018美国胆固醇指南一级预防中指出，所有人在整个生命过程中都应坚持健康的生活方式，即强调食用蔬菜、水果、谷物、豆类、低脂乳制品、限制甜食糖饮料和红肉摄入等健康饮食。热量以不增加体重为标准；运动建议成年人每周应参加3～4次有氧运动，包括中等强度体力活动，每次40min左右。这些健康生活方式可减少所有年龄段的动脉粥样硬化性心血管疾病（ASCVD）风险。对于20～39岁的年轻人，评估终身风险有助于临床医师与患者讨论心血管疾病预防，并且强调坚持健康生活方式是基本策略。

在所有年龄组中，治疗性生活方式是代谢综合征的主要干预措施。代谢综合征的定义是由国际心血管和糖尿病联合会提出，即5个危险因素［包括腰围增大、血清三酰甘油≥4.55mmol/L（175mg/dl）、高密度脂蛋白降低（男性＜40mg/dl，女性＜50mg/dl）、血压升高及空腹血糖升高］中如果具备3个，可诊断为代谢综合征。

二、重度原发性高胆固醇血症患者强化他汀治疗是首选

重度原发性高胆固醇血症低密度脂蛋白胆固醇（LDL-C）水平≥4.94mmol/L（190mg/dl），这类患者无须计算10年ASCVD风险，可直接启用高强度他汀治疗。如果在高强度他汀治疗基础上LDL-C仍≥100 mg/dl，加用依折麦布联合治疗是合理的。如果联合依折麦布后

LDL-C仍≥2.6mmol/L（100mg/dl），可考虑使用PCSK9抑制剂。

2013年美国指南首次提出LDL-C高于4.94mmol/L的人群为极高危，可能为家族性高胆固醇血症。2016年美国心脏病学学会（ACC）年会上报告了专门针对这一问题进行了一项大型研究。检测导致家族性高胆固醇血症的3个基因：低密度脂蛋白受体基因、载脂蛋白B基因和PCSK9增强型基因突变。调查20 485人，发现有1386人的LDL-C水平≥4.94mmol/L，即人群发病率约为7%。在1386人中，基因检测只有24人可确诊为家族性高胆固醇血症，仅占1.7%。因此，LDL-C≥4.94mmol/L的人群中，家族性遗传性疾病为极少数，绝大部分为原发性，其与生活方式相关。新指南指出，重度原发性高胆固醇血症患者因为有终身ASCVD高风险，所以，无须风险评估，就可给予高强度他汀治疗，而且有证据表明高强度他汀治疗比中等强度他汀治疗能更多减少这些患者的风险。

三、糖尿病患者应重视他汀治疗

糖尿病患者的一级预防，对于40～75岁，LDL-C≥1.82mmol/L（70 mg/dl）的患者，无须计算10年ASCVD风险，给予起始中等强度他汀治疗。这里包括3个条件：确诊糖尿病，40～75岁，LDL-C≥1.82mmol/L。这3个条件最重要的意义是什么？即大多数诊断为糖尿病的患者，无须危险分层，就应启动至少中等强度他汀治疗。高危糖尿病患者，特别是有多重危险因素的患者应使用高强度他汀，且将LDL-C水平降低≥50%是合理的。

75岁以上的糖尿病患者，专家观点认为启动他汀治疗是合理的，因为对这一人群未进行相关临床试验，但

也应给予治疗。20～39岁的糖尿病患者，如果2型糖尿病患病时间超过10年，1型糖尿病超过20年也应启动治疗。另外，新版指南推荐糖尿病特殊的危险增加因素，包括微量蛋白尿>30mg/L、肾小球滤过率（eGFR）<60ml/（min·1.73m²）、视网膜病变、神经病变和踝臂指数<0.9。20～39岁糖尿病患者伴有以上一项糖尿病特异性危险增强因素也应启动他汀治疗。这说明40岁以前的患者也应酌情启动他汀治疗，临床实践工作中，这部分年轻糖尿病患者可能更危险，容易发生心血管事件，应引起大家的高度重视。

关于糖尿病前期，流行病学数据显示，尽管不能诊断糖尿病，但在糖耐量受损阶段，数年到数十年之间，已有很多患者发生心血管事件。中国心脏调查显示，在住院的冠心病患者中，约有1/4的患者仅为糖耐量受损，就已经患有冠心病，这与欧洲心脏调查结果一致。针对这一人群，指南未明确推荐使用他汀，是一个空白，应引起大家的关注。

四、一级预防风险评估的要点和程序

40～75岁ASCVD人群的一级预防在启动他汀治疗以前，应讨论风险问题，首先是主要危险因素，即传统危险因素，包括LDL-C、吸烟、高血压、血糖异常及其他脂蛋白异常；此外，新版美国指南提出危险增加因素，如糖尿病特殊性的危险增加因素，普通人群的危险增加因素。后者包括早发心血管疾病家族史、原发性高胆固醇血症（LDL-C为160～189 mg/dl）、慢性炎性疾病、女性过早绝经史（年龄<40岁）、高危人群（南亚人）、持续升高的三酰甘油（≥175 mg/dl）、高敏C反应蛋白≥2.0 mg/L、脂蛋白（a）≥50 mg/dl或125 nmol/L。脂蛋白（a）升高有遗传倾向。

普通人群，如果为中危，应启动中等强度他汀治疗，LDL-C水平下降30%，但有些高危患者可降低50%。

40～75岁的非糖尿病患者，LDL-C为1.82～4.914mmol/L（70～189 mg/dl），美国指南仍坚持其风险评估标准，如果风险评估为7.5%～19.9%，不确定能否给予他汀治疗，可考虑使用冠状动脉钙化评分（CAC）判定。如果冠状动脉钙化评分为0，则不需治疗；如果为1～19，可选择他汀，因此，冠状动脉钙化评分值得大家高度重视。计算CAC评分的常用方法为Agatston积分、体积积分和质量积分。Agatston积分是目前最常用的钙化积分，也是绝大多数医院影像报告中的积分。

总之，风险评估包括主要危险因素评估、危险增强因素评估及冠脉钙化积分评估3个层次。

五、ASCVD高危人群他汀治疗应早期启动、长期坚持

一级预防中，最重要的是高血压患者的他汀治疗问题。从危险因素的强度考虑，LDL-C是动脉粥样硬化的最强致病性因素，但从人群例数来讲，世界卫生组织（WHO）曾经多次调查导致ASCVD的第1位危险因素是高血压，而非高胆固醇血症。对于高血压患者，强调注重他汀治疗，中国指南强调中危高血压患者均应使用他汀，具有重要意义。

2018年欧洲心脏病学学会年会（ESC）上报告了ASCOT-Legacy研究结果，研究中的高血压患者有3个危险因素，胆固醇水平当时认为不需他汀治疗。头对头比较一部分患者使用他汀，一部分不用他汀。得到的结果是，使用他汀可显著减少心血管事件，而且这种获益在3个月就开始显著下降，一直持续到3.3年，试验提前结束。然后继续观察16年，16年以后发现原来使用他汀的患者在16年后还能进一步减少心血管死亡15%。这提示，高血压患者的早期他汀治疗，有后续记忆效应，即启动时间越早，获益越早，而且获益时间越长。

六、他汀治疗的个体化策略

对于75岁以上患者的一级预防，如果LDL-C为1.82～4.914mmol/L，启动中等强度他汀治疗是合理的。但如果这部分患者伴有体力及认知功能下降、有多个合并症、虚弱或生命周期有限，可考虑停用他汀。

对于女性患者，有过早绝经、妊娠期高血压、围生期糖尿病、低体重儿、流产史等，要进一步进行危险评估，可考虑他汀治疗。新版指南特别提到，服用他汀治疗的患者，如果准备妊娠，则应提前1～2个月停用他汀治疗。

40～75岁的慢性肾病患者，LDL-C为1.82～4.914mmol/L，如果未进行透析，应使用他汀治疗。欧美国家认为具有慢性肾病这一条的患者就应该使用他汀，这是因为这些患者的病因大多数为高血压和糖尿病；我国则有相当一部分患者的病因为慢性肾炎，因此有所不同。透析患者，如果已服用他汀，则可继续使用；但如果已进行透析未使用他汀的患者，则不主张使用。

另外，有类风湿关节炎等炎症患者可使用他汀类药物预防心血管疾病。

七、二级预防

在临床ASCVD患者中，采用高强度他汀或最大耐受剂量他汀治疗来降低LDL-C水平。用他汀类药物降低

LDL-C越多，ASCVD风险降低就越多。应尽可能使用最大耐受剂量他汀将LDL-C水平降低≥50%。在极高风险的ASCVD患者中，采用LDL-C ≥1.82mmol/L（≥70 mg/dl）作为阈值来考虑在他汀治疗基础上是否加用非他汀类药物。极高危的ASCVD患者采用最大耐受剂量他汀治疗而LDL-C仍≥1.82mmol/L（≥70 mg/dl）时，加

用依折麦布是合理的；极高危患者采用最大耐受剂量他汀和依折麦布治疗而LDL-C仍≥1.82mmol/L（≥70 mg/dl）时，加用PCSK9抑制剂是合理的，尽管后者的长期安全性（＞3年）尚未确定，而且目前的价-效比也不够合理。

（吴平生）

2. miRNA交互他汀靶向动脉粥样硬化抗炎治疗新进展

动脉粥样硬化（atherosclerosis, AS）是一种慢性炎症性疾病，以血管内脂质和炎性细胞聚集为特征，并且好发于在动脉分叉处，其在高脂血症应激时更易产生炎症反应。在过去的5年中，一些研究提供了机制上的解释，即微RNA（微小PxNA, microRNA, miRNA）在这种适应不良过程中对内皮细胞的炎症激活、增殖和再生的调节作用。miRNA介导的调节机制可以帮助开发新的动脉粥样硬化诊断和治疗策略。miRNA是一种小型非编码调控RNA，可通过调节脂质代谢、增强内皮功能、抑制炎症、改善斑块稳定性和免疫调节介导他汀类药物的多效性。miRNA可直接通过HMG-CoA还原酶，或间接通过靶向细胞色素P450 3A（CYP3A）的功能交互参与他汀类药物相关的治疗。

一、miRNA的生物学特征和作用

miRNA是一种天然、内源性的、非编码小RNA，其可靶向结合mRNA的3′-的非翻译区（3′UTR），可通过mRNA的降解或翻译抑制进而负向调节基因的表达。miRNA不仅在正常的细胞发育和生理过程是关键的调节因子，而且也在许多病理状态中发挥作用。第1个已成功从动物研究中转化并进入临床的基于miRNA的疗法是miravirsen，一种用于治疗丙型肝炎的miR-122 LNA抑制剂，并用于Ⅱa期临床试验。临床试验的结果表明，该药物对患者有效、耐受性良好，证实剂量依赖性抗病毒活性维持超过4周，药物治疗终止后仍有抑制作用。近几年，miRNA作为不同细胞类型和功能的调节因子，在炎症相关动脉粥样硬化性心血管疾病的起始和进展过程，受到了广泛的关注。miRNA明显调控平滑肌细胞表型、内皮功能障碍、巨噬细胞极化和泡沫细胞形成、适应性免疫应答，并已被确立为炎症相关动脉粥样硬化性心血管疾病中细胞间通讯的介质。miRNA模拟物或抑制剂的临床试验结果为涉及炎症相关的动脉粥样硬化性心血管疾病治疗提供了新的治疗机会和手段，大量的基础研究也证实了miRNA可成为早期检测和治疗干预提供新的靶点。

二、miRNA靶向动脉粥样硬化抗炎

AS是最常见的心血管疾病之一，被认为是一种慢性炎症，是世界上发病率和死亡率的主要原因。其特征在于内皮激活和浸润的巨噬细胞中的脂质沉积，其以斑块形成和血管腔狭窄为始动过程。高脂血症，单核细胞募集分化为巨噬细胞，泡沫细胞的形成和诱导炎症的发生是AS的关键细胞事件。慢性炎症在AS的发生和发展中起关键作用，具有刺激血管炎症反应能力的巨噬细胞是整个AS病理过程中的主要效应细胞。在血流紊乱和炎症前内皮细胞活化区域内脂质的内膜积聚可触发白细胞黏附和动脉壁浸润。巨噬细胞由于持续摄入脂质而逐渐积聚成泡沫细胞，从而导致斑块炎症和进展，并向易破裂的不稳定斑块过渡，可能导致危及生命的急性血栓形成和血管闭塞。适应性免疫反应可进一步增强动脉粥样硬化相关炎症。

最近研究表明，体内已证实miRNA参与AS病变的形成，并为其在AS中的靶向性治疗提供了重要的临床前证据，尤其是内皮细胞和巨噬细胞。miRNA在AS的发展中发挥着至关重要的作用，能够调节基因表达并抑制或降低蛋白质合成。在疾病发作之前就识别出正常miRNA谱的不平衡。在心血管系统中高度表达的miRNA-21是单核细胞/巨噬细胞中最丰富的miRNA，与促炎表型相关，控制流动诱导的炎症反应，介导促炎和抗炎反应的平衡、黏附分子的表达、巨噬细胞的极化和巨噬细胞凋亡。miR-181b可将巨噬细胞极化转向M2抗炎表型，减少巨噬细胞积聚并使组织修复。miR-33调节巨噬细胞炎症，并证明miR-33拮抗具有AS保护作用，部分是通过促进M2巨噬细胞极化和Treg诱导减少斑块炎症。另一种miRNA，miR-92a，即"atheromiR候选物"，可由ox-LDL上调表达，是内皮细胞中的促炎调节因子，通过调节炎性细胞因子和趋化因子，使单核细胞黏附。miR-155与不同细胞类型中涉及AS的几种重要炎症信号级联有关，包括内皮细胞、血管平滑肌细胞、树突细胞和巨噬细胞。miR-155可以在体外调节与各种细胞类型的炎症相关的基因的表达，并且可以调节体内的AS形成。鉴于miRNA对血管炎症和AS的多方面和特异性贡献，以及在AS的临床前小鼠模型和大型动物研究中已被证明可成功调节，miRNA似乎是治疗AS极具希望的治疗靶点。

三、动脉粥样硬化进程中miRNA与他汀交互抗炎

他汀类药物是心血管疾病AS口服治疗的首选药物，其主要药理作用是降低LDL-C浓度和TGs，同时通过竞争性抑制HMG-CoA还原酶活性来增加HDL-C。HMG-CoA还原酶催化HMG-CoA转化为甲戊酸酯（mevalonate，MVA），这是从头合成胆固醇速率的限制步骤。他汀类药物除了直接影响脂质代谢外，还具有多效性，其作用可能超出脂质代谢的修饰，包括抗炎作用、抗增殖、抗氧化、抗血栓形成、改善内皮功能、减少血管重构。这些他汀类药物的多效性对心血管保护作用的作用尚不完全清楚。此外，目前还不清楚miRNA的生物学功能是否直接或间接与他汀类药物治疗有关，以及与修饰AS和血脂异常的关键细胞过程的关系。

研究发现，阿托伐他汀可降低miRNA-146的表达，而AS慢性炎症患者miRNA-146、炎症细胞因子水平升高。应用人类单核细胞的细胞模型显示miRNA-146在TLR4及其下游细胞因子信号的调节作用，以及该miRNA通过抑制炎症反应对他汀类药物抗AS作用的贡献。高桥等在一项针对心血管疾病（CVD）患者的12个月的随机对照人体试验中，采用了两种不同的干预措施：血管紧张素转化酶抑制药（ACEI）组的依那普利（5mg/d）和阿托伐他汀（10mg/d），以及血管紧张素II受体阻滞药（ARB）组的替米沙坦（40mg/d）和阿托伐他汀（10mg/d）。与非CVD组相比，外周血单核细胞（PBMCs）中白细胞介素-1受体相关激酶1（IRAK1）、肿瘤坏死因子-受体相关因子6（TRAF6）]、TLR4水平升高。此外，与RAS抑制剂联合治疗（即在CVD患者中，ARBs、ACEIs）和他汀类药物导致miRNA-146a/b、IRAK1 mRNA、TRAF6 mRNA、TLR4 mRNA在单核细胞表达水平的下降，ARB组miRNA-146a/b、IRAK1、TRAF6、TLR4水平下降更为显著。

另有研究证实，他汀类药物影响AS斑块与活化的免疫功能细胞有关，包括T细胞和树突状细胞，有证据表明其促AS作用，如将CD4$^+$ T细胞转移到免疫缺陷AS易发小鼠可加重病变，而T细胞中转化生长因子-β（TGF-β）信号的消除可降低斑块大小。此外，已经证明树突状细胞作为特异性抗原提呈细胞参与动脉粥样硬化的不同阶段。它们和T细胞一起出现在动脉粥样硬化病变中，参与了局部免疫炎症反应。研究发现，ox-LDL会刺激树突细胞和T细胞形成促炎表型。事实上，ox-LDL引起的T细胞活化似乎是斑块破裂的必要条件。Frostegard等报道，这些事件可以通过调节miRNAs被他汀类药物调节。ox-LDL通过树突状细胞激活T细胞，被阿托伐他汀（2 mmol/L）和辛伐他汀（5 mmol/L）抑制，阿托伐他汀阻止ox-LDL诱导树突状细胞miRNA Let-7c的表达，进而斑块中T细胞的增殖被消除。因此Let-7c在ox-LDL诱导树突状细胞介导的T细胞活化中发挥重要作用。

四、miRNA治疗展望

miRNA特异性参与心血管疾病的发生发展，并在高脂血症和动脉粥样硬化性心血管疾病中差异表达，影响炎症、内皮功能障碍和血脂异常。miRNA相关调节机制积极的介导他汀类药物的多效性的影响及其对脂质代谢、增强内皮功能、抑制炎症、改善斑块稳定和调节免疫系统的作用。miRNA与他汀的交互在动脉粥样硬化性炎症细胞的作用及其干预似乎能成为更有效的治疗策略。miRNA调控网络在心血管动脉粥样硬化炎性疾病中具有独特的功能，以及它们的序列较小且高度保守，miRNA网络在基线时的作用较弱，但在应激下具有明显的生物学功能。在设计新的基于miRNA的治疗策略时，其靶向通路而非单个效应子，从而克服潜在冗余机制的能力是一个特别有用的特征。miRNA在心血管系统中的重要作用为心血管动脉粥样硬化疾病的病理生理学提供了新的视角，并揭示了其潜在的新型治疗靶点，有望成为新的治疗干预手段。

（胡龙龙 程晓曙）

3. 他汀类药物的不良反应——认识与证据

本文目的是客观评价长期服用他汀类药物对糖代谢、认知功能、肝肾功能及脑出血或白内障风险可能产生的不良影响。通过对2000—2017年进行文献检索，专家组评估其数据，并对他汀类的不利影响的进行分类。随机对照试验（RCTs）和遗传学研究表明，他汀治疗与新发糖尿病风险的适度增加有关（约1/1000），在代谢综合征或糖尿病前期，这种风险要高得多。即使低密度脂蛋白胆固醇水平极低，他汀类药物也不影响认知功能，同时也与肾功能明显恶化或白内障的发展无关。在服用他汀类药物的患者中，有0.5%～2%的患者会出现肝酶的短暂增加，因他汀类药物引起的特殊肝损伤非常罕见，其因果也关系难以证实。目前现有的证据不支持无脑血管病的人患出血性卒中的风险增加；美国卒中预防小组通过积极降低脑卒中患者的胆固醇水平研究表明出血风险略有增加，但尚未在随机、队列研究和病例对照研究的实质性证据基础中得到证实。最后结论为长期的他汀治疗是安全的，具有较低的风险，临床相关的不良反应如肌肉症状已在先前的共识中讨论过。重要的是，他汀类药物对心血管的益处远远超过不良反应的风险。

一、概述

3-羟基-3-甲基戊二酰辅酶A还原酶（HMG）抑制剂他汀类化合物被推荐为治疗高胆固醇血症和混合性高脂血症的首选药物，这在欧洲心血管疾病（CVD）预防指南得到肯定，这些药物在降低密度脂蛋白胆固醇（LDL-C）方面的具有独特的疗效，可以预防首次和反复发生的心血管事件，具有无可争议的证据。

来自RCTs的数据提供了有关他汀类药物治疗安全性的可靠信息，但这一信息与符合纳入标准的特定患者群体有关，这些患者接受的治疗时间相对较短，通常少于5年。只有在大量患者长期服药后，治疗的不良反应才会减少，如虽然单一的研究在新发糖尿病（DM）的风险方面存在矛盾。但多元分析和大型数据库提供了明确的证据，由于代谢综合征已经处于糖尿病前期状态，故这部分人群表现尤为突出。

由于他汀类药物的代谢不尽相同，故不同他汀类药物的药理作用是否与他汀类药物的不良反应有关还有待观察。如细胞色素P-450（CYP）系统活性的遗传差异可以影响他汀与其他药物的相互作用，而在受体细胞膜中则有遗传差异。基于上述问题，迫切需要客观评估其不良影响，特别是在葡萄糖代谢、认知功能、肝肾功能，以及出血性卒中和白内障的风险。

（一）他汀相关肌肉症状

他汀相关肌肉症状（SAMS）是临床中所遇到的主要不良影响。根据有关资料提供的可能的不良反应信息，这些不良反应导致治疗不良反应的报告率高于预期。盎格鲁-斯堪的纳维亚心脏结局试验-降低血脂（Ascot-LLA）研究组通过比较4种不同类型的不良事件与他汀治疗的发生率，解决了这一问题，包括肌肉相关的症状，在双盲、安慰剂对照试验和开放研究。他们的结论是，反安慰剂效应（nocebo）可能解释了观察性研究中SAMS相对于随机对照试验的高发病率，尽管其他人已经注意到肌肉相关事件的总体发生率从盲期的2.03%下降到当受试者知道他们服用了他汀类药物时的1.26%。对临床医师来说，也许他们应该谨慎对待过早将肌肉症状归咎于他汀治疗，而不对其原因进行进一步调查。

（二）对血糖代谢的影响

目前已知他汀治疗与空腹血糖水平的轻度升高有关：在一项涉及91 140名无糖尿病患者的13次RCTs的Meta分析中，他汀治疗增加了糖尿病的发生率9%，但也预防了第1次心血管疾病的发生。然而，这种效应被低估了，因为没有考虑到多个反复发生的事件。另一项多元分析包括在5个RCT中，40 000例稳定的冠心病患者或最近的急性冠状动脉综合征患者显示，高强度的他汀类药物治疗增加了发生糖尿病（DM）的风险12%，但也使CVD事件的风险降低了16%，或按绝对值计算，获益大于增加糖尿病发生的风险。

使用他汀类药物治疗糖尿病的风险随着代谢综合征成分的增加而增加，如对在预防中使用他汀类药物试验事后分析所示：其中，有一项干预试验评估了他汀类治疗诱发糖尿病发生的情况：8749名男性（含他汀类药物2142名）年龄在45～73岁，有代谢综合征的特征，但没有糖尿病诊断。在5.9年的随访中，强化的他汀治疗与糖尿病发病率增加46%（11.2% vs 5.8%，$P<0.001$），相当于每年每

1000名患者新增10例。 这些人年龄大、肥胖、体力活动少，并表现出低水平的高密度脂脂蛋白胆固醇（HDL-C）和高三酰甘油、空腹血糖和HbA1c。

在这些新发糖尿病的高危患者中，采用他汀类药物治疗使得CVD事件的风险降低，至少在这些试验的时间范围内，高血糖的潜在不良反应并不否定其降LDL-C的益处。此外，观察数据显示，在服用他汀类药物的同时发展为糖尿病的患者不仅大血管疾病的发生率较低，而且微血管病变的发生率也较低。因此，需要对他汀类药物的高危患者的净利益进行评估，这些数据也与其他接受他汀类药物治疗的糖尿病患者的研究结果一致。

他汀类药物可以通过增加胰岛素抵抗途径来增加血糖：由于循环中游离脂肪酸的变化，损害胰岛B细胞功能或替代机制。事实上，一项新发糖尿病和体重变化数据的Meta分析（$n=129\ 170$）也显示，接受他汀类药物治疗的患者与对照组相比，平均增加了0.24kg。在研究中，孟德尔随机化研究澄清了这个总体问题。20万人中，常见基因变异与体重、体重指数（BMI）、腰围、血浆胰岛素（INS）和谷氨酸（Glu）有关。对BMI和血浆胰岛素进行的全基因组相关研究的其他Meta分析显示，BMI和血浆胰岛素具有一致性。

（三）认知功能

流行病学研究表明，高胆固醇水平和阿尔茨海默病增加的风险有一定关系。致使有人认为他汀类药物对血管的改善，对导致痴呆的几种症状是有益的。另一方面，还有学者提出，他汀类药物降低胆固醇水平可能对认知功能有潜在危害。由于大脑存在血-脑屏障，内源性胆固醇的合成对于大脑也是自给自足的，故他汀类药物直接影响大脑的观点过于简单化。

大多数临床试验依赖于患者神经系统的报告，如记忆障碍等症状，但尚未纳入严格的认知功能客观测试。因此，研究人群的认知能力下降和研究风险较低的持续时间可能不足以观察认知效应。在药物上市后，病案报告和观察性研究占主导地位。此外，在中年时期，是否存在相关因素，与长期身体受损有关，特别是认知功能往往会被忽视。

美国食品药品监督管理局（FDA）认为，没有证据表明他汀类药物增加痴呆症、轻度认知障碍或认知能力下降的发病率。尽管如此，他汀类说明书还包括其记忆认知不良反应。虽然美国食品药品监督管理局强调，他汀类药物对心血管疾病的益处超过了这些可能的不良反应。最新研究结果得到前瞻性研究数据的支持：心脏保护研究在最后的随访中，使用电话访谈对患者的认知状态进行评估其认知表现，没有表现出任何差异。此外，一项普伐他汀对存在血管疾病的老年人的（PROSPER）研究中，用4项神经心理学表现测试评估研究期间6个不同时间点的认知功能，结果显示，平均随访42个月中普伐他汀和安慰剂组之间的认知能力下降没有差异。

随后的分析也阐述这个问题。前瞻性观察数据分析（>57 000名受试者随访中位数4年）表明他汀类药物的使用使得患痴呆症的风险较低［RR 0.62, 95%置信度区间（CI）0.43~0.81；$P=0.001$］53%。荟萃分析超过25项随机对照试验中有46 000名患者无法确定他汀类药物对认知功能有任何显著负面影响。同样对于认知正常的受试者或阿尔茨海默病患者也无法证明其负面影响。

此外，还有一个值得注意的问题：具有非常低的LDL-C水平，他汀类药物与依泽替米贝或PCSK9抑制剂联合应用，是否对其认知功能存在不利影响的风险？Vytorin（依泽替米贝/辛伐他汀）与辛伐他汀IMPROVE-IT试验均显示神经认知不良没有增加。长期评估开放标签研究的数据针对涉及evolocumab治疗降低LDL-C（OSLER）试验长达4年，以及对alirocumab治疗研究的汇总分析2年，均可进一步支持即使在LDL-C（<0.5mmol/L或<20mg/dl）极低的水平的患者中，采用evolocumab加中度或高强度他汀类药物治疗，与安慰剂相比（他汀类药物单独）没有增加神经认知不良。

（四）对肾功能的影响

当前采用他汀类药物在慢性肾病（CKD）患者中进行研究的很少，荟萃分析表明他汀类药物治疗可降低CKD患者心血管事件风险，尤其是轻度肾病患者，而对于透析的患者没有明显益处。鉴于他汀类药物可使CKD患者的降低心血管事件减少20%，除非透析患者，所有指南推荐他汀类药物治疗CKD患者。

高剂量他汀类药物治疗者可以出现轻度蛋白尿，通常是短暂的，可能是因为减少了管状白蛋白的重吸收，与抑制HMG-COA还原酶和减少异戊烯化的内吞蛋白质作用有关，而与肾功能受损无关。目前最大的担忧是高剂量他汀类药物治疗是否会增加急性肾病的风险，在一项超过200万例10年间的他汀类药物使用回顾性分析报道，在他汀开始治疗后120d内发生急性肾损伤的RR值高出34%。尽管如此，随着他汀类药物治疗时间延长这种损伤逐渐减弱，且并未出现在CKD患者中。尽管这项回顾性分析可能会引起一定的关注，但是其随机对照试验数据没有显示任何风险增加。一项荟萃分析24组随机对照试验，涉及15 000例患者在他汀类药物治疗期间没有发生急性肾功能不全，也没有增加严重的不良肾病事件。此外，随后诸多的CKD患者的荟萃分析也有类似报道。事实上，有学者认为他汀类药物可能具有潜在的保护作用，或者甚至可延缓CKD的进展。

（五）对肝功能的影响

药物诱导的肝损害（DILI）是西方国家急性肝衰竭和需要进行肝移植最常见原因，最普遍的DILI的生物标志物是最普遍的丙氨酸氨基转移酶（ALT）、天冬氨酸、氨基转移酶（AST）、γ-谷氨酰转移酶（GGT）、血清总胆红素和碱性磷酸酶（ALP）。肝细胞损伤通常是通过测定升高的血清ALT或者AST，ALP升高标志着胆汁排泄物中胆道细胞受损，血清总胆红素或结合胆红素的升高提示肝的排泄功能减少，多数情况下，DILI是很少见的，并且是不可预测的。由于隐性遗传、显性遗传、环境因素及其他影响因素使得评估发生DILI频率遇到困扰，并且涉及肝介导药物代谢和运输在DILI的机制中也受到影响（图1）。这些相互作用因素加上罕见的他汀类相关的严重肝毒性，将有助于他汀类药物在DILI中的评估作用。

1.肝酶升高 有0.5%～2.0%的他汀类药物治疗患者发生肝转氨酶轻度升高，并且这种升高通常出现在治疗开始后3个月内。可能与安慰剂没有显著差异。在135项RCTs的涉及超过246 000名患者的系统荟萃分析中报道，他汀类引起转氨酶升高的风险比对照组高出50%。有一个明确的阿托伐他汀、洛伐他汀和辛伐他汀的剂量-反应关系。这些升高是短暂的，通常通过持续治疗进行标准化分析，临床相关的ALT升高很少见。一组49项试验涉及超过14 000名患者的分析，报告肝转氨酶持续升高［>3正常上限（ULN）］在0.1%、0.6%、0.2%的患者服用阿托伐他汀10mg、阿托伐他汀80mg和安慰剂。

对于因脂肪变性或非酒精性ALT升高的脂肪肝患者，他汀类药物治疗不会导致肝病恶化。此外，他汀类药物治疗的心血管益处可能超过任何潜在的不良反应。更新的荟萃分析表明他汀类药物的使用与降低肝功能失代偿的风险、死亡率及可能降低门静脉高压。但是，对于活动性乙型肝炎病毒感染的患者，不应该使用他汀类药物，直至血清AST、ALT、GGT、总水平胆红素和ALP水平正常方可使用。

2.药物性肝损伤 研究表明，他汀类药物相关的特异性肝损伤很少见，为1%～3%，但可能很严重。英国全科医学研究数据库（1997—2006）显示，中度至重度肝毒性在阿托伐他汀组患者与辛伐他汀组的比例为0.06%（101/164 407）（阿托伐他汀组的风险比为1.9，95%CI 1.4～2.6；P<0.001）。高剂量（40～80 mg/d）的报告率更高（阿托伐他汀为0.44%，辛伐他汀为0.09%）。

来自瑞典药品不良反应咨询委员会的数据显示，每10万人中有1.2人患有DILI。尽管自20世纪90年代末以来，FDA不良事件报告系统数据库并没有确定他汀类药物处方的增加引起的致死或严重肝损伤病例的增加率。他汀类药物相关严重肝损伤的报告极低。仅有75例严重肝损伤报告，包括肝移植（n=11）或死亡（n=37），其中30例（14例死亡，7例肝移植，9例严重肝损伤）被评估为可能与他汀类药物治疗相关，并没有病例被评估为极有可能或明确与他汀类药物治疗相关。

自身免疫性肝炎可能是他汀类药物诱导的肝毒性DILI最常见的表型。他汀类药物可能通过针对HMG-CoA还原酶的抗体引发特发性炎性肌炎或免疫介导的坏死性肌病，导致他汀类药物相关的自身免疫性肝炎。

3.肝酶升高监测 目前的证据不支持他汀类药物治疗期间常规定期监测肝酶，实际上，按照常规定期监测可以确定ALT、AST或GGT水平升高的患者，往往误导医师减少或停止他汀类药物治疗，从而使得患者发生CVD事件的风险增加。然而，如果出现提示肝毒性的症状（如异常疲劳或虚弱、食欲缺乏、腹痛、深色尿液或皮肤或巩膜变黄），则检测肝功能是合理的。如果患者的ALT水平>3 ULN（或与胆红素水平的新增加相关联时可更低），应停用他汀类药物。

（六）出血性卒中

随机对照试验提供了他汀类药物治疗的实质性证据，每降低1mmol/L LDL-C可使缺血性卒中风险降低26%（99%CI 15%～35%）。尽管已经明确他汀类降低缺血性卒中的这种益处，但从超过8000名有脑血管事件史的患者荟萃分析显示，他汀类药物可能增加出血性卒中的风险，这表明出血性卒中事件风险较高（RR 1.73，95%CI 1.19～2.50）。此结果主要由SPARCL试验提示，该试验评估了试验前患有卒中或短暂性脑缺血发作的患者服用阿托伐他汀80mg/d且LDL-C水平为2.6～4.9mmol/L（100～190mg/dl）。阿托伐他汀减少了缺血性卒中发生（阿托伐他汀218例，安慰剂组274例），但出血性卒中数量增加（55例对33例）。这项事件在老年人，男性或先前出血性卒中患者中更常见。另外对8项随机对照试验进行

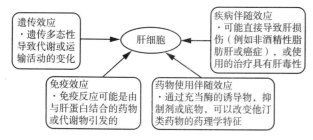

图1 通过影响药物代谢或运输机制可能影响药物诱导的肝损伤易感性的因素

的荟萃分析（38 153名他汀类药物患者）虽然出血性卒中的绝对数量很少，但已显示出达到LDL-C水平与出血性卒中风险之间的趋势。

然而，随后包括248 391名患者的荟萃分析发现，根据随机对照试验数据、队列研究和病例对照研究均未发现脑出血风险显著增加，并且对这些患者进行了进一步的荟萃分析脑出血的风险与LDL-C降低的程度无关。

（七）白内障

有限的临床前研究提示白内障和他汀类药物使用之间可能存在联系。美国46 249名受试者（包括13 262名他汀类药物使用者）的评分匹配分析显示，使用他汀类药物治疗后会使白内障的风险稍增高（9%）。此外，心脏预后评估（HOPE）-3研究显示，使用他汀类药物的白内障手术风险增加。

另一方面，来自随机对照试验证据表明白内障和他汀类药物之间并不存在联系。在洛伐他汀（EXCEL）研究中，将8032例患者随机分为洛伐他汀组（每天1次或2次，每次40mg或20mg）或安慰剂组，通过48周的随访，两组患者的眼球混浊度、视力及白内障摘除术结果并没有明显的差异。牛津胆固醇研究组对539名随机接受辛伐他汀（每日40mg或20mg）或安慰剂的患者进行的试验也显示，治疗18个月后2组患者视力预后或白内障分级并无差异。随后在对313 200例患者的队列试验（$n=6$，随访时间长达5年），病例对照研究（$n=6$，随访时间长达5年）和随机对照试验（$n=5$，随访时间为0.9～5.4年）进行的Meta 分析并未显示他汀类药物与白内障发展之间存在任何关联。从机制上讲，有学者认为他汀类药物的抗氧化和抗炎作用可以减缓白内障的发展，但这需要进一步研究。

二、结论

他汀类药物治疗是非常安全的。虽然对于接受长期他汀类药物治疗的新发糖尿病患者来说，他汀类药物仍存在一定的风险，但也避免了新发的CVD事件，主要是对患代谢综合征或前驱糖尿病患者发生糖尿病的风险更高。尽管SPARCL研究显示他汀类药物可能增加既往卒中患者的出血性卒中风险，但他汀类药物与认知功能的不良影响或肾功能严重恶化并不相关，也不增加白内障风险或既往无卒中患者的出血性卒中风险。他汀类药物临床肝损伤也非常罕见。因此，最近的欧洲心血管疾病预防和脂质管理指南强调，他汀类药物治疗心血管益处远大于它任何不良反应风险。

（马建林　黄文杰）

4. 关于脂蛋白a用于预测心血管病的建议

一、概述

病理生理学、流行病学和遗传学研究都证明脂蛋白a［Lp（a）］是心血管疾病（CVD）［心肌梗死（MI）、卒中、外周动脉疾病和心力衰竭］和钙化性主动脉瓣疾病（CAVD）的主要调节因子。目前全球超过10亿人的Lp（a）水平增高。针对LP（a）介导的CVD和CAVD具体疗法仍处于临床开发阶段。

二、Lp（a）领域的知识缺口

1.Lp（a）分子作用机制不清　不同Apo A亚型大小构成的Lp（a）分子中脂质和蛋白质组之间的成分/功能相关性尚不清楚。由于Apo A具有赖氨酸结合位点，致使Lp（a）在血管组织积聚、干扰纤溶酶原活性，增强和介导氧化磷脂（oxidized phospholipid, OxPL）共价结合，因此，在体作用和这些物质的相关性机制需要进一步研究。

2.标准动物模型缺乏阻碍Lp（a）研究　由于实验室动物中不存在LP（a），因此尚无优化的实验模型可用于研究LP（a）在疾病过程中的代谢和作用机制。Lp（a）与瓣膜和血管钙化的关系和作用，以及Lp（a）介导两者疾病之间是否存在差异尚不清楚。

3.Lp（a）介导CVD和CAVD的风险研究的不足　CVD与CAVD是否存在不同的LP（a）风险阈值仍有待研究，尚未确定体内LP（a）调节静脉和动脉血栓形成中的作用。

三、关于Lp（a）具体研究重点及建议

（一）Lp（a）构成和代谢对循环水平的影响

1.参与Lp（a）构成、清除机制

（1）Lp（a）组成：Lp（a）由脂质和蛋白质组成，中性脂质位于核心，具有疏水性。外周包绕蛋白复合物，由一分子载脂蛋白B-100（apolipoprotein B-100, Apo B-100）二硫键共价结合一分子载脂蛋白A（apolipoprotein A, Apo A），Apo A是Lp（a）特征性糖蛋白成分，由单体肽链组成，含有多个称作三环域（Kringle）的区域。该区

域为蛋白质折叠区，依靠3个二硫键稳定，其氨基酸序列和cDNA的核苷酸顺序与纤溶酶原（plasminogen, PLG）有高度的同源性和交叉反应。Apo A在肝脏合成，并转运至肝脏表面与Apo B-100结合组成Lp（a）。

（2）Lp（a）清除机制：临床前模型系统研究表明肝脏是Lp（a）分解代谢的主要部位。目前，在人类已探索证明LDLR部分参与Lp（a）清除机制。由于在肾动、静脉之间Lp（a）存在浓度差异，且肾衰竭患者Lp（a）浓度升高，所以研究认为肾参与Lp（a）的清除起主要作用。Apo B-Lp（a）与apoE亚型竞争结合lrp1，尤其是E4，具有极强的亲和力，因此，影响Lp（a）水平。广泛表达的纤溶酶原受体家族成员PlgRKT，显示能介导体外Lp（a）和Apo A摄取。CD36是一种多配体型清道夫受体，已被证明能结合和吸收氧化LDL和OxPL，也许是通过其OxPL成分潜在性结合Lp（a）。

2.研究工作建议

（1）Lp（a）分离、纯化方法 Lp（a）：分离纯化方法，达到不含LDL-Apo B和HDL成分，使其能用于检测Lp（a）-Apo A和Lp（a）-Apo B成分代谢动力学检测，同时检测不同Apo A亚型代谢影响。基于质谱定量技术，研究具体Apo A和Apo B多肽具有广阔的前景。复杂的动力学数据建模对研究人员解决仍然存在的一些关键问题至关重要，包括：①Apo A和Apo B在肝脏内结合；②Apo A与血液中细胞外的Apo B结合；③Lp（a）微粒摄取后，肝内存在Lp（a）-Apo A和Lp（a）-Apo B循环。

（2）Lp（a）具体成分研究工作建议：除了纯化Lp（a）的方法外，还应重点对健康受试者和CVD及CAVD患者的微粒脂质体和蛋白质体进行阐释，并确定这些成分的病理生理意义。影响Apo A转录的因素应该进行系统地检测。还应研究介导基因表达或促炎信号传导的表观遗传修饰。Lp（a）的合成、组装、分泌研究要求开发能产生大量Lp（a）的改良型肝细胞培养系统。Lp（a）转基因猴是理想的研究模型，因其具有典型的kringle（如某些种类缺乏KV），以及和人相比较，所有种类的猴的Lp（a）均缺乏与赖氨酸结合能力和OxPL成分。在PCSK9抑制剂的背景下，Lp（a）分解代谢中LDLR的作用，可

通过体外系统性LDLR、PCSK9和LP（a）比值的变化进行评估。Lp（a）代谢分解通路研究方法包括候选受体（LDLR、LRP1、CD36、SRB1 and PLG-RKT）的敲低，再检测其对Lp（a）摄取和降解的影响。为了补充候选基因/受体研究，应使用无偏全基因组筛选来确定敲除后会降低LP（a）摄取和降解的基因。

（二）了解Lp（a）及其相关氧化磷脂介导CVD和主动脉狭窄风险的机制

1.致病机制　由于常用实验动物缺乏Lp（a），致使相关模型研究的Lp（a）介导AS和CAVD机制受限。研究表明Lp（a），脂蛋白成分含有血小板活化因子乙酰水解酶，该酶具有钙离子依赖性磷脂酶A2活性和参与合成脂蛋白，因此也可称之为脂蛋白相关的磷脂酶A2（Lp-PLA2）。血小板活化因子（PAF）有促进血小板聚集、中性粒细胞和单核细胞驱化促进白三烯等炎症介质释放灯作用，血栓形成和炎症反应。Lp-PLA2能水解Sn-2位含有多不饱和脂肪酰基的氧化磷脂（OxPL），外周血Lp-PLA2经管腔进入血管内膜，随即水解血管内膜上氧化卵磷脂为溶血卵磷脂和氧化型游离脂肪酸。后两者为促炎性介质，能刺激产生黏附分子和细胞因子，促进单核细胞有血管腔向血管内膜聚集。单核细胞在内膜聚集衍生为巨噬细胞，吞噬ox-LDL-C形成泡沫细胞。最终发生形成动脉粥样硬化斑块。

2.研究工作建议

（1）转基因小鼠应用：首选的Lp（a）-转基因模型应使用生理相关的Apo（A）亚型，使用原始调控元件和人类Apo B-100来产生转基因小鼠。已开发大量小鼠模型用于研究主动脉狭窄的病因学研究，这些模型包括在Ldlr-/-背景转基因Apo B-100。

（2）OxPL参与机制：是一个包含大量物种的通用术语，尤其是单个氧化磷脂对细胞信号通路和功能影响的机制基础知识需要明确。已知OxPL可通过CD36、TLR2、TLR4和（或）这些组合的混合物介导巨噬细胞信号传导，但对介导这些事件在体的具体细胞或分子生物学知之甚少。需要开发和制定标准化技术测量分离的Lp（a）上的OxPL种类；对血浆和组织这一领域的研究进展至关重要。已有使用质谱分析技术用于测量OxPL种类，但目前只有有限数量的单个化合物可用作标准样品，以实现定量测量。

（三）制定全球标准化Lp（a）测量方法

1.标准化Lp（a）测量方法

（1）传统测量方法：目前有两种方法用于测量Lp（a）水平。第一种方法是基于分析校准品测量得到目标值作为总Lp（a）质量（Apo A、Apo B和其他脂质成分）。这些值以mg/dl表示，且各标准品所对应的相关试剂不可追根溯源。第二种方法，已用于商业测量中，是将目标值比对标准品，其可追溯到世界卫生组织/国际临床化学和实验室医学联合会第二参考材料prm-2b。

（2）新型测量方法：美国西北脂代谢和糖尿病研究实验室最近开发了一种液相色谱选择反应监测串联质谱参考方法，该方法通过一级Apo A相关制剂精确校准，用于将目标值比上二级参考物质。尚未对建立的方法定义，即此方法是否能达到金标准，科学界也未就如何合作决策和实施各种标准化步骤达成共识。

（3）测量数值风险性：除了标准化分析方法之外，还没有完全确定哪些值被认为是异常的。Lp（a）数据的主要风险大部分源于高加索人群，但最近的研究也提供了黑种人、东亚和南亚人的数据。最近一项针对黑种人、白种人和西班牙人的研究表明，循环中的Lp（a）水平可预测主要不良心血管事件（MACE）的风险，而不考虑民族/种族、LPA基因单核苷酸多态性（SNPS）或亚型。

2.研究工作建议

（1）NHLBI由相关利益攸关方（包括科学协会和监管机构）组成的工作组支持协助制定Lp（a）分析方法的标准。

（2）建议标准化的Lp（a）：分析报告以Apo（A）粒子数表示值。质量分析由于其固有的局限性应逐步淘汰。在一般人群、既往CVD或CAVD患者以及不同种族/民族的患者中制定Lp（a）基于科学研究的风险和治疗阈值，用于完善现有和未来的疾病数据库。

（3）公众和医师必须接受关于Lp（a）筛选以识别高危患者的最新指导方针的教育。

（4）明确Lp（a）风险在不同种族和亚裔群中的作用，使人口平均值的基线差异正常化，并加强风险预测。

（5）LPA单核苷酸多态性和亚型应持续在研究领域进行研究，以充分阐释其Lp（a）介导风险作用。

（四）治疗方案影响Lp（a）水平机制

1.Lp（a）降低机制

（1）传统药物降低Lp（a）：烟酸、米波美生、PCSK9和CETP抑制剂及白细胞介素-6抗体能适当降低Lp（a）水平。FOURIER试验显示，PCSK9抑制剂使Lp（a）水平降低了27%，表明由PCSK9抑制剂引起的LDLR上调也影响了Lp(a)的清除率。由PCSK9抑制剂引起的Lp(a)降低并不总是根据2∶1比率与LDL平行降低的,且大部分治疗受试者显示LDL-C大量降低和Lp(a)极少降低之间的关系并不总是一致。因此,可能是Apo A亚型长度影响了Lp(a)的清除率。所以,在PCSK9抑制剂治疗的影响下,两种形式之间的平衡可能也有助于降低Lp(a)。

(2)脂蛋白单采技术:脂蛋白单采术(Lipoprotein apheresis, LA)对降低Lp(a)临床疗效获益的机制尚不明确。应支持既定标准(对照低密度脂蛋白胆固醇、复发事件或心血管疾病进展、Lp(a)>60 mg/dl)和升高的 Lp(a)对符合LA条件的患者进行前瞻性随机试验。

2.研究工作建议

(1)在评估脂质疗法的临床试验中,应定期测量和报告初始和随访时Lp(a)的绝对和平均百分比变化水平。

(2)LDL-C对他汀类药物的反应受Apo E和LPA基因座的影响。应该辅以严格的生化研究了解Lp(a)与胆固醇的关系,尤其是不同的Lp(a)浓度和分子质量情况。这些研究有助于促进了解降低LDL-C试剂的实际对Lp(a)作用。

(3)资助工作应侧重于饮食、激素/绝经后状态、他汀类药物治疗、米泊美生、PCSK9和CETP抑制剂对血浆Lp(a)影响的潜在机制。

(五)高Lp(a)相关性疾病及其研究工作建议

目前,不同疾病与Lp(a)水平相关性机制研究尚不清楚,因此对CVD和CAVD等疾病研究工作提出如下建议,见表1。

表1　高Lp(a)相关性疾病及其研究工作建议

相关疾病	Lp(a)疾病相关性	重点研究工作建议
家族性高胆固醇血症	Lp(a)可能导致FH患者主动脉瓣钙化。FH表型的遗传缺陷主要是LDLR表达缺陷	(1)动力学研究FH验证Lp(a)分解代谢的中LDLR作用 (2)测试LPA基因上的分子缺陷引起FH个体和未受影响的亲属的血浆Lp(a)作用 (3)冠状动脉计算机断层扫描研究,检验Lp(a)诱发FH冠状动脉斑块情况 (4)预防性检测FH个体的Lp(a)水平和基因型,证明纯合子和杂合子的FH与CAVD的相关性 (5)研究FH伴Lp(a)水平升高患者是否通过不同治疗方法能增加LDL-C降低程度
钙化性主动脉瓣疾病	高Lp(a)水平是导致发达国家CAVD主动脉瓣替换的主要原因	(1)开发合适的Lp(a)转基因CAVD模型,通过降低Lp(a)的药物或灭活OxPL的抗体进行疾病进展研究 (2)CAVD临床研究,用传统技术或新兴技术,评估Lp(a)和OxPL分子在钙化中的作用 (3)新疗法apo(a)反义寡核苷酸使用,可降低Lp(a)>90%,以评估对CAVD进展的影响,主动脉瓣速度测量的超声心动图是CAVD临床并发症高保真反映,因此可能是试验中的最佳主要终点
肾病	降低慢性肾病患者Lp(a)可能是降低该人群CVD风险的重要途径	(1)研究慢性肾病患者Lp(a)升高机制 (2)研究慢性肾病人群,预防性治疗降低Lp(a)评估对心血管结局的影响
高血栓风险	主动脉血栓形成中Lp(a)作用尚未明确,是因为临床很难将AS与血栓区分	(1)使用脂肪喂养的转基因Lp(a)小鼠评估Lp(a)在纤维蛋白溶解/血栓形成中的作用 (2)使用现有影像学技术评估Lp(a)是否与血小板增多症或斑块负荷不稳定性相关 (3)检查LPA基因座与血栓敏感性基因之间的基因-基因相互作用
复发性CVD事件、进行性CAD或难治性心绞痛的患者	难治性心绞痛患者载体基因治疗的最佳反应是LA基线水平的3倍	LA对高Lp(a)的临床疗效获益的机制尚不明确。应评估其与基本症状和治疗效果的关系
儿童和青少年脑血管事件	Lp(a)升高在小儿急性缺血性卒中起一定作用	(1)研究儿童卒中Lp(a)的作用 (2)因为此群体无AS,故聚焦研究Lp(a)与抗纤维蛋白溶解作用之间的关系 (3)研究Lp(a)与其他凝血酶原之间的相互作用,用以阐释Lp(a)在儿童AIS中是否具有主要、附加或协同作用 (4)采用单采术或新技术对儿科AIS患者升高的Lp(a)急剧降低进行研究

(陈 灿 程 宇)

5. 早期降低Apo B脂蛋白，根除ASCVD

美国最新数据显示，肥胖和糖尿病的危险因素控制不佳导致心血管疾病死亡率的长期下降趋势已经停止，极高危人群的死亡率开始上升。现阶段动脉粥样硬化性心血管疾病（ASCVD）药物治疗虽然降低了心血管事件的相对风险，但ASCVD事件的剩余风险仍然很高。如果没有变化，预计到2035年，近50%的美国人会发生心血管疾病，由此导致的医疗成本每年将增加1倍至1.1万亿美元。故迫切需要防治ASCVD的新模式出现。

中晚期干预ASCVD，需要采取系统的方法及改善生活习惯全面控制危险因素，医疗支出负担高。关于动脉粥样硬化发病机制的脂蛋白滞留-应答学说逐渐得到公认。将该认识转化为临床实践已取得极大的成功。早期（25~55岁）强化降低血浆含载脂蛋白B（Apo B）的脂蛋白水平可能会逆转动脉粥样硬化的进程，从而从而预防临床ASCVD事件的风险、减少医疗支出，可能成为预防ASCVD的新模式。

一、脂蛋白滞留-应答学说：Apo B脂蛋白是动脉粥样硬化的根本原因

Apo B包括Apo B100、Apo B48、Apo B74、Apo B26及少量Apo B50，在正常情况下，以Apo B100和Apo B48较为重要，Apo B48是*Apo B100*基因不同转录模式的产物。Apo B100主要分布于血浆VLDL、IDL和LDL中，分别占这三类脂蛋白中蛋白含量的25%、60%、95%，而apoB48则分布于CM中，占其蛋白含量的5%。Apo B是LDL受体的配体，负责LDL在体内的清理、参与VLDL的合成分泌、向组织运输脂类和胆固醇等。含有Apo B的脂蛋白即为Apo B脂蛋白。Apo B脂蛋白包括了LDL、IDLs、VLDL、乳糜微粒残留颗粒和Lp（a），直径不足70nm，能有效穿过内皮进入动脉内膜。Apo B脂蛋白主要是LDL和部分VLDL，尤其是LDL。LDL是由LDL-C、ApoB-100、TG和磷脂组成的复合物。

正常生理状态下，Apo B脂蛋白颗粒穿过内皮进入内膜，然后回到循环中，不会滞留在血管内皮下。当病理环境下，如存在某些心血管危险因素或层流紊乱时，LDL颗粒黏附于内膜蛋白聚糖上，滞留在原位。IDLs、乳糜微粒残余和VLDL由于其体积较大或被动脉内膜的成分包裹，可能难以离开内膜，也引起滞留。影响Apo B脂蛋白在

血管内皮下滞留的因素：①脂蛋白的特性如脂蛋白颗粒的直径、电荷、胆固醇含量等）；②血浆脂蛋白的浓度及持续时间；③血管内皮通透性（如高血压、动脉损伤）；④内皮下基质分子如蛋白聚糖；⑤内皮下辅助分子如动脉壁内LPL、S-SMase和sPLA2。

Apo B脂蛋白滞留后被氧化修饰，进一步加速Apo B脂蛋白颗粒聚集。聚集的apo B脂蛋白被巨噬细胞吞噬。当生理性的吞噬过程和无法承受毒性Apo B脂蛋白的持续滞留时，Apo B脂蛋白中的胆固醇和胆固醇酯的滞留导致脂滴和泡沫细胞形成。同时，Apo B脂蛋白中的胆固醇富集会形成胆固醇结晶，引发细胞的非适应生物学反应：Toll样受体（TLR）、NLRP3炎性小体和白介素-1β的激活与分泌，促进巨噬细胞、平滑肌细胞和免疫调节T细胞向病灶趋化；触发巨噬细胞产生抗迁移信号，阻止巨噬细胞离开动脉内膜。持久的巨噬细胞和其他细胞释放组织因子、信号分子和蛋白水解酶。导致细胞凋亡、炎症、纤维化和坏死。使血管重塑、钙化或削弱纤维帽，使斑块侵蚀或破裂，促凝如组织因子暴露，与血液接触、血栓形成，导致急性临床心血管事件。

胆固醇比LDL更易激活免疫损伤。另外，和富含TG的Apo B脂蛋白（IDLs、VLDL、乳糜微粒）残粒比LDL也更易激活免疫损伤。这是因为，富含TG的Apo B脂蛋白残粒含Apol C-Ⅱ，Apol C-Ⅱ能激活内皮表面或内膜中的脂蛋白脂酶（LPL）。LPL降解三酰甘油为脂肪酸和甘油，引起局部炎症；其次，富含TG的Apo B脂蛋白残粒富含Apo C-Ⅲ，Apo C-Ⅲ与LPL结合可以增加富含TG的Apo B脂蛋白残粒蛋白聚糖的黏附结合、抑制富含TG的Apo B脂蛋白残粒的清除，从而促炎症发生。

总之，脂蛋白滞留-应答学说是强调含Apo B的脂蛋白（主要是LDL）在动脉壁易损区的滞留启动病变，随后局部的生物学应答促进了动脉粥样硬化病变的进展。Apo B脂蛋白是动脉粥样硬化根本原因。

二、关于Apo B脂蛋白在动脉粥样硬化中作用的证据

数据显示：动脉粥样硬化形成通常始于儿童时期，25岁后动脉粥样硬化斑块已经进展。ASCVD事件的发生取决于Apo B脂蛋白的负荷、其他心血管危险因素及遗传易感性。

大多数长期高脂饮食者，在50岁时已出现晚期纤维钙化斑块；男性60～70岁、女性70～80岁时通常发生临床动脉粥样硬化血栓事件。另有研究发现，长期营养过剩不仅会导致肥胖，还会加重脂蛋白的滞留。肥胖引起的糖代谢异常和胰岛素抵抗导致血浆apo B脂蛋白和非适应性炎症增加。

大量数据显示，无论年龄、性别、种族和和地区，血浆Apo B脂蛋白水平（可用总胆固醇、LDL-C、non-HDL-C和Apo B水平反映）与亚临床动脉粥样硬化和ASCVD事件风险相关。无论是apo B脂蛋白负荷还是Apo B脂蛋白颗粒中的胆固醇含量都与ASCVD的风险相关。

近期数据显示，当代土著人群血浆apo B脂蛋白水平较低，炎症标志物如CRP水平较高，但其亚临床动脉粥样硬化较少。这说明尽管存在其他危险因素，但LDL-C或Apo B脂蛋白水平较低患冠心病的风险较低。缺乏其他危险因素下，当LDL-C水平>60 mg/dl时，动脉粥样硬化仍然发生。同样，在烟草暴露、免疫紊乱和高血压动物模型中，只有血浆Apo B脂蛋白水平升高时才会发生动脉粥样硬化。这些现象支持Apo B脂蛋白在动脉粥样硬化中根本作用。

三、早期减少Apo B脂蛋白，消退动脉粥样硬化斑块

数据显示，减少血浆apo B脂蛋白水平能诱导小鼠动脉粥样硬化斑块泡沫细胞发生表型变化，转化成促炎消散巨噬细胞（resolution-promoting macrophages）。这些细胞迁移至血管外膜淋巴管，然后再迁移回血管腔。这些细胞可有效清除坏死细胞和抑制炎症。薄纤维帽变厚，富含脂质核心收缩，斑块趋于稳定。所以，通过降低血浆LDL-C和其他apo B脂蛋白负荷，可导致内皮下脂蛋白滞留减少，促进巨噬细胞表型的改变和迁移，从而逆转动脉粥样硬化斑块。

在早期动脉粥样硬化动物模型中，将LDL-C水平降低到25 mg/dl（0.6 mmol/L）以下，可以完全逆转斑块。在更晚期的动脉粥样硬化动物模型中，通过LDL-C的大量减少亦可以观察到斑块消退。动物实验和人体流行病学研究表明，在血压开始升高之前，内皮功能障碍和血管僵硬已经发生。这些结果表明，早期动脉粥样硬化的消退有可能预防或延缓高血压的发生。事实上，已经发现他汀类药物治疗能使高血压发病率有所下降。在PCSK9缺陷动物模型中，观察到Apo B脂蛋白水平降低、动脉粥样硬化和内皮功能改善。他汀类药物、他汀类药物联合依折麦布和PCSK9单克隆抗体的强化降低冠心病患者LDL-C，可见动脉粥样硬化斑块体积下降与LDL-C下降幅度成比。当LDL-C降低至0.4 mmol/L（15 mg/dl）时，动脉粥样硬化斑块体积仍能减少。一般平均治疗20个月后，可以观察到显著的斑块消退。

有研究显示，斑块负荷较低的女性更易发生IVUS下的斑块逆转，这表明在斑块发展的早期阶段，斑块逆转对LDL-C降低的反应更敏感。事实上，最近的数据表明，高强度的他汀类药物对早期非钙化斑块的影响更大。动物研究表明，人类的斑块完全逆转可能只发生在纤维钙化斑块负担小的早期阶段。对ASCVD的患者二级预防，尽管LDL-C显著降低，动脉粥样硬化的负荷和心血管事件的风险仍然很高。二级预防不足以根除ASCVD。

所以，假想在动脉粥样硬化早期或更年轻时，甚至一级预防时采用强化LDL-C降低以减少Apo B脂蛋白的滞留，从而逆转斑块，然后可采用间歇性维持治疗直到生命晚期，以持续较低斑块负荷。这一消退动脉粥样硬化斑块，根除ASCVD的新防止模式成为可能。

四、早期减少Apo B脂蛋白，心血管事件获益更显著

很明显，他汀类药物、依折麦布和PCSK9抑制剂治疗引起的LDL-C、non-HDL-C和Apo B降低和ASCVD事件的减少。non-HDL-C包括VLDL、脂蛋白残粒和Lp（a）中的胆固醇及LDL-C。LDL-C、non-HDL-C和apo B脂蛋白降低越多，心血管疾病相对风险降低越大。

他汀类药物治疗在低风险人群中似乎更有效，低风险人群使用他汀带来心血管事件风险的相对降低几乎是高风险人群的2倍。几项他汀类试验的长期后续数据表明，LDL-C的降低对斑块稳定和动脉粥样硬化负荷及ASCVD事件风险改善具有持久效应。他汀类治疗3～5年的受访者在随后的11～20年，仍旧存在心血管获益。

FOURIER研究显示，PCSK9、LDL-C减少50%～60%，心血管事件的相对风险就会降低15%～20%。LDL-C降至0.8 mmol/L（30 mg/dl），主要心血管事件的再发率为4.5%，据此推算，10年主要心血管事件的再发率为45%。这也表明，晚期大量动脉粥样硬化负荷形成后，降低LDL-C、non-HDL-C和Apo B脂蛋白对动脉粥样硬化负荷的影响远远不及早期时的获益。在动物模型和晚期动脉粥样硬化患者中，晚期斑块中的非适应性炎症明显加重，可能是早期较晚期干预更具优势的原因。而且，CANTOS研究中，通过降低CRP水平升高的ASCVD患者的非适应炎症，4年内主要心血管事件减少了15%。

所以，在动脉粥样硬化早期或更年轻时，甚至一级预防时减少Apo B脂蛋白，心血管事件获益更显著，根除ASCVD的可能性更大。

五、动脉粥样硬化斑块的评估

不同的成像方法用于检测和量化动脉粥样硬化斑块

对治疗的反应中的优劣不同。IVUS是一种行之有效的评价动脉粥样硬化的侵入性检查，能评估药物对动脉粥样硬化斑块体积的影响。然而，在一级预防研究中，需要安全系数更高的无创性的影像学评估方法。测量颈动脉IMT是一个已被证明有效的评估方法，但IMT预测冠状动脉事件的特异性和敏感性差。

颈动脉壁MRI是一种更为常见的评估动脉粥样硬化斑块负荷和组分（脂质、坏死核心、钙化、斑块内出血和纤维化）的可视化方法。MRI客观性强、可以有效地显示所有主要动脉系统。此外，MRI可以评估动脉粥样硬化斑块微血管化和通透性。但MRI可操作性不佳。PET可用于显示动脉粥样硬化斑块内的非适应性炎症，包括巨噬细胞介导的炎症变化、缺氧和微钙化及代谢变化。缺乏对解剖信息的评估，且价格昂贵未能广泛应用。

新一代冠状动脉CTA辐射暴露少，每次扫描的辐射量为3～4mSv，小于乳房X线摄片的辐射量，低于人平均每年从自然环境中获得的6.2 mSv辐射量，这远远低于每年允许的50 mSv辐射量安全阈值。而且，冠状动脉CTA对斑块和钙化的分辨率较高、且无创性、成本相对较低、快捷方便、可操作性强、客观性强。与IVUS和OCT不同，它能显示整个冠状动脉树的病变严重程度，包括可以评估动脉粥样硬化斑块的钙化范围、斑块的变化。多项研究表明，CTA评估的冠状动脉斑块负荷与未来发生重大心血管事件的风险及对他汀类药物或其他预防治疗的反应之间相关性良好。通过与IVUS对比，冠状动脉CTA在斑块体积的评估和斑块成分的分析中准确可靠。所以，冠状动脉CTA为早期冠状动脉粥样硬化干预评估斑块的首选方法。

六、根除ASCVD的新模式

大量证据支持Apo B脂蛋白是动脉粥样硬化的根本促发因素。我们提出了一个新的干预ASCVD模式，该模式分两个阶段。第一阶段（强化诱导期）强化降低LDL-C/non-HDL-C/Apo B，以使动脉粥样硬化斑块逆转和稳定；第二阶段（维持治疗期），根据需要每10年左右进行间歇性维持治疗，以抑制斑块的再发。这种方法避免了对大多数患者终身降脂治疗的需要，大大提高了安全性，可能根除ASCVD。

传统的斑块影像评估方法可能低估了治疗后的获益，尤其是很难识别细胞成分的改变如巨噬细胞表型的改变和炎症状态及斑块形态的变化。目前鲜有对早期人群如青少年强化他汀治疗来进行动脉粥样硬化一级预防的研究。我们可以设计试验来验证这一根除ASCVD的新模式：在动脉粥样硬化的早期阶段，通过积极地将LDL-C降至0.5～1.0 mmol/L（20～40 mg/dl）水平在相对较短的干预期3年，CTA评估3年后斑块体积的变化。据早期动脉粥样硬化的逆转决定第二阶段的维持药物治疗或进一步生活方式改变的必要性，或间歇性重复治疗最合适的时间间隔。

七、减少Apo B脂蛋白滞留的途径

Apo B脂蛋白主要是LDL。LDL中含有LDL-C、Apo B-100。LDL可以通过LDL受体清除。因而，可以通过降低胆固醇和Apo B、增强LDL受体来清除LDL。①降低胆固醇，MMG-CoA还原酶抑制剂（他汀）、鲨烯合酶（squalene synthase）抑制剂、胆固醇吸收抑制剂（依折麦布）；②LDL受体途径，PCSK9抑制剂；③降低Apo B，Apo B-100疫苗、反义寡核苷酸米泊美生（mipomersen）。

（刘世明　潘　伟）

6. 脂蛋白（a）与动脉粥样硬化血栓事件二级预防

血浆脂蛋白（a）［Lp（a）］升高是冠心病等动脉粥样硬化性疾病（ASCVD）的独立危险因素。主要证据来自首发动脉粥样硬化（AS）事件的大规模人群研究。然而，在已患心血管病的个体，Lp（a）升高对ASCVD事件的影响并不一致。这很重要，因为一些指南推荐Lp（a）筛查用于二级预防人群；且可能是目前降Lp（a）的一个重要目标群体。本综述回顾Lp（a）二级预防的相关文献，以探讨导致结果不一致的可能混淆因素（如选取事件偏差）［Journal of Clinical Lipidology（2018）；on behalf of National Lipid association］。

已知血浆Lp（a）升高是ASCVD的一个独立、且可能是病因性的危险因素，尤其冠心病。其证据来自大规模的流行病学研究，包括荟萃分析、遗传学随机研究及全基因组研究。约20%人群有足够高的Lp（a），几乎是他们患冠心病风险的2倍。免疫分析法测定，Lp（a）升高的风险比接近2。Lp（a）增高的基因标记物测定，如小的*LPa*等位基因片段、基因编码载脂蛋白（A）或与Lp（a）密切相关的*LPa*单核苷酸多态性，其风险比可高达4。

相对这些日益增多的证据，在已患ASCVD者，高Lp（a）对CV风险的影响仍有争议。最近dalcetrapib急性冠脉综合征二级预防RCT发现，基线Lp（a）与随后的冠状动脉事件或缺血性脑卒中并无关联。这一发现与多项二级预防研究是一致的；但与另几项也不一致，后者研究认为，即使LDL-C是最佳控制，高Lp（a）仍是随后事件的重要危险因素。鉴于此，我们认为一些因素可能是Lp（a）二级预防效果差异的原因，同时为今后的研究提出一些最佳做法和建议，以指导这一重要领域今后的研究工作。

一、Lp（a）二级预防现状

有关Lp（a）二级预防的主要研究结果总结，见表1。包括这些研究的设计、规模和统计分析。其中几项是来自降脂治疗的RCTs，如斯堪地纳维亚辛伐他汀生存研究（4S）、心脏与雌激素/孕激素替代研究（HERS）、缺血性疾病普伐他汀长期干预（LIPID）、降脂治疗新的靶目标（TNT）、代谢综合征伴低HDL/高三酰甘油动脉粥样硬化干预：全球健康预后影响（AIM-HIGH）及dalcetrapib急性冠状动脉综合征二级预防研究（dal-Outcomes）。

O'Donoghue等对3项不同的RCTs进行了单独或联合分析，包括ACEI与心血管事件预防（PEACE）、胆固醇与心血管事件再发（CARE）及普伐他汀或阿托伐他汀在心肌梗死溶栓治疗的评估22（PROVE IT-TIMI 22）。另外，Ludwigshafen风险和心血管健康试验（LURIC）是一项观察性研究，纳入3313例冠心病患者，平均随访9.9年。

在4S、HERS、LIPID、TNT和AIM-HIGH研究，均发现高Lp（a）预示已患病个体有进一步的心血管风险。而LURIC、PEACE、CARE和PROVE IT-TIMI 22研究，并未发现这一关联。O'Donoghue等还对后3项研究进行了荟萃分析，与所有8项二级预防研究一起发表，指出高Lp（a）可预测主要不良CV事件（MACEs）（OR 1.40；95% CI 1.15～1.71，$P=0.001$）。然而，参与荟萃分析的各项研究之间存在相当大的异质性。若将研究患者LDL-C分为高（≥3.7mmol/L）和低（<3.7mmol/L）两组，前者高LP（a）与MACEs呈正相关（OR 1.46，95%CI 1.23～1.73，$P<0.001$）；而后者相关性不明显［（OR 1.20，95%CI 0.90～1.60，$P=0.21$），显示异质性；且去除导致高异质性的一项研究（AIM-HIGH），结果OR 0.99，95%CI 0.82～1.20，$P=0.95$）］。

二、如何解释Lp（a）二级预防研究中的异质性

正如del-Outcomes研究者所指出，很难解释二级预防研究结果的不一致性。研究的规模或设计无明显倾向性。如，TNT和del-Outcomes都是配对病例对照研究，但得出了相反结论。除HERS外，多数研究以男性为主。尽管一些研究显示Lp（a）升高在女性不会与男性有相同的CVD风险，但大规模流行病和遗传随机化研究证实很大程度上这是错误的。然而，值得注意的是，断经后Lp（a）可能会升高，故入选时的年龄及测定Lp（a）取血样的时间均需考虑。此外，最近一份报告，涵盖了初始无CVD的几组女性队列，仅在妇女健康研究（Women's Health Study）Lp（a）>50mg/dl是一重要危险因素，即便如此也只限于总胆固醇≥220mg/dl女性；而在"妇女健康倡议"（Women's Health Initiative）或"妇女他汀预防认证"（JUPITER研究），均未发现这种联系；但在JUPITER

表1　大规模二级预防研究的主要结果

	研究	背景	例数	随访	Lp(a)变量	主要发现
阳性研究	4S	辛伐他汀在CHD患者的RCT	4444	5.4年(中位数)	四分位法；连续(回归分析)	高Lp(a)预示总死亡和主要冠状动脉事件↑(回归分析)
	HERS	CHD更年期雌激素/孕激素的RCT	2759	4.1年(平均)	四分位法	高Lp(a)预示CHD事件；雌激素/孕激素↓Lp(a)且在高Lp(a)更多预防事件
	LIPID	普伐他汀在CHD患者的RCT	7863	6.0年(中位数)	最低1/2；3/4；75～90百分位；十分位	十分位上限，CHD事件、冠状动脉重建和总CVD事件↑；Lp(a)增高1年，总CVD事件和CHD事件增加
	TNT	CHD阿托伐他汀80mg vs 20mg CRT	1056	4.9年(平均)	log₂-转换(Cox风险比例)	每倍增Lp(a)浓度，MCVE的校正HR是1.13(95% CI 1.03～1.25)
	AIM-HIGH	烟酸缓释剂的CRT	1440	3.0年(平均)	四分位；连续性(Cox风险比例)	Lp(a)的上四分位，在烟酸和安慰剂组均减少首次事件复发时间；Lp(a)增加1SD，HR1.23(95%CI 1.07～1.42)
阴性研究	O'Donoghue等荟萃：(PEACE；CARE；PROVE-IT TIMI22)	RCTs：ACEI在稳定CHD；普伐他汀在MI；阿托伐他汀vs普伐他汀在ACS	3394；785；2529；总计：6708	4.8年；5.0年；2.1年；(均为中位数)	log-转换Lp(a)(Cox风险比例)；四分位法	log-转换Lp(a)每1 SD，HR 1.01(95% CI 0.90～1.14)；1.04(0.92～1.18)；1.04(0.90～1.20)；联合1.03(0.96～1.11)；与四分位无明显相关性
	LURIC	CHD患者观察性研究	3313	9.9年(中位数)	三分位法	上三分位vs下三分位总死亡率：HR 0.95(95% CI 0.81～1.11)；心血管死亡率：HR 0.99(0.81～1.20)
	del-Outcomes	dalcetrapib近期ACS配对病例对照RCT	969(CV事件，介入或死亡)；3170对照	2.4年(中位数)	连续的，log-转换，十分位，50mg/dl的二分法	Lp(a)在患者和对照组的累积效应并无差别；Lp(a)倍增(患者vs对照)的校正HR 1.01(95% CI 0.96～1.06)；任何十分位法或Lp(a)>50mg/dl均无相关性

注：RCT.随机对照试验；CHD.冠心病；CVD.心血管疾病；MCVE.主要心血管事件；HR.风险比；SD.标准差；ACEI.血管紧张素转化酶；MI.心肌梗死；ACS.急性冠状动脉综合征

研究，高Lp(a)仍是男性的一个危险因素。所有这些研究，如不是只由白种人组成，结果都是压倒性的一致；这一点十分重要，因为不同种族*LPA*等位基因遗传结构和Lp(a)水平分布各不相同。须指出，前述所有研究都是观察性的，而不是RCTs，至少就Lp(a)作为一个变量来说，很易受流行病学研究自身限制(如偏差、混淆、甚或因果反向)的影响。下面，就Lp(a)二级预防观察性研究提出一些固有的挑战性问题，并就这类研究的设计和解读提出一些最佳做法。这些挑战性问题总结，见表2，代表了二级预防研究的普遍性问题和Lp(a)的特殊性问题。

1.血浆Lp(a)浓度的对数转换　血浆Lp(a)浓度的分布呈高度正偏(非正态分布，呈左倾斜)，尽管不同种族偏斜程度不同。因而，多数Lp(a)研究的统计学分析都采用对数转换Lp(a)浓度。然而，这可能是不必要的，且可能会曲解观察到的相关性。就Logistic回归分析，定量性预测因子与风险的逻辑关系必须是线性的，而不需考虑预测因子的分布。另一种方法，LIPID研究所采用的，考虑最高Lp(a)浓度与风险之间是否有关，则将Lp(a)水平层分为一个范畴变量，此方法在大规模人群研究已有报道，结果显示Lp(a)浓度与风险之间呈曲线相

表2　Lp(a)二级预防研究中的主要潜在干扰因素

一般的混淆因素

· 严格的RCTs入选/排除标准

· 统计学力度不足

· 选取事件偏差

· 一级预防与二级预防在临床处理上的不同

与Lp(a)相关的混淆因素

· 使用对数转换的Lp(a)浓度

· 心血管事件导致的Lp(a)浓度变化(急性期效应)

· LP(a)检测的标准化

· Lp(a)测量中样本量大小依赖性偏压

· 样品处理和存储对Lp(a)测量的影响

关关系。LIPID研究使用的是两个最低四分位相加、第三四分位、第75至第90百分位和顶部十分位。

这场讨论的一个持续性争论是Lp(a)最适截点是多少。建议的截点值通常是>30mg/dl或>50mg/dl。支持前一截点的数据来自一级预防研究，这些数据显示：Lp(a)大大超过或甚至低于这一阈值时对风险有影响。另外，欧洲动脉粥样硬化协会共识文件建议是50mg/dl，Lp(a)级别表示为第80百分位，至少在白种人是如此，但与流行病

学数据不符。适当的Lp(a)截点值,如果有的话,二级预防是需要的,以便建立在这些人群中的经验。

2.RCTs的入选/排除标准 前述多数二级预防研究都是治疗性的RCTs分析,仅少数是观察性队列研究。RCTs往往有特定的入选/排除标准,这在评估Lp(a)的影响时是不必要的,且可能会影响观察性研究的普遍性。入选血样本要求基线LDL-C在一定范围内;需排除严重心衰或慢性肾病和糖尿病等并存症,这就限制了研究结果在AS患者的广泛应用。RCT入选/排除标准对结果的外效性/普遍性影响,这种局限性在被引证的研究中并未普遍认识。当前高强度他汀和PCSK 9抑制剂,极低LDL-C是可以达到的,这将会影响二级预防试验。然而应指出的是,他汀类和依折麦布两者都升高Lp(a),并使LDL-C大幅度下降,这就使得测定时Lp(a)的比例明显升高。因此,如仅入选LDL-C非常低的患者,则高Lp(a)患者就会不相称地排除在外。另外,最近一项个案研究表明,高Lp(a)和高LDL-C之间存在明显的相互影响;而LDL-C<3.5mmol/L时这种相互影响减弱。这表明高Lp(a)风险在一定程度上可通过高强度降低LDL-C来减轻。据此,欧洲癌症前瞻性调查(EPIC)-诺福克和哥本哈根城市心脏研究(CCHS)的一级预防研究表明:校正LDL-C<2.5mmol/L未接受降脂的个体,高Lp(a)风险是弱的(尽管仍略增加)。然而,晚近一项大规模他汀后果试验Meta分析显示了一些不同的结果。这项分析纳入了7个试验,29 069例随机分为他汀组或安慰剂组,显示出95 576个人-年风险比。这里,基线Lp(a)≥30mg/dl和他汀治疗下Lp(a)≥50mg/dl与CVD风险增加有关,且他汀治疗下的Lp(a)水平要比安慰剂时有更强的相关性。感兴趣的是,这一荟萃分析包括了一级预防和二级预防。

3.统计学效力 鉴于Lp(a)分布呈高度正偏,许多研究可能无法确定Lp(a)上限范围与事件复发之间的关系。尽管,在一般人群ASCVD复发率高于总事件率,但随强有力的二级预防,其复发率已改善,同样二级预防研究的统计学效力也会被削弱。值得注意的是,许多研究发现高Lp(a)都有一个数值相似的OR值(odds ratio)或风险比(hazard ratio),但这一值不是达到就是达不到统计学意义。例如,在LIPID研究,总CVD事件OR值(第95%百分位 vs 低于中位数)是1.23(95%CI 1.09~1.40);而在CARE、PROVE IT-TIMI 22和 PEACE研究的汇总分析,类似的OR值是1.20(95% CI 0.86~1.68);在del-Outcomes研究,Lp(a)最高十分位与最低十分位相比(病例 to 对照),风险比(HR)是1.25(95%CI 0.90~1.80)。每种情况,研究的统计学效力都取决于足够的高Lp(a)入选数量。如研究目的是确定降低Lp(a)能否获益,那

么入选Lp(a)高于中位数的队列要比纳入普通人群更合理。然而值得注意的是,在一级预防JUPITER研究,Lp(a)最高与最低四分位相比,ASCVD复合终点的HR为1.64(95%CI 1.12~2.41)。因此,Lp(a)对事件影响的程度在二级预防可能小于一级预防。

4.选取事件的偏差 高Lp(a)影响显著差别,一级预防效果相互矛盾,其可能原因之一是选取事件偏差所致的混淆。值得注意的是,除个别研究,这种偏差在Lp(a)的二级预防研究尚未被普遍认识。为什么已知致病危险因素似乎不能预测这些事件复发,选取事件偏差可能是相互矛盾的基础。如:Leiden因子V突变,首发静脉血栓增加80倍,但对复发率的影响并不一致;应用阿司匹林,降低AS事件风险,但导致较高的复发率;在高血压病,首次脑卒中相对风险约为4,而卒中复发的相对风险为0.9~1.6。鉴于降低Lp(a)是否适于二级预防,最后一个例子是特别有启示的,因血压降低可显著减少卒中复发率。

一般来说,观察首发事件(即选取的)发生率,入选对象危险因素分布不均匀会造成选取事件偏差,此时对存在的特定危险因素应作分层处理。因此,对特定疾病有较强遗传倾向患者,将会得到相对“保护”而不受其他危险因素对该病的影响。于是,遗传风险因素对复发风险的影响会被低估。这种例子,见于LIPID研究,发现高Lp(a)组血浆三酰甘油较低,而这在肥胖或糖尿病很少见。与此观点一致的是,有强的Lp(a)基因风险因子伴早发CVD的个体,后天风险因子的流行率常常较低。

选取事件偏差造成的混淆,只能通过对所有可能的危险因素全面评估来减弱,因为这些危险因素在高Lp(a)受试者可能未被充分表达。然而可能还有一些未知风险因素未考虑进去。最近del-Outcomes研究对患者和对照组的危险因素进行比较,显示Lp(a)浓度与LDL-C呈正相关[可能反映了Lp(a)-胆固醇对这一参数的影响];但与男性、存在糖尿病、三酰甘油浓度和估测的肾小球滤过率呈负相关。这些观察符合下述观点,即除Lp(a)外那些与ASCVD事件强相关的危险因素(有些属因果关系),在低Lp(a)个体会促成风险,而在Lp(a)的二级预防研究效果趋向于零。

5.包括Lp(a)自身混淆的其他因素 还有其他原因能说明为什么二级预防研究中Lp(a)的影响可能会减弱或被混淆。在二级预防人群和一般人群(一级预防),对有CAD或ASCVD事件患者进行强化管理肯定是不同的。如,双抗血小板(阿司匹林和P2Y12抑制剂)在二级预防普遍应用,但在一般人群很少使用,这可能会减弱Lp(a)的致血栓效应。据报道,Lp(a)是一种急性时相反

应物，其血浆浓度在AMI或自身免疫系统激发其他事件后会升高；其机制可能与白介素-6增加载脂蛋白（a）表达有关。因而，冠状动脉事件后的一段时间内，采血的时间可能会影响结果，特别是在事件发生后的第一个月内取样。

在所有Lp（a）的临床研究还有一些混淆因素是常见的。包括Lp（a）测定的标准化和报告的单位，载脂蛋白（a）异构体大小异质性对Lp（a）测定的影响，以及标本储存对Lp（a）测定的影响。这些问题并非总是被仔细强调；如Lp（a）被测定的数量超过24个月可能下降7%；这样，如不在采集后相应时间内测量，则Lp（a）结果可能会被混淆。值得注意的是，前面详细介绍的8个二级预防研究中，有10种不同的Lp（a）测定方法被使用。

三、脂蛋白置换术（LA）降低Lp（a）：二级预防的一种特殊情况

脂蛋白置换术（LA）为Lp（a）二级预防研究增加了一个有趣的领域。几项观察性研究和一项RCT均报道了通过LA降低Lp（a）对CVD事件或疾病进展的影响。在每一研究，纳入对象都有CVD（ACS占多数）和血浆Lp（a）升高。Jaeger等发现，LA使Lp（a）中位数从112mg/dl降至30mg/dl，MACE年发生率从LA之前每患者1.056降至LA期间每患者0.44。随后，Leebmann等报道LA使Lp（a）下降近70%，事件发生率在LA启动后的2年要比启动前的2年减少1/4；他们推算LA每治疗3例，即可预防1个MACE/每患者年。Rosada等研究，LA可使Lp（a）降低68%，1年和5年无事件生存率分别由38%提高到75%和13%提高到61%。三项研究的每一项，显示LA疗法可使LDL和Lp（a）都降低，这就使得做出Lp（a）降低是随后事件率下降原因的结论更为复杂。然而，Jaeger等发现，一旦校正Lp（a）-胆固醇效应，则初始LDL-C<2.59mmol/L（100mg/dl）者，LA对LDL-C的影响会消失；且LA减少事件发生率在低LDL-C组和高LDL-C组是一样的。Rosada等研究指出，随LDL-C强化治疗，高Lp（a）成为一个独立的危险因素。Safarova等用一种特殊的Lp（a）分离方法，这在俄罗斯境外未见使用，结果表明Lp（a）置换使Lp（a）平均降低73%，且血管造影示冠状动脉粥样硬化进展有改善。晚近，Khan等报道一项难治性心绞痛的随机、假置换、交叉对照LA研究。与假置换相比，LA改善心肌灌注储备及其他心绞痛相关终点。每一项LA研究都可认为是对二级预防文献的贡献，但每一项都是针对高Lp（a）的患者和降Lp（a）干预的患者。应注意的是，因为设计中幸存者固有的入选偏差及不能排除脂蛋白置换术对其他事件驱动因素（如LDL或纤维蛋白原）的影响，故

这些研究都存在有潜在的混淆。

四、展望未来

显然，降低Lp（a）在ASCVD不会收益的结论还为时过早。当前证据仍是高度异质性的，几乎完全依赖于易混淆的观测性研究。确实，与细胞和动物模型实验室研究相结合的一级预防文献，已经提供了与Bradford HillⅡ标准相匹配的证据（该标准能说明效力大小的因果关系），包括重复性、特异性、时间性、生物梯度、可信性、一致性、实验证据和类似性。很难解释为什么这些因素在首次事件和随后事件中的不同作用。最终，为明确Lp（a）的影响，特别在重要的二级预防，降低Lp（a）治疗的RCT是需要的。随着针对载脂蛋白（a）表达反义寡核苷酸疗法的出现［该疗法降低Lp（a）非常有效］，这类RCT可能即将展开。还应考虑，一级预防数据表明仅在Lp（a）最高四分位（约>50mg/dl）的个体才有AS事件风险，从而降低Lp（a）才能获益。不惊奇的是，在Lp（a）中位数为15mg/dl的个体，研究显示高Lp（a）对AS事件风险并无明显影响。

鉴于此，研究降低Lp（a）临床获益的RCT，应是什么样子呢？首先，需综合考虑2个密切相关的因素：①所需的Lp（a）入选水平；②预期的/所需的Lp（a）降低程度。根据前瞻性流行病学和遗传学随机试验，可推测只要Lp（a）>30m/dl即存在Lp（a）相关风险；而低于这一阈值则风险降低。用遗传学方法来评估降低Lp（a）的效应，估计Lp（a）降低一个标准差（约28m/dl）将使CHD风险减少29%，周围血管病减少31%，脑卒中减少13%。然而，这些估计反映终身暴露高于Lp（a）的效应，可能与Lp（a）降低3~5年的心血管后果不符。事实上，Ference最近一篇社论阐述了遗传随机化研究与RCT数据之间的差别，并提出了用前者来预测后者后果的方法。一种方法是：找出一种"参考变量"，该变量对短期和终身暴露后果的影响都是已知的。如LDL-C四分位可作为Lp（a）的一个参考变量，因为终身暴露 *HMGCR* 变异和短期他汀治疗之间的关系是已知的。这样，LDL-C降低的结果可用于"校正"Lp（a）降低的预期效果。通过这种方法，估计LDL-C终身减低1.0mmol/L，CHD终身风险降低50%，则相当于Lp（a）终身降低90~100mg/dl。若为期3~5年的RCT能证明这种关系，则类似的LDL-C或Lp（a）降低将会使CVD事件减少20%。这里应注意是，在高Lp（a）水平时，Lp（a）-C代表的是被计算LDL-C中的一个重要组分。因此，Lp（a）大幅度降低也会导致"LDL-C"显著下降，当然使用他汀或依折麦布未发生这种情况。因而，Lp（a）降低90~100mg/dl的值可能被高估。

目前尚无批准的疗法能使 Lp（a）大幅度降低 90～100mg/dl。即使 PCSK 9 抑制剂也仅能使 Lp（a）降低 30%。尽管如此，这些抑制剂的心血管预后试验分析显示，即使不太理想的 Lp（a）降低也有临床获益。应用 evolocumab 的 FOURlER 心血管后果试验显示，最大获益见于 LDL-C 和 Lp（a）同时最大降低的人群，尽管疗效与基线 Lp（a）之间无明显关联。同样，应用 alirocumab 的 ODYSSEY 心血管后果试验，尽管基线 Lp（a）水平不能预测获益程度，但 alirocumab 降低 Lp（a）的幅度可以预测获益程度。重要的是，这一效应独立于 LDL-C 降低程度，表明这种特别获益来自于 Lp（a）的降低。回顾近期一级预防研究显示低 LDL-C 时 Lp（a）的风险是减弱的，很可能在二级预防研究这种风险减弱是不存在的。然而需强调，FOURlER 和 ODYSSEY 后果数据的再分析，尚未提交正式同行审查及期刊发表。

然而，apo（a）基因表达反义寡核苷酸抑制剂可使 Lp（a）降低 100mg/dl，该临床试验正在进行。最有效的（药物和剂量）联合方案，在基线 Lp（a）中位数为 120～150 nmol/L（50～60mg/dl）队列可使 Lp（a）平均降低 90%，那么表明在这一高风险人群降低 100mg/dl 绝大多数是可以达到的。除极个别病例，Lp（a）都会大大低于 30mg/dl，尽管如前讨论这种估测可能是有缺陷的。因此，RCT 入选标准 Lp（a）应明显高于 30mg/dl。在德国规定高 Lp（a）行置换术的低限可能是 60m/dl。

入选标准需考虑的其他因素是：基线心血管绝对风险、心血管终点和干预时程。这些方面，应能反映 PCSK 9 抑制剂后果试验的入选标准，如受试者有症状性 ASCVD 病史、并接受了除 PCSK 9 抑制剂外的最佳治疗。主要结果应由 MACEs 组成：心血管死亡、心肌梗死、脑卒中、不稳定型心绞痛住院或冠状动脉再通术。患者应随机分为降低 Lp（a）反义寡核苷酸治疗组或安慰剂对照组。然而，鉴于高 Lp（a）在二级预防中作用不确定，故一级预防试验也应考虑，尽管这可能需更多的研究对象或更长的随访期。在此，入选标准应是：Lp（a）大于 60mg/dl，至少有一个其他 CV 危险因素，如一级亲属早发 ASCVD、总胆固醇＞5.0 mmol/L、年龄＞50 岁（男）或 60 岁（女）、高血压或糖尿病。

五、结束语

尽管二级预防研究结果模棱两可，但越来越多证据支持高 Lp（a）在 AS 事件风险中的重要作用。此外，PCSK 9 抑制剂（alirocumab）的 ODYSSEY 后果研究，首次提出一种特殊的 CV 益处来自于 Lp（a）降低。尽管当代降脂治疗可将 LDL-C 大幅度降低，但 CV 事件残余风险仍然存在；对此，高 Lp（a）可能就是一个重要的、很快会被改变的影响因子。

（黄振文）

7. 血清三酰甘油和动脉粥样硬化心血管疾病

脂蛋白是动脉粥样硬化性心血管疾病（atheroscle-rotic cardiovascular diseases, ASCVD）的主要危险因素，其中低密度脂蛋白（low-density lipoproteins, LDL）已被证明与ASCVD发展有因果关系。由于几乎没有明确的随机对照试验证据支持，三酰甘油或富含三酰甘油的脂蛋白受到的关注较少。最近发表的一项孟德尔随机研究表示，通过观测性数据集的分析可以推断三酰甘油与ASCVD之间可能有因果关联。这种类型的孟德尔随机研究涵盖了从常见的和罕见的遗传变异，发现三酰甘油似乎与ASCVD有因果关系，这种关系是独立于LDL之外的。虽然我们很难断言三酰甘油和ASCVD之间具有因果关联，但越来越多的临床和孟德尔随机研究，使用常见和罕见的遗传变异，都强烈支持这种关联。

一、介绍

低密度脂蛋白胆固醇（Low-density lipoprotein cholesterol, LDL-C）已被证明是动脉粥样硬化性心血管疾病（atherosclerotic cardiovascular diseases, ASCVD）的危险因素。几十年来降LDL药物如他汀类、依折麦布、前蛋白转化酶枯草溶菌素 9（proprotein convertase subtilisin-kexin type 9, PCSK9）抑制剂已在临床使用中取得良好效果。除LDL-C外，富含三酰甘油的脂蛋白也被认为是致ASCVD的重要危险因素，是标准降LDL治疗以外剩余的主要剩余危险因素之一。然而，三酰甘油或富含三酰甘油的脂蛋白并没有引起研究人员和医师，尤其是那些应该仔细评估患者风险的心脏病专家的充分关注。这可能是因为仅有少数随机对照试验（randomized controlled trials, RCTs）支持三酰甘油与ASCVD结果之间的因果关系。在本文中，我们提供了各种包括临床和人类遗传学的证据，支持血清三酰甘油是ASCVD剩余的危险因素的结论。

二、三酰甘油与脂蛋白

三酰甘油是由甘油和三种脂肪酸组成。三酰甘油在肝进行分解，产生脂肪酸，后者经β-氧化和信号转导，成为合成极低密度脂蛋白（very low-density lipoprotein, VLDL）的底物。三酰甘油不能穿过细胞膜，位于血管壁上脂蛋白脂酶（lipoprotein lipase, LPL）将三酰甘油分解成游离脂肪酸和甘油。三酰甘油属于疏水性物质，不能单独的存在于血液中。它是多种脂蛋白的主要成分，这些脂蛋白包括如乳糜微粒（chylomicron, CM）、VLDL、中间密度脂蛋白（intermediate-density lipoprotein, IDL）、低密度脂蛋白（low-density lipoprotein, LDL）和高密度脂蛋白（high-density lipoprotein, HDL）。因此，需要考虑哪种脂蛋白与人类疾病相关联。

三、三酰甘油和ASCVD

富含三酰甘油的脂蛋白体积比LDL大，这种生物物理学因素使得它们被假设渗透到动脉壁的能力有限，然而，从动脉粥样硬化斑块中却可以提取出apoB100和Apo B48。很多实验证据表明，VLDL可以穿过血管内膜促进动脉粥样硬化的发展，然而由于乳糜微粒和乳糜微粒残粒太大则无法渗透到内皮层。此外，富含三酰甘油的脂蛋白不需要经过氧化修饰就可被巨噬细胞所吞噬，因为巨噬细胞能够识别脂蛋白表面的载脂蛋白E引发脂质摄取。因此，从生物学角度看，富含三酰甘油的脂蛋白能够导致动脉粥样硬化。此外，即使是在合并LDL受体功能障碍和ASCVD风险增加主要归因于LDL-C的家族性高胆固醇血症（FH）患者中，三酰甘油与ASCVD的风险亦是显著相关。

除了那些临床数据，另一种方案也可以说明因素（通常是生物标志物）和结果之间的关联。与需要大量时间和精力的RCTs相比，孟德尔随机化研究利用某些基因型作为工具去评估生物标志物和结果之间的因果关联。这种方法假设混杂变量可以被均匀地随机化，因此，可被认为是天然的RCTs，用于代替真正的RCTs。最近的孟德尔研究显示了其与ASCVD之间的因果关系。Do等使用常见的遗传变异，建立了12个不同的逻辑模型，以确定三酰甘油是否为ASCVD的致病因素，这是一项令人感兴趣的研究。通过模型他们可以调整LDL-C和（或）HDL-C水平对ASCVD风险的作用，因此发现三酰甘油水平与ASCVD的风险显著相关，而单核苷酸多态性与三酰甘油水平相关。此外，他们还在靶向和外显子组分析中发现罕见遗传变异分别与三酰甘油水平和ASCVD风险之间呈强关联。

有趣的是，基因关联试验提示，较低水平的三酰甘油相关的罕见遗传变异始终与ASCVD低风险相关。临床数据、常见及罕见变异的遗传研究共同表明三酰甘油与ASCVD之间具有因果关系。

四、极端病例（严重高甘油三酯血症）

关于三酰甘油和ASCVD之间的关联，研究报道极度增高的三酰甘油水平（>1000 mg/dl）并不总是与ASCVD相关。此外，尽管杂合突变载体与ASCVD相关，在LPL缺乏的情况，通常引起三酰甘油水平显著升高，但ASCVD并不常见。

五、高甘油三酯血症干预措施

控制体重和饮食调整是治疗高甘油三酯血症的有效方法，如限制摄入糖类、乙醇和ω-3脂肪酸的摄入。对于改变生活方式后三酰甘油水平仍然较高的患者，可以考虑使用药物治疗。根据随机对照试验结果，包括赫尔辛基心脏研究（Helsinki Heart Study, HHS）、苯扎贝特预防心肌梗死研究（Bezafibrate Infarction Prevention, BIP）、退伍军人高密度脂蛋白干预试验、非诺贝特干预降低糖尿病事件研究（fenofibrate intervention and event lowering in diabetes, FIELD）、控制糖尿病患者心血管风险措施的研究（action to control cardiovascular risk in diabetes, ACCORD）、糖尿病动脉粥样硬化干预研究（diabetes atherosclerosis intervention study, DAIS）等，应该优先考虑贝特类药物治疗使高TG和低HDL-C水平的患者获益。Pemafibrate，一种新型过氧化物酶体增殖剂激活受体α（peroxisome proliferators-activated receptors α, PPARα）调节剂，比非诺贝特对PPARα有更高的选择性和效能。这种新药降低TG水平幅度更大，并且副作用更少。另一方面，ω-3多不饱和脂肪酸（omega-3polyunsaturated fatty acids, n-3PUFAS）在预防ASCVD方面一直存在争议。尽管很多RCTs不能提供明确的证据支持n-3 PUFA能够降低ASCVD风险，但需要看到的是，迄今为止许多研究存在一些问题，包括n-3 PUFA使用的剂量较低和没有对三酰甘油水平进行评估。即将进行的一些试验针对较高风险的患者使用更大剂量的n-3 PUFA，或许能证实此类药物在ASCVD风险管理中的有效性。

通过anti-sense技术抑制载脂蛋白 C3（apolipoprotein C3, APOC3）的表达也能够降低三酰甘油水平。APOC3在富含三酰甘油脂蛋白代谢中起关键作用。一项观察APOC3基因功能缺失突变与ASCVD之间关系的孟德尔随机研究的结果表明，抑制APOC3不仅能降低三酰

甘油水平，还可以减少冠心病事件的发生。已有的研究表明，反义寡核苷酸可使高甘油三酯血症患者的三酰甘油水平降低约70%。

六、禁食状态或非禁食状态

我们通常在禁食状态下评估血清三酰甘油水平，然而这些评估可能无法反映平均血清三酰甘油水平和与ASCVD相关的风险。测量餐后状态下的血三酰甘油水平比禁食状态下的有几个优点。首先，一般来说人们几乎总是处于餐后状态，在这种状态下留取血液标本受试个体无须专门禁食。其次，根据Friedewald等式，乳糜微粒的存在可能会导致测量的LDL-C水平偏低。此外，虽然许多随机对照研究使用空腹三酰甘油水平作为ASCVD风险评估的根据，但是部分流行病学研究和关于他汀类药物的主要RCTs却使用餐后状态下三酰甘油水平进行评估，为参考这些研究的结果，我们在临床实践中需要更多地采用非空腹的三酰甘油水平。最后，在大多数关于三酰甘油和ASCVD发病的孟德尔随机化和关联研究中，三酰甘油水平主要在非禁食状态下进行测量的。因此，欧洲动脉粥样硬化学会和欧洲临床化学与检验医学联合会（European atherosclerosis society and European federation of clinical chemistry and laboratory medicine, EAS/EFLM）的联合共识声明建议，非禁食状态的血液样本应常规用于血浆脂质分析评估。由于受试者可能有遗传或继发性高甘油三酯血症的因素，我们也建议在禁食状态下进行评估测量。此外研究也证实，餐后三酰甘油或剩余脂蛋白的增加是导致ASCVD发展的主要原因之一。我们认为餐后三酰甘油或剩余脂蛋白水平变化程度的差异可能是导致类似疾病表型差异的一个因素，如FH、谷固醇血症和常染色体隐性高胆固醇血症（hypercholesterolemia, ARH）。因此，在详细评估患者ASCVD风险时（包括极端情况），检查此类脂蛋白餐后水平的升高程度可能是有益处的。

七、ASCVD剩余风险因素

自从他汀类药物治疗的获益被确立以来，许多研究人员一直在研究ASCVD的"剩余"危险因素。在这些危险因素中，三酰甘油水平与充分的他汀类药物治疗后的剩余ASCVD事件相关。这些显示三酰甘油和剩余ASCVD事件之间有关联的研究多是高质量的RCTs，通常具有足够大的样本量。迄今为止，只有不多的生物标志物（其中就包括三酰甘油）的研究具有良好的"证据"支持它们是高质量的。

八、LPL途径和ASCVD

LPL已被证明是富含三酰甘油的脂蛋白（包括剩余脂蛋白）分解代谢的主要驱动因素之一。然而我们很难确定LPL和ASCVD发展之间的因果关系。最近，Kathiresan等在大型孟德尔随机研究中探讨LPL通路分子是否与ASCVD有因果关联。如前所述，他们发现APOC3基因功能丧失突变的个体发生ASCVD事件的概率更低，并且这与低水平的三酰甘油相伴随。此外，他们发现载脂蛋白A5错义突变与心肌梗死的早期发病显著相关。他们还发现LPL基因的罕见变异与ASCVD显著相关。LPL途径分子和ASCVD发展的一致相关性表明LPL途径与ASCVD发展之间存在强烈的因果关系。

九、结论

在这篇综述中，我们反复强调三酰甘油是可以治疗的ASCVD危险因素。因此，除LDL-C外，还应更加关注三酰甘油水平，以进一步减少ASCVD事件发生。

（崔姣姣　傅锐斌）

8. 动脉粥样硬化过程中的炎症、免疫和感染

20世纪的大多数研究表明，胆固醇和脂蛋白是动脉粥样硬化形成的关键因素，尤其低密度脂蛋白（LDL）是导致动脉粥样硬化的元凶，其他脂蛋白、脂代谢相关的基因变异及生活方式的改变等也会促进动脉粥样硬化的发生、发展，但现实中发现，约50%的亚临床动脉粥样硬化并没有传统的动脉粥样硬化的危险因素，这说明仅仅LDL水平升高无法解释动脉粥样硬化发生的机制。

"损伤反应"及血管平滑肌细胞增殖是揭示动脉粥样硬化的另一种学说，内皮细胞损伤后促进血小板在血管内膜的沉积，并释放血小板衍生的蛋白生长因子，刺激血管平滑肌的增殖、迁移和扩散，细胞外的基质包裹血浆中的脂类，导致斑块的形成，引起动脉粥样硬化。这一学说将动脉粥样硬化作为一种增生性疾病的概念，独立于胆固醇学说。

以上胆固醇学说及"损伤反应"并不能完全解释动脉粥样硬化的现象，在动脉粥样硬化的观察性或者生物标志物研究中及目前一些大规模的临床研究中可以发现，免疫和炎症和动脉粥样硬化病变具有相关性，某些内源性微生物群的感染和产物也可能调节动脉粥样硬化和其并发症的产生，并可通过直接或间接引起局部和系统性免疫炎症反应而加剧动脉粥样硬化的进程。抗细胞因子治疗和秋水仙碱等抗炎干预措施，已经在动脉粥样硬化的治疗中开始显现效果。因此，感染、炎症和免疫可以作为动脉粥样硬化的干预靶标，为治疗干预提供新的途径。

一、哪些免疫炎症因子参与了动脉粥样硬化

20世纪80年代单克隆抗体技术的出现，有利于对动脉粥样硬化斑块中细胞类型的识别，单克隆抗体技术发现了斑块中存在泡沫细胞，泡沫细胞来自于单核吞噬细胞；最近的研究也表明，平滑肌细胞可能通过上皮化也能产生泡沫细胞，这个发现将动脉粥样硬化的两种机制，平滑肌增生与炎症结合起来。在粥样斑块中发现泡沫细胞后不久，Hansson团队在斑块中发现了数量较少的T淋巴细胞，尽管T细胞数量少，但在邻近的平滑肌细胞上发现了Ⅱ类组织相容性抗原，表明这些淋巴细胞在动脉斑块中是具有活性的，这一发现说明了细胞免疫、获得性免疫反应参与了动脉粥样硬化的形成。

在斑块中发现免疫细胞的同时，研究进一步发现在白细胞和血管内皮细胞及平滑肌细胞之间存在信号交换，而细胞因子和白介素介导了白细胞之间和动脉壁细胞之间的信号交换，细胞因子中的趋化因子介导了斑块中细胞的迁移，刺激平滑肌细胞的增殖，并参与了白细胞从管腔表面进入斑块的定向迁移。T细胞不仅可以刺激也可以抑制炎症反应，如调节性T细胞及Th2淋巴细胞。B淋巴细胞亚类也可作为一种先天性免疫的激活剂加重动脉粥样硬化的形成，这一作用是通过增强了Th1细胞的免疫反应而实现的，这说明了体液和T细胞免疫共同介导了动脉粥样硬化的形成。

总之，现有的证据支持动脉粥样硬化是一系列复杂的、受严格调控的免疫和炎症反应，免疫和炎症反应可以导致粥样斑块的破裂，诱发血栓的形成，同时也可调节凝血和纤维蛋白溶解系统，导致动脉粥样硬化并发症的发生。免疫和炎症反应对血管壁细胞的机械刺激损伤，与传统的动脉粥样硬化危险因素共同作用导致了动脉粥样硬化的发生发展。因此，免疫和炎症反应在动脉粥样硬化形成的过程中，对胆固醇理论是一项重要的补充，它从另一个复杂的病理过程来解释动脉粥样硬化。

二、什么触发了动脉粥样硬化过程中的炎症和免疫反应

LDL能激活T细胞，在动脉粥样硬化中的这一发现，把传统的危险因子和获得性免疫结合起来。虽然大量的证据支持氧化低密度脂蛋白与动脉粥样硬化有关，但抗氧化性治疗并未给动脉粥样硬化带来获益。血管紧张素Ⅱ可以作为一种前炎症刺激因子，获得性免疫可以导致实验性高血压，说明免疫和炎症通路参与了高血压的形成。内脏脂肪组织可能是另一个潜在的斑块炎症刺激因子，因此，肥胖和胰岛素抵抗与动脉粥样硬化有关，这同时也说明免疫炎症系统与传统的动脉粥样硬化危险因素共同参与了动脉粥样硬化的形成。

免疫和炎症反应的主要作用是为了保护生物体免受病原体的感染，为了查找免疫防御的机制，以及在动脉粥样硬化及其并发症发展过程中感染源的作用，研究者们付出了相当大的努力，最终发现了动脉粥样硬化斑块内的病毒和细菌病原体的核酸和抗原标记物。此外，细菌产物可以刺激血管炎症，革兰阴性细菌内毒素可引起内皮细胞炎症反应，这可以解释感染性休克的部分发病机制，低浓

度的内毒素血症确实与心血管疾病有关。血清学研究表明，感染（尤其是衣原体肺炎个人）与心血管疾病和动脉粥样硬化并发症有关，为了证实抗感染治疗可否治疗动脉粥样硬化，许多研究采用抗生素来治疗动脉硬化；结果发现，大环内酯类抗生素并未使心血管事件减少，因为大环内酯的使用可能与猝死或室性快速性心律失常有关。

三、感染和血栓：间接效应还是直接效应

尽管微生物感染似乎并没有直接触发动脉粥样硬化，感染仍可能在诱发动脉粥样硬化事件中发挥着重要的作用。血管外慢性感染，如牙周炎、支气管炎、泌尿道的感染等可以诱发炎症负担，外周动脉疾病患者的感染性皮肤溃疡、糖尿病等这些远离动脉的炎症均可能诱发系统反应，加速动脉粥样硬化的进程，导致C反应蛋白升高。局部感染可以通过内毒素的释放导致全身炎症，细菌内毒素对局部具有动脉粥样硬化的病变血管的影响往往要比正常动脉更加明显。这种远端部位的感染诱发系统反应，可能与细菌产物进入循环系统导致急性炎症反应及动脉局部产生的炎性产物有关，这种现象被称为"回声"效应。肺炎和某些引起牙周病的微生物可引起自身免疫反应，加速实验性动脉粥样硬化，增加心血管相关事件的发生率，这一现象说明远程感染可以影响心血管病事件和血栓的发生率。

另外肠道的菌群也与心血管疾病相关，胃肠道的细菌可产生内毒素、热休克蛋白等产物，这些产物在上皮受损失去屏障功能的情况下，会泄漏到循环系统产生炎症刺激，这些细菌产物，病原体相关分子模式（PAMPs）可以激活自身免疫受体，如toll-like受体（TLR）并激活刺激动脉粥样斑块内的白细胞。其他微生物产物，如三甲胺氧化物在某些研究中发现也可能增强动脉粥样硬化。

不同的感染对免疫反应的刺激存在不同，一些微生物的刺激可以比较强（如内毒素与TLR4结合），一些微生物的刺激比较弱，但可以通过与自身免疫受体的结合，如TLR2加强其作用。因此，尽管动脉病变的直接感染可能不会直接导致动脉粥样硬化，但远隔部位细菌的产物可能会引起"回声"效应，促进动脉粥样硬化病变的演变及并发症的发生。除了感染的直接作用以外，对感染的系统性反应也可能加速动脉粥样硬化的急性并发症。例如，在脓毒症期间，心动过速、发热会导致高动力状态、耗氧量增加，诱发急性冠状动脉综合征发作，血压降低和低氧血症也可加重心肌缺血损伤。此外，急性期纤维蛋白原和纤溶酶原激活物抑制剂的过度激活可以促进血栓形成，抑制内源性纤维蛋白的溶解。因此，尽管PAMPS促进动脉粥样硬化病变通常是以慢性方式，急性感染也能增加心肌耗氧量，减少氧供，促进血栓形成，以另外一种方式促进动脉粥样硬化急性并发症的形成。

四、结论

免疫通路在动脉粥样硬化的形成中发挥重要的作用，感染可以以急性、慢性、直接或间接的方式促进动脉粥样硬化和其并发症的发生，通过数十年来对炎症及免疫通路的研究已经发现一些与动脉粥样硬化及其并发症相关的炎症标志物，如IL-1、C反应蛋白、IL-6等，并进行了相关的针对性治疗的探索，取得了初步的成果。动脉粥样硬化疫苗的研究也在进行当中，这些进一步探索及研究将有可能发现动脉粥样硬化新的治疗靶标，减少动脉粥样硬化除传统危险因素控制以外的剩余风险。

（刘华东）

第6章

瓣 膜 病

1. 经导管主动脉瓣置入：现状和展望

主动脉瓣狭窄（aortic stenosis, AS）是老年人群中常见的心脏瓣膜病。在65岁以上的人群中发病率为2%～7%。AS患者可长期没有明显临床症状，但一旦出现症状，若未给予有效治疗，2年死亡率可高达50%。长期以来，外科主动脉瓣置换术（surgical aortic valve replacement, SAVR）为AS的标准治疗方式。然而，至少1/3的患者因高龄、合并症多、存在手术禁忌等原因无法耐受SAVR。自2002年全球首例经导管主动脉瓣置入术（transcatheter aortic valve implantation, TAVI）成功开展以来，这项治疗新技术已成为存在SAVR禁忌的AS患者的标准治疗方式，而对于外科手术中危或高危患者，TAVI不劣于甚至优于SAVR，受到多数患者的青睐。在外科手术低危患者中，TAVR也显示了令人振奋的临床效果。在过去的10余年中，随着TAVI技术的发展、手术器械的改进和临床证据的不断积累，TAVI适应证还在不断扩展，具有十分广阔的应用前景。

一、TAVI在不同外科手术风险人群中的应用

（一）外科手术极高危（手术禁忌）患者

PARTNER随机对照研究在TAVI技术的发展中具有里程碑意义。PARTNER IB队列中纳入了358例外科手术风险极高的有症状的重度主动脉瓣狭窄的患者，这些患者被随机分为两组，分别使用保守药物治疗及使用第1代Edwards SAPIEN（edwards lifesciences, USA）球囊扩张式瓣膜行TAVI治疗。结果显示，TAVI明显优于非手术治疗组（1年死亡率：30.7% vs 50.7%）。与此类似，2014

年发表的CoreValve Extreme Risk Pivotal Trial 试验证明了使用CoreValve（Medtronic, USA）自扩张瓣膜在极高危主动脉瓣狭窄患者中行TAVI治疗同样安全有效。2014年美国心脏病学会/美国心脏协会（American College of Cardiology/American Heart Association, ACC/AHA）瓣膜病管理指南推荐TAVI作为无法接受外科手术且预计存活期超过12个月的重度主动脉瓣狭窄患者的首选治疗方案（I类推荐，B级证据）。2017年ACC/AHA指南将其证据水平由B级提升为A级。

（二）外科手术高危患者

与PARTNER IB研究同时进行的PARTNER IA研究纳入了699例手术高危但仍可进行SAVR的患者，随后随机分为两组分别行TAVI（置入Edwards-SAPIEN瓣膜）和SAVR治疗。结果显示，两组患者的1年全因死亡率无明显差别（24.2% vs 26.8%；$P=0.44$）。基于此，2014 年ACC/AHA指南认为对于外科手术高危的患者，TAVI是SAVR合理的替代治疗方案（IIa类推荐，B级证据）。2015年公布的 PARTNER IA队列五年随访结果显示，TAVI在长期效果和耐久性方面同样不劣于SAVR。随后，美国CoreValve高风险研究更是显示TAVI优于SAVR。该研究纳入795例高危患者，随机分配至TAVI组和SAVR组。结果显示，TAVI组的1年全因死亡率明显低于SAVR组（14.2% vs 19.1%；$P=0.04$），并且该优越性在2年随访结束时保持不变（22.2% vs 28.6%；$P=0.04$）。因此，2017年的ACC/AHA指南将TAVI在高危患者中的推荐级别提升为I类推荐，证据强度提升为A级证据。

（三）外科手术中危患者

随着TAVI技术在手术高危的患者中显示出良好的效果，越来越多的研究开始探索TAVI能否应用于外科手术中危的患者当中。在PARTNER ⅡA研究中，2032例手术中危患者（平均STS评分5.8%）被随机分为两组，分别进行SAVR治疗和使用第2代SAPIEN-XT瓣膜（edwards lifesciences, USA）进行TAVI治疗。2年随访结束后，包括全因死亡和致残性卒中的复合终点发生风险在两组之间无明显差别。进一步的亚组分析显示经股动脉TAVI在上述终点事件方面优于SAVR（HR 0.79, 95% CI 0.62~1.00, $P=0.05$）。基于此，2017年的ACC/AHA指南认为对于外科手术中危主动脉瓣狭窄患者，TAVI是SAVR的合理替代治疗方案（Ⅱa类推荐，BR级证据）。这是TAVI作为外科中危主动脉瓣狭窄患者的可选治疗方式首次被写入ACC/AHA指南中。

随后公布的另一项重要的随机对照试验SURTAVI研究评估了CoreValve应用在中危患者中的安全性和有效性。该研究同样显示，TAVI组与SAVR组相比，2年死亡和致残性卒中复合终点的发生风险相当。超声随访结果显示使用CoreValve的TAVI组平均跨瓣压差低于SAVR组，有效瓣口面积高于SAVR组，且并未有迹象显示人工瓣膜衰败。

（四）外科手术低危患者

随着TAVI技术的进一步发展，包括血管并发症、瓣周漏等在内的TAVI并发症发生率将会进一步降低，患者的预后将随之进一步改善；同时由于TAVI操作正趋于简单化，该技术已经具有的一些优势将变得更加明显，如麻醉时间、操作过程、ICU停留时间和总住院时间进一步缩短等。因此在低危AS患者中，TAVI可能同样不劣于甚至可能优于SAVR。

NOTION研究纳入了280例手术风险较低的AS患者，患者平均STS评分为3.0%，其中81.8% STS评分<4%，因此该研究纳入的主要为低危患者。结果显示TAVI组与SAVR组之间的1年死亡率无明显差别（4.9% vs 7.5%；$P=0.38$）。目前NOTION Ⅱ研究正在进行，预计将纳入992例年龄≤75 岁的低危患者，并按1∶1的比例随机分配至TAVI组或SAVR组。由于纳入了相对年轻的患者，该研究将有助于评估TAVI的长期效果及瓣膜耐久性。

近期公布的The Low Risk TAVR注册研究纳入了200例外科手术低危患者（平均年龄 74 岁，平均 STS评分为1.8%），给予经股动脉TAVR，术后30d全因死亡率和致残

性脑卒中发生率为0，低于倾向性评分匹配、来自于STS数据库SAVR患者（1.7%），但差异不具有统计学意义（$P=0.079$）。

此外，还有2项大规模的随机对照试验（预计各纳入约1300例外科手术的患者）也正在进行，即PARTNER Ⅲ和Medtronic低风险TAVI研究。这些研究的结果预计于2019年美国心脏病学院年会期间公布，有望为TAVI在外科手术低危AS患者中的应用提供进一步的证据支持，并促使指南将TAVI的推荐适应证扩大至该类患者。

二、主动脉瓣狭窄治疗方式的选择

2017年ESC/EACTS瓣膜病管理指南中已不再将患者分高危、中危、低危组，而是通过STS或EuroSCOREⅡ在4%之上或之下，是否有评分中未包含的其他危险因素如虚弱、瓷化主动脉及胸部放射治疗后遗症将患者分为"外科手术风险较低"及"外科手术风险较高"两组。对于外科手术风险较高的患者，应由心脏团队根据患者整体情况进行评估，再做出治疗的选择（表1）。

表1 心脏团队在决定手术风险较高的患者应进行TAVI还是SAVR时需要考虑的内容

	倾向TAVI	倾向SAVR
临床特征		
· STS评分或EuroSCOREⅡ评分<4%		+
· STS评分或EuroSCOREⅡ评分≥4%	+	
· 存在严重合并症（未被包含在危险评分中）	+	
· 年龄<75岁		+
· 年龄≥75岁	+	
· 心脏外科手术史	+	
· 虚弱	+	
· 活动受限或者是其他可能影响患者术后恢复的情况	+	
· 可疑心内膜炎		+
解剖和手术相关因素		
· 适宜的经股动脉入路	+	
· 无行TAVI的适宜入路		+
· 胸部放疗后遗症	+	
· 瓷化主动脉壁	+	
· 胸骨切开可伤及冠状动脉桥	+	
· 可预计的患者-器械不匹配	+	
· 严重的胸部畸形或脊柱侧弯	+	
· 冠状动脉开口高度较低		+
· 主动脉瓣瓣环尺寸不在TAVI置入人工瓣膜型号范畴		+

续表

	倾向TAVI	倾向SAVR
· 不适宜TAVI手术的主动脉根部解剖结构		+
· 瓣膜形态不适宜TAVI（二叶瓣、钙化程度、钙化形态）		+
· 主动脉或左心室血栓		+
除AS外存在其他需要外科处理的情况		
· 需外科旁路移植的严重冠心病		+
· 严重的原发性二尖瓣反流		+
· 严重的三尖瓣疾病		+
· 升主动脉瘤		+
· 室间隔肥厚需行心肌切除术		+

三、TAVI的新适应证

（一）外科生物瓣退化

近年来，SAVR中生物瓣的使用比例逐年上升。然而，由于生物瓣的耐久性有限，生物瓣衰败人群有所增加。再次开胸手术具有较大的风险和难度。TAVI瓣中瓣治疗有希望成为一种较好的替代治疗方案。

Dvir等牵头的全球瓣中瓣注册研究纳入了从2007—2013年共459例行瓣中瓣治疗的患者，结果显示术后30d 35例患者（7.6%）死亡，8例发生严重卒中（1.7%），余下存活患者中有313例（92.6%）心功能明显改善。1年死亡率为16.8%，其危险因素包括较小的外科生物瓣（≤ 21 mm；HR: 2.04；95% CI: 1.14～3.67；P=0.02）及基线外科生物瓣狭窄（vs 反流，HR: 3.07；95% CI: 1.33～7.08；P=0.008）。

现有证据显示，TAVI瓣中瓣置入治疗人工生物瓣衰败的安全性和临床效果良好。2017年的ACC/AHA指南首次指出，对于症状严重的外科生物瓣衰败的患者，经心脏团队评估后手术风险较高及不能手术并且治疗后有望改善其症状的情况下，瓣中瓣治疗是合理的（Ⅱa类推荐，B-NR级证据）。

（二）二叶式主动脉瓣

相对于西方患者，国内TAVR候选患者中二叶式主动脉瓣的比例明显较高（超过40%）。随着TAVI技术逐渐应用至更年轻和手术风险更低的患者中，术者所面临的二叶式主动脉瓣患者也将越来越多。

一直以来，人们认为二叶瓣是TAVI治疗的禁忌证。对于TAVI治疗来说，二叶瓣解剖形态的特殊之处在于其瓣环更倾向于椭圆形、瓣叶钙化分布不对称、各个瓣叶大小不等及常常合并有升主动脉扩张。这些因素可能会使植入的瓣膜呈椭圆形进而损害瓣膜耐久性，并且使瓣周漏、冠状动脉堵塞、瓣环破裂和升主动脉并发症发生率升高。

2017年Yoon等将561例二叶瓣TAVI患者与4546例三叶瓣行TAVI的患者进行倾向性匹配分析，最终形成546组患者。比较的结果显示，二叶瓣组患者的中转开胸发生率高于三叶瓣组（2.0% vs.0.2%；P=0.006），手术成功率低于三叶瓣组（85.3% vs 91.4%；P=0.002）。2年全因死亡率在两组之间无明显差异（17.2% vs 19.4%；P=0.28）。在使用新一代器械患者当中，手术结果在二叶瓣与三叶瓣患者之间无明显差异。

以上研究表明，TAVI应用于二叶瓣患者是安全有效的。但二叶瓣患者在主动脉根部评估、人工瓣膜的定位和稳定性及瓣周漏方面都不同于三叶瓣。另外，在远期预后方面也有待进一步研究。此外，对于合并升主动脉扩张的二叶瓣狭窄患者，TAVI的应用也应十分慎重。术前进行仔细的影像学评估，选择合适的患者及更新改进人工瓣膜的设计，有助于进一步提高TAVI在二叶瓣患者中的治疗效果。

（三）单纯主动脉瓣反流

已有明显临床症状的主动脉瓣反流患者如未经治疗预后较差，年死亡率为10%～20%。SAVR是主动脉瓣反流的标准治疗方案。但仍有部分临床症状明显的重度主动脉瓣反流的患者因其严重的合并症而不能行手术治疗，这些患者可能能够从TAVI治疗中获益。

与主动脉瓣狭窄不同，单纯主动脉瓣反流的患者瓣叶常无明显钙化，常合并瓣环、主动脉根部和升主动脉扩张，不利于TAVI瓣膜的锚定。目前已有一些特殊设计的新型瓣膜用于解决以上问题，如可以"附着于"主动脉瓣上的J-Valve（目前只能通过经心尖入路置入）、JenaValve以及Acurate。这些瓣膜均已有报道成功应用于无钙化的主动脉瓣反流的患者当中。

2017年Yoon等总结了331例行TAVI的重度主动脉瓣反流患者的治疗效果。结果显示使用新一代瓣膜治疗单纯主动脉瓣反流患者效果良好，这得益于新型瓣膜的可回收、可重新定位和具有锚定装置等特性。早期瓣膜组和新型瓣膜组分别包括119例和212例患者。新型瓣膜组无论在需植入第2枚瓣膜（12.7% vs 24.4%；P=0.007）还是中重度瓣周漏（4.2% vs 18.8%；P<0.001）发生率方面均低于早期瓣膜组。

上述研究提示，对于外科手术风险高危及手术禁忌的单纯主动脉瓣反流患者，经严格评估、仔细筛选并选用适合的器械,TAVI是一种可供选择的治疗方案。

四、未来展望

随着TAVI技术的不断发展和进步,其适应证还在进一步扩展。目前,一些正在进行的临床研究的纳入人群,也是未来TAVI可能的适应人群。

UNLOAD研究旨在评估中度AS合并心力衰竭患者中TAVI的效果,纳入患者需满足LVEF<50%、NYHA心功能≥2级,接受最优化的心力衰竭治疗、中度AS。患者被随机分入TAVI加药物治疗组、单纯药物治疗组。临床终点包括症状、超声心动图检查数据和生活质量。

Early-TAVI是一项指向无症状严重AS患者行早期TAVI治疗的临床试验。患者基线为二维超声心动图显示最大流速≥4m/s、主动脉瓣瓣口面积≤1cm^2。排除标准包括有症状的AS、LVEF<50%、合并其他外科治疗指征、主动脉根部的解剖结构不适合行TAVI治疗、STS评分<8%。主要评估心功能分级、生活质量改善、二维超声心动图检查结果和脑钠肽水平。

未来这些研究结果可能转化为有力的证据,帮助TAVI的应用领域扩展至更大人群之中。

总之,TAVI已成为无法进行外科手术或手术高危患者的标准治疗方式,在中低危患者中的应用已逐渐增多,同时越来越多的证据也支持TAVI技术应用于治疗外科生物瓣衰败、二叶瓣狭窄及部分主动脉瓣反流的患者。随着介入器械的改进,影像技术的发展及术者经验的积累,TAVI治疗主动脉瓣疾病的预后有望进一步改善。相信随着研究证据的进一步积累,TAVI技术的适应证还会继续扩展,造福越来越多的主动脉瓣疾病患者。

(赵振刚　陈　茂)

2. 经导管主动脉瓣置换术新进展

严重的主动脉瓣狭窄（aortic stenosis, AS）是最常见的瓣膜性心脏病。由于中国人口老龄化，AS的患病率不断上升。相比于药物治疗的严重AS患者，越来越多的证据支持经导管主动脉瓣置换术（transcatheter aortic valve replacement, TAVR）成为一种侵入性较小的治疗选择，并且在高危人群优于传统的主动脉瓣置换术（surgical aortic valve replacement, SAVR）。在所有的中危组人群中也观察到了相同的结果。心脏团队在风险分层中进行内科和外科医师联合的多学科协作，可减少在孤立决策时可能发生的内在偏差。对老年患者进行虚弱指数评估（geriatric assessment）有助于识别术前虚弱，这是TAVR术后死亡的主要危险因素。在严重的AS中，可以多学科协作决定采用TAVR或SAVR、或选择保守治疗。

随着器械的进步，TAVR相关的学习曲线显著改善，手术总的并发症发生率下降。随着手术技术越来越成熟，有人提出极简式TAVR，既无全身麻醉的镇静、快速恢复和早期出院，可能会提高成本效益比（cost-effectiveness）。2018年，TAVR在中国快速发展，为严重AS的治疗提供了新的策略。在未来，随着老年人口的不断增加，从经导管治疗中获益的患者数量也在不断增加，这一数字预计将增加4～10倍。心脏团队的评估对于重症患者的管理至关重要。

主动脉瓣狭窄；经导管主动脉瓣置换；心脏团队；心脏介入学；心脏外科学。

一、前言

主动脉瓣狭窄（AS）是发达国家最常见的瓣膜性心脏病，由于老年人的寿命增加，其发病率不断上升。大多数AS是由主动脉瓣瓣叶钙化变性引起的，导致主动脉瓣口狭窄从而使血流受阻。严重的AS导致心脏后负荷增加，使左心室重构并进行性肥大，同时使体循环和冠状动脉血流减少。AS的自然史包括发病率和死亡率较低的长期潜伏期。然而，一旦心绞痛、晕厥或心力衰竭的症状出现，平均存活率迅速下降，并有很高的猝死风险。患病率随年龄增长而增加，65岁以上有7%的患者罹患。随着中国人口老龄化，80岁以上人口占总人口的1.9%，这一数

字预计在未来仍不断增加。直到最近，严重主动脉瓣狭窄的两种治疗选择是外科主动脉瓣置换术（SAVR）或药物（姑息）疗法。SAVR包括正中胸骨切开术，术中使用心肺转流技术。患者术后通常需要在重症监护室（ICU）治疗24～48h，随后的住院时间最长为10～14d，以便恢复和出院。高龄或患有多种疾病的患者通常需要更长康复期和出院后的恢复时间。SAVR仍然是外科手术低危患者的金标准治疗方法。然而，对于75岁以上的患者，SAVR术后围术期的并发症发生率和死亡率偏高。SAVR不良预后的预测因素包括合并有慢性肾衰竭、慢性阻塞性气道疾病和糖尿病等疾病的老年患者。国外的一项分析显示，80岁以上的患者30d内死亡率为9%。从历史上看，这些结果影响了仅根据年龄拒绝手术的老年患者多达1/3以上。

二、TAVR手术的主要步骤

经导管主动脉瓣置换术（TAVR）提供了一种治疗严重AS较低侵入性的方法，由Alain Cribier及其同事于2002年首次实施。TAVR手术与经股动脉介入冠状动脉造影相似，大多时候采用局部麻醉和镇静，不需要使用体外循环技术。大口径鞘管置于股动脉，起搏导线位于右心室，以进行快速临时起搏。然后导丝逆行跨过主动脉瓣，将生物瓣膜假体置于主动脉环中冠状动脉开口的下方。经导管主动脉瓣的放置有两种方式，一种是在快速心室起搏时使用高压球囊扩张释放瓣膜支架，称为球扩瓣，另一种则是依靠记忆金属在体内复温后自行膨胀，简称自膨式支架。经导管主动脉瓣支架覆盖了原生瓣叶，支架内新的生物瓣膜瓣叶在收缩期和舒张期立即起作用。TAVR位置的有效性可以通过主动脉造影、有创血流动力学监测和经胸（TTE）或经食管超声心动图（TEE）评估。在取得令人满意的置入后，使用专门的经皮装置缝合股动脉穿刺部位。

TAVR术后患者返回CCU病房，术后4h可进行活动。在简单的经股动脉TAVR病例中，术后无须常规入住重症监护病房。在没有并发房室传导阻滞的情况下，患者会在夜间进行遥测心电监护，并在手术后1周内出院。由于TAVR瓣膜是生物瓣膜，因此不需要用维生素K拮抗剂抗凝。推荐阿司匹林和氯吡格雷的双联抗血小板治疗3～6

个月，随后终身服用阿司匹林。在需要抗凝治疗的心房颤动的患者中，抗血小板和抗凝治疗需要根据患者出血和血栓栓塞风险进行调整。

三、心脏团队

心脏团队是治疗心血管疾病的一个新概念，旨在为患者个体确定最佳治疗方案。心脏团队采用联合内外科医师多学科协作的方法对患者进行危险分层。心脏团队的好处在于，它使多个不同的医疗小组对患者的临床表现进行结构化分析，并减少单独一方决定所带来的治疗偏倚。在严重的AS中，可以多学科协作决定患者采用TAVR、SAVR或保守（姑息）治疗方式。心脏团队成员可包括（但不限于）：介入心脏病专家、心胸外科医师、具有超声心动图经验和专业培训的成像心脏病专家、老年医师、心脏麻醉师、全科医师、护理和相关卫生人员。合作决策发生在这些成员之间的多个层次，包括复杂的病例讨论，记录和制定决策。重症患者的评估：可借助已验证的风险评分（如STS和Euroscore）对患者进行危险分层，确定适当的治疗方案；并向患者和家属宣教和传达这些考虑，从患者的最佳获益出发。近几年，研究者对"虚弱"所带来的影响越来越感兴趣，"虚弱"是功能储备、认知功能和营养状况的总体标志。高龄时出现虚弱意味着主动脉瓣介入治疗并未能够带来生活质量或生存率的提高。虚弱可以通过使用标准化量表对认知测试、流动性评估和功能活动来评估。心脏团队必须识别虚弱，因为它是包括死亡在内的不良结果的标志。在一项前瞻性队列研究中，虚弱的患者进行主动脉瓣介入术后1年死亡率的风险比为3.72（95%可信区间2.54～5.45）。

四、重度主动脉瓣狭窄的诊断

建议疑似AS的患者，接受TTE评估瓣膜形态学和双心室大小和收缩功能。重度AS在TTE上被定义为主动脉瓣面积（AVA）<1.0cm^2，峰值流速>4m/s，平均跨瓣压差>40mmHg。无量纲指标定义为左心室流出道的时间-流速与主动脉瓣喷射的时间-流速的比值，可以进一步评估疾病严重程度（表1）。没有严重合并症（终末期肾衰竭、

严重的COPD、致残性卒中、活动性恶性肿瘤、痴呆）表明存活<1年的患者可考虑TAVR。

除TTE外，对重度AS患者的进一步评估，包括冠状动脉造影评估伴随的冠状动脉疾病、主动脉纤曲和髂股动脉入路，多层计算机断层扫描（MSCT）评估心脏、主动脉瓣、主动脉以指导股动脉或其他入路的选择。转诊至心脏科的患者由心脏团队讨论并对适当的治疗策略达成共识。心脏团队可以改善重度AS和其他心脏病的治疗预后，主要的区域性指南和国际指南均推荐采用建立心脏团队对患者进行综合管理的方法。

五、低流速低压差的主动脉瓣狭窄

AVA可用于重度AS的诊断，但需要同时测量平均跨瓣压差、每搏输出量、瓣膜钙化、左心室大小和室壁厚度来确定严重程度。左心室射血分数（LVEF）降低的低流速低压差AS定义为AVA<1cm^2，平均压差<40mmHg，LVEF<50%及每搏输出量指数（SVI）≤35ml/m^2。多巴酚丁胺负荷超声心动图在此情况下，可用于确定伴有左心室收缩储备的假性AS（定义为输注后AVA>1cm^2）。LVEF保留的低流速低压差AS定义为AVA<1cm^2，平均压差<40mmHg，SVI≤35ml/m^{2}且LVEF≥50%，常见于左心室小和左心室肥厚的老年女性。这类患者通过MSCT测量主动脉瓣钙化有助于确定严重程度和结果。

六、循证医学证据

（一）外科手术禁忌与高危患者

最初的病例报告和随机对照试验（RCT）是在手术禁忌或高危的患者中进行的。手术高危定义为30d死亡率高的患者。这是通过包括胸外科医师协会（STS>8%）和EuroSCORE在内的心脏外科手术中已验证的风险评分，来进行个体评估的。

TAVR治疗重度AS的第一个主要RCT是PARTNER 1B试验，在手术禁忌患者中对比TAVR与药物治疗。该研究表明全因死亡率下降20%，差异具有统计学意义（P<0.001），相当于每治疗5名患者可以减少1例死亡（表2）。

随后，有几项RCT在手术高危人群中比较了TAVR与SAVR。PARTNER 1A和CoreValve US PIVOTAL试验都是前瞻性、多中心RCT，证明TAVR非劣于SAVR（表2）。CoreValve US PIVOTAL研究最初设计旨在评估TAVR与SAVR相比的非劣效性，然而，TAVR的明显获益达到了统计学显著的优效性（P=0.04）。总体而言，两项研究均显

表1 经胸超声心动图的重度AS诊断

项目	轻度 AS	中度AS	重度 AS
主动脉瓣面积（cm^2）	>1.5	1.0～1.5	<1.0
平均梯度（mmHg）	<20	20～40	>40
主动脉峰值流速（m/s）	<3	3～4	>4
指数化主动脉瓣面积（cm^2/m^2）	>0.85	0.60～0.85	<0.60
无量纲指数（DI）	>0.50	0.25～0.5	<0.25

表2 TAVR的随机对照试验

名称	设计	N（总数）	对照组	手术风险平均数（STS%）	主要结局指标	在指定时点TAVI组死亡率（%）	对照组死亡率（%）	死亡率P值95%	TAVI入路
Partner 1B trial	多中心前瞻性RCT	358	药物治疗	11.6	1年全因死亡	30.7	50.7	$P<0.001$	经股
PARTNER 1A trial	多中心前瞻性RCT	699	SAVR	11.7	1年全因死亡	24.2	26.8	$P=0.44$	经股和经心尖
CoreValve US trial PIVOTAL	多中心前瞻性RCT	795	SAVR	7.4	1年全因死亡	14.2	19.1	0.04	经股和经心尖
PARTNER 2	多中心前瞻性RCT	2032	SAVR	5.8	2年全因死亡＋致残卒中	19.3	21.1	$P=0.25$	经股和经心尖
SURTAVI	多中心前瞻性RCT	1746	SAVR	4.5	2年全因死亡＋致残卒中	12.6	14.0	$P>0.999$	经股和经心尖
STACCATO trial	多中心前瞻性RCT	72	SAVR	3.3	30d全因死亡	14.7	2.8	$P=0.07$	经心尖
NOTION	多中心前瞻性RCT	280	SAVR	3.0	1年全因死亡＋致残卒中	13.1	16.3	$P=0.43$	经股或锁骨下

示两者1年死亡率和卒中率相当。对于次要终点，两项试验均显示TAVR非劣于SAVR，包括30d症状改善至纽约心脏病协会（NYHA）Ⅱ级或更低（$P<0.001$）。

PARTNER和CoreValve US PIVOTAL人群均进行了长达2~5年的随访。总体而言，这些人群的随访结果与SAVR相比显示出持续的获益。

（二）外科手术中危与低危患者

鉴于外科手术高危RCT的成功，已有两项大型RCT对TAVR治疗外科手术中危（定义为STS 4%~8%）的重度AS人群进行疗效评估。PARTNER 2和SURTAVI试验均证明TAVR与SAVR相比具有非劣效性，两组间的死亡率和卒中发生率相当。有趣的是，PARTNER 2试验中接受经股动脉TAVR治疗的亚组与SAVR相比，全因死亡或卒中发生率显著（降低$P=0.05$）。此外，TAVR队列的住院时间和ICU治疗时间明显少于SAVR（$P<0.001$）。NOTION研究是针对低危患者的多中心RCT，将"所有患者"随机分配到TAVR和SAVR治疗组。最新结果显示，在意向性分析中，两组在6年随访期间结果无显著差异。

总体而言，基于比较TAVR与SAVR的RCT证据，对于手术禁忌患者，TAVR优于药物治疗；对于手术高危患者，TAVR的死亡率优于SAVR。有研究表明，在中高危患者当中，TAVR治疗成本低于SAVR。因此，根据国际指南，对于手术禁忌和高危的重度AS患者，TAVR优于SAVR；而对于中危患者，应由心脏团队考虑TAVR或SAVR作为最佳治疗方案。目前多项试验正在招募手术低危人群以对比TAVR与SAVR的结局（PARTNER 3、LRT、NOTION-2）。

七、其他类型的主动脉瓣疾病

单纯主动脉瓣关闭不全（AR）患者尚未纳入上述TAVR试验，因为这是一种不同的疾病过程，往往影响年轻人群。对于重度AS合并AR的混合性钙化性三叶主动脉瓣疾病的患者，TAVR可能是合适的。二叶式主动脉瓣疾病在人群中发病率为0.5%~2%，并且是70岁以下患者中SAVR的最常见适应证。双叶AS与主动脉病变和偏心环状钙化有关。双叶主动脉瓣患者的TAVR登记结果显示，瓣周漏（PAR）和血管并发症发生率不尽如人意。必须强调的是，该组大部分被排除在RCT之外，SAVR仍然是该组的标准治疗。主动脉瓣生物瓣膜结构退化可导致重度AS或重度AR，可以通过瓣中瓣TAVR技术治疗（图1）。

（一）外科手术主动脉瓣膜置换术

有趣的是，在TAVR时代，接受SAVR的患者的绝对数量有所增加，这反映了人口老龄化的需求。心脏团队认为，必须接受SAVR的重度AS患者可以行机械瓣膜或生物瓣膜置入术。瓣膜的选择取决于年龄、依从性、出血风险、患者和外科医师的偏好。随着考虑选择生物瓣膜的合适年龄下降，已经出现了转变。这是由于认识到瓣中瓣TAVR是未来生物瓣膜失效或退化的一种治疗选择。

在预期寿命较长的年轻患者中，可以进行Ross手术。

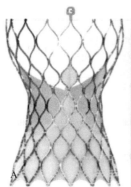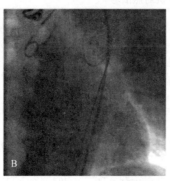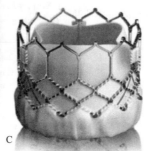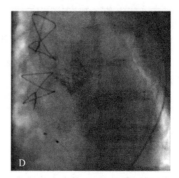

图1 TAVR瓣膜的类型

注：A.Evolut-R瓣膜（medtronic，dublin，ireland）；B.经股动脉TAVR置入Evolut-R；C.Sapien-3瓣膜（edwards lifesciences，irvine，USA）；D.经股动脉瓣中瓣技术置入Sapien-3瓣膜治疗Perimount生物瓣膜退行性病变所致的重度主动脉瓣关闭不全

这涉及用患者自身的肺动脉瓣替换病变的主动脉瓣。然后，将肺同种异体移植物置于肺部位置。澳大利亚的数据表明，与机械瓣膜相比，Ross手术在专科中心具有更好的长期存活率。

（二）TAVR替代入路

对于股动脉解剖不佳的患者，可以使用替代进入途径，包括经心尖、直接主动脉、锁骨下动脉、经颈动脉或经腔静脉途径进入，无须体外循环。手术在杂交手术室进行，心胸外科医师是经心尖和直接主动脉入路的主要操作者。尚未对TAVR的替代通路进行比较，但回顾性证据表明，对于股动脉解剖不佳患者，锁骨下通路可能是最安全的选择。

（三）无症状的重度主动脉瓣狭窄

无症状的重度AS患者的治疗仍存在争议。目前的证据并未提供足够的数据以推荐这组患者进行干预（SAVR或TAVR），尽管存在猝死的风险。在体力劳动的个体中，详细的运动测试可能会揭示症状，并有助于危险分层以改善决策。同样，TAVI UNLOAD试验（NCT02661451）招募了一组有症状的中度AS且LVEF降低的具有挑战性的患者，以评估TAVR是否有益。

八、TAVR并发症

在全球范围内，TAVR的学习曲线显著提高，主要注册分析中的总体并发症发生率降低（表3）。尽管如此，在严重AS的情况下，仍存在一些和心脏病团队和患者决策相关的并发症。

（一）血管并发症

早期试验显示，由于鞘管尺寸大、解剖结构钙化和口径过小，主要血管并发症的发生率高达3%～9%。这些

表3 TAVR随机对照试验中的主要并发症

名称	并发症类型	TAVR组发生率（%）	对照组发生率（%）	P-value
Partner 1B trial	卒中	5.0	1.1	0.62
主要血管事件发生率		16.2	1.1	<0.001
急性肾损伤		0	1	1.00
新发心房颤动		0.6	1.1	1.00
新置入起搏器		3.4	5.0	0.60
PARTNER 1A trial	卒中	3.8	2.1	0.20
主要血管事件发生率		11.0	3.2	<0.001
急性肾损伤		2.9	3.0	0.95
新发心房颤动		8.6	16.0	0.006
新置入起搏器		3.8	3.6	0.89
CoreValve US PIVOTAL trial	卒中	3.9	3.1	—
主要血管事件发生率		3.9	3.1	—
急性肾损伤		—	—	—
新发心房颤动		—	—	—
新置入起搏器		—	—	—
PARTNER 2	卒中	3.2	4.3	0.2
主要血管事件发生率		7.9	5.0	0.008
急性肾损伤		1.3	3.1	0.006
新发心房颤动		9.1	26.4	<0.001
新置入起搏器		8.5	6.9	0.17
SURTAVI	卒中	1.2	2.5	P>0.05
主要血管事件发生率		6.0	1.1	P<0.05
急性肾损伤		1.7	4.4	P<0.05
新发心房颤动		12.9	43.4	P<0.05
新置入起搏器		25.9	6.6	P<0.05
NOTION	卒中	1.4	3.0	0.37
主要血管事件发生率		5.6	1.5	0.10
急性肾损伤		0.7	6.7	0.01
新发心房颤动		16.9	57.8	P<0.001
新置入起搏器		34.1	1.6	P<0.001

并发症的发病率显著，并导致死亡率增加。术前MSCT重建三维成像技术（图2）的出现，超声引导动脉穿刺及气囊交叉技术的使用确保了充分的血管止血，降低了并发症发生率。尽管有这些改善，血管并发症仍然是TAVR的"阿喀琉斯之踵"，中等风险组的发生率仍高达6%。

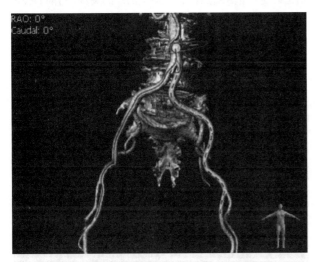

图2　对降主动脉、股动脉及其分支进行多层螺旋CT扫描以确定TAVR置入装置是否适合股动脉入路，同时确定穿刺点，以减少血管并发症的发生

（二）心脏起搏器置入

由于生物瓣膜对传导组织的直接压迫，在TAVR术后可出现心脏传导阻滞和置入起搏器需求。早期TAVR试验的术后起搏率不尽如人意，约>25%，主要危险因素包括原有的右束支传导阻滞、TAVR置入物高度过低和自膨胀支架。改进的现代TAVR装置和可重新定位瓣膜的引入，使大多数装置对永久性起搏器的风险降低至<15%。尽管永久性起搏器置入增加了手术并发症的风险和总体成本，但它可能保护患者免于缓慢性心律失常，这是老年严重AS患者的常见症状。

（三）主动脉瓣周反流

术后中度至重度PAR与死亡率增加有关。这是早期TAVR试验中常见的问题，见于高达10%～15%的患者报道中，其中TOE指南通常用于指导瓣膜尺寸。MSCT作为瓣环尺寸和设备选择的一种优良模式，其出现使当代PAR的发生率降至<5%。该过程伴随着外缘自适应密封性的新型TAVR瓣膜，如Sapien 3（爱德华生命科学公司，美国尔湾），以及可重新定位、优化定位的输送设备，包括Evolute R和Evolute PRO（美力敦公司，爱尔兰都柏林）的问世。

（四）卒中

卒中是主动脉瓣介入治疗后的一种毁灭性并发症，具有较高的短期死亡率。在最初的高危 PARTNER I 试验中，30d内卒中的发生率是SAVR的2倍以上（5.5% vs. 2.4%，$P=0.04$）。然而，脑卒中的发生率随着时间的推移而下降；与SAVR相比，在中等风险的RCT中观察到TAVR的发病率较低。尽管脑磁共振成像显示脑梗死的体积减少，但栓塞保护装置未能使脑卒中发生率降低。

（五）其他并发症

TAVR术后感染性心内膜炎发生率为1.1%，具有很高的院内死亡率；大多数培养出肠球菌或葡萄球菌。管理目标是困难的，并且往往局限于抗生素治疗，因为大多数患者被认为不适合心脏手术。与SAVR相比，TAVR患者急性肾损伤（AKI）的发生率较低。这一点很重要，因为一项Meta分析显示，瓣膜介入后AKI导致术后12个月死亡率增加了3倍。TAVR后冠状动脉阻塞、主动脉夹层和左心室穿孔等灾难性并发症是罕见的，为0.2%～1.1%，发生率低得益于MSCT计划识别了危险的解剖结构，并为操作人员准备好进入通路部位、主动脉和瓣环的三维图像。

九、成本效益

TAVR对严重主动脉瓣狭窄的治疗产生了巨大的影响，在一个价值数十亿的全球市场上，执行了300 000多例。这一手术方式的转变导致在一些欧洲国家TAVR的手术量超过了SAVR。

已有多项研究对TAVR在重症AS治疗中的作用进行了成本效益分析。一般而言，研究结果之间存在着异质性，一些研究表明采用TAVR有好处，另一些则表示，与传统的SAVR相比，该手术费用更昂贵。这一现象在很大程度上是由国家间的不同成本、获得医疗服务的机会及工业供应商的设备成本造成的。例如，在美国，TAVR设备的成本约为30 000美元。随着时间的推移，这些成本很可能会随着行业供应商之间的竞争和技术进步而提高。

（一）TAVR vs 药物治疗

对于不能手术的重症AS患者，一个稳健的选择是TAVR，并倾向于使用它。一个综述评估了11项将TAVR与药物治疗相比较的11项研究，认为TAVR具有成本效益。根据美国可接受成本效益的愿意支付门槛下，增量成本效益比率（ICER）被定义为50 000美元或更低。

（二）TAVRvs SAVR

在最近的一次Meta分析中，有11项研究将TAVR与SAVR进行了比较，结果表明，两组在质量调整生存年数没有显著性差异。这表明研究之间的ICER有显著的异质性，其中5项确定TAVR具有有利的（或相当的）ICER，6项研究没有。鉴于这些发现，需要进一步的研究比较TAVR与SAVR的成本效益。然而，有证据表明，随着设备初始成本的适度提高，与SAVR相比，TAVR可以获得一个有利的成本效益比。一个对PIVOTAL试验的综述指出，TAVR减少了康复的需要，避免了进入ICU，并缩短了总的住院时间。大部分住院费用与TAVR生物假体的初始成本有关。作者得出结论，如果一开始成本稍微减少1700美元，就会产生有利的ICER。

十、我国的情况

在我国，与欧美日相比，TAVR的进度相对较慢。2010年，葛均波院士完成国内首例TAVR，直到2017年，第1个国产瓣膜才正式上市。目前国内市场化的瓣膜支架有两款，分别为经股动脉和经心尖，适用于AS和AR。直到2018年底，全国超过100家医院开展过TAVR手术，但真正可以独立手术的医院不超过10家。全国总的TAVR数量在2000例左右。2018年推出了我国第1版TAVR临床路径。应该说，我国的TAVR技术还刚刚起步，TAVR瓣膜支架还没有进入医保，需要更多的同道加入进来共同努力，推动瓣膜性心脏病的介入治疗。

十一、结论

在2018年，TAVR是一个公认的手术方式，彻底改变了严重AS患者（图3）的治疗管理。在未来，随着老年人口的增加，TAVR的患者数量将增加4～10倍。心脏团队评估是确定严重AS患者、指导适当治疗的关键。目前TAVR实践中的一些变化，如无全身麻醉的有意识镇静、快速恢复、早期出院和较低的并发症发生率等，都可能提高成本效益。

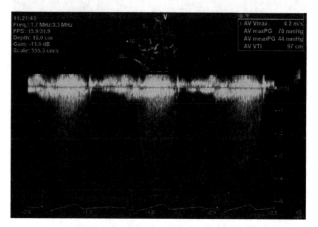

图3 重度AS的经胸超声心动图表现（中间迹线是通过主动脉瓣的连续波多普勒，峰值速度为4.2m/s，平均梯度为44mmHg）

（罗建方　李　捷）

3. 多瓣膜病与复合瓣膜病: 病理生理、影像学和处理

多瓣膜病是指狭窄或关闭不全累及2个或2个以上不同的心脏瓣膜；复合瓣膜病是指同一瓣膜既有狭窄又有关闭不全，多瓣膜病与复合瓣膜病非常普遍。但现有的文献和指南有限，难以支持和指导临床决策。这种矛盾在一定程度上可以从瓣膜病变组合形式、瓣膜发病机制、严重程度、手术风险、瓣膜可修复性及导管介入治疗适用性的多样性来解释。本文的目的是: ①对多瓣膜病和复合瓣膜病的病理生理学、诊断（主要是诊断失策）、处理策略方面作一最新的综述，②为临床医师提出一个标准化的处理框架。

一、发病机制与流行病学研究

多瓣膜病和复合瓣膜病非常常见。一项欧洲的心脏病调查显示，在20%的原发性瓣膜病患者和17%接受干预的患者中观察到2个及以上中度病变瓣膜。美国胸外科医师协会数据库纳入2003—2007年接受手术的290 000例患者，其中11%是双瓣手术（成形或置换），多数为主动脉瓣和二尖瓣手术，1%的患者为三瓣手术。瑞典一项全国性的研究显示，心脏瓣膜患者中多发瓣膜病占11%，但该项研究是基于瑞典各家医院患者出院诊断数据，未具体量化瓣膜功能障碍情况。目前最常见的心脏瓣膜病变组合是主动脉瓣狭窄（AS）伴主动脉瓣关闭不全（AR），主动脉瓣狭窄（AS）伴二尖瓣关闭不全（MR）及主动脉关闭不全（AR）伴二尖瓣关闭不全（MR）。

多瓣膜病是最常见的后天活动性病变。一项欧洲心脏调查指出风湿热是最常见的病因（51%），其次是退行性变（41%），其他少见病因包括感染性心内膜炎、放射治疗、吸毒和炎症性疾病。与单一瓣膜病一样，在发达国家中观察到多瓣膜病和复合瓣膜病的发病机制有从风湿性向退行性转变的趋势，反映了人口老龄化和风湿热发病率的总体下降。老年患者AS常伴有退行性二尖瓣环扩张和瓣叶钙化，瓣叶钙化严重时可致MS。多瓣膜病患者预后较差，治疗难度大，因为对于这些患者，球囊交界扩张或外科二尖瓣置换常常不是一个合适的选项。由于左心系统病变及肺动脉高压可引起右心室容量负荷、右心室压力负荷增加，主动脉瓣病变或引起继发性MR与继发性三尖瓣反流（TR）。严重的肺动脉反流（PR）是少见的，导

致PR的病因包括心内膜炎、类癌疾病，以及罕见的左心瓣膜病相关肺动脉高压。由于退行性瓣膜病患者合并冠状动脉疾病与心肌梗死的患病率高，相关的缺血性MR在这种情况下并不少见。先天性病因导致多瓣膜病更少见。发达国家接受主动脉瓣置换术患者中，先天性（主要是二叶主动脉瓣）和退行性瓣膜病是目前引起复合主动脉瓣膜病最常见的发病原因（分别为37%～49%和53%），其次是风湿性改变（9%～13%）与心内膜炎（1%）。风湿性改变和退行性病变是引起复合二尖瓣瓣膜病常见原因，后者几乎全部在老年人中发现。尽管成人先天性心脏病的患病率不断增加，不少患者是多瓣膜或复合瓣膜病，但本综述重点关注非先天性多瓣膜病与复合瓣膜病。

二、病理生理、诊断与影像学

任何一个给定的瓣膜病变的血流动力学与临床结果都将受到同一瓣膜的其他病变（复合瓣膜病）或另一个瓣膜病变（多瓣膜病）的影响。这种影响取决于多种因素，包括瓣膜病变类型、病变严重程度、个体患病时间、心脏负荷情况及心室舒缩功能。血流动力学会影响多发瓣膜或复合瓣膜病的诊断，主要有以下因素: ①低心排血量、低压力阶差的狭窄病变是常见的；②复合瓣膜病可使前向血流和压力阶差增加；③当跨瓣血流不相等时，连续性方程不适用；④严重的瓣膜病变可诱发或加重继发性二尖瓣关闭不全或三尖瓣关闭不全；⑤复合瓣膜病变、左心室顺应性改变及异常的心室充盈状态，当有这些情况时，压力减半时间的测量方法是不可靠的。

（一）影像检查在评估多瓣膜病和复合瓣膜病中的作用

1. 多普勒超声心动图 多普勒超声心动图是诊断多瓣膜和复合瓣膜病的基石。对于单瓣膜病变或瓣膜单一病变，超声心动图能够确定每个瓣膜病变的病因、致病机制、病变严重程度、疾病进展和预后。超声心动图对于确定手术时机、瓣膜修复成功率或经导管介入瓣膜治疗可能性起重要作用。然而，多瓣膜病和复合瓣膜病血流动力学变化血流速度、心室大小和心室功能的改变会导致血流动力学变化，可能会影响超声心动图诊断。常规用于

评估多瓣膜或复合瓣膜病的方法尚未得到验证,而且不正确的解读具有误导性。多瓣膜病和复合瓣膜病超声心动图诊断的主要诊断注意事项见表1。相比于单一瓣膜病变,更需要多种方法的综合评估。

2.心导管检查 目前推荐在非侵入性评估不准确或与临床发现不一致的情况下行心导管检查,并且通常在多瓣膜病患者中进行。但心导管术是通过热稀释或Fick方法进行心排血量评估,二者通过Gorlin公式用于计算主动脉瓣或二尖瓣瓣口面积,对于严重TR患者和心排血量低的

患者,这种方法并不准确,而合并有重度TR和低心排的多瓣膜或复合瓣膜病患者并不少见。此外,在复合主动脉瓣和复合二尖瓣病变,右心血流量不等于跨瓣血流,因此Gorlin公式本质上就不准确,在这种情况下不适合应用。

越来越多的证据表明,当传统的超声心动图难以定论时,其他影像学方法可能会有帮助。可是,评估多瓣膜病变,目前尚无证据分析其他影像学评估的作用。而准确分析瓣膜狭窄和反流严重程度至关重要,除了标准超声心动图,其他的成像技术可能在其他困难的情况下起到

表1 多瓣膜及复合瓣膜病彩超评估误区及多种影像评估策略

瓣膜病变组合	AS	AR	MS	MR
AS		C:压力减半时间测量AR不可靠	C:压力减半时间测量MR不可靠	C:增加了二尖瓣反流量
		S:主动脉瓣口血流峰值以及多普勒平均压差可反映狭窄严重程度及反流分级	C:可出现低流速、低压差MS	C:彩束测量高估二尖瓣反流面积。相较于反流量或彩束面积测量,二尖瓣有效反流口大小受影响更小
			S:3D彩超可测量二尖瓣口面积,确定狭窄严重程度	S:可以利用心脏磁共振定量评估二尖瓣反流量或反流分数确定反流分级
AR	C:如果左心室流出道流速升高,简化伯努利方程不适合测量压差		C:AR反流束易误认为二尖瓣反流束	C:左心前向净流量多普勒容积评估不准确
	C:应用热稀释法/菲克法的Gorlin方程无效		C:以主动脉瓣流速作为参数通过连续性方程计算二尖瓣瓣口大小不准确	C:二尖瓣-主动脉瓣速度时间积分比不准确
	S:连续性方程可用于测量主动脉瓣口面积		C:压力减半时间测量MS并不可靠	S:近端血流等速法评估MR依然是准确的
	C:彩超多数评估参数只反映单个病变:AS(主动脉瓣口面积)或AR(有效反流口大小或反流量)		S:3D彩超可测量二尖瓣口面积,确定狭窄严重程度	
	S:流速峰值及多普勒平均压差能够反映狭窄程度及反流分级		S:可考虑以肺动脉流速作为参数代入连续性方程	
MS	C:低流速、低跨瓣压差主动脉瓣狭窄很普遍	C:MS降低脉压差,AR导致左心室扩张		C:二尖瓣-主动脉瓣速度时间积分比不准确
	S:多巴酚丁胺复合试验或多排螺旋CT钙化评分能够确定AS程度			S:多普勒测量二尖瓣跨瓣压差能反映狭窄程度及反流分级
MR	C:不能将MR反流束误认为主动脉瓣反流束	C:左心前向净流量多普勒容积评估不准确	C:连续性方程不适用	
	C:低流速、低压差AS很普遍	C:压力减半时间的方法不适用	C:压力减半时间的方法不适用	
	S:多巴酚丁胺复合试验或多排螺旋CT钙化评分能够确定AS程度	S:可利用心脏磁共振定量评估主动脉瓣及二尖瓣反流量或反流分数,两者均能反映反流程度	C:Gorlin方程不适用	
			S:多普勒测量二尖瓣跨瓣压差能反映狭窄程度及反流分级	

C:陷阱(警戒);S:解决方法

作用,特别是在低血流量的情况下。

3.三维超声心动图 通过直接测量左心室流出道区域(通常不是圆形),三维超声心动图能更精确评估主动脉瓣。经胸或经食管方法,三维彩超可用于测量风湿性二尖瓣狭窄二尖瓣瓣口面积。

4.负荷超声心动图 压差较低且左心室射血分数降低时,低剂量[≤20μg/(kg·min)]多巴酚丁胺负荷超声心动图可能有助于区分真性和假性重度AS,并评估左心室射血能力储备。负荷超声心动图用于评估多瓣膜或复合瓣膜病的数据有限(如果有的话),但如果患者症状与静息血流动力学不相符,可以通过跑步机或踏车试验负荷超声心动图检查,测试结果或许能解释患者的症状,例如有的测试结果可以发现部分患者隐性的跨瓣压差增大或肺动脉压增加。当静息超声心动图显示瓣膜病变严重但患者无主诉症状时,运动试验可能会诱发症状,运动时可发现血压异常变化,ST段异常或运动诱发的心律失常。

5.多排螺旋CT 多排螺旋计算机断层扫描越来越多地用于评估低心排血量、低压力阶差和左心室射血分数尚有储备的主动脉瓣狭窄,能定量分析主动脉瓣钙化评分。钙化评分高与主动脉瓣狭窄程度相关(表2)。

表2 运用螺旋多排CT主动脉钙化评分评估主动脉狭窄程度

参考文献		女性			男性	
	临界值	敏感性(%)	精确度(%)	临界值	敏感性(%)	精确度(%)
最佳 Pawade et al	1377	87	84	2062	80	82
2017欧洲心脏协会指南	1200			2000		
Clavel et al	1274	89	81	2065	80	82
精确度高 Pawade et al	2646	51	96	3905	36	95
2017欧洲心脏协会指南	1600			3000		
Clavel et al	1681	69	95	3381	59	95
敏感度高 Pawade et al	774	95	62	1196	95	58
2017欧洲心脏协会指南	800			1600		
Clavel et al	1791	95	63	1661	95	70

6.心脏磁共振 超声心动图图像质量不佳或结果不一致的患者,心脏磁共振可用于评估瓣膜病变的严重程度,尤其是反流性的瓣膜病变,因而可用于评估复合瓣膜病,另外磁共振还可评估心室大小和收缩功能。通过计算心室容量来评估反流量和反流分数时,心脏磁共振只是评估一个瓣膜受影响时,所以对于多瓣膜病变,磁共振评估具有误导性,这时可以相位对比速度图来定量分

析反流程度。使用标准成像序列,心脏磁共振能准确识别心室容量、心脏大小和功能的连续变化,反映了瓣膜病患者的整个心动周期负荷,因此可用于确定手术或经导管瓣膜介入的最佳时间。可是,心脏磁共振用于评估多瓣膜病变患者附加价值的资料比较有限。

(二)不同瓣膜病变组合

1.主动脉瓣狭窄伴二尖瓣关闭不全 长期后负荷增加,可能最终导致左心室肥厚性重塑、扩张或功能障碍,后者是严重AS的标志。继发性MR可能由于瓣叶受牵拉和二尖瓣环扩张而发展。由于冠状动脉疾病的高患病率,缺血性MR在老年人群中也并不罕见。老年患者也可能由于二尖瓣环钙化或脱垂出现原发性MR(图1)。重度退行性AS伴腱索断裂引起的MR较罕见,但在这种情况下左心室功能通常较差。

由于AS导致左心后负荷增加,直接影响MR,增加收缩期二尖瓣跨瓣压差,导致更高的反流量。此外,重度MR减少了主动脉瓣的前向血流(图1),这种情况下,重度MR导致前向低流量,可能会降低经主动脉压差,从而低估AS程度(表1)。AS+MR,这种低流量、低压差AS模式可能会减少(经典低流量、低压差AS)或保留(反常低流量、低压差AS)左心室射血分数。若合并有MR,多巴酚丁胺负荷超声心动图可能无法显著增加左心室搏出量,因此无法评估AS严重程度。通过多排螺旋CT扫描对主动脉瓣钙化评分进行定量分析可能有助于区分这些患有低流量、低压差AS和伴显著MR的患者是真性重度AS还是假性重度AS。典型示例如图1所示。

2.主动脉瓣狭窄伴二尖瓣狭窄 AS伴MS并不多见,但患者耐受性差,相比于孤立性的AS或MS,这种复合瓣膜病心脏射血分数明显减少。因此,主动脉瓣和二尖瓣跨瓣压差可能低于预期值,从而低估AS和MS的严重程度。类似于MR,重度MS心室充盈血量减少,导致低流量、低压差的AS;这种情况更需要通过综合方法详细量化评估主动脉瓣狭窄,包括运用多排螺旋CT进行主动脉瓣钙化评分。

3.主动脉瓣关闭不全伴二尖瓣狭窄 AR导致心室前负荷增加,而MS减轻心室前负荷,这种矛盾病变组合导致左心室容量降低。脉压增大是AR的典型体征,但当合并有MS时,可能查不到这种体征。图2所示是一个风湿性心脏病患者,同时合并有AR和MS。由于中重度AR的影响,连续性方程和压力减半时间的评估方法无法准确计算二尖瓣口有效面积(表1)。这时可以通过经胸三维超声心动图来评估二尖瓣解剖孔面积并确认MS严重程度(图2)。

4.主动脉瓣关闭不全伴二尖瓣关闭不全 AR合并有

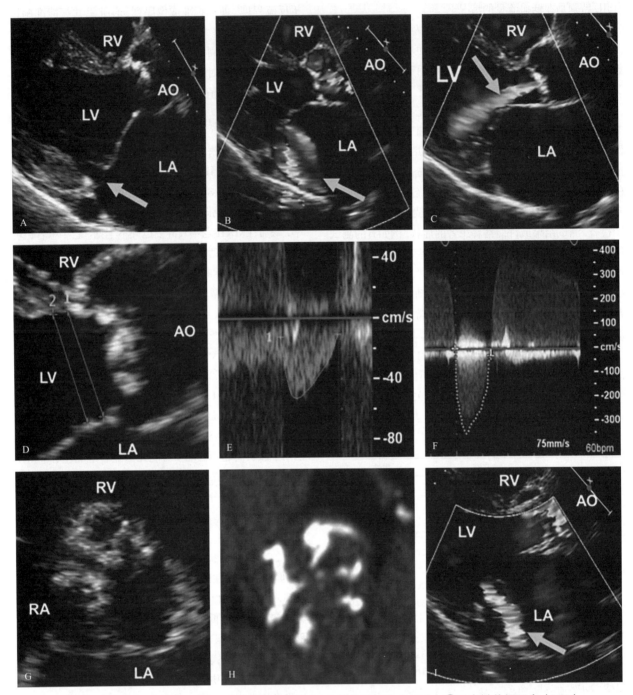

图1　男性患者，80岁，诊断：①主动脉狭窄（AS）伴关闭不全（AR）；②二尖瓣关闭不全（MR）

注：A.左心室收缩中期经胸超声心动图胸骨旁长轴视图。左心室（LV）射血分数为65%。主动脉瓣钙化，二尖瓣P2脱垂、左心房扩大。B.二尖瓣中度反流，为偏心性。C.轻度AR。D.胸骨旁长轴显示左心室流出道（LVOT），主动脉瓣严重钙化。左心室流出道（LVOT）直径测量值为24.9mm和主动脉瓣环直径为24.4 mm。E.脉动波多普勒左心室流出道（LVOT）。左心室流出道（LVOT）速度时间积分为11cm，左心室流出道（LVOT）前向的搏出量为54ml。因此，每搏输出量指数为30 ml/m²（体表面积，1.8 m²），与低心排血量状态一致。F.连续波多普勒评估主动脉瓣流速。主动脉瓣平均压差为28 mmHg，连续性方程评估主动脉瓣瓣口大小为0.75 cm²。因此主动脉瓣瓣口小、低压差与彩超分级不一致。G.左心室收缩中期胸骨旁短轴视图显示主动脉瓣钙化，开放受限。H.多排螺旋CT平扫显示主动脉瓣严重钙化（主动脉瓣钙化评分：2395 AU）。据此，可认为此患者为真性重度AS，可以考虑用SAPIEN 3瓣膜行导管主动脉瓣置换术。I.瓣膜置换术后30d显示MR（橙色箭头）。与基线相比，反流的严重程度相似。每搏输出量增加到60 ml，但保持在低流量范围（33 ml/m²）。主动脉瓣瓣口大小为1.97 cm²，平均压差降至7 mmHg。这位患者术前纽约分级为3级，行导管瓣膜置换术后1个月心功能改善，为1～2级。总体来说，这个AS病例表现出反常的低血流速度（射血分数正常）、低压差。这种反常低流速至少部分归因于中度MR。通过CT扫描行钙化评分确诊AS

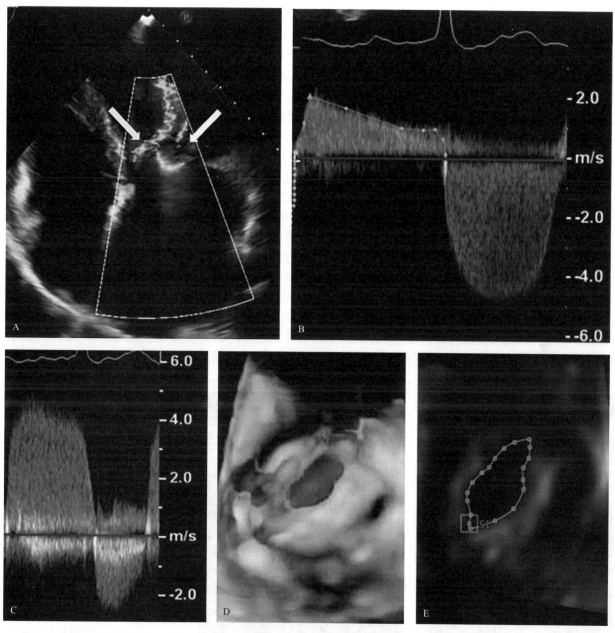

图2 二尖瓣病变合并主动脉瓣病变病例

注：女性患者，56岁，诊断为：①风湿性二尖瓣病变；②风湿性主动脉瓣病变。A.左心室收缩期经胸彩超心尖四腔心显示AR反流束（箭头）和MS（箭头）跨瓣流速升高。B.连续波多普勒彩超示踪技术评估二尖瓣，测量收缩期平均压差为8mmHg，用压力半衰期法测量二尖瓣瓣口大小为1.5cm²。C.连续多普勒彩超评估主动脉瓣，平均压差为16mmHg，用连续性方程测量主动脉瓣口大小为1.5cm²，用近端血流等速法测量有效反流口大小为0.2cm²（图中未标记）。D.三维彩超评估二尖瓣瓣口，通过三维重建技术测量二尖瓣瓣口大小为1.1cm²。E.第一，这个病例为二尖瓣瓣膜病合并有主动脉瓣病变，通过压力半衰期法测量高估了二尖瓣瓣口大小，其次，由于合并有中度AR，连续性方程不适用于测量二尖瓣瓣口大小。在这种情况下，可以通过三维彩超重建二尖瓣解剖结构评估MS程度。最后，这位患者应诊断为1.重度二尖瓣狭窄（MS）；2.重度主动脉瓣关闭不全（AR）；3.轻中度主动脉瓣狭窄（AS）

MR的情况中MR或是原发的，或是因AR致左心重构而引起的。已有证据表明左心室舒张功能与顺应性会影响AR压力减半时间。慢性MR可能导致左心室扩张，顺应性增加。因此，合并有MR或是存在其他改变左心室顺应性的因素时，评估AR严重程度时应谨慎解读压力减半时间估测值。轻中度AR合并有MR患者通常耐受良好。但

AR发展至重度时，MR（不论严重程度）会显著加剧左心室扩张，加重心功能不全。AR及MR均能增加左心室前负荷，导致左心室扩张、心功能不全。此外，AR增加左心室压力，左心室压力增加影响左心房与肺静脉，而正常的二尖瓣有助于保护左心房和肺静脉免于这种影响。可是，AR同时伴有MR加剧了左心室容积和压力负荷对左

心房、肺循环及右心系统的影响。因此，这种复合瓣膜病变的患者耐受不良，且术后较于单一瓣膜病更易发生左心室功能不全。从长期来看，双瓣术后左心室功能最终会慢慢改善，但是短时间内，孤立性主动脉病变患者在瓣膜置换术后症状持续的发生率更高，有症状单一二尖瓣病变的患者接受手术后的生存率更高。

5.三尖瓣关闭不全与左心瓣膜病　在患有左心瓣膜病的患者中，继发性TR患病率很高。最初主要研究二尖瓣病变引起继发性的TR，目前有证据表明主动脉瓣病变也可引起TR。左心瓣膜术后TR可致慢性心功能不全并降低生存率。继发性TR可能由多种复杂因素引起，包括肺动脉高压、心房颤动、右心室扩张及功能不全、三尖瓣瓣叶牵拉、瓣环扩张和右心房扩大。由于TR对负荷条件高度敏感，因此有学者提出将瓣环扩张和瓣叶对合作为TR进展的预测因素，而不是三尖瓣反流本身的严重程度，并将其作为治疗指南。通过热稀释法可能会低估重度TR患者的心排血量，这可能导致Gorlin方程低估主动脉瓣口面积，从而高估AS严重程度。

6.主动脉瓣狭窄伴关闭不全　相比于孤立性AS或AR，复合主动脉瓣病的特征在于压力负荷和容量负荷共同影响着左心室。瓣膜狭窄引起左心室压力负荷增加，加重左心室肥厚，最终导致左心室顺应性降低，导致左心室舒张压的增加与舒张期单位容量的增加不成比例。有症状的患者左心室舒张末期大小很少达到50mm，这表明左心室肥厚并不会像容量负荷增加那样使左心室扩张。另外，由于主动脉瓣反流导致心室每搏出量增加，就算主动脉瓣口面积大于1.0 cm^2，也可能引起显著的压力负荷增加。主动脉瓣瓣口面积反映AS，而有效的反流口面积或反流量反映AR的严重程度。可是，这些参数并不能充分反映主动脉瓣狭窄和关闭不全叠加产生的总的血流动力学负担。由于跨瓣流速增加，AR或AS均会引起主动脉瓣血流反流速度峰值和反流平均压的增大。因而，这些参数可用于评估主动脉瓣病变（AS＋AR）的总体严重程度且与预后相关。所以，诊断为中度AR伴中度AS的有症状患者，如果峰值血流速≥4m/s和平均压差≥40mmHg，则建议手术干预。图3是一位患有中度AS伴有中度AR的患者，跨瓣流速很快。

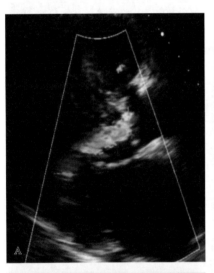
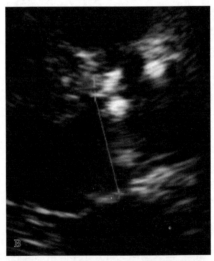
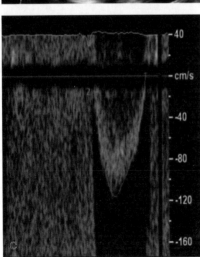
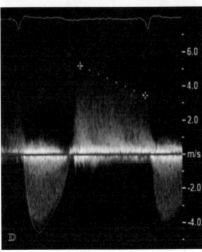

图3　主动脉瓣狭窄（AS）伴关闭不全（AR）

注：男性患者，体表面积为1.85m^2，心功能分级为2～3级（纽约分级），图为经胸彩超图像。A.多普勒彩超经胸骨旁长轴显示为中度AR，缩流颈宽度为5.8mm。B、C.左心室流出道直径26.5mm，脉搏波彩超评估速度时间积分为25cm、每搏输出量138ml。脉搏波多普勒下通过连续性方程测量主动脉瓣瓣口大小为1.34cm^2（0.72cm^2/m^2）。因此，彩超提示中度AR不全伴中度AS患者，在这种情况下，确定主动脉瓣是否需要干预是一个挑战。AS与AR都未达到重度，但根据目前指南应进行干预。D.显示流速峰值为4.5m/s，平均压差44mmHg.这些数据能够总体反映主动脉瓣病变程度，也就是说，图中既有狭窄又有反流。由于跨瓣血流增多，AS＋AR确实能够升高流速峰值及压差。因此，这个患者需要行主动脉瓣置换术

7.二尖瓣狭窄伴二尖瓣关闭不全　MR导致二尖瓣口血流速度增加。二尖瓣跨瓣压是根据跨瓣流速平方函数计算出来的,所以复合性二尖瓣病变患者左房压力显著升高,引起肺静脉和毛细血管压力增加,进而导致患者运动耐量降低。由于容量过载,左心室大小通常要比孤立性MS更大。与主动脉瓣病变相似,中度MS伴中度MR可表现为明显的临床症状与血流动力学的紊乱,部分复合性二尖瓣病变患者看似不严重却主诉劳力性呼吸困难或疲劳明显,这或许部分归因于二尖瓣跨瓣压差的增大。显著MR导致左心房、左心室顺应性改变,而压力减半时间受左心房、左心室顺应性的影响,所以通过压力减半时间测量二尖瓣口面积来评估复合性二尖瓣瓣膜病并不可靠。通过连续性方程测量二尖瓣口面积(测量左心室流出道每搏输出量)可能会高估复合二尖瓣瓣膜病变狭窄程度(表1)。在这种情况下,通过三维经胸或经食管超声心动图测量的二尖瓣解剖瓣口面积可用于确定狭窄严重性。如复合主动脉瓣病变,跨瓣峰压差、平均压差或二尖瓣口血流速度时间积分或能综合评估混合二尖瓣病变的严重程度。

三、处理策略

(一)基本原则

多瓣膜病变和复合瓣膜病变目前药物治疗、外科干预及介入治疗缺乏足够的研究证据,目前美国心脏协会/美国心脏病学会和欧洲心脏病学会/欧洲心胸外科协会指南(表3和表4)推荐是C级证据。由于瓣膜病变的多变组合,尚不能提出标准化处理策略。尽管如此,概括起来,临床医师可能会面临以下3种临床情况(图4)。

1. 2个或2个以上重度狭窄或反流时,如果只处理其中一种病变,患者很有可能耐受不良。因此,目前欧洲和美国指南推荐同时解决两种(或更多)病变,为Ⅰ类推荐(表3)。

2. 1个重度病变合并1个或1个以上非重度病变。在这种常见的情况,可根据当前指南来处理严重瓣膜病变。非重度病变的处理没有那么明确界定,在多数情况下,应积极干预,为Ⅱ类推荐。

3. 2个及以上中等程度的病变,造成整体血流动力学改变继而出现症状与左心收缩功能不全,应考虑外科干预或介入治疗,后者目前开展情况仍未完全了解,尚未写入指南。所以,这种混合病变应特别注意病变造成的总体影响,所以应详细评估心室容积、肺动脉高压、利尿钠肽水平,在必要时,还应评估运动后心功能储备、最大耗氧量和肺血管压力,可是目前多瓣膜病评估的证据有限。

类似地,如(1)所述复合瓣膜病亦可表现为重度狭

表3　AHA/ACC及ESC/EACTS:合并有两个重度瓣膜病变患者同期行单瓣或双瓣治疗指南

瓣膜病变	2014—2017 AHA/ACC 指南	2017 ESC/EACTS 指南
AS	接受心脏手术患者合并重度AS应同期行主动脉瓣置换(Ⅰ类推荐,B级证据)	需行升主动脉手术或其他瓣膜手术患者合并重度AS应同期行主动脉瓣置换(Ⅰ类推荐,B级证据)
AR	因其他原因接受心脏手术患者合并重度AR(C或D期)应同期行主动脉瓣置换(Ⅰ类推荐,C级证据)	需行升主动脉手术或其他瓣膜手术患者合并重度AR应同期行主动脉瓣修复或置换(Ⅰ类推荐,C级证据)
MS	接受心脏手术患者合并重度MS应同期行二尖瓣手术(Ⅰ类推荐,C级证据)	重度主动脉瓣病变或重度三尖瓣狭窄合并重度反流,不能行二尖瓣经皮球囊扩张术 MS合并重度主动脉瓣病变,若无禁忌证,推荐二尖瓣手术 MS合并重度TR,如果患者为窦性心律、左心房中度扩大且是肺动脉高压引起TR,可以考虑二尖瓣经皮球囊扩张术。其他情况下,推荐同时外科处理两个瓣膜
MR	接受心脏手术患者合并慢性重度MR可同期行二尖瓣修复或置换(Ⅱa类推荐,C级证据)	重度原发性MR:未特别说明
	因其他原因接受心脏手术患者合并慢性重度MR(C或D期)可同期行二尖瓣修复或置换是合理的(Ⅱa类推荐,C级证据)	继发性重度MR患者行冠状动脉旁路移植术,若射血分数大于30%,应同期行二尖瓣手术(Ⅰ类推荐,C级证据)。同期合并其他瓣膜手术指南未作推荐
TR	推荐接受左心瓣膜手术患者若合并重度TR(C或D期)行三尖瓣手术(Ⅰ类推荐,C级证据)	接受左心瓣膜手术患者合并重度原发或继发性TR应同期行三尖瓣手术(Ⅰ类推荐,C级证据)
TS	接受左心瓣膜手术患者若合并重度TS推荐行三尖瓣手术(Ⅰ类推荐,C级证据)	三尖瓣介入手术通常以下情况进行:左心瓣膜疾病患者合并TS经药物治疗后仍表现出症状,考虑行左心瓣膜介入术 个别患者情况语序可以考虑行三尖瓣球囊扩张术,也可以同期行二尖瓣介入治疗

注:AHA.美国心脏协会;ACC.美国心脏病学会;ESC.欧洲心脏病学协会;EACTS.欧洲胸心外科协会

表4　AHA/ACC及ESC/EACTS: 轻中度病变瓣膜外科手术或导管治疗指南

瓣膜病变	2014—2017 AHA/ACC 指南	2017 ESC/EACTS 指南
AS	接受心脏手术患者合并中度AS可以考虑同期行主动脉瓣置换（Ⅱa类推荐，C级证据）	接受升主动脉手术或其他瓣膜手术患者合并中度AS，经瓣膜团队评估，应同期行主动脉瓣外科置换
		重度MS合并中度主动脉瓣病变（AS或AR）患者，可以考虑进行球囊扩张术以推迟行外科手术
AR	接受心脏手术患者合并中度AR，同期行主动脉瓣置换是合理的（Ⅱa类推荐，C级证据）	未涉及
MS	接受心脏手术患者合并中度MS（二尖瓣瓣口大小: 1.6~2.0cm²）应同期行二尖瓣手术（Ⅱb类推荐，C级证据）	未涉及
MR	因其他原因接受心脏手术患者合并慢性中度MR（B期）同期行二尖瓣修复是合理的（Ⅱa类推荐，C级证据）	原发性MR: 未涉及
	接受心脏手术患者合并慢性继发性中度MR（B期）可以考虑同期行二尖瓣修复（Ⅱb类推荐，C级证据）	需要评估二尖瓣治疗（外科手术或导管介入）对继发性二尖瓣的潜在影响
TR	接受左心瓣膜手术患者合并TR，不论轻中重度，如果瓣环扩张或有右心衰竭表现，行三尖瓣修复手术于患者有益（Ⅱa类推荐，B级证据）	接受左心瓣膜手术患者合并有中度原发性TR应考虑行三尖瓣手术（Ⅱa类推荐，C级证据）
	接受左心瓣膜手术患者合并有中度TR（B期）及肺动脉高压可以考虑行三尖瓣修复（Ⅱb类推荐，C级证据）	接受左心瓣膜手术患者合并有轻中度继发性TR且瓣环已经扩张（>40mm或21mm/m²）应行同期三尖瓣手术（Ⅱa类推荐，C级证据）
		接受左心瓣膜手术患者合并有轻中度继发性TR，若瓣环未扩张但既往有右心衰竭症状可以考虑同期行尖瓣手术（Ⅱb类推荐，C级证据）
TS	未涉及	未涉及

注: AHA.美国心脏协会; ACC.美国心脏病学协会; ESC.欧洲心脏病学协会; EACTS.欧洲胸心外科协会

窄伴重度关闭不全，或是如2.所述表现为重度狭窄（关闭不全）伴轻中度关闭不全（狭窄）或是3.所描述的中度狭窄伴中度关闭不全。前两种情况应按照目前指南推荐优先考虑处理重度病变。中度主动脉瓣狭窄伴中度关闭不全、中度二尖瓣狭窄伴中度关闭不全以前认为不需要积极干预，但这种情况可出现症状，活动耐量下降、左心室功能下降、肺动脉高压，因此可以考虑积极干预。

（二）建立心脏团队，制订随访策略

心脏内科医师与外科医师通力合作模式对于多瓣膜及复合瓣膜病的处理至关重要。冠心病高患病率使得多瓣膜及复合瓣膜病情况更加复杂，目前指南推荐建立心脏团队处理策略。多瓣膜及复合瓣膜病应结合影像学评估及上述的临床资料个体化评估患者。

多瓣膜及复合瓣膜病由于缺乏自然病史的研究，随访时机尚不清晰。当其中一种病变显著时，应按照目前指南进行随访。可是，各种病变均不突出但估计预后不佳时，随访时间间隔应短于单瓣或单病变疾病。类似的，中度主动脉瓣狭窄伴中度二尖瓣关闭不全患者心血管事件发生率高，应保证多次评估。心脏瓣膜中心瓣膜专科门诊

应结合住院部多学科团队随访多瓣膜病患者。

轻中度瓣膜病变是否积极外科处理应综合考虑多种因素，包括其自然病程、主动脉瓣手术后MR的进展、左心瓣膜术后TR的进展、预期寿命、并发症、手术风险、修复成功率、再次手术风险、介入的可能性（图4、图5），心脏多学科团队应充分考虑上述因素。多瓣膜病是同时还是分期介入治疗仍需进一步研究。

四、结论

多瓣膜病和复合瓣膜病非常普遍，发展中国家风湿性改变是主要病因，退行性变在发达国家更为常见。临床医师应知道不同的瓣膜病变引起相应的血流动力学改变，血流动力学相互作用可能改变单个病变的临床表现并影响诊断。多瓣膜病及复合瓣膜病患者应在心脏瓣膜专科门诊进行随访。多瓣膜病及复合瓣膜病的治疗策略应个体化，心脏瓣膜团队应结合每个患者的特点进行治疗，并充分考虑以下因素: 单个瓣膜病变严重程度、个体风险特点、人工瓣膜并发症及瓣膜自然病程。导管瓣膜介入技术当前和未来的发展可能改变多发瓣膜病的现有治疗模式，但目前缺乏医学证据指导干预。

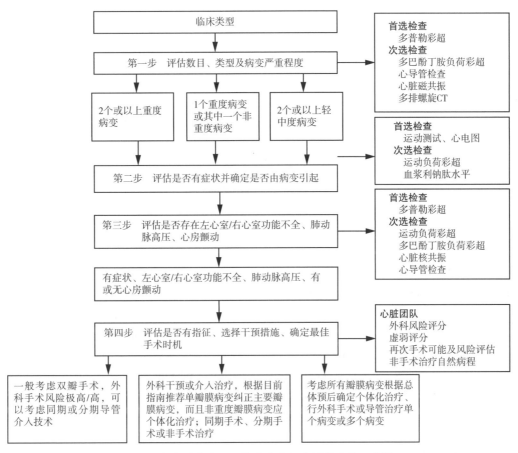

图4 多发瓣膜病不同临床病变组合及临床处理决策

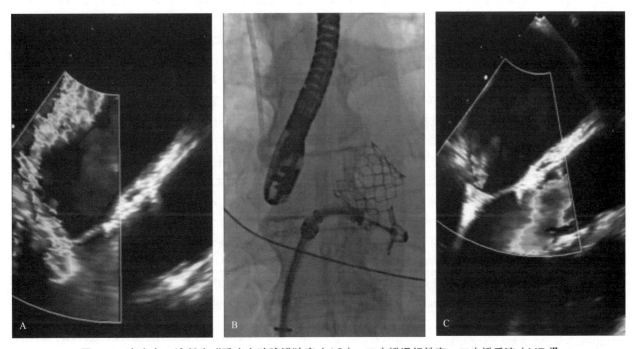

图5 85岁患者，诊断为"重度主动脉瓣狭窄（AS）；二尖瓣退行性变；二尖瓣反流（MR）"

注：上图为85岁患者，诊断为AS；二尖瓣退行性变；MR（A2脱垂）。先进行经皮主动脉瓣置换术。A图为术中食管彩超显示主动脉瓣置换后重度MR持续存在，患者症状持续，接着行MitraClip行经皮二尖瓣修复术（B图），C图示术后极少量MR残余

（黄焕雷）

4. 新型抗凝药用于机械心脏瓣膜患者可行吗?

随着人口老龄化趋势上升,尽管微创瓣膜手术和介入技术日渐展开,但是接受外科瓣膜置换手术的瓣膜性心脏病患者也逐渐增加。机械心脏瓣膜(MHV)较生物瓣膜更加耐久,因此成为预期寿命较长患者置入的首选,但需要终身抗凝治疗以预防瓣膜血栓形成。在许多情况下,包括生物瓣膜植入者,非维生素K拮抗剂口服抗凝剂(NOACs)正取代维生素K拮抗剂(VKAs)的地位,因为前者具有良好的安全性和有效性。然而,基于RE-ALIGN研究的结果,机械心脏瓣膜目前是NOACs的绝对禁忌证,各家临床指南也莫过于此。但有学者认为,包括临床前研究和RE-ALIGN的数个方面都应该进行批判性的重新评估。单次NOACs临床试验并不足以全盘否定NOACs的抗凝治疗策略,尤其是该抗凝策略已在心房颤动和静脉血栓栓塞的治疗中表现出明确的有效性和更好的安全性的前提下,更应该重新审慎地评估NOACs的作用。因此,我们重新评估NOACs,尤其重点关注FXa因子抑制剂在MHV置换术后患者的应用仍然是十分必要的。

在美国和欧洲的一般人群中,二尖瓣或主动脉瓣心脏病的估计患病率为2.5%,在75岁的人群中超过10%。此外,最近在英国的一项社区研究中,50%以上的疑似心力衰竭患者在接受超声心动图检查时被发现至少有轻微的瓣膜病,其中3%的患者病情较为严重。

MHV目前基本由特氟隆或涤纶覆盖的环及其上的双瓣叶结构组成。这些瓣膜比生物瓣更耐用,因此被优先选择置入预期寿命长的患者。然而,机械瓣比生物瓣膜更容易产生血栓,需要接受终身抗凝治疗以避免亚临床血栓形成和血栓栓塞并发症。目前主要应用维生素K拮抗剂(VKAs,包括华法林、苊香豆醇、苯丙香豆素、苯茚二酮)以实现这一目的,其在防止瓣膜血栓形成和栓塞方面比抗血小板药物更有效。然而在VKAs应用下,血栓栓塞和大出血事件仍以每100名患者每年1~2例与1.4例的比例发生。众所周知,VKAs的缺点是其易与多种食物和药物发生相互作用,以及需要通过国际标准化比值(INR)进行终身监测。此外,治疗范围内的INR倍数决定了VKAs的安全性和有效性,但要达到治疗范围内的

最佳倍数时即超过70%的阈值,需要对患者更多的关注、用药技巧和各种治疗策略。当目标INR超过通常推荐的2~3倍范围时,这就变得更加具有挑战性,而该范围通常用于预防心房颤动或静脉血栓栓塞中的卒中事件。

VKAs这些明确的局限性,促使人们广泛接受非维生素K拮抗剂口服抗凝剂(NOACs)。这些药物包括选择性抑制凝血酶的达比加群和阻断凝血因子FXa活性的利伐沙班、阿哌沙班、艾多沙班和贝特沙班。NOACs可安全用于心房颤动患者,而心房颤动与大多数原发瓣膜性心脏病并存。在相关临床试验的荟萃分析中,心房颤动患者被随机分配到NOACs或华法林组中,与华法林相比NOACs减少了患者19%的卒中或系统性栓塞事件,这主要是得益于其将出血性卒中减少了51%,在大出血方面总体上有更好的安全性。NOACs还显著降低了10%的全因死亡率和52%的颅内出血。NOACs的其他明确优势包括不需要长期的凝血监测,而且与VKAs相比,它们与药物和食物的相互作用要少得多。

NOACs也被间断少量应用于生物瓣膜置入3个月后的患者。虽然仅对阿哌沙班和依度沙班进行了专门的分析,但在置入3个月后的生物瓣膜患者中使用NOACs似乎是合理的,尽管没有关于早期治疗结果的数据。在MHV置入患者中,所有的NOACs目前都是禁忌的,因此被FDA以最强烈警告形式——"黑色方框警告"进行标明。这是因为有证据表明,达比加群酯对心脏瓣膜置换术后患者有一定危害性(RE-ALIGN研究)。但一项单药阴性试验是否足以完全排除使用NOACs的可能性,尤其是其已在心房颤动和静脉血栓栓塞的治疗策略中显示出比华法林更好的安全性及相似乃至更好的疗效,那就更值得我们去认真审视NOACs的作用。因此,为更好的预防MHVs患者血栓栓塞,针对抗凝问题及更广泛的抗血栓治疗进行重新评估是十分必要的。

一、机械心脏瓣膜置换术后患者的血栓栓塞事件问题

已报道的假体瓣膜血栓形成的发生率变异很大,并且由于瓣膜成像并非常规进行,而且可能质量不佳,因此

甚至可能低估了其真实发生率。此外，应区分置入体内后早期瓣叶壁上少量附壁血栓的积累和后期逐渐进展的瓣叶血栓，前者可能随瓣膜内皮化而溶解，而后者可能最终影响瓣膜血流动力学。总之，人工瓣膜血栓通常发生在手术后的数月内，且MHVs的风险比生物瓣膜高得多。MHVs的血栓形成率为每年0.1%～5.7%，其中特定类型的瓣膜血栓形成率更高，如置入位置为二尖瓣和三尖瓣时，并且与不达标的抗凝治疗有关。MHVs梗阻的年发病率为0.5%～6.0%，瓣膜置入人群中的血栓栓塞事件的估计年发病率为2.5%～3.7%。

国际心脏瓣膜病管理指南建议，MHVs置入患者应使用VKAs终身长期抗凝治疗。在最新的ACC/AHA指南中推荐为Ⅰ类、A级证据；在ESC指南中推荐为第Ⅰ类、证据B级；在ACCP学会指南中推荐为Ⅰ类、B级证据。VKAs受多因素的影响表现出明显的个体差异。在抗凝治疗时INR往往是不稳定的，这也是导致血栓栓塞或出血事件发生的主要决定因素，并降低了MHVs置入后存活率。即使INR维持在正常范围内，由于瓣膜术后血栓栓塞涉及多种不同的发病机制，血栓栓塞的并发症仍然可能发生。

二、NOACs在人工心脏瓣膜方面使用的尝试

（一）NOACs是否能够成为VKAs的一种可能替代方案

在NOACs的早期发展过程中，已有临床前研究中评估了其预防MHVs血栓形成的有效性。唯一有公开临床研究数据的药物是达比加群，这主要是因为达比加群是该类药物中最早进入临床应用的药物。在一项体外研究中，圣犹达生产的27mm机械瓣膜分别暴露于血栓测试仪中脉动循环下使用达比加群、普通肝素（UFH）或低分子量肝素（LMWH）抗凝的全血中。在这个模型中，达比加群被证明在预防血栓形成方面与UFH和LMWH一样有效。然而，凝血参数分析显示，低剂量达比加群（500 nmol/L）并不足以产生治疗性抗凝效果。500nmol/L（235.8 ng/ml）的浓度几乎比RE-ALIGN研究时的达比加群浓度高出5倍，而在本体外研究中证明的达比加群有效抗凝浓度（1000nmol/L）较RE-ALIGN研究中高出10倍。

进一步的研究使用了动物模型，所有实验对象均为猪模型。在其中一项研究中，19头猪接受了机械瓣膜置换术（27mm型人工心脏瓣膜）。实验组为12只达比加群抗凝（20mg/kg，口服，每日2次），对照组为3只无抗凝治疗，5只华法林抗凝（5 mg，每日1次，调整INR至

2.0～2.5）。达比加群组动物的生存期（平均50.3d）均长于对照组（不抗凝18.7d，华法林组15.6d，$P＝0.017$）。华法林组有40%个体有出血并发症，达比加群组有27%出血并发症。治疗组规模小且异质化程度较大被认为是本研究的局限性。此外，华法林对人类患者有更严密的治疗方案，而实验中实验动物每天接受两次达比加群20mg/kg的治疗，与被批准用于人类心房颤动的更高剂量2.1 mg/kg（150mg，每日2次）截然不同。在另一项研究中，30头猪接受了双叶机械瓣膜导管置入（圣犹达公司，类似主动脉瓣置换），实验动物随机分为无抗凝（$n＝10$）、低分子肝素2mg/kg皮下注射2次（$n＝10$）、达比加群20 mg/kg，口服，每日2次（$n＝10$）。30d时，未抗凝组平均血栓重量为638mg，依诺肝素组为121mg，达比加群组为19mg（$P＝0.01$），未报告有重大或隐匿性出血事件。这些发现进一步增强了在临床试验中使用达比加群的理论基础，但是，需要再次强调的是这里使用的达比加群剂量非常高（也与使用的低分子肝素剂量相比较）。事实上，在假设肠吸收和种间分布容积在血管内和血管外的比值相似的情况下，实验动物所暴露的达比加群剂量在体重70kg的人体内相当于每天2次1400mg的达比加群。

仅一项研究评估了利伐沙班，显示它似乎比依诺肝素更有效地预防MHV血栓形成。30头猪被置入机械瓣膜导管，随机分为不抗凝组（$n＝10$），皮下注射2mg/kg依诺肝素组（$n＝10$），口服2 mg/kg利伐沙班组（$n＝10$）。未抗凝动物30d平均血栓重量为760mg，依诺肝素组为717mg，利伐沙班组为210mg（$P＝0.05$）。同样，NOACs在这些动物身上的实验剂量明显高于在人身上测试的安全剂量（高达13.8倍）。

在所有这些研究中，剂量选择依赖于目前对人与猪凝血谱的种间差异及NOACs在猪体内的药动学和药效学的数据。为猪模型选择的剂量旨在补偿猪和人之间的显著差异。的确，猪血比人血凝血能力更强，其固有凝血通路的活化作用更为明显。出于这个原因，从猪模型研究得到的结果直接应用于人类疾病治疗可能会导致严重的干扰凝血和纤溶过程，包括血栓栓塞风险，会直接威胁到患者的健康甚至生命。此外，达比加群对猪凝血酶的亲和力低于人类凝血酶，达比加群在猪体内的半衰期约为5h，在人类患者体内为11～13h。还需要指出的是，在这两项研究中瓣膜被放置在非生理位置，即绕过结扎的降主动脉的导管中，这对将这些发现应用于人体构成了进一步的挑战。总的来说，在动物模型中，忠实复制人类模型的困难限制了其成果在临床环境中转化结果的可能性，这一点可以从动物研究的阳性结果与过早终止的RE-ALIGN之间的强烈对比中得到证明。

（二）当前在人类仅有的关于NOACs的研究——RE-ALIGN

RE-ALIGN，一项2011年开始的比较达比加群和华法林剂量验证研究。研究人群包括最近接受主动脉和（或）二尖瓣位置机械瓣膜置入的患者（人群A）和既往置入机械二尖瓣（有或没有机械主动脉瓣置换）＞3个月的患者（人群B）。患者按2∶1的比例随机分配于达比加群或华法林治疗组。排除标准包括难以控制的高血压、高出血风险、严重肾功能损害或活动性肝病。根据肾功能选择初始达比加群剂量（肌酐清除率＜70ml/min者，150mg，每日2次；肌酐清除率70～110ml/min者，220mg，每日2次；肌酐清除率为≥110ml/min者，300mg，每日2次）。达比加群给药后续剂量调整：如果患者在治疗的前1～2周发现其血压浓度低于50ng/ml，则达比加群会增加到下一个更高的剂量。根据药物动力学模型，50ng/ml被认为是预防瓣膜血栓形成的理想值。华法林剂量调整标准为使INR为2～3（无额外危险因素的患者）或2.5～3.5（有额外危险因素的患者或机械二尖瓣患者）。

这项实验在纳入252例患者（A组199例，B组53例）后停止，这是由于接受达比加群治疗的患者血栓栓塞和出血事件发生过多。具体来说，在平均140d的随访期中，达比加群组有9例患者（5%）发生缺血性或非特异性卒中，华法林组无1例。两组中分别有7例（4%）和2例（2%）发生大出血（均为心包部位出血）。值得注意的是，在最近接受过手术的组（人群A）中，大多数血栓栓塞事件发生在开始90d。人群B中达比加群组与华法林组差异不显著；最值得注意的是，两组患者均未发生死亡、卒中、全身性栓塞或出血，提示机械二尖瓣置入术3个月后达比加群与华法林治疗的差异有限。

这些负面发现引发了激烈的争论，并被不同程度地归因于与药物相关的因素或研究设计的局限性。例如有学者指出，达比加群是一种竞争性的、可逆的单一凝血因子抑制剂，其半衰期短，抗凝效度变化性高。达比加群的超治疗范围性抗凝发生率也远低于华法林，并且在长期使用中可能会增加凝血因子活性。达比加群的排泄也严重依赖于肾功能，而肾功能随时间而变化。此外，以RE-ALIGN研究中的方式测量出的循环中达比加群水平与抗凝程度并无密切关系。也有学者指出，在RE-ALIGN研究中使用抗血小板药物治疗的情况较少，尽管至少70%的患者有中、高血栓栓塞风险，并且没有对是否有并发症的患者进行详细的比较。尽管RE-ALIGN研究提出了许多问题，但是关于这个问题的研究已完全停止了，"达比加群并非VKAs的替代品"。更好地了解MHVs血栓形成机制可能有助于确定NOAC治疗最有可能为VKAs治疗提供有价值的替代方案的环境条件，从而为进一步的基础和转化研究提供参考。

三、MHVs血栓形成机制

（一）瓣膜表面相关因素

人工瓣膜表面通过一系列相互关联的过程促进血栓形成。血浆蛋白的快速吸附似乎最先发生，并进一步促进血小板的黏附和活化。凝血酶在瓣膜表面的生成被FXIIa抑制剂减弱，并表现出在FXII因子缺乏的血浆中减少。这说明了人工瓣膜表面活化性质在血栓形成中的关键作用，涤纶和特氟纶覆盖的环比金属叶更容易形成血栓，负电荷和亲水表面可能是强大的凝血刺激因素。活化的血小板促进了内源性凝血通路的活化，这条通路导致激活凝血酶原的FXa因子的产生；凝血酶也会促进自身的生成和血小板聚集。最后，凝血酶将纤维蛋白原转化为纤维蛋白单体，然后聚合成稳定血小板聚集的纤维蛋白链。FXIIa因子还能诱导补体激活，通过补体和凝血通路之间的串联来放大凝血酶的生成效应。此外，瓣膜置换手术中局部组织损伤和溶血后血红素的释放均可激活外源性凝血通路，但这对MHV血栓形成并非必不可少。

3个月后，由平滑肌细胞、弹性基质和内皮细胞组成的新生内膜会覆盖瓣膜框架的大部分，而高速血流区域仍然裸露。随着时间的推移，内膜层纤维化程度增加，血栓形成减少。这对于解释RE-ALIGN研究的结果是至关重要的，正如上面所讨论的，RE-ALIGN研究显示了在入组前3个月置入瓣膜的患者中血栓事件发生的聚集趋势。

（二）血流动力学因素

血液淤滞可减少活化凝血因子的冲刷和稀释，同时限制凝血抑制剂的作用。此外，区域湍流可影响层流，形成快速变化的剪切应力区，有利于血栓的形成。湍流也可能延迟内皮细胞的形成或导致其自身的内膜损伤或功能障碍，从而进一步激活止血机制。因此，三尖瓣血栓形成的发生率是二尖瓣位置的20倍，是主动脉机械假体的2～3倍。低心排血量状态，如心力衰竭，可进一步增加瓣膜血栓形成的风险。

（三）止血相关因素

一些先天或后天因素增加了MHVs血栓栓塞并发症的可能性，如点突变和凝血酶原基因突变、抗凝血酶、蛋白C或蛋白S缺乏、心房颤动、恶性肿瘤、抗磷脂抗体和肾病综合征、雌激素水平高、吸烟和肥胖。虽然在MHVs的特定情形中证据非常有限，但可以合理地假设所有这些条件都会增加血栓形成的风险。

四、从RE-ALIGN实验的失败吸取教训及对未来的展望

在凝血级联反应中，每个因子激活多个下游效应物，并存在数个正反馈系统。因此，促凝剂刺激会引起凝血酶生成的放大反应。MHVs从接触活化开始激活内源性凝血系统。因此，可以想象到局部凝血酶浓度超过达比加群浓度，而达比加群抑制凝血酶的比例为1∶1，浓度差抵消了达比加群的效应。相比之下，VKAs可阻断内源性凝血途径的数个因子包括FIX、FX、凝血素的产生，此外还可阻断外源性凝血系统中的FXⅡ因子，因而可在MHVs激活凝血酶生成时也起作用。作为证据，在一项体外研究中，接受华法林治疗的INR>1.5的患者的血浆可以减弱MHV上凝血酶的生成，而当达比加群浓度<200 ng/ml时其对血栓形成的影响最小。据剂量-当量图显示，当达比加群浓度分别为254ng/ml和488ng/ml时其与华法林治疗下INR值分别为2.0和3.5时对凝血酶生成时的抑制程度相同。因此，我们可以计算出需要服用达比加群的剂量为620mg，每日2次，以维持药物的最低有效浓度250ng/ml。这样的剂量是每日达比加群最大剂量300mg，每日2次的2倍还多，已经是批准用于心房颤动的剂量的2倍，正是这个剂量导致了比华法林更多的出血。因此，似乎不太可能通过临床上的达比加群剂量来抑制MHVs上的凝血激活反应。相反的，通过FXa抑制剂的更上游抑制可能更有效，因为FXa的每个分子可级联产生1000个凝血酶分子，这更类似于华法林的上游抑制。

在VKAs存在绝对禁忌证的情况下，如妊娠的前3个月和最后3个月，常规使用LMWHs（LMWHs对FXa的抑制大于凝血酶）。关于这一点的结论主要依赖于观察数据，但仅有1个小型随机临床试验支持。然而，一项综合荟萃分析收集了9项研究中招募的1042名患者（包括4个队列中的95名女性）的数据，发现LMWHs/UFH与VKAs的使用在血栓栓塞事件（OR 0.67; 95% CI: 0.27～1.68）或大出血事件（OR, 0.66; 95% CI 0.36～1.19）风险方面没有差异，在妊娠和其他情况下结果相似。然而，低分子肝素替代VKAs抗凝治疗与孕妇妊娠期血栓栓塞并发症发生率升高相关，据称这是由于剂量需求变化、妊娠期肝素监测的可靠性较低及患者依从性等因素的综合作用。进一步的研究仍需谨慎对待，因为高度选择性肠外FXa抑制剂磺达肝癸钠已被证明不足以防止由于异物表面（如

导管）而导致的血栓栓塞事件发生，与UFH（对凝血酶和FXa的抑制作用相同）及LMWHs（可抑制FXa和凝血酶，虽然程度较低）形成鲜明对比。

接触相活化抑制剂，如FXⅡa抑制剂，已被报道在体外对预防MHV血栓形成相当有效，因此进一步研究这类化合物，或其他内源性凝血途径的上游阻滞剂，如FXIa抑制剂是有必要的。激活的血小板似乎也在FXⅡ激活中发挥重要作用，阿司匹林似乎有助于避免在MHVs植入患者中VKAs需要量的上调。因此，抗血小板药物和NOAC的联合可能有助于在凝血途径的上游更好地抑制MHVs血栓的形成。

与此同时，对抗血栓治疗补充方法的探索也应集中在具有最低血栓形成概率的新型MHVs上，最显著的是on-x瓣膜（on-x Life Technologies）。机械假体的设计也需要进一步的提升，如使用更少的致血栓形成材料，获得更有利的血流动力学，甚至可能是带正电荷的表面以防止FXⅡ激活。最后，应尽量减少外科开心瓣膜置入，并首先针对血栓风险较低的情况。在一项新的抗血栓预防试验中，NOAC的理想MHVs患者候选人是3个月前将MHVs置入主动脉位置的患者，并有收缩功能完好，出血风险低，无心房颤动等高凝危险因素，治疗依从性良好等特征。尽管有这些考虑，RE-ALIGN研究的过早中断提醒我们在重新考虑临床试验之前需要获得更可靠的临床前证据。在动物研究中，应考虑物种差异，在真实抗凝强度和瓣膜位置方面应尽可能接近真实人体的结构与条件。为了达到这一目标，一种可能的方法是测量接受华法林治疗的动物的FXa活性（目标INR: 2～3或2.5～3.5），然后寻找能够达到类似的峰值-谷值FXa活性水平的抗FXa剂量。选择的药物方案应该在主动脉瓣置换术后3个月进行评估。

五、结论

对于寻求安全有效的VKAS替代治疗方案的需求仍未得到满足，但RE-ALIGN研究的负面发现已使该领域的研究基本停止。有学者认为单次试验的不良结果不应阻碍我们进一步研究一种可能更具价值和便利性的治疗方法。尽管传统的VKAs抗凝策略存在问题，但机械瓣膜比生物瓣膜拥有更长的使用寿命，而且与VKAs相比NOACs具有更好的安全性，这些优点都支持我们在这一重要领域进行进一步的研究。进一步的临床研究和抗血栓防治策略的综合研究仍然是摆在我们面前的严峻课题。

（李广平 李鑫键）

5. 主动脉瓣下狭窄诊治进展

主动脉瓣下狭窄（subvalvular aortic stenosis，SAS）是第2大最常见的主动脉瓣狭窄类型，占左心室流出道梗阻（LVOT）病例的14%，而瓣膜性主动脉瓣狭窄是最常见的原因（70%）。SAS在所有成人先天性心脏疾病中的患病率是6.5%。它主要累及男性，男女患病比例为2∶1。在60%的病例中，SAS与室缺、房室间隔缺损、圆锥动脉干畸形等先天性疾病相关，可能是因为膜周或排列不齐的室间隔缺损或房室间隔缺损进行补片修补后出现进展。SAS被认为是一种获得疾病，婴儿期很难诊断，但它往往在10年里逐渐出现LVOT进展、左心室肥厚（LVH）、主动脉瓣反流（AR）的相关症状。

一、解剖与病理生理

SAS包括了各种解剖异常，可以单独发生或联合发生。文献描述如下：①主动脉瓣下方的新月形薄膜：不连续的SAS，占SAS病例的75%～85%；②厚纤维肌性；③隧道或管状：沿着左心室流出道的长而窄的纤维肌肉通道。

文献中已充分记载了儿童SAS患者引起的左心室肥大梗阻的进展过程，在成人期反而进展缓慢。特别是，患有冠心病的患者有加快病情发展的风险，应加强密切监测。Oliver等在对134名确诊为SAS的成人进行的分析中发现，在平均4.8年的随访中，多普勒超声心动图测量的左心室肥厚梯度从平均39mmHg增加到平均46 mmHg。与LVOT梗阻进展速度相关的因素尚不完全清楚。据认为，左室流出道水平的异常流体动力可引起室间隔剪切应力，导致细胞生长因子局部细胞增殖，从而导致左心室流出道梗阻恶化。目前还不完全理解为什么儿童的进展率与成人不同。也许，在生命早期，室间隔剪切应力高于阈值，反应越强烈，左心室流出道梗阻的进展越快。

二、诊断

大多数SAS的成年患者无临床症状。部分患者只有在如进行运动或妊娠这类有生理压力的情况下才会出现症状。症状可能包括先兆晕厥、呼吸短促或疲劳。随着梗阻的加重，一些患者在运动过程中可能出现胸痛或晕厥；还有部分患者可能出现心悸。但SAS很少会导致充血性心力衰竭。主动脉瓣下狭窄的诊断最开始的线索是心脏听诊闻及收缩期杂音的，左胸骨中段杂音最响，放射至胸骨上缘，闻及这类杂音时应怀疑左心室流出道阻塞。而这种杂音的鉴别诊断包括主动脉瓣狭窄、主动脉瓣上狭窄、主动脉瓣下狭窄和肥厚梗阻型心肌病（HOCM）。

超声心动图是诊断主动脉瓣下狭窄的首选检查方法。它常被用于显示主动脉下病变的解剖结构，评估左心室肥大受累程度、左心室的大小和功能，以及主动脉瓣和二尖瓣的完整性。然而，在二维超声心动图上往往难以评估主动脉瓣下狭窄中流出道梗阻的程度，因此，需要进行多普勒检查。在Oliver等的研究中，多普勒检查有助于准确识别导致左心室流出道梗阻的心脏异常，从而可以正确评估不同的解剖模式。它常用于估计通过左心室流出道梗阻的阻塞程度及长度。此外，使用多普勒超声，可以诊断导致左心室流出道血流加速，但没有明显压力梯度的主动脉下小隔膜。严重的室间隔肥厚和左心室流出道的动力性阻塞可以掩盖主动脉下隔膜的存在，导致产生肥厚型梗阻性心肌病的错误诊断。在常规多普勒检查不确定的情况下，经食管超声心动图更能准确诊断被肥厚和突出的室间隔所掩盖的主动脉下膜。

心导管检查可以进一步显示主动脉下梗阻的机制和范围，它可进一步提供血流动力学数据，如通过瓣膜的压差、心排血量的测量和估计主动脉反流的程度。然而，心导管检查在主动脉瓣下狭窄的诊断中并不常用，但可以用于术前血流动力学评估和术前排除严重的冠状动脉疾病。

心脏磁共振成像（CMR）和心脏计算机断层扫描（CCT）是目前用来鉴别左心室流出道不同病因的最新方式。CMR可以用来明确解剖结构和量化流速。这可以用3～5mm厚的T_1加权图像来实现，但图像通常不如经食管超声心动图好。心脏CT通常作为经胸超声心动图的补充，到目前为止，它还没有在标准实践中取代超声心动图；是因为CT的局限性，更复杂、更昂贵，使患者更多暴露于辐射和碘造影剂。

三、预后

SAS手术后的存活率很高，然而，LVOT梯度仍然随着时间缓慢增加。由于LVOT梗阻进展缓慢，大多数患者可每2～4年随访1次。进展较快的两类患者为女性和诊断时年龄超过30岁者；因此，应更频繁地监测这两组患者，但超声心动图随访没有固定的时间间隔。最终，大多数患者在其生命的某个阶段将因为再发SAS需要再次手术治疗。

因局限性主动脉下狭窄复发再手术很常见，再手术率据报告为6%～30%。大多数关于主动脉下梗阻患者，再手术风险的讨论都集中在解剖亚型上。复发和再手术的两类高危患者已相当明确：一类为隧道型SAS患者，另一类为LVOT多层梗阻患者。建议分流术结束时残留左心室-主动脉压力梯度>30mmHg的患者，在同一手术时段内更积极地再手术行主动脉下切除。

再手术的风险可能是由于第1次手术切除不充分，但尽管手术切除充分也可能出现复发性梗阻。有一种理论认为，尽管进行了充分的切除，但仍有一种活动因素可能在残余梗阻性LVOT狭窄中发挥作用。这是因为组织从隔膜区重新生长到最初的纤维肌梗阻部位。另一种理论认为，在愈合过程中，瓣下区域瘢痕组织的形成使LVOT大小固定，导致LVOT局部肥大和纤维化。这可能会诱发肌纤维复发，即使它最初是局限性的膜。

超过50%的SAS患者出现AR，但只有20%被认为具有血流动力学意义。如果出现AR，未接受任何修复术的SAS患者的AR程度可以进展。有研究表明，SAS的严重程度与AR有直接关系，但也有研究表明AR没有明显进展。研究发现，LVOT梯度≥80mmHg是术后出现AR的重要危险因素。因此，建议在LVOT梯度达到80mmHg之前进行手术。此外，考虑到可能复发和存在轻度AR，需要终身定期行超声心动图随访。

四、治疗

主动脉瓣下狭窄的确切治疗方式包括经手术纠正梗阻(包括切除隔膜的单纯手术，切除瓣环的扩大手术，同时可能伴随/不伴随切除一些肌性组织，或进行Konno手术)。

手术时机依据病情有所差别。依据不同的病情特点，可能对患者做出早期手术或长期随访观察的建议。Ezon等报道了2项以上的有关研究建议无论梗阻的严重程度如何，确立诊断即可行手术治疗。Brauner等建议早期手术以预防发生主动脉瓣反流。不过需要留意的是预防主动脉瓣反流，并不是手术治疗的指征之一。根据2008年美国心脏协会指南，若主动脉瓣下狭窄患者未行手术治疗，主动脉瓣跨瓣压差<30mmHg且无显著左心室肥厚，则可坚持每年随访观察；但这类患者中一部分人群是最终需要接受手术治疗的。对于存在临界手术治疗指征的患者进行压力负荷试验，确定患者的活动耐量、症状、电活动变化及心律失常情况，或确定左心室流出道压力阶差是否增加的做法是合理的。

导管介入治疗具有创伤小、局部麻醉、无须体外循环、术后恢复快等天然优势，既往曾有国外心血管中心对SAS进行经皮球囊成形术获得满意的即时疗效，且中期随访效果良好。但目前包括球囊扩张在内，尚无确切的内科治疗手段逆转或阻断主动脉瓣下狭窄的进展。因此对于存在显著梗阻的这类患者而言最合适的治疗是手术干预。显著肌性组织或隧道样狭窄造成的梗阻患者，应接受手术治疗切除瓣下隔膜或纤维状新月体，依据情况决定是否同期行室间隔肌组织切除术。弥漫性左心流出道狭窄的梗阻患者，应接受Konno手术或改良手术治疗。

五、结论

主动脉瓣下狭窄是主动脉瓣狭窄的第二大常见类型，在成人先天性心脏病中比例约占6.5%。目前认为本病为获得性疾病，成人和儿童的疾病进展程度各自存在差异。大多数成人主动脉瓣下狭窄患者都缺乏症状。常见的症状可能包括先兆晕厥、气短、体力活动或妊娠等引发的活动乏力。可选择手术纠正进行治疗，其预后也通常较好，而由于一些危险因素的原因也存在复发的可能，但复发率在患者中存在各种差异。

(董豪坚)

第7章

先 心 病

1. 妊娠早期胎儿超声心动图检查

探究妊娠早期应用超声心动图筛查诊断胎儿心脏病的技术可行性和临床实用性，分析早妊娠、晚妊娠、妊娠中期胎儿心脏结构及功能的差异。通过文献回顾及总结妊娠早期、妊娠期或中期胎儿超声心动图的经验，探究早期胎儿超声心动图检查的指征、技术可行性、安全性、准确性和优缺点。目前越来越多的胎儿，可在妊娠早期明确有先天性心脏病（先心病）的高危因素。有经验的医师可以通过早期胎儿超声心动图检查，较为准确地发现很大部分的严重先天性心脏病。早期胎儿超声心动图检查在评价肺静脉、房室瓣及在妊娠晚期才呈典型病变，或随孕周而断进展的疾病处于相对弱势。越来越多的医师开始在妊娠早期对孕妇进行产科畸形筛查的同时，对胎儿心脏进行评估。妊娠早期、妊娠中期胎儿心脏与妊娠晚期相比，更多的不同在于流动力学。

早期胎儿超声心动图检查已成为检测先心病的有效工具，提供了可以了解先心病疾病谱及其宫内进展的机会。操作者在妊娠早期进行胎儿超声心动图检查时需对检查的安全性、可行性及血流动力学改变保持警惕。

一、概况

20世纪90年代初，报道了第1例在妊娠早期经阴道超声诊断的先心病（Bronshtein et al. 1991；Gembruch、Knopfle、Chatterjee、Bald、& Hansmann, 1990）。20世纪90年代末，越来越多的证据显示经腹超声心动图也可以在妊娠早期用于诊断先心病（Carvalho、Moscoso & Ville, 1998）。随着高频、高分辨率探头的使用、信号处理及图像放大技术的进步使用，妊娠早期的胎儿心脏评估有了巨大的改变。在许多胎儿心脏中心，已常规开展对

早至11周的胎儿进行超声心动图检查。

二、早期开展胎儿超声心动图检查的必要性

随着超声技术的进步，在早孕晚期可进行详细的心脏评估的同时，一组较新的可在孕11~14周明确的胎儿心脏病高危因素开始呈现。由于增厚的颈项透明层与胎儿染色体异常相关，因此，颈项透明层检查是最初用于评价的高危指标（nicolaides, azar, byrne, mansur, & marks, 1992）。至20世纪90年代中期，研究者发现，在没有染色体异常存在的情况下，颈项透明层增厚与先天性心脏病之间的关系也愈发明显（Hyett、Moscoso、Papapanagiotou、Perdu、& Nicolaides, 1996）。在许多发达国家，颈项透明层检查是所有孕妇的常规检查。当颈项透明层增厚时，通过绒毛膜取样或母体血胎儿游离DNA检测对胎儿核型进行分析便可快速得知胎儿是否存在染色体异常。虽然许多颈项透明层增厚和染色体异常的病例都伴有先心病，但在那些核型正常但颈项透明层厚度超过95%区间的人群里，约44%有严重的先天性心脏病（Sotiriadis、Papatheodorou、Eleftheriades & Makrydimas, 2013）。该风险随颈项透明层增加呈指数增加（Clur, Ottenkamp & Bilardo, 2009）。当无法进行早期胎儿超声心动图检查时，颈项透明层检查结果高危的孕妇只能等待到妊娠晚期才能进行胎儿超声心动图检查。

除了颈项透明层增厚，其他公认的可在妊娠早期明确的胎儿先天性心脏病高危因素还包括明确的先心病家族史、母亲患病（如糖尿病）、通过辅助生殖技术受孕、接触具有致畸性药物、单绒毛膜的多胎妊娠及怀疑有心

外结构畸形（Donofrio et al., 2014）。

对于已发现了胎儿心脏畸形的家庭，给予他们时间去了解疾病的自然进程、选择治疗方案、了解预后及进行基因检测是非常重要的。同样，对于考虑终止妊娠的孕妇，此阶段在终止妊娠时机的选择上压力相对小（在许多国家这个时段正好在法定允许终止妊娠周数前），且较晚期终止妊娠而言相对更安全且对孕妇身体的创伤和社会性后果更小（Daugirdaite、van den Akker & Purewal, 2015; Davies、Gledhill、McFadyen、Whitlow & Economides, 2005; Lawson et al. 1994）。

对于那些既往怀过患有先心病胎儿而焦虑的父母，正常的早期胎儿超声心动图检查结果可以使他们获得安慰。国际妇产科超声学会建议胎儿颈项透明层厚度≥3.5mm的孕妇、因先心病家族史焦虑的孕母在妊娠14周或之前接受早期胎儿超声心动图检查，怀疑患先天性心脏病的胎儿不管孕周大小都应尽快进行胎儿超声心动图检查（Lee et al. 2008）。

孕妇肥胖是越来越常见的问题，这对胎儿心脏检查的可行性具有重大影响（Hendler et al., 2005）。对于肥胖的孕妇，早期胎儿超声心动图检查较常规孕周而言可获得更高质量的图像。

三、妊娠早期胎儿超声心动图技术

妊娠早期胎儿超声心动图检查，需应用最频率探头。Hutchinson等应用9-MHz线性阵列探头或7MHz宽频凸面探头（Siemens Healthcare, Erlangen, Germany）进行经腹超声检查，或应用9～12MHz经阴道探头（GE Healthcare, Little Chalfont, United Kingdom）检查。这些探头在多数孕妇可获得很好的图像分辨率（Hutchinson et al. 2017）。

胎儿超声心动图检查可通过经腹和（或）经阴道进行。对于大多数妊娠12周或以上周数的孕妇，常规经腹超声通常足以进行全面的胎儿超声心动图检查（除了对肺静脉进行评价）（Hutchinson et al. 2017）。在孕11周前，大多数孕妇需经阴道检查以获得全面的检查（Hutchinson et al. 2017），其局限性在于探查心脏的角度受限，但通常可以通过胎儿改变体位来弥补。

经阴道胎儿超声心动图是否可以在经腹超声心动图的基础上提供额外信息受胎儿心脏与子宫颈的距离所影响（Hutchinson et al. 2017; Smrcek et al. 2006）。这个距离很容易测得，可以用于决定是否需要进行经阴道扫查（Hutchinson et al. 2017）。妊娠14周之后，由于胎儿心脏距离子宫颈太远而无法获得很好的图像分辨率，经阴道检查通常并不优于经腹检查（Smrcek et al. 2006）。

四、妊娠早期胎儿超声心动图检查的安全性评价

越来越多的人担心，妊娠早期超声检查热损伤及空化效应风险。现有的商用超声系统在检查时，均可在屏幕上显示热指数及机械指数。热指数及机械指数，随扇区宽度的增宽和使用彩色或脉冲多普勒而增加。目前推荐在检查时保持热指数<1，并且限制使用多普勒模式的时间不超过5～10min（Salvesen et al. 2011）。当不存在气-液界面或基于气体的对比剂时，空化效应风险更低，因此行胎儿超声心动图检查的空化效应风险相对低（Nemescu & Berescu, 2015）。然而，许多学者仍推荐应把机械指数纳入考量范围。操作者必须谨记胎儿暴露于超声下的潜在风险，以及每一个胎儿患先天性心脏病的个体风险，并遵循ALARA准则——以尽能够低的声输出取得所需求的信息，使胎儿尽可能低地暴露在超声当中（Salvesen et al. 2011）。采取的措施包括限制2D、彩色多普勒和脉冲多普勒仅用于获取必要的信息，尽可能缩小扇区宽度，优化深度设置，限制彩色区域及脉冲多普勒的取样点。

五、妊娠早期超声心动图检查发现可能存在的先天性心脏病

通常，在妊娠早期检查胎儿心脏与妊娠晚期一样；然而，妊娠早期的检查更需要依赖彩色多普勒来提供关键信息（Hutchinson et al. 2017; Iliescu et al. 2013; Tudorache, Cara, Iliescu, Novac, & Cernea, 2013）。操作者在进行早期胎儿超声心动图检查时需通过连续节段扫查获取与常规胎儿超声心动图相同的标准切面（Donofrio et al., 2014）。横断面可用于获得内脏位置、四腔心切面、流出道切面以及三血管切面。矢状面可用于获得主动脉弓、动脉导管弓，双腔静脉切面、心室短轴切面及房室瓣。彩色和脉冲多普勒用于评估心室流入道和流出道、主动脉弓、动脉导管弓、体静脉、脐血管，以及在可能的情况下对肺静脉进行评估。

Hutchinson等报道，熟练的操作者可以在妊娠8周成功获得52%的胎儿的四腔心切面，妊娠11^{+0}周后获得该切面的成功率上升至98%；在妊娠11^{+0}周～妊娠11^{+6}周，通过2D超声获得双流出道切面的比率为72%，而使用彩色多普勒该比率为91%（Hutchinson et al. 2017）。在妊娠12^{+0}周～妊娠12^{+6}周时，彩色多普勒获得主动脉弓和动脉导管弓的比率为96%，而在妊娠13^{+0}周～妊娠13^{+6}周，通过2D获得这两个切面的比率为94%（Hutchinson et al. 2017）。对肺静脉进行评价是早期胎儿超声心动图检查

最大挑战。即使是在妊娠13周，使用彩色多普勒成功探查肺静脉的比率低于50%（Hutchinson et al. 2017）。

Smrcek等发现，联合使用经腹和经阴道超声心动图进行2D和彩色多普勒检查，在妊娠10～15周几乎所有病例可获得四腔心切面、大血管的起源及交叉、主动脉弓和动脉导管弓，这也证实了Hutchinson等的结论（Smrcek et al. 2006）。Smrcek等同时发现，虽然在早期超声心动图显示肺静脉极具挑战，但妊娠15周时几乎可在所有病例中显示（Smrcek et al. 2006）。

六、妊娠早期胎儿心脏有什么不同？

进行早期胎儿超声心动图检查的关键在于了解胎儿发育早期正常心脏的解剖和血流动力学差异。从结构而言，妊娠12周的胎儿心脏和妊娠18～22周的几乎相同。与妊娠中期不同的是，早期胎儿心室大小对称，因此在早期胎儿超声心动图检查发现存在心室大小差异需怀疑有疾病存在，有必要详细评估可能的原因并需强调在之后的孕期再次进行胎儿超声心动图检查的必要性（Smrcek et al. 2006）。即使心室大小仅有微小的差异，也可以提示有疾病存在，如主动脉缩窄。同样的，大血管内径也应该是几乎对称的，肺动脉总干的内径仅比主动脉稍微宽一些，大血管内径的差异可以提示存在如半月瓣梗阻或主动脉缩窄等疾病（Smrcek et al. 2006）。如果仅能探查到一条大动脉，或存在内径差异，或在彩色或脉冲多普勒模式下可探及异常血流，则需强烈怀疑胎儿患有先天性心脏病。在妊娠8周时，心轴几乎处于中线，随后逐渐向左转向，到妊娠12周多可转到通常的位置（约与中线成45°），并在之后的妊娠周保持这个心轴角度（Allan、Santos & Pexieder, 1997; McBrien et al. 2013）。房室瓣的位置差异在12周前较常规探查时更为细微，这也强调了探查房室瓣短轴以排除房室间隔缺损的重要性（Gardiner, 2013; Hutchinson et al. 2017）。妊娠8～9周探查到心包积液是正常的现象，在此妊娠周时心胸比也相对较大（Hutchinson et al. 2017）。

从血流动力学角度而言，妊娠早期的胎儿心脏与妊娠晚期有巨大差异，尤其在妊娠8～12周，胎儿心脏会有巨大的变化。胎心率在妊娠6周前相对较慢，在妊娠10周时达到顶峰后再逐渐减慢（DuBose, 2009; Wloch et al. 2007）。在妊娠11～14周，心动过速与21-三体、13-三体、X染色体单体相关。心动过缓与18-三体、三倍体相关（Liao, Snijders, Geerts, Spencer, & Nicolaides, 2000）。早在妊娠11周便可记录到与左心房异构相关的完全性房室传导阻滞（Gembruch et al. 1990）。心室流入道血流频谱的改变反映了心室顺应性或舒张功能的改善。在妊娠8周，心室充盈时间很短，血流频谱呈单峰（Wloch et al. 2007）。E波在妊娠10周开始逐渐出现，心室充盈时间占比逐渐增加（Wloch et al. 2007）。体静脉血流频谱反映心房压力的改变——在很早期，下腔静脉有高速的A波，在一些正常的病例中静脉导管可探及反向A波，而在妊娠10周前探及脐静脉搏动是正常现象（Matias、Huggon、Areias、Montenegro & Nicolaides, 1999; Sodowski et al. 2007; Wloch et al. 2008）。在妊娠晚期，若脐动脉舒张末期血流消失则提示病理状态，但在妊娠10周前这是正常现象（Wloch et al. 2007）。在妊娠11周前，所有的胎儿至少有一条大动脉可探及舒张晚期（心房收缩时）的前向血流，这一现象提示在此阶段心室肌的顺应性和（或）舒张功能相对较低，导致心脏在心房收缩时通过开放半月瓣增加心室输出（Howley et al. 2013）。

七、妊娠早期胎儿超声心动图的优点及局限性

妊娠早期胎儿超声心动图的优势在于良好的特异性，以及较高的阴性预测值（Zidere, Bellsham-Revell, Persico, & Allan, 2013）。早期胎儿超声心动图检查可以诊断出大部分的严重先天性心脏病，但其敏感性不如妊娠中期检查（Bhat et al. 2013; Mogra et al. 2015; Zidere et al. 2013）。最容易被漏诊的是那些在妊娠期呈进展性的疾病，包括心脏肿瘤、瓣膜狭窄或者反流、主动脉缩窄、导管收缩或导管瘤、某些心律失常及心肌病（Trines & Hornberger, 2004; Yagel et al. 1997; Zidere et al. 2013）。室间隔缺损（尤其是小缺损）在妊娠早期胎儿心脏评估时常有假阴性（Iliescu et al. 2013; Mogra et al, 2015; Zidere et al. 2013）。当然，室间隔缺损在妊娠早期同时也存在诊断的假阳性（Iliescu et al. 2013; Zidere et al. 2013）。

妊娠早期超声探及的轻度房室瓣反流病例在孕中期检查时其反流可能消失，而这一结果可导致父母不必要的焦虑（Zidere et al. 2013）。严重结构性先心病极少有假阳性诊断（Iliescu et al. 2013; Zidere et al. 2013）。早期胎儿超声心动图有时会漏诊仅有小缺损的房室间隔缺损或是法洛四联症（Zidere et al. 2013）。由于在妊娠12周前房室瓣水平差距相对较小，可能会误诊房室间隔缺损，因此当房、室水平没有明显交通时应谨慎下此诊断，二尖瓣裂是诊断房室间隔缺损的一个重要依据，但这在妊娠早期不一定可分辨（Hutchinson）。

早期胎儿超声心动图诊断先天性心脏病的病例具有相对较高的妊娠终止率和宫内死亡率，加上难以获得尸检同意证实诊断，这使高质量的胎儿心脏评估具有挑战

性（Zidere et al. 2013）。另外，早期诊断先天性心脏病，使选择继续妊娠的另一部分人在咨询可能的出生后结局时更加困难。在咨询中需指出早期诊断的局限性，并推荐在妊娠中期复查（妊娠18～22周最为理想）。

八、妊娠早期胎儿心脏检查

大多数先天性心脏病的没有高危因素，因此产前不管是确诊先天性心脏病还是明确高危因素均主要依赖超声检查（Allan et al. 1994）。将颈项透明层第99%位点作为推荐完善胎儿超声心动图检查的截断值仅能找出约30%的先天性心脏病（Makrydimas, Sotiriadis, & Ioannidis, 2003）。血流动力学参数异常被推荐用于颈项透明层增厚是否具有先心病或染色体异常的高危病例，包括三尖瓣反流［与染色体异常和（或）特定的先心病均相关］、静脉导管A波反向或缺失、迷走右锁骨下动脉（Pereira, Ganapathy, Syngelaki, Maiz, & Nicolaides, 2011; Scala et al. 2015）。

由于超声技术的进步及颈项透明层检查的广泛应用，越来越多的中心将先天性畸形筛查（包括心脏畸形）纳入妊娠11～13周的常规产检（Iliescu et al. 2013; Wiechec, Knafel, & Nocun, 2015）。目前，国际妇产超声协会提倡所有的低危人群也要在四腔心切面确定心脏方位（确定是左位心），也可再对四腔心切面的对称性进行评估（Salomon et al. 2013）。也可通过这个切面测量心轴以确定胎儿是否有更高的先心病风险。在先心病的胎儿中，几乎有3/4胎儿心轴异常（Sinkovskaya et al. 2015）。

对于高危孕妇早期胎儿超声心动图检查非常有效。通过这个检查，Mogra等在妊娠16周前确诊了15例先天性心脏病，而在此后的产检中诊断敏感性和特异性为100%（Mogra et al. 2015）。先天性心脏病诊断成功率基于操作者的经验，对高危孕妇检查的成功诊断率通常比低危孕妇的高（Nemescu & Onofriescu, 2015; Rasiah et al. 2006）。操作者的经验会影响必要的心脏切面的获得率（Nemescu & Onofriescu, 2015）。Nemescu等发现，完成学习曲线后，在颈项透明层检查时用经腹超声进行低危心脏筛查，操作者可以在3min内获得98%的胎儿的四腔心切面、心室流出道切面及三血管切面（Nemescu & Onofriescu, 2015）。一项关于早期胎儿畸形筛查的荟萃分析指出，先天性心脏病的诊断率为43%（Rossi & Prefumo, 2013）。Wiechec等报道，在妊娠11周到妊娠13±6周采用简单的彩色多普勒进行低危筛查时，单纯四腔心切面诊断先天性心脏病的敏感性为46%，而采用单纯三血管气管切面的敏感性为71%（Wiechec et al.

2015）。然而，有经验的操作者通过联合四腔心切面和三血管气管切面的彩色多普勒模式进行诊断时，可获得98%的敏感性和100%的特异性（Wiechec et al. 2015）。同样的，Quarello等通过在低危筛查时应用早期胎儿超声心动图检查（主要是经腹检查）发现，在常规的妊娠早期超声（妊娠11^{+0}周至13^{+6}周）检查时联合彩色或定向能量多普勒扫查四腔心切面和三血管气管切面诊断严重先心病的敏感性为89%，特异性为100%（Quarello, Lafouge, Fries, Salomon, & CFEF, 2017）。通过短期的训练，可以在86%的病例中获得满意的正常四腔心切面及79%的三血管气管切面，而两者均获得的概率为73%（Quarello et al. 2017）。

越来越多检查可以通过母体血检测胎儿游离DNA极有效检测非整倍体让一部分人怀疑它们会取代颈项透明层检查（Gardiner, 2013; Gil, Akolekar, Quezada, Bregant, & Nicolaides, 2014）。但这种检验方法无法诊断染色体正常的先天性心脏病（和其他畸形），否则在颈项透明层检查时会被标记为需要进行胎儿超声心动图检查。颈项透明层检查和（或）早期产科畸形筛查仍是产前诊断的重要检查（Clur & Bilardo, 2014）。

九、妊娠早期超声心动图检查的影响

Jicinska等分析了妊娠早期低危胎儿心脏筛查对了解先天性心脏病疾病谱，以及与其相关的妊娠中期合并症的影响（Jicinska et al. 2017）。在妊娠早期诊断的先天性心脏病中，仅有10%活产，其原因主要是由于这一人群中较高的妊娠终止率（85%）。相较于在妊娠中期诊断胎儿先天性心脏病，如此高的妊娠终止率主要与这组胎儿中显著升高的染色体异常率（50% vs 17%）、心外畸形率（46% vs 33%）和功能性单心室类疾病诊断率（43% vs 15%）相关。这项研究强调，妊娠早期诊断先天性心脏病可更好地了解疾病真实的流行病学及自然进程，并可修正在更晚的妊娠周所见的疾病谱。在Mogra等的研究中也发现，在妊娠16周前诊断胎儿先天性心脏病的人群中妊娠终止率可高达50%。Iliescu等也发现，在早于妊娠14＋0周诊断的人群中，妊娠终止率为90%（Iliescu et al. 2013; Mogra et al. 2015）。

从既往的病例来看，法洛四联症合并肺动脉瓣缺如的病例极少有动脉导管开放。然而早期胎儿心脏超声诊断的结论，却对此假设做出了挑战。从目前的诊断结果来看，这样的疾病组合较之前认识到的更常出现，然而由于胎盘窃血及由此导致的胎儿早期宫内死亡，这些病例极少可以存活至妊娠中期（Gottschalk et al. 2017）。在产前诊断肺动脉瓣缺如综合征的病例中，脐动脉反向血流（反映动脉导管开放所导致的胎盘窃血）现被认为是无法存活的危险因素（Gottschalk et al. 2017）。同样的，早期胎儿超声心动图检查为诊断其他妊娠早期致命性疾病提供了机会，如先天性主动脉瓣缺如（这通常与肺动脉瓣缺如及其他心外畸形同时出现）（Yu et al. 2016）。因此，早期胎儿超声心动图检查为更好地了解先心病真实疾病谱及其自然进程提供了独一无二的机会。

十、未来的研究方向

时空影像相关（STIC）的4D超声技术是一项有望为资深观察者提供胎儿心脏检查的离线分析及胎儿心脏评估的技术（Vinals, Poblete, & Giuliano, 2003）。STIC超声已在试用于进行早孕晚期/中孕早期超声诊断中展示了某些优势，然而这项技术还没达到成为常规超声筛查所需要的足够的可靠性及准确性（Espinoza et al. 2014; Tudorache et al. 2013; Votino et al. 2013）。STIC检查同时也需要一些专门的设备，但许多产前诊断中心并不具备。

在出生后的超声检查中，越来越多的检查者通过应用心肌应变及应变率诊断轻微的心室功能异常。应变数据为妊娠中期诊断先心病心肌功能不全奠定了基础（Brooks, Khoo, & Hornberger, 2014; Howley et al.

2017）。越来越多的数据显示可在早至妊娠12周的时候通过速度向量成像测量心肌应变、收缩及舒张时间（Chelliah, Dham, Frank, Donofrio, & Krishnan, 2016; Persico, Fabietti, Baffero, Fedele, & Nicolaides, 2014）。随时间推移，先进的实用技术如速度向量成像，可为妊娠早晚期先天性心脏病心室功能及其他血流动力学紊乱等研究提供更多研究基础。

十一、总结

早期胎儿超声心动图检查是妊娠早期诊断先天性心脏病的可靠检查，为研究先天性心脏病真实的流行病学、结局、相关合并症提供了独一无二的机会，也为担心胎儿可能会有先天性心脏病的家庭提供重要保障，为已确诊胎儿先天性心脏病的家庭提供了足够的时间进行咨询、进一步了解疾病及做出决定。但早期胎儿心脏超声检查可能会漏诊一些严重的心脏病，尤其是那些随妊娠周呈进展性发展或在妊娠晚期才显现的先天性心脏病，所以推荐在较晚的妊娠周需再次进行检查。在未来，更先进的超声技术可探查更细微的心脏结构功能异常，早期胎儿超声心动图检查将会得到更广泛的应用。

（潘　微　王今辈）

2. 遗传性先天心脏畸形

一、概述

（一）先天性心脏病的流行病学与遗传学基础的重要性

先天性心脏病（以下简称：先心病）是最常见的出生缺陷，每1000个活产婴儿中即有10～12名罹患先心病（1%～1.2%）。并非所有患先心病的患者都是在早期诊断，因此先心病的实际患病率难以确定，根据加拿大的一项研究显示，每1000名儿童中有13.1名、每1000名成人中有6.1名患有先心病，数据还显示从2000年到2010年，儿童患病率增加了11%，成人增加了57%。先心病的药物和手术治疗的发展成熟很大程度上导致了先心病在大龄儿童和成年人中的复发率增加。越来越多患有严重类型先心病的患者可存活至30岁以上。值得注意的是，对先心病发病率和患病率的统计并未包括主动脉瓣二叶瓣畸形的病例，毫无争议的这确实是一种先心病类型。由于主动脉瓣二叶瓣畸形的人群患病率为1%～2%，先心病的总体患病率接近2%～3%。

根据流行病学研究表明，20%～30%的先心病能够发现遗传或环境导致的病因。其中，单基因遗传病占3%～5%，染色体疾病占8%～10%，基因组拷贝数变异（copy number variants, CNVs）占3%～25%，另有3%～10%属孤立型先心病。根据大量对先心病基因二代测序（Next-generation Sequencing, NGS）的遗传学研究显示，原位常染色体显性疾病和遗传性常染色体隐性疾病分别占了8%和2%，环境致病因素占了2%，余下部分未明确病因的先心病则认为是多因素导致的（如寡基因病、或由遗传和环境共同因素的作用）。

由于先心病存活率的提高，揭示先心病的遗传致病机制在临床工作中越来越重要。对接诊患有先心病的儿童或成人，明确其遗传病因的重要性包括：①评估后代、直系亲属罹患该病的风险；②评估心脏外其他系统受累的情况；③评估新生儿及婴儿出现神经发育迟缓的风险；④为先心病和先心病治疗的预后提供更准确的评估。

（二）人类的遗传变异

过去10年的遗传学研究与时俱进，产生了这样一个概念，除外非整倍体和染色体重排，致病的遗传变异是个体测序结果与正常参考序列比对的差异。无论是用于医疗或科学研究，人类的基因组参考序列，主要来源于2000年人类基因组计划中绘制出来并在随后几年内经过修正，而形成的参考序列。单核苷酸多态性（SNP）是指DNA片段中单个核苷酸发生变化（如参考序列：GGTCTC；替换序列：GGTGTC）。插入/缺失（INDEL）是DNA片段中多个核苷酸的变化，导致片段的长度发生变化（如参考序列：GGTCTC，替换序列：GGTGCGTC/GGTTC）。CNVs是由于长段DNA片段的插入或缺失，通常长度>1000个核苷酸，并且可以发生在整个基因组的任意位置（亦称为微缺失或微重复）。这些遗传变异，每一种的致病机制将会在具体的疾病中有详细的描述。

·染色体核型分析（karyotyping）
·微阵列比较基因组杂交（array-comparative genomic hybridization, array-CGH）
·荧光原位杂交技术（FISH）
·基因panel测序（gene panel testing）
·全外显子组测序（exome sequencing）
·全基因组测序（genome sequencing）

二、染色体异常相关的先心病

非整倍体非整倍体是单个或几个染色体增加或减少的染色体异常数量，现能存活至足月出生的非整倍染色体异常胎儿，主要包括21、18和13-三体及性染色体非整倍体如特纳综合征。随着孕母年龄的增加，发生非整倍染色体异常的风险随之增加。越来越多的非整倍体可通过非侵入性产前诊断而检测出来。在本节中，主要讲述与先心病相关的非整倍体染色体异常疾病，如唐氏综合征和特纳综合征。其他发生率较低的非整体，如8号和9号染色体三体，仅在嵌合体时个体才能存活。胎儿超声心动图能够早期、准确地诊断非整倍体胎儿心脏结构的异常。

1.唐氏综合征（Down syndrome）　唐氏综合征最常发生的非整倍体，通常称为21-三体，它也是最常见的与先心病相关地染色体异常疾病。

（1）唐氏综合征的特点：主要包括特殊面容、身材矮小、肌张力低下、轻-中度的智能落后，以及行为异常包括注意力不集中、强迫行为和喜怒无常和先天畸形（40%～50%发生先心病）；随着年龄增长，认知能力逐渐下降，发生阿尔茨海默病的风险增加。

（2）心脏畸形特点：唐氏综合征患者最常合并的先心病是房室间隔缺损、室间隔缺损、房间隔缺损、动脉导管未闭和法洛四联症。先心病和其他心血管并发症是唐氏综合征患者死亡的主要原因，儿童占13%、成人占23%。此外，他们发生肺动脉高压、气道畸形、肺部疾病和肌张力下降的风险也较高，均导致手术预后不良。唐氏综合征心脏畸形接受分期单心室矫治手术的术后住院期间死亡率较高。

（3）发病率：每800名新生儿中约有1名患病，全美每年约有5300名唐氏综合征儿童出生，人群总体中约有20万人患有唐氏综合征。孕母高龄是胎儿发生唐氏综合征的高风险因素。

（4）遗传学：大多数唐氏患者是21号染色体三体，少数是21号染色体与其他染色体发生罗伯逊易位（21、14或13号染色体），或一部分细胞异常的嵌合体。

（5）心血管基因型/表型相关性：绝大多数患有唐氏综合征的患者为21-三体，因此不存在基因型/表型相关性的概念，然而，对于嵌合体型而言，异常的21-三体细胞水平越低，临床表现越轻。

2.特纳综合征（Turner syndrome）　特纳综合征是另一种常见的染色体异常疾病，它是由于X染色体完全或部分缺失所致，发生于女性个体。

（1）特纳综合征最常见的特征：身材矮小、卵巢发育不良、青春期和初潮延迟（成人表现为无排卵和不孕）、淋巴水肿、颈蹼、后发际线低、肘外翻、骨骼畸形、心脏畸形、肾脏畸形、生长发育迟缓、非语言学习障碍和行为异常。此病予生长激素治疗，宜在儿童早期开始，成年后身高可增加8～10cm。此外，雌激素替代治疗宜在约12岁即青春期前后开始，以促进乳房的正常发育和避免骨质疏松；雌激素和孕激素共同作用以维持生理周期。

（2）心脏畸形特点：心脏结构畸形通常累及左心系统，常见包括主动脉瓣二叶瓣和主动脉缩窄，其次是部分肺静脉异位引流和左心室发育不良综合征。所有诊断此病患者均需定期进行心脏超声检查和评估。主动脉根部扩张发生于3%～8%的患者，可导致主动脉夹层动脉瘤甚至破裂。主动脉瓣二叶瓣畸形、主动脉缩窄和系统性高血压也与主动脉扩张和夹层的发生密切相关。对于既往没有主动脉扩张、主动脉瓣二叶瓣和高血压病史的青少

年，需要每5年检查1次心脏超声或磁共振，目的是筛查主动脉及弓部是否存在病变；对于存在高危风险的患者需增加筛查频率。至少有40%的特纳综合征患者合并有高血压，需要积极治疗，高血压患者同时需做好对心脏和肾脏的评估。

（3）遗传学：通过染色体核型分析，特纳综合征的染色体核型几种，包括经典的单体型：45 X，嵌合体型：45 X/46 XX或47 XXX或46 XY，和X染色体结构异常类型，包括X染色体的缺失和易位。微阵列比较基因组杂交能够精确地检测缺失和易位。对于嵌合体，由于45 X细胞地百分比降低，故其表型通常不太严重。通过SRY基因聚合酶链反应，检测个体内是否存在含有Y染色体的细胞，这是十分重要的，因为这与性腺发育不良有关，必要时需要手术切除性腺组织以预防癌变、降低风险。

（4）发病率：每2000～2500名活产女婴中有1名患病。特纳综合征患者心脏畸形的发生率20%～40%，X染色体单体型较X染色体结构异常的发生率较高。

三、与DNA拷贝数变异（CNVs）相关的先心病

DNA拷贝数变异，指大片段的缺失或重复。通常，缺失比重复更具有致病性。由于单个基因和产生一种性状表型的累加效应或单个基因影响多种形状的基因多效性，因此含有多个基因的CNVs具有丰富的表型。识别CNVs片段中与特定先心畸形的相关某种基因，需要将许多患者的CNVs重叠区域进行细致描绘后识别特定区域片段，继而明确相关基因片段。

1.22q11.2缺失综合征　22q11.2缺失综合征（22q11.2DS）是最常见的微缺失综合征，估计每5950个活产婴儿中有1名患病。在先天性心脏畸形中，1.9%发现22q11.2微缺失。

该病最常见的临床表型是DiGeorge综合征、腭心面综合征（velocardiofacial syndrome）与椎干异常面容综合征（conotruncal anomaly face syndrome），它们的临床表型不尽相同，甚至在同一个家系中也表现各异。22q11.2微缺失综合征与DiGeorge和腭心面综合征并不是同义词，因为近10%的DiGeorge和腭心面综合征患者没有发现22q11.2的微缺失，同时并非所有22q11.2微缺失的患者都表现出DiGeorge和腭心面综合征的典型临床表现。

常见的临床表现，包括颜面部畸形、心脏畸形（尤其是圆锥动脉干畸形和主动脉弓异常）、腭裂、智力障碍和免疫缺陷。颜面部表现具有特征性，但有时却十分细微

难以觉察,尤其是婴儿患者。颜面部畸形包括面部畸形包括面部肌肉松弛、管状鼻、球状鼻尖,鼻翼发育不全、双耳低位或发育不良。其他临床特征包括低血钙、喂养困难和吞咽障碍(甚至经鼻道反流)、便秘、肾脏畸形、听力障碍、喉-气管-食管畸形、生长激素缺乏、免疫功能紊乱和自身免疫疾病、电线、中枢神经系统异常、骨骼畸形、眼病、牙釉质发育不全与恶性肿瘤(较少)。行为异常和学习障碍在学龄儿童的表现中较突出,而精神异常在青少年和成人中表现更显著。语言学习延迟、智力障碍和学习障碍(非语言学习障碍,患儿语言智商明显高于表现)很常见。约20%的儿童发现患有自闭症谱系障碍,约25%的成年患者合并精神疾病(如精神分裂症)。注意力集中障碍、焦虑、持续言语和社交障碍也是常见表现。

在与22q11.2微缺失相关的心脏缺陷中,圆锥动脉干畸形占70%,最常见的心脏畸形包括法洛四联症(20%)、永存动脉干(6%)、室间隔缺损(14%)、B型主动脉弓离断(IAA)和其他主动脉弓畸形(13%)。房间隔缺损、肺动脉瓣狭窄(PVS)、左心室发育不良综合征、右室双出口、大动脉转位(TGA)、血管环和内脏异位综合征虽不常见,但也曾报道。

22q11.2缺失的大部分是新生突变,但有6%～28%的患者是通过常染色体显性遗传获得。在家族病史中,通知在孩子被诊断出22q11.2微缺失后,父母才因此发现,这种情况并不罕见。识别22q11.2微缺失患者的心脏疾病很重要,通过染色体微阵列分析结果,以提供准确的遗传咨询和家系筛查,并发现其他系统病变以尽早干预。如22q11.2微缺失患者的手术死亡率较高。临床医师必须加强围术期的管理,尤其是免疫问题和钙的代谢。患病个体如有需要,需使用去白细胞和巨细胞病毒阴性的血制品,以预防严重的移植物抗宿主病或重症感染。

由于22q11.2微缺失在先心病人群的发生率较高,因此,对于所有发现B型主动脉弓离断、永存动脉干、法洛四联症,主动脉弓畸形伴/不伴室间隔缺损的患者,筛查22q11.2的微缺失是有必要的。由于面部特征会随着时间进展发生变化,因此单纯通过临床评估,无法准确辨别出22q11.2微缺失综合征的婴儿。因此,无论是产前或产后,均应当对发现某些心脏畸形的个体进行染色体微阵列检测。

2.威廉综合征(Williams-Beuren)(7q11.23微缺失)

威廉综合征(WS)是一种位于染色体77q11.23区域的连续基因缺失引起的微缺失综合征。每7500～20 000名活产婴儿中发现1例。其临床表现包括生长缓慢、体格发育不良、特征性心血管表现(血管狭窄、弹性蛋白缺陷引起的血管疾病)、认知异常、社交能力独特、生长迟缓、结缔组织和骨骼疾病、内分泌功能紊乱(婴儿高血钙、高尿钙、甲状腺功能减低和青春期提前)。婴儿期喂养困难和导致的体重增长缓慢。成人后则个子矮小、但体重超重或肥胖,合并有高血压、糖尿病和小肠憩室。

常见的心血管畸形包括主动脉瓣上狭窄(SVAS),通常合并肺动脉瓣上狭窄和分支肺动脉狭窄。主动脉瓣上狭窄在儿童时期逐渐进展,它是该病中最常见的需要外科手术干预的畸形。相反,分支肺动脉狭窄通常随儿童成长会逐步改善。该病的血管异常,通常是由弹性蛋白ELN基因的缺失引起。体内的任何一条动脉均可发生狭窄,包括升主动脉、主动脉弓、胸主动脉和腹主动脉、冠状动脉、颈动脉、脑动脉、肠系膜动脉、肾动脉和肺动脉。受累的血管通常具有增厚关闭和狭窄管腔的典型特征。此外,麻醉相关并发症和心源性猝死的风险也会增加,危险因素包括由于冠状动脉狭窄或双心室流出道重度狭窄引起的心肌缺血,但其致病机制尚未能完全解释。

临床上具有典型表现的绝大多数患者,通过FISH等检测,在染色体7q11.23处发现微缺失,典型的是威廉综合征关键区域上的1.5～1.8Mb基因的缺失,其包含编码弹性蛋白的基因ELN。大多数病例是新生突变,少数报道了常染色体显性遗传的家系患病。与其他微缺失一样,威廉综合征具有广泛的临床表型。缺失基因片段可通过微阵列分析精确测定。即使是典型的基因片段缺失,其临床表型依然丰富,但是较小或更大片段缺失可导致非典型临床表现。

由于威廉综合征的临床表现多种多样,而且在婴儿期的体格与生长发育异常体征往往不明显,通常在发现了典型的心血管畸形如主动脉瓣上狭窄之后方可确诊威廉综合征。在男性患者中,主动脉瓣上狭窄和其他血管异常的严重性往往更高;婴幼儿患者,发病及确诊年龄越早,其血管受累越严重。由于主动脉瓣上狭窄在威廉综合征中很常见,且在一般人群中并不常见,所以当诊断主动脉瓣上狭窄畸形时,对患者进行威廉综合征基因相关检测是十分必要的。此外,如果发现分支肺动脉狭窄直到婴儿期后仍未缓解,也需要进行威廉综合征基因相关检测。同样的,如果发现与弹性蛋白缺血相关地血管疾病,包括冠状动脉口狭窄、肾动脉狭窄和降主动脉狭窄,无论患者年龄,都需要进行威廉综合征基因相关检测。

早期诊断威廉综合征,对优化治疗的管理非常重要。常见的肾畸形,需要常规进行肾脏超声筛查。内分泌功能紊乱包括特发性高钙血症、高钙尿症、甲状腺功能减退、亚临床甲状腺功能减退和青春期提前。高钙血症和高钙尿症可通过适当的饮食和药物进行调节治疗。高钙血症最常发生于婴儿期，而高钙尿症在任何年龄发病且将持续存在。高钙血症可导致肾钙质沉着症和肾衰竭。肥胖、口服葡萄糖耐量试验异常和糖尿病是常见的，尤其在成年人中。高血压也很常见，常在儿童或青春期发病。接近50%的威廉综合征成人患有高血压。智力障碍也很常见，通常是轻度的，患者仍具有一定的认知能力，具有表达短暂记忆和语言的优势，而在空间视觉的构建和认知方面则能力微弱。威廉综合征的早期诊断，有助于尽早干预和促进WS儿童的学习和培养，儿童注意缺陷障碍和焦虑是常见的。*ELN*基因的缺失导致了该病的心血管和结缔组织异常，而威廉综合征关键区域的其他基因缺失（*LIMK1*、*GTF2I*、*STX1A*、*BAZ1B*、*CLIP2*、*TF2IRD1*、*NCF1*）则与威廉综合征的其他临床表现相关。

3.Jacobsen 综合征（11q末端缺失）　自从Jacobsen在1973年首次报道该病，至今有>200例JS患者报道。每50 000～100 000活产婴儿中有1人患病。Jacobsen 综合征是一类由11q远端缺失所致的临床表现典型的综合征，缺失片段大小为7～16Mb。临床表现包括生长迟缓（通常与IGF-1缺乏相关）、发育滞后、智力障碍和行为异常、心脏畸形、血小板减少和功能障碍（Paris-Trousseau综合征）、反复感染、免疫缺陷、眼病、胃肠功能障碍和泌尿生殖器官畸形。

一项110例通过染色体核型分析（而不是微阵列分析）发现11q末端微缺失患者的前瞻性研究，对该病的临床表现和治疗进行了详尽的描述。对65名患者的缺失位点进行分子学分析获得了14种临床表型的关键区域，包括神经精神障碍疾病。随后的研究进一步对心血管畸形的致病基因进行分析。

该病中超过一般的患者合并先天性心脏畸形，且大多数需要外科干预。约1/3的心脏畸形患者发现膜周部室间隔缺损，另有1/3发现左心室流出道畸形，包括不同程度的发育不良和各部位狭窄。具体疾病谱包括二尖瓣狭窄、二叶主动脉瓣、主动脉瓣狭窄、主动脉缩窄、Shone综合征和左心发育不良。左心发育不良综合征在Jacobsen综合征患者中发病率较高（5%～10%），估计是普通人群体的1000～2000倍。其余1/3的心脏畸形包括优势双出口、大动脉转位、房室间隔缺损、继发孔房缺、右位心、迷走右锁骨下动脉、动脉导管未闭、永存左上腔静脉、三尖瓣闭锁、B型主动脉弓离断、永存动脉干和肺动脉伴狭窄等。

Jacobsen综合征的诊断通过染色体微阵列分析完成。通过各项研究结果，ETS1已经是公认的Jacobsen综合征合并先天性心脏畸形的致病基因。Ets1纯合子缺失导致室间隔缺损和异常心室形态，在C57/B6小鼠实验中

是接近100%的外显率，但在FVBN-1小鼠中则没有。在Ets1纯合子敲除的小鼠中未发现心脏畸形，这个事实充分提示了遗传修饰物的存在。最近，一名包含二尖瓣闭锁和左心室发育不良的复杂型先心病患者，被发现携带一个*ETS1*基因的新生移码突变，这可能是导致功能障碍的突变，进而说明*ETS1*基因的缺失是该病合并先心病的病因。

片段缺失的长度，与是否合并心脏畸形或心脏疾病类型之间并无相关性。通过FISH, Grossfeld等发现，与先天性心脏畸形（左心室发育不良）相关的最小终末端缺失约是7Mb（心脏关键区域）。

几乎所有Jacobsen综合征患者合并Paris-Trousseau综合征，以血小板减少和功能障碍为特征表现，其致病原因是FLI1基因杂合子丢失。血小板减少症在新生儿期即存在。老年患者尽管血小板计数正常，血小板功能障碍一直存在。严重出血是Jacobsen综合征最常见的死亡原因之一，该病患者脑出血的风险也是明显增加。对于出血及接受高风险手术，往往需要输血小板或静脉用去氨加压素。

该病患者的认知功能可正常或出现中等程度的障碍。50%的患者有轻微的认知障碍，特征性的神经精神异常表现是接近正常的言语接受能力，但轻至重度的言语表达困难，智商一般为60～70。智力障碍的严重程度与缺失片段的大小相关，大片段缺失（>12Mb）的患者有较严重的智力障碍（IQ<50）。约50%的Jacobsen综合征患者达到自闭症的诊断标准，现已确定了与自闭症（RICS）和智力障碍（BSX-1）相关的基因。

对于可疑或确诊的Jacobsen综合征患者应该进行充分的遗传学评估。通过对先证者的染色体，进行微阵列分析从而精确描绘片段缺失的程度。该病大多数是新生病变，仅有8%是由父母基因易位引起的，少数案例是来自携带11q缺失基因但影响较轻的亲本。对于确诊患者，应对父母的基因进行检测，以筛选易位或缺失。Jacobsen综合征患者需要多器官系统的协作护理。通过超声心动图检查对心脏情况进行评估。对于婴幼儿，必须仔细监测其血小板计数水平，假如血小板计数正常，则应当定期评估血小板的功能。认知障碍和行为异常是较常发生的。建议由神经心理学专家和行为专家对患者进行定期评估，必要时进行脑部的影像学检查。常规筛查患者的眼部疾病，包括斜视、弱视、屈光不正、上睑下垂和视网膜动脉纤曲。常见的消化系统异常包括喂养困难、便秘和幽门梗阻。泌尿生殖系统畸形包括隐睾症和肾畸形，建议进行肾超声检查。

4.1p36微缺失　1p36微缺失是第二常见的微缺失

综合征。每5000～10 000名活产婴儿重有1名患病,男性与女性患病的比例为2:1。该病通过染色体微阵列分析诊断,片段缺失的长度不尽相同,甚至有的缺失片段>5Mb。

临床表现包括体格发育不良、生长迟缓、轻至重度的智力障碍、肌张力下降、癫痫、颅脑结构异常、先心病、骨骼异常和泌尿生殖系统畸形。1p36微缺失的患者存在不同程度的神经功能障碍,接近90%的患者是重度甚至更严重的智力障碍,75%的患者不会说话。其他的精神行为异常包括孤独症、脾气暴躁、自残行为、刻板行为和暴饮暴食。颅脑结构异常包括双侧脑室扩张、脑皮质萎缩、胼胝体发育不良等。近50%的1p36微缺失患者合并有癫痫。

心脏畸形,包括房间隔缺损、室间隔缺损、瓣膜疾病、动脉导管未闭、法洛四联症、主动脉缩窄、右心室流出道狭窄和三尖瓣下移畸形。此外,27%的患者患有心肌病,23%的患者合并有左心室致密化不全,4%的患者发生扩张型心肌病。

5.1q21.1微缺失 该病通常有小头畸形、轻度智力障碍和体格发育不良、身材矮小、眼病(斜视、虹膜、视网膜和脉络膜缺损、小眼畸形、远视、眼球后退综合征和白内障)和感觉神经性耳聋。其他较少见的临床表现包括先心病、泌尿生殖器官畸形、骨骼异常(颅缝早闭、脊柱侧弯)和癫痫。相关的精神行为异常包括孤独症谱系障碍、注意力缺陷与多动症、情绪异常和随眠障碍。神经认知功能方面普遍下降,学习能力、运动发育和协调均受到影响。

心脏畸形,包括动脉导管未闭、永存动脉干、室间隔缺损、房间隔缺损、法洛四联征、二叶主动脉瓣、升主动脉扩张、主动脉瓣反流、主动脉缩窄、主动脉弓离断、冠状动脉起源异常、肺动脉瓣狭窄和大动脉转位。

1q21.1微缺失综合征通过染色体微阵列分析检测,与该病相关的基因是GJA5,它编码了心脏的通道连接蛋白40。

6.1q21.1微重复 1q21.1基因微重复与先心病相关,最常见有法洛四联症,其他有室间隔缺损、大动脉转位和肺动脉瓣狭窄,其与先心病相关的基因是GJA5。其他的先天畸形包括尿道下裂、杵状足、半椎体畸形和臀部发育不良。患者颅脑轮廓较大。有些患者合并有神经行为异常如智力障碍、神经发育迟缓、语言表达落后、学习能力差、孤独症和注意力缺陷与多动障碍。

7.8p.23.1微缺失 8p.23.1微缺失综合征与先心病、先天性膈疝、生长迟缓、小头畸形、行为异常(多动、冲动行为)、轻至重度的智力障碍和神经发育迟缓。先心病的种类包括房间隔缺损、心内膜垫缺损和肺动脉瓣狭窄,曾有报道的几例复杂型心脏畸形如右室发育不良、右心室

双出口、左心室双入口等。该病与心脏畸形相关的基因编码的是锌指转录因子的GATA4。

四、单基因突变导致的先心病相关遗传综合征

在过去十几年里遗传学的发展,许多临床综合征的分子机制得以充分阐述。单基因突变的遗传综合征具有遗传异质性,指某一种遗传疾病或表型可以由不同的等位基因或者基因座突变所引起的现象。

1.Alagille 综合征(ALGS) Alagille 综合征是以心血管、肝、骨骼和眼病为主要表现的常染色体显性遗传病。

典型的面部特征:前额突出、眼球深陷伴眼距增宽、尖下颌、鞍形鼻并前端肥大等。

生长发育:16%的患者会发生轻微的运动发育迟缓,2%的患者出现智力障碍。继发于脑血管瘤的脑血管意外,发生于15%的患者并可产生神经系统后遗症。

肝病:ALGS肝脏疾病的发生在家系内或家系间均有较大的变异性,另有一些患者并未发现肝受累。最常见的并发症是慢性胆汁淤积、肝酶生高、高胆固醇血症或肝衰竭。患有ALGS的婴儿可表现为黄疸、胆汁淤积和瘙痒症。肝活检可发现典型的病理改变是胆管缺乏,估计约15%的患病个体需要肝移植。

眼病:超过80%的患病个体通过裂隙灯检查会发现角膜后胚胎环、前房缺失。虽然它对视觉并没有造成功能上的影响,但却是诊断的重要提示。其他眼并发症包括Axenfeld-Rieger综合征、视盘玻璃膜疣和视网膜色素改变。

骨骼改变:据估计,30%～90%的患病个体X线透视可发现蝴蝶椎。蝴蝶椎通常没有任何临床意义,但却是诊断的重要提示。其他骨骼改变特征包括半椎体、隐形脊柱裂和肋骨异常。

肾病:包括肾回声增强。据报道,尿路梗阻、肾小管酸中毒、肾性高血压和肾动脉狭窄约占40%。

心血管系统:2/3的ALGS患者发现外周或分支肺动脉狭窄,或其他动脉狭窄(主动脉缩窄、肾动脉狭窄、中段主动脉综合征、烟雾病、基底动脉和大脑中动脉的病变)。结构性心脏病亦报道,包括法洛四联症(7%～15%)、主动脉瓣狭窄、房间隔缺损和室间隔缺损。

目前未发现ALGS存在民族种族的患病倾向,估计在活产婴儿中的发病率为1/50 000～1/30 000。JAG1基因改变发生在超过90%的患病个体,其中约89%是由于序列变异,5%～7%是由于部分或全部基因缺失。估计尚

有1%～2%临床表现符合ALGS的患者未发现与JAG1基因改变相关的证据，而发现NOTCH2基因的序列变异。Jagged1和NOTCH蛋白均是ONTCH信号通路中的产物，它对调控细胞的存亡有重要作用。

总的来说，心血管表现型在不同的致病基因或突变类型（序列变异或缺失）中无显著差异。然而，研究曾报道了例有心脏受累而无肝受累的患者，通过进一步分析表明其产生的JAG1蛋白的量比其他ALGS患者更多，但少于正常人。因为该病的特征性的面部改变可能不是特别显著，临床表现也各有差异，最重要的是，在发现典型的心血管表现时，即使没有显著的肝脏病变，也应当考虑ALGS。

2.Holt-Oram综合征　Holt-Oram综合征是一种常染色体显性遗传病，由于它最常见的临床表现是先心病和桡骨发育异常，亦称心-手综合征。由于该病有在家系内的表现型具有多样性，因此，假如一代亲属中患有心脏缺损、传导阻滞或桡骨径线异常改变，可为临床诊断HOS提供线索。每100 000名活产婴儿估计有0.7～1名患病者。

骨骼畸形：桡骨径线异常改变可以是单侧或双侧，双侧可以是对称或不对称。上肢骨骼异常是完全外显，但表现轻者可以是难以察觉且无功能障碍的轻微腕骨异常，仅能通过放射摄像显示。其他骨骼异常包括三节拇指、拇指缺失、桡骨发育不全或缺失和尺桡骨骨性连接。

心脏畸形：3/4的HOS患者发现先心病，最常见的是房间隔或室间隔缺损，少见合并有心房异构。心脏传导阻滞可伴或不伴有心脏畸形。窦型心动过缓、一度房室传导阻滞、完全性房室传导阻滞，或心房颤动等皆有报道，且不一定同时合并心脏畸形。因此所有的患者均应进行心电图筛查。

70%的患者是由于TBX5变异的杂合子导致，少于1%是由于完全或部分基因缺失。多数变异产生了一个无效的等位基因和单倍表达剂量不足。TBX5编码的是一个转录因子，对于调节四肢和心脏的发育，尤其是心脏间隔和传导束的形成具有重要作用。

3.Char综合征　Char综合征是一种常染色体显性遗传的家族动脉导管未闭综合征，发病率低。

患者具有特征性面容改变：面部平坦、鼻梁低平、鼻尖圆钝、眼距增宽、眼睑裂下斜、上睑下垂，人中短小和嘴唇外翻。

骨骼改变：小指中指节发育不全是Char三联征的其中一个表现（另包括典型面容改变和动脉导管未闭）。

该病的其他特征包括牙齿发育不良、足畸形（关节融合、趾弯曲变形、多趾并趾）、斜视和手畸形（多指、第

5指远端指节融合和第3指发育不良）。

该病最主要的心血管畸形是动脉导管未闭，其他包括室间隔缺损或复杂型先心病。

超过一般的Char综合征家系发现TFAP2B变异的杂合子。

4.Ellis-van Creveld 综合征　ECV综合征是一种引起骨骼发育不良的常染色体隐性遗传疾病，原发孔型房间隔缺损是该病特征性的心血管表现。

患者具有特殊面容、牙齿异常（萌出迟、形状不规则、尖形、咬合不良）、指/趾甲发育不良、毛发稀疏，身材矮小，成人后身高在110～152cm。

骨骼畸形：多指、肢体短粗、肋骨短，手部X线片可显示中指骨短而宽、远端趾骨发育不良，有时亦发现腕骨异常。骨龄通常会延迟。

心血管疾病：50%～60%的患者发现先心病，常见包括单心房，其他亦有二尖瓣和三尖瓣疾病、动脉导管未闭、室间隔缺损和左心室发育不良报道。先心病的严重程度是该病发病率和死亡率的主要决定因素。

2/3的ECV综合征患者由于EVC或EVC2基因突变的纯合子或复合杂合子导致。

5.Adams-Oliver综合征　Adams-Oliver综合征是一种包括心脏、颅骨和肢体异常的先天畸形综合征，具有基因异质性，有常染色体显性和隐性遗传两种形式。

皮肤和颅骨特征：患病有不同程度的皮肤先天异常改变，轻者无毛发生长，重则头皮皮肤完全缺失。

骨骼特征：肢体骨骼畸形包括肢体缺陷、短小，多指（趾）、并指（趾）。

中枢神经系统：头颅畸形发生于35%的患者，包括小头畸形、脑膨出、神经元移行异常、胼胝体发育不良、侧脑室增大，此外尚有一些血管后遗症的报道，如血管钙化、脑室周围白质软化、脑卒中等。

眼病：不常见，包括视网膜脱离、白内障、视神经发育不良。

心脏畸形：1/4的AOS患者合并先心病，通常是左侧心腔的梗阻性畸形如主动脉瓣二叶瓣、主动脉瓣狭窄、左心室发育不良、主动脉缩窄和降落伞二尖瓣。其他畸形包括室间隔缺损、房间隔缺损、法洛四联症和共干。血管畸形如肝静脉栓塞、肺动脉瓣狭窄、颅内血管和四肢血管畸形。

发病率估计每100 000活产婴儿中有0.44例。目前发现于AOS综合征相关的致病基因有两个。其中ARHGAP31和DOCK6，是CDC41/RAC1通路的一部分，其余4个基因（RBPJ、EGOT、NOTCH1和DLL4）是NOTCH通路中的一部分，调节细胞的生长和凋亡。

6.Kabuki综合征　Kabuki综合征有X连锁和常染色体显性遗传,具有特殊面容、骨骼畸形、先心病、肾脏畸形、智力障碍和生长迟滞。

特殊面容:眼裂外侧延长、下眼睑外侧1/3外翻,弓形眉伴外侧眉毛稀疏、大耳朵、腭裂和鼻尖扁平。

神经发育:82%～90%的患者有轻至重度的智力障碍,1/3存在语言表达和接受困难。此外,与孤独症谱系障碍、交流障碍和行为异常亦相关。

骨骼畸形:超过80%的发现椎骨异常、脊柱侧弯、髋关节脱位第5指短小弯曲和关节过伸。

泌尿生殖畸形:隐睾症、单个肾和尿道下裂均有报道。心脏畸形:先心病发生在40%～70%的Kabuki综合征患者,主要是左心梗阻型疾病包括主动脉缩窄、主动脉瓣二叶瓣和左心室发育不良。

Kabuki综合征患者主要是由于KMTD(MLL2)和KDM6A基因变异所致,少数具有Kabuki样表现的患者发现了RAP1A、RAP1B或HNKRNPK基因变异。

7.CHARGE综合征　CHARGE综合征是有以下几个主要表现的首字母组成:C(coloboma 眼残缺)、H(heart defect 心脏畸形)、A(choanal atresia 先天性后鼻孔闭锁)、R(retarded growth and development 生长发育迟缓)、G(genital anomalies 性腺发育不良)、E(耳畸形)。CHARGE综合征多为单发,亦可呈常染色体显性遗传。

特征面容:面唇裂、单侧或双侧面瘫、耳郭异常突出。

生长发育迟缓:大运动发育迟缓通常伴有肌张力低下。语言发育障碍可导致听力丧失和视物能力发育迟缓。智力障碍的个体差异较大。如伴有小头畸形、颅脑畸形和广泛虹膜缺失,智力障碍的预后越差。

骨骼畸形:80%～90%的患者有单眼或双眼的眼残缺,可累及虹膜、视网膜、脉络膜和视神经盘,通常与小眼畸形相关,视力也因此而受到影响。

耳与听力:外耳郭畸形、听小骨和耳蜗畸形、半规管小甚至缺失发生于90%的患者。听力丧失十分常见,但其轻重程度具有个体差异。

呼吸:单侧或双侧的后鼻孔闭锁发生于超过50%的患者,需要尽快评估气道情况,必要时进行气管切开。

消化系统:患者可有严重的吞咽困难、胃食管反流、气管-食管瘘。喂养困难十分常见,甚至需要胃造瘘进行喂养。

生殖器/泌尿系:男性可有隐睾症、小阴茎畸形;男性和女性都可合并有性腺功能减退。马蹄肾和肾实质发育不良曾被发现。

心血管畸形特征:3/4的CHARGE综合征患者患有先心病,通常较复杂,包括圆锥动脉干畸形如法洛四联症、主动脉离断、主动脉共干、右心室双出口。其他曾发现的心脏畸形包括血管环、主动脉弓畸形、房室间隔缺损和动脉导管未闭。

每8500名活产婴儿中有1例CHARGE综合征患者。CHARGE综合征大部分是由于CHD7基因突变导致,少部分是由于外显子、全基因组或长段缺失。

五、RAS基因相关疾病

RAS基因相关疾病是一类包括心脏、生长发育、面部和神经发育特征改变的常染色体显性遗传疾病。因该类疾病是由于编码与RAS/丝裂原活化蛋白激酶信号通路密切相关蛋白的基因所致,在细胞的生长调控包括凋亡、再生、分化等过程中具有重要作用。体细胞中的基因突变与肿瘤密切相关。最近研究发现生殖细胞中的基因序列变异与努南综合征相关,其他不常见的疾病包括心-面-皮肤综合征(Cardio-Facio-Cutaneous 综合征、CSC)、面-皮肤-骨骼综合征(Costello 综合征、CS)与小儿豹皮综合征(LEOPARD 综合征)。故这一类疾病被统称为RAS基因相关疾病(Rasopathy)。

1.Noonan努南综合征　努南综合征患者具有特殊面容、影响全身多器官系统的结构功能异常及较高发病率的心脏畸形。

特殊面容:努南的特征性面容可随着年龄改变。婴儿的面容改变较轻微甚至不易发觉(额头宽大、眼距宽、眼球突出并眼睑下垂下斜、鼻梁塌陷,球状鼻尖和双耳低位),儿童时期面部特征改变逐渐明显(亦有出现上睑下垂和颈蹼),成长至青少年时候再次发生改变(眼球突出不明显、倒三角脸型、鼻梁细长),成年以后患者的面容改变较轻微。五官:80%的NS患者患有眼病,包括上睑下垂(50%)、斜视(40%)、视光反射异常(60%)、眼前房(60%)和后房(6%)畸形。少数发现传导障碍性耳聋(20%)或感觉神经性耳聋(10%)。

消化系统:包括全身肌张力低下和运动发育迟缓引起的早期喂养困难、胃食管反流、慢性便秘和小肠扭转等,它们对药物和营养治疗的反应较好。

生长和内分泌:最常见的内分泌并发症包括甲状腺功能减退、青春期延迟和身材矮小。身材矮小的病因是由于营养缺乏或者生长激素水平下降或不敏感引起。努南综合征引起的身材矮小是经过FDA批准的生长激素替代治疗指征。纵观各种研究,治疗后的平均身高增长值在男童为9.5～13cm,女童为9～9.8cm。越早开始治疗且时间越长,效果越好。

血液系统:凝血因子缺乏、低血小板和血小板凝集障碍均有报道。然而，仅有凝血功能检测异常的患者会发生出血疾病。在一个142人的队列研究中，术后出血的并发症发生率<2%。血液恶性肿瘤的发生与该病的*PTPN11*基因突变密切相关，包括急性淋巴细胞性白血病、髓单核系白血病。骨髓增殖性肿瘤在努南综合征的发生率也较高。淋巴回流异常发生在约20%的患者，淋巴水肿见于婴儿期，通常在出生后第1年逐渐改善。乳糜胸是患者接受心脏外科术后较常报到的并发症。

神经系统：癫痫发生于少部分患者，包括大发作、颞叶/额叶癫痫。神经智力和行为异常的表现具有较大的个体差异。由于肌张力低下和骨骼畸形，大运动和精细运动通常发育迟缓。

骨骼畸形：最常见的骨骼畸形包括尺桡骨骨性融合、鸡胸、漏斗形、脊柱侧弯和肘外翻。

泌尿生殖系统：包括膀胱输尿管反流、肾积水、肾发育不良和男童隐睾症。

心脏畸形：见于80%～90%的努南综合征患者，包括先天性心脏畸形和肥厚型心肌病。最常见的先心是肺动脉瓣狭窄，见于>40%的患者，通常伴有瓣叶发育不良，其他疾病包括主动脉缩窄、二尖瓣畸形、房间隔缺损和法洛四联症。肥厚型心肌病见于20%的患者，个体差异较大，轻则并且稳定，多见于幼儿学龄儿，重则进展迅速危及生命，多见于婴儿早期。动脉血管畸形如血管瘤（冠状动脉、主动脉、肺动脉和颅内血管）和冠状动脉闭锁偶见报道。

努南综合征家族性患者为常染色体显性遗传，其表现型多样。50%的患者是由于PTPN11错意突变杂合子导致。PTPN11编码了SHP2蛋白，这是一个磷酸酶，具有活性和失活两种形式。基因突变改变了蛋白的结果，使得失活形式更加稳定，导致RAS/ERL/MAPK通路的激活。另有30%的患者发现与RAS/MAPK通路相关的基因包括*SOS1*、*RAF1*、*RIT1*、*KARS*、*SHOC2*、*NRAS*、*SOS2*和*BRAF*。

2.其他*RAS*基因相关疾病　心-面-皮肤综合征（CFC）、面皮肤骨骼综合征（Costello 综合征、CS）和小儿豹皮综合征（LEOPARD 综合征），它们具有共同的特征包括神经发育迟缓、身材矮小、上睑下垂、眼距增宽、大头畸形和心脏疾病。

心-面-皮肤综合征（CFC）患者会有显著的喂养障碍（通常需要长期的留置胃管喂养）、轻至中度的智力障碍和表现多样的皮肤异常包括皮肤改变（皮肤角化过度、鱼鳞病、毛囊角化病等）。

面皮肤骨骼综合征（Costello 综合征、CS）与努南综合征鉴别的特征表现包括皮肤松软、手足掌有深褶纹、面部和肛周的乳头状瘤，其恶性肿瘤的发生率也增加。其他表现包括喂养困难、智力障碍。

LEOPARD综合征或努南综合征样疾病伴多发黑痣（Noonan Syndrome with Multiple Lentigines, NSML），具有特征性颜面部、背部和躯干上部多发黑痣。相比努南综合征，该病合并感觉神经性耳聋的发生率较高。

心脏畸形：3/4的*RAS*基因相关疾病患者具有心脏异常，这也是导致患者就医的第2常见原因。虽然心血管疾病的表现多种多样，其中肺动脉瓣狭窄、肥厚型心肌病和房间隔缺损是最常报道的并发症。相比努南综合征患者1/5的发生率，大部分LEOPARD综合征患者发现肥厚型心肌病。Costello 综合征亦合并有心律失常，通常是室上速、紊乱型房性心率和多元性房速。

大部分CFC患者是由于*BRAF*、*MAP2K1*、*MAP2K2*或*KRAS*基因突变杂合子导致。*HRAS*是目前唯一已知与Costello综合征相关的基因。90%的LEOPARD综合征患者是由于*PTPN11*基因变异引起，少见的与LEOPARD相关的致病基因那个包括*RAF1*、*BRAF*或*MAP2K1*。

六、纤毛运动障碍疾病

纤毛是一种与细胞膜结合并突出于细胞表面的结构，有重要的运动和感知功能。纤毛结构和功能异常会导致多种疾病，统称纤毛病。纤毛病患者先心病的发病率明显高于正常人群。纤毛在左右不对称的形成和心脏形态的发展中起着显著的作用。

内脏异位综合征（Heterotaxy Syndrome）：表现为胸腹部脏器沿身体左右轴异常排列，它不包括内部器官沿左右轴正常排列，即"内脏正位situs solitus"，也不包括脏器完全沿左右轴反位排列的镜像患者，即"内脏反位（镜面）situs inversus"。它分为左心房异构（LA Isomerism）和右心房异构（RA Isomerism）。LAI具有双侧左心房和左心耳结构、无窦房结和多脾；RAI具有双侧右心房和右心房耳结构、双侧窦房结和无脾；此两种情况的肝均位于正中位。内脏异位综合征的心外畸形，包括双侧右肺/左肺支气管结构、肠扭转不良、支气管纤毛功能障碍、肝外胆道闭锁或发育不全和肝外门静脉闭锁。

心血管畸形：50%～90%的内脏异位患者合并有先天心脏畸形，其中右房异构、内脏-心房反位的左位心或内脏-心房正位的右位心最常合并。值得关注的是，左心房异构并不总是合并显著的心内畸形。内脏异位综合征患者最常发现的心血管畸形是房室间隔缺损。右心室梗阻型疾病和肺静脉异位连接常见于右心房异构患者，左心室梗阻型疾病、下腔静脉中段和窦房结缺乏导致的心律失常常见于左心房异构患者。

（钱明阳）

3. 社会-心理工作团队建议：为先天性心脏病患者提供多学科、以家庭为中心的社会-心理护理

由于先天性心脏病医学治疗手段的长足进步，先天性心脏病患儿的长期生存率得到显著提高。至目前为止，约90%的先天性心脏病患儿已成年。存活率的增加常伴随着病程增长，这可能对患者及其父母的情绪产生负面影响。不幸的是，与健康同龄人相比，患有先天性心脏病的儿童往往会出现更多的行为、情感和神经心理问题。此外，研究表明，尽管过去几十年来先天性心脏病的治疗手段有了显著改善，但这对先天性心脏病患儿及其父母的情绪和行为方面的问题并无明显的改善。

2012年，美国心脏协会建议对处于发育障碍和神经心理、情感和社会问题风险中的儿童进行筛查和识别，以便为他们提供充分的服务并防止其他问题的发生。该文包含了一项基于广泛文献综述得出的"最新技术发展水平"回顾，并描述了如何在这些儿童中实现筛查、监督和监测；并建议从小开始对先天性心脏病患儿进行精神、心理问题的评估和治疗。早期干预至关重要，可避免儿童期出现的精神心理问题持续至青春期及成年期。在若干项研究中，患有先天性心脏病的青少年及其父母均明确表达了他们对社会-心理护理的需求。此外，社会心理护理的重要性还表现在，它可以帮助改善儿童及其父母在治疗过程中受到医疗相关创伤、恢复其心理调节能力，避免这些问题影响到患儿及家属与医务人员的关系，以及患儿的依从性。

Belfast团队的研究阐明，针对患有先天性心脏病的婴儿、学龄儿童及其母亲的行为和适应能力所做的社会心理干预已经得到了阳性结果。目前，他们为学龄期儿童所拟定的草案正在荷兰进行进一步的随机对照试验研究，目的是改善这些儿童的情绪和学习能力。此外，标准化的运动训练已被证明可以提高先心病患儿的生活质量。但在认知/神经认知发展方面仍然缺乏可靠的促进智力发育的社会心理干预，还需进一步探索发展。

在2012年AEPC社会心理工作组的半年会议期间，与会者表示需要明确的欧洲建议。因此，本文通过阐述特定医疗保健专业人员，针对患者不同发育阶段应提供的社会-心理护理类型来拓展以前的工作。它介绍了AEPC社会心理工作组的临床观点：如何为有患有先天性心脏病的儿童、青少年或成人的家庭提供理想的、以家庭中心的社会-心理护理。

该工作组认识到各方的资金来源有限，健康保险并不能涵盖社会-心理护理的所有费用，同时，并非所有的儿童及成人先天性心脏病机构均能提供训练有素的专业人员来为患者提供社会-心理护理。但应该强调的是，本文中提出的建议仅仅概述了一个设想。即使所有机构都无法达到这一标准，医务人员仍应继续努力以求为患者提供最佳的社会-心理护理。该指南基于广泛的临床经验和科学证据，阐明了先天性心脏病患儿的行为、情感、社会和神经心理等方面的问题，以及他们父母在应对和自我调节时可能出现的问题。

一、这些简短的指南是为谁准备的

这些指南适用于医务人员、医师、儿科和先天性心脏病专家、心脏外科医师、护士、高级职业护师（nurse practitioners）和社会心理健康专业人士（如为先天性心脏病的患儿、青少年、成人及其家属工作的心理学家）、社会工作者、儿童生活专家以及宗教人士。

二、以家庭为中心的多学科社会-心理护理

（一）以家庭为中心的多学科社会-心理护理的目标

以家庭为中心的社会-心理护理的主要目标是加强慢性病患者及其家庭的情绪恢复能力。重在对患者和家庭的"整体"治疗，即从全身心的角度来看，改善患者及其家庭的社会-心理发展。

（二）以家庭为中心的多学科社会-心理护理领域

一般来说，非特定疾病的社会-心理干预旨在减少家庭中的负面因素，加强正面因素。

三、社会-心理护理的3个层次

1.在患有慢性病的儿童个体的层面上，社会-心理咨询或心理治疗的重点是学习如何应对慢性病对身体产生的限制，如何应对疾病或治疗过程中产生的负面情绪，如焦虑、愤怒、悲伤、绝望、创伤后应激、绝望或无助，以及如何应对对自己身体和生活失去控制。

2.在父母层面上,心理咨询或心理治疗的重点是为父母提供社会问题方面的支持,如帮助安排子女心脏手术期间的育儿假、失业、经济问题、情感问题,如创伤后的压力、养育子女和照顾先天性心脏病患儿等。

3.在家庭层面上,咨询/心理治疗旨在了解家庭内部的相互关系、慢性疾病对每个家庭成员的影响及压力对成员间关系的影响。它旨在减少消极的互动,并提出合适的解决方法和应对策略。由于不同家庭问题通常同时出现,社会-心理护理在多学科背景下组织起来可能发挥更大的作用。

我们推荐以家庭为中心的多学科社会-心理护理,并分别描述了与先心病患儿不同发育阶段相对应的处理方案(图1)。

四、提供社会-心理护理的人群

提供社会-心理护理的可以是儿童生活专家、医疗社工、临床心理学家、神经心理学专家、心理治疗师、精神病学家等。针对先天性心脏病患儿,还可由心理学家、精神病学家或专科护士提供的心理咨询和(或)心理治疗以及相关的治疗信息。

这些专业人士最好与医学专家(如儿科医师、先天性心脏病专家、心脏外科医师和麻醉师等),以及其他相关学科专家(如理疗师和营养师等)合作,组成一个多学科团队。

多学科团队中的所有专业人士都可以提供社会-心理支持,但这需要经过专业的教育和培训,具体要求如下。

1.儿童生活专家 拥有学士学位,专修儿童发展、儿童和家庭心理学或幼儿教育。儿童生活专家可在住院期间为患儿提供游戏体验,通过宣教患儿在各年龄段相对应的情况及护理方案,帮助患儿与家庭做好接受治疗和保健的准备,并通过与儿童和父母建立良好的关系,来支持每个家庭对患儿的照料。

他们工作的重点在于减少焦虑、促进儿童发育、合理安排住院期间的日常活动,分散儿童对治疗的注意力。在医院病房工作的儿童生活专家在向团队的其他成员传达患儿及家属出现的社会-心理问题这一点上起着重要作用,如有迹象,可将患者转诊给团队其他成员进行社会-心理护理。儿童生活专家的服务通常仅限于病房,当患者转至另一个病区、转院或出院时,服务也就结束了(关于帮助儿童做好治疗准备的额外综述,请参阅美国心脏协会AHA的声明)。

2.医疗社工 是心内科护理部门的重要成员,他们的作用多种多样,包括家庭评估、父母和家庭咨询、压力管理、危机干预、心理教育及帮助家庭满足切实需求。从我们的角度来看,社工的工作重点是向父母和家庭就实际问题提供建议,包括工作方面(如育儿假)、经济方面、如何获取可利用的社区资源、如何便捷就医,以及在住院

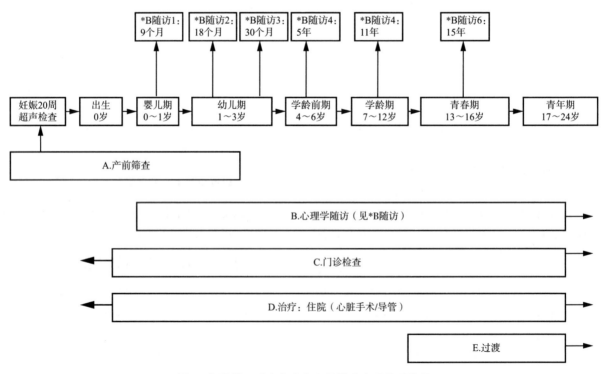

图1 多学科、以家庭为中心的社会心理护理流程

期间提供情感支持。咨询的频率和强度取决于家属的需求。在需要转院或出院的情况下，医疗社工需评估该家庭对社会-心理护理的需要，如有必要，应将其转诊至家庭所在地区的另一名社工和（或）心理医师。

3.宗教顾问　给有需求的患者和家庭提供宗教慰藉，如祈祷、举行仪式等。根据家庭的需要提供与患者家庭文化背景相一致的宗教支持。

4.心理学家　通常具有学士学位，在医院工作时也常专攻心理治疗。在患儿出现与治疗相关的心理创伤、行为或情绪障碍（如因恐惧、抑郁或愤怒产生的焦虑等），以及创伤后出现难以适应的持续性问题（如焦虑、情绪异常、愤怒和依从性下降）时，或对患儿的应对机制不完善、调解治疗无效、结束生命的决策难以达成时，通常需要心理学家的帮助。对于已经有过干预但效果不明显的儿童，尤其需要运用相关心理学知识进行辅导。心理学家对家长的辅导，以及医疗社工对家长辅导，可以避免家长在抚养先天性心脏病患儿时可能出现的问题，例如，避免设定过多的限制，激发孩子的自主性，减少过度保护。辅导的频率和时间由患儿及家属的需求、治疗目标和进展情况来确定。

在转院或出院时，心理学家会与患儿及家属讨论是否需要继续进行心理治疗，如需要，可在哪里进行心理治疗。如果居住地在与医院较远的地方，可以考虑转诊至当地的心理学家。在电子健康门户网站上进行心理治疗也是可行的，但应充分保护患儿的隐私。

如果父母本身患有精神疾病的，即与儿童状况无关、亲代预先就有精神病理学表现的情况下，心理学家应安排将其转诊至患者居住地的其他心理学家、精神科医师或精神卫生机构。

5.神经心理学专家　可在住院或门诊期间进行神经心理检查并提供心理治疗。神经认知异常这一现象虽然十分微妙，但在先天性心脏病患儿中很常见，因此我们建议将这类检查纳入先天性心脏病患儿的标准化护理，以提高神经认知异常患儿的学习能力并优化他们的生活质量。

6.儿童及青少年精神病医师　拥有医学学士学位，更好地接受了专业的心理治疗培训。大多数儿童心脏病机构缺少儿童及青少年精神病学家，但可以在转诊的基础上向他们咨询。尤其是在怀疑患儿出现的问题本质上是精神问题时，就更需要儿童和青少年精神科医师的专业知识。在出现下列情况时，应咨询精神科医师。

（1）由麻醉或其他原因引起的幻觉或妄想。

（2）出现精神障碍共病（如注意缺陷/多动障碍、严重抑郁、焦虑、饮食紊乱等）、自杀意念、威胁要自杀，或需要使用精神类药物，如抗抑郁药（选择性5-羟色胺再摄取抑制剂）、镇静药、多动症药物、抗精神病药等。

（3）决定治疗终点时。

7.专科护士　儿科高级职业护师（nurse practitioners）和高级实践护士（advanced practice nurses）。

（1）儿科护士或高级职业护师：通常在住院期间帮助患儿做好接受治疗的准备。儿科护士的工作重点是告知家属患儿在住院期间应当做好哪些准备。这些信息也可以在门诊期间告知家属。

（2）高级实践护士：同样帮助患儿做好术前准备。他们通常具有病理生理学，儿童心理学和儿童/家庭应如何适应慢性疾病的知识。高级实践护士更注重疾病管理、患儿及家庭的社会-心理适应情况以及长期护理。他们可以帮助儿童和家庭了解心脏疾病、手术相关信息、康复预期和疾病带来的限制（如不能进行高强度的活动、可能会缺课等），并提前告知家属术后注意事项（如营养、儿童的术后反应）等。

五、多学科、以家庭为中心的社会-心理护理模块

患儿转诊到多学科社会心理护理团队时应与先天性心脏病专家或普通儿科医生协商。理想的情况下，患儿是由一个团队来护理，其中包括医务人员、儿童生活专家、宗教人士和社工及心理学家。由团队合作评估家庭的需求，并决定应该提供什么样的帮助，以及由哪个成员来提供帮助。

多学科、以家庭为中心的社会-心理护理可适用于各个年龄、不同情况的患儿。具体内容将在后文阐释，可参考图1。

（一）模块A：父母的产前护理

1.社会-心理护理的指征　评估家庭内部的压力和承受能力。专家的家庭指导策略制订和转诊通常基于该评估。如果有胎儿护理专家的话，可帮助提供相关的医学知识，支持家庭度过确诊后的时期。

2.工具　胎儿护理专家、社工或心理学家对社会-心理需求的评估。

（二）模块B：心理和神经发育随访

根据美国心脏协会和美国儿科学会的指导方针，我们建议对患有先天性心脏病的儿童进行持续的神经发育评估，特别是当他们主要通过门诊随访时。因此与负责患儿整体护理的儿科医师之间建立密切的合作关系是至关重要的。

1.指征　针对年龄为9、18、30个月和5、11、15、16岁

的儿童。

2.工具 由儿童/发育神经心理学家使用国际知名标准化问卷与可靠的心理学测量工具，以一般人群的标准值范围作为参考进行筛查。为了统一调查问卷的标准，我们参考了Marino等的综述。调查问卷主要应涉及以下方面。

（1）神经心理功能，包括学习能力和成绩。

（2）社交、行为/情感功能。

（3）自我认同。

（4）疾病状态下的生活质量。

如果筛查结果表明社会心理出现问题的水平上升，或父母/患儿表示需要社会-心理护理，则可以转诊。转诊至社会-心理护理部门这一处理方式适用于广泛的（神经）心理调查，对儿童个体的心理/精神治疗、父母与子女的关系或家庭治疗。此外，还可由专业卫生人员提供对父母的指导。

（三）模块C：门诊检查

1.指征 当父母、患儿或接诊的医师认为儿童的发育、父母的情感/心理功能等方面出现了问题，或在抚养先心病患儿的过程中遇到了与先天性心脏病有关的实际问题时。

这类问题的例子有：无法接受或难以坚持治疗、依从性差、焦虑（如恐针）、出现情绪症状、攻击性增强（如暴躁发怒）、饮食睡眠不佳、生存危机，以及抚养后代和与后代相处时遇到问题。

2.工具 心理教育、减少焦虑、放松锻炼、游戏治疗、认知行为治疗、眼动脱敏和再加工、创伤聚焦的认知行为治疗、心理动力心理治疗、专家咨询、父母治疗、家庭治疗、调解治疗、团体心理治疗和心理药物治疗。

针对这些问题的护理是由负责心理问题的团队成员提供的。

（四）模块D：住院治疗——介入或手术

1.指征 住院期间需要社会-心理护理。因为在住院前和住院期间，家庭内承受的压力很大，尤其是对家长。在刚入院时，应评估家庭内的情绪负担与承压能力之间的平衡状态。评价的目的是及时了解儿童的精神运动发育情况及儿童及家长的行为、情感和社会-心理功能，以便能在必要时进行社会-心理护理。

在评估过程中表现出社会-心理问题的患者及家长应在多学科团队会议上进行讨论，治疗患者的医师也应参与，共同制订辅导和治疗计划。

2.工具 刺激儿童精神运动发育、减少焦虑情绪、教

授减压技巧、接触游戏、认知行为治疗、引导性心理治疗、专家教育指导，以及社会心理护理团队工作人员的调解治疗。频率：住院期间每周至少一次。

（五）模块E：过渡

由心血管病机构提供的过渡服务通常由一名小儿心内科医师、一名成人心内科医师和一名成人心内科护士组成。

1.指征 从小儿心内科室向成人心内科过渡期间出现的问题。

2.工具 ①与医疗团队成员进行交接。②关于过渡过程和成人心脏病科的宣传资料。③关于诸如避孕药具、妊娠、驾照、贷款、健康保险、心理教育日或讲习班等青少年专题的宣传资料；患儿需要重点关注由多学科社会-心理护理团队成员发起的团队心理治疗的宣传资料。

（六）模块F：患儿的死亡

1.指征 当父母及兄弟姐妹在经历丧失亲人的过程中需要帮助时。

2.工具 减少焦虑，放松训练，游戏疗法，认知行为治疗，丧亲治疗，心理动力学心理治疗，专家咨询，调解治疗和家庭治疗。

六、结束心理咨询或治疗

建议在如下情况时结束咨询和（或）治疗：①儿童没有心理问题；②社会心理问题明显减少，家庭能够正常生活；③儿童、父母和（或）社会-心理护理人员认为可以结束治疗；④如果儿童出院并被转介到其居住地接受长期社会-心理护理、咨询或治疗。

七、结论与临床意义

临床经验和大量研究表明，父母和先天性心脏病患儿对社会-心理护理有特殊的需求。提供这类护理的准则规定如下。

1.小儿心内科和成人心内科都应提供以家庭为中心的多学科社会-心理护理。为了达到这个目标，团队应包含经过专门训练，致力于照顾这些患儿及其家属的心理学家、社工和专业的临床护士，并能及时组织随访和筛查，及时发现儿童和家长的社会-心理问题。

2.在接受心脏手术或侵入性治疗之前的紧张期，应及时察觉父母和儿童的需求，以便帮助患儿家庭做好准备。如有需要，必须及时转诊给社会-心理护理团队的成员。

3.应进一步发展以证据为基础、针对特定疾病和以

家庭为导向的社会心理干预,并对其进行科学检验以确定其有效性。

4.在社会-心理护理团队的指导下,优化患儿由小儿心内科向成人心内科的过渡。

5.可利用交互式媒体,如互联网信息门户和(或)应用程序的方式提供医疗和社会-心理的相关信息。患儿与家属可通过这些渠道与社会-心理护理人士和医务人员进行互动交流。

6.了解当地的患者组织是很重要的,可有助于患者与家属调整在住院期间和出院后的社会-心理。在需要筹集社会心理护理所需的资金时,患者组织的合作可起到重要作用。

充分的社会-心理护理,可以减少先心病患儿和家庭的社会-心理问题,拓宽这患者的社交、学术和职业道路,还可以提高患者的依从性。总之,从长远来看,充分的社会-心理护理是物超所值的;它能够提高患者及家庭的生活质量,这是最重要的。

(王树水　周星贝)

4. 儿科导管室的复杂决策：术者，了解自己和数据

一、前言

介入性儿科心脏病学发展迅速，新设备、技术和设备的引入使该领域成为相对于外科手术，成为较少侵入性和生理学上更合适的疗法。在这样一个治疗方法多样化的时代，我们的决策比以往任何时候都重要。决定哪个患者应该进行介入手术而不是外科手术是一个困难的过程，容易产生固有的偏见。儿科心脏病学决策中的认知偏差已在最近的出版物中进行了研究。在本文中，重点以球囊主动脉瓣膜成形术为例，讨论影响介入性儿科心脏病学决策的因素。

二、背景

从历史上看，与成人心脏病学不同，先天性心脏介入长期以来称缺乏支持现有干预方法的数据。但是，最近的IMPACT（改进小儿和成人先天性治疗）注册登记研究，依据大型的数据库，采用多中心、前瞻性研究的方法，评估了影响结果的各种因素，这项研究的病例规模远远超出了之前的研究。

在IMPACT注册研究中，作者报道了美国超过4年的（$n=1026$）所有接受球囊主动脉瓣膜成形术（BAV）患者的结果。大多数（$n=916$）的病例是针对非紧急病例进行的主动脉瓣狭窄（AS）。球囊扩张后如果导管测量的峰值收缩压是≤35mmHg，以及没有主动脉功能不全（AI），则手术结果达到了理想的效果。如果峰值收缩压是≤35 mmHg，主动脉功能不全轻微或不比术前更差，这些结果都被认为是成功的。总体来看，70%患者成功完成手术，成功率非严重组明显高于严重组。15.8%患者出现并发症，其中11.5%为严重并发症，死亡2.4%。影响非严重AS结果的因素，包括既往心导管术、混合瓣膜病（AS合并功能不全）、主动脉瓣压差>60 mmHg、轻微以上主动脉功能不全、术者的经验和多次扩张。有趣的是，先前认为的瓣膜形态可能是影响结果的因素在本研究中并未显现。

结果可能令人惊讶，因为与他们在20世纪80年代末和90年代初报道的主动脉-瓣膜成形术相比（VACA登记结果），本次研究的结果并没有大幅度改观，尽管时间

已过去将近30年，我们对潜在病理过程的理解、导管的设备（低矮的气球、较小的鞘）、程序技术（快速心室起搏、球囊-主动脉瓣环比率<1）和儿科重症监护都有改善明显。

这引出了一个问题，为什么我们的结果没有像在其他医学领域那样，随着时间的推移而得到改善？在进行气囊-主动脉瓣膜成形术时，我们的决策是否正确？通过这个例子，或在整个介入性儿科心脏病学领域，影响我们决定的人为因素是不是比之前我们意识到的更多？如果是这样，我们可以做些什么来减少影响？ 在本文，我们将解决这些问题并努力提供潜在解决方案。

三、结果

（一）决策中的认知因素：启发式、偏见和认知陷阱

启发式一词来自希腊语heuriskein。意思是"发现"并用于行为经济学领域，定义为在决策中，我们应对固有的复杂性程序的无意识行为。这些认知捷径通常有助于我们做出正确的决定，但也容易引起认知偏见从而会影响我们的决策。

Tversky和Kahneman在他们的开创性论文描述了三种类型的启发式方法。"锚定"描述了我们听到的第一条信息倾向于不成比例地影响我们的决策偏见。"代表性"描述事件的程度与其父母群体的特征相似并反映出来它是如何创建的过程的显著特征。依靠代表性做出判断可能错误，因为事件更具代表性并不一定会使它更有可能。这种启发式导致人们高估了他们预测能力的能力发生事件的可能性。"可用性"描述了由于在做出决定时发生的偏见，我们倾向于依赖于所获得的知识，我们的头脑首先偏向，即最"可用"的知识。然而，这往往是最近发生的事件或哪些事件一直是最戏剧性的。从医学的角度来看，这意味着患者在特定情况后结果不佳，干预往往会"更加坚持我们的思想"。"取景"是人们所做出的认知偏差的一个例子根据信息的方式做出不同的决定提交给他们。个人偏见和群体思考也会影响我们做出决定的能力。最后，状态"陷阱"描述了做出使这种情况永久化的

决定现状——医疗部门经常这样做哪些是变化的？

（二）首次决策

我们在面对球囊主动脉瓣成形术（BAV）这一问题时，做出的第一个决定就是患者是否具备BAV适应证。2011年已发布有关的指南为治疗提供参考。虽然证据水平主要基于回顾性、非对照研究，但作者认为这为我们的干预措施提供基础的依据。一个更难以做出的决定是患者是否应进行球囊-主动脉瓣膜成形术或手术切除术。

在许多医疗中心，这一决定发生在每周一次的多科病例讨论会上（JCC）。例如，一个诊断为主动脉缩窄的13个月大的孩子，经联合会诊讨论，决定进行外科端-端吻合术。4周后，另一个13个月大诊断为主动脉缩窄的患儿经讨论，进行经导管支架置入术。两个几乎相同的情况，相似的重量，相同的诊断和相同的临床平台（虽然在场的人员有一些变化），却接受了不同干预措施的建议。

无法确定这种差异的根本原因。但是，这个例子说明甚至在同一个机构内，都缺乏统一标准。一个人的存在与否是否可以改变整个团队决策？所有的建议都是平等的，或是否存在未确认的层次结构？

作为手术者，在选择干预方法时，我们必须解决是否有个人偏向的问题。我们将讨论，避免这种情况的一种方法是增加我们的证据基础和制定标准化途径，以有助于我们的决策过程。

（三）导管室中的决策

在导管室中的决策与JCC的环境相比有所不同。一个介入医师在导管插入术中进行决策时，基本上是孤立的，没有同事的帮助和支持。在这种情况下，人为因素会影响我们做出决策的能力吗？

使用BAV的例子，如果收缩期峰值压差（PSEG）为34 mmHg，是什么因素影响我们的决定进行是否进行另一次扩张？是更高级别的上级医师？有没有一个自我介入元素以获得更好的结果？

再如，你的同事提到一名15kg VSD的患者需要关闭，术中测Qp∶Qs是1.6，平均肺动脉压力（MPAP）<25 mmHg和肺部血管阻力（PVR）低。血流动力学显示该患者VSD刚达到是否需要手术的临界值。2011年AHA指南中没有关于膜周的任何建议。那我们是不是不同意同事的意见？另一个固有的偏见是情境。如果在导管室人员已到位，仪器准备已经就绪，有的甚至是重大支出——这给我们带来了压力，好像必须要"做某事"。如果我们有一个新的设备，我们渴望第一次使用它，这是否会使我们将可能要关闭缺损成为现实？如果关闭的位置不好造成技

术上的困难，这会让我们进行更多尝试，以为未来的案例积累经验吗？个人过去经历也可能影响我们的判断力。如果在最近的手术出现过严重并发症或死亡病例，这是否会让一个人下一个类似案例中变得保守一点？

评估人为因素力量对决策影响的一种简单方法，是质疑一个人的决定是否随着时间的推移而发展。大多数医师可能会暗示它有，但没有正式的方法用来评估这一点。如果人为因素没有影响我们，无论是在职业生涯开始还是结束，我们的决策总是以证据为基础，都是科学的。

（四）紧急情况下的决策

Daniel Kahneman在他的开创性著作"快速思考"中，描述了我们在进行决策过程采用的两种思维方式。系统1是快速、本能和情感，常表现为启发式和冲动。系统2为更慢、更有意思、更合乎逻辑的思想，通常在考虑每一个潜在的选择及最可能的影响因素后之后才最终做出决定。

系统1的思维方式经常被认为是启发式，充满了情绪化。当使用系统1的思维超过系统2的思维时，就会出现认知偏差。系统2的思维方式是缓慢的、充满逻辑性的。这种二分法忽视了专业知识的结果。专业知识可以解决系统2的问题，一旦有关专家的专业知识和操作经验有了进一步的提高，经验和方面和操作员的经验发展，这就完成了向系统1思维的转换。在许多方面，选择一个最佳的方案还是具备一定的赌博成分，主要依赖快速思考，这是一个系统1事件。创伤复苏的例子可以说明这一点。

如果这是真的，那么提高转换为有效的系统1思想能力的技术，特别是在导管室中的紧急情况下，将对患者及其生存产生深远影响。

想象一下，在导管室中有一个儿童RVOT穿孔并出现医源性心包积血。按照系统1的思维，认为有经验的操作者可能是进行心包穿刺术并同时自体输血，防止血流动力学不稳定并将患儿送至手术室。而系统2的思维可能太慢，无法有效地处理迫在眉睫的问题。但是，一个训练有素的专家的通过自己的经验和深思熟虑后，可以将系统2思想变得快速和直观，即转换成了系统1。

（五）决策中陷阱的潜在解决方案

1.意识　我们之前讨论过JCC内部的决策，并强调意识到潜在的认知陷阱和偏见能改善决策过程和能力。我们建议认识这些到这一点可以增强我们避免它们能力。目前为止，这一点的重要性在医学尚未实现，但未来几年应该会有一个改变。为了实现这一点，可以考虑添加复杂决策的结构化分析制作基础研究培训课程，包括对困难决

定的个人反思。提高认识特别是研究在商业世界中关于决策的案例，对进一步研究复杂医疗决定也可能是富有成效的。

2.高级计划　在导管室中优化决策的重要方法是一定要确保有一个良好的术前计划。这涉及针对病例讨论术中的潜在可能性和潜在的解决方案。一个重要方面就是在JCC内部要讨论，在手术中一旦原先的方案不合适，该选择什么备选方案。通过这种方式，介入术者在面临着艰难的决定时就有了更多的来自同事的支持。

WHO手术安全检查表改编自航空概念，现在广泛用于全世界的手术室。对于内镜检查建议特定亚专科检查表是否可以发挥作用？心血管学会提出的儿科导管插入术检查表模板会使团队成员更关注个人的责任，并鼓励所有团队成员发言和打破医疗领域普遍存在的等级制度。

3.体验式学习　使用基于模拟的培训在高风险领域，如航空和麻醉、院前医学和创伤复苏等领域已经非常成熟。此前美国国家航空航天局的研究（NASA）已经表明了，大量的错误是由于沟通和领导者决策失误失败造成的。

从其他学科的研究推断（手术、内科、麻醉药），相对于较差的操作技术，在导管室的错误更常见的是人为因素、沟通和决策能力。在一项模拟创伤复苏研究中，比较居民在高应激或低应激期间的表现，结果高应激组表现评分和事后的回忆率均显著低于低应激组。

体验式学习可以改善介入医师在导管室出现问题时做出艰难决定的能力。这在过去10年中在医学领域特别是外科和急诊医学变得更加普遍。

毫无疑问，技术的进步将允许实施越来越多的模拟——基于医学的培训。虽然丰富学习课程可能是有价值的，但最理想的培训机会应该在导管室。Muller等的一项研究表明，经过为期1天的模拟课程临床表现和非技术技能得到改善。干预后他们也表现出显著的唾液淀粉酶水平上升。第1个关于重复模拟对临床表现和压力影响的随机对照试验研究，目前正在进行中。

4.约翰博伊德 and OODA 循环圈　根据约翰博伊德的哲学，我们生活在一个不确定和模糊的世界，但我们在面对新的挑战时，经常尝试时使用我们已有的"心理概念"。博伊德的概念是面对一个新的在不断变化的环境中，我们应该将每种情况作为学习的新机会，并提高应对不断变化的环境的能力，而不是在不断变化的环境中使用旧的"心理概念"。他描述了一种方法，简单称为OODA循环：观察、定位、决定、行动。

约翰博伊德的OODA循环是一个思考的框架，在导管室的遇到危机情况下，为介入医师制定有效的系统思想提供必要的训练。Croskerry博士撰写了大量有关医学中的认知错误的文章，2003年论文中提出如何使认知错误最小化的的策略。其中的原则是元认知的概念，这是一种反思的方法，首先要意识到潜在认知陷阱，其次是开发具体策略以避免它们。这包括反思思考过程本身；OODA循环可以用作在为介入性儿科心脏病学实习生开发的课程中实现这一目标的框架。

5.改善证据基础　在球囊-主动脉瓣膜成形术的例子中，这样做涉及一项比较瓣膜切开术和BAV的随机对照试验；比较两种术式的短期和长期结果。通过这种方式，可以提高我们决定谁将从接受介入手术中受益的能力。一般来说，必须继续收集大型注册登记研究的前瞻性数据像IMPACT注册登记，甚至改善这个数据集合。一些限制被指出Boe也指出了他们研究的一些缺陷，如并不是每个患者都有完整的资料，仍有一些失访病例。

6.标准化临床评估和管理计划　最终的解决方案可能是进一步发展标准化的临床评估和管理计划（SCAMPs）。SCAMP的开发，有很大的潜力来协助决策。SCAMP采用迭代过程来改善患者的治疗效果，减少不必要的资源浪费，减少练习变化。SCAMP的另一个好处是它能及时发现临床医师标准治疗途径的偏差。

当人的思想和情感在面对决定时，一定要引用标准化指南贯穿我们的整个决策过程，最大限度地减少可能影响决策的人为因素。

7.从其他领域学习　我们应该吸取在其他领域中错误管理的经验教训，包括外科、航空和一级方程式比赛。Robert L.Helmreich撰写的一篇开创性论文"关于错误管理：来自航空的教训"建议接受医学中错误的必然性，从而强调了可靠数据对错误及其管理的重要性。我们可以采用这种策略，通过创建一个国际数据库对导管室中的错误进行上报。

牛津John Radcliffe医院的儿科心脏外科使用一级方程式赛车的停站赛车，作为一个多职业团队的典范，诠释了一个团队如何在巨大的时间压力下，有效地执行复杂的任务，并将错误降到最小。他们使用此模型创建新的切换协议，明显减少了复杂先天性心脏手术的患者转移到重症监护病房的技术错误数量及持续时间。

通过对手术，特别是小儿心脏外科手术决策进行的大量研究表明，人为因素及非技术方面的因素影响患者的结果。越来越多的专业如手术和麻醉药已经开始使用基于模拟的方法训练。这些学科往往侧重于团队合作，沟通危机情况下的决策技巧。在Undre等的一项研究中，由临床专家和心理学家组成的20多个学科团队参与了观察到的模拟危机情况。参与者们评估使用相关的人为因素评定量表。值得注意的是,参与者在决策和领导方面得分最低。有趣的是,外科医师的得分低于护士沟通和团队合作的技巧。

技术创新和通信革命可能会对我们医疗保健和决策方式产生巨大影响。谷歌眼镜这是一个语音控制的免提计算机系统内置摄像头,采用可穿戴式耳机。介入医师可以在手术过程中佩戴,如果手术中有困难,可以联系同事或国际专家寻求建议,同时向他们展示实时的手术影像。

BM Watson是一家数据分析公司的人工智能程序。它能够执行复杂的分析大量的非结构化数据,这可能成为医疗保健研究的未来。在不久的将来,可以想象大数据介入注册登记,如IMPACT登记处,加入像IBM Watson这样的分析系统随后将为我们提供SCAMPS和准确的预期并发症发生率。

IBM Watson Health认为可以更好地访问世界一流的医疗保健。例如,Sloan Kettering(MSK)癌症中心,提供培训沃森的专业知识计算机系统获得肿瘤学家高度评价,世界各地的医师从这一中框架进行联系和学习。当面对罕见的肿瘤患者诊断治疗时,该系统可提供给医师各种治疗方案和基于分析研究的疗效和并发症的可能性。

四、结论

认知偏差和人为因素的重要性,影响介入儿科领域的决策。本文旨在强调这一重要性,以展示可能会影响决策的方法,最后建议潜在的解决方案,可以帮助我们在术前和术中遇到复杂的医疗决策时克服认知产生的偏见。在医师培训中,应强调反思作为克服培训偏见的重要性。儿科介入中有一些区域,将受益于以证据为基础和数据支持的标准化治疗措施,这将有助于我们做出正确的决定。

(李俊杰)

5. 成人先天性心脏病与妊娠

先天性心脏病（简称先心病）包含所有发生在宫内和存在于出生后的心脏畸形，发病率相对平稳，占出生活婴的0.4%～1%，我国每年出生的先天性心脏病患儿15万～20万。复杂畸形和严重血流动力学病变患者，如果不通过外科手术或介入治疗，是导致早期死亡的原因。在过去的30年，儿童先天性心脏病诊断和治疗取得了巨大进步，许多孩子因此可以存活到成年。在美国经矫治或未矫治的成人先天性心脏病患者每年以5%的速度增长。中国还没有成人先天性心脏病的统计数据，但我国首次诊断先天性心脏病的平均年龄相对较大，未经治疗的成人先天性心脏病患者比较多，因此成人先天性心脏病患者数相对会更大。成人先天性心脏病患者通常要面临很多的临床问题，治疗目标主要是减轻症状，同时使远期并发症的发生率及严重程度降至最低。很多成人先天性心脏病女性处在生育年龄，成人先天性心脏病患者妊娠涉及多学科的协作，下面就成人先天性心脏病患者妊娠相关问题进行综述。

一、成人先天性心脏病的类型与妊娠

先天性心脏病根据有否分流分为三类：无分流类（如肺动脉狭窄、主动脉缩窄）、左至右分流类（如房间隔缺损、室间隔缺损、动脉导管未闭）和右至左分流（如法洛四联症、大血管错位）类。根据2018年AHA/ACC成人先天性心脏病管理指南，成人先天性心脏病解剖学分类包括Ⅰ类（简单）、Ⅱ类（中等复杂性）及Ⅲ类（极其复杂），生理学分类分为A～D阶段，生理学分类重点关注心功能状态，同时瓣膜病、肺动脉高压、心律失常、主动脉扩张、终末期器官功能及发绀等其他因素也纳入评估的范围。

成人先天性心脏病患者包括未行手术矫形和手术矫形后患者，未经手术矫形的成人先天性心脏病生存者主要是单一畸形者，也有少量的复杂畸形患者。在手术矫形的成人先天性心脏病患者中，有些患者通过手术达到了完全根治（无论是解剖，还是生理功能），还有一部分患者通过外科姑息性手术达到生理矫治，当然有些患者只能简单矫治。成人先天性心脏病患者临床特性多样，取决于原有畸形、外科手术效果、术后畸形残余情况、后遗症和（或）并发症、随访时限及并存疾病等。

Roos-Hesselink等关于欧洲心脏病合并妊娠的妇女队列的研究表明，1321例患有心脏病的孕妇中，66%患有先天性心脏病，其中约1/3的先天性心脏病孕妇是单一分流性缺损，如室间隔缺损或房间隔缺损，其余孕妇有多种病损并存，包括二尖瓣和肺动脉瓣异常、主动脉缩窄、大血管转位、马方综合征等，而单心室Fontan循环患者、发绀性心脏病或遗传性心肌病等极高风险的情况有2%～5%。来自加拿大Balint等对405例先天性心脏病孕妇研究发现，50%以上的孕妇病例是分流性缺损、法洛四联症术后或主动脉缩窄。对于成人先天性心脏病女性来说，妊娠进一步增大心血管系统的负荷与反应，可导致心律失常、心力衰竭和血栓栓塞等并发症。

二、成人先天性心脏病妊娠病理生理特征

正常妊娠及分娩期间的血流动力学改变：①妊娠期间心排血量增加60%～80%，血容量增加40%～50%；②分娩期间子宫收缩致血容量增加300～500 ml，静脉回流增加；③经阴道分娩丢失400～500ml血液，经剖宫产丢失800～900ml血液。此外，还有其他生理学改变：①血液高凝状态，贫血；②呼吸的潮气量增加；③主动脉壁中层弹性纤维断裂；④自主神经系统平衡改变导致心率增加20%；⑤体液激素水平改变，皮质醇及雌激素增加，肾素-醛固酮-血管紧张素系统激活。

成人先天性心脏病患者妊娠时病理生理特点主要有如下4个方面：①妊娠和分娩过程中血流动力学、激素、儿茶酚胺、自主神经系统和心理状况的重要改变；②先天性心脏病本身特定的血流动力学及手术瘢痕；③遗传异常；④潜在的心力衰竭和心律失常。所有这些因素对成人先天性心脏病患者的妊娠结局起到推动及叠加作用。

三、成人先天性心脏病患者妊娠的风险

妊娠明显增加成人先天性心脏病患者心脏事件风险，主要包括心律失常、心力衰竭、血栓栓塞等，由此所致的死亡率高达1%，这是发达国家孕产妇死亡率的100倍。妊娠会导致全身血管阻力下降，导致心排血量及血容量增加，这些改变类似患有心脏疾病的女性。有1项多中心

的大型队列研究，纳入2966名孕妇，其中先天性心脏病56%、心脏瓣膜病32%、心肌病7%，这些患有心脏疾病的孕妇更易发生心律失常，总发生率为2%，通常为妊娠中晚期的非持续性心动过速或频发的室性期前收缩。同一队列的另一项独立研究，观察1321名孕妇，13%有心力衰竭发作，大多数发生在妊娠中期末血容量增加的高峰期或围生期，尤其是分娩前和分娩后48h内。Cauldwell等回顾性研究观察366名孕妇，其中先天性心脏病孕妇有25%发生产后出血，Fontan循环患者及服用抗凝药物的先天性心脏病孕妇产后出血比例更高。Beauchesne等研究表明，在50名大动脉缩窄妇女中，妊娠导致的高血压及先兆子痫高达30%。有关妊娠对成人先天性心脏病妇女的近期及远期的影响，目前的文献资料并不多，并且大多是回顾性研究，长期随访文献资料很少。

另一方面成人先天性心脏病患者的胎儿也受到影响，胎儿生长发育受限、早产、颅内出血、胎儿和新生儿死亡等发生率比较高，并且婴幼儿先天性心脏病的发生率明显增高，达到3%～5%。有报道表明，流产率的高低与先天性心脏病缺损类型有关，发绀型先天性心脏病和单心室Fontan循环患者的孕妇流产率最高，达50%。3%～5%发绀型先天性心脏病妇女的孩子患先天性心脏病。有1项英国单中心研究观察331孕妇，相比无先天性心脏病的孕妇，先天性心脏病的孕妇的早产及早产前羊膜囊破裂更加常见，发生率分别增加12%、14%，并且有25%胎儿的体重小于妊娠周，新生儿死亡率为4%。

四、成人先天性心脏病妊娠心血管风险的评估

孕前对成人先天性心脏病妇女心血管系统的评价应该包括准确评估患者妊娠的风险，并直接指导正确的治疗方案以降低风险。对于没有接受妊娠前咨询已经受孕的先天性心脏病患者，特别是近期没有进行心脏方面评估，针对性评估尤其紧迫。在评估过程中，以前没有接受过妊娠前咨询的妇女通常需要接受超声心动图检查，并且可能需要额外的检查，如心脏磁共振成像，以确认缺损类型和评估心血管功能，这些检查最好由心脏专家统筹，以充分评估心脏基础情况及明确孕前外科干预方式。

目前成人先天性心脏病妊娠患者的母体心血管风险预测还不是十分完善，但修订版的世界卫生组织（WHO）风险分类体系，为个体患者的评估提供了一个评价的框架，这是迄今应用最广泛、最简单的先天性心脏病妇女妊娠母全心血管的风险分类体系（表1），对于成人先天性心脏病的妇女的妊娠咨询及确定是否需要转诊特殊专家

团队医疗服务具有重要指导意义。

表1　修订版WHO先心病患者妊娠母体心血管风险分级

级别	孕母危险因素	妊娠风险
I	（1）非复杂、小或轻型：肺动脉瓣狭窄；室间隔缺损；动脉导管未闭；无合并明显三尖瓣反流的二尖瓣脱垂 （2）成功修补的简单病变：继发孔型房间隔缺损；室间隔缺损；动脉导管未闭；全肺静脉异位引流 （3）单源的室性期前收缩；房性期前收缩	孕母死亡率没有增加，并发症风险也没有或轻度增加
II	未手术的房间隔缺损；修补术后法洛四联症；大多数心律失常	孕妇死亡率轻度增加，并发症风险中度增加
II～III级视个人情况而定	轻度的左心室损害；肥厚型心肌病；先天性或组织心脏瓣膜病（除外WHO IV）；无主动脉扩张的Marfan综合征；心脏移植	
III	机械瓣膜；右心室体循环患者；Fontan手术后；紫绀型心脏病；其他复杂先天性心脏病	孕妇死亡率明显增加或者并发症风险重度增加。必须进行专科咨询。严密的心脏科和产科监测需贯穿整个妊娠期、分娩过程及产褥期
IV	任何原因的肺动脉高压；严重的体循环心室功能不全；有围生期心肌病史伴左心室功能残余损害；严重的左心梗阻；Marfan综合征伴主动脉扩张＞45 mm	极高的孕妇死亡率和严重的并发症风险，禁忌妊娠。若妊娠，应考虑终止妊娠。如果继续妊娠，需按照III级推荐进行监护

五、成人先天性心脏病妊娠常见心脏并发症处理

1.心力衰竭　如果卧床休息和一般治疗有效，则可正常分娩；在难治性病例中，如果胎儿存活，但有缺氧的迹象，建议紧急分娩。

2.心律失常　对孕前有心律失常的妇女而言，其复发率可高达50%。室性心律失常并不常见，治疗方法与非孕妇相同。必要时，除颤是安全的。

3.心肌梗死　处理方法和非孕妇一样。经皮冠状动脉介入治疗虽然使胎儿暴露于辐射中，但对母亲的益处大于风险。阿司匹林和硝酸盐是相对安全的，但应避免使用糖蛋白IIb/IIIa抑制剂，因为有关其安全性的数据有

限。如果需要进行冠状动脉旁路移植术且胎儿存活,则应在手术前分娩。

4.主动脉夹层 患有主动脉疾病(马方综合征、Loeyz-Dietz、Ehlers-Danlos和双叶主动脉瓣)的女性风险更高。对于这些妇女,一旦胸痛则需要进行超声心动图和CT扫描检查。CT扫描会使胎儿暴露在辐射下,但它比MRI使用更广泛。A型胸主动脉夹层需要外科手术治疗,这种手术有很高的胎儿死亡率。如果胎儿是活的,应该在手术前分娩。B型胸主动脉夹层应该使用β受体阻滞药和卧床休息进行保守治疗。

5.机械瓣膜血栓 报道的瓣膜血栓率为3.7%~9.4%。如果患者出现呼吸困难、乏力和心脏衰竭的征象,伴有心音减弱或消,应考虑此诊断。应行经胸/经食管超声心动图评估血栓大小。如果胎儿是活的,最好在手术前分娩,对于病情稳定的患者,治疗方案与非孕妇相同。

(伍伟锋)

6. 功能性二尖瓣反流：干预与临床结果

二尖瓣反流（mitral regurgitation, MR）是一种常见的心脏瓣膜病，美国成年人中的发病率为1%。对MR恰当的干预需要临床医师准确识别疾病过程的病因。美国心脏协会（AHA）/美国心脏病学学会（ACC）将原发性（退行性）MR定义为二尖瓣装置，即瓣叶、腱索、乳头肌、瓣环等成分中一项或几项发生病理学改变所导致。而功能性MR（functional mitral regurgitation, FMR）或继发性MR是二尖瓣反流继发于心肌病理改变（缺血性或非缺血性）导致的左心室和二尖瓣瓣环病理性扩张或左心室和瓣下装置局限性移位。FMR常见于左心室射血分数下降的心力衰竭患者（heart failure with reduced ejection fraction, HFrEF）和左心室射血分数保留的心力衰竭患者（heart failure with preserved ejection fraction, HFpEF）。在HFrEF中，继发性MR的形成源于"心室继发性机制"，即由于左心室扩张和球状重塑，导致二尖瓣环扩张和乳头肌移位，使二尖瓣瓣叶缠绕，造成瓣叶无法完全闭合。此外，左束支传导阻滞引发的左右心室收缩不同步也会进一步加重MR的严重程度。在HFpEF中，FMR形成则源于"心房继发性机制"，即由于左心房压力增高，导致左心房和二尖瓣环扩张，可伴或不伴心房颤动。当左心房扩张和（或）心房颤动并存时，"心房继发性机制"也会在HFrEF患者中促进FMR的形成。

FMR严重程度与心力衰竭（以下简称心衰）患者不良事件发生显著相关，如死亡率增加、住院时间延长等。与原发性MR相比，FMR最佳治疗方案尚不明确，但临床上正在极力探索其最佳的治疗策略。在HFrEF合并FMR人群中给予指南推荐的药物治疗（guideline-directed medical therapy, GDMT）能改善临床结果和MR的严重程度，包括β受体阻滞药、肾素-血管紧张素系统抑制剂、

醛固酮受体拮抗剂等。特定人群中使用心脏再同步治疗（cardiac resynchronization therapy, CRT）同样能减少二尖瓣的反流量。尽管如此，AHA/ACC心脏瓣膜病管理指南中对FMR外科干预的推荐级别却很低（Ⅱa或Ⅱb），且并未推荐微创侵入性治疗方式。即便欧洲心脏瓣膜病管理指南中，在重度FMR人群中推荐微创干预策略，其证据等级仍然是C级。在此背景下，本文将探讨不同外科或介入干预方式对FMR临床结果的影响。

一、冠状动脉旁路移植术在FMR中的作用

缺血性（功能性）二尖瓣反流（ischemic mitral regurgitation, IMR）的发病机制复杂，心肌梗死或慢性缺血后左室重构，二尖瓣装置的几何形态发生改变，导致二尖瓣瓣叶对合异常，是IMR的主要发生机制。急性心肌梗死后高达50%患者存在二尖瓣瓣叶对合异常，其中10%患者进展为具有临床意义的中度IMR。轻度IMR的治疗主要是血运重建，瓣膜无须干预，而重度IMR则需要干预。目前对于中度IMR干预的最佳策略尚存在争议。近3年来，1项随机对照研究和1项观察性研究对这一难题进行了探讨，其中随机对照研究的作者最近还发表了二年临床随访的结果（表1）。此后，7项荟萃分析对纳入的随机对照研究和观察性研究的不同临床终点进行了分析（表2）。

基于以上随机对照研究、观察性研究以及荟萃分析研究结果，中度IMR仅施行冠状动脉旁路移植术（coronary artery bypass grafting, CABG）不足以达到纠正反流、改善心功能的目的。以上研究认为纠正中度IMR患者的反流及预防术后反流复发，联合手术优于单独CABG。然而，也有报道指出，尽管联合手术对改善反

表1　单独CABG对比CABG-MVR的近期临床研究

作者（年）	研究设计	病例数	主要终点	次要终点	结果
Simith et al. (2014)	RCT	301	12个月随访左心室重构，通过LVESVI测量	MACCE复合终点（死亡率、严重不良事件、残余MR程度、心功能状态*、生活质量+）	CABG-MVR组平均体外循环时间延长（$P<0.001$），住院时间延长（$P=0.02$），神经系统不良事件增多（$P=0.03$）1年随访，CABG-MVR相比CABG并无优势
Michler et al. (2016)	RCT++	301	12个月随访左心室重构，通过LVESVI测量	MACCE复合终点（死亡率、严重不良事件、残余MR程度、心功能状态*、生活质量+）	CABG组残余MR比例高（$P<0.001$），CABG-MVR组严重神经系统并发症（$P=0.02$）与心律失常（$P=0.04$）发生率高

续表

作者（年）	研究设计	病例数	主要终点	次要终点	结果
Toktas et al. (2016)	OBS	90	反流量 VC LVESVI LVEF NYHA心功能分级	N/A	CABG-MVR组术后二尖瓣反流量减少（（$P=0.001$），反流口宽度降低（$P=0.010$）

注：CABG.冠状动脉旁路移植术；LVEF.左室射血分数；LVESVI.左室收缩末期容积指数；MACCE.主要不良心脑血管事件；MVR.二尖瓣修复手术；NYHA.纽约心功能分级；OBS.观察性研究；RCT.随机对照研究；VC.反流口宽度。*.根据纽约心功能分级或加拿大心血管学会分类；+.根据明尼苏达生活量表进行评分；++.Simith等研究的2年随访结果

表2 单独CABG对比CABG-MVR的近期荟萃分析

作者（年）	研究设计	病例数	主要终点	结果
zhang et al (2015)	4 RCTs	505	残余中度MR发生率 30d死亡率 1年死亡率 1年NYHA≥2级发生率 1年LVEF 1年LVESVI	CABG-MVR组平均体外循环时间延长（$P<0.001$），住院时间延长（$P=0.02$），神经系统不良事件增多（$P=0.03$） 1年随访，CABG-MVR相比单独CABG并无优势
zhang et al (2015)	1 RCTs 4 OBSs	3120	30d存活率（短期）与5～10年长期存活率 术前与术后MR程度 左室收缩末期容量 LVEF NYHA心功能分级	单独CABG长期存活率显著高于CABG-MVR组 （$P=0.003$）
Kopjar et al (2016)	4 RCTs 5 OBSs	1161	外科死亡率与存活率 NYHA心功能分级 残余MR 左室不良重构	单独CABG组残余MR≥2级发生率显著高于CABG-MVR组（$P<0.05$）
wang et al (2016)	4 RCTs 5 OBSs	1256	术后残余MR 存活患者NYHA心功能Ⅲ或Ⅳ级比例 早期死亡率 中期死亡率 卒中风险 对RCT和OBS进行独立分析	CABG-MVR减少术后残余中度和重度MR比例和存活患者NYHA心功能Ⅲ或Ⅳ级比例（$P<0.05$）
Anantha Narayanan et al (2017)	4 RCTs 7 OBSs	1400	全因死亡率 早期死亡率 卒中风险 不良事件 基线左心室收缩末期内径平均偏差 LVEF 中度MR发生率	单独CABG组中度MR发生率显著高于CABG-MVR组（$P<0.001$）
Teng et al (2017)	2 RCTs 11 OBSs	2836	住院期间死亡率 1年、3年、5年存活率 术后LVEF 术后残余MR 术后NYHA心功能分级	相比单独CABG组，CABG-MVR组术后LVEF增加（$P<0.01$），残余MR减少（$P<0.0001$）
Virk et al (2017)	4 RCTs 15 OBSs	4290	围术期死亡率 中度至重度MR发生率 晚期死亡率	相比单独CABG组，CABG-MVR组≥2级MR显著降低（$P=0.02$）

注：CABG.冠状动脉旁路移植术；LVEF.左室射血分数；LVESVI.左室收缩末期容积指数；MR.二尖瓣反流；MVR.二尖瓣修复术；NYHA.纽约心功能分级；OBS.观察性研究；RCT.随机对照研究

流效果明显，但在早期和远期的生存质量改善方面，仍缺少有效的临床证据。中度IMR的治疗策略应权衡患者手术风险及长期获益，需结合术前患者健康状况、左心室重构、左心功能受损、二尖瓣形态改变等方面的综合评定及术中探查二尖瓣结果，确定是否CABG同期施行二尖瓣修复术（mitral valve repairment, MVR），给予二尖瓣干预。

二、二尖瓣修复术与二尖瓣置换术

指南强调，重度IMR患者在施行CABG的同时应给予二尖瓣干预。重度IMR患者预后差，1年死亡率15%～40%。目前指南未明确指明应选用何种二尖瓣术式更具优势，对于重度IMR的二尖瓣处理选用MVR还是二尖瓣置换术仍存在争议。目前仅1项随机对照研究比较了这两种不同二尖瓣干预术式对IMR患者临床结果的影响，并在随后发表了2年随访的临床结果。此外，2项观察性研究纳入了更多的数据（表3）。

2014年，Acker等发表了MVR与二尖瓣置换术对重度IMR治疗效果的首个随机对照研究结果。该项研究纳入251例患者，随机分为MVR组和二尖瓣置换组，主要终点是12个月随访时左心室收缩末期容积指数（left ventricular end-systolic volume index, LVESVI），次要终点是死亡率、主要不良心脑血管事件（major adverse cardiovascular and cerebrovascular event, MACCE）、严重不良事件、术后MR程度、生活质量、再住院率。12个月随访结果均显示，MVR与二尖瓣置换术在改善LVESVI方面无统计学差异（P=0.18），MVR组中度

或重度反流复发率显著高于二尖瓣置换组（32.6%比2.3%，P<0.001），其他次要终点方面均无统计学差异。2016年，Goldstein等发表了该项研究2年随访的结果，研究显示2年随访LVESVI在两组间无统计学差异（P=0.19），MVR组中度或重度反流复发率显著高于二尖瓣置换组（58.8% vs 3.8%，P<0.001）。亚组分析结果显示，MVR组心力衰竭（P=0.05）、因心源性因素再住院（P=0.01）等严重不良事件高于二尖瓣置换组。Takagi等荟萃分析纳入该项随机对照研究以及10项观察性研究，共计2784例患者入组。研究结果显示，两组间30 d死亡率、1年随访存活率或全因死亡率无统计学差异（P>0.05）。因此，CABG同期施行MVR或二尖瓣置换术治疗重度IMR哪一方更具有优势，仍缺乏显著的证据予以评定。

三、经导管介入干预FMR

无论是IMR，还是非缺血性FMR，年龄和并发症对患者生存率影响最大。创伤小、并发症少的经导管介入干预FMR的方法将更加适合老年、高风险患者。

（一）经导管二尖瓣夹合术（MitraClip）

MitraClip（Abbott, AbbottPark, IL）是目前临床上应用最为广泛的经导管二尖瓣修复装置。Everst-Ⅰ研究证实了经导管二尖瓣夹合术（MitraClip）的安全性和有效性。MitraClip的长期效果也被Everst-Ⅱ研究5年随访所证实。Everst-Ⅱ是MitraClip的关键性研究，将患者随机分配为外科手术组（n=80）及MitraClip组（n=178）。5年随访

表3　中度或重度IMR患者选用MVR与二尖瓣置换术方式干预二尖瓣的近期临床研究

作者（年）	研究设计	病例数	主要终点	次要终点	结果
Acker et al (2014)	RCT	251	1年随访时LVESVI	死亡率 MACCE 严重不良事件 生活质量 再住院率	1年随访MVR组复发中度或重度MR显著高于置换组（P<0.001） MACCE、心功能状态、生活质量两组间无统计学差异
Goldstein et al (2016)	RCT	251	2年随访时LVESVI	死亡率 MACCE 严重不良事件 生活质量 再住院率	2年随访MVR组复发中度或重度MR显著高于置换组（P<0.001） MVR组心力衰竭（P=0.05）、因心源性因素再住院（P=0.01）等严重不良事件高于置换组
Fino et al (2015)	OBS	121	6min步行试验	心脏超声评估二尖瓣口面积运动指数	置换组6min步行距离增加，MVR组下降（P<0.0001） 置换组二尖瓣口面积运动指数高于MVR组（P=0.001）
Chan et al (2015)	OBS	161	存活率	MR复发率 二尖瓣后叶牵拉角	MVR组≥2级复发MR高于置换组（P=0.007） 二尖瓣后叶牵拉角与存活率（P=0.005）、复发MR（≥2级）相关（P=0.03），牵拉角≥22°与不良预后相关

注：IMR.缺血性二尖瓣反流；LVESVI.左室收缩末期容积指数；MACCE.主要不良心脑血管事件；MR.二尖瓣反流；MVR.二尖瓣修复手术；OBS.观察性研究；RCT.随机对照研究

时，两组的生存率无统计学差异。MitraClip组终点MR复发到3级以上（12.3% 比1.8%，$P=0.02$）或者需要再次外科手术（27.9% 比8.9%，$P=0.003$）概率明显高于外科。然而，MitraClip组MR复发到3级以上或者需要再次外科手术大部分发生在1年以内，1年后两组患者严重MR发生率和死亡率无统计学差异。

在EVEREST Ⅰ和Ⅱ期研究中，入选患者大多数为经过特殊选择的原发性MR。根据目前的临床研究证据，2014年美国心脏协会（AHA）/美国心脏病学学会（ACC）瓣膜性心脏病管理指南推荐：对于症状严重（NYHA心功能分级≥Ⅲ级）的慢性重度原发性MR患者，如预期寿命较长且因严重合并疾病而不能耐受外科手术，可行MitraClip（推荐级别Ⅱb，证据水平为B），指南强调患者为外科手术高危或者禁忌，并且为原发性MR。随着MitraClip经验的积累，适应征范围不断扩大，欧洲与美国的多项研究（包括ACCESS-EU、EVEREST Ⅱ高危组、REAHSM、TRAMI和GRASP研究）入选了超越现有指南推荐适应证的高危患者，为MitraClip在高危人群中的应用提供了宝贵的临床证据。

近期一项荟萃分析纳入了7项临床研究，Chiarito等比较分析了MitraClip在FMR和原发性MR中应用的临床结果。分析显示，术后严重MR发生率在两组间无统计学差异，器械安全性相似。术后1年随访，两组间死亡率和器械并发症发生率相似。这些结果非常重要，因为FMR患者合并疾病多、左心室射血分数低，理应比原发性MR患者得到更差的临床结果。作者认为MitraClip应用于FMR人群，将会得到阳性的结果，尤其是接受GDMT干预治疗后MR进展的患者。

尽管美国和欧洲均在商业化应用MitraClip，欧洲指南推荐其用于虽接受GDMT干预后仍有症状的FMR患者（推荐级别Ⅱb，证据水平为C），但美国FDA目前仅批准MitraClip用于原发性MR患者。目前几项关于MitraClip用于FMR患者的大型、多中心、随机对照临床研究均已经展开（包括iscHemic ORigiN研究、COAPT研究、MITRA-FR研究等）。MITRA-FR研究共纳入304例患者，随机分至MitraClip组152例，GDMT组152例作为对照，按照排除标准对患者进行筛选后最终MitraClip组109例，GDMT组137例。结果显示，12个月时，两组主要的复合终点即全因死亡率和因心力衰竭再次入院比例无明显差异（MitraClip组 54.6% 比51.3%GDMT组，HR 1.16；95%CI 0.73～1.84）。COAPT研究共纳入614例患者，按照1:1随机分组，分别给予最大耐受剂量的GDMT或者在GDMT的基础上联合使用MitraClip。结果显示，24个月时，MitraClip＋GDMT组主要终点心力衰竭

再入院率相对下降了47%（35.8% 比67.9% GDMT组，HR 0.53，95%CI 0.40～0.70，$P<0.001$），全因死亡风险相对下降了38%（29.1% 比46.1% GDMT组，HR 0.62，95%CI 0.46～0.82，$P<0.001$）。MITRA-FR研究与COAPT研究结果截然不同，原因很可能是入选了中度（2＋）MR患者、组间药物治疗存在差异、术者缺乏经验、随访时间太短、患者自身因素等。然而MITRA-FR研究代表了现在接受MitraClip的患者类型，COAPT研究患者是高度选择的，因此，建议MitraClip仅用于最大耐受剂量的GDMT干预和心脏再同步化治疗失败的重度FMR患者。

（二）经导管二尖瓣置换术

在退化的二尖瓣生物瓣膜假体中置入Sapien瓣膜（Edwards Lifesciences, Irvine, CA）具有较高的可靠性和成功率。经导管二尖瓣置换术（transcatheter mitral valve replacement, TMVR）在经食管三维心脏超声指导下，经导管股静脉路径穿刺房间隔完成，或经导管心尖路径完成。自体二尖瓣环钙化性重度狭窄的病例可经同样路径完成Sapien瓣膜置入，但属于非适应症推荐（off-label）的治疗方式，并发症风险高，尤其是瓣膜支架移位造成流出道梗阻。Sapien瓣膜释放后需锚定在坚硬的组织结构上，所以该瓣膜并不适用于自体瓣膜的FMR患者。

自2012年在人体上首次置入Edwards研发的CardiAQ经皮二尖瓣膜装置后，TMVR装置的研究进入快车道，现已报道的可用于人体的TMVR装置至少有8种，各类瓣膜均在锚定、覆盖和机制上有独特的见解和设计，但这些瓣膜装置均需要经心尖路径完成。2016年美国经导管心血管治疗学术会议公布的数据显示，CardiAQ瓣膜入术后30 d死亡率50%，FORTIS瓣膜置入术后30 d死亡率38%。这样的数据也曾使这二种瓣膜充满争议。但是Tendyne瓣膜的临床表现或许能为TMVR继续发展带来曙光，死亡率只有4%，手术失败率也仅有7%。因FMR患者死亡与并发症发生率高，早期开展的研究主要选择原发性MR患者，目前尚缺乏TMVR在FMR患者中应用的临床证据。

（三）新型经导管二尖瓣修复装置

Cardioband二尖瓣修复装置（Edwards Cardio, Or Yehuda, Israel）是一种经导管输送的、局部瓣膜成形设备。术前应用CT评估瓣环尺寸，经股静脉路径、X线检查指导传送导管、在经食管3D心脏超声心动图指导下进行经房间隔穿刺，将该装置定位和放置在瓣环上，应用一系列可复位的螺丝固定瓣环。放置结束后，在超声心动图指导下，将二次校准工具穿过导线重新调整器械，直

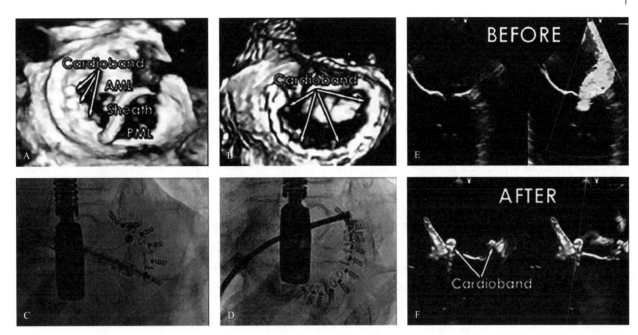

图 1 Cardioband 二尖瓣修复装置逐步释放与装置收紧后 MR 显著改善。A、C. 自二尖瓣后叶瓣环侧方连接处逐步释放 Cardioband 二尖瓣修复装置的经食管 3D 心脏超声与 DSA 表现；B、D. 完成 Cardioband 二尖瓣修复装置释放的经食管 3D 心脏超声与 DSA 表现；E、F. 术前与术后二尖瓣反流的 3D 经食管心脏超声表现

到达到理想瓣环尺寸（图1）。Cardioband 器械模拟外科进行瓣环成形，试图减少二尖瓣环的前后径和 MR 严重程度。Nickenig 等研究纳入31例 GDMT 或 CRT 干预失败的 FMR 合并心力衰竭的患者，1个月随访时二尖瓣反流量由77.4%减少至10.7%，7月随访时反流减少至13.6%（P<0.001），6min 步行距离以及 NYHA 心功能分级显著提高。

有两种相似的瓣环成形环装置，一种是 Iris 完全性瓣环成型环（Edwards Inc.，Santa Rosa，CA），另外一种是 Amend 瓣环成型环（Valcare Medical，Herzlyia Pituach，Israel）。两种器械相同的是均需在左心房锚定二尖瓣环以减少二尖瓣环的前后径，并改善 MR 严重程度，不同的是前者经股静脉路径完成，后者需经心尖路径完成。

Mitralign 装置（Mitralign Inc，Tewksbury，Massachusetts，USA）通过外周动脉将可调弯鞘管送达左心室，通过射频导丝穿刺二尖瓣瓣叶交界处瓣环到达左心房，沿射频导丝送入2个锚定垫片附着于瓣环上，通过收紧垫子之间的绳索可以拉近垫片，进而缩紧二尖瓣瓣环，必要时可以重复上述步骤，收紧多处的瓣环。Mitralign 系统于2016年2月获得欧洲 CE 认证。Mitralign 治疗的机制是瓣环环缩，对瓣叶或腱索损坏的 MR 无效，所以它只适合于 FMR。Mitralign 的 FIM 研究纳入71例 FMR 患者，平均年龄（67.7±11.3）岁，左心心室射血分数34.0%±8.3%。手术有效率为70.4%，8.9%患者发生心脏压塞，30d 死亡率及脑卒中发生率均为4.4%。6个月心脏超声随访显示，受试者瓣环明显缩小，50%的受试者 MR 减少，平均左心室内径缩小，6min 步行距离（P=0.01）及 NYHA 心功能分级（P=0.02）改善。虽然该研究初步提示 Mitralign 治疗功能性 MR 是可行的，但是心包填塞发生率较高（8.9%）、6个月时的有效率相对较低（50%），提示该技术仍需要更多研究来支持。

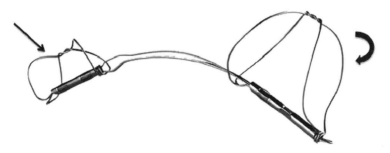

图2 Carillon 系统。直箭头所示为远端锚，曲线箭头所示为近端锚

经冠状静脉窦间接二尖瓣环成型的Carillon系统（图2）虽然很早就完成初期临床研究（AMADEUS），并获得CE认证，但由于手术成功率较低、有压迫回旋支引起冠脉阻塞的风险，未在临床进一步推广。类似的Monarc系统虽然进行了I期临床试验（EVOLUTIONI），但是由于同样的问题未进一步推进。

NeoChord（Neochord, Inc., Minnetonka, Minnesota）原理是将人工腱索经心尖途径送入左心室，一端连接左心室心肌，另一端连接二尖瓣，形成人工腱索从而改善二尖瓣反流程度，适用于二尖瓣脱垂/连枷的患者。NeoChord独立国际注册研究纳入247例重度MR（≥3级）患者，所有患者均是二尖瓣脱垂/连枷，平均置入4个腱索。操作成功率97.6%，出院前手术有效率（MR≤2级）87%，6个月随访时有效率为75%。目前数据显示，NeoChord疗效较好，同时其安全性也很高，操作相关并发症发生率很低。

四、结束语

FMR在缺血性或非缺血性心肌病患者中常见，属于左心室疾病，此类患者比原发性MR患者预后更差，治疗更具挑战性，GDMT干预是基础。MR本身并非外科手术的指证，具备心脏外科手术指征的患者可评估二尖瓣同期干预的指征。重度MR患者需干预，二尖瓣置换术相比MVR，术后MR复发率低，但对总体结果的影响不具有统计学差异。中度MR患者，CABG是否同期干预二尖瓣尚存争议。

经导管二尖瓣介入干预装置，如MitraClip、Carillon等装置，逐步为高龄、合并症多、外科手术高危或禁忌患者提供更多的选择。经导管微创介入治疗二尖瓣的方法仍需进一步临床研究来证实其安全性与有效性。

（苏　晞）

第8章

心力衰竭

1. 肥厚型心肌病患者晚期心力衰竭的治疗

一、概述

肥厚型心肌病是最常见的遗传性心脏病,具有多样的临床形态和功能特征。肥厚型心肌病具特征的和最严重的并发症是心源性猝死。随着风险分层模型的发展和置入式心律转复除颤器的应用,心源性猝死的发生率显著下降。心源性猝死的减少使得临床上更加关注与该疾病相关的心肌功能障碍导致的心力衰竭。部分肥厚型心肌病患者可发展为晚期心力衰竭。本文重点介绍了肥厚型心肌病晚期心力衰竭的病理生理学及疾病终末期的治疗方案,包括机械循环支持和心脏移植。

目前,临床上一般将肥厚性心肌病分为梗阻性肥厚型心肌病和非梗阻型肥厚性心肌病。①肥厚型梗阻性心肌病:在肥厚型心肌病人群中,更常见原因的心力衰竭症状与流动阻塞有关。随着心室的增厚,左心室腔减小,并且伴有左心室流出道梗阻,同时左心室功能不变甚至是高动力。因此导致了舒张压增加,心排血量减少及心肌缺血。并且可能出现二尖瓣异常,包括瓣叶装置的原发收缩前期运动或与肥厚型心肌病疾病过程相关的原发性瓣膜病变,从而导致二尖瓣关闭不全和心力衰竭进一步恶化。由此可产生明显的呼吸急促和乏力,甚至出现在静息状态。流出道梗阻有几种治疗方式。药物治疗包括负性肌力药,如β受体阻滞药、钙通道阻滞药,甚至抗心律失常药,如丙吡胺。当左心室舒张压增大时,通常会减少或停止使用利尿药减少阻塞程度。除药物治疗外,还有机械性间隔减容策略,包括乙醇室间隔消融术、室间隔射频消融术和外科切除术。②非梗阻性肥厚型心肌病:在肥厚型心肌病疾病谱另一端,有一部分患者为生理性非梗阻

性,他们可能进展为严重的功能受限,对最充足的治疗方案无效,这种被称为终末期肥厚型心肌病。

(一)病理生理学

在非梗阻性肥厚型心肌病有不同的表型:①轻度肥厚甚至间隔厚度恢复正常,取之以纤维化替代及左心室重构,导致左心室腔增大和收缩功能降低;②左心室腔容积保留的肥厚;③左心室腔正常的轻度肥厚(<20mm);④左心室无扩张的显著肥厚(20~39mm)。

心肌纤维化是非梗阻型肥厚型心肌病晚期的主要病理生理异常。心肌纤维化是也可能与冠状动脉异常导致的缺血最终导致的纤维化有关。心脏体外移植时的心肌活检数据提供了疾病纤维化的组织学基础。已鉴定的心肌纤维化有三种类型:间质性周围细胞、混合性纤维化和替代(瘢痕状)纤维化,后者代表了最普遍的纤维化类型。纤维化在室间隔最广泛,进一步进展到心脏顶部,仅略微涉及左心室游离壁。也有文献报道,心肌纤维化与心室扩张程度相关。

已有文献报道了与左心室功能不全发生发展相关的基因型特征,与心力衰竭终点及肥厚型心肌病终末期明确相关的基因突变,尤其是涉及球蛋白重链和肌球蛋白结合蛋白。但是,是否需要对这类人群进行特殊筛查或治疗方法仍无报道。

(二)临床表现

非梗阻性心肌病患者比梗阻性心肌病患者更少地进展为心力衰竭晚期,发生率为3%~10%,且与流出道梗阻无关。有文献报道肥厚型心肌病每年1.6%会进展为

NYHA功能Ⅲ级或Ⅳ级。一般来说，终末期肥厚型心肌病预后更差，它具有诊断年龄小、高发生率和高死亡率的特点。在伦敦一项大型研究中，在5年生存无死亡的患者中，终末期肥厚型心肌病患者中仅有50%进行了置入式心律转复除颤器或心脏移植治疗，而其他肥厚型心肌病患者中为90%。疾病诊断后1年和5年的生存率显著下降。意大利的一项大型研究证明了6年的死亡率为50%。虽然研究表明，从最初诊断肥厚型心肌病到进展为终末期的时间可以延长至8～14年。但是从诊断终末期肥厚型心肌病到死亡或者移植的时间更短，约2.7年。

虽然少数肥厚型心肌病患者一开始就诊断晚期非梗阻性心肌病，大多数患者是随着时间的推移逐渐出现症状的进展。在一项配对超声心动检查的研究中发现，虽然每年隔膜厚度减少了1.4mm，但是左心室舒张末期内径每年增加了1.7mm。同时，左心室射血分数每年平均下降6.1%。初始左心室射血分数正常的患者中，每年收缩期受损发生率约为0.87%。

（三）无创影像学检查

无创影像学可以评估肥厚型心肌病患者的心力衰竭。其中，心脏MRI的延迟期钆增强（late gadolinium enhancement，LGE）诊断心力衰竭能力较强。一项研究肥厚型心肌病患者的非梗阻型生理变化的研究发现，NYHA功能 Ⅲ/Ⅳ症状的患者LGE更广泛；另一项包括了年龄、左心室流出道压力梯度值及左心房参数的多变量分析研究中发现LGE是收缩功能障碍的唯一预测因素。该研究中还发现心肌延迟期钆增强百分比和左心室射血分数之间存明显负相关。

另一项用于检查和管理进展期心力衰竭的国际普遍使用检查为心肺运动试验（cardiopulmonary exercise testing，CPET）。在收缩性心力衰竭中，低摄氧量（VO_2）和高每分钟通气量/二氧化碳排出量（VE/VCO_2）斜率是通气功能不全的指标，已经被证实是预后不良的标志物，并且用来评估心脏移植等治疗措施的时机。和收缩功能障碍不同的是，在舒张性心力衰竭中，一项大型研究表明只有VE/VCO_2斜率是联合终点事件的预后指标，包括死亡率和心力衰竭再住院评估。多项针对肥厚型心肌病人群的CPET研究发现，VO_2峰值和VE/VCO_2斜率均为有效的预后标志物。据估计，肥厚型心肌病患者中，VO_2峰值每增加1ml/（kg·min），肥厚型心肌病患者死亡或心脏移植的风险下降21%，而VE/VCO_2斜率每增加1个单位，死亡或心脏移植的风险增加18%。CPET参数可用于识别肥厚型心肌病患者疾病进展的高风险性及心力衰竭事件的早期死亡率。

（四）药物治疗

在射血分数降低的心力衰竭中，指南推荐的治疗为β受体阻滞药、血管紧张素转化酶抑制药、血管紧张素受体阻滞药、血管紧张素受体-脑啡肽酶抑制药和盐皮质激素醛固酮拮抗药。但在肥厚型心肌病人群中，神经内分泌阻断并没有进行大规模的研究。最新的一项研究使用螺内酯观察肥厚型心肌病患者心肌纤维化和心力衰竭终点事件，并没有发现临床获益。尽管如此，对于有收缩功能障碍的肥厚型心肌病患者，当射血分数下降至50%时，基于心力衰竭人群的普遍数据，仍建议使用指南推荐治疗。该建议在2011年美国心脏病学会基金会/美国心脏协会肥厚型心肌病指南中为Ⅰ类推荐，在2014年欧洲心脏病学会肥厚型心肌病指南中为Ⅱa类推荐。

（五）心脏再同步化治疗

对于收缩性心力衰竭和心电图证实的心电活动不同步的患者中，心脏再同步治疗（cardiac resynchronization therapy，CRT）已经被证实可以改善心脏收缩，减轻心力衰竭症状并降低死亡率。在肥厚型心肌病患者中，心电活动不同步与心源性猝死等终点事件有关。小型回顾性研究表明，终末期肥厚型心肌病和心室传导异常的患者中CRT的获益尚不明显。虽然这部分患者中少部分获得了NYHA功能的改善，但是总体而言他们的射血分数并没有改善。这可能与疾病的独特的潜在病理生理学过程有关，因为心电重新同步不会逆转潜在的心肌纤维化。

（六）心房颤动的治疗

心房颤动是肥厚型心肌病患者最常见的持续性心律失常，约影响20%的肥厚型心肌病患者，并将导致临床症状恶化。心房颤动和舒张功能不全、左心房扩大、心肌重建、心肌纤维化及心肌缺血有关。心房颤动的肥厚型心肌病患者往往年龄较大，血脑钠肽水平高及患有冠状动脉疾病或有脑卒中病史。心房颤动可导致肥厚性心肌病患者心排血量显著下降，导致心力衰竭症状恶化，同时导致非心源性猝死率的增加。

心房颤动的治疗是预防心力衰竭症状恶化的有效手段。心房颤动急性发作可应用电复律或药物复律治疗，抗心律失常药物甚至射频消融可用于预防心房颤动复发。一项中国台湾地区的大型回顾性研究发现，尤其是肥厚型心肌病患者，服用RAAS阻滞药可以减少心房颤动的发生。RAAS阻滞药是否应该作为心房颤动的一级预防仍需要进一步的研究。

（七）左心室辅助装置

肥厚型心肌病患者进展为终末期阶段时，缺乏有效的医疗手段阻止或逆转疾病进展，应该考虑使用高级治疗，包括左心室辅助装置和心脏移植。

左心室辅助装置是一种用于晚期心力衰竭的机械循环支持。目前的左心室辅助装置技术的特点是利用一台离心式流量泵，通过流入和流出管路，将通向左心室的血液绕过功能衰竭的心脏，直接导入动脉系统。

肥厚型心肌病患者置入左心辅助装置存在许多挑战。首先，尽管有左心室辅助装置支持，肥厚型心肌病患者仍有持续的舒张期充盈受损，这是症状进展的主要病理生理学疾病机制。此外，肥厚型心肌病患者的心室腔容积较小，并且存在突发恶性事件的可能，更容易发生室性心律失常。此外，左心室辅助装置会因为各种机制导致右心室衰竭，其中包括室间隔移位或产生血流动力学负担。

肥厚型心肌病患者仅占左心室辅助装置支持治疗患者的极小部分。根据2008—2014年进行左心辅助装置治疗登记数据的分析，9689名接受左心室辅助装置支持的患者，仅有94名患者（0.9%）诊断为肥厚型心肌病。与扩张型心肌病患者相比，使用左心室辅助装置支持治疗的肥厚型心肌病患者更年轻（51.8岁 vs 57岁），舒张末左心室内径更小（6.1cm vs 6.9 cm），且左心室射血分数较高。只有4.8%的使用左心室辅助装置支持治疗的肥厚型心肌病患者，左心室射血分数>40%。另一个小样本研究的数据，也展示了类似的结果。在2007—2010年梅奥诊所的患者中，只有4.8%的左心室辅助装置置入患者是肥厚型心肌病或限制型心肌病患者。这些患者具有较小的左心室腔，较厚的室间隔和较高的射血分数，并且大多数置入为桥接置入。肥厚型和限制型心肌病组患者的术后收缩力支持时间更长，感染率更高，置入后心排血量更低，术后RA压力更高，但与扩张性心肌病患者相比，早期或1年死亡率没有差异。

（八）心脏移植

心脏移植代表了所有终末期心力衰竭患者的最有效的长期治疗，包括终末期肥厚型心肌病患者。肥厚型心肌病患者是理想的移植候选者，因为患者倾向于在较早年龄表现出晚期症状。一般而言，较年轻的患者意味着较

少的主要合并症，包括显著的动脉粥样硬化和肾病。然而，肥厚型心肌病患者可能具有更高水平的抗体，从而限制了潜在的供体库。

2006—2016年的UNOS数据显示，30 608名患者被列入美国等候名单，1562名（5.1%）患者诊断为肥厚型或限制型心肌病。在肥厚型心肌病患者的单独分析中，移植科学登记处（scientific registry of transplant recipients, SRTR）的等候名单数据分为2个时期：1999—2008年和2008—2016年。与前期相比，后期肥厚型心肌病患者的比例从1.6%增加到2.3%（$P=0.04$）。

与扩张性心肌病相比，肥厚型心肌病患者更年轻，女性百分比更高，并且具有较少的主要合并症（如糖尿病）。此外，与潜在的限制性生理学一致，肥厚性或限制型心肌病组的匹配成功率显著降低（16.3% vs 42.8%）。肥厚型或限制型心肌病患者的总体平均等待时间较短（262.5d vs 293.6d），患者组平均减少56.2d。

最重要的是，心脏移植后生存期鼓励肥厚型心肌病患者进行心脏移植。虽然因为肥厚性心肌病患者生理受限，舒张压升高，肺动脉高压而担心移植后出现右心室衰竭，从而影响生存期。但和其他患者比起来，肥厚型心肌病患者心脏移植后的生存期是相似的。UNOS数据库显示，从1990—2004年，26 706例进行心脏移植的患者中，303例（1%）为肥厚型心肌病患者。肥厚性心肌病患者移植后1年、5年和10年的总生存率分别为85%、75%和61%，这比非肥厚型心肌病患者有更高的生存获益，后者的总生存率分别为82%、70%和49%（$P=0.05$）。最新数据显示，肥厚型心肌病患者的移植效果现在更佳，尤其是长期生存率。2000—2016年的SRTR数据显示肥厚型心肌病患者的5年生存率为82.5%，显著高于其他组别。

二、小结

肥厚型心肌病（hypertrophic cardiomyopathy, H-CM）是一种具有多种临床特征的遗传性心脏病，包括进展为晚期心力衰竭。晚期心力衰竭症状的发展可能与流出阻塞有关，部分患者也与潜在进展的纤维化和进行性心室功能障碍有关。由于肥厚型心肌病生理学的特性，很少使用左心室辅助装置支持治疗，而心脏移植是一种有效的治疗方法，其长期结果数据令人鼓舞。

（白煜佳　许顶立）

2. 心力衰竭管理模式新进展

心力衰竭（heart failure, HF）几乎是所有心脏病严重表现和终末期阶段，高入院率、高病死率、昂贵的医疗成本、生活质量降低，带来沉重社会负担和经济负担。HF是65岁以上老年人住院最常见的原因，每年的医药费、护理费用估计超过300亿美元，导致高额费用的主要原因之一就是高比例的再入院率，因此，30d内再入院率已成为世界上衡量心衰管理质量的主要指标。美国健康与营养调查（National health and nutrition examination survey, NHANES）数据显示，1/3的美国成年人中至少存在1个HF危险因素，冠心病（coronary heart hiseause, CHD）、高血压（hypertention, HTN）、糖尿病（diabetes mellitus, DM）、肥胖和吸烟这些传统危险因素导致了52%的HF患者的形成；在中国，风湿性心脏病（rheumatic heart disease, RHD）和缺血性心脏病（ischemic heart disease, IHD）则是导致HF主要原因。随着药物和非药物治疗研究持续发展，HF住院率有所下降，生存率在一定程度上有所提高，但是总死亡率和再入院率仍无明显改变，5年死亡率仍高达50%，非心血管疾病死亡率更高，故需要对HF患者进行全方位的精准个体化医疗。

一、心力衰竭管理新模式的提出

心力衰竭多学科管理模式（即各专业人员包括心脏专科医师、专业护士、家庭医师、社会工作者、心理医师、理疗师和营养专家一起对心力衰竭患者进行综合管理和照顾）已得到一定程度推广，RCT研究表明，多学科管理模式，降低再入院率同时提高生活质量，但仍存在如下缺陷：①随着心力衰竭发生发展，发病率仍居高不下，导致全球心力衰竭治疗团队不堪重负，继而陷入尴尬处境之中；②由于转诊过程中存在各种问题，使得多学科管理模式不能够广泛应用于高风险再入院患者；③部分研究显示，多学科管理并未减少患者看急诊的次数和总体死亡率；④研究表明，多学科管理模式对于住过院的失代偿心力衰竭患者具有最大效益，而对于低风险患者未见潜在益处。因此盲目的对所有心力衰竭患者广泛实施多学科管理模式看起来似乎并不明智。

因此，有学者提出，在精准医疗时代的大背景下，应考虑个性化和灵活性的方法，将患者进行疾病风险分层，更加切实地评估再入院高风险患者，根据具体需要和资源，合理制订能够满足再入院和死亡高风险患者需要医疗策略，为这类患者提供更全面、更准确的心力衰竭治疗方案；社区医疗机构为低风险的患者提供管理，并授权患者根据自身需求，使用相应检测设备实时监测病情。

二、高效管理举措倡议

1 设立心力衰竭门诊（heart failure clinics, HFCs）

研究表明，提高患者自我管理技能，可以减少心力衰竭复发。然而，大多数情况下，患者出院后，对自己病情欠缺了解，对于饮食控制、体重监测及何时寻求及时治疗等自我管理技能，也知之甚少，故依靠自我管理显得异常困难，这时就需要HFCs所来解决这一难题。HFCs可以提供团队管理，工作人员必须包括专业心脏科医师和护士、药剂师、营养师、心理学家和社会工作者（前已提及）。不仅能提供优化的医疗护理，而且对于HF症状加重、需要计划外随访或药物调整的患者来说，更是关键环节之一；对不同病情的患者及时提供个体化干预治疗，对有效预防失代偿心力衰竭起着重要作用。这种模式避免了心脏科医师专业干预的单一性，并允许患者自主制订与心力衰竭相关的自我管理和自我护理计划。一项纳入16项RCTs，3999例患者的 Meta分析显示，拥有HFCs的多学科管理模式相较于传统的治疗模式能够降低患者入院率和全因死亡率。

2 家庭护理协助

随着人口老龄化，医疗工作者如何在有限的资源内提供高效的医疗服务？以家庭为主的病情监控管理，是一项被证明合理且有效的可实施方案。一项纳入256例心力衰竭患者的RCT，其中，干预组126人、对照组130人。显示家庭护理干预显著减少再入院率；持续进行自我管理并改善自身状态，减少主要心血管事件发生。该研究中，干预措施除提供自我护理资源外，还向患者和其家庭护理人员提供自我护理和症状管理教育，包括限制盐摄入量和液体摄入量、戒烟和体育活动等，家庭护理人员需协助患者监测用药情况、体重变化和病情变化等；对照组只接受自我管理资源，并无家庭护理人员参与也无相关课程教育。主要终点指标：两组30d再入院率，干预组9%、对照组19%（OR=0.40，95% CI=0.18，0.91，P=0.02）显著差异。该试验表明以家庭为重点的教育干预模式，被证明有降低高危人群的再入院风险潜力。但仍需要更多、随访时间更长的研究，进一步证实和监测以家庭为主干预模式的可靠性。在成本效益方面，家庭为主的干预模式相对于心力衰竭门诊，也具有明显优势，能为个体化治疗提供更多选择。

3 智能设备监测　通过数据传输实施的远程监护、远程（非）血流动力学监测技术，使得医师能够实时监测病情，及时进行药物治疗方案修订，防止病情急剧恶化，协助筛选高风险患者，继而减少再入院风险、临床不良事件风险、改善患者满意度。远程监护虽易实施，但灵敏度和患者依从性不足，以数据为基础的血流动力学监测（如肺动脉压监测）则显示出强大效果，其原理是通过持续观察已选好的血流动力学生理参数或非血流动力学生理参数，进而能够早期检测到临床病情的恶化并允许适当及时的给予干预来防治不良后果，现已被证明能够显著减少心力衰竭30d再入院率，目前，此种监测设备已获批准应用于患者。也有研究采用设备依赖的传感器来检测心率、心音、胸阻抗、呼吸以及活动度，继而建立了一种多传感器计算方法，预测心力衰竭恶化的敏感度达到70%，早期预警中位时间为事件发生前34d，但在改善预后方面仍需进一步研究；CHAMPION是一项单中心单盲研究，纳入550例心力衰竭患者，结果也显示心脏无线置入式血流动力学监测系统（CardioMEMS）——侵入性肺动脉压监测能够降低6个月入院率，对于入院后症状持续的心力衰竭患者，肺动脉压力引导的心力衰竭管理优于单纯的临床评估。对于满足相应适应证的心力衰竭患者，CardioMEMS可能是一项重要的临床进展，同时也是一种具有成本效益的心力衰竭治疗方法。

BEAT-HF研究发现，远程监测（定期电话辅导和远程家庭监测体重、血压、心率和症状）与护理管理相结合并不能减少心力衰竭患者30d、180d全因再入院率和死亡率，仅有生活质量改善；而且并不是所有患者都同意使用监测设备，故需通过研究确定哪些因素影响患者早期拒绝或退出远程监测，进而重新设计家庭远程监测的转诊流程；在得到适当的支持之前，不应将抑郁、焦虑、控制能力低下心力衰竭患者转诊，或在接受家庭远程监测治疗时，采取不同的管理方式来提高医疗质量并降低医疗成本。

总之，远程监测早期干预可能有助于防止心力衰竭恶化，另一方面，尽管远程监测在一些RCTs中体现出较显著的作用，但是参数和标记物不足以让医疗团队及时做出反应继而不能完全终止再入院的发生，智能设备所采用的监测指标亟待进一步研究。

三、人工智能在心衰管理新模式中的作用

人工智能在医学发展中已起到重要作用：电子健康记录的迅速普及，使得开发和测试人工智能计算所需的大数据更加容易获得；可穿戴设备和环境传感器为数字化监测患者健康提供了新的途径；人工智能计算的改进，使得计算机识别数据模式的能力有了显著提高。但是人工智能既不能治愈疾病，也不能消除对人类医师的需求，它应该被视为一种工具，可以帮助提供者做出临床决策，帮助他们更有效地工作，减少医疗错误。机械学习是人工智能的一个分支，机器学习（machine-learning，ML）被医学研究所鉴定为具有分析大型临床数据集预测能力的潜力，故Jarrod等开发使用ML模型来预测心力衰竭患者出院30d后的全因再入院率，并将ML模型的性能与使用传统统计方法开发的模型进行比较，但是结果令人失望，并未提高预测价值，故未能充分适用于临床。

四、展望

心力衰竭的长期管理，不仅需要新的药物和疗法，还需要改善心脏病学家、全科医师、护士、营养师、心理医师和初级保健工作者之间的协调，这种协调将越来越依赖于新的医疗信息学方法和工具的设计、开发和使用。在医疗支出资源有限的情况下，应综合评估新兴技术的安全性、有效性、成本效益和价值意义，继而利用这些技术来切实评估高风险心力衰竭患者，使得不同级别的医疗工作者既各司其职又携手共医，实现稳定而又和谐的高效管理心力衰竭患者。

（徐　兰　黎励文）

3. 心脏移植的最新进展

一、概述

在心力衰竭的治疗中,尽管药物及机械辅助治疗有着诸多优点,但远期死亡率仍居高不下,许多患者进展为终末期心力衰竭。在过去50年里,心脏移植术后的存活率稳步上升。在20世纪80年代,一年生存率约为70%,50%存活期为9.4年。根据2016年国际心肺移植学会注册网的数据,一年生存率接近90%,50%存活期为13.2年。目前心脏移植已经成为特定患者的首选治疗手段,预期寿命远高于终末期心力衰竭患者。

然而,挑战依然存在。自1992年以来,心脏移植术后1年以上的死亡率并未明显改善,这可能是由于与患者长期生存率相关的并发症,比如移植物血管病变、恶性肿瘤等在发现的治疗上仍存在困难。终末期心力衰竭患者的数量与日俱增,然而供体器官的数量却十分有限。不仅潜在的受者越来越多,病情也更加复杂化。65岁或以上、使用机械辅助装置、携带抗人白细胞抗原(human leukocyte antigen, HLA)抗体的患者较以往更多。这类患者预后不良的风险更高,包括移植物衰竭、抗体介导的排异反应等。因此,在心脏移植领域不断扩大的今天,我们在利用有限资源的同时,仍要保持满意的预后。如何提高心脏移植患者的生存率和生活质量、扩大器官来源、促进器官公平分配是目前面临的主要挑战。

基于以上现状,本文将重点介绍免疫抑制剂、供心血管病变、原发性移植物功能不全、排异反应的诊断、致敏和脱敏及扩大供心来源方面的最新进展。

二、免疫抑制剂

大多数心脏移植术后免疫抑制方案为包含3种药物的联合用药方案,包括一种磷酸酶抑制剂(calcineurin inhibitors, CNIs),通常为环孢素或他克莫司,一种抗代谢药物,通常为麦考酚酸吗乙酯(mycophenolate mofetil, MMF)或硫唑嘌呤,以及术后第一年剂量递减的糖皮质激素。自20世纪80年代初环孢素发明以来,CNIs一直是器官移植术后免疫抑制治疗的基础,临床试验证实他克莫司可以降低急性排异反应发生率,因而他克莫司成为CNI的首选药物。在抗代谢药物方面,相比于硫唑

嘌呤,MMF因为较低的死亡率和术后1年排异反应发生率成为首选。

增殖信号抑制剂(proliferation signal inhibitors, P-SIs)或哺乳动物西罗莫司靶点(mammalian target of rapamycin, mTOR)抑制剂西罗莫司和依维莫司是近期出现的免疫抑制剂。它们均能降低急性排异反应的发生率,减缓移植物血管病变的进展。对于心脏移植后肾损伤的患者,西罗莫司可以在不增加排异反应风险的情况下使CNIs的剂量降至最低,甚至完全停药,从而促进肾功能的恢复。

糖皮质激素的撤药方案可以在移植术后早期(3~6个月)或晚期(6~12个月)实行。尽管相关研究的样本量不大,但总体结果显示移植术后使用糖皮质激素1年以上并不能改善移植物功能或降低排异反应发生率。对于没有排异反应史或移植物特异性抗体的低风险患者而言,1年内停用糖皮质激素是合理的。

三、供心血管病变

移植术后5年供心血管病变的发生率约为42%~50%。由于供心没有神经支配,患者通常不会感觉心绞痛。因此,每年需要常规行冠状动脉造影检查(图1)。使

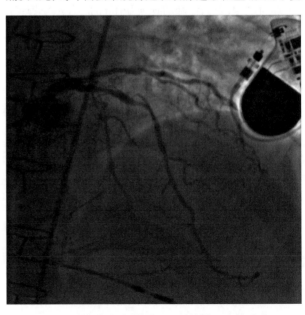

图1 冠状动脉造影提示严重的供心血管病变

用mTOR抑制剂、他汀类药物、维生素C和维生素E可以减缓供心血管病变的进展，但目前尚无完全阻止或逆转该病变的治疗手段。血管内超声是目前唯一可与组织学切片相媲美的监测早期血管内斑块的手段，比血管造影的敏感度更高（图2），并且可以预测患者的预后。血管内造影可发现移植术后1年血管内膜增厚＞0.5mm的患者死亡风险增加，且术后5年及以上血管造影阳性结果的发生率更高。

四、原发性移植物功能不全

一项包含了来自47个移植中心将近10 000名患者的调查显示，原发性移植物功能不全（primary graft dysfunction，PGD）的发生率约为7.4%，术后30d死亡率高达30%。PGD的正式定义于2003年提出（表1），该定义的确立有助于术后患者的随访及未来研究的进行。

供心在移植过程中会暴露于一系列损伤之下，包括脑死亡后遗症、运输过程中低温导致的损伤、移植过程中的热缺血及再灌注损伤等。另外，受者体内的各种因子会形成对供心不利的内环境，进一步影响供心功能。

PGD并无对应的生物标志物，治疗方面也以支持治疗为主。在排除外科因素及受者本身的因素（如肺动脉高

压、败血症、超急性排异反应）后，在药物和机械辅助装置治疗无效的情况下，应当考虑再次心脏移植。

五、排异反应的诊断

尽管心内膜活检是最直接的诊断排异反应的手

表1 原发性移植物功能不全的定义

左心PGD	轻度：满足下列条件之一	LVEF≤40%，右房压＞15mmHg，肺毛细血管楔压＞20mmHg，心指数＜2.0L/（min·m²）且需要低剂量血管活性药物维持
	中度：同时满足Ⅰ和Ⅱ中各一条	Ⅰ：LVEF≤40%，右心房压＞15mmHg，肺毛细血管楔压＞20mmHg，心指数＜2.0L/（min·m²），平均动脉压≤70mmHg且持续1h以上 Ⅱ：大剂量血管活性药物（缩血管药物评分＞10分），IABP装置辅助
	重度	使用机械辅助装置，包括ECMO、左心室辅助、双心室辅助，IABP除外
右心PGD	同时满足Ⅰ和Ⅱ，或只满足Ⅲ	Ⅰ：右心房压＞15mmHg，肺毛细血管楔压＞20mmHg，心指数＜2.0L/（min·m²） Ⅱ：跨肺压差＜15mmHg，肺动脉收缩压＜50mmHg，或两者兼有 Ⅲ：需要使用右心室辅助装置

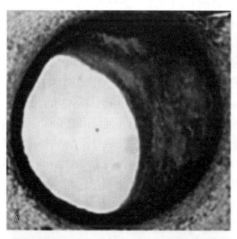

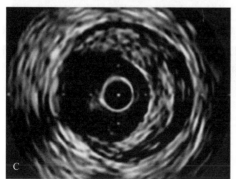

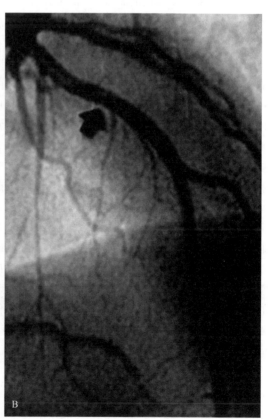

图2 同一处血管病变在组织切片。A.冠状动脉造影；B.血管内超声；C.病变组织的不同表现

段，但该有创检查有较高的风险，因而催生了其他的检测手段。AlloMap是FDA批准的第一种用于心脏移植的基因表达序列（gene expression profile, GEP）检查手段，通过检测外周血单核细胞的基因表达特征，可以有效预测急性细胞排异反应（acute cellular rejection, ACR）。临床研究证实GEP对于ACR的诊断准确性不亚于心内膜活检。GEP还可以用于排异反应低危患者的初筛，当GEP出现阳性结果后再进一步行心内膜活检。但是GEP并不适用于抗体介导的排异反应（antibody-mediated rejection, AMR）的初筛。最近的研究发现，受者组织当中mRNA的表达或许与AMR有关，为AMR的诊断提供了新的思路。

游离DNA检测是诊断排异反应的另一种无创检查手段。供体来源的游离DNA可以在受者的尿液及血液中检测到，它的浓度升高或许与细胞或抗体介导的急性排异反应有关，有望成为诊断供心损伤的标志物。

六、致敏和脱敏

如果受者体内携带高浓度的HLA抗体，即为致敏状态。HLA抗体的定量通常通过免疫荧光检测进行，大于3000～5000的中位免疫荧光强度即为高浓度，并有潜在的细胞毒性。然而，并非所有的高浓度抗体都会损伤移植物功能，供体特异性抗体锚定补体的能力或许能更好地评价其细胞毒性。经典补体通路的激活起始于HLA抗体与C1q的结合，进而形成膜攻击复合物，最终导致细胞分解和死亡。因此，可以认为能够与C1q结合的抗体是有细胞毒性的，这一点在肾移植患者中已经得到证实。

供者HLA与受者HLA抗体的匹配程度与超急性排异反应的发生率密切相关。在过去，交叉配型是唯一的评估手段，即将供者的细胞与受者的血浆混合，并评估补体相关的细胞毒性。但由于地理条件的限制，该检查限制了潜在供者的数量。在美国，大多数移植中心已经采用了虚拟交叉配型的方法取代传统方法，即通过分析受者HLA抗体的特性来预测与之相符的HLA，携带该类HLA的供者即被排除。该方法用于心脏移植被证明是安全和有效的。

对于高致敏受者而言，HLA抗体检测不仅有助于找到安全的供心，而且可以指导患者是否需要脱敏治疗。许多中心采用校正群体反应性抗体（calculated panel reactive antibody, cPRA）的阈值来决定致敏受者的治疗

方式。cPRA是指不可接受的HLA在捐献者人群中的出现频率，如果数值>50%～70%，则需要启动脱敏治疗以降低致敏受者HLA抗体的含量。治疗包括抗体的钝化、清除和减少抗体的生成，分别通过注射免疫球蛋白、血浆置换、使用利妥昔单抗和硼替佐米来实现。硼替佐米是一种蛋白酶抑制剂，通常在使用免疫球蛋白和利妥昔单抗后cPRA仍在50%以上时使用，可以与血浆置换联合使用。Kobashigawa等发现，与非致敏对照组相比，使用免疫球蛋白＋利妥昔单抗的脱敏受者有更低的1年内急性排异反应和抗体介导的排异反应发生率，但5年生存率、供心血管病变发生率、非致命并发症发生率和感染发生率没有统计学差异。Patel在30名致敏患者中应用了硼替佐米＋血浆置换疗法，约50%的患者出现cPRA下降，22名患者较差配型阴性并接受了心脏移植。这部分患者的1年生存率为100%，74%的患者没有发生需要治疗的排异反应。

七、扩大供心来源

目前美国的潜在器官捐献者的捐献率约50%，这主要得益于主动捐献行为的增加。美国的器官移植中心目前采用了扩大捐献标准的供体（extended criteria donor, ECD），将高危的供体与高危的受体进行匹配。高危受体的标准包括：年龄大于65岁，肾功能不全，外周动脉病变或难以控制的糖尿病。尽管使用ECD供心的患者有不错的生存率，但目前有证据表明它们的利用率正不断降低。一项研究纳入了加州从2001—2008年的1872名潜在的捐献者，结果表明年龄大于50岁、女性、脑血管意外、高血压、糖尿病、肌钙蛋白阳性、左心功能不全、室壁运动异常、左心室肥厚是器官不能使用的预测因子。然而，符合以上特点的ECD供心，使用后对受者的影响似乎不大。

其他扩大供心来源的手段包括：发现更多的潜在捐献者，提高捐献率，扩大捐献标准，最大化保护器官功能及应用机械辅助设备等。体外灌注设备的应用可以打破长时间运输导致供心缺血的地理限制，使心脏在温暖、跳动的情况下进行运输，目前已有相关设备在进行临床试验。心脏死亡后器官捐献（donation after circulatory death, DCD）也是供心的重要来源，但如何最大程度降低心肌缺血损伤是目前面临的主要挑战。

（黄劲松 吴 敏）

4. 心力衰竭患者的脉搏血流动力学

心力衰竭具有很高的住院率和死亡率，是全球性的重要的临床问题。肱动脉收缩压高于115mmHg或者肱动脉舒张压高于75 mmHg是所有年龄段发生心力衰竭的预测因子。在2016年公布的SPRINT研究中显示，心力衰竭发生率的下降主要是得益于强化降压。然而，在临床实践中广泛使用的肱动脉收缩压和肱动脉舒张压并不能完全解释泵（即心脏）和动脉循环之间的复杂关系。首先，从生理学来说，因为泵的搏动特性，血压是一个曲线而不是两个极端值（收缩压、舒张压），是在一定的压力范围内围绕一个平均值上下波动。其次，从升主动脉到外周动脉测量点，收缩压和脉压均升高。因此，肱动脉血压不一定反映心脏的压力。最后，血压是心脏产生的血流和动脉系统施加的后负荷共同作用的结果。因此，相同血压的患者可能因为左心室的血流量不同而导致后负荷模式存在很大差异。广泛地来说，动脉负荷由两部分组成：稳定（或"阻抗"）负荷和脉搏负荷。总外周血管阻力和心排血量共同决定了"稳定"负荷。而动脉后负荷则受多种动脉特性影响（主动脉的几何结构和硬化度，动脉波反射的时长和强度）。本文着重介绍心脏后负荷的脉搏成分及其在心力衰竭中的临床意义。

一、脉搏血流动力学的无创检测指标

1.脉压差　肱动脉脉压差是一个广泛应用的脉搏血流动力学指标。其一方面取决于每搏输出量和前向血流；另一方面取决于主动脉僵硬度、管径大小和波反射。当左心室泵功能保留且不存在明显的主动脉瓣疾病时，高脉压差提示后负荷增加。在射血分数降低（HFrEF）的心力衰竭患者中，脉压差与左心室的功能参数如左心室射血分数、每搏输出量、心排血量等直接相关，较低的脉压差提示左心室功能下降。由于脉压差测量简单，一些流行病学研究探讨了肱动脉脉压差的预后作用，其中大多数研究表明高肱动脉脉压差与预后不良相关。根据欧洲高血压指南，动脉硬化的老年人肱动脉脉压差值>60 mmHg即反映了大动脉的无症状性损害。

2.脉搏波传导速度　脉搏波传播速度（PWV）是指心脏每次搏动射血产生的沿大动脉壁传播的压力波传导速度，是评估动脉血管僵硬度的简捷、有效、经济的非侵入性指标，能够综合反映各种危险因素对血管的损伤，是心血管事件的独立预测因子。

3.波反射　波反射是指心脏左心室收缩产生的前向波沿着主动脉壁传向动脉树的分支，在阻抗不匹配的位置部分反射回主动脉，被反射回来的压力波叫反射波。在年轻人中，PWV较低，大部分反射波在心脏舒张期到达主动脉根部。随着年龄的增长，PWV 增加，反射波在收缩中晚期就到达心脏，导致收缩中晚期负荷增加、收缩压增加、舒张压降低（这是决定冠状动脉血流的关键因素）。此外，反射波在心脏处重新反射将增加前向压力波的幅度。

二、心脏与动脉功能的关系

1.心肌后负荷与心室后负荷　左心室后负荷是指动脉循环所施加的压力负荷，而心肌后负荷是为了收缩心肌纤维而产生的心肌壁应力（MWS），其不仅取决于动脉压力负荷，还取决于左心室射血期随时间变化的几何结构。波反射将增加收缩中晚期左心室压力负荷和MWS，而左心室收缩时间将影响心肌细胞在缩中晚期时受波反射不良影响的程度，在这段时期心肌细胞尤其容易受到后负荷增加带来的危害。因此，随时间变化的MWS可综合性地反映心肌-心室-动脉的耦合。

在旋转对称的心室结构里，可利用动脉张力检测联合超声心动图或心脏磁共振的无创方法来估算射血期随时间变化的MWS。MWS可以更直接反映心脏收缩晚期的心肌负荷。显著升高的收缩晚期MWS与左心室舒张功能受损和左心房功能下降相关。此外，收缩期MWS峰值与有创性测量所得的心肌耗氧量密切相关，能更直观地评估心血管系统的功能。

2.动脉负荷对射血分数保留和射血分数下降的心力衰竭患者的不同影响　当左心室泵功能保留时，反射波通常在压力波形中产生收缩晚期的压力峰值，以此增强收缩中晚期的主动脉压力。这一特征在射血分数保留（HFpEF）的心力衰竭患者中尤为突出，并可用于诊断病情：在鉴别伴劳累性呼吸困难的HFpEF和HFrEF患者时，脉搏动脉功能的检测与超声心动图的效果相仿。然而，当左心室泵功能下降时，反射波可更显著地减少血流量,而压力波形没有明显的改变。在严重左心室收缩功能不全(左心室射血分数<30%)的患者,反射波将截断血流,减小每搏输出量,缩短射血时间。

三、脉搏动脉负荷的诊断价值

1.动脉负荷与左心室肥厚 左心室肥厚是高血压患者无症状性器官损害的重要标志,也是高血压发展至心力衰竭的重要中间环节。在动物模型中已证实,在总外周血管阻力无任何变化的情况下,主动脉硬化度增加会导致左心室肥厚。此外,收缩晚期的负荷比收缩早期的负荷导致更严重的大鼠心肌肥厚。单纯收缩压升高的患者,其左心室质量显著高于收缩压和舒张压都升高的患者。在一项纵向研究中,4.7年内左心室向心性肥厚的发生率与更高基线的颈动脉和股动脉PWV(cfPWV)独立相关。左心室肥厚的下降目前已经证实有利于临床预后,而它与反射波下降的相关性比与肱动脉血压的相关性更强。在比较不同降压药物(血管紧张素转化酶抑制药-利尿药组合或单用β受体阻滞药)的疗效时,能影响脉搏血流动力学的药物在减少左心室肥厚方面更有优势,虽然两种治疗方案在稳态血流动力学方面并无差异。

2.动脉负荷和新发心力衰竭的风险 在Framingham研究中,肱动脉脉压差(和肱动脉收缩压)比舒张压对中年人群充血性心力衰竭的预测更强。在校准了包括平均动脉压在内的危险因素后,cfPWV与随访10.1年发生心力衰竭事件独立相关。此外,更大的cfPWV与HFpEF和HFrEF均相关,尽管研究结果没有达到统计学意义,部分原因可能是心力衰竭事件较少。在平均随访3.5年的2602例慢性肾脏病患者中[平均肾小球滤过率45ml/($min \cdot 1.73m^2$)],cfPWV、肱动脉收缩压和脉压差均可预测住院患者心力衰竭的发生,其中cfPWV显示出最佳的相关性。在无症状的心力衰竭高危者中,5年内动脉硬化度(臂踝PWV增加)的恶化与发生心力衰竭的风险增加相关。综上所述,现有的证据表明动脉硬化度,特别是反射波/收缩晚期负荷的测量,与心力衰竭的发生率存在相关性。

3.脉搏血流动力学对已发生心力衰竭患者的预测价值 在晚期HFrEF患者中,较低的肱动脉脉压差通常提示预后不良。而对于不太严重的HFrEF患者,高肱动脉脉压差与预后不良呈正相关。在这些患者中,脉压差更能反映动脉硬化程度和脉搏后负荷的增加。在HFpEF患者中,肱动脉脉压差与临床结局之间的关系往往是正相关的。然而,在HFpEF的急性心力衰竭患者中,低肱动脉脉压差通常也提示预后较差。这些患者可能有明显的左心室向心性肥厚和较低的每搏输出量,尽管保留了左心室射血

分数(这证明在HFpEF患者中保留左心室射血分数并不代表保留心肌收缩力)。一项单中心研究证实了急性失代偿性心力衰竭患者中反射波对不良结局的预测价值。同样,PWV作为一种更直接的动脉硬度测量方法,与HFrEF和HFpEF患者的预后(心力衰竭住院率、心血管疾病和全因死亡率)直接相关。

四、治疗上的应用

1.脉压在HFpEF研究中的作用 目前尚无有效的药物可降低HFpEF患者的发病率或死亡率。鉴于脉搏血流动力学受损在HFpEF中重要的病理生理作用,各种临床试验探讨了人群血流动力学特征及干预脉搏血流动力学对临床结局的影响。然而,目前的证据主要局限于肱动脉脉压差。在最近的两项Ⅱ期临床试验中(ALDO-DHF和PARAMOUNT),干预组(螺内酯或沙卡布曲缬沙坦)的肱动脉脉压差显著降低,这与灌注压或利钠肽的改善存在正相关。但是,在大多数HFpEF的临床终点试验中,肱动脉脉压差并没有显著降低。例如,在I-PRESERVE研究中,厄贝沙坦只降低了肱动脉脉压差1.7 mmHg(安慰剂不变)。

2.反射波可能是一个潜在的治疗靶点 在HFrEF患者中,硝酸酯类被证实可以减少静息和运动时的反射波。然而,尽管目前多项研究已表明短期服用硝酸甘油及其有机类似物可显著降低反射波,但在最近的一项研究中发现,长期(24周)服用硝酸异山梨酯联合肼屈嗪并不能减少HErEF患者的反射波。这可能是因为药物长期使用产生了耐受性。在HFpEF患者中,外源性无机亚硝酸盐已被证实可以通过反射波减少收缩末期的左心室负荷,并可将反射波移动至舒张期以此增加冠状动脉的灌注压,改善心肌氧供-氧耗比例。

目前有数个Ⅱa期临床试验在研究无机硝酸盐/亚硝酸盐在HFpEF和无心肌缺血的HFrEF患者中的疗效。迄今已发现无机硝酸盐/亚硝酸盐可改善运动耐量和运动中的血流动力学。目前用于研究的药物主要是吸入性的亚硝酸钠和亚硝酸钾。吸入性的亚硝酸钠半衰期极短(<40min),间断摄入将导致亚硝酸盐的血药浓度明显波动,因此难以维持一整天的稳定疗效。而无机硝酸盐拥有更长的半衰期,这有利减少其血药浓度的波动。KNO$_3$CK OUT研究(NCT02840799)正是着力于探讨硝酸钾在HFpEF患者的作用,其结果将有利于阐述硝酸盐和亚硝酸盐在治疗HFpEF中药理学上的不同。而可溶性鸟苷酸环化酶激动剂对于脉搏负荷和反射波的影响也将是未来的研究重点。

五、展望

目前我们已经可以通过非侵入性技术来全面评估患者的脉搏血流动力学。现有的建模技术,医学模式向精准医疗转化,以及靶向治疗脉搏性左心室负荷并独立于血压值的药物的诞生,均促进了动脉血流动力学的研究步入临床治疗领域。与此同时,关于动脉血流动力学的机制研究仍在继续。

(李　欣　黄泽娜)

5. 慢性心力衰竭时的变时功能不全

一、引言

变时功能不全定义为：在运动中不能足够的增加心率，以满足心排血量对代谢的需求。这个术语，在1975年由Ellestad and Wan文章介绍；他们观察到，在平板运动试验期间，一个低下的心率反应后将有一个高发的冠状动脉事件。在这个观察后不久发现，在平板运动期间，心力衰竭人群中相当部分有减退的变时反应。接下来在20世纪80年代，起搏器装备了身体活动的传感器，且频率应答起搏作为了变时功能不全患者的治疗选择。不管接下来的数年在这个主题上的兴趣如何，在心力衰竭的领域科学的焦点已经转移到了心排血量、每搏量（或射血分数）等部分。目前，可置入的现代心脏仪器（ICD, CRT）广泛应用到了心力衰竭人群。可探测身体活动期间代谢需求的生理传感器的应用，提供了变时功能不全探测和治疗的选择；但这些资源并未得到实际的应用。尽管心力衰竭人群中变时功能不全高患病率和对健康的冲击，其潜在的意义在临床实践中仍然未被认识到。希望此篇文章，能有助于广大医者对心力衰竭时变时功能不全有一定的了解。

二、心率动力学

在正常心脏，窦房结的特化起搏细胞的自动除极以约每分钟100次的固有频率控制心脏活动并形成固有心率。自主神经系统对固有心率的调节是交感和副交感影响动力学平衡的结果。静息时副交感神经系统起主要作用，维持心率在平均每分钟70次。运动使副交感抑制和交感活性增加，致心跳加快。运动终止后，交感活性减退和副交感张力增加导致心率快速下降。在成人期间，最大可获得心率随年龄增长逐步下降，这部分地由于β肾上腺能反应性的下降以至于在降低在固有心率基础上心率增加的能力。固有心率约每年每分钟降低0.5次，于最大心率也有类似的降低。根据变时功能不全定义，运动时心率调节的动力学过程中，心率反应不良也表现为心率延迟增加、次极量峰值心率、心率不稳定或心率恢复不良。

三、评估变时功能的方法

数个方法可以用于描述或评估变时功能。

公式：预期的最大心率（APMHR）＝220－年龄，首次由Astrand等引用。有多个截取值可用于定义病理的变时反应，APMHR的80%截取值是最经典的。此公式来源于健康人群，不适用于服用如β受体阻滞药的患者。也有研究显示，对于心血管病患者，等式（220－年龄）高估了APMHR约（40±19）次/分。

一个替代公式来源于HF-ACTION试验的亚组研究。对767例β受体阻滞药治疗的有症状心力衰竭患者的调查显示，公式（220－年龄）高估了年轻人APMHR，而低估了老年人。基于这组资料，得到含年龄和静息心率（rHR）的2变量的替代公式以界定心力衰竭时APMHR：[119＋0.5*（rHR）－0.5*（年龄）]。Keteyian等认为，这个替代公式优于传统标准公式（220－年龄），改善了心力衰竭人群的峰值心率（pHR）的预测水准。然而，在心力衰竭伴变时功能不全预后的研究中，大多数调查应用传统（220－年龄）公式，用替代公式诊断变时功能不全的截取值目前还没有可用的资料。

另一个评估变时反应的替代方法是使用pHR与rHR的差值并且计算出心率储备（HRR），HRR＝[（pHR－rHR）/（APMHR－rHR）]×100。通常采用HRR的80%截取值用于诊断变时功能不全。HRR的优势是测量心率动力学而非单一的pHR；因rHR明显高时，HRR是降低的，而pHR可达正常水平。

以上的方法，试验中患者须尽最大运动努力。运动试验可因一些原因终止，如胸痛、共存疾病、失态、药物或心力衰竭本身；这使得结果不可靠，也使得影响心率可靠性的实际因素难于判断。为了客观地量化患者的劳力，可用到呼吸交换比（VCO_2/VO_2即二氧化碳产生量与氧耗量之比）。在逐级运动中，直到最大运动发挥前，这个比一直增加。呼吸交换比≥1.05的截取值，可认为达到了最大运动付出。

当呼吸交换比<1.05时，Wilkoff等用变时指数来评估变时反应。变时指数＝HRR/代谢储备，代谢储备通过代谢当量（METS）测量，并定义为（METSstage－METSrest）/（METSpeak－METSrest）。变时指数<0.8时可定义变时功能不全。此法有身体健康矫正的优势，但并不常规应用。

再有一个心率积分（HRSc）的方法由Wilkoff等用于判断变时功能。数据获取方式来自整合了传感器和起搏算法技术的置入式电子仪器。此仪器已广泛用于HFrEF人群，如ICD和CRT；并提供了独特的机会以研究心率动力学。目前，HRSc定义为：所有感知和起搏的心房事件落在每分钟60～70次的百分数；当此事件全部落入每分钟60～70次时，HRSc是100%。当用70%截取值诊断变时功能不全时，在57 893例带除颤功能CRT的人群中，HRSc可独立地预测5年死亡率。HRSc没有和常规应用的方法（如pHR、HRR）比较，评估也不要求最大运动量，也许可提供一个替代诊断方法。此外，HRSc也能够由Holter监测得到。

四、慢性心力衰竭时变时功能不全特点及影响因素

（一）运动能力

心力衰竭定义为一种复杂的临床综合征，因为结构或功能性的心室充盈或射血的减退。此定义与变时功能不全的定义有部分重叠，临床上可能难于区分。两者都使心排血量降低，产生类似的临床表现，只不过侧重点有所不同；就如公式所示，心排血量＝每搏量×心率。当心力衰竭而每搏量受损时，心排血量增加更加依赖心率的反应能力。

评估心功能的金标准是心肺运动试验中测得的最大氧耗量（pVO_2）。

Witte等比较了237例慢性心力衰竭者和118例年龄匹配的对照者，证明心力衰竭时运动能力明显降低，pVO_2降低约40%。关于变时功能不全对心力衰竭患者运动能力影响，另一组研究显示pVO_2有12%～23%的降低。

心力衰竭患者的变时功能不全和降低的运动能力之间有着明确的关联，但它们之间的因果关系还有争议。变时功能不全也可以认作心力衰竭进展阶段运动功能降低的一个必然结果。

相似于前述的射血分数降低的心力衰竭（HFrEF），pVO_2降低也出现在射血分数保留的心力衰竭（HFpEF）患者。

（二）变时功能不全的病理生理学

心力衰竭发生时，心肺牵拉及动脉压力感受诱发钠利尿肽释放、肾上腺能信号通路和肾素-血管紧张素-醛固酮系统的激活。这增加心率和心排血量，但也增加心肌氧耗、缺血、氧化应激，对心肌细胞产生额外压力。随着心力衰竭研究进展，出现心肌细胞肥厚，并进一步增加心率。慢性交感过度激活导致心脏β受体下调和失敏，这被认为是心力衰竭患者变时功能不全的主要机制。

有研究阐明，慢性心力衰竭患者运动中去甲肾上腺素峰值可达正常人水平，但心率的净增加值明显降低，人工输入去甲肾上腺素的心率反应也明显低下。这都提示窦房结β肾上腺能敏感性减退，也有研究证明，心肌细胞肾上腺能受体密度下调。

有学者发现，心力衰竭患者的静息心率与心率反应之间存在病理生理学的差别。静息心率与心肌紧张、炎症相关，而运动期间心率反应与去甲肾上腺素及合肽的水平相关。

类似HFrEF、HFpEF充盈压增加同样激活交感通路，同样产生变时功能受损。有研究显示，在HFpEF患者，运动能力更加受限，且不能完全归因于舒张异常；提示自主功能失常参与。

有研究显示，变时反应在HFpEF进展阶段期间逐步减退。但不知道变时功能不全的恢复能否改善运动能力，因心率增加可代偿左心室充盈。

医源性变时功能不全也见于心脏移植受者。

（三）患病率

心力衰竭人群的变时功能不全的患病率可依定义和截取值而变化。大多数研究通过用APMHR的80%或HRR的80%作为心肺运动试验时的截取值诊断变时功能不全。相比APMHR，同样的截取值下，HRR产生的患病率更高。如目前的一个多中心研究（1045例），都用80%的截取值，APMHR的患病率64%，HRR患病率88%。

（四）预后

研究证明，变时功能不全是一般人群死亡的独立预测者；这也适用于心力衰竭人群。HF-ACTION试验另一个亚研究含1118例心力衰竭患者，运动时HRR的60%截取值是和所有原因死亡及住院相关的。

类似患病率，死亡率也高度依赖APMHR与HRR的截取值。采用APMHR的65%和HRR的70%的截取值显示了与心血管死亡率独立相关的每个参数的优化结果，分别是2.04和1.77的危险比。对于APMHR<65%的定义，变时功能不全的患病率是17%；而对于HRR<70%，患病率高达77%。

也有一些少见的方法用于预后评估。延迟的心率恢复也能用作预后标记，尽管这个方法不必然反映变时功能不全。有研究提示，心肺运动试验后心率恢复延迟也能用作心力衰竭患者死亡的预后标记。在CHARM研究中发现，慢性心力衰竭患者的静息心率本身能预测负面事件，每分钟10次的增加与所有原因8%的死亡增加相关。鉴于此，心率动力学所有参数（如，峰值心率、心率恢复和静息心率）都可能用于实践中心力衰竭患者的危险分层。

（五）药物对变时功能影响

药物治疗是慢性心力衰竭治疗的基石。多种心力衰竭药物使用严重干扰变时功能不全的评估，包括β受体阻

滞药、选择性窦房结抑制药及抗心律失常药。

β受体阻滞药无疑是心力衰竭治疗中收益最大的药物。几个大规模研究显示，β受体阻滞药的应用与心力衰竭人群的变时功能不全相关联。中断β受体阻滞药可增加运动时的峰值心率，但不能完全正常化变时反应。

尽管变时功能不全与不良临床后果有关，通过治疗药降低心率显示了对生存利益的矛盾作用。β受体阻滞药降低静息心率和峰值心率，低水平静息心率有益于死亡率降低。一个含23个β受体阻滞药心力衰竭试验的荟萃分析中（19 000例），死亡率降低得益于静息心率降低的幅度。而峰值心率降低与非有益的结果关联。另一个有64 549例患者的研究证明，APMHR截取值是与所有原因死亡预期反相关，而β受体阻滞药治疗明显加强这个关系；非β受体阻滞药治疗和β受体阻滞药治疗的患者，如采用AMPHR的65%截取值，两组死亡率接近。

伊伐布雷定，一个新窦房结抑制剂，已证明有益于心力衰竭患者。在里程碑SHIFT这个双盲随机对照试验中（含6 505例静息心率>70次/分的患者），在90%患者只用β受体阻滞药的情况下，加上伊伐布雷定后降低静息心率，也降低心血管事件风险。有研究也显示，治疗8个月后，心率变异性和各种交感活性参数的明显改善。还有研究显示，伊伐布雷定与β受体阻滞药合用可改善运动能力和生活质量。

评估运动时伊伐布雷定对峰心率的作用的科学数据是极少的，结果也还不统一。

五、心力衰竭时变时功能不全的置入电子仪器应用

传感器技术和起搏算法的技术进展现在已经整合进入置入式电子仪器。目前，相当部分的HFrEF患者已置入ICD及CRT这些仪器，形成一个较大的群体。这些仪器可以提供一些心率动力学数据，如HRSc；也可以提供除颤、再同步化治疗及频率自适应起搏治疗。频率自适应起搏可恢复变时功能不全患者对日常身体活动的生理性心率反应。

因心房起搏维持着生理的心室活动和机械同步，设置起搏方式和参数以保证起搏心房就很重要。DAVID试验显示：取A-V=180ms时，DDDR起搏可导致约60%的心室起搏，与心室备用起搏相比，不良事件的明显增加有关。在DAVID Ⅱ试验中，固定频率心房起搏，与心室备用起搏相比，产生相似的生存。

除了起搏方式，适合的患者选择也是重要的。ALTITUDE研究包含了1154例带除颤功能CRT的患者；当HRSc≥70%，DDDR起搏使HRSc从88%降到78%；与DDD

起搏相比，HRSc的降低有明显的生存受益。相反，在无变时功能不全的患者，当HRSc<70%时，DDDR起搏没有超过DDD的生存受益。Tse等的一个小的国际研究显示，严重变时功能不全组（APMHR<70%）能从频率适应性起搏治疗中获得明显高的pHR和pVO$_2$，而一般组（70%>APMHR<85%）不能。另有研究也证实，步行距离的改善与频率应答起搏期间心率的线性增加相关。这些结果提示，严重变时功能不全患者更能从频率自适应起搏中受益。这也解释了为何PEGASUS试验（含非选择1433例CRT患者）没有显示DDDR相对于DDD的优势。

六、回顾和展望

变时功能不全在心力衰竭人群中普遍存在，是运动能力的限制因素，且与生存率降低有关；尽管它的潜在机制还不十分明确。变时功能不全潜在的重要性，目前在临床工作中受到的关注十分有限、这是因为缺乏标准的诊断变时功能不全的方法。变时反应能够通过动态的运动试验和静态的HRSc进行分析，两种标记获得相似的预后价值，但精确地关系并不明确。为心力衰竭人群计算APMHR的特别公式已经得到了，但很少应用；心力衰竭的严重性可能需要进一步的定义。因此在心力衰竭中变时功能不全的诊断，仍然缺乏一个金标准。变时功能不全和心力衰竭患者中运动能力下降清楚地关联，但因果关系不确定。弄清楚变时功能不全与降低的运动能力之间的因果关系很重要，因为在心力衰竭患者，变时功能不全正在作为一个可置入仪器技术的潜在治疗目标，且相当部分的心力衰竭人群置入了仪器；它提供研究心率动力学的机会和自适应起搏治疗。在很好选择的变时功能不全的亚群心力衰竭患者，频率适应起搏有望获得对运动能力和生存两方面有益的作用。

在变时功能不全领域正在进行的试验，主要聚焦在心力衰竭患者频率适应起搏对运动能力的影响。Zhang等瞄准了评估对心力衰竭和变时功能不全患者心房频率适应起搏治疗，对运动耐力和生活质量的作用。RAPID-HF试验评估HFpEF患者的双腔起搏器频率适应起搏的作用。ADAPTION试验评估每分钟通气传感器驱动的频率适应起搏，在有变时功能不全的心力衰竭患者，恢复功能和生活质量的能力。

未来的研究应该强调如下：①适合的（如变时功能不全）患者选择；②精确活动传感器的应用；③理想的频率适应起搏设置（传感器敏感性，心率上限，A-V间期等）；④仪器设置改变后，评估效果必须留足身体（心脏和外周）适应性的时间。

（蒋祖勋）

6. 2018心血管病抗栓治疗进展

一、阿司匹林在心血管疾病一级预防中的地位和争议

长期以来，阿司匹林在心血管疾病防治中一直发挥着重要作用。关于阿司匹林在心血管疾病ASCVD二级预防中的作用和安全性，均有大量雄辩、充分的临床研究循证医学证据，同时兼有良好的药物经济学效益；无论从疗效、安全性、指南推荐、经济学等方面，阿司匹林在二级预防中的基石地位不可动摇。

阿司匹林一级预防的循证医学证据近30年来不断涌现，关于阿司匹林在心血管疾病一级预防中的获益尚存争议，相关大型RCT临床研究结果存在矛盾之处。截至ARRIVE/ASCEND发布之前，已经有11项研究，涉及118 445例患者，对其心血管一级预防的作用进行了探讨。

2009年ATTC荟萃分析显示：阿司匹林一级预防，显著降低非致死性心肌梗死23%（95%CI 0.69～0.86）；2016年USPSTF对11项研究的汇总分析显示：阿司匹林降低非致死性心肌梗死风险22%（95%CI 0.71～0.87）和全因死亡风险6%（95%CI 0.89～0.99），小剂量阿司匹林可显著降低非致死性脑卒中14%（95%CI 0.76～0.98）。

2018年ESC年会期间公布的ARRIVE研究（阿司匹林在心血管疾病中危人群中的一级预防研究）和ASCEND研究（阿司匹林用于糖尿病患者一级预防的安全性和有效性研究），以及2018年9月16日，《新英格兰医学杂志》（NEJM）同步刊出了ASPREE研究（the Aspirin in Reducing Events in the Elderly），再次对阿司匹林在心血管病一级预防中重要作用进行了深入探讨；但是此三项有关阿司匹林在一级预防中结果均为阴性的大型临床研究，使得阿司匹林在心血管一级预防中的作用面临新的挑战和思考。

（一）有关阿司匹林一级预防的最新RCT研究

1.ARRIVE研究　ARRIVE是一项多中心的随机、双盲、安慰剂对照临床研究，旨在探索中危心血管事件风险人群使用阿司匹林进行心血管事件一级预防的获益和安全性。该研究共纳入12 546例没有心血管疾病或糖尿病病史且为心血管事件风险中危患者（10年主要CHD事件风险10%～20%，对应的10年CVD风险20%～30%，评价标准基于各种欧洲和美国风险计算器），主要包括：男性≥55岁并伴有2个以上危险因素；女性≥60岁并伴有3个以上危险因素。受试者被随机分配到试验组（每日服用阿司匹林肠溶片100 mg）和对照组（每日服用安慰剂），每6个月随访1次，中位数随访时间为60个月。从意向性（ITT）分析来看，试验组和对照组分别有269人（4.29%）和281人（4.48%）发生心血管事件，危险比（HR 0.96；95%CI 0.81～1.13；P＝0.6038）。试验组、对照组分别有61人（0.97%）和29人（0.46%）发生胃肠道出血事件，HR为2.11（95% CI 1.36～3.28；P＝0.000 7）。该研究得出结论：对于无心血管疾病、且心血管危险水平较低的人群，应用阿司匹林进行心血管事件一级预防不能获益，且可能增加胃肠道出血事件风险。

2.ASCEND研究　ASCEND是随机安慰剂对照的临床研究，旨在探索40岁以上糖尿病患者使用阿司匹林进行心血管事件一级预防的获益和安全性。该研究2005年6月至2011年7月间共入组15 480例大于40岁不合并心血管疾病的糖尿病患者，其中排除了有明确阿司匹林适应证或禁忌证的患者。入组患者随机给予阿司匹林100 mg/d或安慰剂治疗，平均随访7.4年。结果显示，采用阿司匹林100 mg/d进行一级预防的糖尿病患者，其首次严重动脉粥样硬化性心血管病（ASCVD）事件的发生风险显著低于安慰剂组（8.5% vs 9.6%，P＝0.01），但同时增加了主要出血风险（4.1% vs 3.2%，P＝0.003）。ASCEND研究表明，尽管糖尿病患者采用阿司匹林100 mg/d的一级预防策略显著降低了ASCVD事件的风险，但该策略的净获益被增加的出血风险大大抵消。在进一步的亚组分析中也得出了类似的结论。

3.ASPREE研究　ASPREE研究旨在探索70岁以上老年人使用阿司匹林进行心血管事件一级预防的获益和安全性。该研究从社区入选了19 114例年龄≥70岁的老年人（或美国黑种人和西班牙人年龄≥65岁），中位年龄74岁，排除心血管疾病、痴呆和失能（女性56.4%，其中8.7%非白人，11.0%入组前已常规使用阿司匹林），随机分为肠溶阿司匹林100 mg组（9525人）和安慰剂组（9589

人），随访4.7年。结果显示，阿司匹林组心血管事件的发生率10.7次/千人·年，对照组11.3次/千人·年（HR，0.95；95%CI，0.83~1.08）；两组严重出血事件的发生率分别是8.6次/千人·年和6.2次/千人·年（HR 1.38；95%CI，1.18~1.62）。该研究得出结论：①与安慰剂相比，使用小剂量阿司匹林作为老年人群的一级预防可导致主要出血风险显著增加，但心血管疾病风险并未显著降低；②健康老年人群服用阿司匹林并未延长5年无障碍生存期，且其导致的大出血发生率高于安慰剂。

这3项研究分别回答了中危心血管风险的中老年人群、中年以上糖尿病人群、70岁以上老年人群均不适合常规应用阿司匹林。年龄覆盖从40岁以上延伸到70岁以上均不获益，而其余小于40岁更低龄组心血管风险将更低，获益可能也将更低；80岁以上更高龄组出血风险将更高；因此从年龄角度，基本可以回答阿司匹林对心血管疾病一级预防在各年龄组均不获益。人群覆盖从含高血压的中危中老年人群到糖尿病的高危中老年人群均不获益，也许合并高血压、糖尿病、高脂血症等的极高危心血管风险且出血风险低的人群可能获益，当然此类人群可以理解为按"心血管疾病等危症"进行二级预防。

（二）有关阿司匹林一级预防的最新荟萃分析

Eur Heart J最近发表了一项荟萃分析，以评估无ASCVD人群使用阿司匹林的有效性和安全性；纳入了比较阿司匹林组与安慰剂组或非阿司匹林对照组的随机试验，共11项试验，157 248名参与者，包括最近的ASCEND、ARRIVE和ASPREE研究。主要有效性终点为全因死亡率，主要安全性终点为大出血。参与者的平均年龄为61岁，52%为女性，吸烟者占14%，加权平均随访时间为6.6年。阿司匹林组与对照组的死亡率无差异（HR=0.98；95% CI 0.93~1.02；$P=0.30$）；阿司匹林组的大出血发生率较高（RR=1.47；95% CI 1.31~1.65；$P<0.000\ 1$）；阿司匹林组颅内出血风险增加（RR=1.33；95%CI 1.13~1.58；$P=0.001$）。该研究表明，没有ASCVD的人群使用阿司匹林进行一级预防可能带来风险，与全因死亡率降低无关。需要重新考虑常规使用阿司匹林进行一级预防。

JAMA最近发表了一项荟萃分析，该研究在PubMed和Embase检索了阿司匹林一级预防相关的随机临床试验，要求纳入至少1000名无已知心血管疾病的参与者、随访至少12个月、比较阿司匹林和未使用阿司匹林（安慰剂或不治疗）的差异。该荟萃分析共纳入13项试验，随机分配164 225名参与者，随访1 050 511人·年。参与者

的中位年龄为62岁（范围53~74岁），77501人（47%）为男性，30 361人（19%）患糖尿病，基线时中位主要心血管终点风险为9.2%（范围2.6%~15.9%）。与未服用阿司匹林者相比，服用阿司匹林者的主要心血管终点显著降低[57.1/10 000人·年 vs 61.4/10 000人·年]，风险比（HR）为0.89（95%CI 0.84~0.95）；绝对风险减低0.38%（95%CI 0.20%~0.55%），需要治疗人数（NNT）为265。与未服用阿司匹林者相比，服用阿司匹林者的大出血风险增加[23.1/10 000人·年 vs 16.4/10 000人·年]，风险比为1.43（95%CI 1.30~1.56）；绝对风险增加0.47%（95%CI 0.34%~0.62%），需受伤害人数（NNH）为210。研究显示，阿司匹林用于一级预防时主要不良心血管事件减少，但被大出血增加所抵消。

鉴于阿司匹林在心血管疾病一级预防的证据差异与争议；相关证据不足且研究结论的不一致性，不同国家对于现有证据的理解存在明显分歧，欧、美等国指南中对于无心血管病人群是否应用阿司匹林，存在很大的分歧。在我国，相关指南性文件仍建议存在多种危险因素但未确诊ASCVD的人群应用阿司匹林进行一级预防。

综上，何时对何种人群使用阿司匹林，仍然是一个需要临床医师深思熟虑的临床问题，只有心血管风险高且出血风险低的患者应用阿司匹林才有可能获益。在临床实际工作中可能需要对个体患者充分评估出血与缺血风险，采取个体化治疗方案，才能保证患者最大获益。

二、强效P2Y12抑制剂在ACS二级预防中的新证据

1.GLOBAL LEADERS研究　该研究设计拟在经皮冠状动脉介入治疗（PCI）术后患者行单药替格瑞洛挑战经典双联抗血小板治疗（DAPT），然而研究结果以失败告终，同期发表在《柳叶刀》社评"阿司匹林仍是抗血小板治疗的GLOBAL LEADER"，再次肯定了阿司匹林在心血管疾病二级预防中的基石地位。

GLOBAL LEADERS是一项多中心（全球18个国家、130个中心）、随机、开放、优效设计研究，共纳入15 968例行PCI患者，其中约47%为急性冠脉综合征（ACS）患者，约53%为稳定性冠状动脉疾病（SCAD）患者。患者以1:1随机分为研究组（阿司匹林75~100 mg/d＋替格瑞洛90 mg bid治疗1个月，继以替格瑞洛单药治疗23个月）或对照组（阿司匹林75~100 mg/d＋氯吡格雷75 mg/d或替格瑞洛90mg，每日2次的标准双抗治疗12个月，继以阿司匹林单药治疗12个月）。主要终点为2年全因死亡或非致死性Q波心肌梗死的复合事件。关键次要

安全性终点为报告的BARC 3～5级出血事件。结果显示，研究组未能降低主要终点事件（3.81% vs 4.37%，RR=0.87，95%CI 0.75～1.01，P=0.073）。根据患者类型分析显示，研究组同样未能显著降低ACS患者（RR=0.86，95%CI 0.69～1.08，P=0.19）和SCAD患者（RR=0.87，95%CI 0.71～1.08，P=0.22）的主要终点事件风险。另外，两组的出血风险（BARC 3～5级）也无差异（2.04% vs 2.12%，RR=0.97，95%CI 0.78～1.20，P=0.77）。从研究结果来看，长期替格瑞洛治疗组未能显著降低主要终点事件，以及全因死亡、新发Q波心肌梗死、心肌梗死、卒中、血运重建、支架血栓事件，并且在ACS或SCAD患者中结果一致。这提示，长期替格瑞洛单药治疗并不优于阿司匹林。在安全性方面，虽然两组的出血风险无差异，但研究组的药物依从性较对照组低（77.6% vs.93.1%）。这可能是由于服用替格瑞洛患者的呼吸困难发生率显著增加（13.8% vs 6.5%，P<0.000 1），从而导致患者停药率显著升高。这与SOCRATES研究结果（替格瑞洛较阿司匹林增加呼吸困难（6.2% vs 1.4%）和停药风险（17.5% vs 14.7%）一致。

2018年ESC心肌血运重建指南于日前更新，从指南中的抗血小板治疗推荐部分可以看出，阿司匹林仍然是PCI患者长期抗血小板治疗的基石。ACS和SCAD患者双抗时长通常分别为12个月和6个月，并根据患者的缺血和出血风险进行缩短或延长。

2.TWILIGHT研究　2015年启动的全球、跨国、随机双盲安慰剂对照的TWILIGHT（晨光）研究也是对PCI术后替格瑞洛单药治疗的探索，入选约9000例置入药物洗脱支架治疗的高危缺血患者，所有患者先在PCI术后接受开放标签的低剂量阿司匹林加替格瑞洛（90mg，bid）治疗3个月，之后随机分组，一组继续替格瑞洛联用低剂量阿司匹林的DAPT，另一组采用替格瑞洛单药治疗12个月。TWILIGHT将进一步明确替格瑞洛单药治疗的可行性及有效性，其结果预计于2019年公布。

三、强效双联抗血小板（DAPT）治疗在ACS指南中的地位

抗血小板治疗是冠心病ACS患者药物治疗的基石，国际相关指南对于DAPT在ACS临床用药实践具有重要指导意义。

1.NSTE-ACS　推荐在阿司匹林基础上加一种P2Y12受体抑制剂，并维持至少12个月，除非存在禁忌证（如出血风险较高）。选择包括：替格瑞洛负荷剂量180mg，维持剂量90mg，每日2次。所有无禁忌证、缺血中-高危风险的患者，均建议首选替格瑞洛（Ⅰ，B）。氯吡格雷负荷剂量600mg，维持剂量75mg，每日1次，用于无禁忌证或需要长期口服抗凝药治疗的患者（Ⅰ，B）。需要早期行PCI治疗时，首选替格瑞洛，次选氯吡格雷（Ⅱa，B）。对于缺血风险高、出血风险低的患者，可考虑在阿司匹林基础上加用P2Y12受体抑制剂治疗>1年（Ⅱb，A）；紧急情况或发生血栓并发症时考虑使用GPI（Ⅱa，C）；未知冠状动脉病变的患者，不推荐行GPI预处理（Ⅲ，A）。

2.STEMI　推荐在阿司匹林基础上增加一种P2Y12受体抑制剂，并维持至少12个月，除非存在禁忌证（如出血风险较高）。选择包括：替格瑞洛无禁忌证患者给予负荷剂量180mg，维持剂量90mg，每日2次（Ⅰ，B）。氯吡格雷负荷剂量600mg，维持剂量75mg，每日1次，用于无替格瑞洛或存在替格瑞洛禁忌证（Ⅰ，B）。

首次医疗接触时给予P2Y12受体抑制剂（Ⅰ，B）；紧急情况、存在无复流证据或发生血栓并发症时考虑使用GPI（Ⅱa，C）；转运行直接PCI治疗的高危患者可考虑上游使用GPI（Ⅱb，B）。

3.《2017 ESC冠心病DAPT指南》更新要点

（1）ACS患者P2Y12受体抑制剂的选择和疗程的推荐要点如下：对于ACS患者，无论PCI或药物治疗，默认DAPT的疗程应为12个月（Ⅰ，A）；ACS药物治疗的高出血风险患者，应考虑至少1个月的DAPT（Ⅱa，C）；ACS置入支架的高出血风险患者，应考虑6个月的DAPT（Ⅱa，B）；ACS可耐受DAPT且无出血并发症的患者，可考虑超过12个月的治疗（Ⅱa，B）。

（2）P2Y12受体抑制剂之间转换策略推荐如下：ACS：氯吡格雷→替格瑞洛（替格瑞洛负荷量180mg，不考虑氯吡格雷服用时间和剂量）；替格瑞洛→氯吡格雷（氯吡格雷负荷量600mg，服用替格瑞洛24h后）。慢性稳定CAD：氯吡格雷→替格瑞洛（替格瑞洛维持量90mg，每日2次，服用氯吡格雷24h后）；替格瑞洛→氯吡格雷（氯吡格雷负荷量600mg，服用替格瑞洛24h后）。

4.《2018ESC/EACTS心肌血运重建指南》DAPT部分

（1）SCAD行PCI患者DAPT的推荐要点：替格瑞洛或普拉格雷可考虑用于择期PCI的特定高风险患者（例如发生过支架内血栓或左主干支架置入）（Ⅱb，C）；对于支架置入术治疗的SCAD患者，阿司匹林＋氯吡格雷一般推荐6个月，不论支架类型（引用I LOVE IT 2 DAPT亚组等研究结果）（Ⅰ，A）。

（2）NSTE-ACS与STEMI行PCI患者DAPT的推荐要点：接受PCI的患者，如没有使用过P2Y12受体抑制剂，可考虑应用坎格瑞洛（Ⅱb，A）；接受PCI的患者，如没有使用过P2Y12受体抑制剂，可考虑应用GPI（Ⅱb，C）。

（3）ACS行PCI患者PCI后和长期维持治疗的建议：通过血小板功能检测指导的P2Y12受体抑制剂降阶治疗也是可选择的DAPT策略，尤其对于不适应12个月强效血小板抑制剂治疗的ACS患者（证据TROPICAL-ACS研究）（Ⅱb，B）；ACS患者如能耐受DAPT，并没有出血并发症，可考虑持续12个月以上DAPT（证据：PEGASUS/DAPT研究）（Ⅱb，A）；合并高缺血风险因素的心肌梗死患者，如能耐受DAPT且无出血并发症，替格瑞洛60 mg，每日2次联合阿司匹林可用于12个月以上延长DAPT（证据：PEGASUS）（Ⅱb，B）。

综上，国内外DAPT指南更新对中国临床实践的主要意义。对ACS患者：①以上指南均建议：首次应用DAPT时首选替格瑞洛。②ESC 2018血运重建指南首次建议：接受PCI的ACS患者，如既往未使用P2Y12受体抑制剂，可考虑应用GPI。对SCAD患者：①中国/美国/欧洲指南对PCI后均常规推荐6个月DAPT。ESC 2018血运重建指南对合并高出血风险者建议DAPT疗程减至1（Ⅱb，C）～3（Ⅱa，A）个月（2016中国PCI指南建议为<6个月，需在我国人群验证）；②替格瑞洛可考虑用于择期PCI特定高缺血风险患者（如发生过支架内血栓或左主干支架置入）。

四、ACS PCI围术期的抗凝治疗

直接PCI抗凝药物主要包括普通肝素、依诺肝素和比伐卢定，OASIS 6试验发现磺达肝葵钠用于直接PCI患者可能具有潜在导管内血栓增加风险，因此不予推荐。

1.普通肝素 普通肝素（UFH）是由高度硫酸化多糖链构成，分子量可达30 000 Dal，有多达45个糖单位，但其中只有1/3的糖链有戊糖序列。戊糖序列与抗凝血酶有高度亲和力，产生抗凝效果。普通肝素通过与抗凝血酶结合，形成肝素-抗凝血酶复合物，抑制凝血酶活性，临床上应用广泛。不过，普通肝素的药动学不稳定，患者个体差异较大，易导致血小板减少症的发生。AHA和ESC最新指南对普通肝素的使用给出如下建议。①NSTEMI患者PCI围术期，推荐常规使用普通肝素。②STEMI患者PCI围术期，推荐常规使用普通肝素。

2.低分子量肝素 低分子肝素（LMWH）与血浆蛋白质的亲和力低于UFH，皮下注射损失小，抗凝效果更可预测，半衰期更长。由于LMWH经肾脏清除，严重肾功能不全（Ccr<30 ml/min）时，应适当减量或禁用。在治疗范围内，LMWH药动学与体重相关。低分子量肝素主要通过与抗凝血酶Xa因子结合形成复合物而发挥抗凝作用，半衰期长，不需要频繁检测凝血指标，使用方便。与肝素相比，其诱发血小板减少症的风险明显降低，更

加可靠的剂量需要依赖药动学的指导。①稳定型冠心病患者PCI围术期，依诺肝素可作为替代药物。②NSTEMI患者PCI围术期，不推荐交叉使用普通肝素和依诺肝素。③STEMI患者PCI围术期，可考虑常规使用依诺肝素。2017 ESC STEMI指南将依诺肝素的推荐等级由Ⅱb变为Ⅱa主要基于两项研究：ATOLL研究和一项Meta分析。ATOLL研究是首个在接受直接PCI的STEMI患者中对依诺肝素和普通肝素进行头对头比较的临床研究。研究最终纳入910例STEMI患者，入组前均未用抗凝治疗与溶栓治疗，两组间抗血小板治疗无差异。450例接受依诺肝素治疗，460例接受普通肝素治疗；结果显示，与普通肝素相比，依诺肝素降低死亡+心肌梗死+手术失败+大出血的复合终点的相对风险达17%，但无统计学差异（$P=0.07$）。依诺肝素比普通肝素显著降低次要疗效终点（死亡/复发心肌梗死/ACS+急诊血运重建术）相对风险达41%，$P=0.01$。依诺肝素的临床净获益显著优于普通肝素。Per-Protocol（完全遵循治疗方案）分析的结果的发布进一步确定了依诺肝素在直接PCI中的抗凝地位。此外，一项纳入23项研究（30 966例患者，33%为直接PCI）的Meta分析结果显示，依诺肝素较普通肝素显著降低死亡率（$RR=0.66$，95% CI 0.57～0.76；$P<0.001$）、死亡或心肌梗死的复合终点（0.68，0.57～0.81；$P<0.001$）、心肌梗死并发症（0.75，0.6～0.85；$P<0.001$）以及大出血的发生率（0.80，0.68～0.95；$P=0.009$）。在行直接PCI术的患者中，依诺肝素较普通肝素显著降低大出血发生率（0.72，0.56～0.93；$P=0.01$）和死亡率（0.52，0.42～0.64；$P<0.001$）。

3.比伐卢定 其在ACS围术期PCI抗凝指南推荐地位持续下降。2018ESC/EACTS指南中比伐卢定的推荐：SCAD患者行PCI抗凝推荐如有肝素诱导的血小板减少症，推荐使用比伐卢定（静脉注射0.75 mg/kg，随后按每小时1.75 mg/kg维持至术后4h），证据级别Ⅰ，C；STEMI患者考虑常规使用比伐卢定，证据级别Ⅱb，A；[Ⅱa（2014）→Ⅱb]；NSTE-ACS患者行PCI比伐卢定（静脉注射0.75 mg/kg，随后按每小时1.75 mg/kg维持至术后4h），可考虑普通肝素作为替代方案，证据级别Ⅱb，A[Ⅰ（2014）→Ⅱb]；

对于比伐卢定的推荐等级更改主要基于以下研究，一项基于比伐卢定与UFH比较的RCT研究的Meta分析发现，比伐卢定降低主要出血风险，但无死亡率优势，且增加支架内急性血栓形成风险。另外2015年一项纳入7213例ACS（56%STEMI）患者的研究（MATRIX研究）结果发现，比伐卢定与UFH相比并未降低主要终点（死亡，心肌梗死或卒中复合）的发生率，比伐卢定组总

体死亡率和心血管死亡率较低,出血风险更低,但增加支架内血栓形成风险,且延长用药时间并未改善结局。因此,建议STEMI患者,特别是高出血风险患者可考虑使用比伐卢定,推荐肝素诱导血小板减少症(HIT)患者使用比伐卢定。

五、心房颤动合并PCI的三联抗栓治疗

在临床实践中,接受 PCI 支架置入的心房颤动患者最佳抗栓治疗策略仍存在挑战。接受 PCI 的心房颤动患者理论上需接受口服抗凝药(oral anticoagulation OAC)和双联抗血小板(阿司匹林+P2Y12 抑制剂)的三联抗栓治疗,以降低心源性血栓和冠状动脉血栓并发症的风险。由于三联治疗增加出血风险,早在 2016 年,美国和加拿大发布了心房颤动患者 PCI 术后抗栓治疗共识,然而随着 2016 年的 PIONEER AF-PCI 研究和2017年RE-DUAL PCI研究的公布,此前的抗栓治疗策略得以改写。这两个RCT 研究支持 NOAC 联合单一抗血小板治疗(P2Y12 抑制剂 single antiplatelet therapy SAPT)的策略,该策略也称为双联抗栓治疗,其在降低出血并发症方面优于 VKA +双联抗血小板治疗的三联抗栓治疗。

2018 ESC/EACTS心肌血运重建指南推荐:需要三联抗栓情况下,推荐无禁忌证情况下,大多数患者首选 NOAC,心房颤动患者PCI术后一年之后,无禁忌证下抗凝治疗持续终身。NOAC 使用应根据 RE-DUAL PCI 和 PIONEER AF-PCI 研究中给药方式服药,即达比加群(150 mg, 2 次/日+ P2Y12 抑制剂、110 mg, 2 次/日+ P2Y12 抑制剂)、利伐沙班(15 mg, 1 次/日+ P2Y12 抑制剂、2.5mg, 2 次/日+双联抗血小板治疗持续 1, 6 或 12 个月)。高血栓风险患者优先选择 150mg 达比加群给药方案是合理的,而高出血风险患者可能优先选择 110mg 达比加群给药方案。

阿哌沙班和依度沙班联合抗血小板在Af合并PCI的临床研究正在进行中。

六、ACS的院外抗凝

ACS心血管事件发生后凝血酶活性持续增加,凝血酶驱动血小板活化,后者再激活凝血酶,这就是所谓的正反馈环理论。有研究显示ACS患者双联抗血小板治疗12个月,CV死亡、MI或卒中发生率仍高达10%以上,因此ACS的二级预防在双联抗血小板治疗的基础上,需要更加充分的抗栓治疗。ATLAS TIMI 51研究是一项国际多中心、随机、双盲的三期临床研究,旨在探讨口服直接Xa因子抑制剂利伐沙班能否有效降低急性冠脉综合征患者心血管死亡、心肌梗死和脑卒中的发生率以及评估其出血风险。研究结果显示利伐沙班2.5mg,每日2次联合DAPT,可显著降低血栓事件,虽然未增加颅内出血或致死性出血率,但有增加其他出血风险的情况出现。

2018 ESC/EACTS心肌血运重建指南推荐: ACS患者在DAPT基础上联合使用小剂量利伐沙班(2.5mg,每日2次,Ⅱb)

七、慢性稳定型冠心病的抗凝治疗

1.COMPASS研究 是首个在CAD或PAD这一高风险患者群体中进行评估的新型口服抗凝药研究。主要终点为首次发生心肌梗死、卒中或心血管死亡。以往应用利伐沙班在急性冠脉综合征(ACS)患者中进行的ATLAS ACS 2-TIMI 51研究已取得阳性结果,由于大部分ACS患者都在同时接受双抗治疗,故出血风险也有所增加。当ACS患者进入稳定期后,是否仍可以进行类似抗凝治疗,COMPASS对此进行了有益探索。COMPASS研究结果显示,小剂量联合治疗组在减少终点事件方面明显优于阿司匹林单药组(联合组、利伐沙班组、阿司匹林组分别为4.1%, 4.9%, 5.4%, $P<0.0001$),而在利伐沙班单药组未看到明显获益。在终点事件的组分分析方面,其主要表现为可减少心血管死亡和卒中事件,心肌梗死事件并无明显减少。同样,该研究以出血增加为代价,其大出血定义为国际血栓与止血学会(ISTH)修改的标准,修改后的定义增加了"因出血到医院就医"标准。因此,修改后的ISTH出血定义较以前的出血定义更为广泛。联合治疗组的出血风险较阿司匹林单药组增加了70%,其风险比值为1.70,但致命性出血和重要器官出血与阿司匹林组比较无统计学差异。同样,利伐沙班单药组的出血风险也有所增加。

2.其他 COMMANDER HF研究是在HF/CAD患者中比较利伐沙班与ASA的疗效和安全性。其结果将填补这一领域的实际临床医疗需求。VOYAGER PAD研究将在正在接受外周动脉干预措施的外周动脉疾病患者中,探索利伐沙班减少血栓性血管并发症的潜在获益。这是一项全球性Ⅲ期"申请适应证"研究。

血栓性疾病是ASCVD急性并发症和临床致命性事件的重要发病机制,抗血小板、抗凝是一永恒的话题,期待新的研究、新的证据带来更大的临床获益。

(周忠江)

7. 射血分数的争议

射血分数（ejection fraction, EF）作为一个被广泛承认的诊断及评价预后的工具，既反映心功能，也反映心脏重构。其临床应用十分广泛，从心力衰竭、心肌梗死到瓣膜性心脏病，已成为各种指南和临床实践中心功能评价的基石。然而，随着时代的发展及研究的进展，EF保留性心力衰竭（heart failure with preserved EF, HFpEF）逐渐增多并出现年轻化的趋势，这需要更精确的指标来识别亚临床左心室功能不全，以及随访一段时间内左心室功能的变化情况（如使用心脏毒性药物期间）。本综述根据现有的临床证据，讨论现代心脏病学精准评价的要求下，EF应用的合理性，以及加入其他左心室功能评价指标的必要性。

在左心室影像学发展之前，心功能的评价受限于有创测量左心室压力及血流。在20世纪60年代早期发展起来的左心室造影及造影剂稀释技术，使左心室容量的测量变成可能，射血分数定义为每搏量与舒张末容积的百分比。心功能测量是现代心脏病学众多指南和临床实践的基础。

一、生理学基本知识

1.EF和容量　总体来说，左心室EF作为左心室功能的评价指标，比每搏量更有价值，因为它参考了Frank-Starling容积关系曲线。然而，EF在有些时候并不能准确反映循环状态。EF减低，可能是每搏量减低，也可能是左心室舒张末容积增加。LVEF反映左心室相对容积，主要受前负荷、后负荷及心肌收缩力影响，而左心室绝对容积受影响情况不同：舒张末容积主要受前负荷及心肌收缩力影响，收缩末容积主要受后负荷及心肌收缩力影响。

在EF降低性心力衰竭（heart failure with reduced EF, HFrEF）及缺血性心脏病，左心室舒张末及收缩末容积都可能增加，导致每搏量正常，但EF下降，EF是收缩功能及心脏重构的标志。运动员的左心室重构是指左心室扩大，而每搏量正常，静息时EF轻度减低。相反，在老年女性EF正常的小心脏，每搏量可能减低，如合并主动脉瓣狭窄，减低的每搏量通过狭窄的瓣膜时可能不足以引起显著的跨瓣压差，即使心排血量已经减低，心力衰竭症状已经出现。因此，在某些情况下，如瓣膜性心脏病及HFpEF，SV是独立于EF的心功能评价指标。

LVEF作为左心室功能指标的局限性是明显的，不单单在HFpEF，也在临床前期的心力衰竭。在LVEF正常的情况下，用左心室形变指标评价左心室功能，可能对预后有重要意义。对于一部分无症状心力衰竭患者来说，二维超声心动图很重要，可以发现心肌梗死后室壁变薄、瘢痕、节段性运动异常或扩张型心肌病引起的EF减低。然而，随着现今高血压及代谢性疾病的增多，其成为导致心力衰竭的重要病因，二维超声心动图能发现的异常就不多了，LVEF正常的心肌变形受损更为常见，应描述为亚临床心力衰竭。

作为射血期的指数，EF作为左心室功能的评价指标受心室负荷（特别是后负荷）影响。在重度二尖瓣反流（mitral regurgitation, MR）的情况下，左心室dP/dt可用MR速率估测。许多不受负荷影响的评价指标已被发现，但这些指标与EF的相关程度并不理想，事实上，这些不受负荷影响的左心室功能评价指标前景仍不清晰。另一方面，虽然常常被忽略，记录测量LVEF时的血压虽然简单，但却是基础及重要的，可补充反映负荷对EF的影响。

EF是在心内膜下测量的心肌功能评价指标。在左心室壁肥厚的情况下，心肌中层缩短率可能显现得比心内膜功能好。因此，EF亦受左心室几何形态影响。

2.EF忽略的生理学现象　延迟收缩是左心室功能不全的一个敏感指标，而EF的定量测量是忽略收缩速度时对延迟收缩的一个简化表示。若要考虑收缩速度，可用环向心肌缩短率或其他更精确的指标例如应变率来表示；另一方面是两室间收缩的时间同步性，如左束支传导阻滞的特征在二维超声图像上即可辨认，但需要通过R-R间期提高时间分辨率，而不是测量EF时用的舒张末及收缩末。对于评价宽QRS波群患者的机械不同步性作为再同步化治疗（cardiac resynchronization therapy, CRT）的适应证仍存在争议，然而，对于可能因心肌纤维化引起的同一心室不同节段间的收缩离散却对心律失常的发生率有重要预测意义。

舒张末与收缩末间左心室容量的变化不能反映心肌收缩力学的复杂性，如心肌扭转与放松是心肌收缩和舒张的重要组成部分。尽管这些评价指标在日常临床测量中不常见，因为其需要时间分辨率足够高的灰阶图像，也需要测量扭转心肌间的位移，这些因素限制了其在临床应用中的发展。但随着快速但心动周期三维图像采集等新技术的发展，这些难题将得到解决。

3.新指标 各种左心室功能评价的新指标在不断发展，其中最突出的是心肌变形指数，如应变及应变率，已作为LVEF的附加指标。心肌应变率与左心室dP/dt存在线性关系，已成为评价心肌收缩力的常用指标。椭圆形的左心室模型解释了左心室整体纵向应变（global longitudinal strain, GLS）、整体环向应变（global circumferential strain, GCS）与EF的相关性，GCS与EF的相关性甚至比GLS好。左心室壁厚度增加、左心室腔内径减少时，表观EF正常，GLS和GCS却减低。所以，左心室腔小、左心室壁肥厚的患者，表观EF正常，实际上GLS却已受损，这是应变比起EF的一大优势。

二、左心室图像的技术性考虑

1.图像方法论 基于EF测值而做出的临床决策通常会忽略EF的获取过程。即使在一些心内除颤仪（implantable cardioverter defibrillators, ICDs）的大型临床随机研究中，也没有EF测量的统一标准，却得出不同等级EF获益的结果。而心脏磁共振（cardiac magnetic resonance, CMR）因其出色的对比分辨率成为无创评价手段的参考标准。事实上，CMR的高可重复性使其在左心室重构的前瞻随访研究中被推荐使用。CT测量EF通过CMR的验证表明也很精确，但需要用到造影剂及有射线暴露。心脏核素检查可获取多心动周期图像，理论上可评价左心室同步性，可实际上图像时间分辨率较低，可能不能获取真正的舒张末及收缩末帧，从而低估EF。超声心动图仍是测量EF的最主要工具，但对具体测量方法的描述十分重要，超声心动图报告上通常没有明确注明EF是定性估测的、二维Simpson's法测量的、还是三维超声定量测量的。在单一平面用M型Teichholz公式测量EF已被其他方法所取代，不应再使用。

EF的测量应根据不同情况选择最合适的方法。不同测量方法在空间分辨率、时间分辨率、重复性、敏感性等方面有各自优势。总体来说，CMR空间分辨率最优；超声心动图时间分辨率最好，特别是二维超声和组织多普勒；三维可重复性最差。左心室收缩功能的微小改变用GLS评价比EF优胜。

EF的局限性包括生理性、技术性及临床。所有测量EF的方法都是基于左心室腔的椭圆柱体假说，但当左心室腔变形（最常见于缺血性心肌病的患者）时，测量的准确性将受影响。三维超声理论上可以解决这一问题，但实际上，三维图像的质量本来就是一个问题，致心内膜显示不清，从而低估左心室容量。另外，心肌机械活动的不同

步性（如束支传导阻滞的患者）也引起EF测量的偏差。

2.正常范围与可信度 不同方法测量出来的EF正常范围有所不同，而对于某一种测量方法来说，EF的正常范围因年龄及性别而改变。超声心动图EF的正常范围不一定在每一种情况下都适用，如在重度MR的患者，EF<0.6就可被认为左心室收缩功能减低，而在AS的临床指南中，则是以EF<0.5作为截点，EF为0.5～0.6的患者则被认为是高危。

3.随访检查 定期随访检查对患者的诊疗有重要意义，如使用心肌毒性药物的患者、心肌梗死后EF<0.35的患者（药物治疗的疗效、ICD置入的指征）、开始抗心力衰竭治疗前的患者、瓣膜性心脏病（特别是瓣膜反流）的患者等。对正在接受抗心力衰竭治疗、EF>0.4患者的预后判断也有重要意义。

但要得出干预措施对随访检查中的左心室容量及EF变化有独立影响有时很困难，这是一个可行性的问题。因为除了左心室功能的真正变化，差异也有可能是由误差（包括机器及操作者引起的）、变异性（如每次检查的切面差异）、患者生理因素（如容量变化、呼吸影响、心律失常）等引起。可靠性可用测量误差（包括组内误差、组间误差）来评判，提高可靠性可通过制定标准化操作流程（SOP）（包括呼气末采图、避开期前收缩、房颤律时选择R-R间期相近的心动周期等）、操作者培训、重复测量、定量分析等来实现。

4.EF的隐藏信息 EF的一大局限性是有时与其他指标情况不符，虽然EF在心功能评价中非常重要，但其他关于EF的细节描述及非EF评价指标同样重要。临床根据与血流动力学相符的EF做出诊疗决策，如当收缩压高达220mmHg或心室率达150次/分时的EF轻度减低，不能单看EF评价其左心室功能的真实情况。又如当左心室舒张末容积为60ml，EF为0.55，此时每搏量才33ml，假如患者心率70次/分，则心排血量为2.3L/min。左心室容量最好用三维技术测量，可以不依赖左心室几何形态假说。类似地，左心室肥厚、形态、同步性、充盈压等也是反映左心室预后的重要指标，但却因为片面关注EF而被忽略。

当用超声心动图测量EF有难度时，测量其他收缩期指标也有重要意义，包括左心室dP/dt、Tei指数及GLS。测量质控的最简单却经常被忽略的一步就是交叉比较灰阶及多普勒测量出来的左心室容量指标。

过度关注EF还容易忽略其他能有效反映生理及预后信息的心功能指标，如右心室大小及功能、心房大小的定量分析、舒张充盈压等。

5.合理使用 左心室容量及功能的影像学评价对很多急慢性心血管病患者至关重要，包括心力衰竭、心肌

病、心肌梗死及瓣膜性心脏病的患者。站在充分并合理利用检查手段的立场上，无症状期患者的持续定期随访最具争议。检查可有多种评价方法，但超声心动图是最常用的方法之一。有临床研究证明，超声心动图的早期、持续合理利用，可改善心力衰竭患者预后，减少相对死亡风险。临床医师会根据超声心动图的评价结果，调整诊疗策略，特别是对EF保留的心力衰竭患者。

6.测量质控　EF对临床决策的制订至关重要，所以应从测量的每一个步骤确保其准确性。用超声心动图测量EF时，准确度可能受图像质量影响，此时应该考虑心腔造影，以明确心内膜边界。事实上，超声造影的使用频率应作为一质控指标，许多医院的超声心动图室使用超声造影的病例<5%，而比较合理的比例应为10%~15%。超声造影使左心室容量的测量与CMR更接近，在一个二维和三维、造影和非造影的对照研究中，超声造影可提高二维图像的准确性及可信度，接近三维图像的水平。

7.右心室EF　右心室腔形态不规则，使其定量评价存在难度。在心腔测量及功能评价指南中，右心室面积变化分数（fractional area change，FAC）被用于评价右心室的整体功能，但此指标极易受切面因素影响，可信度不高。可供选择的右心室功能定量指标还包括右心室组织多普勒S'、三尖瓣环位移、右室游离壁应变等。三维技术的出现正在解决这一挑战，然而，更推荐用CMR做右心室定量评价。

8.负荷EF　负荷左心室功能的评价可有多种方法，超声心动图及心肌核素最常用，CMR亦可用。除了诱发潜在的心肌缺血、还可评价静息功能正常的无症状心力衰竭，评价严重瓣膜病的心肌储备。然而，负荷状态下切面的采集及心内膜的描绘很有挑战，EF测量有很大争议，肺动脉收缩压的升高意义更大；同样，尽管负荷状态下EF递增不良可被认为是亚临床心力衰竭，心肌应变的测量意义更大。

三、临床应用

1.EF与心力衰竭　无症状期心力衰竭分为A期心力衰竭（只有高血压、糖尿病等高危因素）及亚临床期心力衰竭（subclinical LV dysfunction，SBHF），包括EF减低、左心室肥厚及瓣膜反流等。心力衰竭的早期诊断、早期治疗是关键。临床前期心力衰竭EF通常不减低，GLS等其他收缩指标可能对此阶段的评价更有意义。

有症状期心力衰竭分为EF减低性心力衰竭（HFrEF）及EF保留性心力衰竭（HFpEF），此分类对临床诊疗有重要意义。对于EF"保留"，标准不一致，有的标准>0.4，也有的是>0.5，但此时EF只是此类患者的一个特征，而非

病理生理学的解释，EF在0.4~0.5的患者不代表其收缩功能正常。

最新的心力衰竭指南中，提出中等程度EF心力衰竭（HFmrEF）这一概念。在HFpEF及HFmrEF的诊断中，不仅需要具备心力衰竭的症状和体征、EF异常，更需要脑利尿肽的升高、左心室壁肥厚、左心房增大等舒张功能不全的表现，这种特殊表型的患者很容易被忽略。

最近5年提出了心力衰竭的另一类型——EF恢复型心力衰竭（HFrecEF）。超过50%有心力衰竭病史的患者，但如今EF>0.5的属于这一类型。这部分相对低危的患者可能由于既往病史不全、由一次超声心动图检查结果被误判为HFpEF。HFrecEF患者与HFrEF及HFpEF患者相比，心源性住院及死亡率低，需要心室辅助装置或心脏移植的可能性也较低。HFrecEF患者拥有一般心力衰竭的神经激素系统激活、氧化应激、心肌细胞损伤等病理生理机制，需要持续的心肌保护治疗，但此类心力衰竭的心肌损伤通常为一过性的，且病因已被纠正，仅留下亚临床心功能不全，预后比其他类型心力衰竭患者好得多（如心肌炎或应激性心肌病等）。EF对心功能微小改变的相对不敏感，使这类心力衰竭诊断相对困难，需要更精确指标评价心肌的真正恢复。

EF测量已被普遍承认对预后有评价意义，特别是EF<0.4。然而，当EF超过0.4，不同级别的EF与预后无明显相关。相比之下，GLS下降能为预后评价提供有效信息，特别是当EF相对正常、节段室壁运动评分也正常的情况下。经验上，EF<0.35与GLS<12%是类似的，但在HFrEF患者中，GLS仍保持其预测价值。若患者EF<0.22，GLS<5.9%，则特别高危。一项连续入选4174名急性心力衰竭患者（平均LVEF 0.4，GLS 10.8%）的临床研究发现，HFpEF、HFmrEF、HFrEF三类心力衰竭患者也发现GLS相应的轻度（>12.6%）、中度（8.1%~12.5%）及重度（<8.0%）下降。下降的GLS为风险管理提供分层依据，GLS轻度、中度、重度下降患者5年死亡率分别为34%、38%、49%，比根据LVEF的分类预测效果好（HFpEF、HFmrEF、HFrEF患者5年死亡率分别为39%、38%、41%）。

2.EF与冠心病　心肌梗死后左心室功能的评价很复杂，一是由于其他非损伤节段的代偿性运动增强，二是心肌梗死破坏了左心室腔的正常几何形态。用室壁运动评分及三维解决这一问题作用有限，但EF作为判断预后的指标已经使用将近40年。

3.EF与心律失常　EF<0.35的心力衰竭患者心源性猝死（sudden cardiac death，SCD）与恶性心律失常明显相关，因此EF被用于ICD置入指征的评价。最强有力的临床证据来源于缺血性心肌病，然而对于非缺血性心肌病的

患者EF的截点仍颇具争议，最近一大型临床研究显示EF<0.35的非缺血性心肌病患者置入ICD无明显临床获益。然而，EF在0.30～0.35的心力衰竭患者有50%以上有SCD风险，ICD置入后只有50%的患者临床获益不明显，所以EF仍是ICD指征之一，其他检查手段包括CMR定量评价左心室纤维化程度、超声应变评价左心室电机械同步性。

4.EF与瓣膜性心脏病

（1）主动脉瓣狭窄：重度主窄患者后负荷增加，室壁负荷增加，可导致EF受损，这种损伤在瓣膜置换术后可能逐渐恢复。正因为如此，尽管EF减低增加围术期风险，但不应成为手术的禁忌证。LVEF对主窄患者有预测价值，被作为无症状主窄患者的瓣膜置换手术指征之一。在EF减低的患者，每搏量减低可造成低流量低压差，此时可用多巴酚丁胺试验区分重度主动脉狭窄及非重度主动脉狭窄，心肌储备不足（药物负荷后每搏量无明显上升）与预后不良相关。低流量低压差主动脉狭窄左心室腔通常较小，室壁肥厚，通常合并HFpEF舒张性心力衰竭，此时EF不再是评价左心室功能不全的最佳指标，其受容量情况、左心室几何形态、不同步性及节段性损伤等因素影响，GLS的优势突显。一项2年的随访研究发现，左心室基底段纵向应变<13%是无症状主窄患者瓣膜置换的适应证。

（2）主动脉瓣反流：主动脉反流患者的外科手术指征包括反流程度、左心室收缩末内径>55mm，LVEF<0.5。容量负荷增加逐渐导致左心室失代偿，EF受损。然而，在左心室失代偿期之前，左心室功能的受损被代偿机制所掩盖。所以，EF减低与预后不良相关，即使是无症状的主动脉瓣反流患者。

负荷超声测量心肌储备、左心室容量、变形指数等存在技术性困难，但有意义，左心室功能不全在负荷状态下变得明显。然而，在EF正常的情况下，并不代表左心室功能真的正常。药物治疗下的无症状主动脉瓣反流患者，GLS<18%与疾病进展相关，>15%患者左心室收缩末容积指数增加，>10%患者EF下降。

（3）二尖瓣反流：无症状二尖瓣反流患者的外科决策基于左心室大小及功能，EF<0.6即被认为是异常。术前LVEF>0.64、LVESD<37mm时，术后左心室功能不全的风险较低。负荷超声测量心肌储备、左心室容量、变形指数等存在技术性困难，但有意义，左心室功能不全在负荷状态下变得明显。静息状态下GLS为18%～20%可预测术后左心室功能不全，对手术时间的制订有参考意义。

四、健康人群

1.流行病学调查　不管在发达国家，还是在发展中国家，心血管疾病都是一个多发病、常见病，人群中疾病负担重。流行病学调查可以反映健康决定因素、亚临床和临床疾病及卫生支出的分布，为卫生干预决策及政策的制定提供依据。流行病学研究的方式包括问卷调查、生物样本及数据测量，其中心功能的测量是一个重要组成。流行病学调查的心功能测量除了要考虑安全、费用、放射暴露等一般因素，通常样本量巨大，并有一定时间限制，包括左心室的多种指标（心肌质量、EF、GLS、舒张功能），以及左心房及右心室功能。

为避免观察误差，测量通常有严格的标准化流程及对观察者的定期培训。CMR在这方面有优势，因其自动化程度多、可重复性高，这样得出的可信区间（CI）更高，但CMR花费高，且对设备要求高，一些落后地区可能没有相应设备。

2.心力衰竭筛查　心力衰竭发病率越来越高，在美国预计到2030年将有800万人患心力衰竭，应对这些慢性疾病的人力物力财力也在不断增加，预计下个10年将花费700亿美元。因此，对心力衰竭的检测和预防显得尤为重要。LVEF<0.5的患者进展成心力衰竭的比例比常人高12倍，即使EF只是轻度减退（0.4～0.5）的患者进展成心力衰竭的比例也比常人高3倍，所以识别B型心力衰竭相当于识别心力衰竭的高危患者。

五、未来展望

EF在心脏病学诊疗中的基础地位在医学界中并不多见，尽管有其局限性，却远远不足以被摒弃，很难想象还有什么单一指标可以代替EF评价左心室收缩功能不全及其预后。除了超声测量EF，CMR是次选，但CMR存在预约时间长、花费大等缺点，而三维实时超声心动图的发展，可以采集但心动周期的三维图像，无须患者配合憋气，也避免了拼接伪像的干扰。而且，还可以自动追踪心内膜，但是，不管采用二维还是三维灰阶图像，用半自动方法计算EF时，都不能忽略人工校正的重要性。

另外，我们必须关注表观EF保留的临床前期疾病。在这种情况下，单单EF能提供的信息可能不充分不全面，尤其是对EF保留心力衰竭的评价及B期阶段心力衰竭的识别。这些情况通常与心肌淀粉样变、肥厚型心肌病、瓣膜性心脏病有关，单凭EF对这类疾病做评估，可能会对诊疗方案的制订造成偏差。所以，最好在保留EF测量的基础上，加入其他更新、更敏感的左心室功能评价指标。特别是在表观EF正常或EF与临床表现不符的情况下，加用GLS，更全面评价左心室功能。

（侯跃双　任思琪）

8. 利尿药在充血性心力衰竭中的应用: ESC科学声明2019

绝大多数急性心力衰竭事件的特征是容量超负荷和充血。因此，治疗目标是通过合理使用利尿药来减轻容量超负荷，缓解充血状态。利尿药是心力衰竭治疗的基石，使用袢利尿药缓解容量超负荷的症状和体征是指南的I类推荐。2019年1月，欧洲心脏病学会（ESC）心力衰竭协会颁布了利尿药在充血性心力衰竭中合理应用的科学声明，详述了利尿药在充血性心力衰竭中的应用，包括充血的临床评估、利尿药的合理应用和利尿药抵抗的治疗策略及常见电解质紊乱的管理等内容。

一、概述

心力衰竭的自然病史是以急性失代偿期为特征，其发病率和死亡率不断增加，并对我们的社会造成了沉重的经济负担。充血症状和体征的增加是急性心力衰竭患者寻求紧急医疗救治的主要原因，充血通常在心力衰竭急性发作前的一段时间内发生，只有少数急性心力衰竭患者出现急性低灌注的症状和体征。鉴于充血在心力衰竭中的关键作用，利尿药目前仍是心力衰竭治疗的基石。指南强烈建议使用袢利尿药来缓解容量超负荷所致充血的症状和体征（I，B）。本文主要基于当前的研究证据和专家意见，讨论了利尿药在急慢性心力衰竭患者中的合理应用。

（一）心力衰竭的充血及评估

1.充血的定义和发生机制　心力衰竭的充血定义为，导致心脏充盈压升高的细胞外液体积聚的体征和症状。充盈压是心脏收缩和舒张功能、血浆容量和静脉容量/顺应性的综合结果。心力衰竭通常伴有神经激素活性增加所引起的钠水潴留状态，进而导致血浆容量增加。此外，交感神经活性增强可引起内脏动脉和静脉收缩，进而导致血液从内脏血管系统重新分配到循环血容量中。在已经存在容量超负荷的状态下，通过血液再分配增加有效循环血量，最终导致静脉回流和心脏充盈压增加。事实上，在长期静脉充血和（或）急性心力衰竭时交感神经过度激活的状态下，静脉容量可出现代偿。因此，容量超负荷和充血这两个术语在这种情况下可以互换使用。然而，因为在急性心力衰竭住院的患者中，有54%在入院

前1个月内体重增加≤1kg，这表明容量超负荷不能完全解释急性心力衰竭的病理生理特征，容量的重新分布也可能是出现充血体征和症状的原因。此外，心力衰竭通常与恶病质相关，这使得对体重变化的解释变得困难。恶病质可能导致血浆蛋白丢失、血浆渗透压力降低，进而阻碍血液在组织间质中的再灌注。住院期间体重减轻不一定与心力衰竭患者住院期间或出院后发病率或死亡率的降低相关，但体重增加通常与预后不良相关。因此，《2016 ESC急性和慢性心力衰竭诊断和治疗指南》建议，在出现充血的心力衰竭患者中应区分急性液体再分布和真性容量超负荷（无等级建议）。由于利尿药主要用于缓解过多体液潴留所致的容量超负荷，故本文重点阐述容量超负荷导致的充血及利尿药在充血性心力衰竭中的合理应用。

2.心力衰竭的充血评估　尽管不同个体和临床条件下的血管内压力-容积关系可能有所不同，但诊断心力衰竭充血的金标准是采用心导管术直接测量右心房压力（RAP）和肺毛细血管楔压（PCWP）。然而，该技术的有创性限制了其在临床中的常规应用。此外，在充血性心力衰竭评估研究和肺动脉插管有效性研究（Evaluation Study of Congestive Heart Failure and Pulmonary Artery Catheterization Effectiveness, ESCAPE）中，使用肺动脉插管指导的充血治疗并没有能够改善心力衰竭的预后，尽管显著改善了心力衰竭患者的血流动力学变化。无创性检测充血的临床和技术评估的诊断准确度，目前已通过与有创性血流动力学评估方法的比较进行了验证，结果显示无创性检测方法有较高的敏感度和特异度（表1）。充血的体征和症状是基于检测充盈压增高和（或）充盈压增高引起的血管外体液潴留。因此，颈静脉怒张是确定心力衰竭患者容量超负荷最常用的体征。颈静脉搏动（jugular venous pulsation, JVP）的增高不仅可以检测到全身充血状态，而且在JVP升高和左心充盈压升高之间也具有良好的敏感度（70%）和特异度（79%）。尽管在不同观察者之间存在明显的差异，但是接受治疗的JVP变化通常与左心充盈压的变化是平行的。然而，在一项50例慢性心力衰竭患者的研究中，尽管PCWP≥22mmHg，但是42%的患者并没有出现充血的

体征(啰音、水肿和JVP升高)。此外,在目前的临床实践中,医师体格检查的技能也在不断下降。而且胸部X线片可以显示肺淤血和胸腔积液的征象,但是仍有20%的充血性心力衰竭患者的胸部X线片显示正常。与胸部X线片相比,肺部超声在排除间质性肺水肿和胸腔积液方面可能更好。肺部超声检测B线影主要是基于渗出的液体进入肺间质和肺泡所致。超过2个肋间隙的3条B线影被认为是急性心力衰竭肺间质水肿和肺泡水肿的诊断征象。

超声心动图参数(表1)可用于估测右心和左心的充盈压力,尽管在急性心力衰竭患者的准确度较低。RAP可以通过评估下腔静脉的塌陷率和宽度进行估测。多普勒成像和组织多普勒可用于评估左心充盈压。随着充盈压的升高,二尖瓣舒张早期的血流速度(E波)增加。这表明在低E'的情况下充盈压增加,特别是当E波减速时间短,而A波速度低时。然而,E'波可能在晚期心力衰竭患者中的应用受到限制。指南建议在所有急性心力衰竭患者中测量利钠肽(natriuretic peptides, NPs)有助于区分心脏性和非心源性的呼吸困难(I, A)。NPs对排除急性充血性心力衰竭具有很高的阴性预测价值(排除急性心

力衰竭的阈值:BNP<100pg/ml, NT-proBNP<300ng/ml和MR-proANP<120pg/ml)。在有心力衰竭病史的患者中,结合充血的体征和症状、特征性胸部X线片和检测的NPs水平增高可考虑诊断为充血状态。根据具体病情,这些检测方法可以作为经胸超声心动图或肺部超声的补充诊断。根据ESC指南,对于心源性休克、难治性肺水肿或怀疑左、右心充盈压不匹配或血流动力学状态不确定的患者,应进行有创性的血流动力学评估(Ⅱb, C)。

3.正常血容量的评估 很多心力衰竭患者在出院时仍有残余的临床充血表现。例如,在利尿药优化策略评估急性心力衰竭的临床试验(Diuretic Optimization Strategies Evaluation, DOSE-AHF)中,只有15%的心力衰竭患者在充血治疗后被临床医师评估为正常血容量。重要的是,出院时的临床充血是心力衰竭患者预后不良和再入院的一个强有力的预测因子,尤其是在肾功能恶化的情况下。然而,即使在出院时充血症状和体征较为有限的心力衰竭患者中,预后仍然很差,表明亚临床充血也可能影响患者的预后。呼吸困难的缓解是一个较差的反映充血减轻的临床征象,因为很多没有呼吸困难的患者

表1 不同充血评估参数的敏感度和特异度

参数	敏感度	特异度	比较	讨论
临床评估				
右侧				
JVP>8 cm	48%	78%	RAP>7mmHg	肥胖患者中难以观察
颈静脉回流	50%	75%	RAP>7mmHg	肥胖患者中难以观察
肝大	51%	62%	RAP>7mmHg	肥胖患者中难以观察,非心力衰竭原因
双下肢水肿	94%	10%	RAP>7mmHg	非心力衰竭水肿可能得到假阳性结果
左侧				
呼吸困难	50%	73%	PCWP>18mmHg	呼吸困难的原因多种多样
劳力性呼吸困难	66%	52%	PCWP>18mmHg	劳力性呼吸困难的原因多种多样
端坐	66%	47%	PCWP>18mmHg	可能是非心源性,或者没有这种情况
S3	73%	42%	PCWP>18mmHg	不同观察者之间存在变异性
啰音	13%	90%	PCWP>18mmHg	可能是非心源性,或无啰音
超声心动图评估				
右侧				
IVC塌陷<50%	12%	27%	RAP>7mmHg	在正压通气患者中难以使用
吸气直径 IVC<12 mm	67%	91%	RAP>7mmHg	不能用于正压通气患者
左侧				
二尖瓣血流E波速度>50(cm/s)	92%	28%	PCWP>18mmHg	E波与A波融合时,很困难进行评估
二尖瓣环侧壁E/e'>12	66%	55%	PCWP>18mmHg	在晚期心力衰竭和CRT的精确度较低
减速时间<130ms	81%	80%	PCWP>18mmHg	E波与A波融合时,很困难进行评估
肺静脉 S/D<1	83%	72%	PCWP>18mmHg	不同观察者之间存在变异性
肺部超声的弥漫性B线影(超过3条)	85.7%	40%	PCWP>18mmHg	非心脏疾病时也可能存在

注:CRT.心脏再同步治疗;IVC.下腔静脉;JVP.颈静脉搏动;PCWP.肺毛细血管楔压;RAP.右心房压力;S/D.收缩/舒张期速度比

仍然可有明显的临床或血流动力学充血。在病情稳定的情况下，心力衰竭患者的体重减轻同样也不是一个好的观察指标。如何确定心力衰竭患者的正常血容量，以及何时停止充血治疗仍然是心力衰竭治疗的主要挑战。目前还没有可靠且实用的床旁试验来确定心力衰竭患者是否为正常血容量，因为目前尚无正常血容量的诊断标准。理论上，它与最佳的液体容量相关，能够满足机体的代谢需求，而不需要过量的间质液体，也不需要产生有害的心脏充盈压增高。事实上，大多数用于检测充血的非侵入性临床试验都被用作估测心脏充盈压升高（RAP>7mmHg 或 PCWP>18mmHg）的替代方法。

然而，尚不清楚这些检测方法在没有残余血流动力学充血的情况下评估正常血容量的准确性。目前越来越多的研究对生物标记物发生兴趣，因为它们具有易于测量的优点。作为一种反映心脏充血的生物标志物，不仅需要在某个时间点与充血相关，还需要快速可靠地对充血状态的变化做出反应。随着心室壁应力的增加，NPs 被释放，从而可以反映心脏充盈压。然而，除了心室壁应力外，许多因素也可能影响 NPs 水平。到目前为止，尚无随机对照临床试验表明 NPs 指导的急性心力衰竭患者的充血治疗可改善临床预后。然而，NPs 浓度的变化可能有助于心力衰竭患者进一步的风险分层，因为升高的 NPs 水平降低，无论是自行缓解还是通过药物治疗，似乎与临床预后的改善相关。而可溶性 CD146、碳水化合物抗原-125 和肾上腺素是新的更精确反映血管充血的生物标志物。除了能反映心脏充血以外，这些新的生物标志物还能提供一些额外的临床信息。然而，它们的使用目前仅限于研究领域，较少应用于临床实践中。

心力衰竭患者在充血治疗后血红蛋白的增加（血液浓缩）被认为是血管内容量减少的标志。然而，血液浓度只提供了两个时间点之间血浆容积相对减少的替代产物，因此它并不能反映绝对血浆容积（可能是治疗目标）。研究表明只有晚期血液浓度（如住院的最后几天）可能与心力衰竭的预后改善相关，因此血液浓度不适合指导临床充血的治疗。此外，血细胞比容的变化很小，也可能与出血、静脉切开、脾脏淤血和体位变化有关。重要的是，在临床实践中，血清肌酐的增加通常被认为是由于有效循环血量的减少，往往会促使临床医师减少对充血的治疗，其实这是基于一种普遍性错误认识，即进一步的充血治疗可能会导致肾小管损伤。事实上，在充血治疗期间，出现血清肌酐增加不应停止进一步的充血治疗，特别是在充血持续存在的情况下。此外，在充血治疗过程中血清肌酐的增加与潜在的肾小管损伤无关。如果心力衰竭患者在肾功能恶化的情况下，因为持续充血而出院，其

临床预后往往极差。此外，过度强调连续性检测生物标记物作为容量负荷状态变化的监测指标，可能导致在无明显残余充血的心力衰竭患者中袢利尿药的不适当增量，进而可能增加低血压、肾功能障碍和其他临床不良事件的发生率。相比之下，生物标记物水平的改善也可能为充血治疗提供虚假的临床信息。与之前的指南一致，本文推荐使用基于多参数的综合评估作为指导心力衰竭患者减少充血治疗的出院前评估，包括静息和活动后的临床评估以及结合生物标记物检测，同时根据当地医学专家的技术评估，这些可能是当前最好的指导充血治疗的临床策略，但尚未得到前瞻性临床研究的验证。

（二）利尿药在心力衰竭治疗中的临床应用

1.利尿药在心力衰竭治疗中的作用机制　在容量超负荷导致充血的情况下，钠和水的长期潴留进一步扩大了血管内的血液容积，导致血管外液体积聚过多。除超滤外，去除钠和水的唯一途径是增加肾钠排泄和利尿，而利尿药可增加肾钠和水的排泄。因此，对其药动学和药效学的深入了解是合理应用利尿药治疗的必要条件。不同利尿药的作用部位及其药理学特性概要如表2所示。

2.心力衰竭的利尿药反应和利尿药抵抗　为了达到正常血容量，容量超负荷和利尿反应的程度将决定充血治疗的成功与否。给予利尿药后可引起钠尿排泄或利尿的能力被称为利尿药反应。利尿药抵抗是指机体对利尿药不敏感，导致利尿药的排钠和利尿作用减弱或消失，利尿药的使用未能达到正常血容量。利尿药反应是根据所给利尿药的剂量和类型及机体容量超负荷的程度、身体组成和肾功能来评估。由于袢利尿药是心力衰竭患者利尿治疗的主要药物，故利尿药抵抗和袢利尿药抵抗这两个术语经常被频繁使用。为了评估心力衰竭患者对初始利尿药治疗的反应，临床医师需要一个反映利尿药反应的指标。目前，临床上常常使用净液体输出量和体重变化来评估利尿药反应。虽然体重评估似乎是一个简单的测量方法，但是它在技术上具有挑战性，体重的波动可能不一定能够代表液体再分布的变化。此外，体重丢失和液体输出之间的相关性较差。

由于利尿药治疗的目的是消除过量的钠和水，近年来通过测量尿钠含量作为利尿药反应的指标重新引起了人们的兴趣。除了在连续的尿液收集中测量尿钠之外，晚近一项在袢利尿药给药1~2h的尿液样本研究显示，6h的尿液收集与尿钠总量有良好的相关性。这种治疗策略可能使临床医师能够系统、及时地判定袢利尿药反应，以便于利尿药在心力衰竭治疗中得到及时调整。

然而，在急性心力衰竭患者中连续使用袢利尿药治

表2 利尿药的药理学作用

药物	乙酰唑胺	袢利尿药	噻嗪样利尿药	MRA	阿米洛利
作用位点	近端肾小管	Helen袢升支	远曲小管近端	远曲肾小管远端	远曲肾小管远端
起始剂量/长期推荐使用剂量	口服：250～375mg 静脉：500mg	呋塞米：20～40/40～240mg 布美他尼：0.5～1.0/1～5mg 托拉塞米：5～10/10～20mg	HCTZ：25/12.5～100mg 美托拉宗：2.5/2.5～10mg 氯噻酮：25/25～200mg 氯噻嗪：500～1000mg （静脉注射）	螺内酯：25/25～50mg 依普利酮：25/25～50mg 坎利酸钾：25～200mg， 不建议长期使用	5/10mg
最大推荐日总剂量	口服：500mg，每日3次 静脉：500mg，每日3次	呋塞米：400～600mg 布美他尼：10～15mg 托拉塞米：200～300mg	HCTZ：200mg 美托拉宗：20mg 氯噻酮：100mg 氯噻嗪：1000mg	50～100mg（在肝病中使用的剂量可高达400mg）	20mg
半衰期	2.4～5.4h	呋塞米：1.5～3.0h 布美他尼：1～1.5h 托拉塞米：3～6h	HCTZ：6～15h 美托拉宗：6～20h 氯噻酮：45～60h	坎利酮：16.5h 依普利酮：3～6h	GFR正常：6～9h GFR<50ml/min：21～144h
起效	口服：1h 静脉注射：15～60min	口服：0.5～1h 静脉注射：5～10min 皮下注射：0.5h	口服：1～2.5h 静脉注射：氯噻嗪静脉可用，起效时间：30min	口服：48～72h 静脉注射：坎利酸钾：2.5h	口服：2h 无静脉注射制剂
口服生物利用度	具有剂量依赖性，剂量>10 mg/kg时为可变性吸收	呋塞米：10%～100% 布美他尼：80%～100% 托拉塞米：80%～100%	HCTZ：65%～75% 美托拉宗：60%～65% 氯噻酮：未知 氯噻嗪：9%～56%	螺内酯：约90% 依普利酮：69%	30%～90%
食物对胃肠道吸收的影响	可以和食物一起吃，食物可以减轻胃肠不适症状	呋塞米：是（延缓） 布美他尼：是（延缓） 托拉塞米：否	HCTZ：未知 美托拉宗：未知 氯噻酮：未知	螺内酯：高脂饮食可提高生物利用度 依普利酮：未知	未知
效力（FENa%）	4%	20%～25%	5%～8%	2%	2%

注：FENa.钠排泄分数；GFR.肾小球滤过率；HCTZ.氢氯噻嗪；MRA.盐皮质激素受体拮抗剂

疗期间，尿钠成分可能会发生显著变化。尽管尿量持续增加（利尿效应），但是肾钠输出（尿钠排泄）却随时间逐渐减少。因此，在连续数天的袢利尿药治疗期间，会产生越来越多的低渗尿，这可能与许多因素有关，包括肾血流动力学改变、不同的底物输送［钠和（或）利尿药］、神经体液因子和肾的结构改变。尽管有几项研究表明，在首次应用袢利尿药后，可采用尿钠用于评估心力衰竭的预后，但是尚无研究表明其在应用连续数天袢利尿药后的预后评估价值。

利尿药抵抗的病理生理学机制是多因素的，涉及交感神经系统激活、肾素-血管紧张素-醛固酮系统（RAAS）激活、肾单位重塑、先前存在的肾功能障碍、利尿药的药动学紊乱及由于血液再灌注缓慢所导致的血管内液体消耗。因此，在早期和重复性治疗评估的基础上，一种阶梯式的药理学给药方法旨在通过改变利尿药治疗来成功地消除充血状态，这一方法在肾功能恶化（在失代偿前12周，血清肌酐增加>0.3mg/dl）的患者中优于高剂量袢利尿药，主要来自DOSE-AHF和肾优化策略评估（renal optimization strategies evaluation, ROSE-AHF）试验的结果分析。

（三）利尿药在急性心力衰竭中的临床应用

1.急性失代偿性心力衰竭的治疗目标 在对急性失代偿性心力衰竭患者开始进行充血治疗之前，应区分容量超负荷或液体再分配所导致的充血。患者出现充血和液体超负荷的治疗目标包括：①在没有残余容量超负荷的情况下实现彻底的充血治疗。然而，正如上文所提到的，往往很难确定何时停止充血治疗。②确保足够的灌注压以保证重要器官的灌注。③维持指导性抗心力衰竭药物治疗，因为这些药物可能增加利尿反应，并改善患者的长期生存率。

当射血分数降低（HFrEF）或射血分数保留（HFpEF）的心力衰竭患者发生失代偿时，他们通常会出现类似的充血征象。因此，HFrEF和HFpEF患者在利尿药的应用方面，充血治疗的目标是相似的。急性心力衰竭患者可给予利尿药的阶梯式给药方法，一旦达到正常血容量，袢利尿药治疗应继续给予维持正常血容量的最低剂量。此外，应将患者纳入详细的多学科的心力衰竭管理计划，以提高患者的药物依从性，有效监测充血治疗过程中药物剂量的滴定，心脏康复，并且治疗潜在的共病，便于医疗卫生保健团队的及时随访,同时对于筛选基于器械治疗和医疗干预治疗也是至关重要的。

2.袢利尿药　袢利尿药是急性心力衰竭利尿药治疗的基石药物,广泛应用于90%以上的心力衰竭患者。袢利尿药的蛋白结合率较高(>90%),需要通过数个有机阴离子转运蛋白分泌到近曲小管。因此,充足的剂量和血浆容量是至关重要的,由于心力衰竭患者的肾灌注通常是减少的,从而导致袢利尿药的分泌减少。此外,血浆蛋白含量降低也可导致袢利尿药的分泌减少。袢利尿药可抑制Henle袢升支的Na-K-2Cl协同转运蛋白,具有最强的利尿作用,并可促进钠和氯的排泄,排钾的作用小于噻嗪类利尿药。不同袢利尿药的药理学特性见表2。

呋塞米的口服生物利用度变异较大(10%～90%),取决于由胃肠道吸收到血浆中的量;而托拉塞米和布美他尼的口服生物利用度始终高于80%～90%。此外,与呋塞米或布美他尼相比,托拉塞米在心力衰竭患者中具有更长的半衰期。虽然一些小型临床研究表明托拉塞米的利尿效果更好,但尚无大型随机对照研究比较不同袢利尿剂之间的差异。托拉塞米与呋塞米治疗心力衰竭的临床对照试验(TRANSFORM-HF, NCT03296813),旨在随机选择6000名心力衰竭住院患者,尽管心力衰竭未必是患者住院的主要原因,但研究目的是比较呋塞米与托拉塞米在主要终点全因死亡率方面的差异。考虑到口服呋塞米的生物利用度范围广,转化率计算可能存在一些差异。因此,口服40mg呋塞米通常相当于10～20mg托拉塞米及0.5～1mg布美他尼。重要的是,袢利尿药也可能通过阻断氯的摄取刺激致密斑释放肾素,从而进一步激活RAAS。此外,长期使用袢利尿药可通过肾小管细胞肥大导致代偿性远端肾小管对钠的重吸收,进而引起钠尿排泄减少。指南建议,在急性心力衰竭患者中使用静脉袢利尿药,因为口服利尿药(特别是呋塞米)的摄取在心力衰竭充血时由于胃肠道黏膜水肿可能会导致口服吸收减少(I, B)。静脉袢利尿药的最佳剂量和给药时间是相关的。袢利尿药表现出引发尿钠排泄的阈值浓度,在超过尿钠排泄的基线速率前通常需要最小的药物剂量。之后,剂量的对数线性增加是达到尿钠反应上限所必需的。进一步增加袢利尿药剂量超过此上限不会导致更高的尿钠排泄峰值,但可能会导致袢利尿药超过阈值水平的时间更长,从而增加总的尿钠排泄。同样,多次给药也可导致额外的尿钠排泄,因为它会增加超过肾尿钠阈值的时间。基于上述这些药理学特性,对于急性心力衰竭患者提出以下建议:①初始利尿药治疗的急性心力衰竭患者应至少静脉注射20～40mg呋塞米,或效力相当的其他利尿药。对于既往肾功能障碍的患者应考虑更高剂量,与药物的剂量-

反应曲线右移有关。②接受动态利尿方案的心力衰竭患者应至少接受既往静脉注射袢利尿药的等量口服剂量。DOSE-AHF试验表明,与低剂量组相比,高剂量组袢尿药(至少80mg/d呋塞米等效剂量)对于缓解呼吸困难、减轻体重和净体液丢失的次级终点可能具有有利影响,但是高剂量组肾功能恶化(定义为血清肌酐增加0.3mg/dl以上)的发生率较高。

然而,对DOSE-AHF临床试验的亚组分析表明,血清肌酐的增加并不一定预示着更差的临床预后。此外,当根据袢利尿药的总量进行调整时,高剂量组可能与更好的临床预后相关,这表明袢利尿药剂量充分达到"上限"阈值是很关键的。但是确定心力衰竭患者利尿药的个体上限剂量通常是比较困难的,并且受到许多因素的影响,包括既往使用袢利尿药治疗、身体成分、容量超负荷的程度和肾功能状态。然而,静脉注射400～600mg呋塞米与10～15mg布美他尼的剂量通常被认为是每日最大的总剂量,超过这一剂量范围只会出现较为有限的额外尿钠排泄,但是不良反应将持续增加。通常情况下,袢利尿药应每日给药2～3次。

静脉袢利尿药应尽早给药,因为尽早给予袢利尿药可降低心力衰竭患者的住院死亡率。在DOSE-AHF试验中,连续大剂量静脉输注利尿药并未出现主要终点的显著差异。然而,在连续静脉输注利尿药前没有给予负荷剂量,这可能导致连续输注组未能达到利尿药的阈值剂量,因而出现阴性结果。如果给予负荷剂量静脉输注,应至少每6小时1次给药,以最大程度地延长利尿药达到尿钠阈值以上的时间,并可避免尿钠潴留的反弹。由此可见,在连续输注利尿药前应先给予负荷剂量,以确保袢利尿药迅速达到有效血浆浓度的稳态。

3.利尿药的阶梯式药物治疗

(1)早期评估与袢利尿药的强化:静脉输注袢利尿药的大部分利尿作用通常发生在最初给药的几个小时内,6～8h的钠排泄量可恢复到基线水平。因此,必须对利尿药反应进行早期评估,并尽早识别利尿药反应差的患者。这可通过早期强化袢利尿药的剂量和(或)使用顺序性肾单位的钠阻滞策略(即联合应用不同作用机制的利尿药)。尽管这一概念尚未在前瞻性临床试验中得到验证,但这种治疗策略在几个方面都很重要。第一,持续的充血状态进一步损害了机体的器官功能。第二,血浆再充盈率(液体从组织间隙进入血浆的速率)在充血状态缓解时可能下降。第三,约10%心力衰竭患者的住院第1天是在重症监护病房,那里比普通病房更容易给予利尿药的强化治疗。

此外,更快的缓解充血状态可能在缩短心力衰竭患者住院时间的医疗保健系统中显得特别有价值。除了根据ESC指南对心力衰竭患者的生命体征、每日体重和充血体征/症状进行评估外，心、肾功能不全研究组还建议在治疗开始后早期评估患者的利尿反应（I，C）。通常可通过尿量和利尿后的尿钠含量来评估利尿药反应。为了取得标准化和可靠的结果，充血性心力衰竭患者需要在服用利尿药前排空膀胱。膀胱排空程度可通过膀胱超声进行检查。随后，尿钠含量的测定可使临床医师能够准确了解机体的利尿药反应，从而在尿钠含量低的情况下尽快给予临床干预。在容量超负荷的充血性心力衰竭患者中，2h后的尿钠含量为50～70mmol/L，和（或）最初6h内每小时的尿量<100～150ml，通常表明利尿药反应不佳。在首次静脉注射袢利尿药后产生足够尿量的患者中，尿钠含量几乎普遍偏高。

然而，最近的研究表明，在低到中等容量超负荷的心力衰竭患者中，尿钠含量在尿量基础上可作为评估心力衰竭患者预后的独立因子。袢利尿药剂量的迅速加倍可能使袢利尿药提前达到上限剂量（如前所述）。达到上限剂量后，应考虑加用另一种利尿药，因为增加袢利尿药剂量不会导致利尿效果的增加和钠尿排泄增加。急性失代偿性心力衰竭的心肾救治研究（CARRESS-HF），在持续充血的急性失代偿性心力衰竭患者中比较了阶梯式利尿药治疗与超滤治疗的临床效果及肾功能的恶化情况。结果显示，与超滤相比，通过调整袢利尿药的剂量和联合噻嗪样利尿药对尿量进行早期评估的治疗方法，同样可以缓解心力衰竭患者的充血征象，且严重不良事件较少。通过DOSE-AHF和ROSE-AHF研究的统计分析表明，利尿药的阶梯式药物治疗策略与更大的体液排出和体重减轻有关，且不会损害肾功能。由于在充血治疗的第1天（患者没有摄入过多的液体），尿钠含量很少与尿量不一致，因此，在第1天评估尿钠含量和尿量来调节利尿治疗强度似乎是合理的。目前，已有足够的证据支持在连续数天的充血治疗期间可使用尿钠作为评估利尿强度的指标。在CARRESS-HF研究中，如果心力衰竭患者每天的尿量超过5L则可适当降低利尿强度，但是如果肾功能和血压保持稳定，继续给予利尿治疗也是可以接受的。

（2）噻嗪类或噻嗪样利尿药的联合给药：噻嗪类和噻嗪样利尿药包括一大类阻断肾远曲小管中钠-氯共转运体（sodium-chloride co-transporter，NCC）的药物。因此，从理论上讲，它们可以部分克服长期使用袢利尿药所导致的远端肾小管对钠的亲和力降低。噻嗪样利尿药的使用存在很大的地域差异，美托拉宗是美国使用最多的噻嗪样利尿药。不同的药物具有类似的NCC阻断作用，但它们在半衰期和利尿效果方面有所不同（表2）。

与袢利尿药相比，美托拉宗和氯噻酮的胃肠道吸收缓慢（达峰时间约8h），且半衰期较长。因此，应在静脉注射袢利尿药前数小时口服低剂量的噻嗪样利尿药，因为它们可能需要很长时间才能达到药物稳态。然而，由于氯噻嗪的半衰期较短，故可在给予袢利尿药的同时口服氯噻嗪。

在健康人中，噻嗪类利尿药的最大利尿作用是有限的，单药治疗的最大利尿反应为袢利尿药的30%～40%。噻嗪类利尿药也与血浆蛋白结合，因此需要有足够的肾血流分布到肾小管中。此外，噻嗪类利尿药可引起显著的低钾血症，因为在钠离子排出的同时，也有2～3个钾离子被同时排出。这种丢钾效应在高醛固酮状态（如心力衰竭）尤其明显。在急性心力衰竭患者中使用噻嗪类利尿药的原因是在长期使用袢利尿药的情况下，发现噻嗪类利尿药可增加远端肾小管对钠离子的亲和力。实际上，动物实验表明，袢利尿药长期给药后可发生远端肾小管的代偿性肥大，这可能在一定程度上解释了袢利尿药抵抗的发生机制。近期的研究证据支持噻嗪类利尿药在肾小球滤过率降低（GFR<30ml/min）的心力衰竭患者中仍然有效。但是目前尚无应用噻嗪类利尿药治疗心力衰竭的大型随机对照临床试验。

目前，正在进行一项比较美托拉宗和氯噻嗪治疗急性失代偿性心力衰竭利尿药抵抗的试验研究（NCT03574857）。对现有数据的荟萃分析强调了在心力衰竭治疗过程中可能频繁发生低钾血症。在心力衰竭患者中应用噻嗪类利尿药联合低剂量袢利尿药及高剂量袢利尿药的倾向性匹配研究结果显示，噻嗪类利尿药（而非高剂量袢利尿药）是低钠血症和低钾血症发生的独立预测因子，提示心力衰竭患者的全因死亡风险更高。考虑到在DOSE-AHF试验中，大剂量袢利尿药的相对安全性，在联合噻嗪类利尿药之前，可优先考虑初始强化袢利尿药的剂量。然而，在CARRESS-HF试验中，联合美托拉宗是利尿药阶梯式药物治疗的一个策略，因此，在美国心力衰竭协会的指南中推荐噻嗪类利尿药作为二线药物。

（3）盐皮质激素受体拮抗药：盐皮质激素受体拮抗药（MRA）具有多效性，其肾作用包括调节远端肾小管钠和钾通道的表达和活性。MRA作为I级推荐用于有症状的慢性HFrEF患者的治疗药物，以抵消神经激素过度激活引起的醛固酮逃逸。近年来，在醛固酮靶向抑制神经激素联合钠尿排泄治疗心力衰竭的试验（Aldosterone Targeted Neurohormonal Combined with Natriuresis Therapy in Heart Failure，ATHENA-HF）中，对于急性心力衰竭患者，除了给予标准袢利尿药治疗外，还检测了大剂量MRA治疗是否具有增强袢利尿药的利尿作用。结果显示每天口服100mg螺内酯治疗在降低NT-proBNP或在96h后增加尿量方面并不优于每天25mg螺内酯。

然而,如表2所示,螺内酯是一种在口服后48～72h才开始发挥作用的前体药物,这可能是导致上述临床试验出现阴性结果的原因。然而,大剂量MRA治疗是安全的,不会导致高钾血症或肾功能恶化。此外,MRA治疗可能有助于抵消袢利尿药和噻嗪类利尿药由于排钾所致的低钾血症。重要的是,目前研究数据表明,MRA在HFrEF中的应用明显不足。专家组认为,早期开始给予常规剂量(25mg)的MRA,可能有助于减少利尿药相关的低钾血症,并促使患者以优化心力衰竭的治疗方案早日出院,进而改善HFrEF患者的预后。然而,在急症情况下,MRA的使用需要个体化,在合并高钾血症时应暂时停用。

(4)乙酰唑胺:在心力衰竭时血流动力学发生改变,肾血流量减少,肾小球滤过率增加,近端肾单位的钠活性显著增强。从病理生理角度来看,靶向抑制近端肾小管钠重吸收在心力衰竭治疗中具有若干潜在的益处。第一,大多数钠在近端肾小管重吸收,特别是在失代偿性心力衰竭。第二,向致密斑输送更多的氯化物会抑制肾素分泌,降低神经体液激活。第三,内源性钠尿肽(作用于远端肾小管)可能会恢复其作用。碳酸酐酶抑制剂乙酰唑胺可以抑制近端肾小管对钠的重吸收。一项针对明显容量超负荷的失代偿性心力衰竭患者的观察性研究表明,联合乙酰唑胺(在袢利尿药的基础上给予500mg乙酰唑胺静脉推注)可增强40mg呋塞米剂量相当的袢利尿药排出约100mmol钠离子,从而有助于提高袢利尿药的利尿效应。此外,一项小型随机临床试验研究,其中包括24例对袢利尿药抵抗的难治性急性容量超负荷心力衰竭患者,结果显示乙酰唑胺与袢利尿药联合可有效增强利尿效应。目前正在进行一项多中心、随机、双盲、4期临床试验研究乙酰唑胺在容量超负荷失代偿性心力衰竭中的利尿作用(ADVOR, NCT03505788),以期观察联合乙酰唑胺是否能够有效增强失代偿性心力衰竭患者袢利尿药的利尿效应。目前的观察性研究仅评估了静脉注射乙酰唑胺的作用,尚无数据支持口服乙酰唑胺的利尿作用。

(5)其他潜在的治疗药物:新型糖尿病治疗药物——钠-葡萄糖协同转运蛋白-2(SGLT2)抑制剂能够抑制近端肾小管对钠的重吸收。针对糖尿病合并心血管疾病患者进行的两项临床试验研究表明,SGLT2抑制剂可减少心力衰竭患者的住院治疗,并可延缓肾小球滤过率随时间推移而下降。然而,SGLT2抑制剂在伴或不伴糖尿病的心力衰竭中的潜在作用仍不清楚。目前正在进行一些临床试验来评估SGLT2抑制剂对慢性和急性心力衰竭的作用。

阿米洛利可抑制远端肾小管上皮钠通道(ENAC),研究表明抑制ENAC可有效降低充盈压,从而可缓解充血。此外,长期过量表达ENAC与糖尿病患者口服噻唑烷二酮类药物介导的容量超负荷有关。

血管加压素拮抗剂通过对抗精氨酸血管加压素以限制远端肾单位对游离水的重吸收,从而抑制肾脏集合管管腔水通道的作用,导致不含电解质的自由水排泄增加,但不会显著影响钠尿反应。2016年公布了一项血管加压素拮抗剂托伐普坦在心力衰竭住院患者的临床效果研究(EVEREST),结果显示,在标准药物治疗基础上加用选择性血管加压素V2受体拮抗剂托伐普坦不能降低急性心力衰竭患者的发病率或死亡率。这限制了其在充血性心力衰竭中的应用,因为细胞外的水潴留主要是由钠潴留所引起。然而,在心力衰竭晚期,精氨酸加压素水平的不适当增高也会导致血浆容量增加和稀释性低钠血症的发生。最近,一些研究在利尿药抵抗、肾功能障碍或低钠血症患者中早期使用托伐普坦确实会导致心力衰竭患者的体重减轻更多,但呼吸困难的缓解似乎并没有显著改善。目前,血管加压素拮抗剂仅在严重低钠血症的心力衰竭患者中使用,药物价格高可能限制了其在心力衰竭中广泛应用。在欧洲,托伐普坦虽然可以在临床使用,但欧洲药品管理局并未正式批准用于治疗心力衰竭。

4.超滤　超滤治疗是在机械装置产生跨膜压力梯度的驱动下,通过半透膜以去除血浆中的水。对于急性心力衰竭患者,支持超滤优于袢利尿药作为心力衰竭一线治疗的证据尚有限。因此,在大多数医疗中心,如果利尿药的阶梯式药物治疗失败,超滤可作为快速缓解充血的补救措施。值得注意的是,目前正在进行一项外周超滤缓解心力衰竭充血的临床试验研究(PURE-HF, NCT03161158),用于评估在慢性心力衰竭急性失代偿伴液体超负荷(对利尿药治疗无完全反应)时,与常规阶梯式静脉利尿药治疗相比,在低剂量利尿药基础上的外周静脉-静脉超滤(CHIARA系统)是否能够降低心力衰竭患者90d内的心血管死亡率和心力衰竭住院率。

肾替代疗法可用于治疗无尿/少尿所致的代谢紊乱并发症,如高钾血症、酸中毒和尿毒症。尽管在很多病例中,这种疗法在心力衰竭中的长期预后较差,尤其在全身灌注压较低的情况下。此外,在CARRESS-HF试验中,超滤组的导管相关通路出血和感染的发生率较高。

5.利尿药与电解质紊乱　由于使用利尿药所致的神经内分泌激活、肾功能障碍或医源性电解质紊乱在急性心力衰竭期间频繁发生,主要影响钠和钾的代谢。最近,氯的代谢改变也被认为可以独立预测心力衰竭的预后不良。低钠血症的定义为血浆钠浓度<135mmol/L,是急性心力衰竭患者的血钠稳态异常,而高钠血症则很少发生。心力衰竭患者入院初始治疗研究(OPTIMIZE-HF)的亚组分析表明,20%的心力衰竭患者在入院时有低钠血症。在急性心力衰竭的充血治疗中,医源性低钠血症的发生率占15%~25%。心力衰竭时发生低钠血症的病理生理机制是由于不能有效排出游离水(稀释性低钠血症),或由于钠的真性缺乏(消耗性低钠血症),或这些因素的组合。低钠血症的治疗方法见表3。在确认血浆渗透压较低后,可根据临床征象和尿液分析来区分稀释性和消耗性低钠血症。

血钾稳态的异常通常是在心力衰竭合并肾损伤时使用肾损害的药物治疗所致。低钾血症(血浆钾<3.5mmol/L)通常发生在急性心力衰竭时,可继发于利尿药引起的血钾排泄。在临床实践中,袢利尿药的使用是低钾血症最常见的原因,但是噻嗪类利尿药确实表现出更强的尿钾排泄作用。治疗策略包括在治疗充血的过程中增加MRA和RAAS阻断剂,并且给予补钾治疗(表3)。除了钾的消耗,利尿药往往也会导致镁的流失,可能导致难治性低钾血症。虽然没有强有力的试验证据支持,但在利尿药治疗过程中可以考虑适当补镁。尽管高钾血症(血钾>5.0mmol/L)在急性心力衰竭时不如低钾血症常见,但在接受RAAS阻断剂治疗的心力衰竭患者仍可出现高钾血症,特别是在之前存在肾损害的情况下。高钾血症的临床治疗方法见表3。

(四)利尿药在慢性心力衰竭中的合理应用

1.动态调节袢利尿药的剂量 无论射血分数如何,均推荐袢利尿药用于慢性心力衰竭以缓解充血状态。事实上,利尿药是目前心力衰竭指南唯一对射血分数降低、中度降低或保留的心力衰竭患者具有I级推荐的一类药物。然而,在大型前瞻性随机对照临床试验中,尚未研究利尿药对慢性心力衰竭患者发病率和死亡率的影响。一些观察性研究表明,即使在多变量调整或倾向匹配后,袢利尿药的使用仍会增加心力衰竭患者的死亡率。然而,由于通常会给病情更严重的心力衰竭患者使用较高剂量的袢利尿药,因此研究可能存在一些潜在偏倚。

Cochrane荟萃分析表明,与安慰剂组相比,袢利尿药和噻嗪类利尿药可降低慢性心力衰竭患者的死亡和心力衰竭恶化的风险,并可提高患者的运动能力。然而,这项荟萃分析仅包括随访时间较为有限的小型临床研究,因而显示临床事件减少的结论可能并不可靠。此外,该荟萃分析在2016年也没有更新,随后被撤销。因此,目前仍不清楚利尿药治疗是否能够改善心力衰竭患者的预后。很明显,有充血风险的心力衰竭患者将受益于袢利尿药的维持治疗。然而,在发生充血恶化低风险的心力衰竭患者中,使用袢利尿药可能导致电解质紊乱,进一步激活神经激素,加速肾功能下降,出现症状性低血压。后者与HFrEF患者的预后相关,因为低血压可能限制了神经激素阻滞剂(β受体阻滞药和RAAS阻滞药)在心力衰竭

表3 急性心力衰竭时的电解质紊乱

类型	低钠血症	低钾血症	高钾血症
定义	·Na^+<135mmol/L	·K^+<3.5mmol/L	·K^+>5mmol/L
诊断检查	·P_{osm}:应低于<285mOsm/L(排除假性低钠血症)	·ABG:通过ABG确认,检测pH状态	·ABG:通过ABG确认,检测pH状态
	·体格检查:区别容量超负荷与容量不足	·ECG:检查潜在的异常情况	·ECG:检查潜在的异常情况
	·尿液分析:U_{osm}和U_{Na}	·体格检查:通常正常,严重时可出现肌无力或瘫痪	·实验室检查:评估肾功能,排除溶血导致的假性高钾血症
		·实验室检查:是否缺镁	
病理生理学	·稀释性:自由水排泄受损,容量超负荷,U_{osm}≥100mOsm/L,常见于ADHF	·利尿药导致的低钾血症	·最可能的原因是RAAS阻滞剂和肾功能不全及肾对钾的排泄能力下降
	·消耗性:机体真性缺钠,长期使用利尿药并严格控制钠摄入时可出现,容量不足,U_{osm}<100mOsm/L,U_{Na}<50mmol/L	·易感性:心力衰竭的诱发因素可能起作用,如恶病质的低钾摄入和慢性低镁血症	
治疗	·稀释性:暂时停止作用于远端肾小管的利尿药(噻嗪类利尿药、MRA和阿米洛利),限水,改善远端肾单位血流量(袢利尿药、高渗盐水、乙酰唑胺/SGLT2抑制剂)或伐普坦类,纠正钾和镁不足	·考虑停用噻嗪类利尿药	·急性高钾血症:如果出现心电图异常,可以通过静脉钙预防心律失常;其他治疗措施包括胰岛素/沙丁胺醇/静脉注射碳酸氢钠。最终须用利尿药、钾结合树脂或RRT从体内去除钾
		·预先使用MRA改善充血	
		·增加RAAS阻断剂(ACEI/ARB)的剂量	
	·消耗性:停用作用于远端肾小管的利尿药,根据钠的缺乏量静脉补钠,同时纠正钾和镁缺乏	·外周或中心静脉注射钾和镁:取决于钾缺陷的严重程度	·慢性高钾血症:减少剂量RAAS阻滞剂,增加袢利尿药,使用钾结合剂

注:ABG.动脉血气分析;ADHF.急性失代偿性心力衰竭;ECG.心电图;P_{osm}.血浆渗透压;U_{osm}.尿渗透压;RAAS.肾素-血管紧张素-醛固酮系统;RRT.肾替代疗法;U_{Na}.尿钠;MRA.盐皮质激素受体拮抗剂

中的应用。因此，通常建议使用最小剂量的利尿药，并且根据个体需要调整剂量。重要的是，随着时间推移，个体化的利尿药治疗也需要根据病情随时调整。这一点在CardioMEMS心脏传感器对压力监测改善NYHA Ⅲ级心力衰竭患者的预后研究（CHAMPION）中得到明确证据，结果显示，压力监测可以改善心力衰竭患者的预后，这表明袢利尿药剂量增加是临床医师对心力衰竭患者做出的最常见的治疗变化。然而，仍无法确定患者在出院后服用袢利尿药的最佳剂量。对于在入院前服用袢利尿药并发生过急性心力衰竭的患者，在出院后可能需要服用更高剂量的袢利尿药。此外，如果此前服用的袢利尿药是呋塞米，可考虑改用布美他尼或托拉塞米，因为它们具有可预测的药物吸收和生物利用度，特别是在亚临床充血的情况下。然而，出院后在门诊如何确定利尿药的最佳剂量有时候可能比较困难，通常需要仔细的随访，尤其是在出院后早期。如果可能的话，应尽量避免在心力衰竭病情稳定时长期使用噻嗪类利尿药（连续性肾单位阻断），因为这种药物往往会导致严重的电解质紊乱，通常在院外无法检测。

目前还需要进一步的临床研究来评估容量状态的动态指标（除肺压力以外），以便在心力衰竭患者中更容易适应袢利尿药的治疗。注册研究数据表明，轻度症状性心力衰竭患者（NYHA Ⅰ和Ⅱ级）与严重症状性心力衰竭患者（NYHA Ⅲ和Ⅳ级）通常使用相似剂量的袢利尿药治疗。这强调了在初始给予改善心功能的治疗（如心脏再同步化治疗或沙库巴曲缬沙坦）后重新评估袢利尿药需求的重要性。最近的一项研究表明，在给予袢利尿药后使用试纸条法自我检测尿氯含量，以确定在稳定心力衰竭患者中是否需要继续维持袢利尿药治疗。尽管指南建议尽可能使用最低剂量的利尿药，并且如有可能应尽快停用袢利尿药，但是目前关于心力衰竭患者如何停用袢利尿药的治疗信息却很少。一项针对50名稳定心力衰竭患者的前瞻性研究评估了袢利尿药下行滴定调节和停药的可行性。在30d时，下行滴定法在62%的心力衰竭患者治疗中仍可取得成功，但是包括体格检查、超声心动图和NPs测量在内的基线调查无法预测哪些患者的袢利尿药可应用下行滴定法取得成功。

2.心力衰竭的疾病管理策略　心力衰竭治疗的管理目标是动态变化的，并且根据心力衰竭的发展阶段而不同。对于门诊患者，护理应注重提高心力衰竭治疗药物的剂量调整，评估是否需要器械治疗，将患者纳入多学科疾病管理计划，同时注重患者的自我管理、体育运动和饮食干预。此外，应努力减少心力衰竭患者的再入院率，并提高生活质量和寿命。由于西方的平均盐摄入量高达6～8g/d。因此，ESC指南建议心力衰竭患者避免过多的盐摄入量（＞6g氯化钠＝2.4g钠/d）和液体摄入量（无等级建议）。在心力衰竭的疾病管理计划中，注重强调盐和液体的限制。然而，动物试验和流行病学研究表明，钠摄入量过低（＜2g钠/d）与心脏重塑和临床预后差相关。目前有4项临床试验正在评估限制钠的临床益处，包括一项评估硬终点的临床试验。然而，对心力衰竭患者进行液体限制的荟萃分析并未显示出有益或有害。因此，应根据临床情况调整心力衰竭患者的饮食限制。在急性心力衰竭伴稀释性低钠血症时，有必要更严格的限制液体摄入量。

二、理论差距与未来的研究方向

关于利尿药治疗心力衰竭的循证医学证据较为有限，因为只有少数小型前瞻性临床研究已经完成。目前正在进行的研究有助于临床医师制订理想的利尿治疗策略和心力衰竭患者在充血治疗后正常血容量的评估。尿钠在评估利尿药治疗急性心力衰竭充血的作用，尚需进一步的前瞻性临床试验进行评估。静脉输注高渗氯化钠联合高剂量袢利尿药在低钠伴容量超负荷心力衰竭患者中的作用，虽然得到了多个试验支持，但是由于受到方法学的限制，这种治疗方案仍需进一步进行研究证实。有必要进行随机对照临床试验，以评估除袢利尿药或MRA以外的利尿药治疗充血的作用。尽快研制新的有效和安全的充血治疗药物或器械，以快速缓解心力衰竭的充血状态且不会诱发终末器官损伤。此外，一些即将实施的临床试验研究将调查当前常用利尿药在心力衰竭中的最佳治疗方案。TRANSFORM-HF试验将评估托拉塞米与呋塞米相比，在降低心力衰竭全因死亡率方面是否具有临床优势。此外，正在进行的一项临床试验研究试图比较皮下给予呋塞米与口服呋塞米的效果。

（付德明）

9. 心力衰竭患者的虚弱评估及其意义

一、概述

随着工业化进程，心血管疾病的发病率引人注目地上升。尤其是心力衰竭（HF）已经成为重要的公共健康问题，是导致老年人群体患病率、住院率和死亡率上升的重要原因。由于多种复合疾病的存在和身体功能损害，HF患者尤其是老年人，常成为疾病的"易患人群"。老年人的心脏血管健康处于一种脆弱状态，美国《心血管健康研究》杂志将这些患者称为"虚弱的表现型"（表1）。这意味着老年人处于多种慢性疾病的患病状态，导致在日常生活中自主性活动减少。值得指出的是，《心血管健康研究》发现的"虚弱状态"是临床上患有心血管疾病，最常见的是HF。的确，多数患有HF的患者是虚弱的，而且虚弱的程度与患者的年龄及心功能NYHA分级没有相关性。这种HF患者的虚弱状态，可以用以下5个指标来判定：①没有可寻原因的体重下降；②自己诉说疲倦；③精力减退；④入睡困难；⑤手握力减弱。这个研究还探讨了虚弱患者多种疾病复合发病率和残疾（劳动力丧失）HF病情恶化之间的相互关系。

虽然，HF患者虚弱的精确的病理机制尚未能够完全明确地阐明。但是，分析部分的病理生理机制，可能有助于解释虚弱与多种疾病复合发病率和活动能力丧失之间的关系。美国老年病学会（AGS）等机构指出，HF患者可能会呈现依赖性连锁反应。这表示HF患者多器官损害可能相继发生，从功能减退到功能丧失以及导致死亡。

表1 心力衰竭患者虚弱交错表现的主要领域

认知能力减退	情绪低落
系统功能损害	营养不良
躯体残疾缺损	社交缺失

注：这些领域表现的症状，可以单一或多个复合出现

因此，HF患者的"虚弱"，既有心功能的"虚弱"，也包括了心理的挫伤和全身代谢功能的衰竭。对于HF患者，要改善"虚弱"状态，必须医护人员和家庭成员给予充分的人文关怀和实施全面的心理和疾病治疗，因人而异，耐心细致，以求实效。从功能状态而论，对HF患者，改善他们的精神心理状态及全身的代谢和功能状况与用药物和介入治疗改善心脏血流动力学功能同等重要。

二、虚弱对心力衰竭患者的预后的影响因素

对于HF的老年患者，虚弱会增加疾病恶化的风险，而且，在虚弱的老年人更易加重HF。因此，虚弱与HF的关系，是存在相互作用的。究其原因是多因素的，包括血流动力学障碍、炎症机制、代谢紊乱和激素调节失衡等。

处于"虚弱状态"的老年HF患者，缺乏典型的HF临床表现，从而医务人员和家属容易忽略了病情的变化，增加了治疗的风险。相关研究指出，"虚弱状态"的HF患者，在1年的随访期内，再住院次数增加而且死亡率增加。因此，社区医师应该加强对HF老年患者的健康教育和随访，可以及时发现更多需要医学处置的患者。

一个名为"虚弱与心力衰竭"的研究报告，收集了450例患者，年龄都在70岁以上，因诊断HF入院。评价虚弱的表现型和伴随的结局两者的关系（包括复合发病率、老年疾病的症状、自我生活照料或是社会帮助等），以及临床表现、功能状态和生活质量。研究发现，"虚弱"作为一个危险因素会导致提早失能（残疾）、长期患病和对住院的依赖性。

三、心力衰竭虚弱的评估和处置

详细观察和分析HF患者虚弱的表现型，可以有助于判定其不良预后（如病情加重、独立生活能力丧失、需要住院或可能近期死亡等）。关键是识别出需要重点监护的对象并采取加强性的治疗措施。对HF患者虚弱的识别，是实施治疗计划的首要步骤。因此，需要探讨和寻求一个标准的方法，可以应用于心血管疾病患者的虚弱评估，此方法应该具有临床应用价值。现在，多学科结合的老年医学协会（CGA）应用常规方法来评定虚弱。然而，这些研究的对象可能较少包括心脏血管疾病的患者。迄今为止，还没有学界公认的专门适合HF和其他心脏血管疾病导致虚弱严重程度的实用评估方法。

心血管病专科医生应该按照美国心脏协会（AHA）指南，判断心血管疾病患者的健康状态，尤其应该重点针对患有HF的老年患者群体。在临床实践中，心血管病专科医师常发现，事实上众多的老年心脏血管疾病患者

并不出现虚弱,因为他们长期遵医治疗,并具有比较健康的生活方式和良好的心理状态。可见,年龄并不是心血管疾病健康状况的唯一标准。虚弱已经被发现经常出现在同时患有心脏节律紊乱的HF患者,而与年龄并无必然关系。评估老年HF患者的虚弱状态,应该采用多种方法,其范围包括发病情况、肢体力量、身体平衡能力、乘车体验、识别功能、营养状况、活动持久性及体质能力等。按照欧洲心脏病协会(ESC)的指南,用于老年HF患者的处置措施包括经常性观察或监护患者的虚弱症状,从而及时发现和改变可逆性的原因,防止虚弱状态的恶化。尤其是最有效的症状控制可以增加骨骼肌的肌力和改善四肢功能状态,增进运动耐力。激素治疗(应用睾酮)已经被证实对于老年的男女HF患者,都可以增强机体功能。但是,必须警惕激素的不良反应;而且,激素用于治疗HF的虚弱状态的好处尚需要更多的临床实践来证实(表2)。

四、小结

表2 心力衰竭患者虚弱的处置原则

处置原则	内　涵
观察人群	心力衰竭(HF)的患者,尤其是老年人,经常呈现虚弱的表现
临床表现	HF患者的虚弱常常影响到多个器官及系统,从功能损害到功能完全丧失
监测意义	识别虚弱的表现型,可能有助于及时发现患者可能出现不良预后的危险性
多元评估	多方位地评估虚弱应该成为HF处置计划中的功能整体性的组成部分,而不仅仅是一个可有可无的标准
研究目标	进一步的研究目标是探讨HF虚弱的深层病理机制及进一步的合理处置方法
重点对象	不同年龄组和特别高危性的虚弱HF患者,应该列入成为评价和探讨治疗方法的观察对象。

(郭衡山)

10. 为什么射血分数保留型心力衰竭中女性比例更高

心力衰竭的患病率日益增长，发病率与死亡率居高不下，且缺乏有效的治疗方法，已成为当代心脏病学的重大挑战之一。流行病学研究表明，在HFpEF患者中女性占大多数；女性是HFpEF与射血分数降低型心力衰竭（heart failure with reduced ejection fraction, HFrEF）最显著的差异之一。然而，女性在HFpEF试验中的代表性仍然不足（相对于真正的疾病患病率），临床前HFpEF研究仍然主要在雄性动物模型中进行。虽然性别只是众多对HFpEF患者进行分析和类别判定的要素之一，但是深入探索HFpEF潜在的性别差异性机制，可能会为女性及男性HFpEF的最佳预防及管理提供重要依据。

本综述将探讨性别对心脏结构与功能、体循环与肺循环、心外因素与合并症的重要影响，从而解释为什么在HFpEF中女性所占比例更高。本综述还强调了女性特有的或更常见的一些情况诸如妊娠、子痫前期和缺铁等因素的潜在作用；最后还讨论了现有的争议和知识上的分歧，这仍需进一步深入研究。

一、心脏结构和功能

即使是排除身材大小的影响，健康女性和男性的左心室大小及功能仍有着明显的不同。女性的左心室内径较小，相应的，每搏输出量较低，但女性的静息心率较高，从而维持着与男性相似的心排血量。在特定的年龄，女性的左心室舒缩弹性较男性高，这种差异随着年龄的增长而加剧，其中女性的左心室弹性明显高于男性。左心室射血分数也随年龄的增长而增大，但在女性更为显著。然而，尽管她们总的射血分数较大，随着年龄的增长，长轴收缩速度的下降幅度却更大。在细胞水平上，出生时男女之间的心肌细胞数量相似，但到了老年，女性心肌细胞数量和心脏重量的下降幅度相对较小，心肌细胞肥大和左心室离心性重构的倾向也较小。

左心室向心性重构和舒张功能障碍是HFpEF的标志，女性比男性更明显，所以心脏老化使老年女性易患HFpEF。随着运动强度的增加，女性左心室舒张期弹性增加较男性明显，随着变时性和收缩性储备的减少，导致运动不耐受，这是HFpEF的一个显著的临床特征。特别是女性较小的左心室腔，意味着更多地依赖于心率的增加来满足运动对心排血量的需求。因此，与HFpEF男性相比，变时性功能不全可能是女性峰值氧耗量降低的关键因素。其他可能影响峰值氧耗量的因素，包括外周氧调节及肺毛细血管楔压升高，这些因素也需进一步描述性别差异。此外，虽然已知左心房功能障碍会导致HFpEF，但现有证据并未指出在左心房解剖或功能方面存在显著的性别差异。

女性在老龄时易患左心室舒张功能障碍的细胞或分子机制仍知之甚少（表1）。假设的机制包括雌激素水平低下刺激肾素-血管紧张素-醛固酮系统的激活，从而引起活性氧的种类增加、胶原合成增加及舒张功能障碍，或更年期的一氧化氮含量下降。在啮齿动物模型中，卵巢切除术还会引发心肌细胞肥大和心肌纤维化，这两者都是舒张功能障碍病理生理学的核心，而雌二醇则可减弱血管紧张素Ⅱ介导的心肌胶原合成。舒张功能还取决于心肌细胞在关键结构蛋白（如Titin）的影响下的僵硬程度。Titin的力学性能受其磷酸化状态的影响，而蛋白激酶A和G均能很好地调节其性能。有趣的是，蛋白激酶A被雌激素下调。细胞外信号调节激酶2被孕酮激活，在妊娠时可引起心肌肥厚，并可影响Titin的磷酸化。性别差异在钙调控方面可能是其原因之一，与男性相比，女性钙电流较小，兴奋收缩耦联增益较低。此外，性别差异在心肌底物代谢中也可能起一定作用，与男性相比，女性的葡萄糖摄取和利用水平较低，脂肪酸摄入和代谢效率较低。

二、体循环和肺循环

除了心室力学的基本变化外，血管功能的改变也促进HFpEF的病理生理的发展，包括动脉僵硬度的增加和内皮功能的受损。在大动脉中，这会导致更早、更明显的动脉反射波，导致更大的后负荷、血压不稳定、高血压和冠状动脉血流受损，这些变化直接导致舒张功能障碍。与男性相比，女性拥有更大的动脉弹性、更高的脉压，更小、更僵硬的主动脉弓及更早的反射波，这与身材大小及心率无关。在任何年龄，女性的主动脉瓣根部直径都比男性小，这可能表明主动脉弓在血流动力学负荷的作用下，向外重构变缓，有可能导致脉压的增加。女性的小动

表1　未来女性HFpEF研究的问题及其研究项目可能实施的策略

未来研究的问题	可能实施的策略
性别特异性诊断和预后	
是否可以通过包含易患HFpEF合并症的复杂环境来改善风险分层模型	大型社区群体中的现象研究
男性和女性是否应该有不同的HFpEF诊断标准	明确超声心动图和侵入性血流动力学测量以及HFpEF的循环生物标记物的性别差异
针对性别决定的病理生理学的治疗	
性别差异基因表达在HFpEF中起作用	女性HFpEF心肌促炎基因表达的研究
可以调节雌激素受体以减少心肌肥大和代谢低效	HFpEF的动物模型研究雌激素受体的调节功能
是否需要以不同的方式治疗男性和女性的高血压	评估抗高血压药的疗效及其对男性和女性动脉功能的影响
妊娠及其高血压并发症,如子痫前期,是否增加HFpEF的风险和严重程度	回顾性评估社区中HFpEF患者的产科病史
现有治疗方法的应用	
缺铁在女性HFpEF的发病机制和预后中起重要作用	按性别分层,研究缺铁在HFpEF中的作用
静脉铁治疗可应用于HFpEF	使用静脉铁剂治疗HFpEF的试验研究(正在进行中, URL: https://clinicaltrials.gov唯一标识: NCT03074591)
哪些炎症通路在女性HFpEF中较突出	研究鉴定与HFpEF相关的局部和全身炎症标志物
抗炎治疗能有效治疗女性HFpEF?	如上所述的抗炎药的应用,用于预防和治疗HFpEF

脉功能也受到影响,肱动脉血管扩张和血流速度异常,外周脉搏振幅反应受损。负荷引起的左心室舒张功能受损,使女性更容易受到动脉硬化和早期反射波对左心室舒张压的不利影响。动脉僵硬度的增加通常应与左心室收缩弹性平衡增加相结合,以维持动脉-心室耦合比率及心脏总体效率。动脉-心室耦合在男性中随着年龄的增长而保持,但在女性中随着年龄的增长而下降。这可能是老年女性易患HFpEF的原因之一,因为运动时失去动脉-心室耦合储备是HFpEF的一个显著特征。

肺动脉高压是HFpEF的重要病理生理过程和临床特征。虽然左心室充盈压力和左心房压力升高是导致HFpEF的根本原因,但可能还存在其他影响肺循环的因素,特别是在女性中。在一部分HFpEF患者中,毛细血管前、后的联合肺动脉压会升高,这可根据年龄的增长和心脏瓣膜病来预测,特别是女性常见的二尖瓣反流。此外,女性易患伴有肺血管收缩和重构的特发性肺动脉高压,其人数是男性的4倍,这可能提示肺血管重构和反应性存在潜在的性别差异。

一项研究强调了肺血管功能、女性和HFpEF之间的关系,发现HFpEF合并肺动脉高压患者中女性占82%,而没有合并肺动脉高压的患者中女性占58%。潜在的病理生理学是复杂的,在快速盐水负荷过程中,老年女性的肺毛细血管楔压上升比男性明显,这与右心房压力的增加有关,提示女性左心室舒张功能相对受损及心包抑制增加。重要的是,无论是年轻女性还是老年女性,平均肺动脉压力与盐水灌注量的斜率都较大,表明血流介导的肺动脉扩张储备比男性小。

三、HFpEF的心血管合并症

(一)高血压

女性心力衰竭患者高血压患病率高于男性心力衰竭患者,分别占50%和40%。此外,高血压使女性患心力衰竭的风险增加3倍,而男性则增加2倍,这是因为女性外周血压和中心血压升高指数高于男性,导致靶器官损害加重,如左心室肥大。女性的颈动脉扩张指数与舒张功能障碍之间存在直接相关性,女性对超负荷压力的适应不同于男性——对高血压和肥胖更敏感。

(二)冠状动脉疾病

男性易患阻塞性冠状动脉病变,而女性易患微血管内皮功能障碍,非阻塞性冠状动脉病变的动脉壁增厚及血管痉挛。女性因冠状动脉微血管功能障碍引起的心绞痛发生率较高,可导致心肌肥大和纤维化。ARIC研究的最新数据(社区动脉粥样硬化风险)表明,通过视网膜摄影对视网膜微血管系统的特征描述,为当前预测女性冠心病事件的实践指南提供了额外的参考,但不适用于男性。此外,有研究已证明微血管稀疏和缺血在HFpEF的病理生理学中起重要作用。

(三)心房颤动

在心房颤动患者中,女性的左心房容积指数较大且左心房射血分数低于男性。心房颤动可能会增加女性患心力衰竭的风险。TOPCAT试验(用醛固酮受体拮抗剂治疗HFpEF）发现，与男性HFpEF相比，心房颤动增加女性HFpEF住院风险，表明心房颤动对女性HFpEF的作用更显著。

四、心外因素对心肌功能的影响：免疫系统与炎症

炎症对HFpEF的发展尤为重要，已经有大量研究探索炎症标志物与舒张功能障碍和HFpEF的关系，并建立心肌炎症的HFpEF动物模型。常见于女性的自身免疫性疾病就是免疫反应过强与HFpEF易感性之间相互作用的一个实例，此病与舒张功能障碍有关，类风湿关节炎便是如此。

此外，免疫系统在生物学上存在性别差异，女性的免疫反应比男性强，能更快地从传染疾病中恢复，具有更好的疫苗效力和更好的癌症存活率。而免疫增强的缺点是使女性的促炎基因表达上调，炎性细胞因子的水平升高，CD4和CD8细胞活化程度提高，全身炎症加重，如女性的C反应蛋白水平高于男性。Kruppel样因子4和核因子κB，在促炎信号传递、心肌肥大、细胞增殖和存活、细胞对应激的反应及心肌线粒体功能等方面起着重要作用。近年的研究发现，在人类心脏中存在性别特异性基因表达：Kruppel样因子4和核因子κB的mRNA具有差异性表达。此外，大量偏向女性的基因编码心脏组织中的炎症反应，从而上调女性心肌中的炎症通路。

在女性中更为明显，一些非心脏性合并症也引起炎症，包括高血压、糖尿病、慢性肾病、肥胖、缺铁和子痫前期，再结合上述的女性免疫功能增强，表明炎症与女性在HFpEF中占较高比例显著相关。这些决定心脏结构和功能的因素及舒张功能的潜在差异，如图1所示。

五、非心脏性合并症

糖尿病对女性心力衰竭的影响更显著，使女性患心力衰竭的风险增加5倍，而男性增加2.4倍。同样，肥胖女性的左心室重量更大，室壁更厚。肥胖和代谢综合征引起舒张功能障碍，与女性隔膜e′速度、E/e′和左心房内径相关。来自一项多种族的女性群体的研究表明，HFpEF患者归因肥胖风险高于HFrEF。在全球范围内，肥胖对女性的影响比男性大，肥胖女性的脂肪组织明显比肥胖男性多，这些病症通常与HFpEF有关。在HFpEF的患者中，受肥胖影响的高达50%，而受糖尿病影响的约占45%。

缺铁在全球的女性及心力衰竭患者中更为常见，反映了HFpEF患者中缺铁的患病率高。缺铁会影响免疫应答，心肌细胞代谢及氧化应激，且与HFrEF的不良结果有关，这可能也适用于HFpEF人群。其他合并症对女性心脏重构也有显著影响，会促使女性更易患HFpEF，如图2所示。

六、女性特有的HFpEF潜在危险因素

女性面临着独特的生理性挑战，特别是妊娠，会影

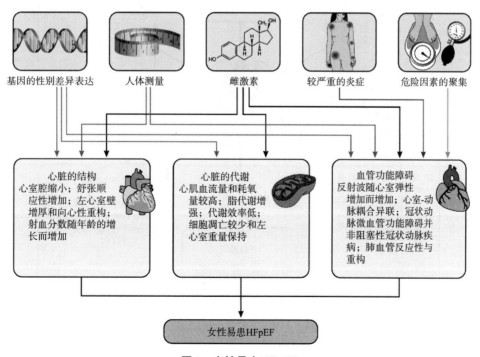

基因的性别差异表达　　人体测量　　雌激素　　较严重的炎症　　危险因素的聚集

心脏的结构
心室腔缩小；舒张顺应性增加；左心室壁增厚和向心性重构；射血分数随年龄的增长而增加

心脏的代谢
心肌血流量和耗氧量较高；脂代谢增强；代谢效率低；细胞凋亡较少和左心室重量保持

血管功能障碍
反射波随心室弹性增加而增加；心室-动脉耦合异联；冠状动脉微血管功能障碍并非阻塞性冠状动脉疾病；肺血管反应性与重构

女性易患HFpEF

图1　女性易患HFpEF

响心肌的结构和功能。包含710名女性的多因素Logistic回归分析显示，胎次与上次分娩约10年后的舒张功能障碍之间存在相关性，而且年龄、体重指数、吸烟和分娩是舒张功能障碍的独立预测因素。需要指出的是，这项回顾性单中心研究纳入的是因临床原因接受超声心动图检查的女性，因此并不完全反映正常人群。这一早期证据可能表明，反复妊娠导致心肌或动脉重构的内在因素可能引起未来的舒张功能障碍。伴随有介导的共病时，舒张功能障碍可能使很大比例的患者进展为HFpEF复杂综合征。

子痫前期与严重的长期心血管不良事件有关，使患心力衰竭风险增加4倍。左心室重构和舒张功能障碍是子痫前期的明确特征，这些变化并非纯粹归因于高血压，因为子痫前期患者的心肌应变指数降低并未反映在妊娠期孤立性高血压患者中。左心室重构和舒张功能障碍可在产后6～12个月持续存在，导致随后2年内发生高血压的风险增加约15倍，且两者均易致HFpEF。

七、不同性别之间的相似之处

虽然男性和女性在心脏结构和功能决定因素上有着较大差异，但在心力衰竭流行病学和病理生理学中也有着相似之处。HFpEF不仅限于女性，男性在HFpEF患者中约占1/3，女性在HFrEF患者中约占40%。男性和女性的心力衰竭是由衰老、高血压、糖尿病、肥胖和缺血性心脏病引起的，在这些情况下，性别的影响似乎更加显著。HO等研究分别建立了HFpEF和HFrEF的风险预测模型，并发现调整这些风险因素可以消除HFpEF发病率的性别差异。然而，男性仍是HFrEF的重要预测因子（危险比为2）。有趣的是，这一观察结果也被细胞实验证实了——发生心肌梗死时，女性对心肌细胞坏死有明显的抵抗力：男性发生致命性心肌梗死后，梗死区周围的细胞凋亡指数增高10倍，而女性发生急性冠状动脉缺血后，经皮冠状动脉介入治疗，细胞凋亡和坏死率降低。这种对心肌梗死后心肌细胞死亡的相对抵抗力导致心肌梗死后左心室重构较少，并对HFrEF的发生有保护作用。

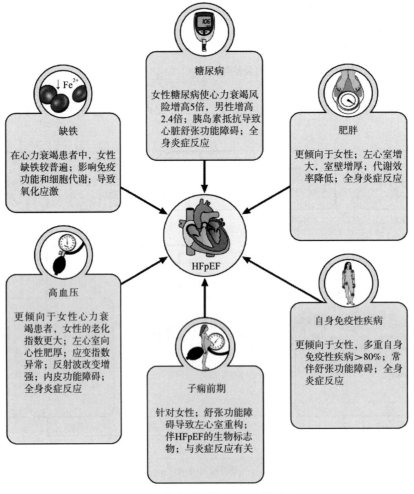

图2　合并症对女性HFpEF的影响

因此, 心力衰竭中的性别特异性是否真正归因于男性对 HFrEF 的易感性, 而不是女性对 HFpEF 的易感性, 这是一难题。本综述强调的一些性别差异可以解释为什么女性患 HFrEF 的风险较低, 其特征包括向心性重构和细胞存活率的增加。然而, 女性易患舒张功能障碍、炎症、微血管功能障碍和肺动脉反应性, 这些因素对 HFpEF 至关重要, 但也可能促进 HFrEF 的发生发展, 还需进一步探索以降低女性患心力衰竭的风险。

八、临床意义及未来发展方向

HFpEF 中性别特异性方法的潜在范围始于诊断策略。HFrEF 患者的利钠肽水平显著高于 HFpEF 患者, 而 HFpEF 中的炎症标志物水平更高。正如本综述所强调的, 炎症在 HFpEF 中具有显著作用, 尤其是女性的 C 反应蛋白水平明显升高, 提示 C 反应蛋白可作为一种潜在的诊断指标, 特别是对女性而言。此外, 因为老年女性通常有较高的射血分数, 所以在这些女性中 50% 的射血分数实际上可能会相对偏低, 那么, 在 HFpEF 的患者中女性所占比例高, 使用 50% 的射血分数来定义该综合征是否合适呢? 清晰定义正常衰老与 HFpEF 超声心动图变化的性别差异很有必要, 以制订有效的性别特定诊断算法。此外, 更清楚地了解在运动血流动力学和峰值氧耗量的差异, 可能会揭示男性和女性的不同诊断策略。

迄今为止, 在制订治疗 HFpEF 症状和预后及预防的有效策略方面取得的进展有限。鉴于在 HFpEF 人群中女性所占比例更高, 需要进一步详细考虑表中所示的性别特定方法的潜在优势, 这可能会推动相关项目的资金申请。具体而言, 应注意针对微血管缺血、高血压、心房颤动、糖尿病、肥胖、多胎、子痫前期和自身免疫性疾病的 HFpEF 预防策略。在共病环境中纳入性别差异的更复杂的风险分层模型也可能有助于指导特定的治疗。

阐明心肌结构和全身血管功能的潜在性别差异, 包括相关分子通路的鉴定, 有利于新治疗靶点的研发。有必要进一步探究多胎和子痫前期作为 HFpEF 潜在危险因素的作用。

九、结论

心脏结构、功能与代谢, 血管老化及免疫系统生物学的性别差异是相当大的。此外, 女性心肌对常见合并症的反应不同于男性, 且女性还具备特有的妊娠和子痫前期的暴露因素, 这些因素使女性更易发展为 HFpEF。未来的研究计划可利用这些基本的结构和功能性心血管差异, 以更好地了解 HFpEF 综合征, 并建立创新的管理方法, 针对性别差异更有效地治疗 HFpEF。

(林　玲　覃咏梅　陈沁一)

11. 终末期肾病合并心力衰竭的综合管理策略

一、概述

终末期肾病（end-stage kidney disease, ESKD）是心血管疾病的高发人群，冠心病和心力衰竭（heart failure, HF）是该人群的两种主要并发症，其消耗高昂的医疗费用。2015年美国的研究数据显示，以医疗保险作为主要支付者的血液透析患者中，近40%的患者最终被诊断为心力衰竭。HF是血液透析和腹膜透析患者死亡的独立相关因素。一项针对1900多名患者的历史性队列研究中，心力衰竭的发病率为71/1000人年，3年死亡率为83%。ESKD合并HF的发病机制是多种血管危险因素的综合作用所致，肾病与心脏病经常互为因果，诊断、药物治疗、容量状态评估和管理等相当复杂。对患者的症状、体征、生物标志物、心脏影像学及相关血流动力学指标等进行综合评估，才能对终末期肾病合并心力衰竭做出准确的诊断；准确的容量评估及严密的容量管理，仍然是ESKD合并HF的治疗基石。提高临床医师对相关问题的认识，在病理生理改变、诊断、容量管理及药物治疗策略等诸多方面做更多的基础和临床研究，是优化ESKD合并HF患者综合管理的必由之路。

二、慢性肾病相关心肌病的病理生理学改变

左心室肥厚是慢性肾病（chronic kidney disease, CKD）和ESKD患者的主要心脏结构改变。研究表明，CKD患者早期即存在左心室结构和功能异常及心肌纤维化，因此，CKD相关性心肌病代替尿毒症性心肌病的表述可能更加准确。左心室质量的增加是CKD相关性心肌病的主要病理生理改变，其主要病理特征包括心肌内小动脉内膜增厚、毛细血管密度（即灌注毛细血管与心肌供血比例）降低、心肌细胞肥大、心肌间质纤维化等。CKD相关性心肌病中左心室肥厚和心肌纤维化的危险因素，包括前负荷（容量）和后负荷（压力）相关因素及CKD相关的非血流动力学因素（心肌病）等。全身动脉阻力增加（收缩期和舒张期高血压）、大血管顺应性降低（血管钙化）等后负荷相关因素可导致心肌细胞增厚、左心室同心性肥厚，肾素-血管紧张素-醛固酮系统（renin-angiotensin aldosterone system, RAAS）的激活与此病理生理途径密切相关，血管紧张素Ⅱ和醛固酮也可独立于后负荷因素参与心肌细胞肥大和纤维化。

非血流动力学因素在ESKD患者的心肌纤维化和左心室肥厚中发挥关键作用。CKD中持续的RAAS系统激活，可以通过增加转化生长因子-β的生成来促进心肌纤维化。研究显示，维生素D缺乏可以上调RAAS系统，补充维生素D可以逆转终末期肾病的左心室肥厚；一些介质参与左心室质量增加的细胞机制，包括激活哺乳动物西罗莫司通路靶点等；成纤维细胞生长因子（fibroblast growth factors, FGFs）是具有广泛生物学功能的肽类，其功能包括调控心肌细胞的生长分化等，有望为减缓左心室肥厚（left ventricular hypertrophy, LVH）的进展、减少心血管事件和提高CKD患者的生存率提供新的治疗靶点。

三、终末期肾病心力衰竭的诊断

心力衰竭与心脏结构的复杂改变、功能异常和神经体液综合作用密切相关，肺循环和（或）体循环淤血是其主要的病理生理特征，呼吸困难和水肿为主要临床特征，根据症状、体征及心脏结构或功能异常等方面的证据做出诊断。充血性心力衰根据左心室射血分数（left ventricular ejection fraction, LVEF）分为3种不同的表型，左心室收缩能力受损导致射血分数降低的心力衰竭（heart failure with reduced ejection fraction, HFrEF, LVEF<40%）、射血分数中间值的心力衰竭（heart failure with mid-range ejection fraction, HFmrEF, LVEF 40%～49%）和心室舒张功能受损导致射血分数保留（heart failure with preserved ejection fraction, HFpEF, LVEF≥50%）的心力衰竭，后者通常称之为舒张功能障碍。由于左心室肥厚及左心室顺应性的降低，ESKD患者轻微的容量变化亦可引起明显的血流动力学改变。在左心室顺应性降低的患者中，即使是左心室细微的容量变化也会导致左心室舒张末期和左心房压力升高，最终导致肺淤血。故射血分数降低的心力衰竭容易根据超声心动图的左心室功能障碍特征做出诊断，而舒张功能障碍的心力衰竭很难与单纯继发于ESKD的容量超负荷相鉴别。

二维超声心动图检查是评价左心室结构和功能的关键第一步，也是诊断ESKD患者心肌病的首选方法。超声心动图能够相对准确地评估左心室质量、腔径、形态、收缩功能和舒张功能。斑点追踪超声心动图可进行应变量分析，能够提供左心室射血分数正常时更详细的心肌收缩功能数据，相比普通超声心动图评估射血分数具备更好的评估预后价值。射血分数正常的透析患者，其左心室形态、左心室肥厚和透析前收缩压都与异常纵向应变独立相关。所以，即使射血分数正常，ESKD的收缩压仍可能异常。ESKD通过包括冠状动脉疾病等多种机制发生广泛的心肌纤维化。纤维化易导致心律失常和长期心肌功能障碍，通过钆增强的心脏磁共振成像，有助于定性和定量慢性肾脏病中的心肌纤维化程度。

ESKD心力衰竭的生物标志物在心力衰竭的诊断、疗效评价及判断预后中具有重要的价值。目前临床常用的生物标记物包括B型钠尿肽（B-type natriuretic peptide, BNP）和心肌肌钙蛋白T（cardiac troponin T, cTnT），前者是终末期肾病患者死亡率有力的预测因子，而后者浓度水平与预后不良有关。cTnT水平的增加也与容量超负荷、左心室质量指数（left ventricular mass index, LVMI）相关，并且可独立预测死亡率。其他生物标记物如半乳糖凝集素-3和致瘤性抑制因子（suppressor of tumorigenicity, ST2）等，目前仍停留在实验室或临床研究阶段，两者在ESKD患者心力衰竭的发生及预后等方面表现出极高的应用前景。

四、透析方式优化与容量管理策略

左心室肥厚，仍然是腹膜透析（peritoneal dialysis, PD）和血液透析（hemodialysis, HD）患者全因和心血管原因死亡的重要预测因素。在ESKD的心力衰竭患者中，透析初始对心脏结构有良好的影响。血液透析方案，强烈影响ESKD患者调节LVH的能力。其中，Ayus等完成的单中心前瞻性队列研究，连续随访评估透析患者12个月后发现，每天接受短期血液透析者相比每周3次血液透析者，前者的LVMI平均降低30%；LVMI变化的组间差异主要表现在左心室舒张末期直径减少，而不是后壁或室间隔厚度的减少。另有类似的研究显示，与每周3次的常规血液透析相比，经常夜间血液透析患者的LVH和血压也明显降低。Chan等研究表明，将左心室收缩功能障碍患者的透析方案由传统的每周3次改为频繁的夜间透析后，其LVEF得到了明显的改善。

频繁透析对透析性低血压和心肌顿抑具有重要影响。透析性低血压（intradialytic hypotension, IDH）是指透析过程中最低收缩压<90mmHg或血压下降>30mmHg，反映ESKD容量管理的复杂性。IDH可能由于透析过程中的超滤增加所致，它可导致心肌顿抑、永久性左心室收缩功能障碍和HF，同时增加心血管死亡风险。透析次数增加和（或）延长透析时间，透析过程中液体流动速度较慢，可能有助于避免IDH。因此，避免大容量超滤、使用辅助透析技术（如冷却透析液和生物反馈机制等），可以降低心肌顿抑的发生率。ESKD患者早期应用PD，可保留残余肾功能、实现连续超滤、便于容量管理；但是连续PD数年后，随着残余肾功能的逐渐丧失和腹膜功能的下降，PD将可能导致慢性容量超负荷。心力衰竭患者PD和HD之间的比较尚缺乏高质量的临床研究，两者的生存率有不同的报道。Vonesh等发现，心力衰竭患者PD和HD，超过3年的生存率没有差异，但在45岁以上的糖尿病患者亚组中，PD患者死亡率更高。

ESKD的容量管理对于LVH的血压控制和优化至关重要。有研究显示，透析期间体重每增加1个点对应透析前收缩压增加1mmHg。高血压HD患者减轻干体重的随机对照研究显示，额外超滤组对比常规治疗组，第4周和8周的收缩压分别降低7.4 mmHg和7.1 mmHg。临床上确定干体重，虽然通常以透析间期或透析中无低血压和低灌注症状的最低体重为标准，但ESKD患者心血管因素导致的死亡率仍然很高。故评价容量状态和干体重的最佳方法仍然是一个未完全解决的问题。

监测相对血容量（relative blood volume, RBV）的设备，包括基于质量守恒原理的非侵入性技术。RBV技术对ESKD临床结果的影响存在相互对立的研究数据，提示从血容量评估理论模型到临床方案对相对血容量曲线的反应存在局限性。生物阻抗分析利用人体对电流的电阻和电抗来估计包括全身水、细胞内外水的含量。Machek等研究显示，生物阻抗分析在优化血压控制和避免ESKD患者发生相对低血压等方面有用。肺部超声是另一种检测HD和PD患者肺水过量的新技术，通过联合生物阻抗和超声检查进行血管外肺水的监测已成为可能。多项研究证实，肺部超声与生物阻抗技术可用于ESKD临床和亚临床的充血性诊断；但肺部超声与生物阻抗联合应用于ESKD的诊断、血管外肺水监测并未改善其心血管疾病的预后，故对这些技术的评估还需要做更多的临床实践与研究去探索。

五、终末期肾病心力衰竭的药物及器械治疗

由于透析患者通常被排除在主要心血管疾病的临床试验之外，因此，迄今对ESKD患者的心力衰竭药物疗效的认识仍有诸多不足。一些在HF中使用的主要

治疗药物，也应用于ESKD的患者，这些药物治疗包括β-肾上腺素能受体阻滞药、血管紧张素转化酶抑制药（angiotensin-converting enzyme inhibitors，ACEIs）和血管紧张素Ⅱ受体阻滞药（angiotensin Ⅱ-receptor blockers，ARBs）、醛固酮拮抗剂、洋地黄类等。尽管β-肾上腺素能受体阻滞药对ESKD患者中心血管结果的实际作用上存在许多争议，但其仍被广泛应用，在未来针对ESKD心力衰竭疗效的研究中还有重要的位置。ACEIs和ARBs对ESKD心力衰竭患者的作用亦存在争议。心血管疾病透析患者临床实践相关指南建议，在评价透析患者顽固性高血压时，应考虑透析对ACEIs和β-肾上腺素能受体阻滞药等药物的影响因素。醛固酮拮抗作用是一种有效的靶向途径，可与ACEIs和ARBs等其他RAAS抑制剂共同改善心肌重塑。ESKD盐皮质激素受体拮抗剂的研究，或将阐明经常透析和新型抗高钾血症药物对ESKD心肌病的潜在益处。洋地黄糖苷主要经肾排泄，因此，增加了晚期CKD的潜在肾毒性；血液透析中电解质紊乱（尤其是低钾血症），可进一步加剧地高辛的毒性。因此，地高辛在长期透析患者中应慎用，尤其是在透析前低血钾的患者。

ESKD透析的死亡患者中，约25%为心源性猝死（sudden cardiac death，SCD）。多种因素（包括LVH、心肌纤维化、心肌病、潜在的心肌缺血，以及钾、镁和钙等电解质紊乱等）的相互作用增加了ESKD患者SCD的风险。置入式心脏除颤器（implantable cardiac defibrillators，ICDs）是一种减少普通人群SCD的治疗方法，但接受ICD的透析患者总体生存率并不理想。因此，血液透析患者置入ICD应考虑患者的健康状况、风险与受益比、预期结果等。越来越多的维持性透析患者置入左心室辅助装置（left ventricular assist devices，LVADs），但尚不清楚哪种透析方式的患者更适合置入LVAD，肾内科和心内科专家需要面对更加复杂的临床问题，需要更多的实践及研究去探索。

六、结束语

ESKD合并HF的诊断和治疗策略仍是临床工作的重大挑战。由于缺乏控制严谨的ESKD心力衰竭研究数据，以及透析过程中的诸多不确定性，非透析人群中证实有益的诊疗方案未必完全适用于ESKD合并HF的患者。增加透析次数、新型抗高血压药物等研究，已经获得对ESKD合并HF的正面数据，为在心肌病和透析领域中设计进行更严密的研究打下了基础。国际心肾学科领域正在进行的临床实践与研究，如医疗卫生的健康效应、慢性肾脏疾病的有创处理方式及可穿戴心律转复除颤器在血液透析患者中的运用等，结合既往成功的临床与研究实践及多学科的融合发展，将有助于优化ESKD心力衰竭的各项诊疗措施，为改善ESKD患者心血管的预后带来一线新的曙光，有望为备受HF和ESKD双重困扰的患者带来更好的治疗途径、取得更好的预后。

（黄道政　廖明媛　覃铁和）

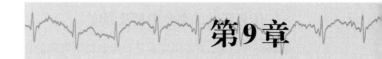

第9章

预防与康复

1. 2018年美国体力活动指南解读

2018年11月12日，美国AHA年会上详细介绍了新版的《美国体力活动指南》（以下简称为《指南》），这是对2008美国卫生及公共服务部（HHS）体力活动指南的首次更新。本文主要对该指南最新要点进行解读。

一、体力活动带来健康获益

约80%的美国成年人和青少年缺乏充足的体力活动。对于所有年龄层的人来说，积极参与体力活动是增进健康最重要的手段（表1）。据估计，每年约1170亿美元的健康护理费用和约10%的过早死亡率与不充足的体力活动有关。研究表明，所有人群都可以在体力活动中得到获益，表2具体列出了规律体力活动带来的健康获益。因此，我们提倡合理规律的体力活动。

表1 对比2008年版美国体力活动指南，体力活动新增的健康获益

· 改善3～5岁儿童的骨骼健康和体重状况
· 改善6～13岁青少年的认知功能
· 降低癌症的额外发生风险
· 对大脑健康的获益，包括改善认知功能、减少焦虑和抑郁风险、改善睡眠和生活质量
· 减少老年人相关的伤害风险
· 对于孕妇，减少体重过度增加、妊娠期糖尿病和产后抑郁症的风险
· 对于患有各种慢性疾病的患者，降低全因和疾病特异性死亡率，改善身体机能和提高生活质量

表2 规律体力活动带来健康获益

人群	有力的证据	中等有力的证据	中等强度的证据
儿童和青少年	促进骨骼健康（3～17岁）		减轻抑郁症症状
	改善体重状况（3～17岁）		
	有利于心肺和肌肉健康（6～17岁）		
	改善心血管代谢（6～17岁）		
	改善认知（6～13岁）		
	减少抑郁（6～13岁）		
成年人和老年人	降低过早死亡的发生率	改善老年人功能健康	降低髋关节骨折的发病率
	降低冠心病发病率	减少腹型肥胖的发生	降低肺癌的发病率
	降低卒中发病率		降低子宫内膜癌的发病率
	降低高血压发病率		有利于减肥后的体重维持
	降低高脂血症发病率		增加骨密度
	降低2型糖尿病发病率		改善睡眠质量
	降低代谢综合征发病率		
	降低结肠癌发病率		
	降低乳腺癌发病率		
	防止体重增加		
	减肥，尤其与饮食控制相结合		
	改善心肺和肌肉健康		
	预防跌倒		
	减少焦虑和抑郁症		
	改善老年人认知功能		

二、体力活动的主要类型及强度

自2008年以来,对不同运动量和运动类型带来的相应获益,有了更深入的了解。因此我们有必要熟悉运动的类型、运动强度和运动水平(表3)。

1.有氧运动(aerobic activity) 这种体力活动形式(也称为耐力运动)使心脏和身体的大肌肉群有节奏的运动,包括跑步、快走、骑自行车、跳绳和游泳等。有氧运动使人心跳加快,呼吸比正常时急促。

表3 体育活动的类型及强度

活动的类型	活动的强度
有氧运动	如步行、低强度慢跑及自行车运动等,以机体大肌肉群的较长时间持续活动为特征,可增强心肺功能的活动。有氧运动亦称为耐久运动或强心运动
强健肌肉活动	如举重及抗阻力量训练等可以使肌肉强健,增加其力量、耐力及质量的活动
强健骨骼运动	包括跳绳及跑步等可以刺激骨骼生长、使骨骼强壮的活动
平衡性训练	增强机体在静止或运动状态下抗摔倒能力的活动,如弓步、后退步
柔韧运动	是指含有上述多种类型的体育活动,如同时包括有氧运动、强健肌肉活动及平衡性训练的某些舞蹈及运动项目
绝对强度	不考虑个体对运动的适应性,只与运动本身效率相关的强度指标,常以能量代谢当量(MET)表示。如步行及家务等中等强度的体育活动一般为3~5.9METs
相对强度	把个体心肺功能纳入考量范围的运动强度指标。同样的锻炼对于更强壮的个体来说其运动难度相对较低,其相对运动强度也更低

2.肌肉强化运动(muscle-strengthening activity) 包括耐力训练和力量训练,使身体的肌肉抵抗外加的力量或重量。这类运动通常涉及举起比较重的物体(举重、哑铃),也可以利用弹簧拉力带或自身体重来完成(如做俯卧撑)。

3.骨强化运动(bone-strengthening activity) 这种运动(有时称为负重运动)对身体骨骼产生一种促进骨骼生长和强度的力。骨骼强化运动的例子,包括跳跃、跑步、快步走和举重练习。正如这些例子所示,骨强化运动包括有氧运动和肌肉强化运动。

4.平衡运动(balance activities) 平衡运动可减少人静止或移动时跌倒的风险。向后走、单腿支撑,或使用摇摆板是平衡运动的例子。加强背部、腹部和腿部肌肉也能改善平衡。

5.柔性活动(flexibility activities) 这些运动可增强关节的全方位运动的能力。伸展运动能有效地增加柔性,使人在运动时更加灵活。

6.有氧体力活动的强度 体力活动的一个生理效应就是消耗能量。体力活动期间的绝对能量消耗速率,通常被描述为轻度、中度或高强度运动。

《指南》在计算运动量时引入了"MET"和"MET-min"这两个重要概念。体力活动的一个明显的生理学特征是消耗能量,上述两个单位实际上就是一个能量代谢计算单位,具体的概念如下。能耗单位定义为MET,能量代谢当量(metabolic equivalent),是以安静坐姿时的能量消耗为基础,表达各种活动时相对能量代谢水平的常用指标。1 MET相当于人坐姿休息时候的代谢当量,相当于每千克体重每分钟的摄氧量为3.5 ml。MET-min:该单位用来换算一定时间内某项体力活动的能量消耗水平。如果一个人进行4 MET的体力活动30 min,那么他/她就做了4×30=120 MET-min(或者2.0MET-h)的体力活动。

有氧运动的强度有两种评估方法,即可以用绝对强度或相对强度来确定。

三、具体人群的体力活动推荐要点

《指南》中运动强度和分型的说明主要分为3个年龄组(青少年、成年人和老年人,见表4)、妊娠或围生期的妇女、慢性疾病的成年人及残疾人(表5)。

1.学龄前儿童的体力活动 6岁前的儿童经历快速生长发育的阶段,体力活动可以促进生长发育,能够获得重要的运动技能。家长和看护人在支持和鼓励儿童学习规律的体力活动中扮演着重要的角色。对于无论何种强度的运动,合理的运动目标时间是每天3h,这与加拿大、英国,澳大利亚的指南是一致的。

2.学龄儿童及青少年的体力活动 童年及青少年时期是学习活动技能,获得健康习惯,为终身健康和福祉奠定坚实的基础的关键时期,与学龄前儿童相同的是,家长及看护人对学龄儿童及青少年体力活动的培养至关重要。对于6~17岁的少年来说,一周至少有3次的高强度锻炼、骨骼锻炼及肌肉锻炼是十分重要的。与成年人不同的是,孩子很少会得慢性疾病,但是仍然存在危险因素,如肥胖、胰岛素抵抗、高脂血症、高血压。学龄儿童及青少年规律的进行体力活动可以降低这些风险。

3.成年人的体力活动 对于成年人来说,规律的体力活于身体健康呈正相关。规律的体力活动大有裨益。有利于长期的健康发展,可以降低获得慢性疾病的风险和减慢其进程。大多数成年人在开始一项锻炼,是都不需要咨询专门的运动教练。可以从低强度的体力活动开始,并逐渐增加运动量和运动强度。可以逐渐满足《指南》的标准。有氧运动和无氧运动对健康都有益处。

4.老年人的体力活动 规律的体力活动贯穿一生,随

表4　3个年龄组不同强度体力活动一览表

体力活动类型	儿童	青少年	成年人	老年人
中等强度有氧活动	娱乐活动,如徒步旅行、滑板、轮滑;骑车;快步走	娱乐活动,如划独木舟、徒步旅行、滑板、轮滑;快步走;骑车;做家务,如扫地、割草;抛掷游戏,如棒球、垒球	快步走(每小时4.8km以上,但不是竞走);水中有氧运动;骑车(速度不高于16km/h);网球(双打);交际舞;一般园艺工作	步行;跳舞;游泳;水中有氧;慢跑;有氧运动;骑车;部分园艺工作(拢地、割草;网球;高尔夫(活动的强度根据老年人健康状况自行掌握)
大强度有氧活动	奔跑或冲刺的游戏,如追逐;骑车;跳绳;武术,如空手道;跑步;体育运动,如冰球、足球、篮球、游泳、网球、越野滑雪	奔跑或冲刺的游戏,如夺旗、橄榄球;骑车;跳绳;武术,如空手道;跑步;体育运动,如冰球、足球、篮球、游泳、网球、越野、滑雪	竞走、慢跑、跑步;游泳;网球(单打);有氧操;骑车(速度高于16km/h);跳绳;繁重的园艺工作(挖掘、锄草);负重远足	未提及
强健肌肉活动	游戏,如拔河、俯卧撑;对自身体重的抗阻练习;爬绳子;仰卧起坐;荡秋千	游戏,如拔河、俯卧撑、引体向上;对自身体重的抗阻练习;攀岩;仰卧起坐	抗阻力量训练,弹力带;对自身重量的抗阻练习:俯卧撑、引体向上、仰卧起坐、搬运重物;重体力园艺工作(挖掘,锄草)	哑铃练习、器械负重练习;柔软体操;参与部分园艺工作(挖、举、搬运);搬运杂物;瑜伽;太极拳
强健骨骼活动	游戏,如跳格子;跳远、障碍跳、单足跳;跳绳;跑步;体育运动,如体操、篮球、排球、网球	游戏,如跳格子;跳远、障碍跳、单足跳;跳绳;跑步;体育运动,如体操、篮球、排球、网球	未提及	未提及

表5　特殊人群体力活动指导方针

人群	指导方针
妊娠期和产后期女性	对于那些不经常进行大强度身体活动的健康女性来说,妊娠期或产后期应该至少保证每周150min的中等强度有氧活动。最好保证此类活动能够贯穿1周
	在保证健康并向卫生保健人员征求如何及何时适时调整活动的前提下,那些经常参加中等强度有氧活动或身体活动的妊娠女性,在妊娠期和产后期可以继续保持这类活动
成年残障人士	对于那些能够活动的成年残障人士应当保证每周至少150min的中等强度或者每周至少75min的大强度有氧活动,或进行中等强度和大强度组合的有氧活动。每次有氧活动最好能够保持10min以上的延续性,更加理想的做法是将有氧活动贯穿至整个1周
	想要获得额外的或更加积极得健康效果,那些能够活动的成年残障人士也应当做一下增加肌肉力量的活动,这类活动应保证每周2天或者更多时间,内容以中等或者大强度活动为主,身体所有主要的肌肉群都应从中得到锻炼
	当无法完成上述要求时,成年残障人士应当根据自己身体状况有规律地安排一些活动,应该避免长时间的静止不动。成年残障人士应当向卫生保健人员征询符合他们身体状况和能力的锻炼类型和负荷
慢性疾病患者	成年慢性疾病患者根据自身状况和能力进行身体活动时,是最安全的
	有慢性疾病或者症状的人士,要在卫生保健人员的协助下进行身体活动。慢性病患者,应当向卫生保健人员咨询身体锻炼的适宜类型和负荷

着年龄的增长体力活动更加重要。65岁及以上的老年人可以从日常体力活动中获得实质性的健康益处,甚至不需要符合标准。身体硬朗的老年人可以更加容易地参与日常生活活动,并且身体技能可以得到改善(即使他们身体虚弱)。他们更不会那么虚弱,即便是虚弱的老年人也可以降低受伤的风险。大多数老年人一天中大部分时间都在静坐。所以体力活动的关键与成年人大相径庭,增加活动时间减少静坐时间。进行轻度的体力活动或中等强度的体力活动而不是静坐,对健康大有裨益。对于老年人来说,种类丰富的体力活动是十分重要的。多种体力活动,包括有氧运动、无氧运动及平衡运动。以上3个层

面对于老年人来说都是十分重要的,因为老年人容易跌倒,适当的强度很平衡感可以预防跌倒。

四、体力活动的安全性推荐

与2008版相同,新版本建议目标为500~1000 MET-min的中等强度或剧烈的运动。此外指南建议,成人每周需要150~300min的中等强度的有氧运动或75~150min的剧烈有氧运动;每周要有2d进行肌肉强度锻炼(如举重、俯卧撑),以保持健康。约50%的美国人没有达到每周150~130min的中等强度体育锻炼的推荐目标。6~17岁的儿童和青少年需要每天进行≥60min的中高强度的运

动;学龄前儿童（3~5岁）的目标是每天活动3h。为降低血压和胆固醇水平,建议每周3~4次中、高强度的有氧运动,平均每次40min。

当然,为了安全进行体力活动,减少受伤和其他不良事件的危险,人们应该了解风险,但要相信体力活动对每个人几乎都是安全的。选择适合他们当前的运动能力和健康目标的体力活动的类型,因为有些活动比其他活动更安全。体力活动要达到指南所推荐的要求有一个渐进

性的过程,缺乏运动的人,应该逐渐增加体力活动的频率和持续时间。使用适当的装备和运动器材,选择安全的环境,遵守规章制度。患有慢性疾病的成年人应由卫生保健部门提供护理;此外,可以向卫生保健专业人员或体育运动专家咨询,适合其能力和慢性病的体力活动的类型和运动量。

（张　斌　周　仪）

2. 维生素D缺乏在心脏代谢紊乱的作用

维生素D是一种亲脂性类固醇激素,其作用主要是维持体内钙和磷代谢平衡中和肌肉骨骼健康。在过去10年中,对维生素D的骨外功能越来越受到关注。血液中的维生素D低与几种非骨骼疾病相关,包括胰岛素抵抗、糖尿病、心血管疾病(CVD)、癌症和自身免疫性疾病。虽然从理论上说维生素D补充剂是预防和治疗这些疾病有效的药物,但目前仍存在争议,尤其在维生素D如何引发心脏代谢紊乱如肥胖、2型糖尿病(T2DM)、心血管病和多囊卵巢综合征(PCOS)等方面解释仍不完善。本章旨在叙述维生素D与心脏代谢紊乱之间关系,主要从基因关联研究以及维生素D补充剂在缓解这些疾病方面的功效两方面叙述。

一、定义与流行病学

现在已经确定,维生素D水平低于25nmol/L对肌肉骨骼健康存在不良影响。美国医学研究所定义维生素D缺乏症以及维生素D不足分别为血清25-(OH)D水平<30nmol/L和<50nmol/L。然而,内分泌学会将维生素D缺乏和不足分别定义为血清25-(OH)D<50nmol/L和<75nmol/L。目前医学研究所建议健康成人每日剂量为600~800U维生素D(15~20μg),以维持25-(OH)D的适当水平,而内分泌学会提出维生素D缺乏的成人[25-(OH)D<50nmol/L]推荐每日服用剂量为6000U 持续8周,然后每日维持剂量1000~1500U。尽管有这些推荐,维生素D缺乏仍然普遍存在。肥胖和久坐的室内生活方式增加,加上维生素D的膳食来源有限,以及为了防止皮肤癌使用防晒霜和防护服等加剧了维生素D缺乏症的发生。性别也可能影响维生素D的状态。除此之外,可能影响维生素D水平的有药物(如皮质类固醇)及肾功能和肝功能受损。维生素D缺乏症的普遍存在引发了人们对维生素D包括肥胖症、T2DM、心血管疾病和多囊卵巢综合征等心脏代谢紊乱中的作用的兴趣。然而,维生素D缺乏是否参与这些疾病的病理生理原因或者仅仅只是作为疾病状态的标志目前仍存在争议。

二、维生素D与肥胖

(一)肥胖者维生素D水平可能降低

自1975年以来,肥胖的患病率增加了2倍。2016年,全球39%的成年人(19亿成年人)受到超重和肥胖的影响,其中6.5亿人受肥胖影响。肥胖定义为异常的过度脂肪堆积,是目前全球主要的健康问题之一,是糖尿病、心血管疾病、肌肉骨骼疾病和某些癌症的主要危险因素。既往对于肥胖人群维生素D 水平已进行了大量研究,结果发现:肥胖人群血清维生素D 水平显著低于非肥胖组;维生素D与体质量、体质量指数(BMI)及腰围呈负相关;维生素D不足的构成比肥胖人群显著高于非肥胖人群;(维生素D与肥胖)孕前肥胖的妇女即便妊娠晚期维生素 D水平接近孕前体质量正常的妇女,但其子代脐血维生素D水平显著低于正常组;另外,非肥胖人群BMI和脂肪含量与维生素D也呈负相关。因此,对于不同人群,肥胖者较体质量正常者维生素D水平降低的结论较为统一。然而,大多数随机对照试验以及纳入随机对照试验的荟萃分析都不支持在肥胖症治疗中使用维生素D能够获益。1篇纳入了12项随机对照试验($n=1210$)的荟萃分析比较了维生素D补充剂与没有任何热量的安慰剂对几种人体测量参数(体重、体重指数、绝对或百分比脂肪量或瘦体重)的影响,结果显示,与安慰剂相比,维生素D治疗组的BMI降低无统计学差异。

(二)肥胖者维生素D降低的可能机制

维生素D缺乏是一个世界性的问题,影响血清25-(OH)D水平的因素是多方面的,已经有很多因素影响已经假设几种理论来解释肥胖与低维生素D状态之间的关联,肥胖者维生素D水平降低可能的机制,可从维生素D的摄入、合成、代谢各个角度进行探讨:①维生素D摄入或皮肤合成不足。调查发现肥胖男性,而非女性,维生素D摄入量明显少于健康对照组。另外,肥胖者户外活动时间短,皮肤暴露在日光下的时间显著低于健康对照组。因此,由皮肤合成的内源性维生素D减少。必须指出,肥胖者本身体表面积较大,理论上应该可以通过增加皮肤合成来弥补。然而,肥胖组与健康对照组接受同样的紫外线照射后,维生素D增加的幅度仍较健康对照组减少。研究发现,肥胖者与健康对照组皮肤的维生素D前体-7脱氢胆固醇含量以及合成维生素D原的能力均无统计学差异。因此,皮肤暴露于紫外线减少,合成下降的理论均不足以解释肥胖人群的维生素D下降现象。②维生素D代谢的改变。研究发现脂肪可以作为维生素D储留库，限制其发挥生物活性作用。液相色谱/质谱法检测肥胖人群脂肪与血液中的维生素D水平，发现脂肪中维生素D与血清中25-（OH）D呈负相关。

三、维生素D与2型糖尿病

（一）维生素D对2型糖尿病的影响

2型糖尿病（T2DM）是一种多因素和可预防的疾病，其特征是葡萄糖耐量降低及胰岛素抵抗，最终导致胰岛B细胞衰竭。T2DM的全世界的患病率为8.8%。尽管人们越来越意识到风险因素并制订了若干预防方案，但自1980年以来，全球T2DM患病率翻了一番，预计将继续增加。观察性研究数据分析报告称，低水平的血清25-（OH）D与较高的T2DM风险相关。在横断面研究中，在调整肥胖和其他生活方式参数后，与健康对照相比，维生素D缺乏在T2DM患者中更为普遍。前瞻性研究还表明，25-（OH）D水平低与胰岛素抵抗和T2DM事件的发生有关。大量临床试验研究了补充维生素D对血糖控制的不同参数的影响，但结果仍然不确定。一些研究报告称补充维生素D可改善有T2DM风险个体的胰岛素敏感性和葡萄糖耐量，但其他研究显示没有明显获益。

（二）维生素D对糖尿病作用的机制

维生素D对糖尿病作用的机制分为三大类，分别为如下。①抑制炎症反应：糖尿病患者往往存在多个全身炎性标志物的升高，维生素D可抑制巨噬细胞、树突状细胞生成IL-12、降低IFN-7及TNF-a等表达。②降低炎症反应；③调节免疫：2型糖尿病在存在胰岛素抵抗的同时也存在胰岛B细胞的破坏，这些都与机体免疫有关。维生素D可抑制细胞免疫，降低细胞毒性T细胞对胰岛B细胞的破坏。

四、维生素D与心血管疾病

（一）维生素D对心血管疾病的影响

心血管疾病（CVD）是全球死亡的主要原因，占2015年所有死亡人数的1/3以上。CVD是指一组心脏和血管疾病，如冠状动脉疾病和卒中。尽管心血管疾病具有一定的遗传倾向，但可以通过戒烟、控制肥胖及限酒等行为减少发生率。

流行病学研究报道维生素D不足与不良心血管事件之间有紧密关联。Ke等报道25-（OH）D水平低与健康

成人的高血压发生率增加有关。许多研究也显示血清25-（OH）D水平与CVD事件［包括心力衰竭（HF）和急性心肌梗死］之间呈负相关。血脂异常是CVD的主要危险因素之一。虽然大多数研究报告血清25-（OH）D水平与三酰甘油无关，但低25-（OH）D与高密度/低密度脂蛋白胆固醇之间存在负相关（已报道HDL-C/LDL-C）。尽管观察性研究表明维生素D状态与心血管疾病之间存在关联，而干预研究的结果显示，维生素D补充剂在预防心血管疾病危险因素或发病率方面几乎没有获益。在一项纳入46项RCT（$n=4541$）的荟萃分析以及包含27项试验（$n=3092$）的IPD荟萃分析成分中一致得出，维生素D对收缩压或舒张压没有影响。在有关维生素D对心力衰竭（EVITA）的死亡率的影响试验中，400名患有HF和血清25-（OH）D<75nmol/L的患者接受了4000 U/d维生素D或安慰剂3年，而维生素D对全因死亡没有影响。然而，在有关维生素D治疗229例慢性心力衰竭患者的慢性心力衰竭（VINDICATE）研究报告中，与服用安慰剂的患者相比，接受4000 U/d维生素D 1年的患者心功能和左心室射血分数均有所改善。显然，目前已存在的证据显示，维生素D是否与CVD风险、发病率或死亡率相关是不一致的。观察性研究与随机对照试验之间的差异可能是由于其他生活方式风险因素的残余混杂影响，或维生素D与心血管疾病之间的关系呈U形而非剂量线性关系。

（二）维生素D对心血管疾病的作用机制

维生素D对心血管系统的作用机制尚未得到明确论证，但有关实验表明，维生素D可能通过影响肾素-血管紧张素系统（RAS）、调节血糖水平、减轻脉管系统炎症反应、抗心肌肥大和增生及预防继发性甲状旁腺功能亢进等发挥心血管保护作用。

（三）维生素D的补充量

美国药物研究所建议成人每日口服维生素D400～600U，但也有学者认为此量并不足以维持成人机体最佳维生素D水平，建议每日服用维生素D 1000U左右以保持健康状态。Hsu等认为：体内维生素D的含量仅在一个很小的范围内才对血管功能有益，低于或超出这个范围则可能增加CVD的危险。目前普遍认为25-（OH）D水平应维持在>30μg/L，但其最佳血浆浓度仍无定论，许多研究者认为25-（OH）D水平应维持在30～60μg/L。一般认为每日摄入1000U（25μg）维生素D即可使25-（OH）D水平上升约10μg/L，开始补充维生素D后3～6个月即需重新评估血浆25-（OH）D水平，以免发生维生素D中毒。

五、维生素D和多囊卵巢综合征

（一）维生素D对多囊卵巢综合征影响

多囊卵巢综合征在育龄妇女中的发生率为5%～10%，为最常见的内分泌异常，表现为闭经、月经稀发、无排卵、高雄激素血症、多毛及卵巢多囊改变。多囊卵巢综合征妇女中有50%～70%患有胰岛素抵抗（IR）。一篇荟萃分析报道，补充维生素D可以改善多囊卵巢综合征女性的代谢和内分泌情况，而其他人则没有显著影响。1篇纳入9项RCT的荟萃分析报道，补充维生素D可改善卵泡发育。尽管如此，单凭维生素D不太可能改变多囊卵巢综合征的代谢和临床特征。维生素D在某些剂量下是否有效和（或）某些结果如月经周期性，或某些亚组（如患有胰岛素抵抗或特定DBP多态性的患者）的影响是否有所不同，目前这仍有待评估。

（二）维生素D对多囊卵巢综合征的作用机制

多囊卵巢综合征是一种多方面和复杂的疾病，与心脏代谢改变有关，包括肥胖、胰岛素抵抗、血脂异常和炎症。之前已经描述了维生素D作用于其中的潜在机制。然而，维生素D也可能在生殖系统中发挥重要作用，并可能对排卵功能产生直接影响。维生素D受体（VDR）在包括子宫内膜、卵巢、宫颈和乳房组织等生殖系统的几种组织中表达。维生素D可影响卵泡发生（和男性精子发生）和植入。虽然一些临床试验证实了维生素D对调节卵泡功能的影响，但结果尚无定论。

六、结论

总之，大量观察数据表明维生素D缺乏是心脏代谢紊乱的危险因素。然而，尽管一些研究结果尚无定论，临床试验的证据一般不支持使用维生素D预防心脏代谢紊乱。越来越多的证据表明，维生素D状态以及维生素D补充对心脏代谢风险特征的变化可能受种族和遗传变异的影响。未来的研究应考虑到个体间的差异，特别是应该旨在阐明种族和遗传决定因素如何影响心脏代谢健康背景下维生素D补充剂的反应和受益。

（李　佳　张高星）

3. 糖代谢、高血糖和心血管疾病的年龄相关影响

年龄增长和糖尿病是心血管疾病（cardiovascular disease, CVD）已知的两大风险因素。在过去的50年里，老年人的糖尿病发病率在不断增长，生存期也不断延长。这些数量庞大的老年糖尿病患者是CVD疾病的高危人群。在本综述中，我们特别总结了老年人糖尿病和CVD的流行病学数据，并回顾当前关于衰老与糖代谢的相关研究，证实高血糖是CVD的风险因素之一。我们继而分析了肥胖在年龄相关的糖代谢异常进展中的作用，并总结了一系列试图通过控制血糖来降低CVD发病风险的随机对照试验（主要为老龄人口研究），得出以下结论：衰老会导致机体成分的改变和胰岛素抵抗，从而诱发肥胖和糖尿病，后两者能加速老年机体出现生理功能障碍，成为CVD的风险因素。

一、前言

衰老和糖尿病是心血管疾病（cardiovascular disease, CVD）的两大已知风险因素。衰老相关的生理功能障碍会导致出现糖尿病、CVD、认知障碍和残疾等一系列慢性疾病。糖尿病公认能加速老化，有证据证实衰老和糖尿病具有共同的病理生理途径。衰老加速和代谢失调之间的关联机制是十分复杂的。随着年龄的增长，很多人都会出现无症状性高血糖，并长期潜伏于身体内部，渐进性地引起代谢失调，成为许多年龄相关慢性疾病（包括CVD和致死性CVD事件）的易感因素。此外，由于出现2型糖尿病以后血管会发生不可逆的损害，因此，希望通过降低血糖水平来扭转病理进程是不现实的。

本研究中，我们对当前老年人的糖尿病数据进行了总结，并分析衰老在糖代谢异常中的作用，发现高血糖是CVD的风险因素。我们还尝试量化肥胖在年龄相关性糖代谢异常发病机制中的作用，综述中，由心脏和血管疾病第一个字母缩写而成的名词CVD，是一种合并有显著血管病变的疾病，如动脉粥样硬化等，其中，肥胖、衰老均扮演重要角色。我们回顾分析了一系列通过控制血糖来降低CVD患病风险的随机对照试验，来探寻降糖治疗能否作为降低老年人CVD患病风险的独立因素。

二、衰老、糖尿病和心血管疾病的流行病学研究

自20世纪以来，人类的寿命就有了显著的延长。就美国而言，65岁以上人群在1900年只有300万（总人口4%），2010年上升至4000万（总人口13%），2050年预计将翻倍增长至8300万（总人口21%）。目前全世界都是这种趋势，发展中国家增长速度更快。2015年，全世界有6.17亿65岁以上的老年人（占世界总人口8%），到2050年，这个数字预期会变为16亿左右（占世界总人口17%）。

衰老是CVD和糖尿病目前已知的最强的风险因素。1958年，160万美国人（小于美国人口的1%）被诊断为糖尿病。2015年，估计有3020万美国人（美国人口的12.2%）被诊断出糖尿病，加上720万已出现糖代谢改变，但未明确诊断的潜在患者，共计占美国总人口的24%。在3000万糖尿病患者中，超过1200万是65岁以上的老年人，这个年龄组所占的比例超过25%。如果这种趋势继续发展，到2050年，预期会有4800万糖尿病患者，估计65岁以上老年糖尿病患者有2700万，超过患病人口的一半。全世界的趋势是类似的，因此，到2045年，估计全世界将有6.29亿糖尿病患病人口，其中65岁以上老年人估算将高达2.53亿。由于90%以上的糖尿病都是2型，因此，本文中所提到的糖尿病都是特指2型糖尿病。

在美国，每年的死亡人群中有1/4直接由CVD所致。其中，冠状动脉疾病是最常见的致死类型心脏病。心脏疾病是65～84岁人群的最大死亡危险因素，占据该年龄组至少25%的死亡原因，而85岁以上老年人则至少有30%死于该类疾病。从糖尿病的角度来看，动脉粥样硬化相关性疾病即冠心病、脑血管疾病、周围动脉病变，是糖尿病患者的主要发病原因和死亡原因。在弗雷明汉人口研究中，CVD男性患者合并糖尿病的风险增加2倍，女性增加3倍。多风险因素干预研究也发现了类似的结果。科学家为了明确循环中血糖本身的影响，进行了一项由24 000名非糖尿病参与者组成的研究。发现在调整了其他已知危险因素后，空腹血糖的升高会增加这组健康成年人患冠心病的风险。此外，心脏病学专家也认为糖尿病是心血管疾病的危险因素，并建议将糖尿病筛查加入心血管疾病评估指南（2013年美国心脏病学院/美国心脏协会风险评估

指南）。然而，就血糖本身在非糖尿病CVD患者中所扮演的角色而言，目前的许多数据/信息仍是相互矛盾的。

附：非标准缩写和首字母缩写

2hG	2h血糖
BLSA	巴尔的摩衰老纵向研究计划
BMI	体重指数
CB1R	大麻素受体1
CVD	心血管疾病
DECODE	糖尿病流行病学研究：欧洲糖尿病诊断标准联合分析
ECS	内源性大麻素系统
FPG	空腹血糖
GIP	葡萄糖依赖性促胰岛素多肽
GLP-1	胰高血糖素样肽-1
HbA1c	糖化血红蛋白1
IL	白细胞介素
IMGU	胰岛素介导的葡萄糖摄取
LPS	脂多糖
NIMGU	非胰岛素介导的葡萄糖摄取
OGTT	口服葡萄糖耐量试验
RCT	随机对照试验
SASP	衰老相关分泌表型
TNF	肿瘤坏死因子

三、老年人糖尿病诊断标准

根据美国糖尿病协会和世界卫生组织的最新指引，糖尿病的诊断遵从以下标准：①随机血糖 ≥11.1 mmol/L（200 mg/dl）；②空腹血糖（FPG）≥7 mmol/L（126 mg/dl）；③口服葡萄糖耐量试验（OGTT）餐后2h血糖（2hG）≥11.1 mmol/L（200 mg/dl）；④糖化血红蛋白 A1c（HbA1c）≥6.5%。然而，由于检查费用昂贵和糖负荷相关不良反应存在，临床上并没有常规使用OGTT作为诊断手段，但许多纵向研究，包括我们自己的 BLSA研究（巴尔的摩衰老纵向研究计划），都是使用OGTT作为诊断标准的。

仅使用FPG诊断糖尿病会遗漏相当一部分糖尿病患者，尤其是老年人。一项由50～89岁老年人组成的兰诺伯纳多研究显示，之前未诊断糖尿病的人群中，70%的女性和48%的男性进行OGTT检查后均发现血糖代谢异常。一项心血管健康研究中，其新诊断为糖尿病的参与者有52%是在进行OGTT筛查后发现的。DECODE研究（糖尿病流行病学：欧洲诊断标准合作分析）结果显示，60～79岁新诊断为糖尿病的成年人中，有35%是OGTT负荷后出现高血糖的。本研究组BLSA研究中，我们对既往没有糖尿病史，也没有使用降糖药物的全部参与者进行了HbA1C检测和OGTT试验，1152名参与者中新诊断2型糖尿病者131例（图1），该亚群的平均年龄为70岁。其中，单独使用FPG诊断出40例（31%）；单独使用OGTT 2h血糖诊断出89例（68%）；单独使用HbA1C诊断出66例（50%）。很显然，这三种方法中，FPG、2hG和HbA1c分别代表不同的糖尿病人群的血糖特点。这种现象在老年人中尤成问题：如果单独使用FPG和HbA1C诊断糖尿病，将有1/3的患者漏诊。其可能原因在于，随着年龄的增长，过量摄食会造成餐后2h血糖出现显著的改变。文章后续会进一步就OGTT 2h血糖为代表的餐后血糖在CVD发病风险中的意义展开讨论。

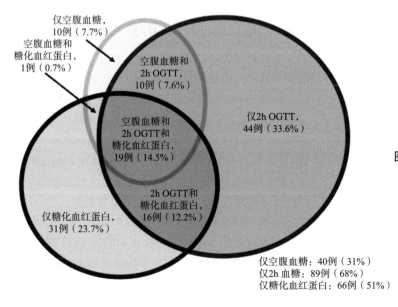

仅空腹血糖，
10例（7.7%）

空腹血糖和
糖化血红蛋白，
1例（0.7%）

空腹血糖和
2h OGTT，
10例（7.6%）

空腹血糖和
2h OGTT和
糖化血红蛋白，
19例（14.5%）

仅2h OGTT，
44例（33.6%）

仅糖化血红蛋白，
31例（23.7%）

2h OGTT和
糖化血红蛋白，
16例（12.2%）

仅空腹血糖：40例（31%）
仅2h 血糖：89例（68%）
仅糖化血红蛋白：66例（51%）

图1　巴尔的摩衰老纵向研究计划数据（参与者既往无糖尿病病史及降糖药物使用史）1152名参与者中新诊断2型糖尿病者131例。其中，单独使用FPG诊断出40例（31%）；单独使用OGTT 2h血糖诊断出89例（68%）；单独使用HbA1c诊断出66例（51%）。如果单独使用FPG和HbA1c诊断糖尿病，将有1/3的患者会漏诊

DECODE研究小组报告称，在CVD、冠心病或卒中等各种原因导致的死亡中，2h血糖均比空腹血糖有更好的预测价值。心血管健康研究发现，2h血糖是独立于空腹血糖之外，与CVD及其相关死亡密切相关的风险因素。NHANES Ⅲ（全国卫生和营养检查调查，1998—1994年）和连续 NHANES（1999—2004）研究数据显示，年龄超过65岁，既往未诊断糖尿病的老年人和HbA1C＞6.5%的参与者，全因死亡风险较无糖尿病且HbA1C正常（5%～5.6%）的人群高出30%。一份系统回顾（由74项研究组成）和荟萃分析（由46项研究组成）发现，非糖尿病个体中，HbA1c＞6.5%者出现心血管事件死亡的风险是非糖尿病人群（HbA1C 5%～6%）的2倍。

四、高血糖的心血管事件风险

全世界范围内，糖耐量异常和2型糖尿病患者的数量都在持续上涨，各国也越来越重视、并投入越来越多的资源和资金用于降低循环血糖水平，以预防心血管疾病和其他糖尿病相关并发症。高血糖、2型糖尿病和心血管疾病之间的因果关联对全球公共卫生具有重要意义，因此，无论如何强调都不为过。

然而，尽管相关的研究已经进行了几十年，但由于存在多种复杂混淆因素如高血压、高血脂、睡眠呼吸暂停等，血糖本身能否诱发CVD仍始终存在争议。目前支持高血糖是CVD发病诱因的证据有：①持续糖基化终产物受体的激活可增加内膜中层厚度、促进血管硬化，最终促进动脉粥样硬化斑块形成；②高血糖能刺激单核细胞向巨噬细胞分化，进一步形成泡沫细胞，最终导致细胞内氧化脂质积累；③血糖水平波动能诱发氧化应激、活化蛋白激酶C、最终导致纤维化和内皮功能失调。研究还显示，血糖尤其是餐后血糖的波动，比稳定的高糖状态更能促进CVD进展，原因是稳定的高糖状态能产生部分代偿性适应。基于此，我们是否可以将血糖升高的预测因素与CVD发病风险结合起来，用于提高CVD的早期检出率？事实上，研究认为是可行的。

非糖尿病患者血糖水平的上升也被认为与CVD相关。一份基于100项以上研究的荟萃分析认为，空腹血糖调节受损和胰岛素抵抗（2h血糖未见异常）均与CVD发病风险的增加相关。此外，在最近的一项针对韩国人群（由＞260 000个入组时无糖尿病或CVD的参与者组成）开展的回顾性研究中，空腹血糖从正常到受损再到诊断2型糖尿病，所导致心肌梗死、CVD和全因死亡的风险逐步升高。

BLSA研究则观察到：联合FPG和2h血糖比单独使用FPG更能评估死亡风险。在仅根据FPG浓度进行风险评估时，发现空腹血糖调节受损的男性患者，CVD死亡风险介于血糖正常和糖尿病患者之间。联合使用FPG和2h血糖评估发现：空腹血糖调节受损且2h血糖正常的男性，CVD死亡风险没有增加；空腹血糖调节受损，但2h血糖异常的男性，CVD死亡风险会随着2h血糖值的升高而逐渐增加。另有两项观察研究显示，空腹血糖及2h血糖异常的2型糖尿病患者，CVD患病风险增加2～4倍。这种效应似乎是由于暴露于过量的葡萄糖水平所致，因为它独立于其他已知的2型糖尿病风险因素，如体重指数（BMI）、低密度脂蛋白胆固醇、血压、炎症标志物和吸烟等。目前至少有3项研究（DECODE研究、日本队列研究、毛里求斯/斐济/瑙鲁研究）根据FPG和2h血糖水平对受试者进行了交叉分类及随访，以确定2h血糖是否能增强FPG的预测能力。研究中，空腹血糖正常或调节受损的受试者被合并入一个单独的非糖尿病组。其中，DECODE研究发现，FPG正常、2h血糖升高的男性糖尿病患者较FPG及2h血糖均正常的男性受试者发病风险更高，但女性中未见类似表现；毛里求斯、斐济和瑙鲁的抽样人群研究则将同样的结论推广到男性和女性；而日本的队列研究则难以跟其他研究结果进行比较，因为其参与者所接受的OGTT葡萄糖为50 g，FPG的正常分界点为7.8 mmol/L（140 mg/dl），2h血糖的分界点为11.1 mmol/L（200 mg/dl）。最近一项针对糖尿病的遗传学研究表明，即使在非糖尿病个体中，FPG水平的小幅升高也与心血管疾病风险的增加相关，这说明葡萄糖是连接循环高糖水平与CVD发病机制的重要介质。这些结果提示，循环血糖和心血管疾病之间确实存在不可分割的因果关联，并引导我们：努力将血糖水平长期控制在正常范围、预防2型糖尿病的发生均有可能降低心血管疾病的发病风险，后文将会详细叙述。

五、糖代谢过程中的年龄相关影响

葡萄糖代谢是正常生理功能的核心。肝是主要的代谢调节器官，当机体处于一种吸收后状态时（不再从肠道中吸收营养成分时），循环中90%～95%的血葡萄糖由肝提供。人体处于吸收后状态时，大脑会消耗约50%的葡萄糖，骨骼肌约15%。健康个体的骨骼肌对胰岛素非常敏感，能将其吸收量增加到85%，从而能迅速提高血糖浓度。胰岛B细胞能分泌胰岛素，并紧密结合葡萄糖的可利用程度进行微调，将血糖水平控制在正常范围。

随着年龄的增长，一些人逐渐失去了像年轻时那样调节血糖的能力。1990年BLSA 展示的2h OGTT数据很好地说明：年龄增长与糖耐量下降呈正相关（观察对象为＞770个健康受试者）。人类糖耐量从青年（17～39岁）

到中年（40～59岁）的下降趋势，可以用身体脂肪蓄积和体能下降的继发影响来解释。然而，虽然60～92岁这个时间段人群的糖耐量变化显著，但由于干扰因素多，因此难以判断是否存在显著性差异。这些发现在30年后重新得到了验证，验证试验为纳入对象超过2700名非糖尿病者的BLSA研究（图2，A）。研究观察到，随着年龄的增长，机体每个年龄段（按10年为1个年龄段计算）对OGTT反应的血糖水平逐渐升高，直到第7个10年达到最高峰。男女有着类似的模式，但男性血糖高于女性。没有糖尿病的个体中，血糖也随年龄增长而上升，FPG每10年增加0.7～1.1 mg/dl，2h血糖每10年增加5.6～6.6 mg/dl。其他研究人口也观察到类似现象存在。

调整了体重指数后，血糖随年龄增长的变化调整为每10年增加0.01～0.3 mg/dl，其中，空腹血糖每10年增加0.03～0.5mg/dl，2h血糖则仍与年龄显著相关（图2，B）。尽管体重指数对机体成分的测量是粗糙的，但体脂在葡萄糖代谢中所起的作用是不容置疑的，这将在后文进一步详细阐明。其他人口研究也认为，糖耐量下降在很大程度上归因于肥胖、体育活动减少、饮食失调等因素。

利用流行病学数据来了解衰老和葡萄糖代谢是有局限的。首先，某些测量措施尚欠准确。如体脂通常是通过BMI来评估的，而机体的活动和饮食则是通过容易产生偏差的调查问卷来评估的。其次，由于所使用的统计学方法涉及多种混杂因素、线性关系和假设变量的处理，容易产生偏差。为了更好地了解衰老与葡萄糖代谢的关系，科学家们在20世纪七八十年代进行了大量的生理学研究，其中很大一部分是在国家衰老研究所进行的，并采用了葡萄糖钳夹技术。表中对两种最常见的葡萄糖钳夹技术：高胰岛素正葡萄糖钳夹技术和高葡萄糖钳夹技术进行了简要的描述。这些信息可以帮助读者了解下文中不同研究的钳夹试验结果。

六、年龄对肝葡萄糖生成的影响

EGIR（欧洲胰岛素抵抗研究小组）使用高胰岛素-正葡萄糖钳夹技术（1 mU/kg·min的剂量）来研究344名BMI在15～55kg/m²、年龄18～95岁的非糖尿病受试者的肝葡萄糖输出。观察到：基础肝葡萄糖输出量波动很大，与去脂体重及体脂百分比高度密切相关，不同性别差异较大（男性受试者比女性高出23%），且随年龄增长而逐渐降低（虽然与年龄的相关性只有$P=0.1$，不是十分显著）。然而，在对瘦体重进行了标准化处理后，所有的这些关联都消失了。因此，瘦体重的差异直接导致了基础肝葡萄糖输出的变化，这也解释了肝脏葡萄糖输出可随年龄、性别和BMI不同而表现出差异性。

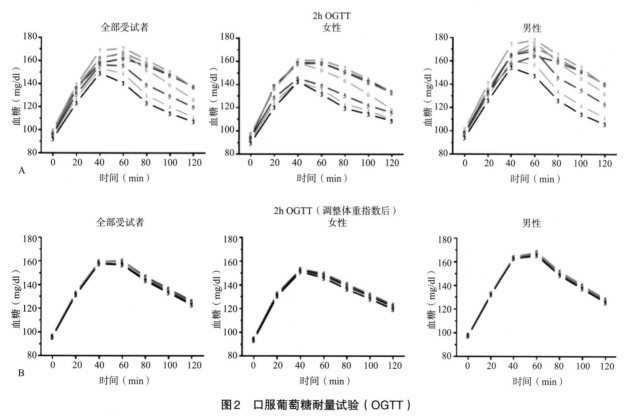

图2　口服葡萄糖耐量试验（OGTT）

注：A.数据源自巴尔的摩衰老纵向研究计划2777名非糖尿病参与者。每一行对应一个10年。OGTT血糖水平随年龄进展持续上升，直到第7个10年达到峰值。男性和女性的表现模式相似，但男性更容易有严重的糖耐量异常。B.调整了体重指数BMI后的OGTT结果

年龄影响胰岛素抑制肝脏葡萄糖输出能力的研究也见报道。EGIR研究显示,胰岛素水平为73μU/ml(510 pmol/L)时,非糖尿病患者的肝葡萄糖输出受到最大抑制。类似的,两项其他组别的研究也显示:在较高胰岛素(100～110 μU/ml)环境中,青年非糖尿病患者和老年人(约95%)的肝葡萄糖输出量均受到抑制。研究还观察了低生理胰岛素水平的肝脏葡萄糖输出,年轻受试者胰岛素水平在33μU/ml、老年受试者胰岛素水平在61μU/ml时,两者的肝葡萄糖输出量均受到抑制,但青年人(89%)比老年人(77%)受到的抑制更为显著。然而,另一组研究提示,老年人在生理胰岛素(25～40 μU/ml)浓度下,肝葡萄糖输出抑制加剧,在剂量-反应曲线上,青年人和老年人未见差别。这些结果可能受样本量过小以及青、老年群体性别比例失衡影响。总体说来,现有的证据表明,年龄本身不会显著影响肝葡萄糖输出,但年龄引起的身体成分的改变会对此造成影响。

七、年龄对外周血葡萄糖吸收的影响

葡萄糖的摄取有两个机制:胰岛素介导的血糖吸收(IMGU)和非胰岛素介导的血糖吸收(NIMGU)。IMGU主要发生在肌肉和脂肪组织中,而NIMGU则发生在大脑和内脏器官中。在空腹状态下,葡萄糖的吸收利用主要出现在NIMGU组织,分别为大脑约等于50%、内脏器官约等于20%、骨骼肌约等于15%、脂肪组织约等于5%、血细胞约等于5%、其他组织约等于5%。餐后葡萄糖摄取则主要发生在IMGU组织,以骨骼肌为主。

(一)胰岛素介导的血糖吸收

年龄本身会否会引起胰岛素抵抗是存在争议的。科学家使用多种技术(高胰岛素-正葡萄糖钳夹技术、前臂灌注、最小模型技术等)证实,随着年龄的增长,胰岛素

作用效能会降低。然而,部分研究称两者间没有存在显著关联。事实上,各研究的可比标准很难统一,因为它们使用的方法、研究对象、病例数均不同,性别也有较大差异。此外,有些研究入组的是一些糖耐量异常患者,如前文所述,当排除身体成分等因素时,糖耐量异常患者的肝葡萄糖输出量是没有被完全抑制的。

目前,关于胰岛素敏感性最全面的一项研究是EGIR研究。该研究使用高胰岛素-正葡萄糖钳夹技术[1 mU/(kg·min)]对1146名糖耐量正常、年龄18～85岁、BMI 15～55 kg/m²的健康受试者(766名男性,380名女性)进行了观察,发现,整个组的胰岛素敏感性随年龄增长下降,但排除BMI影响后,年龄的影响不再显著。其亚组分析显示,调整BMI后,只有瘦体重女性在老年时胰岛素敏感性较低。

EGIR研究也存在局限性,因为它只测试了单一一个剂量下的胰岛素-血糖变化。我们需要更加完整的剂量-反应曲线来全面评估年龄对胰岛素抵抗的影响,使用高胰岛素-正葡萄糖钳夹技术,并使用3种不同的胰岛素剂量[20, 80, 200 mU/(m²·min)]来研究年龄对非糖尿病非肥胖受试者(17名青年人和10名老年人)外周血葡萄糖摄取的影响。我们观察到在出现最大组织反应或最强糖摄取时,没有出现年龄相关的葡萄糖生物利用度下降。也就是说,胰岛素-血糖剂量反应曲线随年龄增长向右平移(图3, A)。最大半量的血糖吸收发生在血浆胰岛素水平54μU/ml的年轻人和113μU/ml的老年人。这种关联性在调整了瘦体重指数后仍然非常显著(图3, B)。此外,这项结果在其他几项使用几种胰岛素剂量进行高胰岛素-正葡萄糖钳夹技术的研究中得到重复。

(二)非胰岛素介导的血糖摄取

年龄对NIMGU的影响效应目前仍未得到充分研

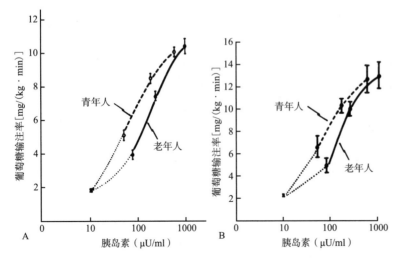

图3 青年、老年受试者胰岛素介导的全身葡萄糖输注速率剂量-反应曲线(高血糖钳夹试验)

注:A.葡萄糖输注速率[mg/(kg·min)];B.调整瘦体重后的葡萄糖输注。出现最大组织反应或最强糖摄取时,没有出现年龄相关的葡萄糖生物利用度下降。胰岛素-血糖剂量反应曲线随年龄增长向右平移。最大半量的血糖吸收发生在血浆胰岛素水平54μU/ml的年轻人和113μU/ml的老年人。这种关联性在调整了瘦体重指数后仍然非常显著

究。使用最小模型方法发现，老年受试者存在胰岛素抵抗，但葡萄糖自身代谢效能——一种反映每单位葡萄糖利用效率或非胰岛素依赖的血糖利用度的指标，并没有随年龄增长而改变。另一个使用高胰岛素-正葡萄糖钳夹技术（4种血糖浓度）的研究组报道了类似的结果。此外，尚有一项研究通过注射生长抑素抑制内源性胰岛素分泌（同时输注葡萄糖）来评估NIMGU，发现老年人在正常空腹血糖（约100 mg/dl）状态下可出现NIMGU下降，但在生理性高糖状态下没有变化（约200 mg/dl）。研究结果清楚显示，除了年龄以外，其他因素如身体成分（脂肪含量、脂肪分布、瘦体重）、健康程度、饮食结构和遗传因素等，都会影响外周胰岛素敏感性。当考虑到这些因素的时候，不管对于NIMGU还是IMGU，年龄本身能否独立影响外周葡萄糖吸收，都很难说清楚了。

八、年龄对胰岛B细胞功能的影响

正常的血糖稳态由胰岛B细胞分泌的胰岛素和外周对胰岛素敏感的组织来维持。当胰岛B细胞不能分泌足量的胰岛素来维持血糖稳定时，就会发生糖尿病。年龄本身会否影响胰岛B细胞的分泌功能目前仍有争议。曾有报道称，随着年龄的增长，部分人的胰岛B细胞功能会维持正常，部分人则会下降。然而，由于这些研究使用的量化方法欠统一，观察对象样本量偏小，而且性别不平衡（男性显著多于女性），甚至有些参与者本身存在糖耐量异常，也没有考虑到身体成分的影响，所以结果受到的影响较大。

也许，关于年龄影响胰岛B细胞功能最有说服力的研究还是BLSA研究。该研究针对230例受试者（85名青年人，47名中年人，98名老年人）进行高糖钳夹试验：4个高血糖峰值维持2h，分别高于基础血糖水平54mg/dl、98mg/dl、142mg/dl、230mg/dl。试验中产生的内源性胰岛素反应有几个明显的特点：胰岛素对方波诱导的高血糖的反应是双向的，一相胰岛素分泌发生在第1个10min内，峰值反应时间约为4min；随后，血浆胰岛素水平降低到最低点，时长约为10min；接着，第二相胰岛素分泌开始，胰岛素水平直线上升，直到达到一个稳态。图4显示了胰岛素对4种高血糖水平的双峰反应。在每个年龄组内，较高的葡萄糖剂量与所有水平较高的胰岛素反应相对应，具有统计学意义。但各个年龄组间胰岛素反应的区别没有显著差异。类似的结果在另一项使用高糖钳夹技术（浓度125mg/dl，高于基础血糖水平）的研究中同样被观察到。此外，另一项研究观察了42名18～69岁、曾接受过规律训练的女性运动员的胰岛B细胞功能，发现她们的胰岛素分泌没有随年龄的不同而发生改变。

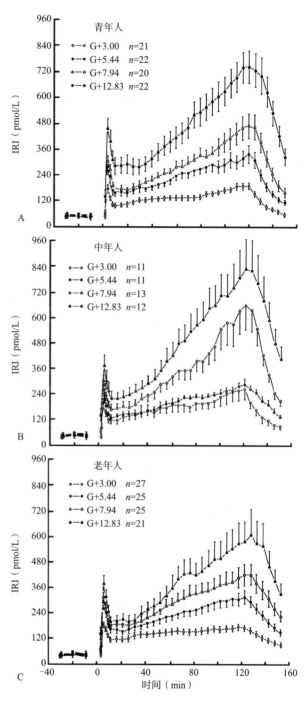

图4　钳夹2h的内源性血浆胰岛素反应（4个不同的高血糖峰值平台：54，98，142，230 mg/dl）

注：A.年轻受试者；B.中年受试者；底部C.老年受试者。试验中产生的内源性胰岛素反应有几个明显的特点：胰岛素对方波诱导的高血糖的反应是双向的，一相胰岛素分泌发生在第1个10min内，峰值反应时间约为4分钟；随后，血浆胰岛素水平降低到最低点，时长约为10min；接着，第二相胰岛素分泌开始，胰岛素水平直线上升，直到达到一个稳态。在每个年龄组内，较高的葡萄糖剂量与所有水平较高的胰岛素反应相对应，具有统计学意义。但各个年龄组间胰岛素反应的区别没有显著差异。IRI为血浆免疫反应性胰岛素

这些剂量反应性高糖钳夹试验检测了胰岛B细胞对连续葡萄糖刺激（持续2h在高糖水平甚至超过生理水平血糖情况下）的反应。第二相胰岛素反应在这2h内直线上升，但这种上升是否会趋于平稳？或连续的葡萄糖刺激会否导致胰岛B细胞疲劳？研究者对10名糖耐量正常的青年和老年受试者进行高于基础血糖水平98 mg/dl的高糖钳夹试验10h。在这个试验中，两相胰岛素反应确实达到了一个峰值，年轻受试者持续时间约为300min，老年受试者持续时间120～150min。

九、衰老对脉冲式胰岛素分泌的影响

和大多数激素（虽然不是全部）一样，胰岛素也是脉冲式分泌的。胰岛素有两种脉冲式分泌模式：短周期小振幅快速脉冲，8～15min；超昼夜脉冲，振幅大、周期长，60～140min。这两种不同方式的脉冲在糖代谢中有不同的作用：短周期小振幅快速脉冲能抑制肝葡萄糖输出，防止胰岛素受体下调；而大振幅脉冲能刺激外周血葡萄糖摄取。这些脉冲式分泌受个体葡萄糖耐受性、肥胖和是否合并2型糖尿病等影响。在健康的非肥胖个体中，衰老与胰岛素脉冲振幅，包括大剂量快速胰岛素脉冲的下降和空腹状态下超电脉冲频率的下降相关。对老年受试者持续进行高血糖刺激10h后，快速脉冲部分的振幅及面积下降、超昼夜脉冲的频率和振幅减弱。目前，尚未清楚这些与年龄相关的胰岛素脉冲分泌改变所产生的临床后果。

十、衰老对肠促胰素的影响

肠促胰素是肠道内分泌所产生的激素，能放大单纯受血糖刺激时，胰岛B细胞分泌的胰岛素所产生的效应。有2种肠促胰素，葡萄糖依赖性促胰岛素分泌多肽（GIP）和胰高血糖素样肽-1（GLP-1）。它们释放自肠道内分泌细胞，其中，K细胞分泌GIP而L细胞分泌，均由肠道中存在的营养物质刺激释放。不同的营养素对刺激内分泌激素分泌有不同程度的效力：GIP（脂肪酸＞糖类＞氨基酸）；GLP-1（糖类＞脂肪酸＞氨基酸）。

研究显示，不管是空腹状态还是糖刺激期间，GIP在2型糖尿病和肥胖者体内都会显著升高。基线状态的GLP-1不受2型糖尿病的影响，但肥胖者口服葡萄糖刺激过程可观察到分泌量下降。研究认为，空腹GIP水平不会随年龄增长而发生改变。和健康受试者相比，非肥胖者在空腹及口服葡萄糖情况下，GIP和GLP-1水平均保持不变，而肥胖的健康老人体内，GIP分泌会有所增加。

胰岛B细胞对内源性GIP的敏感性是否会受年龄影响？研究者使用高糖钳夹技术联合OGTT进行测定。与基础态相比，口服葡萄糖的时候，虽然年轻人和老年人胰岛素水平的上升是相当的，但年轻受试者GIP水平上升179%，老年受试者上升265%，这提示随年龄增长，β细胞对GIP的敏感性有所下降。

研究者还使用高糖钳夹技术（两个不同血糖浓度：198mg/dl或330mg/dl血浆葡萄糖水平）和2个不同GIP剂量［2或4pmol/（kg·min）］对外源性GIP影响胰岛素分泌的剂量反应进行研究。与青年人相比，老年受试者胰岛B细胞对外源性GIP敏感性会显著下降（血糖浓度较低，198 mg/dl）。然而，当血糖浓度较高的时候（330 mg/dl），青年人和老年人体内胰岛素对GIP的反应却是类似的。随着年龄的增长，GIP的促胰岛素作用会逐渐减弱；然而，当血糖上升至更高水平时，胰岛B细胞对GIP反应的缺陷会慢慢消失。综合考虑，这些结果提示，年龄相关GIP反应缺陷有可能是年龄相关糖耐量异常的一个重要原因。

GIP和GLP-1或独立或联合的促胰岛素效应，在对健康个体及2型糖尿病患者进行正常血糖检测或高糖钳夹试验（198mg/dl）时得到了观察。发现：①GLP-1是一种比GIP更有效的促胰岛素激素；②GIP和GLP-1的促胰岛素作用是可叠加性的；③GLP-1在2型糖尿病患者中具有很强的促胰岛素作用，而GIP在2型糖尿病患者中则基本失去了促胰岛素作用。我们和其他研究人员一起，研究了外源性GLP-1对老年2型糖尿病患者的促胰岛素作用。发现GLP-1不仅能增加老年2型糖尿病患者的胰岛素释放，还能增强IMGU和NIMGU。此外，对降糖而言，我们发现在相同人群中连续3个月滴注GLP-1，效果与标准降糖药物类似，但血糖漂移、低血糖事件发生更少。据我们所知，仅仅单独就年龄而言，目前没有关于GLP-1在非糖尿病人群中效应检测的研究。

十一、糖代谢失调的机制

以上机制清楚地表明，衰老驱动代谢失调的原因是多方面的，其中机体成分的改变在胰岛素抵抗发病过程中扮演重要角色。胰岛素抵抗本身不是一种疾病，而是一种状态，这种状态需要较高的胰岛素水平来维持肝、骨骼肌和脂肪组织中的葡萄糖稳态和充足的脂肪酸利用。随着胰岛素抵抗的加重，胰岛B细胞必须提高胰岛素分泌量以维持血糖正常。因此，只要胰岛B细胞有能力分泌足够的胰岛素来克服胰岛素抵抗，保持葡萄糖-胰岛素分泌曲线向右平移，这样绝对循环中的血糖浓度就能保持在较窄的正常范围内。

随着时间的推移，当胰岛B细胞分泌不能满足机体对胰岛素的需要时，就可能导致2型糖尿病出现。我们需要

重视，代谢异常会出现在诊断糖尿病的许多年前。有两项研究发现，在糖尿病确诊前的10～13年，FPG、2hG、胰岛素敏感性和胰岛素分泌在糖尿病患者和非糖尿病患者之间已经存在显著差异。但这些最终进展成糖尿病的人群与始终保持健康的人群，两者之间的代谢特征未见被报道过，到底是什么原因驱动胰岛素抵抗进展成为糖尿病了呢？

胰岛素抵抗的病因有很多——遗传因素、后天继发不良行为、实足年龄的增长、药物等；然而，所有因素中，肥胖，特别是它的分布和脂肪含量，是迄今为止已知的最大独立危险因素。如前文所述，在过去的50年里，美国人患糖尿病的比例在急剧地上升。必须强调，糖尿病患病率的增加与肥胖人口的增长是同步的，其常见原因有过度摄食、缺乏体育活动和久坐等，均随信息化和电子产品的普及使用而不断增长。美国农业部的数据显示，1970年，美国人的日常食品消费量为2024cal，2010年增加至2476cal，增长额度超过20%。据统计，值得一提的是，人们每天多摄入500cal，就相当于每周会增重0.454kg（1磅）图5展示了过去50年新诊断出来的糖尿病和肥胖症患者的发病率，以及他们的人均日食品消费量（数据来自美国疾病控制和预防中心和美国农业部）。可以看到，肥胖和糖尿病发病率的增加与食品消耗量的增加是同步的。这在老年人中更成问题，因为衰老本身就与身体脂肪蓄积量的增加和瘦体重减少相关。

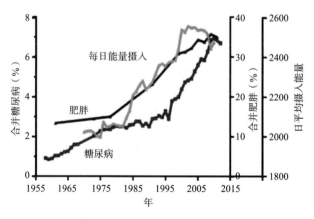

图5 在过去的50年里，美国人均食物消费量、肥胖症和糖尿病的发病率均有所增加（图表数据源自美国疾病预防控制中心和美国农业部）

除了过度摄食外，老年人比年轻人更容易发胖，原因有很多，包括但不局限于以下几点：①从生命的第4个10年开始，人体的肌肉含量会逐渐减少，脂肪成分逐渐增加；②更年期的女性和随着年龄增长、睾丸激素不断下降的男性，都会出现肌肉含量的下降和脂肪组织的增加；③儿茶酚胺诱导老年人脂肪组织分解能力下降。

十二、肥胖、糖代谢失调及加速衰老

在临床上，定义肥胖经常是通过粗略判断体型或腰围而成，评估的是总体体脂含量。一项前瞻性研究使用腰围作为参考，发现内脏脂肪的增加是冠心病和死亡的独立危险因素。肥胖患者都有许多脂肪组织衰老性功能异常的生物相似性，如慢性炎症反应、细胞衰老和免疫调节异常。因此，理解肥胖相关性衰老加速和体脂衰老性功能异常的关系非常重要，有助于认识衰老进程和肥胖导致的胰岛素抵抗。

脂肪组织曾经一度被认为是一个静止的功能储存器，但现在被证实是非常活跃的内分泌器官。其作为能量源泉主要存在以下功能，根据能量供需平衡需求来储存和释放脂肪；通过脂肪细胞制造和分泌肽类激素以满足能量代谢需求；对细菌感染产生促炎反应及其他多项功能。研究还发现，并不是所有脂肪组织的功能都是一样的，腹腔内或内脏脂肪、上躯干的皮下脂肪和下肢的脂肪都有着不同的功能。健康风险不但与体脂的位置有关，还与它的含量有关。与周围性肥胖相比，内脏性肥胖发生糖尿病、高血压、动脉血管硬化、脂质异常、癌症和死亡的风险会更高。即便是体重完全正常的个体，中心与周围脂肪比例的增高都会增加胰岛素抵抗的可能。

脂肪组织功能异常的机制与衰老机制有多种不同。脂肪组织主要由脂肪细胞、前脂肪细胞、成纤维细胞、血管内皮细胞和部分免疫细胞如脂肪组织巨噬细胞等组成。前脂肪细胞是脂肪细胞的祖细胞，占脂肪组织的15% ～50%，能分化成新脂肪细胞、巨噬细胞和其他类型的细胞。前脂肪细胞的主要功能是增添新的脂肪细胞成员。另外，前脂肪细胞能分泌细胞活素，调控着细胞衰老进程。而来自于腹部皮下脂肪的人类前脂肪细胞比来自内脏脂肪组织的前脂肪细胞更容易进行大规模复制。

在体重增加的过程中，内脏脂肪通常是通过增加细胞体积而变大，而皮下脂肪则通过增加细胞体积和数量而变大。重度肥胖患者的前脂肪细胞（特别是来自皮下脂肪组织的前脂肪细胞）通过加快复制循环来不断产生新的脂肪细胞，进而导致皮下脂肪组织功能异常。皮下脂肪组织功能异常主要与以下两方面有关：①储存过量游离脂肪酸如三酰甘油的功能受限，导致游离脂肪酸从皮下脂肪而非内脏脂肪不规则释放。②从皮下脂肪释放的过量游离脂肪酸能导致内脏脂肪肥大，出现脂质异位堆积和脂毒性，导致促炎症反应细胞活素和化学活素释放、免疫细胞的过度激活、衰老细胞蓄积、衰老相关分泌性基因成分增加，并出现胰岛素抵抗。在衰老过程中，可以看到前脂肪细胞复制下降、脂肪组织生成下降、对脂毒性的易感性增加及促炎症反应的细胞活素和化学活素增加。因此，可以看到不是巨噬细胞，而是脂肪细胞和前脂肪细胞最终成了促炎症反应细胞活素和化学活素的主要来源。这一切与脂肪组织功能异常相关的病理改变最终都能导致胰岛素抵抗。

（一）细胞衰老

细胞衰老是一个复杂的过程，其特征是细胞在复制过程中出现抑制，这被认为与人体衰老有内在联系。在机体衰老过程中会出现衰老细胞的积累。而衰老细胞数量的增加也见于与年龄增长的相关的疾病，如肥胖和糖尿病。衰老细胞可被分子标志物标记识别，如SA β-gal（衰老相关β-半乳糖苷酶）和p16ink4a；此外，根据它的其他特征，如持续生长、复制抑制和分泌SASP物质也能被有效识别。SASP组分包括大量细胞因子、趋化因子、生长因子和蛋白酶。SASP的生理作用目前尚不清楚，但有证据表明，SASP与轻度促炎衰老表型有关。

脂肪组织中衰老细胞的数量随着肥胖和衰老加重而增加。肥胖受试者的衰老前脂肪细胞数量明显高于瘦龄对照组。过度肥胖者（BMI约83 kg/m^2）的衰老前脂肪细胞是非肥胖受试者的31倍。糖尿病受试者脂肪组织中发现存在高水平表达的 p53 蛋白、p21 mRNA、β-半乳糖苷酶。肥胖相关的衰老细胞可通过分泌SASP成分来促进慢性低度炎症反应，从而加重胰岛素抵抗，最终导致2型糖尿病的进展，尽管这种关联目前还缺乏充分的经验证据。这形成了一个恶性循环，糖尿病患者的代谢和信号改变，如高血糖水平和脂毒性，能进一步促进衰老细胞的形成。因此，对糖尿病患者和肥胖者，衰老细胞可能是代谢变化和组织损伤的原因和结果。

强有力的证据表明，衰老细胞随着年龄的增长而积累增加，并通过SASPs直接或间接地引起CVD和其他慢性疾病。肥胖的主要作用在于，除了能诱导生成起源不明的衰老细胞外，还能诱导生成具有衰老细胞部分特征的衰老前体细胞。来自动物模型的研究同样认为，衰老细胞在动脉粥样硬化进展过程中扮演重要角色，从具有衰老细胞特征的巨噬细胞中运输胆固醇到动脉内膜、通过金属蛋白酶到细胞间质、再到形成能破坏斑块稳定性的纤维化帽碎片。然而，这些行为在人类身上的证据却不多。本文中，我们更关注衰老的前脂肪细胞，因为它们在内脏脂肪中的存在与胰岛素抵抗有关，尽管目前能证实衰老内皮细胞驱动这种表型的证据还很少。

衰老细胞在胰岛中扮演什么样的角色目前尚不清楚。在高脂饮食的小鼠中，由衰老相关β-半乳糖苷酶活性诱导的衰老，与胰岛素分泌显著下降和发生饮食诱导的糖尿病有关。另一项研究中，细胞周期蛋白激酶抑制因子p27^{Kip1}，一种细胞周期抑制物和衰老标志物，在2型糖尿病基因小鼠模型的胰岛B细胞中表达增多。p27^{kip1}基因缺失似乎能增加胰岛素分泌，因为这时候胰岛B细胞的增殖数量增加了。然而，最近有研究表明，为适应高葡萄糖浓度状态，健康老年小鼠和人类个体中，p16ink4a诱导的胰岛B细胞衰老所导致的胰岛素分泌会比年轻动物强。显然，这个领域或许需要更多的研究来明确衰老细胞与年龄进展、糖尿病和CVD之间的相关关系。

（二）炎症

另一个与高血糖和衰老均相关的关键因素是炎症。衰老与促炎细胞因子的表达增加相关，包括白介素1（IL-1）、介素1受体拮抗剂（IL-1Ra）、IL-6、IL-8、IL-13、IL-18、C反应蛋白、干扰素α和β、转化生长因子β、肿瘤坏死因子（TNF-α）及其可溶性受体（TNF-R$_1$和TNF-R$_2$），还有血清淀粉样蛋白等。脂肪组织可以产生促炎和趋化反应的复合物，如白介素、IL-1β、TNF-α和MCP-1（单核细胞化学引诱物蛋白质），以及激素调节炎症介质如脂联素和瘦素等。衰老和肥胖均能诱导免疫细胞向脂肪组织浸润，其中肥胖者以巨噬细胞浸润为主，老年人以T调节细胞浸润为主。与衰老或肥胖相关的脂肪组织功能障碍也与分泌SASP成分（包括细胞因子和趋化因子）的衰老细胞数量增加有关。因此，慢性炎症与脂肪组织功能失调相关，SASP成分与衰老细胞相关，它们相互作用，均能加重胰岛素抵抗、并能加速肥胖和糖尿病患者的老年化。

几个临床试验清楚地表明，使用主要针对IL-1β和TNF-α的单克隆抗体治疗，能显著降低患心血管疾病的风险。针对性的抗炎治疗已被建议用于糖尿病的预防和治疗，这一课题已得到广泛的关注。目前TNF-α信号拮抗剂的使用仍存在争议，但它在合并有强炎性疾病如类风湿关节炎的患者中能取得明显的效果。据报道，白介素1β抗体——包括IL-1受体抗体（阿那白滞素）和IL-1β拮抗剂（gevokizumab、canakizumab、LY21891020）——多个试验证明它们能减轻炎症反应、促进糖类代谢，具有积极而又相对安全的作用。双水杨酸酯，水杨酸盐的一种前体药物，不良反应少于阿司匹林，可能通过抑制核转录因子κB通路发挥降血糖、改善胰岛素抵抗的作用，目前也备受重视。其他抗炎药物如diacerein（关节炎治疗药物）和氯喹/羟基氯喹（抗疟疾药物）也显示出改善血糖的作用。

（三）内源性大麻素

近50年里，科学家们越来越受重视内源性大麻素系统（endocannabinoid system, ECS）在肥胖进展过程中的作用。该系统能调节肝、脂肪和肌肉中的胰岛素受体活性，并参与脂质代谢——这一切都是CVD的风险因素。在腹型肥胖患者中，ECS在中央和外围均上调。内源性大麻素、花生四烯酸乙醇胺、花生四烯酰甘油等都是脂质介质，合成直接受膳食脂肪及其组成的影响。高度活跃的 ECS能够激活大脑中的大麻素1受体（CB1Rs），从而增加摄食、减少周围组织如肌肉等的能量消耗，最终加剧脂肪堆积，形成一个恶性循环。在肝中，活化的CB1Rs 能下调胰岛素受体活性，加重高脂饮食动物模型的肝脂肪变性和脂肪炎。再者，CB1R活化能引起内质网应激，导致活性氧和神经酰胺合成增加，进一步下调胰岛素受体。此外，朗格汉斯岛（胰岛）内存在一个自治ECS系统，能完成酶的机械合成、内源性大麻素的分泌和胰岛B细胞的CB1Rs表达。当朗格汉斯胰岛ECS过度活化时能刺激胰岛B细胞上的促凋亡蛋白，后者能在胰岛B细胞除极后抑制胰岛素分泌。目前正在研究胰岛和ECS系统的深入关系，发现ECS能直接作用于心血管系统并影响其功能。巨噬细胞CB1Rs的活化和聚集能促进其他炎性免疫细胞集中到动脉粥样硬化斑块、心脏和血管内皮及平滑肌细胞受损部位。活化的CB1R 还能激活肌成纤维细胞的促纤维化途径。但是，目前关于ECS和衰老的研究还是比较缺乏的。

（四）肠道通透性

人体中，肠道内皮细胞覆盖的面积约为32m^2，接近半个羽毛球场的面积。如此广阔的表面是机体与摄入物质相互作用的场所，有两个重要功能：一是阻止抗原、毒素和微生物进入的屏障，二是选择性吸收营养、电解质和水等成分的滤过屏障，以及机体和环境之间进行分子交换的场所。对果蝇进行研究时发现，年龄依赖性肠道屏障功能障碍或肠道通透性增加与其代谢功能障碍、炎症和死亡相关。理论上，高通透性的肠道会导致外来抗原如脂多糖（革兰阴性菌外膜所产生的一种内毒素）的吸入增加。脂多糖是目前测量肠道通透性的一种替代指标。脂肪组织（尤其是前脂肪细胞）对脂多糖的促炎反应，有可能与细胞因子为了减轻炎症而诱导脂肪分解所产生的局部高浓度脂肪酸相关。在一项由7169人参与的研究中，较高的内毒素活性与糖尿病的患病率和发病率相关。不同于进食高纤维食物或水果餐，瘦体重健康受试者在消耗了高含量的脂肪和糖水化合物后，血浆 LPS 浓度也

会显著升高。显然，这个领域需要更多的研究来探讨饮食（热量摄入量和饮食质量）、肠道微生物群、肠道通透性、炎症反应和衰老及年龄相关性疾病的相互关系。

（五）线粒体功能障碍

研究者已经发现，线粒体的功能会随着年龄的增长而下降，但是线粒体功能障碍和寿命之间的关系是非常复杂的，当然也是当前的热门研究领域。线粒体功能障碍被认为与2型糖尿病患者胰岛素敏感性下降和胰岛B细胞凋亡相关。

线粒体缺陷有多种原因，常见有线粒体DNA缺失、PGC-1α（过氧化物酶体增殖物激活受体γ辅激活子，是线粒体生物合成的主要转录调控因子）和核呼吸因子1的基因表达下降，这些均可在糖尿病患者的骨骼肌中被检测证实。研究者还发现，在2型糖尿病患者出现有胰岛素抵抗的后代中，以及老年胰岛素抵抗患者体内，都存在骨骼肌氧化磷酸化和β脂肪酸氧化障碍。BLSA研究使用31p-磁共振波谱测量248名非糖尿病参与者的线粒体氧化能力，发现其降低与胰岛素抵抗的发病率和持续时间相关。在肥胖症中观察到的线粒体功能障碍与过量摄入热量导致的非酯化脂肪酸慢性积累有关。过量的底物负荷，如高脂肪饮食和高糖，会增加小鼠脂肪细胞活性氧的产生。活性氧可以降低脂肪细胞的耗氧量，阻断脂肪酸氧化，最终导致更多的脂类蓄积，形成一个恶性循环。线粒体功能失调，会导致损伤相关分子的释放，激活炎性体促发炎症反应，而脂肪酸蓄积和炎症反应最终都能导致胰岛素抵抗。此外，除了糖尿病和肥胖患者外，健康人在衰老过程中也可观察到心肌线粒体代谢改变。

衰老与心肌细胞脂肪酸利用、氧化能力下降，以及静息时心肌葡萄糖利用的相对增加相关。多巴酚丁胺负荷试验中，不同年龄阶段的心脏都有心肌脂肪酸代谢增强，然而，只有青年人的心脏能增加心肌葡萄糖利用率。在肥胖和糖尿病患者中，除了心肌葡萄糖代谢降低外，还可观察到心肌脂肪酸吸收和氧化增加。这种脂肪酸摄取的增加与心肌耗氧量的增加有关，但与收缩力的增加无关，这最终会导致心脏活动功率降低。这种因衰老、肥胖和糖尿病而引起的线粒体功能障碍最终都能导致心脏无法承受压力，因此，随着年龄的增长心力衰竭发病率有所增加。

很显然以上所有因素——脂肪组织功能障碍、细胞衰老、炎症、内源性大麻素、肠道通透性增加、线粒体功能障碍——相互关联互相影响，在一个不断重复的恶性循环中引起代谢失调，导致出现肥胖、胰岛素抵抗、糖尿病、CVD等，与这些疾病的发病率和死亡率相关。然

而，如前文所述，导致全身胰岛素敏感性随年龄下降的最大单一因素是肥胖，特别是当脂肪堆积在自然皮下腔外时。梅奥诊所的研究人员最近收集了116名年龄波动在19～78岁的受试者的数据，试图从中解释前文提到的多种随年龄增长而出现的胰岛功能障碍的现象。他们使用高血糖正胰岛素钳夹技术来测量M值（图6），使用核素测量肝葡萄糖生成的抑制程度，使用磁显像和光谱学定量皮下组织成分、内脏脂肪沉积程度和肝内/肌细胞内的脂肪储积，同时还使用DEXA（双能X线吸收仪）测量总脂肪含量、无脂肪含量和身体脂肪百分比。他们还进行了肌肉活检，以测量线粒体呼吸能力和活性氧种类。总之，研究纳入了所有的可能影响因素，使用了最先进的仪器和技术，并观察了各个年龄段肝脏、肌肉、脂肪仓库和线粒体的功能，得出以下结果：①全身胰岛素敏感性与内脏脂肪及肝脂堆积呈负相关（不足为奇）；②肝胰岛素敏感性与全身及内脏脂肪蓄积呈负相关（不足为奇）；③股外侧肌活检中检测到的骨骼肌线粒体功能并不能预测外周胰岛素敏感性；④年龄本身，至少在78岁以前，似乎不是胰岛素敏感性下降的独立危险因素。这项研究的另一个有趣的发现是，在测量胫骨前肌的淀粉细胞内脂质含量时，发现它能有效地预测外周血的胰岛素敏感性。可以做一个这样的假设，脂肪是注定要进行β氧化的，而β氧化能导致线粒体的更新和容量增加。然而，这个推测尚未得到有效证实。另外，梅奥诊所的发现不是单一的，因为还有其他研究也暗示，肌肉中实际存在的脂滴对胰岛素敏感性的影响有可能是中性的，或者阳性的。

十三、降糖治疗预防心血管疾病干预试验小结

尽管有证据表明，高血糖与CVD密切相关，但研究者使用新型降糖药物如GLP-1受体激动剂、钠/葡萄糖转运蛋白2抑制剂等进行观察，却未发现对2型糖尿病患者进行降糖治疗有明确预防或缓解CVD的效果。实际上，通过降低血糖来预防心血管疾病的治疗策略已经探索了50多年。UGDP（大学糖尿病组计划）是20世纪60年代获美国国立卫生研究院资助的一项多中心随机对照试验，项目首次验证了降低血糖可以预防2型糖尿病患者心血管疾病的假设。1027名受试者（平均年龄53岁，45%的受试者年龄≥55岁）被随机分为5个治疗组：①甲磺丁脲钠治疗组，使用当时美国最常用的第一代磺酰脲类降糖药；②盐酸苯乙福明治疗组，使用同时期美国最常用的第一代双胍类降糖药；③胰岛素治疗1组，使用一种可调节用量、旨在使血糖水平接近正常的胰岛素；④胰岛素治疗2组，使用一种基于体型的小剂量、固定剂量的胰岛素；

⑤安慰剂组。

与预期不同，UGDP观察到一个出乎意料的结果：甲磺丁脲钠组CVD的死亡率是安慰剂组的2.9倍（$P=0.005$）；盐酸苯乙福明组CVD的死亡率是胰岛素加安慰剂组的4倍（$P=0.04$）；这两组与安慰剂组对比，微血管并发症的发生率差别没有统计学意义。由于死亡率增加，试验进行8年后终止了甲磺丁脲钠、盐酸苯乙福明的使用。两个胰岛素组研究继续进行，受试者的大血管或微血管并发症、死亡率与安慰剂组无明显差别。经过13年的随访，两个胰岛素治疗组均未见明确疗效。

2000年出现了一种新型降血糖药——噻唑烷二酮，该药的机制是增加胰岛素敏感性，能使糖化血红蛋白至少平均降低1%，曾被认为能通过改善胰岛素抵抗而有益于预防心血管疾病。后来，由于广泛使用的一线药物曲格列酮存在肝毒性、并出现较多例的致死病例，因此已被停用。2007年一项Meta分析（由42项符合条件的研究组成，受试者平均年龄为56岁）对罗格列酮与安慰剂/其他降糖药治疗2型糖尿病时发生终点事件如心脏病发作和心血管疾病死亡进行观察，发现罗格列酮与心脏病发作风险增加、心血管疾病死亡的临界风险上升相关。由于2-噻唑二烯二酮的这些不良影响，这类化合物用于预防CVD前景有限、不容乐观。近期对约12 000名参与者（平均年龄62岁）进行的Meta分析（由9项研究组成）发现，这类药物中的第3种常用药物吡格列酮似乎有助于改善胰岛素抵抗、减轻糖耐量受损，并降低2型糖尿病患者的心血管疾病死亡风险，但却增加了患者出现心力衰竭的风险，这很有可能是药物的水钠潴留不良反应所致。对使用吡格列酮与安慰剂/其他降糖药治疗2型糖尿病的19个随机对照试验进行Meta分析，结果类似。罗格列酮和吡格列酮对CVD的表现差异可能与其降糖机制无关，而是脂质处理差异所致，因为对吡格列酮而言，能通过降低低密度脂蛋白而获益。

越来越多的随机对照试验观察到，无论采用何种方法，强化降糖治疗（包括增加胰岛素剂量使HbA1c≤7%）对于预防2型糖尿病患者心血管疾病发病风险无确切效果。四项大规模随机对照试验（其中三项纳入了10 000名以上平均年龄在60～66岁的患者）均显示，强化降糖治疗（包括对65岁以上患者的亚组分析）没有任何益处。实际上，其中一项研究甚至因治疗组死亡率增加而提前停止。

然而，最近一项对2型糖尿病患者（33 040例，平均年龄62岁）进行强化降糖的Meta分析认为，降糖对心血管疾病的预后还是有一定益处的。另外一项对已参加ACCORD（糖尿病心血管风险控制行动）随机对照试验

的患者进行的随访观察研究也认为，强化降糖对心血管结局有益。UKPDS试验（英国前瞻性糖尿病研究）数据显示，早期降低血糖与患者后期心血管疾病发病风险降低有关，这就是所谓的延续效应。然而，对为期2.5年的ORIGIN TRIAL（甘精胰岛素初始干预预后观察研究）参与者进行随访发现，延续效应被认为与CVD发病风险的改变无关。

α-葡萄糖苷酶抑制剂是一类不良反应比较少的降糖药物，具有良好的心血管效应。如前所述，DECODE研究表明，2h血糖与心血管疾病和全因死亡率有密切联系：2h血糖越高，心血管疾病死亡率越高。阿卡波糖是一种α葡萄糖苷酶抑制剂，它通过减少小肠糖类的吸收来抑制餐后血糖升高，与甲苯丁胺不同，不会有低血糖的风险。STOP-NIDDM研究（非胰岛素依赖型糖尿病预防研究，由1429名平均年龄54岁的参与者组成）评估了阿卡波糖与安慰剂对糖耐量受损患者糖尿病进展的影响，以及阿卡波糖对主要CVD事件发展的影响。研究发现，经干预后，受试者罹患糖尿病的风险降低了36%，罹患心血管疾病的风险降低了50%。研究对象中有13例心脏病发作，其中只有1例发生在阿卡波糖治疗组。由于试验是在尚未罹患糖尿病的人群中进行的，那时受试者心血管疾病还没有出现或不可逆转，因此，更能判断药物的预防效果。这也表明，通过降低餐后血糖能干预患者（尤其是高血糖的糖尿病患者）的心血管疾病进展。然而，尽管阿卡波糖对维持血糖稳定和预防心血管疾病有明显作用，但由于存在胃肠胀气和大便改变等不良反应，在美国应用不广。

人们还研发了另外两种新型降糖药物，GLP-1受体激动剂（2005年上市）和钠/葡萄糖共转运蛋白2抑制剂。新的随机对照试验旨在验证与现有的降糖药物或安慰剂对比，这些价格更为昂贵的新型药物是否对心血管病有更大益处。研究人员设立了两项大型随机对照试验：LEADER研究（利拉鲁肽用于降低血糖——心血管事件评估，9340例患者，平均年龄64岁）和SUSTAIN-6研究（索马鲁肽治疗2型糖尿病——患者心血管事件及其他远期预后观察试验，3297例患者，平均年龄65岁）。研究发现，这两种药物能积极预防2型糖尿病患者发生心血管疾病。与安慰剂相比，利拉鲁肽降低了心血管疾病的死亡率和全因死亡率，甚至减少了因心力衰竭而住院的患者人数，这种差异在使用一年后变得更加明显。然而，LEADER研究在对60岁以上患者进行亚组分析时发现，这种效果会显著减弱。此外，研究还发现，与安慰剂组对比，服用利拉鲁肽的受试者患心脏病和非致命性卒中的概率更小。但是，ELIXA试验在使用另一种药物利

西拉肽（利西拉肽治疗2型糖尿病患者——急性冠状动脉综合征等心血管事件评估，6068例，平均年龄60岁）进行试验时，未发现有心血管获益。

EMPA-REG试验（恩格列净降糖治疗试验——心血管获益观察，7020例患者，平均年龄63岁）对已确定患有心血管疾病的人群使用恩格列净（钠/葡萄糖协同转运蛋白2抑制剂）治疗进行安全性和疗效评估。研究的中位数随访时间为3年。结果显示，与安慰剂治疗组相比，具有心血管事件高风险的2型糖尿病患者，在常规治疗基础上应用恩格列净治疗可使心血管死亡的相对风险降低38%，意义显著。对65岁以上患者进行亚组分析时，获益持续存在。此外，与使用GLP-1激动剂类似，使用恩格列净可使心力衰竭住院患者减少35%。类似的结果也出现在卡格列净组，尤其是65岁以上的亚组（Canvas试验——卡格列净心血管事件评估研究，10142名患者，平均年龄63岁），具有药物类效应。

十四、衰老模型、身体成分变化与胰岛素抵抗

在回顾文献、总结前期工作的基础上，我们提出了一个模型（图6），该模型将导致肥胖和糖尿病的生理失调途径联系起来，形成一个加速老化的模式，是心血管疾病的危险因素（长期过度摄食的结果）。身体成分的变化与衰老具有生物学的内在联系，摄食过量、食物的种类改变了肠道微生物群。肠道微生物群变化会与营养成分一起，改变肠道的通透性，从而导致不同类型的分子能从肠道腔吸收/渗透进入，其中包括来自革兰阴性菌外膜的大分子脂多糖等。过量的热量和脂多糖可能导致ECS升高、线粒体功能障碍和慢性炎症，并随着时间的推移，增加细胞衰老和脂肪组织功能障碍。过多的脂肪组织积累会导致胰岛素抵抗，最终导致某些人出现糖尿病。糖尿病和肥胖都是加速衰老和心血管疾病的独立危险因素。基于这个模型，饮食和锻炼应该是治疗老年人胰岛素抵抗从而预防糖尿病进展的必要组成部分。这一概念已经在糖尿病预防项目中得到了充分的验证，饮食和运动比二甲双胍更能有效地预防糖尿病的发展。

十五、总结

在过去的50年里，年龄相关性糖代谢失调和CVD发病机制相互关系的研究取得了巨大的进展。然而，尽管人们知道过度摄取食物是肥胖、糖尿病和CVD的重要原因，但却没有能力扭转这些疾病的流行病学发病率。我们需要更多的研究，包括基础研究、转化研究和临床研究，来更好地了解肠道微生物群、炎症、内源性大麻酚类

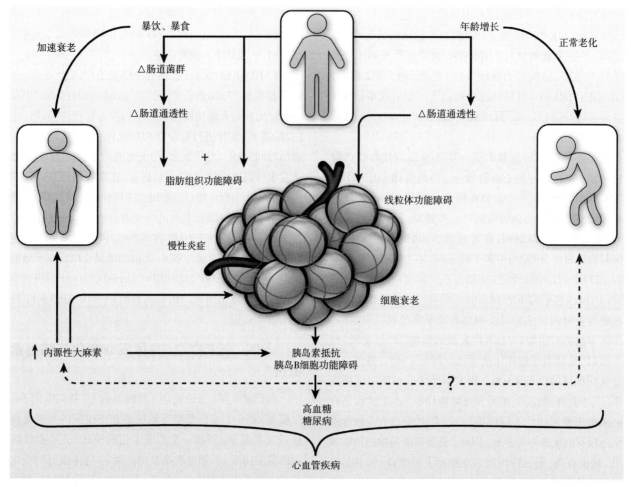

图6　衰老、身体组成变化和胰岛素抵抗的模型，可能与导致肥胖和糖尿病的生理通路失调有关

注：长期过量摄食既是加速衰老的一种形式，也是心血管疾病的危险因素。身体组成的变化与衰老存在生物学上的内在联系，再加上暴饮、暴食，改变了肠道菌群，从而进一步改变肠道通透性，影响不同类型物质的吸收/滤过，其中包括来自革兰阴性菌外膜的脂多糖。过量的能量和LPS会诱发慢性炎症反应，上调内源性大麻素系统，从而，慢慢地，增加衰老细胞数量和出现脂肪组织功能障碍。过度的脂肪组织蓄积可以导致胰岛素抵抗，并导致部分人群出现糖尿病。糖尿病和肥胖是衰老加速的两种病理形式，也是CVD的独立危险因素

和全身能量消耗在人类糖尿病和其他代谢性疾病发生中的相互作用。这些知识可以帮助我们更好地加强优质食品消费的选择。我们需要进行跨学科合作，如行为科学、心理健康和营养学等，以便更好地研究人类饮食过量的行为，并在控制肥胖和糖尿病的流行病学方面对公共政策方面进行干预。我们需要解决肥胖流行的根本原因，如能量摄入过多等，才能扭转糖尿病和心血管疾病发病率不断上升的趋势。根据我们的主题回顾，很显然，我们需要尽早干预血糖代谢失调，尤其是餐后血糖，以尽可能在诊断成糖尿病之前就保持糖代谢平衡。血糖持续影响着心血管疾病，并且很有可能在糖尿病明确诊断前，就已发生不可逆转的血管上皮损伤。

十六、附言：葡萄糖钳夹技术简介

葡萄糖钳夹技术，首先由美国国家老人学研究院

Defronzo等为评估体内葡萄糖代谢而研发。这在当时是一种针对糖类代谢激素调节途径和病理生理过程的突破性研究。直到今天，由于其定量准确、可重复性高，这种钳制技术仍然被认为是评估全身葡萄糖稳态模式，或是某一特定器官糖代谢功能的重要参考标准。尽管有多种钳夹形式，但最常用的是高胰岛素-正常血糖钳夹血糖和高葡萄糖变量钳夹。所有的钳夹方案都要求至少通宵禁食8h。前臂静脉中留置第1根导管以便输注20%葡萄糖、胰岛素、多肽或核素等。第2根导管以逆行方式插入手背静脉或手腕静脉以进行血液取样。然后将一侧前臂置于恒温箱（温度设定为50℃）中约15min，以保证静脉血动脉化。每隔10分钟抽取3～4份血样以建立基础血糖水平。所有的血糖样本都必须实时检测。高胰岛素-正常血糖钳夹技术是评估体内胰岛素敏感性和肝葡萄糖生成的最佳方法。该方案从注射常规起始剂量胰岛素开始，前10min

内每2分钟调整1次剂量，直到达到所需剂量为准，然后以较低的速度持续输注维持一定血胰岛素浓度。最常见的剂量使用是6nmol/（m²·min）［40μm/（m²·min）］，使用胰岛素剂量可高达200μm/（m²·min）。胰岛素输注4min后，开始输注葡萄糖，根据血糖测量值每5分钟调整1次葡萄糖输注速率，以维持血糖在基础水平。在启动胰岛素输注约80min后，葡萄糖利用通常就可以达到稳定状态。由于在血浆胰岛素的优势浓度下，可完全抑制内源性（主要是肝）葡萄糖产生，因而此时外源性葡萄糖输注率（M）约等于外周组织的葡萄糖利用率，M可作为评价外周组织胰岛素作用的指标。对于大部分胰岛素抵抗者来说，肝葡萄糖的产生可能不会被完全抑制，葡萄糖输注量会更低，因此M值会更低。

除了胰岛素敏感性外，高血糖钳夹技术还被用来评估胰岛B细胞功能。钳夹开始时，先输注20%葡萄糖，然后前10min内每2分钟降低一次浓度。在最初的10min内，每2分钟采集一次血液样本进行血糖检测。其余时间，每5分钟采集一次血糖样本，以便调整葡萄糖输注率，维持血糖在预定水平，通常比基础血糖水平高5.5mmol/L（98mg/dl）。有研究曾设定高于基础葡萄糖水平3.0～12.8mmol/L（54～230mg/dl）的目标葡萄糖水平。高血糖钳夹能评估胰岛B细胞功能和外周胰岛素敏感性。高血糖钳夹和高胰岛素正常血糖钳夹中评估胰岛素敏感性的关键区别在于，前者更适合评估机体对内源性胰岛素释放的反应，对后者用于评估机体对外源性胰岛素敏感性时具有较高的准确性和可重复性。

（梁　岩　何小洁）

4. 通过健康饮食预防心血管疾病

一、饮食成分的病理生理作用

行为矫正是一项重要的策略,可以防止大量的一级和二级心血管事件。图1展示了通过健康的饮食模式预防心血管疾病(cardiovascular disease, CVD)和疾病风险。目前的证据表明,膳食成分对心血管疾病的零级、一级和

二级预防的影响相对一致,而减少心血管疾病发病率的某些饮食因素对心肌梗死(myocardial infarction, MI)幸存者的二级预防也很重要。

(一)多余的热量摄入量

健康的饮食是以保持热量平衡为基础的。大量报告

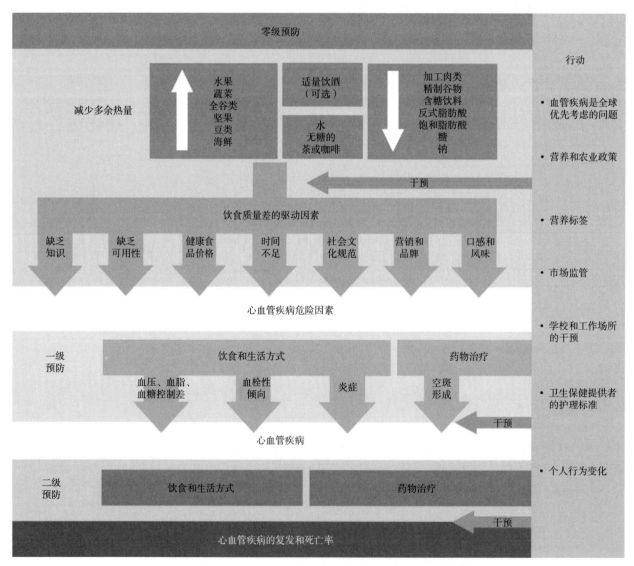

图1 心血管疾病发展流程图和可能通过健康的饮食来预防

注:避免摄入过多的能量是阻止心血管疾病风险因素发展的重要组成部分。尽管药物和临床程序的相对重要性随着疾病进展而增加,但饮食和其他生活方式的改变仍然是心血管疾病一级和二级预防的关键步骤。引自:Yu E, et al. J Am Coll Cardiol,2018,72(8):914-926.

显示限制热量摄入有益于心脏代谢。长期能量正平衡会导致超重和肥胖。对于大多数人来说，通过节食实现显著而持续的减肥是极其困难的。饮食成分和整体饮食质量对于减少过度摄入非常重要，低糖类和地中海饮食在保持减肥方面优于低脂肪饮食。

（二）食物及食物类别

大多数补充试验未能发现健康人群中风险的显著降低，这导致饮食建议主要基于食用全品类的食品和保持高质量的饮食。

摄入水果和蔬菜与心血管疾病风险呈负相关。水果和蔬菜中含有各种植物化学物质和微量营养素，如叶酸、钾、纤维和类黄酮。

全谷物摄入与心血管疾病风险显著降低有关。全谷物的麸和胚层富含纤维、木质素、微量营养素、脂肪酸和其他植物营养素。

海鱼富含长链 ω-3 脂肪酸，这种脂肪酸被认为可以减少心律失常、血栓形成、炎症、血压，还可以改善血脂状况。

坚果和豆类富含不饱和脂肪、纤维、微量营养素和植物化学成分。每周增加坚果摄入 4 次，罹患致命冠心病、非致命冠心病的风险大幅降低约 1/4。

乳制品与心血管疾病的相关性为零或弱负相关。食用发酵乳制品（即酸奶产品、奶酪、酸奶）可小幅降低心血管疾病风险，在不同的乳制品中也发现了类似的关联。

食用加工肉类（即汉堡、热狗、熟食肉类等）都被证明与增加心血管疾病的风险有很强的线性关系。食用未经加工的红肉也会增加心血管疾病死亡的风险。用鱼类、禽类和坚果等蛋白质来源替代加工过和未加工的红肉可降低冠心病的发病率。

（三）饮料

乙醇的摄入量与 CVD 风险呈 U 形关系，与适度饮酒者相比，戒酒者和酗酒者风险增加。风险的确切最低点根据不同年龄、性别、种族和基础疾病有关，但观察到一致的，那些每天喝 1～2 杯的人群风险最低。

含糖饮料（sugar-sweetened beverages, SSBs）的摄入与心血管疾病的风险呈剂量依赖关系。含糖饮料的摄入会通过高血糖负荷增加餐后血糖和胰岛素浓度，并对脂肪沉积、脂质代谢、血压、胰岛素敏感性和脂肪生成产生不利影响。

经常饮用咖啡可以降低心血管疾病的风险，每天喝 3～5 杯咖啡可以降低 11% 的心血管疾病风险。但过量摄入（每天 8 杯）可能导致血压急剧升高。

茶也被报道与心血管疾病的发病率成反比。茶类黄酮，特别是黄酮醇，受到了相当多的关注，它们本身与降低心血管疾病的风险有独立的相关性。

（四）饮食模式和饮食质量

饮食模式和质量是最全面的评估指标，包括基于先验评分指标，如替代性地中海饮食得分，替代性健康饮食指数（alternative healthy eating index, AHEI），和饮食疗法控制高血压（dietary approaches to stop hypertension, DASH）饮食评分，以及探索性方法包括主成分分析和聚类分析，它可捕捉到了单一营养项目研究无法捕捉到的潜在食物和营养相互作用。

个人饮食指数在组成和权重方面有所不同，但大多数都强调摄入大量的水果和蔬菜、全谷物、坚果；适量摄取低脂、脱脂奶类及酒精；减少钠、加工肉类、糖和饱和脂肪摄入。

主成分和因素分析普遍认同了谨慎饮食和西式饮食两种饮食模式，它们涵盖了人们大部分的饮食习惯。谨慎饮食富含水果、蔬菜、豆类、全谷物、鱼类和家禽；而西方饮食包括大量加工肉类、炸薯条、甜点、含糖饮料、红肉和高脂肪乳制品。

（五）糖类

在健康的饮食模式中，糖类的质量和数量都很重要。高糖指数和高糖负荷（根据餐后血糖水平对食物进行评级的指标）的饮食与冠心病的风险较高。坚持更低糖类饮食，摄入更多植物性脂肪和蛋白质，可降低全因死亡率和心血管死亡率。

添加糖，可显著增加心血管疾病的危险，摄入更多的添加糖似乎会增加心血管疾病的风险，这与体重或其他饮食成分无关。

在观察性和饮食干预研究中，膳食纤维一直被证明可以降低心血管疾病的风险并改善心血管危险因素。纤维降低冠心病发病率，尤其是谷类纤维也被证明可以降低心肌梗死幸存者的全因死亡率 27%。

（六）膳食脂肪

在膳食脂肪的三种主要类型中：反式脂肪酸、饱和脂肪酸和不饱和脂肪酸，其中反式脂肪酸与心血管不良后果的相关性最强。用不饱和脂肪替代糖类或饱和脂肪与心血管疾病的风险较低有关，多不饱和脂肪始终显示出更大的益处。而 ω-3 脂肪酸在减少心脏猝死方面的潜在益处仍有待证实。

二、影响食物选择的因素

饮食习惯是在人的一生中形成的,并受到来自社会各个层次的许多因素的影响,包括生物、经济、身体、社会和心理的决定因素。营养知识缺乏被认为是不良饮食的一个原因,特别是在低收入或少数民族人口中,以及在教育机会有限的低收入国家。另一方面,缺乏健康的食物是不健康饮食的潜在驱动因素。廉价、低质量的食物与昂贵或缺乏高质量的食物同时出现,会促使人们选择不健康的饮食。

价格是改善饮食的一个重要障碍,时间的缺乏也是导致食物选择不佳及近几十年来家庭烹饪减少的主要原因。外出就餐是过量摄入和微量营养素摄入量降低的一个重要预测因素。适口性显然是饮食的决定因素,但没有得到充分重视。人类对甜味和咸味食物的喜爱源于进化和人类学过程。食品公司利用这一事实,在大多数加工食品中添加了大量的糖和钠。

品牌和营销也是影响品味和选择的主要因素。广告会影响味觉,可能是通过将积极的感官想法与目标产品联系起来。关于食品品牌化的规定和对儿童广告的限制也被提议作为提高饮食质量和减少肥胖的途径。

食物选择的社会因素包括文化、朋友、家庭和社区的影响。社会规范对饮食模式有着强大的影响,这些健康的饮食规范可以导致更健康的饮食选择

三、预防行动的作用

鉴于全球心血管疾病负担的严重性,以及饮食危险因素改变的复杂性,需要跨多个社会层面同时制订预防战略和政策,以对降低患病率产生可衡量的影响。

(一)社会/政府

营养标签和农业政策是减少心血管疾病风险的有力工具。一些国家的政府正在考虑选择对"垃圾食品"、红肉和饮料征税,来提高消费者的选择和产生收入,这些计划是否会产生预期的效果还有待确定。到目前为止,在美国至少8个城市及许多国家包括墨西哥、智利、法国、挪威、芬兰、英国和匈牙利颁布了含糖饮料税收政策。其他定价政策,如农业补贴,以提高水果、蔬菜、豆类、坚果和全谷物的可及性和可负担性,也应给予以强调。

食品热量和营养成分标签可以指导消费者做出健康和知情的饮食选择。消费者根据食品营养面板中的成分得出自己对产品健康程度的结论,这些系统将识别有益于健康的食品,帮助消费者做出健康选择。

在连锁餐厅的菜单上显示热量信息可以有效地减少热量的摄入。但是,为了最大的获益,教育应在食品包装和购买地点营养标签之前或同时进行,以提高消费者的认识和帮助解释。

食品营销和广告能够创造食品需求的重大变化,因为营销引导人们增加广告产品的消费。越来越多的证据表明,食品营销可以影响儿童的食品偏好和消费习惯。

(二)教育/社区

通过在自动售货机和自助餐厅,提供健康的学校膳食和更健康的零食选择来改善饮食的校本项目是提高儿童饮食质量的有效战略。推广健康饮食和积极生活方式的基础课程教育,以及让家长和家庭参与进来,这些策略可能会更加有效。与学校环境类似,以工作为基础的干预可以克服选择健康生活方式的障碍。

医生和其他卫生保健提供者应该监测患者的体重,并对如何测量腰围进行培训。临床医师应就体重管理提供适当的循证建议,并推荐为高危人群进行代谢危险因素筛查。医疗协会和非政府组织在倡导活动中发挥重要作用,可以影响健康和环境问题的政策。医学院的营养教育和继续医学教育项目可以提高卫生保健提供者之间的营养知识和技能。

(三)个人

饮食的改善最终取决于个人行为的改变。行为经济学研究在饮食习惯中有着明确的应用,例如,在学校食堂更突出地展示健康食品可能会引起更多的注意,从而可能增加这些食品的购买。

建议膳食干预可以通过改善的默认选项,提供简单而有意义的营养信息,精心建设公共卫生信息的框架、设计策略来减少意想不到的后果;替换不健康的食物,减少其他同样不健康的选择。生产和购买健康食品的财政激励与生产和购买不健康食品的抑制措施相结合、食品营销的监管有助于个人在家庭和社区创造健康环境,并做出更好的食品选择。

四、健康饮食的建议和挑战

医师、护士、营养学家和社区领袖在改善饮食质量方面起着重要作用。由于营养研究是动态和复杂的,大多数卫生保健专业人员不太可能随时掌握最新的发现。因此,熟悉哪些常见的食品或饮料是健康的应该是行动的起点,小的改变也是有意义的。最后,改善饮食有助于所有阶段的预防,卫生专业人员应促进更好的饮食,特别是在没有明显心血管危险因素的健康或年轻患者中。

实现健康饮食是一个重大挑战,有许多预期的障

碍。食物不安全是低收入家庭经常面临的一个重要问题，在这个问题上，选择食物是一种奢侈，而不是现实。继续推动营养援助项目和针对低收入妇女和儿童的针对性政策，以改善饮食质量，将是帮助缩小社会经济差距的重要步骤。为了改善低收入家庭的营养状况，学校提供更好的膳食是必要的。

食品和饮料行业对监管的抵制仍然是一个重要问题，营养标签是另一个有争议的问题，这是短期利润和长期健康之间的冲突。

技术的进步可能促进饮食行为的改变。目前，手机能够扫描条形码，在瞬间产生营养信息。与传统的饮食评估方法相比，摄像机和基于网络的饮食评估方法可能更经济、更容易使用、更省力。

五、总结及未来发展方向

CVD是一个能够通过行动去改变的全球性健康问题。饮食是一个重要的生活方式组成部分，通过体重和许多其他途径影响心血管风险。过去几十年发表的大量营养报告强调避免摄入过多的热量；更多地食用水果、蔬菜、全麦、鱼类、坚果和豆类；适量饮酒、咖啡和低脂/脱脂乳制品；减少加工肉类、精制谷物、钠和含糖饮料的摄入。在健康人群中进行的大多数维生素或其他营养素补充试验，其降低风险的效果与高质量饮食的效果并不相同。因此，目前的预防应努力集中于促进更好的整体饮食习惯，并将补充饮食一项战略。

各种生物、经济、生理、社会和心理因素影响着食物的选择。针对这些因素的干预措施可以导致长期饮食习惯的显著改善。近年来，美国饮食质量的改善很大程度上是由于食品供应中反式脂肪的逐步减少，这意味着基于证据的方法所产生的公共政策有助于降低心血管疾病的风险。通过对含糖饮料课税、生产健康食品的经济激励、食品营销的管理、健康的学校和工作环境以及教育活动等多层次政策策略的结合，可以实现对饮食质量的进一步改善。卫生专业人员和社区领导人负有促进心血管健康和疾病预防的重大责任，但需要基本的营养知识基础。需要社会各阶层的共同努力，从根本上改变目前的粮食环境和全球粮食系统。

（麦炜颐）

5. 心周脂肪与动脉粥样硬化

心周脂肪是一种特殊的内脏脂肪，具有独特的解剖学、生物学和遗传学特征，并表现不同的病理生理特性。其表达基因及分泌的细胞因子，积极参与调节心肌产热、脂质及葡萄糖代谢。而心外膜心肌的游离脂肪酸负荷及超负荷失衡会导致心肌内脂肪浸润，造成器官损害及不良临床后果。另外，致炎因子及脂肪生成基因的表达上调，会导致邻近冠状动脉血管脂肪负荷过量。因此，心周脂肪可以作为一种新的可测量及可修饰的风险因素，参与心血管危险分层的评估。心周脂肪是最近出现的心血管领域的主角，它被认为在冠状动脉疾病和心房颤动的进展中起着积极的作用。由于其成像的可测量性和对脂肪靶向药物的快速反应，被认为是心血管代谢性疾病（包括糖尿病和肥胖症等）的一种新的诊断标志物和治疗靶点。一些以心周脂肪作为靶目标的药物如肠促胰素类似物（GLP-1AS）和钠-葡萄糖协同转运蛋白2抑制剂（SGLT2i），可以减少心周脂肪负荷及诱导有利的心血管代谢作用。评估及处理心周脂肪的转录，能为心血管代谢性疾病的预防提供新思路。本文从不同的角度对心周脂肪进行阐述，在这个微妙的平衡中，心周脂肪可以"供给"心脏，但更常见的是"过度供给"心脏，导致严重的器官损害和临床不良后果。因此，本文将重点关注健康和病态心周脂肪的"营养"特性，包括在参与脂质和葡萄糖代谢调节等方面，及其对临床实践的影响。

一、心周脂肪的解剖、生理学

心周脂肪是一种独特的内脏脂肪库，在解剖位置上比较靠近心脏。心周脂肪与腹腔脂肪有着共同的胚胎来源，均由褐色脂肪进化而来。从宏观角度看，心周脂肪约占心脏重量20%，其体积受基因、种族、性别、环境等因素影响。心周脂肪分布于心脏不同部位，可位于心肌层内，冠状动脉、心室、心房周围。在心肌和心包脏层之间的心周脂肪要与心包脂肪组织相区别。从微观角度来看，心周脂肪主要由脂肪细胞组成，这些细胞比皮下及内脏脂肪库脂肪细胞要小，但比炎症、血管、神经细胞要大。它比成熟脂肪细胞要小且有更多前体脂肪细胞的原因可能是心脏高代谢阻止脂质存储。心周脂肪是由冠状动脉的分支供血，且脂肪与心肌无筋膜分隔。有证据表

明，心周脂肪和冠状动脉壁之间存在微循环，正因为这种微循环的存在，心周脂肪及心肌之间被认为存在着直接的关系。心周脂肪的细胞因子通过旁分泌或者直接释放的方式影响冠状动脉血管壁。

心周脂肪是一种具有特殊遗传、生物分子和解剖性质的旁分泌脂肪库。通过把游离脂肪酸导入心肌，起到储存脂质和维持能量平衡的作用。与其他内脏脂肪库相比，心周脂肪在释放和利用游离脂肪酸（FFAs）方面具有巨大潜力，可减少葡萄糖的利用速率。事实上，心周脂肪的分解率和胰岛素诱导的脂肪生成率比其他内脏脂肪高。胰岛素虽增加脂肪合成，但不增加心周脂肪中脂肪酸的结合。心肌利用冠脉来源的FFAs氧化为心脏提供70%的能量。生理上，心周脂肪起缓冲作用，吸收FFAs，保护心脏免受过高脂肪酸水平的毒害。心周脂肪高速率的脂肪酸结合及脂肪生成为心肌快速能量储存提供了有利条件。由于靠近心脏，又无肌筋膜对两种组织进行分隔，致使FFAs可直接运输至心肌中。FFAs可以沿浓度梯度在组织间液中双向扩散。心周脂肪还分泌血管活性因子，调节冠状动脉张力，从而促进FFAs的内流。高表达的脂肪酸结合蛋白4参与FFAs从心周脂肪向心肌细胞内转运。心周脂肪表达和分泌脂联素（脂肪连接蛋白）。脂肪细胞来源的细胞因子，有助于脂肪酸的燃烧。在冠心病患者中，脂联素基因和蛋白的表达有所下调，因此，较低的心周脂肪脂联素表达有助于FFAs在心肌沉积而不是燃烧。与皮下脂肪组织相比，人类心周脂肪富含饱和脂肪酸，如肉豆蔻酸、棕榈酸、硬脂酸等，而不饱和脂肪酸含量较低。这种脂肪酸组成的巨大差异，解释了心周脂肪和皮下脂肪在FFAs动员、沉积和合成方面的不同。

在生理条件下，心周脂肪表现出代谢、机械屏障和棕色脂肪样活性作用，积极保护心肌抵抗低体温。棕色脂肪组织对低温和自主神经系统的激活产生热量。棕色脂肪的激活是理想的脂肪燃烧方式，也是减肥的媒介，但在人类从婴儿期到成年期的过渡过程中，大部分棕色脂肪都消失了。然而，最近的研究表明，人类心周脂肪具有意想不到的棕色脂肪特性。事实上，棕色脂肪组织特异性基因解耦联蛋白1（UCP-1）与其他棕色脂肪相关的基因（如棕色脂肪细胞分化转录因子PR-domain-missing 16

（PRDM16）和过氧化物酶体-增殖激活受体-共激活因子-1（PGC-1）均在人心周脂肪中高表达。UCP-1在人心周脂肪中明显高于其他脂肪库，在皮下脂肪中基本检测不到。在年老的冠状动脉疾病患者中，UCP-1的表达和心周脂肪的整体棕色脂肪样活性下调。最近研究表明，心周脂肪作为心肌棕色脂肪的作用尚不清楚。心周脂肪可为心肌直接产热，在核心体温下降或血流动力学不稳（如缺血或缺氧）时保护心脏，动物模型可能支持这种假说。事实上，北极熊体内含有大量的心脏脂肪，可以在冬眠期间为心肌储存和提供能量。这些观察结果是否适用于人类尚不清楚。心周脂肪通常被认为是一种白色脂肪组织，正如最近提出的心周脂肪细胞也可能有棕色脂肪或米黄色脂肪特征。心周脂肪上的单室脂肪细胞（无免疫染色UCP-1）在组织学上是与体外米黄色脂肪细胞具有相似之处。在低温的情况下，长期暴露在冷刺激中会促进心周脂肪过氧化物酶体增殖物激活受体γ辅激活因子 1 α（PPARγ C1α）的关键白-米黄色脂肪细胞转换。心周脂肪可以适应不同的代谢环境和棕色或米黄色脂肪库功能的需要。然而，心周脂肪是否为一种棕色脂肪或者具有储存功能的棕色样脂肪，目前尚不清楚，仍需进一步研究讨论。

二、心周脂肪的病理学改变

（一）心周脂肪对心肌的脂肪毒性作用

心周脂肪在高脂肪饮食实验动物及肥胖受试者中含量较高，尤其是腹部脂肪过多的受试者。然而，细胞内异常脂肪浸润似乎比一般肥胖或腹内脂肪多者更重要，且器官内脂肪浸润与终末器官损伤和心血管风险增加有关。心脏内的异常脂肪沉积可能导致代谢性心肌病的发生。过量的心周脂肪可在异常脂质沉积和脂肪浸润心肌过程中产生脂毒性作用。心肌细胞的脂肪储存能力非常有限，在病态肥胖和未控制的糖尿病患者中，高水平的血脂会导致心脏脂肪变性、功能障碍，最终导致心肌衰竭。高脂肪负荷会增加所有脂肪库中脂肪酸的合成率，不均衡的饮食会影响肠道微生物群，进而影响脂肪组织代谢，包括心周脂肪的代谢。心包和心周脂肪对于高脂负荷有类似反应，但心周脂肪反应幅度更大。超声心动图测量心周脂肪与质子磁共振波谱测量的心肌内脂质含量之间存在独立且显著的相关性。心肌脂质含量随着肥胖程度的增加而增加，可能导致肥胖人群心脏结构和功能受损。心肌三酰甘油含量的增加，被认为是心脏FFAs超负荷及生理性FFAs氧化能力过饱和的结果。心肌内FFAs过氧化及饱和导致脂肪酸中间体在细胞质中积累，从而对心功

能造成损害。最近研究显示，心周脂肪中FFAs过量释放入心肌细胞内，会导致心房颤动的发生及发展。游离脂肪酸可从心房周围心周脂肪运输至左心房，导致心房组织电生理异常（异位起搏点及折返形成）。心周脂肪的增加也会影响自主神经系统，增加心房颤动发生。

（二）心周脂肪脂质致动脉粥样硬化性

近10年来发现，心周脂肪在冠状动脉粥样硬化中具有重要作用。其导致动脉粥样硬化的机制复杂，可能与心周脂肪的炎症、先天性免疫应答及脂质代谢密切相关。人类心周脂肪呈致密的固有炎性细胞（以促炎性M1巨噬细胞和肥大细胞为主）浸润。TLRs（天然免疫系统中特异的单次跨膜的模式识别受体）位于心周脂肪巨噬细胞中，并表达过量FFAs。TLRs（如NF-kBand）被认为是一种内源性抗原，受转录因子表达上调影响，从而增加脂质转入心周脂肪的细胞核内。这些转录因子的上调导致心周脂肪炎症因子如白细胞介素1（IL-1）、白细胞介素8（IL-8）、白细胞介素6（IL-6）及肿瘤坏死因子α（TNF-α）的过度表达。炎症介导激活其巨噬细胞，诱导细胞内黏附分子-1（ICAM-1）、白细胞介素6（IL-6）和单核细胞趋化蛋白-1（MCP-1）的脂质分解和表达上调，最终导致动脉粥样硬化斑块内脂质沉积。糖尿病患者是心周脂肪基因上调最多的人群，脂肪酶G（LIPG），溶质载体家族7成员5（SLC7A5）和溶质载体家族16成员10（SLC16A10）等均参与脂质代谢和营养转运。心周脂肪还富含分泌型Ⅱ型磷脂酶A2（sPLA2-ⅡA或PLA2G2A），这是合成促炎脂质介质的限速酶。sPLA2的上调无疑是导致冠状动脉内脂质堆积的另一个因素。心周脂肪的脂肪生成也归因于其共轭脂肪酸的最高含量。

（三）心周脂肪葡萄糖致动脉粥样硬化性

糖尿病是冠状动脉粥样硬化的主要危险因素。胰岛素抵抗是高血糖发生的传统机制，而心周脂肪可以作为一种新的、多方面的影响机制。在糖尿病中，心外膜炎性分子通过旁分泌方式影响心脏代谢及炎症环境，从而促进动脉粥样硬化。事实上，心周脂肪中受胰岛素刺激的脂肪生成率明显高于其他内脏脂肪库，但胰岛素对心周脂肪脂肪酸结合和葡萄糖摄取的影响较小或无影响。猴子心周脂肪葡萄糖利用约为腹腔脂肪库的一半。糖尿病心周脂肪转录组与皮下脂肪转录组对比具有独特显著的差异，提示糖尿病可能存在一种新的导致动脉粥样硬化途径。

Omentin（ITLN1）是糖尿病和非糖尿病者心周脂肪中上调及分泌最多的脂肪因子。RNA测序分析显示，糖

尿病心周脂肪中与炎症相关的基因高度富集，上调基因通过不同途径影响炎症反应，如细胞因子生成、白细胞迁移、细胞因子-细胞因子相互作用、先天性炎症反应和AGE-RAGE信号。转录基因富集表明，糖尿病者心周脂肪基因的表达主要是因为调节转录因子的作用，比如那些属于 *NF-kB*and 和 FOS 家族的转录因子。

心周脂肪会增加局部冠状动脉胰岛素抵抗。有趣的是，在冠心病患者中，心周脂肪中的葡萄糖转运蛋白4（GLUT4）mRNA 水平较低，而肾素结合蛋白4（renitol-binding protein 4, RBP4）却高于皮下脂肪中的葡萄糖转运蛋白4（renitol-binding protein 4, RBP4）水平。

心周脂肪的脂肪酸组成在糖尿病患者中也是特殊的。糖尿病心周脂肪中不饱和脂肪酸12：0和16：0显著升高，不饱和脂肪酸20：4n-6水平显著降低。另外，棕榈酸（16：0）水平和ω-3脂肪酸（20：5n-3和22：6n-3）以及它们的前体18：2n-6明显降低，反式脂肪酸和共轭脂肪酸增加，这可能导致过度的心周脂肪介导的糖尿病心肌病形成。

糖尿病患者心周脂肪的葡萄糖和脂质代谢是密切相关的。近期报道，LIPG是一种参与脂质摄取、内皮功能调节的基因，在GOS2糖尿病患者心周脂肪中纯度高，可能与糖尿病心肌病的发病机制相关。另外，LIPG基因被认为是一种蛋白编码基因，是过氧化物酶增生激活受体α（PPARα）及PPARγ的目标基因之一，其转录因子参与脂质代谢、线粒体脂肪酸氧化、炎症及免疫功能的调节。

最近，心周脂肪过表达的低密度脂蛋白受体相关蛋白1和极低密度脂蛋白受体被认为在糖尿病血脂异常中发挥作用。近期一项研究指出，1型糖尿病者心周脂肪受瘦素（leptin）介导影响。而且心周脂肪细胞大小也与血清瘦素水平有关。棕榈酸酯在糖尿病心周脂肪中含量高，其脂毒性作用可提高血清可溶性瘦素受体水平，进而提高循环瘦素水平。

（四）超负荷（过度供给）心周脂肪的临床后果

心周脂肪是可以应用标准成像技术检测和评估的危险因素。超声心动图可以提供一种简单、准确、易得的心周脂肪厚度测量方法，而计算机断层扫描可以对冠状动脉周围或每个心房心周脂肪的量进行精确评估，但这种测量较昂贵和烦琐。无论何种测量方法，心周脂肪只是内脏肥胖的标志，而不是总体肥胖标志。超声心动图，心周脂肪通过质子磁共振波谱强烈独立反映腹内内脏脂肪和心肌内三酰甘油含量；超声测量，心周脂肪也与肝脂肪变性和脂肪肝标志物替代有关。

无论如何评估，心周脂肪都与较高的心脏代谢风险、代谢综合征、严重的冠状动脉疾病和亚临床动脉粥样硬化有关。有研究提出了不同的心周脂肪厚度分界点来预测代谢综合征，由于种族和性别可能影响这些阈值，故尚未达成共识。无论传统的心血管危险因素如何，心周脂肪在普通人群中都是致命和非致命冠状动脉事件的预测因子。心周脂肪，无论以厚度还是体积来衡量，均与胸痛、冠心病、不稳定心绞痛和ST段抬高型心肌梗死的严重程度显著相关。

最近报道显示，在调整了其他传统的心房颤动危险因素之后，心周脂肪仍是一个独立预测心房颤动进展的指标。心周脂肪通过分泌炎性细胞因子、促纤维化因子活化，促进邻近心房心肌纤维化。

糖尿病前期、2型糖尿病、有无动脉粥样硬化及1型糖尿病患者心周脂肪厚度较高。在非糖尿病成人和青少年中，作为评估血糖正常的高胰岛素血症和其他的胰岛素抵抗标记，心周脂肪厚度与胰岛素敏感性呈负相关。在肥胖和糖尿病患者中，心周脂肪过度的累积，无论是厚度还是体积，均与心脏不良变化如左心室质量、异常右心室增加及心房扩大相关。机械和生物分子机制可以解释这些相关性。较大的心周脂肪垫可影响心室机械性工作，并逐渐导致心室异常肥厚。心周脂肪促纤维化和促炎细胞因子可直接影响心肌细胞，最终引起解剖和功能改变。心周脂肪的高分泌可能是糖尿病相关心肌病的发病机制之一。心周脂肪也会影响肥胖和糖尿病受试者的心脏舒张功能，这可能是由于脂肪垫过多造成的充盈和舒张的机械障碍所致。

三、针对心周脂肪的干预

心周脂肪不仅是一个可测量的，也是一个可改变的危险因素。事实上，心周脂肪由于其固有的快速代谢和简单的客观测量性，可以作为直接或间接针对脂肪组织干预的治疗靶点。最近内脏脂肪早期选择性减少被认为是减肥后代谢改善的关键因素，因此，我们评估了不同的减肥干预措施后心周脂肪的变化。在极低热量饮食和减肥手术后，心周脂肪有所减少，尽管减肥手术对心周脂肪影响效果较小。减肥手术可以减少大量脂肪，但心周脂肪似乎对直接干预更敏感。相反，在非常低热量饮食的病态肥胖受试者中，超声测量的心脏外脂肪厚度显著而快速下降。值得注意的是，低热量饮食后心周脂肪减少的幅度比BMI和腰围减少的幅度更高更快。心周脂肪厚度的变化与这些受试者心脏参数的改善是一致且独立的。适度有氧运动改变心周脂肪，但与减重相比变化较小。

药理作用对心周脂肪的影响似乎更具有特异性和临

床意义。在二甲双胍单药治疗的超重/肥胖2型糖尿病患者中进行了为期24周的病例对照试验,研究胰高血糖素样肽1类似物(GLP-1A)利格鲁肽对心周脂肪厚度的影响。结果显示,超声测量的心周脂肪厚度分别在12周和24周后下降,在24周时减少36%,而二甲双胍组心周脂肪没有显著减少。心周脂肪减少独立于整体体重减轻和血糖改善。经过12周利格鲁肽或艾塞那肽治疗后,心周脂肪厚度也出现了轻微(但明显的)减少(约13%),两组GLP-1As比较差异无统计学意义。最近发现人类心周脂肪表达GLP-1受体(GLP-1R)基因和mRNA表达,这支持GLP-1激动直接作用的假说。GLP-1R在糖尿病和非糖尿病患者之间的表达没有差异,这表明GLP-1类似物可以更广泛地作用于脂肪。GLP-1通过活化并促进心周脂肪的前脂肪细胞分化和褐变热发生,从而改善局部胰岛素敏感性和代谢。西格列汀(DPP4i)可降低心周脂肪厚度。DPP4i可增加高脂饲料喂养小鼠的棕色脂肪活性。选择性钠-葡萄糖协同转运蛋白2(SGLT2)抑制剂是一类新型的抗糖尿病药物,可诱导有临床意义的减肥。达格列净、卡格列净等SGLT2抑制剂治疗可显著减低2型糖尿病患者的心周脂肪体积和厚度。特别是达格列净可增加葡萄糖摄取,减少促炎趋化因子的分泌,改善心周脂肪脂肪细胞的分化。他汀类药物和格列酮对心周脂肪的影响也有研究。阿托伐他汀降低心周脂肪厚度和体积的效果优于辛伐他汀。

阿托伐他汀对心周脂肪的影响与降脂药和冠状动脉疾病进展无关。吡格列酮可显著减少心周脂肪炎性细胞因子的表达,如白介素-1β。在实验模型中,过氧化物酶增生激活受体-γ(PPAR-γ)激动剂可引起心周脂肪快速棕色脂肪样变。罗格列酮治疗可致PGC 1-α(PPARγ辅助激活剂1α)显著上调,PGC 1-α是一种从Zucker大鼠心周脂肪细胞中发现的一种前体棕色脂肪。最近在心周脂肪中发现了GLP-2受体基因和mRNA表达。虽然GLP-2活化作用仍在评估中,但部分研究表现GLP-2可引起糖代谢平衡和胰岛素敏感性改善。而胰岛素和二甲双胍对心周脂肪无或轻微改变。

四、心周脂肪研究的展望

未来有必要对心周脂肪的生物分子、遗传特征及其在冠心病、心房颤动和糖尿病等疾病中的作用做更进一步研究。心周脂肪成像将可能成为一种常规的心血管疾病危险分层,用于预测高危风险人群。超声心动图可作为评估心周脂肪的第一步(非侵入性及容易获取),CT成像可作为第二步(测量容积和更准确的心周脂肪测绘)。以其作为药理靶点可以诱导有利的心血管代谢作用。心周脂肪基因转录调控有可能为预防心血管疾病的研究开辟新思路。

(邹 祎 余泽洪 陈颖仪)

6. 营养与心血管功能

正常心肌细胞供能以有氧代谢为主。心脏在代谢调控范围内可以利用多种能量物质，如脂肪酸、葡萄糖、乳酸、氨基酸等。心肌细胞能量来源主要是游离脂肪酸（free fatty acids, FFA），约占95%，其他5%来源于葡萄糖、氨基酸、乳酸等。心肌的效能与心肌的代谢环境、心肌的负荷状态及心肌是否缺血有关。心脏在做负荷运动时，心肌细胞增加葡萄糖的氧化而减少FFA的氧化；在缺血性心脏病和心力衰竭患者中，缺血、缺氧限制了心肌对FFA的利用而增加葡萄糖的代谢。虽然葡萄糖的摄入是心肌细胞维持功能的基础，但过多的葡萄糖是有害的，胰岛素在维持心肌细胞的功效及降低血糖及炎症反应有重要作用。过多的脂肪酸增加心肌细胞内脂质的沉积和降低葡萄糖的氧化。对于高体重指数患者，限制饮食和饥饿状态对心肌代谢和功能有益；但对于低体重指数患者，限制饮食及饥饿状态对心肌效能是有害的。减肥对肥胖患者的心功能有益，而对于低体重的心力衰竭患者反而增加心脏损害的风险。营养在心血管疾病中有重要的作用，因此，在心血管疾病的诊治过程中要考虑营养的因素。我们要认识到，能量限制的饮食能提高心肌细胞的效能，同时存在对心肌损害的风险，尤其在心血管疾病病人中。

一、心肌的能量代谢与心功能

正常心肌在生理状态下，心肌保持收缩功能有心肌有氧代谢产生的ATP供能，ATP大多数来源于脂肪酸的氧化，少数来源于葡萄糖的氧化，极少数来源于乳酸、酮体、氨基酸等。生理条件下，心肌细胞中约95%的ATP来源于线粒体中脂肪酸和葡萄糖的氧化磷酸化，约有5%的ATP来源于糖的无氧酵解和柠檬酸循环。在健康心脏中，虽然脂肪酸有氧氧化是主要能量来源，但心功能的维持能量主要靠葡萄糖的能量代谢。

冠心病或者心功能不全时，心肌细胞处于缺血、缺氧状态时，由于脂肪酸和葡萄糖在线粒体内的有氧氧化作用下降，此时线粒体外的胞浆的无氧糖酵解是产生能量的主要来源。随着心肌细胞缺血缺氧的进一步加重，葡萄糖供应也逐渐下降，细胞内糖原储存大量消耗。当无氧酵解显著增加时，细胞内产生大量乳酸，导致细胞内酸

中毒而致心肌细胞效能下降。同时，脂肪酸有氧氧化迅速下降或终止，循环中脂肪酸堆积，高浓度脂肪一方面损害心功能，增加缺血性损伤。另一方面无氧酵解中的丙酮酸脱氢酶，影响葡萄糖和乳酸氧化，加重酸中毒，所以，中重度的缺血时，葡萄糖的氧化磷酸化与无氧酵解是不匹配的，此时脂肪酸氧化增强会加重心肌的缺氧和细胞内酸中毒，从而会加重心肌细胞的损伤，甚至导致心肌细胞的死亡，进一步导致心功能下降。

二、胰岛素在心脏中的作用

能量代谢学说认为胰岛素不仅可增加心肌摄取和利用葡萄糖促进糖酵解，最终达到恢复心肌功能的目的，而且还可以促使FFA向脂肪细胞转化进而减少心肌代谢所引起的不良反应。胰岛素与动脉粥样硬化的关系很早前已受到关注，当时发现高胰岛素血症与动脉粥样硬化进展和心血管事件增加有关。有研究发现，胰岛素对人类体外的主动脉内皮细胞及人类体内单核细胞均可产生抗炎作用。

胰岛素抵抗是代谢综合征中的决定因素，它影响代谢的调节，同时它与左心室舒张功能障碍及结构改变相关。即使心肌不缺血的情况下，胰岛素抵抗也促进心力衰竭的发展。临床试验及动物实验都证实，胰岛素抵抗与心力衰竭相互作用、相互影响。

三、减肥对心功能的影响

对于肥胖患者，为减肥而严格控制食物的能量摄入致代谢及神经内分泌的改变有益于延长寿命。严格控制能量摄入改善线粒体功能、DNA的修复、细胞的自我吞噬及刺激干细胞的再生。

许多临床试验证实，对于肥胖患者减肥可改善左心室重量及心功能。肥胖的心力衰竭患者，有计划的减肥可以提高心功能及生活质量。但是，有学者发现，心力衰竭患者非减肥情况下自然体重减轻超过5%与长期死亡率相关。这些差异可以看出，对于心力衰竭患者而言，严格控制饮食的体重减轻与自然体重减轻，临床结局是不同的。对于肥胖的心房颤动患者，长期保持一定体重相与对照组相比有利于维持窦性心律和减少心律失常的发生。

肥胖的心力衰竭患者,减肥可以改善患者的心功能和减少心力衰竭的再住院率。没有心力衰竭的冠心病患者,体重减轻7%～10%可以改善血管内皮功能及降低心血管病风险;相对于对照组,1年后减肥的患者胰岛素水平、C反应蛋白及瘦蛋白水平明显下降。代谢综合征患者,严格控制热量的摄入就是体重没有减轻的情况下,也可以提高胰岛素敏感性和降低心血管风险。严格控制热量的饮食有利于改善代谢,从而减少动脉粥样硬化的发生,防止高血压、心肌肥厚。

四、严格的饮食控制与死亡风险

虽然减肥对肥胖患者的心功能有益,但是对于低体重指数的患者甚至健康的成年人,过于严格的控制饮食损害心功能而增加死亡的风险。明显的体重减轻,损害心肌代谢,尤其对于患者有冠心病的患者。低体重指数常与少活动、营养差、老年人体质虚弱等有关,常在临床评估中被忽略,尤其一些心力衰竭患者饥饿感下降、胃肠功能下降同时还严格控制饮食。尽管这种情况在老年营养不良的患者中经常发生,但常被心力衰竭的临床症状所掩盖而未发现以及给相应的处理。自然发生的体重减轻应该给予积极治疗,因为这种情况常常很容易出现消耗肌肉组织及恶病质。对于肥胖的健康人,减肥并未降低死亡的风险。

五、饥饿对心功能的影响

长期的严格控制热量的摄入会影响心脏正常的生理功能及心功能。有研究显示,心力衰竭患者在饥饿状态能量代谢的改变是通过减少细胞中的线粒体数而不是减少线粒体中电子传输容量。糖类的缺乏将损害血管内皮功能,而持续的糖类的摄入有利于保持正常的血管形态。在对小鼠持续30周的严格控制热量摄入(热量摄入减少40%)的实验中观察到,饥饿导致小鼠心室重量下降及心肌细胞收缩功能减退。在神经性厌食的患者上也观察到,饥饿导致组织的改变及许多临床并发症和明显的心功能损害。许多证据证实,与心血管系统相关的一些改变如严重的心律失常或心脏结构的改变而导致死亡率的升高。在饥饿状态期间,蛋白及脂肪的分解代谢增加而导致细胞体积变小、脑、肝、心、肾及肌肉等各种组织器官的萎缩;在形态学上通过超声显示饥饿导致心肌重量下降、心室容量减少及二尖瓣脱垂等;免疫组化方法观察到乳头肌广泛的间质纤维化和黏液样物质沉淀,这也许与神经性厌食患者心律失常发生率高有关,神经性厌食患者由于饥饿所致的纤维化及黏液样物质沉积而导致死亡。

六、慢性心力衰竭患者的营养

慢性心力衰竭患者食物的摄入对于提高患者的生活质量及生存率是很重要的。有一个与肥胖相驳论的观点认为,对于冠心病患者超重及轻度肥胖相比于低体重患者有更好的预后。研究发现,体重指数与全因死亡率成负相关,心血管死亡率随体重指数的增加而降低,体重指数每增加5个单位死亡率下降10%。体重指数在一定范围内与死亡率成U形曲线分布,体重指数最低是死亡率最高,随着体重指数的增加,死亡率逐渐下降,降到U形曲线底部时,死亡率随着体重指数的增加而增加。矫正混杂因素后,心力衰竭人群体重指数<18表现最高的死亡率;体重驳论的观点很好解释了对于心力衰竭的肥胖患者,很多人不赞同过于严格控制饮食。

慢性心力衰竭患者的主要营养功能障碍表现为营养不良,不同的研究显示,心力衰竭患者营养不良发生率为54%～69%,营养不良是心力衰竭患者死亡的一个很好的预测因子。随访1年,同时有营养不良及体质虚弱的患者死亡率高达65%,而只有其中有一种的1年死亡率只有1%。同时我们也要注意到,过多的营养摄入会导致心功能障碍和心力衰竭,因此,我们推荐心力衰竭患者营养摄入要保持适量。

七、微量元素对心功能影响

微量元素对改善心力衰竭患者的质量有益。限盐饮食可以减少心力衰竭患者总的水摄入量而改善心力衰竭患者心功能分级。ω-6和ω-3是脂肪酸组成成分,可以调节细胞炎症反应可以降低严重心律失常及猝死的风险。美国AHA推荐ω-3用于冠心病患者的治疗。虽然包括辅酶Q10、维生素D、肉毒碱等在内多种微量元素认为对心力衰竭患者有潜在的益处,但最近的一项研究显示,对于慢性稳定性心力衰竭患者给予多种微量元素12个月未看到任何益处。抗氧化维生素如维生素E、维生素C及B胡萝卜素等对冠心病患者未显示有益且不降低死亡率。辅酶Q10是细胞膜的组成成分且在线粒体内参与ATP的形成而改善电子的传输及氧化还原反应,在心力衰竭患者中给予辅酶Q10是安全的并可减少心血管并发症。

八、结束语

临床研究显示,心力衰竭患者给予高糖类、高蛋白及低脂肪的特殊能量限制的饮食对于提高心肌功能是必要的。长期给予每天1200卡低热量饮食对于肥胖患者是安全的。对于冠心病心力衰竭患者,为了改善能量代谢、能量转化,恢复患者心功能而达到降低死亡率,营养物质的摄入是必需的。微量元素可以调节心肌细胞活性从而改善葡萄糖的摄取,提高胰岛素活性并且减少脂肪的摄入。减肥对于肥胖及2型糖尿病患者是有益的,然而对低体重患者而言,减肥是有害的并增加死亡率。因此,临床上对于饮食的干预应该根据患者是肥胖、低于一般体重还是低体重等不同情况给予个体化对待。

对于超重及肥胖患者,应该采取渐进控制饮食的方式,先限制有害的脂肪及给予纯化的糖类维持苗条身材,然后摄取有益脂肪、糖类复合物及适量的蛋白质,从而保持正常体重。体形瘦或体重低一些的患者,要注意营养平衡,要降低营养不良的风险而避免增加心脏相关死亡的危险。

（徐　新　范文茂）

7. 关注肺动脉高压患者的生活质量

肺动脉高压（pulmonary arterial hypertension, PAH）是肺高压中的第一大类,定义为静息状态下右心导管测得的肺动脉平均压≥25mmHg、肺动脉楔压≤15mmHg、肺血管阻力>3woods unit。据统计,人群中不同亚型的肺动脉高压的患病率为（15～100）/100万。虽然,得益于肺动脉高压靶向药物的出现,近20年来肺动脉高压的预后较前有所改善,但其7年死亡率仍高达50%

肺动脉高压的靶向药物,包括内皮素受体拮抗剂、5-磷酸二酯酶抑制剂、前列环素类似物、鸟氨酸环化酶激动剂等,能不同程度降低肺血管阻力,改善患者症状,延缓疾病进展。但是,肺动脉高压是一种不可治愈的慢性疾病。长期的经济压力、活动耐量下降、靶向药物相关的不良反应,都严重影响着患者的生活质量。

整体上来说,健康相关的生活质量（health-related quality of life, HRQoL）的评估包含患者的功能状态、身体情况、情感社交及精神健康。但是,目前大多研究均集中于靶向药物对患者活动耐量、存活时间的影响,而忽略了疾病对患者整体生活质量的影响。因此,本文通过相关文献回顾,旨在了解影响肺动脉高压患者生活质量的因素,进一步改善患者的生活质量。

一、运动训练

运动耐量受损是肺动脉高压的一个重要特征。以往认为,这跟心排血量下降或呼吸功能障碍有关。运动时肌肉血流增加、心排血量下降,可导致心室功能进一步恶化,甚至引发心律失常。因此长期以来,肺动脉高压患者的运动训练被认为是有害的。但是,越来越多的研究发现,运动耐量受损除了与低氧血症,右心排血量下降,肺通气灌注匹配异常有关外,还与骨骼肌和呼吸肌功能减弱有关。肺动脉高压患者的骨骼肌通常表现为肌肉萎缩,肌肉质量下降,收缩力下降。

研究发现,运动训练可改善线粒体呼吸功能、增加骨骼肌中毛细血管密度,部分逆转骨骼肌的异常状态。因此,越来越多研究表明,运动训练有助于改善WHO心功能Ⅱ～Ⅲ级患者的运动能力,提高生活质量。相关动物实验发现,MCT诱发的肺动脉高压小鼠模型在运动训练后活动耐力增强。而且,其肺血管、右心室的结构及功能均有改善。Mereles等对30例肺高压患者进行随机分组,观察运动训练组与对照组6min步行距离,氧摄取等的差别,结果发现,运动训练后患者的6min步行距离,运动时的氧摄取峰值及生活质量均有改善。相关的META分析也相继表明,接受运动训练的肺动脉高压患者可以达到更好的活动水平,疲乏症状减轻,心肺功能及生活质量得以改善。

根据2015ESC/ERS肺高压诊治指南,运动训练需在有肺高压专家的中心进行,所有参加康复训练项目的患者应该在最优标准药物治疗及临床情况稳定的状况下进行。肺动脉高压患者应在症状允许范围内适当活动,但需避免过度活动加重症状（Ⅱa B级）。而肺高压协会建议,肺动脉高压患者运动前应从其医师处获得关于安全运动训练的建议。肺动脉高压患者运动时不应进行引起头晕、胸痛或严重呼吸困难等程度的运动,可选择小肌群的轻度阻力练习和轻度有氧运动,如散步或游泳。对于有症状的肺动脉高压患者,不建议同时运动上肢及下肢。对于有严重运动耐力下降及既往有晕厥史的患者,不建议进行常规的运动训练。最后,在极端天气情况下不建议运动。

二、改善营养状态

肺动脉高压被认为与慢性炎症反应、胰岛素抵抗、脂质代谢异常等相关,因此,肺动脉高压患者中存在能量消耗异常。而且,部分治疗肺动脉高压的靶向药物,包括依前列醇、前列环素类似物和其他针对前列环素通路的药物,有致恶心、食欲缺乏、腹泻等不良反应,进一步影响患者的营养状态。

（一）铁缺乏

铁是氧气运输所必需的金属离子,在数种线粒体氧化酶和呼吸链中充当共因子。既往研究发现,铁状态不仅可以影响肺血管重构,还可导致心肌及骨骼肌的功能障碍。铁缺乏定义为血清铁浓度、血清铁蛋白、转铁饱和度下降。而铁缺乏在肺动脉高压患者中较为常见:在特发性肺动脉高压中占43%,系统性硬化相关性肺动脉高压中占46%,艾森门格综合征患者中占56%。

相关研究发现,铁缺乏与活动耐量下降、死亡率升高相关,而且这一相关性独立于患者贫血的严重程度和的右心功能的下降程度。而且,铁利用还能影响缺氧状态下肺血管收缩的反应和基础肺动脉压力。

有学者发现,改善肺高压患者铁状态有助于改善耐力运动能力和线粒体氧化能力,增加患者6min步行距离,改善生活质量。但是,由于肺动脉高压患者Hepicidin水平升高,肠道铁吸收受阻,口服铁剂补给疗效不佳。因此,越来越多的研究在探讨静脉铁补给对肺高压患者的影响,包括目前正在进行的一个较为大型的二期临床试验(SIPHON Ⅱ期临床试验)。

(二)维生素D缺乏

维生素D可影响平滑肌细胞增殖和内皮细胞功能。在一个含有40例系统性硬化患者的研究中发现,肺动脉高压与维生素D_3缺乏有关。另一项前瞻性非对照研究发现,补充维生素D_3及镁离子后,肺动脉高压患者的6min步行距离,右心室大小和功能,乃至生活质量均有改善。

目前关于肺动脉高压营养状态的研究非常有限,但是随着疾病进展,肺动脉高压患者将出现肌肉脂肪消耗,甚至进入恶病质的状态。因此,在疾病早期尽可能改善患者的营养状态,有助于延缓肌肉消耗的速度,改善患者的运动能力及生活质量。

三、精神、心理支持

肺动脉高压不仅使患者的活动耐量下降,而且容易产生沮丧、愤怒、自卑及无用等消极情绪,严重者甚至出现抑郁、焦虑等心理疾病。Mccollster等的一个观察研究发现,肺动脉高压患者中55%合并抑郁症。而Lowe等发现35%的肺动脉高压患者存在心理障碍,主要表现为抑郁,其次为惊恐发作,而且很少被治疗。这导致肺动脉高压患者的生活质量明显下降,而且可能影响患者对药物治疗依从性及疾病进展造成负面影响,因而需引起临床医生的重视。

部分学者建议常规进行问卷筛查评估患者的精神心理状态(主要包括抑郁症状、焦虑和适应障碍),及早发现肺动脉高压患者的心理障碍。如果患者存在严重的精神社会问题,需多学科,包括精神科、临床心理科、社区工作者的共同协助。

靶向药物的出现对于提高肺动脉高压患者活动耐量,延缓疾病进展,改善存活有明显作用,但是长期的经济压力、活动受限、药物不良反应等因素,严重影响了患者的生活质量。因此,除靶向药物治疗外,恰当的运动训练、营养状态的改善、精神心理支持等,均有助于进一步改善患者生活质量。

(罗冬玲　张曹进)

8. 个性化运动量处方

身体活动（PA）与寿命延长和心血管疾病风险降低有关，然而，大多数人仍然久坐。为了最大限度地发挥PA的健康益处，医疗保健从业者应该熟悉每个健康个体的适当运动量，这取决于他们的习惯性PA和相对适合度。

如果我们能够为每个人提供适量的营养和运动，不是太少也不是太多，我们就能找到最安全的健康方式。

——希波克拉底（400 B.C.）

一、概述

缺乏身体活动是心血管（CV）疾病（CVD）的一个重要的独立危险因素，纠正久坐的生活方式是医师可以为患者开出的一种方便的治疗方法。

2016年临床实践中的欧洲心血管疾病预防指南以及美国政府于2008年和世界卫生组织（WHO）于2010年发布的指南，建议每周150min的中等身体活动或75min高强度有氧运动，或两者的等效组合，以实现长寿益处。尽管可以获得信息并了解运动对健康的益处，但仍有60%的美国人未能定期参与身体活动。由于现代世界信息易于获取，久坐的生活方式不太可能是因为不了解与身体活动有关的健康益处。更可能的是，对于大多数普通人群来说，身体活动的当前建议设置得太高了。简化当前的身体活动建议是激励一般人群参与身体活动的必要条件。

尽管不同的研究关注不同的健康结果，但已经证明了低于目前推荐的身体活动剂量，有实现各种健康益处的类似趋势。降低早期全因死亡风险及降低心血管疾病死亡率和降低心血管疾病发生率的风险，只是身体活动水平低于目前推荐的一些主要健康益处。设定较低的身体活动强度标准，可能会促使久坐的人开始锻炼。

在运动-健康效益关系的另一端，身体活动可能对整体健康产生不利影响的切点尚未通过指南确定。关于更多运动是否必然导致更大的健康益处，以及这些健康益处，以及上限的争论仍在继续。然而，当调整身体活动的总量时，显而易见的是，在有限的范围内，高强度运动提供了比中度运动更有益的心脏保护特征。

本文的重点是评估测试运动量及其与长寿益处的研究，回答几个问题：什么是有益健康最低水平的运动，什么是最高水平的运动仍然可以改善健康，什么是运动的"最佳点"，以实现最大的健康益处。此外，对当前文献的评估将根据健康个体的相对健康水平提供假设的"运动处方"。

二、方法

受试者的入选标准是：年龄为18～100岁，健康受试者（未被诊断患有疾病，如冠心病、癌症或其他慢性疾病），以及来自世卫组织在2007年出版的PA全球共识的日期之后。此外，在2007年之前发表的相关研究很少被纳入分析。表1列出了符合检索标准且包含在表2中总结的假定个性化运动处方中的所有研究。研究包括流行病学，受试者通过标准化问卷报告其身体活动水平。身体活动被定义为骨骼肌产生的任何身体运动导致能量消耗超过静止，并且可以量化为绝对或相对值。绝对身体活动由每分钟活性消耗的能量定义，并且以代谢当量（MET）或每单位时间的氧摄取（ml/min）－峰值氧摄取（VO_2峰）表示。MET是静息时能量消耗的估计值，相当于3.5 ml/（kg/min）。VO_2峰的测量是心肺健康（CRF）的最强决定因素，这被定义为在涉及大量肌肉的动态剧烈运动期间可以被活动组织吸收、运输和利用的最大氧气量（O_2）。相对CRF水平是基于个体对自身运动的感知。这应该在每次临床就诊期间进行评估，并且与执行活动所需的消耗程度相关，该活动可以表示为个体消耗率的指数，称为感知运动（RPE）或呼吸频率（对话测试）。为了评估文章的目的，我们将相对CRF水平分为4个主要类别：第1个CRF类别是久坐人群，不参与任何身体活动；第2个CRF类别是报告有些活跃的人群［步行上下班/偶尔从事运动或休闲时间身体活动（LTPA）］；第3个CRF类别参与指导推荐的身体活动水平；第4个CRF类别是运动员和职业运动员。休闲时间身体活动包括运动、训练活动和家务（园艺、打扫和收拾家务）。运动身体活动是计划的、结构化的和重复的身体活动类型，目标是改善或维持VO_2峰值（CRF）。通常通过频率、强度、时间和运动类型（FITT命题）来评估：频率代表身体活动执行的次数；强度定义为执行活动所需工作量的大小；时间是身体活动的持续时间，身体活动的类型通常分为有氧（或有氧运动）身体活动和无氧身体活动（力量训练）。身体活动的总量是

表1 所有引用和纳入评估的研究摘要

研究	研究类型	受试者人数	年龄/性别	随访	PA强度	结局/结果
Lee et al.25	队列研究	39 372名来自女性健康研究	年龄＞45岁/女性	平均5年	所有强度,从步行到剧烈运动	PA持续时间:每周1h行走冠心病风险降低14%,1～1.5h冠心病风险降低50%,每周＞2h降低冠心病风险52%; PA强度:3.2km/h冠心病风险降低44%,3.2～4.7km/h冠心病的风险降低29%,4.8km/h冠心病风险降低48%
Manson et al.18	队列研究	72 488名女性	年龄40～65岁/女性	8年	4个五分位组的总PA分数表示为每周MET-h	持续时间:每周以＞4.8km/h的速度行走1～2.9h,伴随着冠状动脉事件减少30%,以相同(快速)步伐行走3周或更多周,伴随着冠状动脉事件减少35% 强度:以3.2～4.7km/h步行冠状动脉的事件风险可降低25%,以＞4.8km/h的速度快走冠状动脉事件的风险可降低36%
Arem et al.15	队列研究	661 137名男性和女性	年龄21～98岁/56%是女性		闲暇时间中等至高强度运动	有氧PA的死亡风险比推荐的低20%(每周0～7.5 MET-h),有氧PA达推荐最低的1～2倍(每周7.5～15MET-h)死亡风险降低31%,有氧PA达推荐最低的2～3倍(每周15～22 MET-h),死亡风险降低37%,有氧PA达推荐最低的3～5倍(每周22.5～40 MET-h),是死亡风险降低39%的最佳点 PA水平高达推荐最低值的10倍没有更高的死亡率风险
Moore et al.11	队列研究	654 827名,国家癌症研究所队列联盟	年龄21～90岁/56%是女性	10年	所有强度	相对于无PA,PA水平为每周0.1～3.74 MET-h(相当于快走达每周75min)与预期寿命增加1.8年相关 世卫组织推荐最低PA为每周7.5～14.9 MET-h(相当于每周快走150～299min),预期寿命增加3.4年 最低推荐水平每周15～22.4 MET-h的2倍(相当于每周快走300～449min),预期寿命增加4.2年 每周最高水平22.5＋MET-h与预期寿命增加4.5年相关
Armstrong et al.12	队列研究	数百万名女性受试者	130万女性年龄在50～64岁	9年	中的和高强度运动的频率(步行、园艺、骑自行车、做家务和剧烈运动)	每周2～3次剧烈PA与CHD风险降低19%相关,而每周4～6次剧烈PA与CHD风险降低20%相关 与每周报告2～3次的女性相比,报告每日剧烈PA的女性患CHD的风险显著增加
Schnohr et al.14	队列研究	哥本哈根市心脏研究(1098名健康慢跑者和3950名健康非慢跑者)/5048名男性和女性	年龄20～93岁	12年	与久坐组相比,轻度运动与中等运动与剧烈运动	PA的持续时间:与久坐的受试者相比,每周1～2.4h的慢跑与全因死亡风险降低69%相关 频率:与久坐组相比,每周2～3次慢跑与死亡风险降低68%相关 与久坐组相比,轻度慢跑者的死亡率降低了78%,中度慢跑者的死亡率降低了34%,而剧烈的慢跑者与久坐组的死亡率没有差异
Rahman et al.38	队列研究	瑞典男子队列(COSM)	33 012名男性,平均年龄60岁	13年	工作、家务、步行/骑自行车和锻炼的活动水平	与久坐组相比,每天步行/骑自行车＞20min与HF发病率降低21%相关。 TPA和HF风险之间的U形关联检测到极高和极低水平的TPA与HF风险增加有关
Sesso et al.5	队列研究	哈佛大学校友研究,17 835名男性	平均年龄57.7岁(39～88岁)	每年166 410人	PA的类型和强度,轻度(MET＜4),中度(4～6METs),高强度(＞6METs)	在年龄调整模型中,PA水平升高与CHD风险之间存在L形关联 PA能量消耗水平为每周4200kJ,与CHD风险降低20%相关 那些消费总量为每周2100～4200kJ的PA(低于推荐值)可能(无显著性)降低CHF风险10%

研究	研究类型	受试者人数	年龄/性别	随访	PA强度	结局/结果
Lee et al.8	队列研究	55 137名受试者	平均年龄44岁（18～100岁）	15年	跑步	跑步量低于目前推荐的跑步者（每周＜51min或5～10min/d，慢速＜9.7km/h）的CV风险（55%）和全因死亡率（31%）低于非跑动。每周运行时间的较低和较高剂量之间的死亡率益处相似
Wen et al.7	队列研究	416 175个人	199 265名男性和216 910名女性	平均8年	4种强度类别：轻度（步行），中度（快走），中等强度（慢跑）高强度（跑步）	每周90min强度为4MET的PA（每周4.6MET-h），其全因死亡风险降低14%，预期寿命延长3年 每周200min强度为3.7MET的PA（每周12MET-h）使全因死亡风险降低20% 每周361min强度为4.1MET的PA（每周22MET-h），使全因死亡风险降低29% 每周523min强度为5MET的PA（每周40.7MET-h），使全因死亡风险降低35%
Gebel et al.9	队列研究	204 542名成年人	年龄44～75岁，55.2%是女性	每年1 444 927人	不同比例的总MVPA作为剧烈活动。PA通过澳大利亚活动调查进行测量	相比无MVPA，每周MVPA10～140min与全因死亡风险降低34%相关，每周MVPA150～299min与全因死亡风险降低47%相关，而每周300min与全因死亡风险降低54%

引自：Zubin Maslov P, Schulman A, Lavie C J, et al.Personalized exercise dose prescription［J］.European Heart Journal, 2017.

运动期间在一段时间内消耗的总能量，通常表示为千焦（kJ）/W或MET-h/W（1MET-h约等于400kJ）。

三、结果

（一）运动多大的量才足够，最低有效的水平运动，总量或能量消耗

从医疗保健提供者的角度来看，重要的是要解决患者喜欢的身体活动类型，并在日常生活中为患者提供身体活动的例子（如做家务、步行上下班、爬楼梯而不是使用电梯）。对于预防医学在患者运动意愿方面的实际应用，我们需要知道应该为每个健康的个体规定多少运动量。

目前的指南推荐每周150min的中度身体活动（3～6METs）或75min的剧烈强度身体活动（＞6 METs），相当于每周4000kJ或每周10～11 MET-h。这种能量消耗水平已被证明，可以将早期死亡率降低20%～32%。有趣的是，最近的研究表明，身体活动的运动量比目前指南推荐的少，仍然具有显著的健康益处。如即使是中等身体活动，总共每周800～2500 kJ（目前指南推荐的每周4000kJ或每周10MET-h的50%）与CVD事件减少27%相关。每周消耗2000～4000kJ，（每周10 MET-h）证明与冠心病（CHD）风险降低有关。最近，Lee等表明，即使每周≤8.4 MET-h PA也会使CVD死亡率降低52%。仅每周0.1至≤7.5MET-h的体力活动与死亡风险降低20%有关。

（二）一次锻炼应多长时间，多久1次

大多数运动量研究是观察性研究，使用问卷调查来评估个体的身体活动水平；自我报告的身体活动由于是主观的，可能导致测量误差，并且通常会高估身体活动。因此，这种方法可能会低估运动的益处，导致低于报告水平的运动认为对健康有潜在的重大益处。

与久坐生活方式相比，不到目前推荐的身体活动（每周快走75min）的50%，与40岁后1.8年的预期寿命增长有关（相对CRF组类别1，表2）。两项大型研究，女性健康研究和护士健康研究Ⅱ，都与LTPA相关（≥3 MET），如每周仅快走1h（一周中大部分时间每天10min），冠心病风险降低了20%～50%。这些研究表明，行走持续时间与冠心病降低程度和全因死亡风险呈正相关。然而，这种关系不是线性的，而是与每天100min行走时间呈曲线关系，之后仍继续运动几分钟不会带来额外的健康益处。

据报道，在Nord-Trøndelag健康研究（HUNT）中，每周只进行一次高强度运动的人，男性心血管疾病死亡风险降低39%，女性降低51%。每天仅运动5～10min或每周运动不到60min，被证明可使心血管疾病死亡率降低38%，全因死亡率降低28%。虽然这项研究表明，运动和长寿之间的运动量-反应关系的线性没有显著趋势；而另一项研究揭示了一个曲线关系和最大的健康效益，每周进行85min中度或55min剧烈运动；这两项研究在身体

活动的一半时间内比目前指南推荐都表现出显著的健康益处。

关于运动的频率,一些研究表明,每周短期运动次数减少;而其他研究发现,短期运动和长期运动在降低冠心病风险之间没有差异。

应指导久坐人群(相对CRF类别1,表2),开始每天步行15min或每周3次30min。经过6～8周的运动处方(或更长时间取决于个人的健康和整体健康状况),可以采用更积极的运动方案,如每周慢跑35～70min,每周分为2～3次或每天慢跑5～10min。应用这种循序渐进的方法,目标应该是激励初学者从习惯性运动开始,然后向更高效强度的运动或向下一级(相对CRF类别2,表2)迈进,以满足当前的指南建议(表2)。如果指导久坐人群从目前推荐的一半运动量开始,更有可能的是,他们不会因为将锻炼纳入他们的每周日常而感到气馁。此外,与久坐的人相比,在中年或更晚的时候,运动习惯的积极变化已被证明可以降低冠状动脉事件的风险。

(三)走路/跑步的速度是多少?

当涉及获得健康益处所需的最小运动强度时,重要的是区分各种类型的有氧运动(如步行、跑步、骑自行车)以便创建个性化的运动处方。Lee等报道了自我报告的身体活动的相对强度与老年人(平均年龄66岁)中CHD

风险之间的反比关系,这些人未达到当前推荐的4000kJ/W的活动水平。这表明,老年人群的健康益处可以用低于目前推荐的身体活动量来实现。根据目前的指南,应使用中度(3～6METs)和高强度(>6METs)运动的组合,以达到健康益处,其中2min的中度运动等于1min的高强度运动。然而,这种替代受到质疑,因为在相同的总能量消耗下,高强度运动似乎比中度的运动更有益。有氧中心纵向研究(ACLS)使用最大平板运动试验来测量CRF(VO_2峰值,并发现CRF与全因死亡率之间的反比关系。较高水平的CRF(通过VO_2峰值测量)已显示出对CV和全因死亡率的保护作用。HUNT研究表明,高强度运动(VO_2峰值的80%～90%)与中度运动相比与更高的VO_2峰值相关;最近的荟萃分析显示,较高的运动强度导致VO_2峰值的改善更为明显。只有在已经进行了至少6～8周的中度运动的情况下,才可以对处于相对CRF类别1(表2)的人员进行高强度训练。相对CRF类别2的个体有些活跃(如交通步行、骑自行车),但仍未达到目前的建议,应鼓励他们参与LTPA以满足指南建议,以增强他们对身体活动的健康益处。大多数久坐的人由于害怕受伤或错误的认知而对运动产生抵制,认为剧烈运动是获得健康益处的唯一有效方法。在这一群人中(相对CRF类别1,表2)轻度至中度活动的实施将使冠状动脉疾病的相对风险(RR)降低15%;更重要的是,通过分级运动过渡到更高

表2 个性化运动处方

相对CRF类别(自我报告)			1-久坐	2-有点活跃	3-积极/适度	4-参加运动
总PA的目标(MET-h/W)			0～7.4	7.5～15	16～40	40以上
		速度(km/h)	3.2～4.7	不适用	不适用	不适用
绝对PA强度	轻度,<3METs(步行)	持续时间(min/W)	75～90	不适用	不适用	不适用
		频率(次/周)	3	不适用	不适用	不适用
		速度(km/h)	4.8～6.4	4.8～6.4	4.8～6.4	不适用
	中度,3～5.9MET(快走)	持续时间(min/W)	75～90	150～299	300～750	不适用
		频率(次/周)	3或每天	3～5	5～7	不适用
过渡期			↓6～8周后↓	↓6～8周后↓	↓6～8周后↓	↓没有额外益处↓
高强度,6～12MET(跑步)		速度(km/h)	8～9.7	11.3～12	13	13
		持续时间(min/W)	35～70	75	150～375	↑700
		频率(次/周)	1～2	2～3	4～6	每天
潜在的健康益处			早期死亡风险降低14%～28%,CAD风险降低15%～27%,预期寿命增加1.8～2.5年	早期死亡风险降低20～32%,CAD风险降低21～32%,预期寿命增加3.4～4.2年	早期死亡风险降低29%～47%,CAD风险降低27～44%,预期寿命增加4.2～4.5年	每周40MET-h后没有额外的健康益处

注:CAD.冠状动脉疾病;CRF.心肺健身;MET.代谢当量;N/A.不适用;PA.身体活动

引自:Zubin Maslov P, Schulman A, Lavie C J, et al.Personalized exercise dose prescription [J].European Heart Journal, 2017.

的健康水平, 帮助他们获得更多的健康益处。

快步走是一种中度的运动, 已被证明具有显著的健康益处, 并且是一般人群中最常报告的身体活动类型。

在向患者咨询身体活动时, 应强调LTPA的益处。各种日常活动, 如家务、园艺、庭院工作、舞蹈, 甚至职业工作, 都可以解释当前身体活动对CV健康效益的大量建议。以8km/h的速度 (6 MET) 每周慢跑1~2.4h符合当前的建议, 并且应建议相对CRF类别2的个人 (表2)。

(四) 有健康益处的运动是否有上限

可以"引起中毒剂量"适用于临床医师规定的身体活动水平吗? 如果将改变生活方式的建议视为免费处方, 则必须解决剂量反应问题。

多种健康益处, 较低的残疾率和较高的预期寿命与中等水平的运动有关。极限耐力和竞技体育运动涉及的运动水平, 远高于现行指南推荐的可疑的额外健康益处。专业运动员在训练和参加这些极限运动项目时, 通常每周花费200~300 MET-h。这种能量消耗水平, 比目前推荐的运动剂量高10倍。根据文献报道, 运动水平与健康益处之间的剂量反应关系是否为曲线, U形或倒J形仍存在争议。一组公布的数据提出了与运动相关的健康效益上限的数值建议, 之后健康效益平稳甚至下降对健康的影响可归因于运动。在COSM研究中, 总身体活动超过每天46 MET-h与心力衰竭发生率增加有关。早期的数据显示, 运动量与CVD风险之间呈反线性关系。与久坐组 (每周<800kJ) 相比, Mora等发现RR减少

与每周800~2499、2500~6000和≥6000kJ相关 (分别为27%, 32%和41%), 建议比目前推荐的能量消耗更多 (每周4000kJ) 具有更好的CV影响, 这个水平适合我们的"最佳点"(图1)。Arem等表明, 执行10次或更多次推荐的最小值, 即每周≥75 MET-h没有升高死亡风险, 但与参与中等PA的个体相比, 全因死亡风险更低。长寿效益阈值约是建议的PA最低值的3~5倍 (每周22.5到≤40 MET-h), 超过这个阈值就没有额外的益处。每周最大21.7和25MET-h的研究观察到运动和死亡率之间的反线性关系, 报告的最高运动水平在我们提出的"最佳点"(每周22.5到≤40 MET-h) 内。当分析更广泛的运动水平时, 这些研究落在J/U形曲线的底部。

在运动频率方面, 每周6d的1h剧烈运动可能是运动相关健康益处的上限。

(五) 什么是最佳点?

步行、跑步、骑自行车 对于有跌倒和关节损伤风险的久坐的人来说, 快步走是最好的选择, 但他们有参加锻炼的动力, 需要分段接近更高强度的身体活动。对于健身水平1和2, 以>4.8km/h的速度, 最佳行走持续时间至少每周3~5h。为了最大限度地提高他们的健康效益, 相对CRF级别3的个体应该进行更长时间的快走, 如每周7~12h (基本上每天1~2h)。由于行走的时间消耗性质, PA相对CRF类别3 (表2) 中的个体应该考虑如跑步之类的替代方案以达到每周16~40 MET-h的目标。

每天20min的自行车运动 (约3.6 METs), 16~19km/

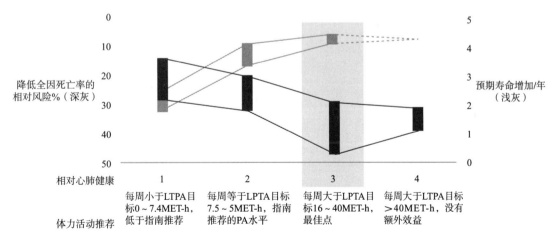

图1 不同体力活动与全因死亡率

注: 横轴上每个相对CRF类别 (1~4) 的不同体力活动水平之间的关系, 纵轴 (左) 上的全因死亡率的和纵轴 (右) 上的预期寿命增加/年 (s) 的相对风险百分比降低。条形图表示所引用研究中降低全因死亡率相对风险和预期寿命增加的年份范围。相对CRF类别3和4之间的浅灰色虚线表示假设预期寿命不变, 额外运动 (每周>40MET-h) 高于已达到的每周运动水平为16~40MET-h的效益

LTPA.休闲时间体育活动; 相对CRF类别1.不从事任何身体活动; 相对CRF类别2.步行上下班, 偶尔从事运动或休闲时间的体育活动; 相对CRF类别3.从事指导推荐的体力活动水平; 相对CRF类别4.运动员和职业运动员; MET.代谢当量

(引自: Zubin Maslov P, Schulman A, Lavie C J, et al. Personalized exercise dose prescription [J].European Heart Journal, 2017.)

h的速度已被证实对CV有益，总体每周230min的自行车健康运动显示可使早期死亡风险降低21%。

高强度的PA在降低血压、改善血脂和抗炎特征方面更有效。对于那些有时间有限的人来说，高强度比适度运动获得长寿方面耗时少，效率更高，是一种完美的解决方案。

在运动处方中，已经符合身体活动当前建议（相对CRF类别3，表2）的个体应该增加锻炼并且争取达到"最佳点"。以11～13km/h的速度跑步2.5～5h，每周4～6次听起来很严格，但会使心血管疾病和早期的全因死亡风险降低30%～40%，并增加4.5年的寿命。

虽然耐力训练方案和健康益处不是本次评论的主要重点，但我们发现重要的是要提及它在预防医学中的作用。降低静息血压和低密度脂蛋白胆固醇及增加高密度胆固醇是其一些益处。众所周知，耐力训练可以减少骨质流失，增加肌肉量，建议作为预防和治疗骨质疏松症的运动项目的一部分。

四、结论

总体来说，没有普遍的运动处方，虽然假设可以为所有级别的CRF制订一般指导方针。一方面需考虑针对患者的CRF和健康/疾病状态的个性化方法；另一方面，需要考虑运动类型和剂量。如果每天锻炼，久坐的人将从低于目前推荐剂量的中度身体活动中受益。建议久坐、健康的人参加低于目前建议的身体活动水平，并强调每周3次快走15～30min的长寿益处，可以激励更多人参与身体活动。另一方面，对于活跃和健康的个体，慢跑和跑步将比中度的PA更大程度地改善其寿命。应鼓励这些人参加超过目前建议的运动水平，以达到U形曲线的"最佳点"。总体上每周16至<40MET-h的总身体活动似乎是该人群最有效的处方。

局限性？

该评估基于流行病学研究，该研究评估了广泛的运动水平对健康个体健康结果的影响。在大多数研究中，受试者使用调查问卷报告他们的运动水平，研究人员将他们的身体活动量化为"中度"或"高强度"并给予他们适当的METs。多种因素可以影响某人身体活动的绝对强度（CRF水平和意愿）。因此，流行病学研究提供了身体活动对健康结果影响的一般信息。流行病学研究的另一个局限是选择偏倚，这意味着参与运动研究的个体与没有参与的个体相比往往具有更健康的生活方式。随机临床试验了解早期全因死亡率和CVD死亡率的运动强度，持续时间和频率，以解决身体活动的确切水平与潜在的发病率预防益处之间的关系。最后，本文主要关注有氧运动而不是耐力运动方案。可是，认识到肌肉强度也与CVD危险因素和预后密切相关，并且在老年患者中可能很重要，一些耐力运动当然是与有氧运动训练结合的理想方式。

（郑泽琪　钱　伟）

9. 心肺适能、结构化锻炼与心血管病

在全球范围内，心血管疾病（cardiovascular disease, CVD）导致的死亡是居民最主要的死亡原因。随着经济的发展和生活方式的改变，心血管疾病发生率仍然逐年上升，其高致死率、致残率给整个社会经济、医疗系统及患者生活质量、身体功能带来了巨大压力。近10年来，研究者们加强了关于心肺适能（cardiorespiratory Fitness, CRF）、运动训练（exercise training）及体力活动（physical activity, PA）在预防心血管疾病发生发展中的研究。本文将对该领域的最新研究进展做一个综述，主要从以下几个方面展开：①新的分析技术应用提高了CRF的预测效能；②多个大型队列研究证实了长期的体力活动（PA）在心血管病中的保护作用；③探索极量状态体力活动（PA）的潜在危害。

一、概述

目前，心肺适能（CRF）被认为是重要的生命体征之一，为患者的健康和预后提供了众多有价值的线索。既往研究证实，长期结构化锻炼和生活方式的体育活动（PA）可以降低心血管疾病的发生风险，且与年龄、性别和种族人群无关。既往Morris和Paffenbarger等主导的高质量流行病学研究、随机对照研究及观察性研究使我们了解到多大的体力活动强度能够最大限度地降低心血管疾病的发生风险。此外，无论是结构化的还是非结构化的PA均能增强身体和生理功能及CRF，并最终防止CVD和CVD相关事件的发生。

（一）心肺适能（cardiorespiratory Fitness，CRF）

衡量个体的最大有氧运动量主要取决于机体将环境中的氧运送至线粒体进行有氧代谢并将代谢产生的可能有害的代谢产物清除的能力。这个过程也是心肺适能（CRF）的体现，且能够被客观地评估：如每分钟氧气消耗量（VO_2）、分级运动期间达到的相应等级（metabolic equivalents, METs, 代谢当量）进行定量评估，或通过个体的身体活动（PA）习惯、年龄、性别、腰围和静息心率应用预测方程对CRF进行合理估计。

尽管定量检测CRF暂未在临床广泛应用，但既往的研究结果显示，CRF能够预测不良事件的发生，如CVD事件（每增加1METs，CVD风险下降11%）、心力衰竭（每

增加1METs，心力衰竭风险下降19%）、心源性猝死（每减少1METS，心源性猝死风险增加14%）及全因死亡（每增加1METs，全因死亡风险减少15%）等，这些作用均独立于性别、年龄、种族和健康状态等。最近，一项美国退伍军人的研究队列通过随访11年发现，CRF≥6METs能够显著降低29%的心血管复合终点（心肌梗死、心力衰竭、冠状动脉旁路移植、脑血管意外等）。此外，在CRF≥6METs的基础上，若再增加1METs，主要终点事件进一步下降16%。在接下来的分析中，笔者为了更好地解释年龄对两者关系的影响，将所有患者按年龄进行分组（<50, 50～59, 60～69, ≥70 岁），并在每个年龄层的基础上按照各年龄阶段最适CRF值将患者分为4组，即最低组（低于最适CRF>2METs）、较低组（低于最适CRF1-2METs）、适合组（高于最适CRF1-2METs）及最高组（高于最适CRF>2METs）。通过对比分析发现，两组低于CRF的患者复合心血管终点事件发生率显著增高（最低组：HR 1.95, 95%CI 1.73～2.21; 较低组：HR 1.41, 95% CI 1.27～1.56），而两组高于CRF的患者心血管复合事件发生率显著下降（适合组：HR 0.77, 95%CI 0.68～0.87; 最高组：HR 0.57, 95% CI 0.48～0.67）。年龄校正模型的应用减少了年龄本身对CRF和心血管事件的影响，使结果更加准确。此外，另一项来源于退伍军人的研究队列也同样对年龄进行了校正，其结果显示低CRF显著增加了卫生医疗花费。这些结果也从另一个角度强调了CRF，对心血管疾病的预防及对健康的重要性。

至今为止，绝大部分探索CRF与心血管事件相关性的研究都在企图寻找一个最合适的CRF靶值来最大限度地降低心血管疾病的风险。然而研究者们发现与测量单个指标相比，联合检测代表心肺功能的多个指标，如通气效率、呼吸末二氧化碳量等，过高地评估了心肺运动试验的预测值。在此基础上，Myers及其团队试图通过设计复杂的预测方程并运用网络大数据分析更好地进行评估和预测，这种方法仍然需要在未来的人群研究者中进行证实。

（二）运动训练（exercise training，ET）

通常情况下，有目的的有氧运动或一定强度的运动训练能够增加机体多个器官的协作能力，优化心肺适能，维

持身体健康。长期的运动训练（ET）能够减少与CVD发生的相关危险因素或直接降低CVD的发生风险。近年来诸多的临床研究也证实了这一点。在美国的一项队列研究中，共纳入了21 266名受试者，并按运动量大小进行了四分位分组：Q1：≤491；Q2：492～771；Q3：773-1091；Q4：1092～1771；Q5：≥1772 MET-分/周）。通过对比分析发现，随着运动量的增多，无论是心血管危险因素（Q1：13.8%，Q2：10.2%，Q3：2.4%，Q4：9.0%，Q5：9.4%，$P<0.001$）还是心血管疾病发生率（Q1：4.4%，Q2：2.8%，Q3：2.4%，Q4：3.6%，Q5：3.9%，$P<0.001$）均显著降低。此外，运动量保持在773～1091 MET-分/周的受试者CVD风险下降最明显（约下降69%），同时，该水平的运动量也能最大限度地降低CVD相关危险因素（约下降64%）。值得注意的是，高强度的运动量并没有额外减低CVD风险，表明运动量大小与CVD的关系呈U形曲线。该研究结果，也与现行指南的推荐运动量基本一致。然而在实际情况下，大部分人并不能够达到指南所推荐运动量。尽管如此，与不运动的人相比，只要长期保持足够的运动量，即使没有达到指南所推荐的水平，依然能够降低45%的CVD发生风险（HR 0.55，95% CI 0.36～0.82）。综上，长期的体育锻炼无论有没有达到指南推荐的标准，均能够预防CVD的发生，也从侧面说明长期久坐能够增加CVD的发生风险。

众所周知，长期的有氧运动对身体有益，同时PA指南推荐每周进行两次针对主要肌群的阻力训练能够获得更多的益处。然而在实际的临床工作中并没有的得到很好的推广，临床中以单独的有氧训练为主（53%），有氧与抗阻训练同时进行的比例较低（23%）。既往研究也证实了，降低运动强度显著增加了CVD发生率、跌倒等风险。一项超过70 000人的前瞻性研究队列显示，心肺适能、握力与全因死亡风险显著相关。在校正握力后的模型中，与最低心肺适能组相比，中度心肺适能组全因死亡风险下降24%（HR 0.76；95% CI 0.64～0.89），最高心肺适能组全因死亡风险下降35%（HR 0.55；95% CI 0.55～0.78）。类似的，在校正心肺适能后的模型中，与最低握力组相比，最高握力组显著降低21%的全因死亡风险（HR 0.79，95% CI 0.66～0.95）。进一步的分析发现心肺适能和握力在降低全因死亡风险过程中存在交互作用，高握力组同时具有高心肺适能的患者与低握力组且心肺适能低的患者相比，能够显著下降47%的全因死亡风险（HR 0.53；95% CI 0.39～0.72）及69%的CVD死亡风险（HR 0.55；95% CI 0.14～0.67），这也证实了同时保持良好的心肺功能和肌肉适应对健康的有益作用。

另外，最近的一项来源于美国库伯诊所的研究将所有受

试者按是否进行抗阻训练（≥2天/周）和是否达到ET指南推荐的运动量（≥500 MET-分/周）分为四组，中位随访时间4年。通过分析发现，完成抗阻训练的患者与未做抗阻训练的患者相比，代谢综合征的发生风险显著降低17%（HR 0.83；95% CI 0.73～0.96）。即使每周抗阻训练时间<1h，与不做抗阻训练的患者相比也能降低29%的代谢综合征发生风险（HR 0.71；95% CI 0.56～0.89，$P<0.003$）。此外，抗阻训练和运动量同时达标与两者均不达标相比能够显著降低25%代谢综合征（HR 0.75；95% CI 0.56～0.89，$P<0.003$）发生风险。这些数据进一步强调了在指南推荐的水平上进行常规有氧和抗性ET的累积健康益处。

（三）体育活动（physical activity，PA）

既往的研究数据已经证实了结构性运动训练能够增强体质，降低心血管事件的发生，然而在实际生活中很难达到指南推荐的运动水平。因此引申出了空闲时间的体育活动（leisure time physical activity, LTPA）这一概念，如做家务、园艺、体育运动等。有研究显示，与非肥胖且达到指南推荐的运动量水平的人群相比，肥胖人群中度（3～5.9 MET）和剧烈（≥6MET）的LTPA并没有增加心血管死亡的风险（HR 1.25；95% CI 0.50～3.12）。但是在肥胖人群当中，如果仅仅只进行中-剧烈的LTPA，其心血管死亡风险是非肥胖人群的2倍（HR，2.52；95% CI 1.15～2.53）。这提示对于肥胖人群可能需要更长时间或者更剧烈的LTPA才能起到预防CVD的作用。

NHANES研究在阐明长期LTPA对CVD的影响上发挥了至关重要的作用。最近一项研究采用了NHANES的研究队列，收集了其1988—1994年间的数据，对LTPA与特发性死亡的关系进行了研究。其发现自我报告的LTPA（每周4次中度或>2次剧烈PA或不规律（中度PA达4次或剧烈活动，每周最多2次））在总体人群中与CVD死亡呈负相关。然而在对性别进行分组后，这种负相关关系仅在女性中出现，且LTPA与呼吸系统相关死亡负相关关系也仅仅只在女性中出现。在男性中未见到明显相关性的原因可能是由于自我报告LTPA这个变量本身的局限性，即使有大量的参与者入选。即使在最新的NHANES研究中使用研究感应及计也同样存在评估PA的局限性，因为它们无法准确地量化非走动活动（即骑自行车、游泳、园艺）。最近有研究设计引入具有心率监测能力的腕戴式手表，用来记录中等至剧烈强度相对应的心率范围所占的事件，能够提示个体正处于什么样的运动状态，而与其所执行的活动无关。这个新的度量标准，个人活动智能（personal activity intelligence，PAI）被开发且能够将获

得健康益处所需的活动水平转化为非专业的社区活动。得分≥100个PAI点已被证明可以减轻健康个体以及CVD患者的全因和CVD相关死亡率。在NordTrøndelag Health Study（HUNT）最新的研究中，受试者们在基线和10年后进行了2次PAI的测量，通过分析发现，在两个时间点PAI评分均≥100的参与者与两次测量的PAI评分均<100的参与者相比，CVD死亡风险降低32%，全因死亡风险降低20%。另外，在随访期间增加了PA（第一时间点<100 PAI，10年后≥100PAI）的参与者心血管疾病死亡率并没有显著降低（HR 0.87; 95%CI 0.74~1.03），但是全因死亡率降低了14%，（HR 0.86; 95%CI 0.79~0.95）且寿命增加了约6.6。这些和以前的研究结果为这一新的指标提供了强有力的支持，但未来的研究仍需要确认对不同群体

的适用性。未来其他新的研究包括使用集成PAI评分算法的手表来测试增加PA水平的功效需要进一步进行探索并应用于临床研究，

二、总结

最新的大规模人群研究已经阐明了CRF、结构化ET和LTPA与心血管疾病风险和健康状况不良之间关系。尽管三者与心血管疾病呈强负相关关系，但身体活动缺乏和相关医疗花费仍然较高。目前需采取更多的措施将临床科学研究的成果应用到社区生活中。未来要进一步努力将注意力集中在有效的干预措施上，达到指南推荐的PA水平，促进CRF，降低心血管疾病的发生风险。

（许兆延　杨希立）

10. 2018 ACC/AHA心脏康复质控标准解读

2018年，美国心脏病学会（ACC）/美国心脏学会（AHA）效能指标工作组发布了最新版心脏康复效能和质量指标报告，对2007版和2010年版报告重点进行了相关修订和更新，此次发表的指标共有9项，其中包括6项效能指标和3项质量指标，此外4项旧指标被废弃。质量指标主要针对患者出院后的院外心脏康复。本文对修订后的3项质量指标进行简单综述解读。

随着社会经济的发展，国民生活方式发生了深刻的变化。尤其是人口老龄化及城镇化进程的加速，我国心血管疾病相关危险因素的流行趋势明显，心血管疾病的发病人数持续增加。近年来，心血管病死亡占城乡居民总死亡原因的首位，农村为45.01%，城市为42.61%。心血管疾病的负担日渐加重，已成为重大的公共卫生问题。

目前已有大量临床研究证实，心脏康复是治疗稳定期心血管疾病以及预防再发心血管事件的重要手段。研究表明，心脏康复可使再梗死风险降低47%，心脏病死亡率降低36%，全因死亡率降低26%；还能提高运动能力、健康相关的生活质量（QOL），降低住院率、抑郁及心绞痛的发生。欧洲心脏病学会（ESC）、美国心脏病学会（ACC）和美国心脏协会（AHA）均将心脏康复列为心血管疾病防治的推荐。

从2018年美国心脏病学会（ACC）/美国心脏学会（AHA）效能指标工作组发布的最新版心脏康复效能和质量指标报告来看，编写工作组将质量指标从效能指标中区别开，表明质量指标虽然在一定程度上对心脏康复的质量改善有一定的促进作用，但尚不适合发表于公众报告当中，也不足以像效能指标一样作为一种硬性指标去推广。但专家组也指出，随着支持证据的出现，可能会将质量指标上升到效能指标的状态。

以下表1～表3为3项质量指标的介绍。

影响心脏康复的因素很多，包括患者、医疗机构和医疗制度相关的问题。与其他心脏康复效能指标一样，心脏康复的登记时间也是一个非常重要的质量指标。心脏康复的早期登记是指既往明确诊断或发生过心血管相关

表1 质量指标-1（QM-1）：心脏康复的参与时间（出院后21d内）

评估说明	年龄≥18岁，既往确诊心血管事件［包括心肌梗死、经皮冠状动脉介入治疗、冠状动脉旁路移植术、心脏瓣膜手术/修复和（或）心脏移植］在出院后21d内进行心脏康复的患者比例
定义分子	确诊心血管事件后出院，转诊至心脏康复中心，并在出院后21d内开始参与心脏康复的患者 转诊定义为： 1.医疗服务提供者和患者之间的书面沟通，推荐患者至心脏康复门诊 2.发送正式的转诊单至心脏康复门诊 出院日定义为第0天 根据1996年的《健康保险携带和责任法案》（HIPAA），所有通信必须妥善保密 患者参与心脏康复的信息应传送到心脏康复门诊。出院小结中可查询到必要的患者信息 注意：如果患者有多个符合条件的心血管事件，应记录过去12个月内至少1次转诊相关内容
定义分母	所有确诊心血管事件的出院患者，包括心肌梗死、经皮冠状动脉介入治疗、冠状动脉旁路移植术、心脏瓣膜修复/置换和（或）心脏移植，转诊至心脏康复门诊，并开始参与心脏康复治疗（至少1次）
分母排除情况	患者年龄<18岁 依从性差的患者。
分母特殊情况	因客观原因难以继续参与心脏康复计划的患者（如居住地变更，需要超过60min路程才能到达心脏康复门诊进行心脏康复） 因医学原因难以继续参与心脏康复计划的患者（如医务人员认定为患有不稳定、危及生命的疾病或出现其他影响参与心脏康复的认知或躯体障碍情况） 因医疗相关政策、制度难以继续参与心脏康复计划的患者（如患者被送入医疗看护机构或长期护理机构，或缺失心脏康复医疗保险）
评估周期	不定期
数据来源	相关医疗记录或其他资料库（如行政机构、临床、登记处）
适用范围	医疗机构及心脏康复机构共同承担

事件的患者在出院后的21d内在心脏康复中心进行登记。

研究表明,心脏康复的早期登记能够提高总体登记率,以及改善心脏康复患者的预后。有文献报道,患者出院后每过一天,参与心脏康复治疗的人数就会减少1%。这一现象可能涉及患者的依从性随出院时间的改变、患者与医院之间的沟通等相关问题。另外,一项随机试验将148名符合进行心脏康复治疗的出院患者按登记时间随机分成早期登记组(10d内)和标准登记组(35d内),结果显示早期登记组的患者参与心脏康复治疗的比例比标准登记组高18%。Pack QR等发现,对于接受冠状动脉旁路移植术的患者早期心脏康复登记比晚期心脏康复登记更安全有效。

心脏康复已明确可提高冠心病患者的生存率,降低冠心病相关危险因素,已有大量研究证实了心脏康复的疗程与长期预后之间存在剂量-效应关系,每多参加一次心脏康复治疗,死亡率将下降1%。

Hammill等在全美5%的医疗保险受益群体中,选定出30 161名至少参与过1次心脏康复治疗的老年冠心病患者,通过使用Cox回归模型,评估心脏康复治疗次数分别和4年内死亡风险及MI发生率之间的关系。对于参加36次足疗程心脏康复治疗的患者,与参加24次治疗的患者相比,死亡风险降低了14%,MI风险降低了12%;与参加12次治疗的患者相比,死亡风险降低22%,MI风险降低23%;与仅参加1次治疗的患者相比,死亡风险降低

表2 质量指标-2(QM-2):心脏康复的依从性(≥36次)

评估说明	年龄≥18岁,既往确诊心血管事件[包括心肌梗死、经皮冠状动脉介入治疗、冠状动脉旁路移植术、心脏瓣膜修复/置换和(或)心脏移植、射血分数降低或射血分数保留心力衰竭],且出院后登记参加心脏康复并完成36次以上康复治疗的患者比例
定义分子	在评估前既往确诊心血管事件且登记参加心脏康复并完成36次以上康复治疗的患者
定义分母	满足至少在评估前9个月已登记进入心脏康复治疗的所有患者,包括既往明确诊断或发生过心血管事件[包括心肌梗死、经皮冠状动脉介入治疗、冠状动脉旁路移植术、心脏瓣膜修复/置换和(或)心脏移植、射血分数降低或射血分数保留心力衰竭] 备注:分母包括登记参与心脏康复的患者队列/人群。报告周期表示分母总体表现的时间。评估周期为分母总体样本完成推荐的心脏康复疗程时间(如依从性≥36次心脏康复治疗)。这样的评估方式周期至少9个月
分母排除情况	患者年龄<18岁 依从性差的患者
分母特殊情况	因客观原因难以继续参与心脏康复计划的患者(如居住地变更,需要超过60min路程才能到达心脏康复门诊进行心脏康复) 因医学原因难以继续参与心脏康复计划的患者(如医务人员认定为患有不稳定、危及生命的疾病或出现其他影响参与心脏康复的认知或躯体障碍情况) 因医疗相关政策、制度难以继续参与心脏康复计划的患者(如患者被送入医疗看护机构或长期护理机构,或缺失心脏康复医疗保险)
评估周期	每季一次
适用范围	门诊或心脏康复机构

表3 质量指标-3(QM-3):心脏康复疗效沟通

评估说明	年龄≥18岁,接受心脏康复计划并已与转诊提供者和(或)初级医疗保健提供者沟通关于心脏康复计划中登记、出勤参与率和重要临床相关结果(如运动耐量、生活质量方面的变化)的患者比例
定义分子	由医疗保健中心转诊,参与心脏康复并已接受心脏康复中心提供的关于心脏康复治疗期间登记、参与情况和康复结果的书面告知材料的患者。 沟通包括三个部分:患者的登记、参与情况、康复效果
定义分母	所有在过去12个月内经过测试初步筛查/新诊断发生心血管事件包括:包括心肌梗死、经皮冠状动脉介入治疗、冠状动脉旁路移植术、心脏瓣膜修复/置换和(或)心脏移植,并且参与心脏康复治疗的患者
分母排除情况	患者年龄<18岁 依从性差的患者 已经参加心脏康复治疗的患者
分母特殊情况	因客观原因难以继续参与心脏康复计划的患者(如居住地变更,需要超过60min路程才能到达心脏康复门诊进行心脏康复) 因医学原因难以继续参与心脏康复计划的患者(如医务人员认定为患有不稳定、危及生命的疾病或出现其他影响参与心脏康复的认知或躯体障碍情况) 因医疗相关政策、制度难以继续参与心脏康复计划的患者(如患者被送入医疗看护机构或长期护理机构,或缺失心脏康复医疗保险)
适用范围	门诊或心脏康复机构

47%，MI风险降低31%。研究证实了心脏康复的疗程与长期预后之间存在强烈的剂量-效应关系。

虽然观察数据显示了心脏康复疗程与患者预后之间的关联，但要达到最佳治疗效果，需完成足疗程的心脏康复治疗，因此，编写委员会认为，36次足疗程的心脏康复应作为该质量评价的最佳目标。如果要完成这样具有挑战性的目标，需要患者极高的配合度和治疗的依从性，即使难度很大，但该报告仍提出将这种全疗程康复治疗措施作为质量指标引入，目的是为鼓励医患双方尽可能地共同参与进心脏康复项目中并努力达成既定目标，通过增加心脏康复参加次数，使心血管死亡风险降低，使患者更大获益。

心脏康复对患者的效果显著，包括降低死亡率、再住院率，改善患者社会心理健康状况，以及提高生活质量。研究表明，心脏康复机构与原医院的充分沟通，使原医院的医务人员能够获取到更多的病人信息，有利于患者的下一步治疗，并且提高服务质量，增加患者的满意度和康复效果。

心脏康复的效果与康复的质量密切相关，从患者的登记开始，到康复治疗次数，最后到康复结果的沟通，过程中的任一环节如果不能很好地执行，都将会影响到康复质量，从而导致心脏康复的获益明显降低。这次心脏康复质量指标的修订，更好的指导了我们该如何去做好心脏康复的每一个环节，提高心脏康复的质量，让更多的患者受益于心脏康复。

（伍贵富　陈怡锡　陈子奇）

11. 如何提升临床医师的饮食建议能力

越来越多的科学证据表明良好的饮食模式有利于健康,特别是对于已经患有高脂血症、高血压病、糖尿病、肥胖及动脉硬化性心血管病的患者,包括饮食在内的生活方式干预已经显示出可与药物相媲美的治疗作用。然而,健康饮食的生活方式的普及并不乐观,一项来自美国的调查发现,即使在公共卫生和经济较发达的美国不健康的饮食仍然非常普遍,尤其在经济欠发达的人群和心血管疾病发病高发地区更为突出。虽然影响饮食行为的因素很多,但缺乏正确的饮食营养知识仍然是主要原因。那么由谁向患者提供饮食咨询更加合适呢?也许一般认为对患者进行饮食咨询的工作应当是临床营养师的责任,但事实上像高血压、糖尿病、高脂血症及动脉硬化性心血管疾病等慢性病患者需长期复诊,使得其与临床医师相处的机会要远远大于与营养师相处,而且患者对临床医师有更高的依赖和信任,因此,通过临床医师对患者进行饮食营养咨询可能更加有效。然而,现实中很少临床医师能够为患者提供系统、科学、准确的饮食营养咨询,其中医师的饮食咨询能力不足是最重要的因素之一。最近,美国心脏病学会(AHA)就如何提升医师的饮食咨询能力提出了一系列改革路线图,本文将结合实际对其做一解读。

一、提供心血管病饮食咨询的医师需要具备哪些能力

AHA对应美国毕业后医学教育认证委员会发布的《能力和绩效评价推荐工具》对心血管病相关营养咨询医师能力评价标准提出了以下6个方面的要求。

1.具有丰富的医学营养知识

(1)掌握食物或营养类型、饮食习惯、饮食模式和饮食环境与动脉硬化性心血管病(ASCVD)危险的关系。

(2)掌握基本营养原则,如宏量营养素和微量营养素的构成、作用、代谢、摄入量等。

(3)食物的营养健康价值:了解对于ASCVD哪些食物是健康食品哪些是不健康食品,如何解读营养标签等。

(4)肥胖对ASCVD心血管事件和血脂的影响,包括低热卡因素在内的各种减肥方法的了解。

(5)掌握饮食评估工具并且能够在饮食咨询中应用来良好评价患者的饮食情况、检测和指导患者的饮食健康。其中包括制作调查饮食的量表、患者自我饮食测评表格、如何利用互联网或商业性网络平台的饮食测评等工具。

(6)了解饮食行为对ASCVD的影响循证证据,学会利用饮食行为模型、5A法[即评价饮食习惯及患者改变的意愿(assess),劝导患者改变饮食行为(advise),与患者达成改变饮食行为的目标(agree),辅助患者实施改变饮食行为(assist)或者找出实施的障碍(address barriers),安排好随访和必要时请营养师的进一步支持(arrange)]、学会运用动机访谈的基本技巧(开放性问题、肯定、回应聆听、小结)等。

2.服务患者能力 主要体现在能根据临床、化验、辅助检查,评估患者的短期、长期心血管风险;能对饮食病史进行采集和评价,做出饮食相关的诊断;能制订与患者的心血管风险相匹配的饮食干预及随访计划;能根据并发病及社会经济情况评价其饮食改变意愿,并用循证证明有效的饮食指南指导患者改变饮食习惯,同时教会他们如何自我监测;能识别哪些患者介绍到注册营养师进行更深一步的饮食干预可以获得更大效益。

3.系统运用能力 对饮食咨询和干预大系统,如注册营养师、糖尿病教育家、调脂专家、减肥专家、线上线下的烹调技术改进项目、政府资助的各项应用辅助项目等有充分认识,并且能充分利用这些系统资源开展个性化饮食护理。

4.在实践中学习和改进的能力 包括具有获取并整合运用最新的指南、咨询技巧、饮食评估和教育工具的能力;能对饮食相关的行为改变和结局作出评判和持续改进;对自身的营养咨询能力提升的监测和改善能力。

5.人际交往技巧和沟通能力 一方面,能够在各个饮食指导部门之间,尤其是跨专业团队人员之间的良好沟通以更好发挥团队力量做好饮食指导;另一方面,能与不同教育层次和健康认知能力的患者良好沟通。

6.专业精神 同理心、尊重他人、诚实和正直是专业精神的基础。在对待饮食紊乱、肥胖、不同饮食文化背

景、饮食依从性差、酗酒患者开展饮食咨询及与医学知识相对不足的团队人员打交道时，应体现这种专业精神；在饮食咨询工作中要避免与各种商业推广利益挂钩，能正确评价自身工作的不足并及时补救。

二、当前制约临床医师饮食咨询能力的主要原因

1.医学教育中营养学知识讲授缺失或严重不足。我国目前医学系课程中大多数没有专门的营养学课程。在美国，尽管国家科学院1985年就提出医学本科阶段至少要开设25学时的营养学课程，但2013年的一项调查发现，71%的医学院提供的营养教育少于推荐的25h，36%的学校提供的营养教育不到12.5h。即使达到25学时营养课程的学校也主要是通过营养学和其他课程整合实现，而极少是开设单独的营养课程。造成在校学时不足的主要原因，是医学生课程太多而学时不够；另外，营养学专任教师和授课部门的不足也是重要原因。

毕业后的住院医师和专科医师培训中更是极少加入营养学基础理论、研究进展学习课程和相关知识的考评。

2.饮食咨询的实践教学开展更少。饮食咨询技能训练、职业素养的培训不足，导致医师对自己能够胜任医学饮食咨询的信心和能力严重不足。Marion L.Vetter等对美国61名内科实习医师的调查显示，只有14%的医师认为能够胜任医学营养咨询的工作。

3.医保支付制度和医疗机构，对推动饮食健康缺乏鼓励制度和必要的设施也严重制约了医师开展饮食咨询工作。

三、提升临床医师的医学饮食咨询能力的实践与建议

1.改革医学本科阶段的营养学教育。把营养学内容与医学课程整合起来，形成跨器官系统的课程，如通过课堂讲授和案例讨论学习健康饮食的心血管保护作用，食物类型对血脂、血糖、微量元素、电解质代谢的影响，肥胖人群的营养平衡等。把营养学教育贯穿到学习的全过程而不是局限在一门单独课程之中。课程改革还包括重视饮食咨询技能的培训，如饮食病史的采集、营养相关的体格检查评估（体重指数、腹围等）、评估饮食行为是否健康和患者对饮食行为改变的意愿的方法等；通过与其他饮食管理专家（营养师、营养护士、行为管理师、社会工作者等）的结对训练，了解团队在饮食咨询中的作用和不同领域专家的优势，一方面提升自身的咨询技能，另一方面便于今后在实际咨询工作中充分利用团队的力量和合理转诊。近来，一些医学院校为适应不同的需求和补充正规课时的不足，还开设了各种各样的提升饮食咨询技能和素养的选修课，如实用营养学、饮食行为、烹调医学选修课，在这些课程中，学生可以学会饮食的评估，了解饮食指南的背景、饮食访谈对患者饮食行为的影响；通过自身饮食行为改变的实践，学会如何设计和实施饮食行为改变；学会并向患者传授健康的食物烹饪技术等。

2.加强住院医师培训和专科医师培训阶段的营养知识再学习和饮食咨询技能培训。可以通过专题讲座、读书会、饮食咨询工作坊等加强理论及技能培训，通过相关专科如心血管科、内分泌科、急诊科等轮转学习了解饮食与疾病的关系，以及饮食干预的获益。通过在医疗实践过程中的饮食咨询训练或者参与饮食与健康相关科研活动，不断提高饮食咨询的能力。这一阶段可以根据未来的工作机构和专科特点，更多地开展个性化的培训，以适应不同岗位的要求。

3.由教育和行业协会制定医师饮食咨询能力培养内容和评判标准，使医师饮食咨询能力教育培训规范化和教育质量合格化有法可依。

4.适应全方位的人才培养标准，通过整合营养学教员、注册营养师、营养护士、行为学家、烹调师的教学团队要比设立单一的营养学教学部门更好。

5.充分利用各种相关专业杂志提供的信息不断完善培训教材，利用网络课程远程学习和各种专业会议、工作坊的面对面学习等形式强化营养咨询能力的继续教育。

四、结束语

近几年，随着卫生健康策略的变化，提倡防治并重，建立覆盖全生命周期的疾病预防保健系统，强调要把关口前移，做好疾病预防，减少疾病带来的患者痛苦和沉重的经济负担。今后由临床医师主担饮食咨询势在必行，医师要做好饮食咨询工作需要具有丰富的营养学知识、掌握最新饮食与疾病循证医学知识、具有发现并且正确评估饮食行为对患者疾病危险的影响能力、具有为患者制订正确的干预方案和完美实施方案的等综合能力。如何培养适应21世纪医疗模式转变、具有较高饮食咨询能力的临床医师的将是政府部门、教育机构、医疗机构、医师团体共同面临的迫切课题。

（胡思妙　周万兴）

12. 膳食脂肪与糖类对心血管疾病的影响

心血管疾病仍然是全球发病率和死亡率的主要原因，约占所有死亡的1/3。现有的循证医学证据显示，脂肪过多的摄入会增加肥胖、糖尿病和心血管病发生的风险。1977年，美国参议院在关于营养与人类需求特别委员会（Senate Select Committee on Nutrition and Human Needs）中呼吁美国人减少总脂肪和饱和脂肪的摄入，增加糖类的摄入量，降低热量摄入量。近期研究表示，加工过的伴有脂肪含量糖类会对人体代谢产生不利影响，这引起人们重新对低糖类和生酮饮食产生了浓厚的兴趣。因此，饮食中脂肪和糖类的与心血管疾病的关系如何，会产生怎样奇妙的反应，这将是我们探讨的问题。

一、脂肪在体内代谢的病理生理机制

人类每天摄取复杂食物混合物作为能源，其中包括大量营养素（脂肪、糖类和蛋白质）。大量的营养物质具有高度的调节和综合的代谢相互作用。判断最佳大量营养素摄入量的一个考虑因素是基体氧化和相互转化的相对效率。我们知道，脂肪提供的能量（37.656 kJ/g）是糖类或蛋白质（16.736 kJ/g）的2倍多。相反，多吃全谷类食物，这类食物脂肪含量低，而且相对较低增加血糖负荷，促进饱腹感，减少过量摄入，这可能是增加了饭后胰高血糖素样肽-1的浓度。特别有趣的是，高脂肪饮食增加了3种血清素受体及多巴胺和阿片类信号通路的表达，这是下丘脑奖赏系统的组成部分。

除了热量含量的影响之外，脂肪和特定的脂肪酸也有其他不利的代谢影响。在人类和动物实验研究表明，高脂肪饮食会上调炎症介质，包括肿瘤坏死因子-α（TNF-α）、白细胞介素（IL-1b、IL-6）、补体、toll样受体。相反，低脂肪饮食减少了这些和其他炎症细胞因子的数量，以及转录因子NF-κB的活性。高脂肪饮食也可能促进不利的表观遗传学特征。例如，过量的饱和脂肪会改变脂肪组织和骨骼肌的DNA甲基化模式，并改变组蛋白乙酰化。根据体外人和动物研究提示，当乙酰辅酶A浓度高时，如在低葡萄糖条件下，组蛋白乙酰化增加。值得注意的是精制谷物提供的营养几乎可以忽略不计，但是它们的高血糖负荷会导致餐后葡萄糖和胰岛素的不健康峰值，促进饥饿、炎症、胰岛素抵抗和血脂异常。

二、膳食脂肪对心血管疾病的影响

早期生态学研究和对照喂养试验支持高脂肪饮食与心血管疾病或其风险生物标志物的相关性。关于膳食脂肪和心血管疾病的早期证据是基于不同地理区域发病率和死亡率的比较，以及基于膳食脂肪对血液胆固醇水平影响的知识。早在1980年哈佛大学出版社报道的关于7个国家的研究中，人均饱和脂肪摄入量（而非总脂肪摄入量）与心血管疾病的发病率密切相关；虽然可能被其他变量混淆，这提供了一个强大的动机来理解心血管疾病发病率的主要地理变化。然而，不同的脂肪酸对心血管疾病的风险亦不一样。

（一）不饱和脂肪酸和心血管疾病风险的相关性

两类多不饱和脂肪酸（polyunsaturated fatty acids, PUFAs），即ω-3和ω-6脂肪酸，是必不可少的，因为它们不能由人类合成。这两种物质都是每一种人类细胞膜的重要组成部分，是类二十烷酮激素的前体，这些激素介导炎症、血栓形成、免疫和胰岛素抵抗。N-3脂肪酸摄入量的增加改变了6000多个基因的表达，凸显了这种生物复杂性。

ω-6多不饱和脂肪酸主要是在亚油酸、葵花子油、玉米油和豆油中含量丰富。ω-3多不饱和脂肪酸来自植物油的亚麻酸（a-linolenic acid, ALA）和鱼及鱼油中的二十碳五烯酸（eicosapentaenoic acid, EPA）和不饱和脂肪酸（unsaturated fatty acid, DHA）。在我国的心血管疾病饮食处方共识中提到，亚油酸和鱼油（EPA和DHA）可以降低患心血管疾病的风险。近期研究提示，在动物中，ω-3脂肪酸可预防心律失常，在流行病学研究中，从鱼类中摄入ω-3脂肪酸DHA或EPA和从植物中摄入ALA与心脏猝死风险呈负相关但非线性关系。具体来说，每天摄入250mg左右（相当于每周吃一到两份鱼），风险就会降低，但随后就会停滞不前。根据一项大型试验的初步数据，服用高剂量的鱼油补充剂可以降低高甘油三酯血症患者发生心脏病和卒中等中等心血管事件的风险，而这种可能性值得进一步研究。总体而言，人类摄入更多的亚油酸实际上可能具有抗炎作用。此外，ω-6和ω-3脂肪酸的比例与心血管疾病的风险无关，这与两者的益处是一致的。

（二）饱和脂肪酸和心血管疾病风险的相关性

饱和脂肪酸（饱和脂肪）在椰子和棕榈仁油、黄油和牛肉脂肪及棕榈油中含量最高。它们也存在于其他动物脂肪中，如猪肉和鸡肉脂肪，以及其他植物脂肪中，如坚果。研究表明，摄入过多的饱和脂肪酸（saturated fatty acids, SFA）会增加血液中的低密度脂蛋白胆固醇，同时也会增加血液中胆固醇和三酰甘油，而这三者都是增加心血管疾病发病率的重要危险因素。在随机对照试验的荟萃分析中，Mensink等发现用单不饱和脂肪酸和顺式多不饱和脂肪酸替代饱和脂肪酸可降低总胆固醇、低密度脂蛋白和高密度脂蛋白胆固醇及三酰甘油。因此，从20世纪60年代开始，膳食指南就强调食用多不饱和脂肪酸代替饱和脂肪酸以减少心血管疾病的发生率。《2015—2020年美国饮食指南》建议用不饱和脂肪酸取代饱和脂肪酸，最好是PUFAS，从而减少饱和脂肪的摄入。有趣的是，和既往研究结果一样，近期一项经过年龄校正的研究发现食用多不饱和脂肪酸代替饱和脂肪酸可减少心血管疾病发生的风险，而用糖类替代则不会。

然而，最近两项的观察性研究荟萃显示，饱和脂肪酸和心血管疾病的风险并没有联系。值得注意的是，近期发表在《柳叶刀》杂志上的一项来自18个主要低收入和中等收入国家的135 335名受试者的研究表明，总脂肪、饱和脂肪、不饱和脂肪和心肌梗死及心血管疾病的风险没有相关性；较高的糖类摄入量，会增加总死亡率的风险。然而，该研究中中国调查数据和目前中国人群的实际数据有明显差异，由此表明研究中中国调查样本选择存在一定的偏倚。尽管如此，该研究的主要作者Mahshid Dehghan表示，数十年来，膳食指南一直提出要将脂肪占每日总能量的比值降低到30%以下，其中饱和脂肪酸在10%以内（注：在《中国居民膳食营养素参考摄入量》中，两项数值分别为20%～30%、低于10%）这条指南基于这样的观点：减少饱和脂肪的摄入可以使患心血管疾病的风险下降。但它忽略了一个问题：饮食中的饱和脂肪是如何被替代的。

总之，各种专家小组和权威机构建议在健康饮食的情况下降低饱和脂肪摄入量，以改善心血管疾病的危险因素和结果。最近关于饱和脂肪和冠心病之间没有关联的报道应该谨慎解释，因为他们不承认大营养素的替代。许多饮食和生活方式指南建议采用低饱和脂肪的健康饮食模式，以降低心血管疾病风险。

（三）反式脂肪酸与心血管疾病风险的相关性

反式脂肪酸主要来源于氢化过的植物油、人造黄油、油炸食品、烘焙食品和饼干等。反式脂肪对低密度脂蛋白、低密度脂蛋白颗粒大小、高密度脂蛋白、三酰甘油和炎症因子有独特的不利影响，它会使血液中低密度脂蛋白、三酰甘油、脂蛋白a升高，同时会降低血液中的高密度脂蛋白。在多项大型队列研究中，反式脂肪的摄入与冠心病和其他慢性疾病的风险直接相关。最近的两项研究也显示，每天多摄入总能量2%的反式脂肪酸，冠心病风险将增加23%，减少反式脂肪酸的摄入在预防心血管疾病发生的重要措施之一。我国的相关共识建议每日反式脂肪酸摄入量小于总能量摄入量的1%，甚至是0。

（四）胆固醇和心血管疾病风险的相关性

胆固醇主要来自膳食胆固醇和内源性合成的胆固醇。动物食品如肉、内脏、皮、脑、奶油和蛋黄是胆固醇主要的膳食来源。胆固醇是导致动脉粥样硬化的首要原因，是导致心血管疾病的重要危险因素。在妇女健康倡议中饮食改变试验（Women's Health Initiative Dietary Modification Trial, WHI-DM））结果中提示，与对照组相比，低脂组的参与者低密度脂蛋白胆固醇和代谢综合征评分明显较低，高密度脂蛋白胆固醇或三酰甘油的变化不明显；并提示低脂饮食对心血管疾病预防的作用可能大于治疗。既往的饮食指南建议限制饮食胆固醇低于300mg/d，因为它的脂质/脂蛋白在提高性能。然而，2015美国发布的新版膳食指南和中国居民膳食指南2016取消了胆固醇摄入300mg/d的建议，美国取消这一建议的理由是缺乏证据表明饮食胆固醇和血清胆固醇之间存在明显的关系；同时也指出，根据美国人口平均摄入量，胆固醇不是过度消费的一种营养素。这与ACC/AHA工作组的结论一致，即没有足够的证据建议降低饮食胆固醇以降低低密度脂蛋白。在2016年的欧洲心脏病学会（ECS）/欧洲动脉硬化学会（EAS）血脂异常管理指南中，仍然推荐将饮食中的胆固醇摄入量控制在300mg/d以下。

三、糖类在体内代谢的病理生理机制

糖类存在非常广泛，它们的主要来源是淀粉类食物，如粮谷类（大米、面粉、玉米、燕麦等）、薯类、豆类、甜食、糕点、水果、含糖饮料和蜂蜜等。在世界各地的许多社会中，糖类是主要的能源来源，每天提供50%以上的能量，从脂肪和蛋白质中获得的能量较少。而人类优先氧化糖类而不是脂肪，这一过程有助于将血糖维持在稳态控制范围内。此外，糖类的消耗会急剧增加糖类的氧化，在典型条件下，糖类从头生成的数量只会小幅增加。当饮食中的糖类被脂肪所取代，餐后血糖和胰岛素浓度的峰值下降，胰高血糖素分泌增加，新陈代谢转向对脂肪氧化的更大依赖。这些代谢和激素反应与进食后氧化应激和炎症反应减弱、激素抵抗降低（胰岛素、瘦素和甲状腺素等）以及代谢综合征许多特征的改善有关，这些效应在整个糖类限制内都有所增加。例如，当糖类被限制在一定程度上时会导致营养性酮症，此时血清中β-羟基丁酸盐的浓度从<0.1 mmol/L增加到0.5～5mmol/L。而酮是大脑和心脏使用的一种替代燃料，它影响新陈代谢效率和一系列的信号功能，产生有益的变化——表达、炎症、氧化反应，甚至可能影响健康。

从病理生理学的角度来看，低糖类、高脂肪的饮食可能直接针对胰岛素抵抗和2型糖尿病中潜在的代谢功能障碍，其特征是身体氧化摄入的糖类的能力存在缺陷。随着胰岛素抵抗，饮食中的糖类以更快的速度转移到肝进行脂肪的从头合成，导致肝三酰甘油合成增加和血液中脂质浓度异常。从历史的角度来看，一些土著的狩猎和捕鱼文化（如北极的因纽特人及加拿大的第一民族）在饮食中几乎没有糖类的情况下生存了几千年。事实上，在农业出现之前，轻度酮症是许多文化的"正常"代谢状态。当这些族群经历了从低糖类和高脂肪的传统过渡饮食，肥胖和2型糖尿病的患病率显著上升，尽管其他生活方式因素方面的变化可能也有影响。

四、糖类与心血管疾病的影响

糖类饮食通常（但不一定）饱和脂肪含量高。正如下面所讨论的，饱和脂肪与一般人群的心血管疾病和总死亡率直接相关（尽管这种关系一直是一个有争议的话题，部分与替代热量的性质有关）。然而，随着生酮饮食中脂肪酸氧化率的升高和脂肪从头生成的减少，血液中饱和脂肪酸和棕榈烯酸（从头脂肪生成的标志）的浓度可能会降低，这表明患糖尿病和心血管疾病的风险较低。

2017年发表在《柳叶刀》杂志上发布的前瞻性城乡流行病学研究（PURE）研究引起广泛热议，这项纳入来自18个主要低收入和中等收入国家的135 335名受试者，研

究结果表明，当糖类摄入量超过总能量的60%时，受试者的总死亡率开始呈现显著升高的趋势。然而，该研究调查了42 152例来自中国的研究对象，接近总调查人数的1/3，数量虽大，但与中国人群的营养现状不符。该研究中中国被调查者的糖类、脂肪功能比分别是67.0%和17.7%。根据国家卫健委2015年发布的《中国居民营养与慢性病状况报告》显示，目前中国人糖类功能比为55%，脂肪为32.9%，可见研究中中国调查数据和目前中国人群的实际数据有明显差异，由此表明研究中中国调查样本选择存在一定的偏倚。近期，《柳叶刀·公共卫生》杂志上再次发表了一篇文章，这篇研究分析了ARIC（Atherosclerosis Risk in Communities）研究中的4个研究中心的数据，还分析了以往PURE研究中的数据，研究分析方法较为严谨，结果发现无论消除相关因素之前还是之后，死亡率最高的都是那些糖类摄入量最低的受访群体。不过，糖类摄入量和死亡率之间并不是直线关系，而是一个弯钩状的曲线。在糖类供能比50%～55%的时候，死亡率达到最低点。超过这个值的时候，死亡率又会略有升高，但没有低糖类供能比时那么大的升高幅度。

总之，糖类比例不宜过高也不宜过低。低糖类饮食对于特殊人群在一定时期内有一定的效果，但是长期使用也会有不良反应，对于疾病人群的营养治疗，则应由专业的临床营养医（技）师制订个体化的饮食方案。此外，在考虑糖类用量的同时，一定考虑其来源，尽量选取富含抗性淀粉、膳食纤维的食物，减少精制糖的使用。

五、总结

总的来说，从糖类到脂肪的膳食指导对于心血管疾病的预防仍是一个具有争议性的话题。当然，任何对于饮食对健康方面有意义的评估方法都必须超越单纯的大量营养素摄入量，应该包括食物的质量和食物所引起的体内激素的反应、基因表达及代谢方式。特别是在选择食物的质量上，我们应注意减少加工食品的摄入，包括精制糖和精制谷物。此外，我们仍需要高质量的与饮食相关的研究去进一步评估和指导我们的膳食，以预防和减少心血管疾病的发生和进展。

（黄伟俊　蔡福生　胡允兆）

13. 脂肪组织在心血管健康与疾病中的作用

随着脂肪组织功能学与生物学知识的不断积累，人们对脂肪组织在心血管健康与疾病方面的认识发生了很大转变。通过释放脂肪细胞因子、微泡、气体信号分子等多种生物活性物质，脂肪组织在心血管健康调控里起到了关键的作用，并以内分泌和旁分泌的方式对心血管系统产生广泛影响。在这份综述中，总结了近来人体脂肪组织的相关知识，阐述了脂肪组织与心血管系统相互作用的复杂机制及这些机制可能的临床解释。另外，本文还介绍了脂肪成像技术在心血管危险分层领域的进展；最后，本文还讨论了如何把脂肪组织作为心血管疾病预防与治疗的靶点。尽管在风险分级、预防和治疗方面有许多进展与突破，但心血管疾病的发病率和死亡率仍然居高不下。在以往的认识中，肥胖是一种公认的心血管危险因素，然而随着知识的不断完善，人们发现脂肪组织在心血管疾病中的作用与以往相比更为复杂。大规模的流行病学研究已经揭露了体质指数（BMI）与不良事件的本质关系，一些流行病学研究认为在一般人群和患有慢性疾病的人群里，超重甚至肥胖的个体与体重正常的个体相比而言会有与以往认知相矛盾的生存获益。本文将呈现脂肪组织生物学特点的最新进展及如何借助这些知识解决临床问题实现临床突破。

一、在健康与疾病状态下，脂肪组织的结构、解剖与生物学特征

1.脂肪组织的结构、解剖与生物学特征　脂肪组织的解剖学分类：人体脂肪组织大致可分为两大类，内脏脂肪组织（visceral adipose tissue, VAT）和皮下脂肪组织（subcutaneous adipose tissue, SAT）。VAT根据解剖位置可分为胸腔内脂肪组织。腹腔内脂肪组织，胸腔内脂肪组织可根据其在心包内或外的位置进一步分为心外膜脂肪组织（epicardial adipose tissue, EAT）和心包脂肪组织。根据脂肪组织的表型、功能，脂肪组织可分为白色脂肪组织（white adipose tissue, WAT）和棕色脂肪（brown adipose tissue, BAT），它们主要分布在肩胛间和锁骨上区域。

虽然脂肪细胞占据了脂肪组织的大部分体积，但在脂肪组织的基质部分还存在其他的细胞类型，包括炎性细胞、形成脂肪组织微血管的细胞及被称为脂肪源的多功能间充质干细胞。

2.脂肪组织的重塑　脂肪组织表型和生物学的变化与肥胖、胰岛素抵抗、糖尿病有关，这些变化的确切性质与程度对于介导脂肪组织对心血管疾病发病机制的保护或不良作用至关重要。在肥胖和许多慢性疾病中，炎细胞的数量会发生相应变化。在肥胖人群中，脂肪组织的增加也与毛细血管稀疏有关，血管稀疏使得脂肪组织的营养和氧气供给减少，最终导致脂肪组织功能障碍和胰岛素抵抗。肥胖导致的代谢疾病也与有益的棕色脂肪组织、米色脂肪组织和有害的白色脂肪组织之间的平衡改变有关。最后，肥胖、胰岛素抵抗和糖尿病还与脂肪组织自身分泌性改变，以及与其促炎症表型改变相符合的生化谱的变化有关。

3.BMI作为一种风险因素　肥胖悖论。一般人群中BMI和全因死亡的关系可以用U形和J形分布来描述。与超重人群相比，一些BMI低于或等于正常值的人群发生不良事件的风险增加，这也许可以归因于一些高代谢的慢性疾病影响（如癌症、慢性肾病）。BMI在获取脂肪组织分布和身体构成情况上的固有缺陷也可能是矛盾生存获益的原因之一，此观点表明，肥胖悖论本质上是一个"BMI 悖论"。一项研究表明：体重正常组与超重组相比死亡风险并没有明显差异。然而，在各自组内，人们发现腰臀比越高，死亡的风险越大，这体现出BMI定义腹型肥胖的局限性。

尽管在一些心力衰竭和代谢异常的慢性疾病状态下，多个研究显示BMI数值与不良事件的发生概率呈负相关，并且相较于那些体重正常的人群，超重或者肥胖的人群的这种矛盾生存获益更为明显。然而，这种关系在本质上并非必要的因果联系。慢性疾病状态下，脂肪组织可对炎症和恶病质相关信号做出反应，导致脂解增加和体积减少。此外，偏瘦体质（BMI不能从偏瘦体质人群中准确反应脂肪含量的情况）和心肺健康状况上的差异可能起到了混淆的作用，这可能解释了BMI水平升高所带来的矛盾生存获益（尤其是在心力衰竭患者中）。总而言之，这些矛盾的发现使得我们可以从脂肪组织体积之外的角度更好地理解心脏代谢与脂肪组织的作用

机制。

二、脂肪组织与心血管系统

脂肪组织的扩增和功能失调，会通过一系列的直接或间接的机制导致心血疾病的发生。众所周知，肥胖可能通过VAT扩增引发的肾压缩效应，交感神经系统和独立于醛固酮之外的肾素-血管紧张素系统的激活，以及轻度利钠肽的缺失等机制诱发高血压。与肥胖相关的脂肪组织炎症反应及其导致的功能失调也是胰岛素抵抗的重要成因之一，除了这些间接的机制，脂肪组织可以通过分泌促炎症因子、非编码RNA（microRNA）、微泡分子、脂肪酸代谢物等大量的生物活性物质直接对心血管系统产生影响。这些分子可以对脂肪组织本身产生自分泌作用，也可以通过内分泌、旁分泌和血管分泌的方式对邻近甚至远处组织和器官产生调节作用（图1）。

1.脂肪组织对血管壁的作用　血管张力、炎症的状态、血管平滑肌细胞的迁移、内皮细胞功能、氧化还原状态都在脂肪组织产生的活性成分的调控之下。虽然绝大多数脂肪组织都会产生内分泌效应，但是血管旁脂肪组织（PVAT）因其与血管的解剖位置关系，被作为血管功能的关键调节因子。在机体健康的状况下，脂肪组织通过释放脂联素等血管舒张活性成分来调节血管张力，在肥胖和胰岛素抵抗的情况下，这些调节物质的减少从而导致血管收缩功能障碍。

脂肪组织衍生的活性分子可以调控氧化还原状态，并且增加的氧化应激反应与生物的衰老和临床不良

预后有关。脂肪组织也可以生成一种对转录后过程进行调节的小分子RNA—microRNA，在肥胖、胰岛素抵抗和冠状动脉疾病等病理性状态下，这些RNA的结构也会相应发生变化。在心血管和肥胖等疾病中，脂肪细胞分泌的microRNA有着不同调控作用，预示其能成为肥胖相关心血管疾病治疗的靶点。

在脂肪组织与心血管系统的相互作用中，脂肪组织产生的气体信号分子是另外一类重要的调控物质。在肥胖人群中，它的生成异常与内皮功能紊乱和前动脉粥样硬化状态相关联；同时，脂肪组织中分布的感觉神经功能在对血管调节也发挥了重要的作用。

2.脂肪组织对心脏及心肌的影响　脂肪组织对心血管系统的影响不仅仅局限于血管壁，其对心肌也发挥重要作用。由于EAT与心肌没有明显的解剖分界及EAT以冠状动脉血管为基础的血管化，因此，EAT是与心肌关系最为密切的脂肪组织。EAT以自由脂肪酸的形式为邻近的心肌组织提供机械的、能量上的及可能的代谢支持。EAT还具有一个独特的转录组特征，这一特征体现在炎症、血栓形成及细胞外基质重塑相关的基因功能上。EAT与其邻近结构的相互作用也许可以进一步解释其转录组复合物的位置特异性差异。

一项有关EAT的研究表明，EAT分泌的物质能损害心肌细胞收缩功能。其通过释放激活素A，促进心房纤维化和重构，EAT也可能促进心房颤动的发生。总而言之，EAT相关的表型、蛋白质组学和结构上的改变是导致严重心脏病的原因，心房颤动与心内膜脂肪组织旁的心

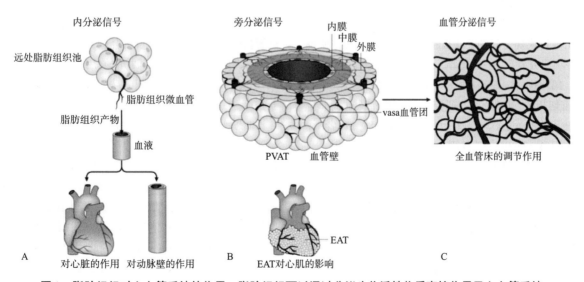

图1　脂肪组织对心血管系统的作用：脂肪组织可以通过分泌生物活性物质直接作用于心血管系统

注：A.内分泌方式：远处脂肪池的脂肪组织释放的产物通过脂肪微血管进入血流，并到达远端靶器官，如心脏和动脉，从而对靶器官或组织产生生物学效应。B.旁分泌方式：除了内分泌效应，PVAT和EAT可以通过生物活性介质的旁分泌方式，分别直接作用于血管壁以及心肌组织。由于PVAT通常与血管壁的外膜相邻，vasa血管团可能介导这些活性分子的局部转运。C.血管分泌方式：在一些情况下，PVAT产生的活性物质可以到达邻近血管管腔内和血流下游，从而对全血管起到调节作用

肌纤维化有关，心力衰竭和心肌病的发生也与EAT细胞外基质的广泛重塑有关。另外，EAT分解增加导致局部释放促进脂肪分解活性物质，可延缓心力衰竭的发展。

3.脂肪组织与心血管系统的相互作用　心血管系统与脂肪组织之间是相互作用、相互影响的，这在心血管病的发病机制和诊断方面具有重要的意义。研究表明，当血管氧化应激增加，脂质过氧化产物的释放，PVAT激活过氧物酶体使脂联素等物质增加，这些物质之后通过抗氧化和反馈机制作用于血管壁产生抗氧化作用。两者的相互作用不仅限于血管壁。研究发现，相似作用也发生在EAT和心肌组织之间。除EAT之外，人们还发现了心肌和远端脂肪组织池之间的联系，证实在进展期动脉粥样硬化患者中，循环B型脑钠肽水平（而非系统性炎症）是循环中脂肪细胞因子水平的主要推手。最后，类似于冠状动脉炎症，在收缩期心力衰竭等心肌疾病中，局部释放炎症介质（如IL-6和TNF）可以触发EAT的分解，从而为EAT含量和左心室射血分数呈负相关提供一个可能的解释。

4.异位脂肪对心血管系统的作用　除了传统的脂肪组织池之外，越来越多的研究表明，蓄积于肝、心肌和骨骼肌等部位的异位脂肪被认为是心脏代谢疾病的危险因素，并与冠状动脉粥样硬化和心血管不良事件的发生率增加息息相关。尽管确切的联系还未被建立，人们认为肝内脂肪组织分别与外周胰岛素抵抗、血脂的异常、促炎症因子的释放有关，进一步的和心脏物质代谢改变、结构功能及致心律失常性心脏改变存在联系。除肝内脂肪组织外，相关研究表明，肌肉内的脂肪组织是冠状动脉粥样硬化的独立危险因素。

5.脂肪组织对心血管不良事件发生的影响　脂肪组织与心血管疾病之间的关联被越来越多的临床研究所证实。一项研究发现，一般肥胖、腹型肥胖与心血管疾病、卒中、2型糖尿病、左心室肥厚、循环IL-6水平，以及血脂异常密切相关。此外，一些研究表明，内脏脂肪（而非全部或皮下脂肪）过多与高血压的发病呈正相关。再者，相比于BMI，VAT能更好地预测心血管不良事件的发生。

除脂肪组织体积数量评估之外，脂肪组织的质——更为确切地说，锁骨上BAT活性被证实与动脉炎、未来心血管事件发生风险呈负相关。其他研究还发现了循环脂肪因子谱的临床意义。另外，在确诊为心血管疾病的患者中，两个系统性评价揭示了循环脂肪因子水平与冠状动脉疾病复发、全因死亡、心血管疾病死亡的发生呈正相关。

三、脂肪成像技术领域的发展

临床上通过费用较低的简单人体测量（如测量BMI），医师可以对脂肪组织进行检查来实现心血管代谢危险分层。在跨越了用测量指标来反映肥胖心血管疾病的技术限制之后，新的脂肪成像方式得以产生，与以往的技术相比，这些成像方式可以获得与脂肪的分布、定性定量有关的信息。

1.双能源X线吸收测定法　双能源X线吸光度法（DEXA）是一种测量人体脂肪质量的方法，它是通过分析两束来自不同位置且相应吸光度各异的X线来实现的。尽管DEXA操作容易、使用广泛，但它不能快速地确定脂肪组织的特征，而且在对肥胖者成像时也有其自身的局限性。

2.超声波和经胸超声心动图　超声检查可用于评估皮下（深、浅SAT）和臀脂肪组织厚度。

3.CT与MRI成像技术　CT成像技术是应用标准的衰减阈值和分割算法，准确定量不同部位的脂肪组织体积特征，但技术自身的辐射伤害也随之而来。相比之下，MRI的使用避免了辐射暴露，能获得更高分辨率的影像学图片，却延长了获得所需图像的时间。脂肪组织的大量信息也可以通过PET-CT或者PET-MRI来获得。

4.脂肪衰减指数　在2017年发表的一项研究中，人们发现常规CT成像，可以通过分析脂肪组织CT信号的自身衰减来获得脂肪组织的组成和生物学特性相关的信息，从而开发了一种新的脂肪衰减指数检测技术，以此反映所脂肪组织的分化和积累程度。

四、针对脂肪的靶向治疗进展

一些处于试验阶段的脂肪组织靶向治疗方法，已经在动物模型和较早临床前期研究中显示出它们对心血管的有益之处。在大多数情况下，要想将针对脂肪组织的靶向治疗转化为安全、费用合理且有效的治疗措施并非易事。但是，常见临床药物的使用及简单生活方式的干预，也可以改善脂肪组织的功能并带来巨大的心血管获益。

1.药物靶向治疗　ORIGIN研究表明，虽然予以基础量的胰岛素将血清中空腹血糖含量降至正常水平，不能减少有心血管危险因素血糖异常患者心血管事件的发生。但另外一些不同种类的抗高血糖药物试验——胰高血糖素样肽1（GLP1）竞争性抑制剂、二肽基肽酶（DPP4）的抑制剂、葡萄糖钠转运体2（SGLT2）抑制剂，在糖尿病人群中显示出重要的心血管获益。因此，有假设认为，这些药物的心血管系统保护作用是独立于它们抗高血糖作用之外的。

另外，脂肪组织也是其他临床常用药物的作用靶点。脂肪组织同时产生血管紧张素原和血管紧张素Ⅱ，因此，有助于肾素-血管紧张素-醛固酮系统（RAAS）的局部和可能的全身激活。脂肪细胞还表达血管紧张素Ⅱ的1型和2型受体,不同的受体介导了不同通路下心血管疾病的形成和氧化应激的发生。因此,针对脂肪组织中RAAS的药物干预也许可以带来相应的心血管获益。另外的药物与BAT激活相协同共同促进药物发挥作用。最后,鉴于在确诊为心血管疾病的人群中抗炎药物对心血管的保护作用,该药物对脂肪组织的作用机制应该被进一步研究。

2.锻炼和饮食 肥胖对心血管指标的影响,如同左心室重构,在减肥过程中是可逆的。值得注意的是,针对成年男性的临床研究表明,与单纯节食相比,运动引起的体重减轻对改善循环脂肪因子和胰岛素抵抗更有效。高强度的间歇性训练在减少成人总脂肪组织和增加肥胖儿童心肺健康方面获益的效果显著;然而,有效的减肥也可以通过一些简单的活动来实现。

3.减重手术 针对病态肥胖和肥胖相关的代谢并发症,减重手术常作为最后的治疗方式。与强化治疗相比,人们发现该手术在解决2型糖尿病患者高血糖问题上的疗效更好。

4.实验干预 BAT的激活和脂肪组织的褐变:人体中只有不到50%BAT受到冷刺激,肥胖人群的BAT激活率明显低于正常体重人群,这表明脂肪组织褐变的治疗潜力巨大。不同于啮齿类动物,在人体内,BAT主要通过甲状腺激素和β₃肾上腺素能激动剂来激活。脂肪源干细胞:由于脂肪源干细胞具有保护和再生的潜能,它们已成为治疗心血管疾病的重要靶点。另外,动物实验结果的支持及干细胞工程的进展,也使脂肪源性干细胞在心肌组织修复中的应用成为可能。

五、结论

脂肪组织是动态变化的,它可以对心血管系统的调节产生一系列的作用。在精准医疗的时代,对脂肪组认识的不断深入使得人们能够突破传统技术的限制,获得新的无创脂肪检测技术从而进行心血管危险分层,重要的是,简单的生活方式干预,包括锻炼和饮食,在促进有益脂肪组织产生,甚至在逆转脂肪组织功能障碍和相关的不良心脏代谢作用方面是有效的。脂肪组织长期以来被认为是心血管系统的敌人,然而,通过提供一系列的预后生物标志物和治疗靶点,脂肪组织可以成为对抗心血管疾病的强大盟友。

（余丹青　苏泽大众）

第 10 章

药　物

1. 进退不可失"据"——基于循证的急性冠状动脉综合征合并慢性肾病患者的P2Y12抑制剂选择

充分权衡出血及缺血风险的双联抗血小板治疗（double antiplatelet therapy, DAPT）是急性冠状动脉综合征（acute coronary syndrome, ACS）治疗的基石，而ACS合并慢性肾病（chronic kidney disease, CKD）在临床上正变得越来越常见，肾小球滤过率（glomerular filtration rate, GFR）的下降通过多机制、双相作用参与体内凝血反应，使出血风险和缺血风险更难以权衡，为临床抗血小板治疗带来巨大的挑战。ACS-CKD患者抗血小板治疗的另一挑战在于临床证据相对缺乏，CKD患者往往被排除在研究之外，有限的几项纳入CKD患者的研究也面临着规模不够多、代表性不够强、未覆盖CKD全部分期的质疑，尚不足以给临床医师带来足够的信心。近年来，抗血小板治疗领域最受瞩目的突破莫过于新型、强效P2Y12抑制剂如替格瑞洛、普拉格雷等相继完成二期、三期临床试验并获批上市进入临床大规模应用阶段。一系列的新型P2Y12抑制剂临床研究的公布为我们带来更多循证证据的同时，也逐渐改变着临床医师的观念，本文对现有的ACS-CKD患者P2Y12抑制剂抗血小板治疗临床证据作一综述。

一、前言

冠状动脉粥样硬化斑块破裂、浸润并激活血小板形成动脉粥样硬化血栓是ACS发生的病理生理学基础，阿司匹林和P2Y12受体拮抗剂组合的双联抗血小板治疗（double antiplatelet therapy, DAPT）被广泛用于ACS人群的临床二级预防。ACS-CKD患者在临床上正变得越来越常见，最近的几项来自不同地区的调查研究显示，CKD患者占ACS住院患者整体比例的20%～40%；尽管如此，2009年公布的一项研究显示，CKD患者仍普遍被排除在临床研究之外。临床上ACS-CKD患者的预后往往不佳，总体来说，既有抗血小板治疗不足带来的缺血事件增多，也有药物不良反应带来的GFR下降、出血风险高等威胁。近期的大规模临床随机对照试验结果表明，与氯吡格雷相比，新型P2Y12受体拮抗剂包括替格瑞洛和普拉格雷均进一步降低了ACS患者缺血事件的发生率。但目前尚无严格设计的、多中心、大规模、随机、对照研究对ACS-CKD患者最佳P2Y12抑制剂选择策略进行论证，已有的循证证据大多数来自大规模临床随机对照研究（randomized controlled trial, RCT）的亚组分析。总体而言，强效P2Y12抑制剂替格瑞洛、普拉格雷是否为ACS-CKD患者带来更多的临床净获益尚无定论。我们在此对CKD患者P2Y12抑制剂临床研究做一综述，以期为临床风险-获益评估及P2Y12抑制剂的选择策提供循证依据。

二、CKD参与动脉粥样硬化的特殊病例生理机制

2012年，美国一项调查研究显示，CKD患者冠心病患病率较正常人群高，在性别-年龄匹配的人群中，CKD患者急性心肌梗死（acute myocardial infarction, AMI）发病率为15.1%，显著高于非CKD（non-CKD）患者6.4%的AMI发病率，与此同时，心血管死亡也是CKD患者最主要的死亡原因，CKD患者心血管事件的预防为减轻家庭、社会经济负担仍具有重大的意义。Baber等的研究发现，CKD患者冠状动脉粥样硬化斑块更广泛、更严重，坏死核心较大，斑块纤维帽变薄。另一项研究结果显示，颈

动脉重度狭窄行颈动脉内膜切除术患者术后斑块的病理学和免疫组化分析显示,CKD患者的斑块比非CKD患者更不稳定和破裂。另一些研究则显示CKD患者循环炎症因子及凝血因子水平异常升高、抗凝血酶活性降低、血小板反应性增高,提示多因素导致CKD患者冠状动脉斑块负荷重、易破损和血栓形成倾向较高。CKD患者高缺血风险的同时,面临着高出血风险的威胁。无论是否使用抗血小板及抗凝治疗,CKD患者出血风险均高于非CKD患者,尤其对接受经皮冠状动脉介入治疗(percutaneous coronary intervention, PCI)患者而言。最近的几项较大规模的RCT显示,ACS-CKD患者接受PCI治疗后,出血风险较非CKD患者增加1倍。CKD患者高出血风险同样是多因素共同作用的结局,血小板黏附、聚集功能下降是出血的关键原因,CKD患者循环纤维蛋白原片段水平升高并与血小板糖蛋白Ⅱb/Ⅲa受体竞争性结合,血小板内的α颗粒功能紊乱、花生四烯酸-前列腺素代谢失衡使ADP释放减少,肾性贫血导致内皮源性NO水平升高共同导致血小板黏附、聚集功能障碍。目前,尚无针对CKD患者高出血风险的特异性治疗手段。值得提出的是,血液透析未能给终末期肾病患者带来更多的心血管获益,但肾移植术后患者心血管事件发生率降低。

三、氯吡格雷在ACS-CKD中的应用

阿司匹林和氯吡格雷的组合是经典的DAPT方案。氯吡格雷抗血小板作用的个体差异较大,氯吡格雷治疗后高残余血小板反应性(high residual platelet reactivity, HPR)是PCI术后支架内血栓形成的独立危险因素。一项横断面研究纳入了306例接受氯吡格雷治疗的冠心病患者,研究结果显示,与没有CKD的患者相比,中度或重度CKD患者的血小板聚集更高。在调整混杂因素之后,CKD患者较非CKD患者有更高的HPR发生率。最近发表的一项ADAPT-DES研究事后分析证实,CKD患者的HPR发生率明显较非CKD患者升高,并且随着肾功能恶化而增加这种风险,提示HPR可能是PCI术后CKD患者危险分层的可靠手段,CKD发生HPR患者是PCI术后支架血栓风险最高的人群之一。尽管现有的研究证据足以证明,CKD患者较非CKD患者接受氯吡格雷治疗后发生HPR风险明显升高,但是否与临床预后不佳相关仍未得出一致的结论。早期的CREDO研究的亚组分析显示,肾功能正常组患者接受氯吡格雷治疗1年后,主要不良心脑血管事件(major adverse cardiovascular and cerebrovascular events, MACCEs)发生率较安慰剂组患者明显下降,但轻中度肾功能不全患者MACCEs发生率与安慰剂组无明显差异,这项研究提示,相比肾功能正常

的患者而言,轻中度CKD患者氯吡格雷治疗获益减少。CHARISMA研究事后分析也获得了类似的结果。在这项分析中,接受氯吡格雷治疗的糖尿病合并CKD患者的全因死亡及心血管死亡率均高于安慰剂组($P=0.019$)。Morel等的研究也同样提示ACS-CKD患者对氯吡格雷的低反应率是导致MACE和死亡风险增加的原因。然而,CURE研究却得出了相反的结论。这项纳入了12 562例ACS患者的研究有超过1/4患者入选时估算的肾小球滤过率(eGFR)<60 ml/min,亚组分析结果显示,氯吡格雷治疗使肾功能不全患者有不同程度的获益;与阿司匹林单药相比,加用氯吡格雷的DAPT可显著降低心血管死亡风险,且不增加大出血及非致命性大出血发生率。因此,2018年发布的《急性冠状动脉综合征特殊人群抗血小板治疗中国专家建议》对ACS-CKD患者提出建议:对ACS合并4～5期CKD(eGFR<30ml/min)患者,首选阿司匹林＋氯吡格雷;联用血管紧张素Ⅱ受体拮抗药(ARB)时,首选阿司匹林＋氯吡格雷。

四、普拉格雷在ACS-CKD中的应用

普拉格雷第三代噻吩吡啶类P2Y12抑制剂,与氯吡格雷同为前体类药物,但体内代谢途径不同,较氯吡格雷起效更为迅速。通过对健康志愿者的观察及在稳定性心绞痛和急性冠状动脉综合征介入手术中应用,普拉格雷较氯吡格雷具有更强的抗血小板聚集作用。在CKD患者中,普拉格雷同样观察到较氯吡格雷更强效的血小板抑制。日本的一项研究纳入了53例稳定型冠心病患者,根据eGFR水平分为CKD组[$n=15$, eGFR<60 ml/(min·1.73m^2)]和非CKD组[$n=38$, eGFR≥60ml/(min·1.73m^2)],所有患者均接受为期14d的阿司匹林＋氯吡格雷基线治疗并测定P2Y12反应单元(P2Y12 reaction units, PRU),14d后所有研究对象均将氯吡格雷更改为普拉格雷,并于28d时再次测定PRU水平,该研究研究结果提示,在基线阿司匹林＋氯吡格雷治疗中,CKD组PRU水平较非CKD组显著升高(185.2±51.1 PRU vs.224.3±57.0 PRU, $P=0.02$),在更换为普拉格雷治疗后,CKD组与非CKD组PRU水平均较前下降,且CKD组PRU水平与非CKD组不再有差异(149.9±51.1 PRU vs.165.3±61.8 PRU, $P=0.36$),提示无论是否存在CKD,普拉格雷与氯吡格雷相比都能持续降低血小板反应性。但普拉格雷能否最终实现更多的临床获益尚有争议,早期的TRILOGY-ACS试验预设了CKD亚组,在中重度CKD患者中,普拉格雷组和氯吡格雷组MACCE、主要出血及致死性出血风险均是相当的,这提示在中重度CKD患者中,普拉格雷替代氯吡格雷并不能带来更多获

益。另一项旨在比较普拉格雷和氯吡格雷的临床获益的TRITON-TIMI38研究亚组分析显示,普拉格雷较氯吡格雷进一步减少CKD患者缺血事件风险,但同时提高了致死性出血的风险。即便在欧美、东亚各大ACS临床诊疗指南中均推荐阿司匹林+强效P2Y12抑制剂(包括普拉格雷和替格瑞洛)组合的今天,普拉格雷仍没有被明确推荐为ACS-CKD患者首选用药。2017年公布的PROMETHEUS研究纳入了19 832例ACS-PCI患者,其中合并CKD患者比例为28.3%,是近年来纳入的ACS-CKD患者接受普拉格雷治疗例数最多的研究。随访1年,无论是否合并CKD,在未调整混杂因素的情况下普拉格雷组MACE风险均较氯吡格雷组低(ACS-CKD 18.3% vs 26.5%;ACS-nonCKD 10.9% vs 17.9%;$P<0.001$),而不同治疗组间出血风险相当,但在进行倾向评分分层分析控制混杂偏倚后,这种差异消失。与以往的研究相比,PROMETHEUS研究纳入的患者均接受了PCI的有创治疗,且CKD患者平均年龄大,合并糖尿病、冠状动脉多支病变或既往PCI史比例高,基线缺血风险高,但普拉格雷使用率较非CKD患者比例低50%,这项研究为普拉格雷在ACS-CKD临床应用中带来一个新的观点,即临床医师在ACS-CKD的临床P2Y12抑制剂决策中更倾向于低出血风险的方向,有可能因此而掩盖了普拉格雷在CKD尤其是接受了有创介入治疗的患者中预防缺血事件的优势,我们期待有更大规模、设计更有针对性的临床研究提供更丰富的循证依据。鉴于目前相关研究结论均未能证实普拉格雷在ACS-CKD抗血小板治疗中优于氯吡格雷,2018年发布的《急性冠状动脉综合征特殊人群抗血小板治疗中国专家建议》未将普拉格雷推荐用于CKD患者抗血小板治疗。

五、替格瑞洛在ACS-CKD中的应用

替格瑞洛是一种特殊的非噻吩吡啶类P2Y12抑制剂,不需要经肝代谢活化,以可逆的方式与P2Y12受体结合,在给药后30min内达到高水平的血小板抑制率,并且极少通过肾排泄。2009年发布的PLATO研究结果确立了替格瑞洛在ACS人群中临床应用的优势地位,该研究结果显示,替格瑞洛在STEMI和NSTE-ACS人群中均可观察到较氯吡格雷更低的MACCE事件发生率(9.80% vs 11.70%,$P<0.001$),且出血风险与氯吡格雷相当(11.60% vs 11.20%,$P=0.43$)。PLATO-CKD亚组分析提示,在eGFR<60ml/($min\cdot1.73m^2$)的CKD患者中,替格瑞洛预防缺血事件优于氯吡格雷[17.3% vs 22.0%,OR(95% CI)$=0.77(0.65\sim0.90)$,

$P<0.05$],且不增加出血风险[OR(95% CI)$=1.28(0.88\sim1.85)$;$P=0.98$]。PLATO-CKD亚组分析有两个值得注意的结论:①在接受替格瑞洛治疗的人群中,ACS患者总体全因死亡率低于ACS未合并CKD患者的全因死亡率(3.9% vs 5%;$P=0.01$),提示ACS-CKD患者在替格瑞洛中的获益可能大于ACS-nonCKD患者,这一结论被Montalescot等的研究再次证实。②PLATO-CKD亚组纳入的CKD 4~5期患者中,替格瑞洛与氯吡格雷相比增加大出血(11.3% vs 19%)和肾衰竭(5.4% vs 13.6%)风险。Edfors等分析了SWEDEHEART注册研究数据,这项时间跨度20年的研究纳入了11 538例CKD患者[eGFR<60ml/($min\cdot1.73m^2$)],与氯吡格雷相比,接受替格瑞洛治疗的中度CKD患者[30ml/($min\cdot1.73m^2$)$<$eGFR<60ml/($min\cdot1.73m^2$)]在全因死亡率,心肌梗死和卒中发生率较低[HR(95%CI)$=0.82(0.7\sim0.97)$,$P<0.05$],但在严重CKD患者[eGFR<30ml/($min\cdot1.73m^2$)]没有观察到MACCE发生率的差异[HR(95%CI)$=0.95(0.69\sim1.29)$,$P>0.05$]。总的来说,在ACS合并CKD 1~3期患者中,替格瑞洛在缺血事件的预防上优于氯吡格雷,且不增加出血风险,基于现有的证据,替格瑞洛在ACS-CKD患者中的获益可能大于ACS-nonCKD患者,推测可能与替格瑞洛治疗后腺苷水平升高相关的心肌保护、抗炎、内皮保护等多重作用相关,但在CKD 4~5期患者中,替格瑞洛临床净获益的优势可能被出血风险增加削弱。

六、总结

尽管在过去的20年里,ACS患者的治疗手段有了巨大的改善,但CKD患者的缺血风险仍然较高,强效P2Y12抑制剂普拉格雷、替格瑞洛的出现突破了氯吡格雷的临床使用局限,最近的一项Meta分析纳入了3项RCT亚组数据和两项前瞻性观察研究数据,在31 234例ACS-CKD患者中比较了强效P2Y12抑制剂和氯吡格雷的作用。与氯吡格雷相比,强效P2Y12抑制剂使CKD患者MACCE风险降低,而出血风险没有增加,在接受有创治疗(PCI或CABG)的患者中,强效P2Y12抑制剂的这种获益主要体现在降低死亡率。基于现有的证据,强效P2Y12抑制剂不推荐用于eGFR<30ml/($min\cdot1.73m^2$)的ACS患者。CKD患者冠状动脉生理病理学改变错综复杂而相互矛盾,需要特别强调个体化评估P2Y12抑制剂的临床净收益。

(林英忠　陆政德)

2. "后他汀时代"阿司匹林心血管一级预防

100多年来, 阿司匹林作为一种环氧化酶抑制剂被广泛用于抗炎及抗栓治疗。小剂量的阿司匹林能够显著抑制血栓素A2合成, 被临床用于抗血小板聚集。基于人们对动脉粥样硬化性斑块破裂并血栓形成机制的深入认识, 数十年来阿司匹林被广泛应用于动脉粥样硬化性心血管疾病(ASCVD)的二级和一级预防。相比其对心血管事件二级预防方面的明确获益, 现阶段针对阿司匹林在心血管疾病一级预防获益的争议越来越大, 需要医学界重新认识。

早先的内科医师健康研究(physicians' health study, PHS)及女性健康研究(women's health study, WHS)大规模一级预防研究中, 发现阿司匹林对降低高风险患者的总心血管死亡风险有小到中等的益处。阿司匹林之所以在早先的研究中显示出一级预防方面的明显获益, 是需要考虑当时的时代背景, 普遍的未控制的吸烟、高血压及血脂水平。2018年关于阿司匹林在目前临床实践中对于ASCVD一级预防方面是否获益的3项大型随机临床试验ASCEND研究、ARRIVE研究及ASPREE研究相继公布结果。

ASCEND研究纳入15 480名糖尿病患者, 随机分为服用阿司匹林(100mg/d)组和安慰剂组, 平均随访7.4年, 严重心血管事件发生率分别为8.5%和9.6%(RR 0.88; 95% CI 0.79～0.97, $P=0.01$)。虽然阿司匹林使相关严重心血管事件发生率降低了12%, 但是主要出血事件发生率却增加了29%(4.1% vs 3.2%, RR 1.29, 95% CI 1.09～1.52, $P=0.003$)。由于在临床研究中心肌梗死的定义通常包括小的缺血事件(即仅为高敏心肌坏死标记物检测阳性的事件), 如果将这些小的缺血事件及短暂发作的缺血症状排除在主要终点事件之外, 对于合并糖尿病这种高心血管风险的患者, 应用阿司匹林的净获益将变得微不足道。两组间的全因死亡率并无显著性差异(RR 0.94, 95% CI 0.85～1.04)。

ARRIVE研究原计划纳入12 546名高心血管风险的非糖尿病患者, 但是5年的随访过后, 研究者估算10年心血管风险大大低于预期。因此, 研究者重新解释认为纳入样本为低到中等风险的人群。研究结果表明, 服用阿司匹林(100mg/d)对预防心血管事件没有获益, 但是出血并发症风险显著增加, 阿司匹林组胃肠道出血发生率为

对照组2倍(HR 2.1, 95% CI 1.36～3.28, $P<0.001$)。虽然两组间的致命性出血发生率无显著差异, 但同时两组间的全因死亡率亦再次表现为中性的结果(HR 0.99; 95% CI 0.80～1.24, $P=0.95$)。

ASPREE研究纳入19 114名70岁以上的美国和澳大利亚籍"健康"老人(纳入时没有心血管疾病、痴呆及生理失能), 研究排除了高出血风险的参与者, 但纳入老人大多合并一个或多个心血管危险因素。5年随访之后, 阿司匹林(100mg/d)组与安慰剂组相比, 并没有得到预期复合终点事件(死亡、痴呆或持续性生理失能)减少的结果(HR 1.01; 95% CI: 0.92～1.11, $P=0.79$)。正如ARRIVE研究一样, ASPREE研究也没有发现阿司匹林的心血管获益(HR 0.95; 95% CI 0.83～1.08), 任何复合终点事件及单个心血管事件均无组间差异, 阿司匹林未能给任何亚组人群带来心血管获益(包括有多个危险因素的老年人), 但却增加了主要出血的风险(HR 1.39; 95% CI 1.18～1.62, $P<0.001$)。阿司匹林组的全因死亡率甚至高于安慰剂组(HR 1.14; 95% CI 1.01～1.29)。虽然研究者解释这是由于服用阿司匹林的澳大利亚籍入选者肿瘤死亡率增高所致, 但两组间的肿瘤发生的部位及病理类型却无不同, 阿司匹林对癌症发病率的潜在不良影响小于其对致死性癌症发病率的影响, 其结果需要谨慎解读。而且数项随机试验表明, 小剂量阿司匹林有助于降低结直肠癌发病率。由于ASCEND及ARRIVE研究均未报告阿司匹林对肿瘤发生率的不良影响, 也许以上3个研究还需要进一步延长随访以明确长期服用低剂量的阿司匹林对特定部位肿瘤(尤其是胃肠道肿瘤)发病率的影响。

由于上述关于阿司匹林作为一级预防用药能否改善心血管风险患者远期预后的3个重量级研究均提示, 阿司匹林不能改善任何风险级别及亚组人群的预后, 甚至增加全因死亡率, 增加出血风险及医疗费用, 而其中服用他汀类药物的受试者比例依次为75%、43%及34%。研究表明, 在一级预防方面, 他汀使低密度脂蛋白胆固醇每降低1 mmol/L主要心血管事件风险降低25%, 而并不增加严重并发症。故在有着明确改善预后的他汀类广泛用于心血管疾病一级预防的今天, 阿司匹林所导致的出血等不良事件是否正在抵消他汀药物所带来获益而导致中性的

结果是值得我们再思考的问题。

根据1989—2014年发表的11项随机试验的数据,美国预防服务工作组(USPSTF)在其2016年指南中建议,10年心血管风险超过10%且出血风险不高的成年人(50~59岁)服用小剂量阿司匹林。对于≥60岁的老年人,USPSTF认为获益和危害太过平衡,无法提出明确建议,并发现证据不足以针对50岁以下或70岁以上的人群得出结论。研究还表明,服用阿司匹林的获益还与体重和剂量相关。在体重<70 kg的患者中,小剂量阿司匹林能够降低心血管事件风险,而≥70 kg人群却不能获益。最近发表的一项荟萃分析提示,为了给超重人群带来心血管获益,可能需要较大剂量阿司匹林(如≥325 mg);

然而,由于较大剂量阿司匹林与较高的严重出血风险相关,因此利弊仍然不确定。

目前,一级预防中是否预防性应用阿司匹林的主要考虑因素为年龄和合并糖尿病与否,而二级预防应用阿司匹林主要考虑动脉粥样硬化的程度及出血的风险。一般来说,阿司匹林用于二级预防其心血管获益大于出血风险。也许,在一级预防及部分轻度或稳定的动脉粥样硬化性疾病的二级预防中,除了改善生活方式、控制血压血糖外,只需要再使用他汀类药物即可。总之,随着"后他汀时代"的到来,何时预防性启动阿司匹林用于减少心血管疾病风险需要重新评估。

(吴 强 宋 方)

3. 从儿童到老年——贯穿全生命历程的心力衰竭机制

心力衰竭作为一个严重的公共卫生问题,被称为"心脏疾病最后的战场",近年来,虽然科研和临床工作者付出了巨大努力,但心力衰竭的5年生存率仍未得到明显改善。心力衰竭是一种全年龄阶段疾病,不同年龄患者,如幼儿、成年人和老年人群,具有明显的年龄特异性差异。但是,历史上大部分临床和基础研究都以成年男性或雄性成年动物模型作为研究对象。将年龄甚至是性别纳入心力衰竭研究的生物学变量,深入探讨和理解不同心力衰竭人群的机制差异,有利于我们对心力衰竭进行个性化精准治疗。本文将重点探讨儿童和老年人两个特殊人群的心力衰竭的研究现状,并提出个性化治疗方案必须将年龄作为重要的考虑因素。

一、儿童期和老年期的定义

根据美国食品药品监督管理局(Food and Drug Administration, FDA)的数据,从出生到18岁属于儿童,目前大多数关于儿童心力衰竭的研究把儿童患者界定为年龄小于18岁。但需要注意的是,这一人群中,新生儿和青春期患者仍存在明显差异,青春期儿童患者中性别差异也很明显。美国疾病控制中心(CDC)和世界卫生组织(WHO)将老年人口定义为年龄大于65岁的人群,年龄大于80岁的定义为老老年。从定义上说,处于18~65岁中间阶段的群体被称为成年人,这仍然是一个跨度很大的宽泛而多样的年龄范围。

实验动物的年龄阶段划分,可以根据其寿命推断出啮齿类动物的年龄与人类年龄谱的换算关系。小鼠最长寿命约为3年,性成熟前(约6周)被认为是"儿童期",18个月龄以后被认为是老年;大鼠的最长寿命接近4岁,通常被认为儿童期是性成熟前(也是约6周龄),老年是24个月龄以后。实际研究中,以这几个年龄阶段的动物模型作为对象有几个局限性。对儿童期的大/小鼠而言,新出生的动物还没有断奶,环境和母亲饮食的差异对心脏功能有重要影响;而老年鼠则容易合并多种年龄相关疾病(如癌症、糖尿病、心血管疾病等),也不是理想的研究模型。根据美国国立衰老研究所(NIA)的数据,小鼠生长到30月龄和大鼠到36月龄,自然损耗已接近75%,这使进一步建立疾病模型和干预变得困难。此外,更复杂的

年龄定义是使用"生物年龄(biological age)"而不是"时间年龄(chronological age)"的概念,同时考虑到诸如虚弱和共病等多项因素。

二、幼儿和老年心脏的生理特点

(一)幼儿心脏及其发育特点

和成年人的心脏不同,胚胎发育时期的心脏在较低压力下泵血,左心室和右心室的压力是基本相同的;代谢方面,胚胎心肌细胞主要从糖酵解中获取能量,而成年心脏主要从氧化代谢中获取能量。这一差异在刚刚出生后一段时间内仍然存在,所以新生儿心肌细胞的细胞器机制和成年心脏及胚胎时期的心脏相比都有独特之处。尽管出生后的人心肌细胞即具有传统的"成熟的"心肌细胞的表型特征(如系统的肌小节、双核、以脂肪酸为主要能量来源等),但与成人心脏相比仍有差别。比如闰盘(intercalated discs)的蛋白组分的分布和表达显示出年龄特异性差异,这些闰盘蛋白质直到1岁以后仍然广泛存在。另外有研究证实连接蛋白43(connexin 43)的定位也是年龄特异性的。另一个年龄特异性差异的例子是β_1和β_2肾上腺受体的表达,在幼儿心脏中β受体表达比成年心脏中明显更多。因此,幼儿心肌细胞具有不同于成年人的独特的表型和分子机制,从逻辑上说,心力衰竭进展过程中分子信号通路也非常有可能不同于成人。

心肌细胞成熟的时间窗具有种属特异性,人类的心肌细胞在妊娠晚期分化成熟,而啮齿类动物心肌细胞在出生后才成熟,所以,体外培养的新生鼠心肌细胞和成年鼠心肌细胞的表型特征和分子信号有所区别,有时并非总是理想的研究对象。研究这一成熟的差异可能有助于了解心脏发育阶段的分子机制,并对治疗儿童及老年人心力衰竭提供特殊的治疗靶点。

(二)衰老心脏的特点

相对幼儿健康心脏的发育特点,目前对衰老后心脏重构的了解更多。衰老可以定义为"组织和器官功能的进行性丢失"。进化生物学家Micheal Rose进一步定义成"一个器官的持续性的年龄特异性的健康成分的

下降"，提示机体对于外部事件（如细胞压力，环境改变，生殖健康等）的适应能力随着衰老在逐渐下降。根据这一定义，衰老的器官对心脏损伤的耐受能力将远不如年轻人的。即使没有系统性因素（如高血压、糖尿病等）影响心血管系统，心脏的结构和功能也随着衰老而改变。弗莱明汉心脏研究（Framinghan Heart Study）和巴尔的摩衰老长寿研究（Baltimore Longitudinal Study on Aging）两项大型队列研究均显示，衰老引起左心室肥厚增加，舒张功能和收缩储备下降。近年来，在老年人群特别是女性中，射血分数保留的心力衰竭（HFpEF）发病率也在增加，亦是老年人群住院的重要原因之一。在非人类灵长目、犬、实验大鼠和小鼠等动物中也观察到相似的年龄相关的心功能降低。

在没有明显心血管疾病的健康人群，心肌细胞的直径随着衰老而增加。在18个月龄的衰老C57BL6小鼠，也观察到了类似的明显的心肌肥厚。随着年龄增长，心肌细胞丢失增加和血管僵硬度增加产生的血压升高，都会导致心肌肥厚。肥厚会伴随着心肌纤维化，没有明显疾病的人体尸检分析，证明67～87岁组和20～25岁组比较，心脏左室胶原水平明显增加。在实验啮齿类动物及大型动物模型如绵羊和犬中也有同样的病理变化，研究显示心肌中纤维化沉积物增加是实验动物心脏衰老的重要特点之一。

炎性衰老（inflamm-aging）是炎症因子水平随着年龄增长而升高的过程，在包括心力衰竭等不同的年龄相关的疾病中，扮演着重要角色。目前认为炎性衰老是初始免疫和获得性免疫系统重构的结果，导致了慢性炎症因子的产生。和肥厚及纤维化相似，实验动物是研究衰老相关炎症的理想模型。有研究比较了7.5个月龄的年轻小鼠和30月龄的老年小鼠血清中69种炎症因子的水平，发现在老年组有29个促炎因子水平明显升高，并且和左心室巨噬细胞浸润增加以及舒张末期内径增加相关。炎性衰老在心脏功能障碍中的作用，在一些与衰老相关性疾病的治疗中得到证实，如限制卡路里——这是目前最确定的和最有效的延缓衰老、提高寿命的方法。限制卡路里诱导了与炎症减轻相关的转录谱，其与成年心脏中的转录谱相似，间接说明了炎症在老年性心脏功能障碍中的因果角色。

三、幼儿和老年心力衰竭和心脏重构的病理特点

既然儿童和老年心脏在表型上与成人心脏不同，那么幼儿和老年心脏是否以与成人不同的方式重构？这里将重点讨论成人心脏重构的三种机制：肥大、纤维化和炎症。虽然心脏重构中还包括但不限于凋亡、自噬、细胞死亡、血管生成、代谢重构及转录和表观遗传调控等多种病生过程，但目前这3种最常见的机制仍是讨论年龄对重构的影响的较好切入点。

对于病理性损伤如病理性过负荷或心肌细胞丢失，成人心脏会反应性肥大。最初这种反应可能有益，但持续性肥大逐渐失代偿，会导致心脏舒张和收缩功能减弱。对成人心脏病理性损伤的另一个常见反应是纤维化。纤维化不仅是替代受损心肌细胞的结果，也在压力超负荷下产生，其机制可能是由于心肌细胞和激活的成纤维细胞之间的相互作用导致细胞外基质沉积增加。细胞外基质的增多使心室僵硬度升高，导致舒张功能障碍。炎症是成人心力衰竭的另一个标志，与肥大和纤维化密切相关。炎症细胞因子可诱导肥大和影响收缩功能，并激活肌成纤维细胞，导致纤维化。总的来说，尽管心力衰竭可由多种病理因素引起，但成人心脏最终在病理生理上以心脏重构做出反应。儿童和老年心脏是否在病理上有独特的反应，也可以从这些常见的机制入手进行研究。

（一）儿童心力衰竭与心脏重构

儿童心力衰竭的发病率较低，年诊断率在1/100 000，但有着非常高的死亡率和较高的治疗和护理费用，5年生存率仅50%左右，只有一小部分能够康复。儿童心力衰竭的治疗观念发展相对缓慢，目前的治疗还是使用成年心力衰竭患者的方法，但证据显示幼儿心力衰竭患者对这些治疗的反应不尽相同。

Everitt和同事对幼儿心力衰竭患者在诊断心力衰竭后跟踪测量超声参数2年，发现22%的心力衰竭幼儿收缩功能得以恢复，而且更年幼的患者似乎心功能更容易恢复，提示心力衰竭诊断和（或）发展的年龄时间点是决定心功能进展的关键性因素之一。研究证明具有再生能力的成年斑马鱼和新生小鼠的心肌细胞表达更多的DNA合成相关蛋白，而没有再生能力的成年小鼠的心肌细胞则表达更多的线粒体相关蛋白。因此，理解心肌细胞在不同发育时间点的不同分子机制，就能阐明心肌细胞怎样对应激做出反应，从而针对不同年龄阶段的心力衰竭心脏，提供潜在的能诱导保护心肌的分子治疗靶点。

与长期以来认为所有心力衰竭患者都会出现心肌细胞肥大的观点相反，对儿童和成人心力衰竭患者进行比较的两项独立研究清楚表明，儿童心力衰竭患者的心肌细胞并不会肥大。有报道儿童心力衰竭患者肌原纤维密度增加，但肌节并未显示如成人肥大心肌细胞中那样的厚度增加，提示幼儿心力衰竭与成人心力衰竭具有不同的信号调节通路，导致对病理性损伤的反应亦不相同。

关于心肌肥厚的动物幼儿模型的研究数据更少。一项研究给予小鼠皮下持续注射异丙肾上腺素［30mg/（kg·d）］1周后，5月龄的小鼠心脏重量/体重比（HW/BW）增加了25%，而4周龄小鼠的仅增加了9%，说明小鼠的心肌肥厚反应同样具有年龄特异性。

儿童心力衰竭患者与成人心力衰竭患者的心肌纤维化程度也不相同。已知在这两类人群中，金属蛋白酶（MMPS）和金属蛋白酶组织抑制剂（TIMPS）的基因表达水平是不同的。目前尚不清楚缺乏纤维化反应，对小儿心脏预后是否产生不良影响，或是能提高幼儿心脏康复能力的年龄特异性优势。这一方面尚需要进一步研究来证实。

尽管知道炎症在成人心力衰竭进展中起着重要作用，但是关于小儿心力衰竭患者炎症特征是否存在差异的文献却很少。Patel等比较了成人和儿童扩张型心肌病患者的左心室中基因表达，发现与炎症反应相关的基因仅在成人表达。与成人相比，儿科患者极有可能具有独特的心力衰竭炎症特征。一项动物实验比较了不同年龄组（新生、婴儿、青年、青春期前、青春期和成年）大鼠中分离出的间充质干细胞的免疫反应谱，发现各组间的基因激活、细胞因子和miRNA水平有明显差异。因此，了解炎症状态如何随年龄变化，对于精准治疗心力衰竭至关重要。此外，在制定移植后免疫抑制治疗方案时，了解免疫系统的年龄特异性差异也是至关重要的。

（二）老年心力衰竭与心脏重构

衰老本身即是人类心脏疾病的重要危险因素，在70～80岁阶段，其发生率增加超过5倍。在美国，心力衰竭发病率随着人口平均年龄的增长，只会继续上升，到2030年推测有超过800万人会被诊断为心力衰竭，增长约46%。这一惊人的预测首要归因于全球和美国人口的年龄增长，其中超过65岁的人口是增长最快的群体。

人类老年患者和年轻成人相比，不仅更容易发生心肌梗死，而且死亡率更高，每一生命年死亡率增加6%。动物实验中，当经受了缺血性损伤后，老年小鼠心脏和青年小鼠相比，左心室舒张末期内径和容积明显增加，短轴缩短率明显降低。压力过负荷小鼠模型中结果相似，老年小鼠全心收缩和舒张功能障碍较年轻小鼠进一步恶化。因此，从整体观念来说，心脏功能在经受心脏损伤后会在老年人类患者和实验动物里下降更严重，导致在这一年龄阶段的人或实验动物的生存率更低。而且衰老导致其他器官结构和功能上的衰退，也可以通过心外神经-内分泌等系统机制导致心力衰竭在老年人群中发展恶化。但是，目前老年患者疾病与心脏损伤之间的具体相互关

系仍有待深入研究，开展老年人群心脏病研究在方法上因种种限制和特殊性存在较大困难，在既往随机对照临床试验中老年患者亚组的代表性也相对不足。

有点意外的是，虽然随着年龄增长左心室厚度增加，但心脏损伤的老年病理模型中，肥大反而会减轻。7月龄和18月龄的两组Fisher-344棕色挪威大鼠分别接受心肌梗死（MI）手术，5个月后分析，尽管梗死面积相似，但年轻大鼠的心肌细胞横截面积如预期一样增加，而老年组23月龄大鼠的心肌细胞横截面积却没有明显改变。这一发现与肾动脉缩窄高血压大鼠模型一致，5月龄时由于高血压的损害心脏重量增加了50%，而20月龄时仅增加了12%。9、18和22月龄的Fisher大鼠接受主动脉缩窄（TAC）手术后，9月龄大鼠的左心室/胫骨长度比和心肌细胞宽度增加，但22月龄大鼠TAC组与假手术相比没有增加。在主动脉瓣关闭不全手术后4周，虽然老年大鼠左心室壁压力更高，左心室舒张末期压力恶化，肺淤血更严重，但左心室肥厚无明显变化。这种肥厚反应减弱的机制目前仍不清楚。可能老年心肌细胞由于衰老已经达到其尺寸极限，并且不能因负荷超载导致进一步肥大。

心肌梗死后的慢性纤维化重构也会减少。心肌梗死5个月后，7月龄的大鼠心肌纤维化增加，而23月龄的大鼠则没有变化。相关性分析表明，衰老和心肌梗死在纤维化上显著负相关。这一老年心脏纤维组织沉积缺陷可能与衰老的成纤维细胞对生长因子刺激反应减弱有关。研究显示，和年轻动物的体外培养细胞相比，TGF-β_1刺激老年离体培养细胞后Smad2磷酸化水平降低；血管紧张素Ⅱ刺激的老年心脏成纤维细胞的基质合成也减弱了。一项研究使用脱氧皮质酮醋酸（DOCA）盐高血压模型探索了年龄对非心肌梗死纤维化重塑的影响，结果虽然观察到老龄诱导了纤维化增加，但DOCA盐干预并没有加重老龄鼠的纤维化重构。右心室快速起搏绵羊模型中也有类似的发现，老年绵羊的心脏功能障碍更严重，短轴缩短率（FS）降低和左心室腔径扩大更明显，但老年心力衰竭绵羊的胶原沉积较年轻组更少，金属蛋白酶（MMPS）和金属蛋白酶组织抑制剂（TIMPS）的表达更低。这些结果进一步支持了老年心脏炎性纤维化重塑与成人相比明显减弱的观点。

如前所述，炎症衰老导致包括心脏在内的各种器官的组织功能障碍。这种慢性炎症状态，伴随着心肌细胞的丢失，可能促进了纤维化的形成，从而导致机械功能障碍和心脏僵硬。然而，除了慢性炎症状态外，还存在对损伤反应能力的下降，表现为炎症的激活和消退。这在心肌梗死后重构中最为明显。接受冠状动脉结扎和再灌注的成年（2～3月龄）C57BL6小鼠表现出早期中性粒细胞浸

润梗死心肌，随后消退。然而，与成年小鼠相比，老龄（>2岁）小鼠中性粒细胞峰值密度降低，巨噬细胞浸润减弱，趋化因子和细胞因子（MCP-1、MIP-1B和-2）分泌减少。炎症减弱可能在短期内阻止了心脏对缺血再灌注损伤的有益适应，因此对心脏功能可能有长期的不良影响。

虽然心脏局部特异性炎症反应在老年患者中减弱，但系统性炎症却相反。无心肌梗死病史的老年患者体内的炎性细胞因子水平即可升高。Mahara和他的同事发现与小于70岁患者相比，大于70岁初次血管成形术后进入CCU病房患者，急性心肌梗死后6个月的血清C反应蛋白和白细胞介素-6水平更高，左心室重构更严重，心力衰竭发生率也更高，说明老年患者的全身炎症反应比成年人的更严重。在压力超负荷动物模型（如TAC）中控制这些炎症途径可减轻心脏重构。

四、心力衰竭防治的年龄特异性及未来的方向

尽管还有很多工作要做，以阐述清楚其机制和信号通路，但心脏重构的三个重要特征：肥厚、纤维化和炎症，在儿童心力衰竭中是明显减少的。有趣的是，尽管老年心脏更易受应激影响，重构更严重，但是这三个特征在老年心脏中也是减轻的。虽然最年轻和最老的心力衰竭患者的肥厚和纤维化的分子通路可能相似，但是他们的整体重构和临床结局却有巨大的不同。幼儿患者偶尔能够自发性地恢复，但这一现象在老年患者中却绝对不存在。根据现有文献，尚不完全清楚为什么最年幼和最老的患者对心脏应激的反应和成年人不同。推测可能转录谱和表观遗传调控随年龄而改变，从而导致了肥厚，纤维化和炎症等反应的不同激活程度。这说明尚需要更好地了解幼儿和老年人心脏重构的信号级联反应，转录因子，以及分子调节机制。

深入理解心力衰竭的年龄特异性机制，识别儿童和老年心脏病理生理过程中不同于成人的分子信号通路，有助于设计更好的精准治疗方案。幼儿心脏在表型上比老年心脏更具有灵活性，刚出生后的康复能力可能是机体固有的生理性"幼儿保护因素"的表现，这一能力会随着成熟过程逐渐减少至消失，从而导致成年和老年人年龄相关功能下降。Richard Lee的小鼠共生模型给这一观念提供了证据。类似的组织手术移植模型，将年轻的组织移植到老年动物体内，也会导致移植组织的衰退。这些结果的病理生理机制之一，可能是儿童和成年人血清中有较高的具有保护性的生长分化因子11（GDF11），随着年龄增长其水平迅速下降。但这一机制目前仍存在较大争议。现在在这一领域，仍有较多重要问题尚待解决，比如儿童/少年弹性窗在多大年龄存在？哪些组织或特定的细胞类型可能有助于恢复年轻表型？性别作为一个生物学变量是否会改变或影响弹性表型？等等。使用从胚胎发育到衰老的全生命历程的视角来看待和回答这些问题，将有助于制订对待儿童和老龄人群心力衰竭的更个性化的，更精准的防治策略。

综上所述，心力衰竭贯穿从出生到死亡的整个生命历程。用成年人心力衰竭治疗方法来治疗儿童人群已被证明是不成功的，而成年人/老年人心力衰竭的5年存活率近年来也未显著提高。这部分是由于患者人群存在年龄特异性差异。和成年人相比，儿童与老年人在肥厚、纤维化和炎症上存在着巨大差别。越来越多的证据显示生命早期的发育因素（developmental factors）能影响余生的健康和疾病，理解导致幼儿和老年人心力衰竭的机制，发现并鉴定年轻保护因子（juvenile protective factors）——一种在幼儿器官中特征性的决定顺应性表型的因子，可能可以改善在这些特殊人群的心力衰竭治疗效果和临床预后。因此，非常有必要用贯穿一生的思路进行未来的心力衰竭研究。此外，研究和改良人一生中影响心力衰竭发展的行为和社会因素，也有助于探索更有效的治疗方式。

（刘　丰）

第11章

转 化 医 学

1. 心血管疾病表观基因组研究

如果有统一的原理可以解释同样的基因如何编码不同的真核细胞，以及遗传变异和环境因素如何相互作用和影响心血管疾病的发生发展，那么将实质性的解决当前基础细胞生物学和转化医学所面临的巨大挑战。此类研究涉及到染色体修饰酶、DNA甲基化、非编码RNA和其他转录组形成因子；同时，以新一代测序技术为代表的表观基因组学研究方法的应用使得细胞功能的表观基因组学研究得以实现。本文旨在揭示表观基因组研究的概念框架，并探讨染色质功能原理可以为心血管疾病的相关研究和新疗法提供哪些信息。

染色质在多细胞生物体中可以储存和用来检测遗传信息。就物理尺寸和组成部分而言，染色质可能是最大的，并且存在许多不同功能的分子结构，使得多细胞世界的多样性成为可能。本文的目的：①回顾表观基因组学研究的最新进展；②总结表观基因组学研究中涉及心血管系统生理及病理领域的证据；③探讨心血管系统中表观基因组学研究的新方法和转化前景。

在发育过程中，关于表观遗传的研究最为广泛，表观遗传过程的作用是引导细胞的单向分化。在成年期，表观遗传机制提供了稳定性，维持发育中的蓝图，抵抗环境压力和随机的细胞内变化。在心血管疾病领域中，表观遗传过程越来越受到重视，但染色质在该领域中的作用并不是那么明确。在这篇文章中，我们将表观基因组定义为基因组及所有结合和修饰其的成分。

一、染色质的结构成分及其在心血管系统中的调节作用

表观基因组有两个基本要素：染色质、酶、RNA等

小分子的结构及其特征和修饰这些特征的过程。核小体是染色质结构单位，其形成过程如下：组蛋白H3与组蛋白H4结合成二聚体，两个这样的二聚体结合形成一个四聚体，然后这种四聚体与组蛋白H2A和H2B结合两次，并依次被145～147bp的DNA环绕形成八聚体。多年来，人们发现了多种组蛋白的同种型变异体，它们可以在原子水平上引起核小体结构改变。例如，组蛋白H2A.z是H2A的变体，与活性转录相关，其改变了H2A-H2B二聚体之间及整个四聚体之间的界面，局部破坏了核小体核心稳定性，从而促进转录期间的核小体丢失。哺乳动物基因组编码多种核心组蛋白，每个家族都有许多意义未明的变异体。这些组蛋白同种型变异体通过改变DNA复制、染色体包装和DNA可及性的作用参与发育和疾病过程。蛋白质组学实验已经证明这些同种型在不同细胞类型中有不同表达，并且组蛋白化学计量的变化与疾病相关。

在重组系统中，核小体沿着基因组结合的地方是受到DNA序列影响的，这些序列含有富含多聚dA-dT的区域，其相当于核小体消耗的长度。另一类染色质结构元件包括非核小体染色质结构蛋白，例如组蛋白H1家族蛋白，CCCTC结合因子（CTCF）和高迁移率族蛋白（HMG）。组蛋白H1即接头组蛋白，它不属于核小体核心颗粒的一部分，但可通过与核小体组蛋白和DNA相互作用参与高阶染色质纤维的形成。具有H1的核小体结构（被称为染色体）显示H1刚好位于核心外部，与DNA建立独立联系，在各种真核系统中观察到接头组蛋白H1与基因组功能相关，包括DNA修复/稳定性、复制和转录。基于功能获得/缺失研究，发现CTCF和HMG蛋白也可能有许多类似的功能。CTCF能结合DNA并促进染色质环

化（即相互作用形成半稳定的长程染色体），在不同的细胞类型中可能有促进相互作用的特异性。HMG蛋白质有许多家族，其结合并稳定DNA中不同的结构特征，从而有助于高阶染色质解剖学稳定，甚至可能有助于核小体组装。这些蛋白质的HMGA家族与心脏病有关，杂合和纯合的基因敲除小鼠均可发生心脏肥大。

在多细胞真核生物中，核小体在染色质上的位置在很大程度上取决于ATP依赖性染色质重塑酶和负责组蛋白密码的3类蛋白质，即书写器、擦除器和阅读器，它们分别添加、删除或解释组蛋白修饰，染色质翻译后修饰（PTM）可用于研究基因表达如何受到调控。

二、组蛋白修饰酶在心血管生理学及病理生理学中的作用

组蛋白去乙酰化酶（HDAC）是心血管系统中研究最为广泛的组蛋白修饰酶之一。HDAC由4个家族组成，每个家族具有不同的亚型，对应着不同的组蛋白甚至是非组蛋白靶标，它们在细胞中的位置及生物学功能也各有不同。用药物（如曲古抑菌素A或丙戊酸）抑制HDAC可以防止血管平滑肌细胞增殖（对动脉粥样硬化有影响）、缓解高血压、改善缺血/再灌注损伤和缺血后重塑、阻断心力衰竭时心脏肥大。有研究发现，HDAC是强大的心脏肥大调节剂，如HDAC9的缺失会导致心脏巨大生长，HDAC4和5参与钙/钙调蛋白依赖性蛋白激酶Ⅱ基因的调控，在肥大心脏中HDAC2调节糖原合酶激酶3β-Akt依赖的胎儿基因的激活。

组蛋白乙酰转移酶也构成一个大的基因家族，在细胞核内外均具有许多底物，并且在心脏和血管细胞中具有不同程度的特异性。最有代表性的组蛋白乙酰转移酶之一是p300，它通常驻留在增强子元件上，在动脉粥样硬化情况下调节能够抑制内皮细胞炎症的基因，并减弱盐诱导的高血压性心力衰竭和激动剂诱导的心肌肥大。

组蛋白甲基转移酶SET结构域对于成肌细胞分化是必需的，涉及了组蛋白H3K36三甲基化的修饰过程。在成人心脏的功能缺失研究中发现，组蛋白甲基转移酶SMYD的家族成员Smyd1参与了心脏表型的改变，导致心脏肥大、扩张和引起一些心脏病基因的去阻遏。Smyd1定位于细胞核并与成人心脏细胞的染色质相互作用，但也有一部分位于非核部位，这些非核部位的Smyd1与成人心脏的功能和发育有关。在去甲基化方面，组蛋白去甲基化酶JMJD2A的遗传性缺失或增加分别会阻断或加重小鼠的心脏肥大。

多梳蛋白抑制性复合物（PRC）是研究最深入的基因沉默复合物之一（负责H3K27me3沉积）。在心血管系统中，PRC的Ezh1和Ezh2亚基参与了心脏发育和再生，两者都是正常发育所必需的，新生心脏再生需要Ezh1，而过了新生儿再生期的小鼠通过过表达Ezh1后也能促进心脏的再生，表明通过组蛋白修饰酶可以恢复肌细胞增殖/再生可塑性的特征。Ezh2能稳定小鼠胚胎中的血管形成，药物抑制Ezh2（和一些H3K27me3靶基因座）可引起缺血。

三、DNA甲基化在染色质生物学和心血管表型中的作用

在脊椎动物发育期间，DNA甲基化是动态的，DNA甲基化是通过相关的酶直接添加或去除，维持甲基化的是甲基转移酶DNMT1，从头甲基化的是甲基转移酶DNMT3a和DNMT3b，这些酶在有丝分裂和复制后建立甲基化模式并在器官发育和疾病过程中改变甲基化模式。在复制期间以及在非分裂细胞的正常和病理情况下，DNA去甲基化有一部分是通过非酶促方式发生的。5-甲基胞嘧啶向5-羟甲基胞嘧啶的转化由10～11易位甲基胞嘧啶双加氧酶1催化，5-羟甲基胞嘧啶是一种不太稳定的修饰，容易非酶促转化为未被修饰的胞嘧啶，因此被视为基因从关闭状态转为开启状态的分子标志。在跨代遗传时，DNA甲基化模式被擦除并重新建立，但这一过程似乎包含着沿着遗传谱系（即从父母到后代）的甲基化标记的延续。在近交小鼠品系中可以看到这种现象，在表观遗传上其DNA甲基化景观在遗传谱系中被保留，同时在谱系之间又明显不同。

甲基化模式在人类表型中的意义是什么？DNA甲基化可引起两种分子效应，一是阻止染色质可及性和促进染色质压缩（例如在启动子上的甲基化），二是有促进染色质松解和转录（例如在基因体中的甲基化）。这些相反的效应要求有辨别因子的干预，可能包括甲基-CpG结合蛋白。一项研究证明了，甲基-CpG结合蛋白MeCP2在压力超负荷的小鼠模型中可逆地下调（当主动脉条带被移除时，MeCP2表达恢复）。这些结果表明，在患病心脏中DNA甲基化可以在多个层面上被调节，包括甲基化、去甲基化和甲基化辨别。

癌症和先天性心脏病在人类中的流行与编码修饰染色质的蛋白质的基因突变相关，如组蛋白修饰酶（书写器、橡皮擦和阅读器）。此外，这些复杂的疾病通常与DNA甲基化的全局变化有关。在一些情况下，遗传或表观遗传受损发生在基因中，其异常功能可在疾病发病机制中发挥主导作用。在其他情况下，这些表观基因组改变可能是扰乱细胞功能的一般标志，其中基因表达的正常参数被放大，引起多个细胞过程的功能障碍。

四、非编码RNA在染色质功能和心血管生理学中的作用

现在认识到,基因组的大部分可以被转录,转录组中只有一小部分是用于翻译的mRNA,大部分是非编码RNA,在跨细胞类型和病理损伤后这些非编码转录组是具有差异的。而染色质生物学特别感兴趣的是长链非编码RNA(lncRNA),其可通过调节染色质结构参与基因调控。

lncRNA被视为不同染色质标记在基因组中沉淀的潜在机制。研究最深入的lncRNA之一是Xist,其长度＞200个核苷酸,没有可识别的开放阅读框,主要参与X染色体失活。通过PRC2复合物和转录抑制蛋白YY1募集结合到Xist基因的过程中,Xist被转录并以顺式起作用使X染色体沉默。这种lncRNA与染色质的特定区域结合并募集组蛋白修饰酶的模型具有吸引力是因为它解决了DNA序列识别的问题,许多组蛋白修饰因子是无法识别DNA序列的。

对心脏中lncRNA的初步研究表明其参与了生长发育和成熟。在中胚层中,Fendrr结合PRC2和活化复合物Trithorax族/MLL,其耗竭会导致心脏和胸壁发育受损。Braveheart是另一种与中胚层相关的lncRNA,与PRC2的Suz12亚基结合,是胚胎干细胞分化为心脏前体所必需的。lncRNA Upperhand也涉及了心脏发育,其通过促进染色质修饰和RNA pol Ⅱ延伸来顺式调节*Hand 2*基因座。*Chaer*结合PRC2的Ezh2亚基,其遗传操作导致病理基因周围H3K27me3水平的改变和引起小鼠的心脏肥大。*Myheart*在心脏压力超负荷中被下调,其转基因修复可以防止过负荷引起的肥大。关于心血管系统中lncRNA的已知信息是它们是细胞类型特异性的,可以调节转录及与组蛋白PTM具有相关性,能结合一些组蛋白修饰复合物。

五、遗传易感性和环境风险的表观基因组整合

人们越来越认识到,表观遗传修饰受到与心血管健康相关的各种饮食和生活方式因素的影响。例如,母亲吸烟会引起新生儿广泛的DNA甲基化差异,其中一些甲基化会持续到后代的成年期,包括与吸烟相关的先天性缺陷有关基因的甲基化。最近心力衰竭全基因组关联研究的荟萃分析发现了一种与死亡率相关的新型风险等位基因,位于非编码增强子区域。血液中该基因座的DNA甲基化特征与过敏致敏相关,暗示可能有能留下表观遗传特征的基因-环境相互作用。肝中的表观基因组关联分析证明DNA甲基化与心血管疾病重要的临床特征相关联,为复杂疾病特征的人群表观基因组调控提供了证据,通过DNA甲基化变异以控制表型。值得注意的是,用于表观基因组学治疗的工具已经开始出现,CRISPR/Cas9基因靶向系统的修饰可诱导体内相应体细胞中特定基因座的DNA甲基化改变。

基因组学和表观基因组学技术为心血管疾病易感性和发病机制的提供了更详细的描述,也就是说,我们现在能够获得更多的患者人群数据,从而能够识别新的生物学,同时在临床中能更好地分层。其他组学技术(如蛋白质组学、脂质组学和代谢组学)在实验上也已经成熟,当应用于染色质时,可以提供更多关于转录组和细胞类型特定行为在健康和疾病中控制的分子细节。表观遗传学研究描述了染色质景观,提供了发现蛋白质和RNA修饰物作用原理所需的数据。染色质特征作为遗传学和环境的整合及细胞记忆的基础,可以为理解正常和病理性心血管功能提供基础。

（梁　涛　于汇民）

2. 冠状动脉疾病的遗传学与基因组学研究进展

冠状动脉疾病是危害人类健康的主要临床问题之一。动脉粥样硬化为冠状动脉疾病重要的发病机制，冠状动脉疾病的传统危险因素包括高血压、高血脂、糖尿病、吸烟、肥胖等，而遗传因素也有重要的影响作用。目前，全基因组关联研究已成为研究冠状动脉疾病遗传学与基因组学的重要工具，这也使遗传风险评分得以提供风险预测。本文对冠状动脉疾病的遗传学研究方法、遗传风险评分、相关基因研究进展进行综述。

冠状动脉疾病（coronary artery disease, CAD）是指冠状动脉粥样硬化致使动脉管腔狭窄甚至闭塞及冠状动脉发生功能性改变的临床综合征，是导致患者心绞痛、心肌梗死（myocardial infarction, MI）、心力衰竭甚至猝死的重要原因。据估计，2012年全球范围内有1750万非传染性疾病死亡病例是由心血管疾病导致的。CAD大大加重了公共卫生和经济负担。在美国，CAD造成了1/6的死亡，并且是全球主要的死亡原因。

CAD传统危险因素（traditional risk factor, TRF）包括高血压、高血脂、糖尿病、吸烟、肥胖等，而有研究表明遗传因素及多种基因和环境因素的相互作用起到了重要的作用。根据家庭和双胞胎的研究，CAD的遗传可能性估计在40%～60%。瑞典双胞胎登记处报告了近21 000名随访超过35年的受试者，并计算出男性和女性致命CAD事件的遗传可能性分别为57%和38%。

基因组学一词是于1986年由博士Thomas H.Roderick和一群科学家发明的，该词一般是指在生物过程或疾病的背景下同时研究大量的基因。从20世纪90年代微阵列技术的起步和迅速发展，到2001年人类基因组第一稿的测序，特别是2004—2005年测序技术的发展和2005年的全基因组关联研究（genome-wide association study, GWAS）的发展，极大促进了全基因组方法学的发展及基因组学在不同研究领域的应用。国际HapMap项目对单核苷酸多态性（single nucleotide polymorphism, SNP）、单倍域和不同种族群体每个单倍域的标签SNP规范的确定，更是形成越来越有效的方法来识别与各种多因素疾病相关的遗传变异，从而更好地阐述和认识这些疾病的发病机制。

一、CAD的遗传学研究

早期的流行病学和家庭研究表明，CAD易感性的40%～60%是遗传的。有研究提示，早发性CAD家族史是其危险因素之一。在Framingham后代研究中，在对有早发心血管疾病家族史的参与者调整传统CAD危险因素后，CAD年龄特异性发病率增加了2倍以上。INTERHEART研究在校正了其他危险因素后，发现CAD家族史使CAD风险增加了1.5倍；而CAD相关死亡的相对危险度最高的情况发生在同卵双生子中有一个死于早发性CAD。包括前瞻性心血管研究（PROCAM）在内的几项研究表明，MI家族史是CAD的独立危险因素。丹麦的一项全国性研究表明MI患者的一级亲属有相当高的MI风险；尤其是当母亲或兄弟姐妹患MI，或MI病例发生在50岁之前时，该风险明显增高。

二、CAD的GWAS

（一）GWAS概述

人类DNA序列差异包括了核苷酸替换，其80%以上为单核苷酸替换，也称为单核苷酸多态性（SNP），常见疾病的遗传易感性主要由其引起。SNP为人类遗传变异最常见的类型，意味着不同个体在碱基序列上的相同位置会有不同的碱基。全基因组关联研究（GWAS）是一种识别与常见疾病相关的遗传位点的可靠有效方法，GWAS时代始于2005年第1个关于老年性黄斑变性的成功出版。作为公共资源的GWAS目录由国家人类基因组研究所（NHGRI）和欧洲分子生物学实验室-欧洲生物信息研究所（EMBL-EBI）共同编制和开发，提供了自2008年以来发表的GWAS的数据，使得科学研究能够识别因果变异，理解疾病机制，为新的治疗方法建立靶点。截至2018年9月，该目录包含5687个GWAS，其中包括来自3567个出版物的71673个SNP-性状关联。

计算机化芯片阵列的新技术包含了多达数百万的SNP作为DNA标记，使得GWAS检测CAD等常见多基因疾病的遗传易感性成为可能。GWAS利用SNP作为DNA标记对整个基因组进行基因分型，基于病例对照设计,得出SNP在病例与对照中出现频率的统计学差异,从而确定SNP与疾病易感性的关联。GWAS病例对照研究的主要问题在于常见疾病是由多种遗传因素造成的,而每种因素对疾病表现只起到小或中等的影响,因而需要大量的样本与病例对照,但出现假阳性的可能性仍然很大;为了将识别假阳性关联的可能性重新调整至传统的$P \leqslant 0.05$,需要一个P值(5×10^{-8})进行校正,该P值称为"全基因组意义"阈值。在解释GWAS结果时需要考虑到即使存在关联也可能不是因果关系;基因组的结构使得染色体内彼此靠近的变异往往是相关的,一个变异的存在预示着邻近区域其他变异的存在。这种现象称为连锁不平衡,如果一个SNP被GWAS识别出与疾病相关,那么邻近的SNP也可能与疾病有关,甚至可能与疾病具有因果关系。

(二)CAD的GWAS发现

CAD的GWAS第1个重要发现发生在2007年,当时有4项独立的研究在9号染色体2.1带的短臂p(即染色体位点9p21)上的一个58kb区域内识别出至少10~20个常见的SNP,该位点与CAD和MI高度相关。最初的两项大规模的涉及上万个CAD病例的GWAS的Meta分析于2011年完成;其中一项由"冠状动脉疾病(C4D)遗传学联盟"带头,为第1项涉及非欧洲人群(南亚)的研究,发现了5个与CAD相关的新位点;另一项由"冠状动脉疾病全基因组复制和Meta分析(CARDIoGRAM)联盟"带头,发现了13个新的易感位点,并证实了先前报道的12个CAD位点中的10个位点与CAD的关联。随后在2012年,CARDIoGRAM和C4D联合成"CARDIoGRAM+C4D联盟"又一次进行了大规模的Meta分析,发现了15个新的位点,将CAD的易感位点数目增加到46个。2015年,该联盟基于"1000个基因组项目",对60 801个病例和123 504个对照进行了Meta分析,在先前已报道的与CAD具有全基因组显著性关联的48个位点上共识别出2213个CAD相关变异及10个新位点。

最不常见的等位基因称为次要等位基因,次要等位基因频率(minor allele frequency, MAF)$\geqslant 5\%$的SNP为常见变异。到目前为止,GWAS已经识别出很多与CAD和MI相关的具有全基因组意义的染色体位点,但是GWAS倾向于识别对疾病风险影响不大的常见变异,且这些变异位于基因组的非编码序列。这不利于因果基因和疾病机制的确定,在一定程度上阻碍了将GWAS的发现应用于临床。然而,影响CAD风险的低频或罕见编码序列变异(MAF<5%)的发现,促进了疾病预防和治疗的进展,前蛋白转化酶枯草杆菌蛋白酶kexin亚型9(proprotein

convertase subtilisin/kexin type 9, PCSK9)便是很好的例证。"心肌梗死遗传学(MIG)和CARDIoGRAM外显子联盟"用"外显子阵列"对样本进行基因分型,识别出因果编码变异,其中一项研究于2016年针对低频和罕见变异识别出2个先前确定的和2个新的基因,先前确定的基因为已作为新疗法靶点的PCSK9和LPA,新的基因为ANGPTL4和SVEP1。ANGPTL4是ANGPTL3的类似物,它们均通过对脂蛋白脂肪酶(LPL)的调节来影响三酰甘油和低密度脂蛋白(low density lipoprotein, LDL)的代谢。

英国生物库(UKBB)是一项大规模的、以人口为基础的前瞻性研究,对公众开放使用,收集500 000多名参与者的遗传数据和表型数据,旨在对中老年(40~69岁)疾病的遗传和非遗传决定因素进行详细的调查。2017年,"CARDIoGRAM+C4D"等3项研究利用UKBB首次发布的数据进行Meta分析,分别发现了15、15和13个与CAD相关的新位点,其中有7个位点在这3项研究中是重叠的。2018年,van der Harst和Verweij两人通过分析完整的UKBB数据集和使用"CARDIoGRAM+C4D"数据进行复制,又报道了64个新的CAD风险位点。

虽然GWAS发现了很多与CAD相关的变异,但其通常是相互独立地分析这些关联,最近一项研究利用双变量GWAS发现了与血脂水平和CAD相关的6个新位点,其中3个与三酰甘油和CAD有关,2个与低密度脂蛋白胆固醇(low density lipoprotein-cholesterol, LDL-C)和CAD有关,1项与总胆固醇和CAD有关。

(三)GWAS的不足

GWAS一个明显的缺点在于,到目前为止其主要的研究对象一直是欧洲人口。从2009—2016年,GWAS中非欧洲血统人口的比例从4%上升至19%,但这一增长主要是因为对亚洲人口进行了更多的研究,包括日本、中国、韩国、印度和其他来自东亚、南亚和东南亚的人群,而非洲、拉丁美洲、美国西班牙裔和土著民族的人群所占比例却不到4%。一项在美国5个血统人群中进行的研究表明CAD易感位点9p21与冠心病(coronary heart disease, CHD)的关联在非裔美国人得不到复制,提示易感位点和遗传变异与CAD的关联在不同血统人群中可能有差异。研究人群的不全面限制了人们发现新关联的能力,错失许多关于CAD生物学的重要信息,因此非常有必要开展更多的针对非欧洲血统人群的研究。

(四)从遗传关联到治疗靶点转化的挑战

GWAS的发现使人们得以在分子水平上探讨CAD

的疾病机制，开展相关的遗传检测、疾病预防，而相应的遗传关联的发现也为其治疗提供了潜在的靶点，但从易感位点和遗传变异到治疗靶点的转化也存在一定的挑战与困难。第一，大多数变异位于非编码区，因此很难预测它们的功能和识别因果基因。第二，几乎所有的位点都包含多个基因，往往需要通过详细深入的调查研究来确定可能的因果基因。第三，只有少数位点包含明确解释关联信号［如低密度脂蛋白受体（low density lipoprotein-receptor, LDL-R）和PCSK9］的候选基因，在所有其他位点上，必须确定因果基因并阐明潜在的发病机制。第四，即使被识别的基因或途径是明确的，也有必要证明其作为治疗靶点能有相应的药物被开发出来。第五，确定作为药物开发的靶点不仅取决于因果基因的识别，而且取决于下游通路和生物网络的阐明，因为最佳的药物靶点可能不是因果基因，而是该网络中其他一些节点。

三、CAD的遗传风险评分及风险预测

从发现遗传关联到阐明疾病机制和治疗靶点的过程通常是很漫长的，但是通过改善风险预测，每一种新的遗传关联都有可能在短期内提供临床价值。孟德尔随机化研究和GWAS增加了人们对CAD相关遗传变异的认识和理解，这使得遗传风险评分（genetic risk score, GRS）能更好地对CAD进行风险预测。遗传风险评估已成为临床决策的重要组成部分，GRS通过对风险等位基因的健康相关风险进行量化，综合评估复杂性状的遗传风险。社区动脉粥样硬化风险（ARIC）队列研究表明由GWAS识别的50个达到全基因组意义的SNP构建的GRS与临床风险评估相结合，改善了CAD风险的鉴别和校准。一项在巴基斯坦人进行的病例对照研究发现，由21个变异构建的GRS与CAD风险定量相关，并显示出与血脂水平相关，表明这些变异的机制至少部分可能是在携带高风险等位基因的人群中创建动脉粥样硬化脂质谱。在患MI、早发性CAD、左主干CAD的患者中，GRS相应地增加，提示GRS对这些疾病有一定的预测作用。

与传统风险评估相比，GRS具有明显的优势，包括以下特点：①GRS在人的一生中具有高度的稳定性，这有助于具有CAD风险的个体的早期识别及早期干预的实施；②目前的技术允许同时测量大量的遗传变异；③特定遗传风险等位基因的存在可能提供有关针对性预防性干预的信息；④GWAS识别的大多数SNP与已知的TRF无关。

一项基于社区的大规模的前瞻性研究不仅发现GRS能独立于TRF而预测CAD事件，尤其强调其独立于家族史，而且还发现较年轻个体（≤57.6岁）的风险评估高于较年老个体（＞57.6岁），以及无家族史、GRS高的较年轻个体风险高于那些有家族史但GRS低的，提示基于GRS的风险评估在较年轻个体中可能特别有用。GRS独立于家族史的发现意味着家族史可能在更大程度上代表了共同的环境风险因素；另一种可能是家族史的遗传成分极其复杂和（或）由对风险有重大影响的尚未被识别的罕见变异所主导。因此，在家族史的预测价值因GRS而明显减小之前，可能需要更全面地发现常见和罕见的易感变异。

除了改善CAD风险预测的作用外，GRS另一个潜在的价值在于预测治疗的反应。有研究发现，使用他汀类药物作为一级和二级预防，高GRS的个体相对于低、中GRS的个体表现出相对风险和绝对风险更大程度的降低，这表明GRS能识别更高风险的个体，使其能从他汀治疗中获益更多。另外，GRS可以用来引导医师与高遗传风险个体通过共同决策启动他汀疗法。在一项临床试验中，经过6个月的风险揭露与随访，接受传统风险评分与GRS的个体相对于只接受传统风险评分的个体来讲，其LDL-C水平较低，主要原因是在高遗传风险的个体中他汀类药物的使用增加。

四、染色体位点9p21

（一）染色体位点9p21与CAD的关联

2007年的4项研究利用GWAS在几个白种人群体中相继发现了染色体位点9p21上的5个与CAD相关的易感SNP，并且该位点独立于TRF，提示其通过全新的机制影响动脉粥样硬化。一个在英国人群中进行的包括1926个CAD病例和2938个对照个体的对照研究在该位点上识别出1个rs1333049的SNP。该SNP在德国心肌梗死家族研究中得到了复制。McPherson等在该位点上识别了另外2个SNP（rs10757274、rs2383206），它们在该位点上彼此相距20kb以内，在来自4个白种人群体的6个相互独立的队列中与CAD显著性相关。Helgadottir等在冰岛人群的4个白种人队列中阐述了MI与染色体9p21的2个SNP（rs2383207、rs10757278）之间的关联，并且发现该变异为纯合子的个体患MI的风险是非携带者的1.64倍。该位点最初在白种人中被识别，随后有研究陆续发现其在不同种族中也得以重复，包括中国、日本、韩国和印度等国家，但与非裔美国人CAD的关联得不到确认。Helgadottir等第1次描述了此位点上1个SNP（rs10757278）不仅与MI相关，还可影响腹主动脉瘤和颅内动脉瘤的风险；惠康基金会病例对照联盟（WTCCC）在英国人群中识别出该位

点上另外2个SNP与2型糖尿病的关联,以上研究表明染色体9p21与疾病的关联并不只限于CAD,并且提示其通过作用于血管壁而发挥致动脉粥样硬化作用。

(二)INK4/ARF位点

染色体位点9p21风险区域限于一个58kb区间内,该区域不包含任何蛋白质编码基因,最邻近该位点的蛋白编码基因位于INK4/ARF位点,该位点包含4个蛋白编码基因(CDKN2A、CDKN2B、ARF、MTAP),编码2种细胞周期蛋白依赖性激酶抑制剂(p15^{INK4B}、p16^{INK4A})、p53通路的一种调节蛋白(p14^{ARF}),以及甲基硫腺苷磷酸化酶(MTAP)。INK4/ARF位点的缺失会损害细胞周期的控制,是人类癌症发展过程中最常见的细胞遗传学事件之一。有研究发现p15^{INK4B}、p16^{INK4A}、p14^{ARF}和MTAP在动脉粥样硬化的冠状动脉平滑肌细胞层中都有表达,而且巨噬细胞丰富的病变中p16^{INK4A}的增加、MTAP的减少,提示其与斑块表型不稳定有关;但是基因表达水平均未表现出与9p21基因型的显著关联。一些研究利用小鼠基因敲除模型,以确定这些基因在CAD发展过程中的作用。p19^{ARF}缺乏的小鼠表现出细胞凋亡的显著减少,表明CDKN2A基因表达下降可能通过抑制斑块凋亡而加速动脉粥样硬化,而p16^{INK4A}缺失则增强颈动脉损伤小鼠的血管平滑肌细胞(vascular smooth muscle cell, VSMC)增殖,导致内膜增生,但骨髓中p16^{INK4A}缺乏与INK4/ARF位点基因的高表达对动脉粥样硬化形成没有影响。值得注意的是,p14^{ARF}和p16^{INK4A}的骨髓特异性杂合子缺乏可促进单核/巨噬细胞的增殖,加速动脉粥样硬化。最近的研究提示p16^{INK4A}可调节心外膜脂肪组织的发育,为CDKN2A/B位点与CAD的遗传关联提供潜在的机制联系。CDKN2B基因敲除的研究表明,其通过改变VSMC的病理生理过程来促进动脉瘤和动脉粥样硬化斑块的形成。CDKN2B缺失的小鼠在动脉瘤形成过程中VSMC凋亡增加,在动脉粥样硬化斑块中凋亡小体聚集,这些凋亡小体对细胞清除具有抵抗性,导致泡沫细胞的形成和炎症细胞因子分泌的增加。总的来说,CDKN2A和CDKN2B作用于CAD的确切机制尚未完全阐明。

(三)ANRIL(CDKN2B-AS1)

ANRIL是指在INK4位点的反义非编码RNA,其在一个有黑素瘤和神经系统肿瘤病史的法国家族中首次被发现,是一种长的非编码RNA(lncRNA),长度为3.8kb,包含19个外显子,没有开放阅读框,与CDKN2B基因的2个外显子重叠。ANRIL又称CDKN2B反义RNA1(CDKN2B-AS1),转录方向与INK4b-ARF-INK4a基因

簇相反,因其第一个外显子的5′端位于p14^{ARF}基因转录起始位点上游300bp(碱基对)处,故与p14^{ARF}共享一个双向启动子。研究表明ANRIL与CAD风险增加有关,包括欧洲、中国、日本等。人主动脉VSMC中ANRIL敲除的研究表明,通过调节参与细胞增殖、凋亡、细胞外基质重塑和炎症反应的基因表达,ANRIL在协调血管组织重建中起着重要作用,从而影响动脉粥样硬化及CAD风险。多项研究表明9p21位点可能主要通过调节ANRIL的表达而影响CAD及动脉粥样硬化风险,ANRIL在CAD及动脉粥样硬化的发展过程中起着重要作用,其可能通过抑制CDKN2B的表达来调节细胞的增殖和行为,从而使其产物成为INK4/ARF位点的主要调节因子。

莱比锡心脏研究表明线性ANRIL水平与动脉粥样硬化严重程度成正相关。至少有20种线性ANRIL和多种环状ANRIL被报道,环状ANRIL存在于许多细胞中,如VSMC、巨噬细胞、心脏和血管组织等。一个初步的模型提示产生于中央ANRIL外显子的环状ANRIL会缩短线性ANRIL,从而削弱线性ANRIL在靶基因表观遗传控制中的作用。另一项研究则发现,环状ANRIL功能与线性ANRIL相反,环状ANRIL通过抑制VSMC和巨噬细胞的核糖体RNA的成熟和核糖体的生物合成,诱导核仁应激和p53激活,从而诱导细胞凋亡和细胞增殖抑制,实现对动脉粥样硬化的保护;提示9p21基因型对确定VSMC和巨噬细胞中的线性和环状ANRIL水平的平衡具有重要意义。同时,高度稳定性似乎是环状ANRIL的共同特征,使其成为非常有吸引力的抗动脉粥样硬化的潜在治疗靶点。

五、CAD相关遗传变异发现的获益:PCSK9

人体内约70%的循环胆固醇是以LDL与其结合成LDL-C的形式运输的,LDL-C血浆浓度与动脉粥样硬化严重程度直接相关。2003年,前蛋白转化酶家族的一个新成员被发现在神经元、肝细胞等细胞中表达,该酶称神经凋亡调节转化酶1(NARC-1),也即PCSK9。随后PCSK基因的功能获得性突变(p.Ser127Arg、p.Phe216Leu)被发现与高胆固醇血症和CAD有关。而在ARIC研究的白种人中则发现PCSK9的功能缺失性突变(p.Arg46Leu),该突变与LDL-C水平下降15%和CHD风险下降47%有关,提示终身保持LDL-C的较低水平与显著降低冠状动脉事件发生率有关。分泌的PCSK9与细胞表面LDL-R的表皮生长因子结构域A(EGF-A)结合,PCSK9/LDL-R复合物被内化进入内体/溶酶体室,在溶酶体室进行降解。PCSK9单克隆抗体与游离循环的

PCSK9结合,降低其血浆浓度,从而减少LDL-R在溶酶体的降解,因此细胞表面的LDL-R数量增加,与LDL-R结合的LDL颗粒也随之增多,LDL-C浓度随后降低;而随着PCSK9抗体的代谢和浓度的降低,血浆PCSK9浓度升高并与LDL-R结合,导致其在溶酶体的降解,LDL-C浓度随后增加;PCSK的抑制对LDL-C的作用已在临床研究中得到证实。目前两种PCSK9单克隆抗体alirocumab(也叫Praluent)和evolocumab(也叫Repatha)已通过了Ⅰ/Ⅱ/Ⅲ期的临床试验,被证明无论是用于降脂治疗还是用于预防CVD,其都能有效和安全地降低LDL-C水平。

六、结论

本文概述了CAD在遗传学和基因组学领域的相关进展,在阐述CAD遗传变异的具体作用及明确的发病机制方面仍存在很大的挑战与困难。新一代测序技术的成熟及成本的下降,将会使得更多的易感位点与基因、具体的作用机制被发现,有助于遗传风险预测及预防,同时促进从遗传关联到治疗靶点的转化,推动针对易感位点与基因的药物的开发,提高疗效并减少不良反应,实现精准医疗。

（陈思程　姜　成　林吉进）

3. 心血管疾病的精准治疗

一、概述

精准医学致力于使用多种数据源(从基因组学到数字健康指标)来阐明疾病,从而使我们能够更加准确地进行疾病的诊断、定义及对各亚型的治疗。通过对疾病进行更深层次的定义,我们可以通过认识与其症状相对应的分子基础,从而对患者进行治疗。而不是将他们归类为一个广泛的类型,对不同患者进行完全相同的治疗。在这篇综述中,作者研究了精准医学(特别是那些围绕基因检测和遗传治疗的精准医学),是如何在临床和实验室对常见和罕见心血管疾病的研究中取得进展,以及这些进展是如何使我们更有效地明确风险、诊断疾病,并为每个患者提供治疗方案。

在2015年初推出精准医学计划时,奥巴马总统将这项工作定义为"每次都在适当的时间给合适的人提供正确的治疗。"精准医学新纪元致力于利用多种数据来重新定义疾病,包括生活方式、病史、影像学、基因组学、蛋白质组学、代谢组学、传感器数据等。在我们作出更加精准的疾病诊断和疾病亚型定义的同时,我们可以根据与患者具体症状相对应的基础来对其进行治疗,而不是将他们归类为一个广泛的类型,对不同患者进行完全相同的治疗。该策略的目标不仅是为患者提供更有效率和效力的医疗服务,还可以减少患者受到的损伤并减少因不必要或不适当的治疗而产生的医疗费用。

在这篇综述中,我们讨论了目前精准医学在多个临床领域取得的成功及其在心血管医学中的意义。然后,我们探究了精准医学(特别是那些围绕基因检测和遗传治疗的精准医学),是如何在常见和罕见心血管疾病(CVD)的研究中取得进展。此外,我们还研究了基础研究(包括使用诱导多能干细胞(iPSCs))是如何推进心血管精准医学进步的。

二、从肿瘤学和囊性纤维化的精准医疗中得到的经验

在患者护理方面,精准医疗已经取得了显著进步,因而使得精准医疗在心血管医学方面具有应用潜力。最初,精准医疗是肿瘤学中一种可行的治疗途径。两种最早的治疗案例出现在对慢性粒细胞白血病(CML)和HER2阳性乳腺癌的治疗中,这两个案例均以精确基因突变为靶向。

几乎所有CML患者都存在一种基因突变,这种突变被称为费城染色体,其中染色体9和22的易位产生一种Bcr-Abl融合蛋白。这两种蛋白质的融合可诱导酪氨酸激酶活性升高,从而促进失调细胞的生长和癌症的发生。与未改变的Abl蛋白相比,致癌Bcr-Abl激酶活性升高,所以应用该融合蛋白的特异性抑制剂是在所有医疗方面(不仅限于肿瘤学)最早的精准医疗措施之一。在2001年,这种名为伊马替尼的抑制剂获得美国食品药品监督管理局的批准,这一举动激起了人们早期对精准医疗的热情,尤其是在精准医疗在另一种难以治疗的癌症——胃肠道间质癌的治疗中展示出显著疗效之后。

在治疗乳腺癌的过程中,第二个早期精准医疗的进展出现了。在发现20%~25%的乳腺癌过表达HER2(人类表皮生长因子受体)之后,Genentech(加利福尼亚州,旧金山南部)研发出一种以抗体为基础的治疗策略,从而靶向结合细胞外部分的蛋白质。这种名为曲妥珠单抗的药物于1998年推出,并成为HER2阳性乳腺癌患者的主要治疗方案。与能够明确HER2是否阳性的诊断试剂盒共同使用,曲妥珠单抗是多种最早重点关注遗传诊断及基因特异性药物的精准医疗措施之一。

精准医疗取得成功的另一个明确例子是囊性纤维化(CF)的治疗。CF是一种由CFTR(CF跨膜调节器电导基因)突变引起的常染色体隐性遗传病。该基因的致病突变导致呼吸道和胃肠道的分泌物异常黏稠,从而引起支气管扩张、多重耐药性肺炎、胰腺炎和胰腺功能不全,以及吸收不良等并发症。在现代医学干预之前,大多数CF患者在儿童早期死亡。虽然有超过100种与疾病相关的CFTR突变,但根据其对蛋白质的影响可以分为几类。目前我们可以将分子疗法用于其中两类:CFTR调节(Ⅲ类)和CFTR处理(Ⅱ类)。

伊伐卡托是一种针对特定Ⅲ类突变的药物,由于我们仔细地对患者进行筛选,因此该药物在临床前研究和临床试验中均显示出优势。根据目标突变的情况对参与者进行选择,应用该药物后患者的CF症状能够得到显著

的改善,包括慢性鼻窦炎的逆转和肺功能的改善(通过测量鼻电位差而得知),并且,该药物对患者的整体健康也有益处,例如适当地增加体重,这是我们没有预见的。然而,尽管在真正的靶向患者中伊伐卡托能够带来很多好处,但若将该药物应用在所有CF患者身上,其总体疗效可能会很低,并且临床试验可能会失败。

在精确医疗试验中需要适当地选择参与者,这一经验应该被用于心血管精准医疗中。最近的一份报告表明,如果我们能够根据与每种治疗药物作用相关的精确生物标志物来准确选择患者,那么许多失败的慢性心力衰竭试验可能也会取得成功。在分子水平上对疾病进行定义不仅可以改善临床试验的结果,还能更好地照顾患者。通过继续进行临床基因测序研究,我们会更明白遗传与疾病之间的关联,因而在分子水平上定义疾病的可能性也大大增加。不断对测序结果进行分析,可以使我们能够更好地将患者的基因型(即他们体内能够影响其表现的各种遗传变异)与该患者的疾病表型、可观察到的特征及临床表现联系起来。

三、CVD基因检测及精准医疗的临床应用

由于在过去10年中测序技术取得了重大进步[特别是下一代测序(NGS)技术的出现],使得基因检测的成本急剧下降。随着NGS的成本持续下降,加上人们已经识别出更多潜在的疾病相关变异和致病变异,临床基因检测的应用越来越普遍,且该技术能够提供的信息越来越多。虽然基因治疗和检测并不是实现精准医学的唯一途径,但由于该技术的应用愈加普遍,其有用性也愈加增强,这就使得人们在讨论精准医学时常常会首先提到基因治疗和检测(包括这篇综述)。

2010年,我们引入了一种能够在临床环境中评估个人基因组的方法。一个心脏病学临床团队对一名有冠状动脉疾病(CAD)家族史并猝死的患者进行评估,其中还包括全基因组测序和分析。基因组分析显示该患者罹患心肌梗死和2型糖尿病的遗传风险增加。此外,该团队还进行了药物基因组学分析,用以评估该患者的基因会如何影响某些药物(包括降脂药物和华法林)的效应。这项重点关注心血管疾病风险的临床评估表明,全基因组测序也许可以提供患者的临床相关信息。

心脏节律协会和欧洲心脏节律协会在2011年发表联合声明,将基因检测作为I类适应证,推荐用于患多种通道病和心肌病的患者:包括长QT综合征(LQTS),致心律失常性右心室心肌病,家族性扩张型心肌病(DCM)和肥厚性心肌病(HCM)。同样,美国心脏协会和美国心脏病学会也发表声明,建议对HCM、DCM和胸主动脉瘤

患者进行基因检测,以便进行家族级联筛查和推断致病突变。

基因检测的诊断效能在各种心血管疾病(从心肌病到危及生命的心律失常)中都举足轻重。在诊所,基因检测可以:

1.明确疾病诊断 基因检测可以帮助明确诊断,帮助辨别那些能够引起类似临床表现的疾病(例如,心脏肥大可以是TTR淀粉样变性、法布里病或是肌节HCM)。

2.促进级联筛查 如果我们在一名先证者中发现了疾病相关变异,那么我们可以在其亲属中对该变异进行筛查,从而在疾病症状出现之前就识别出有罹患CVD风险的亲属。

3.指导更精确的治疗 基因检测可以帮助医师为患者选择适当的治疗方案,并规划合适的治疗时间。例如,由ACTA2、MYH11或TGFβ2变异引起的遗传性结缔组织病患者,我们可能会在主动脉瘤直径较小时考虑手术干预。

4.确定能够进行靶向治疗的患者 一些针对数种遗传性疾病[LQTS、Duchenne肌营养不良症(DMD)、TTR心脏淀粉样变性和法布里病]的靶向治疗方案,如:以抗体为基础的治疗、基因编辑和沉默疗法现已可被使用,或是在研究当中。

级联筛查是遗传治疗在心血管诊断中的重要应用。在级联筛查中,我们首先在先证者中找到疾病相关变异。随后,我们对每个一级亲属:包括父母、孩子和兄弟姐妹都进行该变异的筛选。当我们在亲属中发现该种变异时,该亲属则成为另一个先证者,我们开始另一轮的一级亲属筛选。虽然我们这里讨论的级联筛查是指遗传筛查,但我们可以使用同样的技术来筛查其他疾病指标,例如家族性高胆固醇血症(FH)中应用到的遗传筛查和胆固醇筛查。

某些疾病的症状可能会随着时间的推移缓慢发展并表现出来,但在这些症状还未出现在身体健康但遗传上受到影响的家庭成员中时,级联遗传筛查就尤其有用。这个方法可以加强对这些家庭成员的临床随访,并使不携带突变的家庭成员感到安心。英国国家卫生服务中心对FH的级联筛查工作分析表明,该疾病的筛查具有很高的成本效益。同样的成本效益也在HCM和LQTS中得到了体现。基因检测也可对心脏猝死患者进行"分子尸检",这种方法对于一系列遗传性CVD来说也许有用,因为我们可以通过这种方式识别其他携带患病风险的家庭成员。

随着我们越来越容易在社区中接触到心血管医学方面的基因检测,那么要考虑基因检测在广泛疾病状态中

的有用性就显得非常重要了。接下来我们将讨论3个对罕见和常见CVD的病例研究。目前，基因检测在这3种疾病当中的应用具有临床方面的益处：LQTS, CAD和FH。

四、精准医疗在罕见ＣＶＤ中的亮点：LQTS

精准医疗的一个明显优势是能够更好地诊断和治疗罕见疾病，特别是在我们掌握了特定分子靶点的情况下。LQTS就是这样一个例子，找出其中的基因突变可以告知临床医师并指导治疗，以及帮助评估心源性猝死的风险。约70%的基因型阳性LQTS患者都是由于钠、钾通道发生变异引起的，尤其是由3个主要基因编码的：KCNQ1、KCNH2和SCN5A。根据这些不同的基因型，我们将患者分为LQT1, LQT2和LQT3三种亚型。明确这些基因分型可以使我们找到最合适和有效的医疗干预措施。例如，人们已证明电压门控钠通道阻滞剂——美西律，可以减少LQT3患者心律失常事件发生的概率，但β受体阻滞药实际上可能会致心律失常。此外，β受体阻滞药可以降低LQT1和LQT2患者发生心脏事件的风险，确定基因分型可以帮助我们选择最有效的β受体阻滞药。

临床基因组测序的快速发展使我们可以更加快速地诊断新生儿CVD（包括LQTS），并改善对患者的医疗管理。我们小组对一名表现为2∶1房室传导阻滞和室性心律失常的新生儿进行了全基因组测序，该试验是经过"临床实验室改进修订" 认证的。因为需要积极的治疗方案来控制心律失常，这名患者是接受置入式心律转复器的最年轻患者之一。通过快速全基因组测序技术，我们在已知与LQTS相关的KCNH2中检测到变异，并在RNF207中检测出新发现的变异。我们在患儿出生后10d内及出院前发现了这些变异，使得我们能够在分子水平上确诊这一疾病，而且我们能够针对受影响的离子通道为该患者定制治疗方案。通常，这类型的基因测序和筛查需要4～8周的周转时间。然而在此病例中，我们以快速新生儿测序形式进行精准医疗，使我们得以对某个特定的易患病的幼儿进行早期诊断和精准治疗。

LQTS精准靶向疗法的另一个潜在途径是降低突变型钙调蛋白（CaM）RNA的表达。在钙调蛋白病（包括LQTS）患者中，编码相同CaM蛋白的3个基因里（CALM1, CALM2或CALM3）有1个发生显性失活突变，而沉默或降低该基因的表达则可以减轻疾病表型。几乎在所有CaM突变致病的案例中，其机制都是破坏钙离子与蛋白质的正确结合。由于钙离子和蛋白无法正常结合，则细胞的钙通道失活而导致LQTS，从而使得细胞容易发生心律失常并促使动作电位延长。Limpitikul等使用

CRISPR干扰（或CRISPRi）系统，通过结合突变基因并物理阻断患者iPSCs来源心肌细胞中的RNA转录，从而敲低CALM2的表达。正如本综述后面所提到的，这些iPSC心肌细胞有助于我们对CVD分子和遗传疗法进行检测。在该研究中，通过评估这些iPSC心肌细胞的缩短动作电位持续时间和加速细胞内钙失活，我们发现部分抑制健康和突变CALM2等位基因可以减轻突变等位基因导致的疾病表型。我们可以对CALM1和CALM3进行类似的抑制治疗，CRISPR干扰技术可能会成为治疗钙调蛋白病的一种可行的精准医疗策略。对患者进行测序变得更为容易，我们可以通过这种方法确定哪种CALM基因需要抑制，然后再用适当的方法进行治疗。

五、精准医疗在常见CVD中的亮点：CAD和心血管风险评分

尽管最早的精准医疗策略是针对罕见疾病而开展的，但随着人们开始关注常见的遗传变异（这些变异虽然较小但却能带来额外的表型效应），人们随即发现了精准医疗还有额外的应用范围，并且在这些范围内精准医疗也许可以广泛应用。与复杂疾病相比，在孟德尔疾病中评估遗传变异的效应相对更简单。因为在这些疾病中，我们通常可以通过家族追踪单基因疾病的不同突变及导致罕见疾病的某一变异。而在复杂的疾病中，遍布各个基因位点的一系列多种常见突变都对该疾病产生了微小的附加影响，因此如果我们要单独将每个变异对疾病的影响分离出来，则显得更为困难。然而，随着当今在人口水平采集的基因组数据库（如英国生物库等）被公布，以及对超过600万个遗传变异的信息进行整合分析，我们最终也许可以单独评估每个变异对疾病的影响，并制定和实施适用于CAD等广泛流传疾病的遗传风险评分。

CAD可导致显著的症状负担、心力衰竭、心律失常和猝死。多年来，我们已经确定了家族和生活方式方面的多种风险因素，包括年龄、吸烟、肥胖、活动水平等，并将其应用于评估CAD的患病风险。然而，直到最近我们才能基于遗传变异预测风险，并且这方面的知识对患者行为和结果也存在潜在影响。

MI-GENES（心肌梗死基因）研究探讨了除了常规风险评分（CRS）之外，告知患者其基因组风险评分（GRS）是否会影响其低密度脂蛋白胆固醇（LDL-C）水平或生活方式，包括是否开始他汀类药物治疗。根据之前全基因组相关研究中报道的与CAD相关的11个单核苷酸多态性（SNP），可以计算得出GRS。在MI-GENES研究中，未患CAD的参与者被随机分为两组。第一组仅通过CRS计算出未来10年患CAD的疾病风险，而第二组除了需要计算

CRS外，还进行了针对CAD的GRS评估。GRS小组可以从遗传咨询师那里获得其相关风险信息，并与医师进行沟通，共同决定是否进行他汀类药物治疗。

在该研究的终末阶段，比起仅接受CRS的患者，GRS组患者的LDL-C水平显著降低。GRS组患者也更倾向于在最终一次检查中决定使用他汀类药物，尽管这种效果也可能是由于医师开具处方量增加而导致的（39.2% vs.21.9%；$P<0.01$）。该研究发现GRS对患者生活方式（例如，膳食脂肪摄入量或运动水平）没有影响，同时也发现GRS并不会加重患者的焦虑。在另外一个研究中，该研究小组发现GRS组患者的个人控制能力和遗传咨询满意度略高。而且比起CRS组患者，GRS组患者在得知GRS结果后6个月，更倾向于搜索有关冠心病（CHD）及CHD遗传危险因素的其他信息。尽管该研究的限制在于其中的医师没有接受盲法处理，并且其仅包括11个SNP的遗传信息，但它提供了一个GRS能影响临床措施的重要实例，强调了此类信息具有改变从业者处方方式的潜力。

尽管MI-GENES研究无法区分其对患者和对医疗服务人员的影响，但最近Knowles等研究了GRS作为一个驱动型工具对于降低CAD风险因素的作用。与标准治疗患者相比，接受标准治疗和GRS的患者没有出现显著变化，包括药物使用、血压、体力活动、体重和高密度脂蛋白浓度。尽管在GRS较高的亚组中，患者的体力活动和体重减轻程度均有适度的增益效果，并且该研究显示，将GRS加入标准治疗不会对患者造成负面的心理影响。研究人员指出，还需要进行更大规模的研究，以反驳或证实他们的研究发现。

在MI-GENES研究中，我们将GRS用于整合多种遗传变异，以评估疾病风险，而不是将单一变异作为治疗或药物的靶向目标。其他研究调查了这种包括多种变异的GRS是否可以预测患者对他汀类药物治疗的临床反应。发表在《柳叶刀》杂志上的一项2015年研究发现，通过评估27个SNP得出的高遗传风险患者从他汀类药物治疗中获益最大。最近另一项分析多达57个SNP的风险评估研究也发现了类似的结果。

每个变异对复杂疾病风险的影响也许很小，但多个疾病相关遗传变异对复杂疾病风险的影响却可能与传统生活方式一样重要。最近一项研究对数千名患者的数据进行了调查，以研究遗传风险和生活方式与CAD的关系。通过分析先前已被证明与CAD相关的50种遗传变异，我们确定了患者的个体遗传风险评分。研究人员发现，GRS较高的人发生冠状动脉事件的相对风险比GRS较低的人高出91%。

为了评估生活方式与冠状动脉事件风险之间的关系，研究人员还根据美国心脏协会提出的4种健康生活方式对每个人进行评分：不吸烟、不肥胖、每周进行体育锻炼及健康饮食。根据每个人的健康行为，参与者的生活方式被分为良好、适中或不利三种。该研究发现，在每个GRS类别中，与具有不利生活方式的患者相比，具有良好生活方式的患者发生冠状动脉事件的风险降低45%～47%。然而，我们也发现不论生活方式如何，高遗传风险与冠状动脉事件发生率增加91%有关，这表明遗传因素可能对心血管健康有较强的影响，即使在常见的复杂疾病中也是如此。

（一）FH：关于罕见突变的认识是如何提高常见疾病的精准治疗的

在人群中，每约250人就有1人受到FH的影响，其疾病特征为LDL-C水平升高。如果不进行治疗，该疾病会导致动脉粥样硬化和早发CVD。由于FH具有高患病率，且有导致严重并发症的风险，该疾病是世界卫生组织推荐进行普遍人群筛查的唯一CVD。虽然目前的建议是进行脂质筛查，但也鼓励进行以家庭为基础的基因级联筛查。基因检测也可用于区分杂合变异和纯合变异，以及能够发现潜在精确的药物靶点。

多种基因突变均可引起FH，包括*LDLR*、*PCSK9*和*APOB*。关于*PCSK9*的认识就是一个疾病认知加深导致治疗发展的标准案例。PCSK9蛋白通常与LDL受体结合，导致其分解。然而，PCSK9的功能获得性突变可以增强其对LDL受体的亲和力，导致LDL受体分解增加。因而可用LDL受体的数量减少，更多的LDL在血液中积聚，导致动脉粥样硬化和过早心脏病的发生。关于PCSK9d损失异常突变的研究表明，无疑突变在一些人群中很常见，并且与较低的LDL水平相关。由于PCSK9功能下降导致LDL水平终身降低，从而使冠心病的风险降低多达88%，比短期他汀类药物治疗带来的好处更大。

发现降低PCSK9水平不仅会对LDL水平产生直接影响，而且其对CHD风险的影响也会更广泛，这表明降低PCSK9活性水平可能会带来治疗效益。使用PCSK9治疗抑制剂和靶向抑制并试图降低其活性的PCSK9单克隆抗体药物可以诱导PCSK9水平降低。这些抗体抑制剂以高亲和力结合PCSK9并破坏其结合LDL受体的能力，这使得细胞表面上有更多的LDL受体，从而能够结合更多血液中的LDL，降低LDL的总体水平和CVD的患病风险。在一篇关于长期研究的综述中，作者提到应用PCSK9抑制剂能够使24周时的LDL-C水平比安慰剂组降低>50%，也比当前的药物治疗降低30%～40%，同时CVD风险也下降。尽管该疗法对所有原因导致的死亡率几乎没有影响。

在RNA水平而非蛋白质水平抑制PCKS9的方法也在临床试验中显示出前景。Inclisiran是一种以PCSK9转录物为靶点的长效siRNA,可以通过内在RNAi途径降解PCSK9转录物。且临床试验中,单剂量和多剂量治疗均能降低LDL-C水平,其效果持续至少6个月。LDL水平降低的程度与抗PCSK9抗体治疗的效果相当,且其治疗剂量可能更少、更持久。尽管该研究存在局限性,包括仅单盲且主要包含健康患者,但它提供了鼓舞人心且强而有力的初步结果,即RNA沉默疗法可能是降低LDL-C水平的一种可行精确治疗方案。虽然要进行这些治疗仍然存在障碍,主要是因为高成本及较难获批纳入保险公司的范围,PCSK9抑制剂是基因组学发展驱动的心血管医学的一个例子,研究表明潜在的治疗靶点可以导致有效且精准的治疗。

这3个例子凸显了精准医疗在罕见和常见CVD中的应用现状。在下文中,我们将讨论一些可能预示着下一波精准医学的前沿技术,包括纠正与疾病相关的基因突变,而非针对基因产物。

(二)通过纠正疾病相关突变来解决CVD难题:CRISPER和基因精准治疗的未来

作为精准医疗的指导工具,基因组信息可以为精准医疗提供靶向目标,以及指出疾病风险指标。然而,精准医疗还包括使用CRISPR系统等新型编辑技术改变基因组本身。最近的研究探讨了此类基因编辑在DMD中的益处。在DMD患者中,疾病驱动的心肌病通常会导致死亡。

从细菌免疫防御机制受到启发,CRISPR系统能够在小RNA的指导下靶向识别和切割DNA。科学家们利用这种生物系统创造出分子"剪刀",这种工具具有切割、编辑和纠正基因组中致病突变的潜力。DMD是一种由编码肌营养不良蛋白的基因发生突变而引起的伴X染色体的隐性遗传疾病,因而是此类特异性编辑和纠正的主要治疗目标。肌营养不良蛋白(一种将细胞骨架与细胞外基质连接起来的关键结构蛋白)发生突变,会导致进行性肌肉无力和消瘦。DMD致死的原因是进行性肌无力,因此基因组水平的持续改变会永久性地纠正肌营养不良蛋白的表达及其功能,因而会导致DMD患者出现持续的变化,并具有避免致命心脏表型的潜能。

在DMD基因中外显子之前的外显子的缺失破坏了正确的DMD阅读框,导致终止密码子过早出现,且意味着DMD突变比例显著增加。理论上,通过跳过外显子的方式来纠正这些阅读框可以使其恢复正常,且肌营养不良

蛋白的功能可以得到某种程度的恢复。由Eric Olson博士领导的小组使用最近提出的CRISPR系统——Cpf1(来自Prevotella和Francisella 1的CRISPR),在外显子中创建"重构"插入缺失,或是破坏外显子剪接位点并完全跳过外显子。

在来自DMD患者的DMD和iPSC的两种小鼠模型中,Cpf1编辑恢复了肌营养不良蛋白表达并挽救了疾病的表型,包括iPSC衍生的心肌细胞中的代谢异常和纤维的拯救及Cpf1处理的小鼠心脏中的过滤中的炎症。这为未来的心血管精准医学中的CRISPR编辑提供了前景,通过编辑基础基因组来改变疾病表型。

在DMD患者来源的iPSC和DMD小鼠模型中,Cpf1编辑技术可以恢复肌营养不良蛋白的表达,并逆转疾病表型,包括iPSC衍生心肌细胞中出现的代谢异常及在Cpf1处理的小鼠心脏中出现的炎症浸润。这说明了CRISPR编辑可以通过编辑相应的基因组来改变疾病表型,该技术未来在心血管精准医疗中具有光明的前景。

然而,在心血管基因组编辑技术成为可行的治疗方案之前,许多挑战仍然存在。在近来关于人类基因组编辑的讨论中,最突出的是脱靶效应,即CRISPR系统可能会错误地切割基因组中的非靶点位置,从而可能导致小插入和缺失,并意外地改变基因功能。

治疗性CRISPR系统的应用中另一个潜在障碍是该工具的传递方式。在DMD研究中,我们将Cpf1系统注射到小鼠受精卵中,从而在生物体仍然是单个或数个细胞时进行基因编辑。通过这种方式,正确的基因编辑可以通过多代细胞分裂而传递下去,从而形成完整的生物体。虽然这种策略在实验室中行之有效,但我们无法计划让所有患者在受孕时进行治疗。相反,我们必须为完全发育的器官找到治疗性基因组编辑的有效传递策略。目前我们正在测试用于遗传治疗的无数种传递方法,包括体内电穿孔、病毒传递、直接心脏注射、以聚合物为基础的基因传递等。随着这些传递方法变得更加有效和可靠,安全且有针对性的治疗性基因编辑将会离现实更进一步。

最后,编辑的效率也是基因组编辑疗法中的一个问题。在DMD研究中,24只经过CRISPR处理的小鼠幼仔中有12只显示出编辑迹象,但只有5只幼仔携带了正确的DMD等位基因。在这5个幼仔中,它们组织中的基因修正程度又各有不同(8%~50%)。在研究的各个阶段存在的不同基因编辑水平说明了,在各个步骤中的效率问题是CRISPR编辑成为有效疗法的阻碍。首先,像先前讨论的传递方式所提到的那样,CRISPR系统的所有组分必须有效地进入靶细胞。一旦进入了靶细胞,随即它必须在这些细胞中进行有效的编辑。一旦基因组被切割,细胞有一

定的概率会使其恢复到未编辑的突变状态，而非产生插入或缺失效应。这意味着即使发生切割，也可能无法达到预期的移码、敲除、插入或删除效果。最后，即使在早期阶段进行CRISPR处理，例如该研究在小鼠受精卵时期进行处理，基因的纠正也可能仅发生在某些细胞中。一旦细胞进行分裂，成年生物体则表现为嵌合表达。

尽管在完整的生物体中进行基因组编辑涉及许多关于传递途径和编辑效率的问题，但我们可能不需在完整的生物体水平上进行治疗性编辑，就可以对疾病产生积极的变化。Ding等的一项研究使用腺病毒包装的CRISPR-Cas9，靶向诱变小鼠肝脏中的PCSK9，以作为治疗FH的潜在方法，该法很像我们之前讨论的抑制剂和siRNA治疗方法。他们发现，通过使用病毒传递的CRISPR构建体，并在5周龄小鼠中以PCSK9的第一个外显子为靶点，就能诱变肝脏中大约50%的PCSK9，从而使血浆中的PCSK9水平和胆固醇水平显著降低。该研究表明，在一些疾病中使用基因组编辑疗法仍然有益于治疗。我们没有必要改变这些疾病相关的每个基因，只改变某些器官的基因改变依旧可以对疾病表型产生显著影响。该种治疗方法对已患疾病的患者来说具有潜在的福利，而不需在疾病发生之前就对新生儿进行基因编辑。

近来，人们试图通过在受精阶段对人类基因组进行编辑，从而规避传递途径和编辑效率的问题。在2017年8月发表的一篇论文中，人们通过将MYBPC3杂合性缺失患者的精子和CRISPR构建体共同注射到健康供者的卵细胞中，从而对HCM相关的MYBPC3（心肌肌球蛋白结合蛋白C）等位基因进行CRISPR编辑。此种基因组编辑具有增加健康胚胎数量的潜能，以便用于体外受精（IVF）和植入前遗传诊断（PGD）。由于患者携带杂合突变，若不进行干预，则供体卵细胞和患者精子受精形成的胚胎中应有50%是含有2个野生型或健康等位基因，而另外50%的受精卵中，该等位基因应为杂合子。为了增加含有2个健康等位基因胚胎的百分比，该组设计了CRISPR-Cas9构建体，包括以MYBPC3中致病缺失为靶向的Cas9核酸酶蛋白和单向RNA，该构建体将切除有害缺失位点附近的突变等位基因。他们还引入了野生型外源单链寡脱氧核苷酸（ssODN）模板，以促进该位点的同源定向修复（HDR），在该位点切割的等位基因将使用此野生型模板进行自我修复。

同时将CRISPR构建体、ssODNs和精子注射到卵细胞后，他们发现纯合野生型胚胎的百分比增加到72.4%，比预期的50%有明显的增加。此外，他们还探讨了胚胎中的脱靶切割情况，对23个可能的脱靶切割位点进行检查，还对一些编辑过的胚胎中进行测序以进一步研

究。他们在选定的胚胎中进行了全基因组测序，并得出这些CRISPR构建体均没有发生脱靶效应的结论。然而，他们并没有对每个进行基因编辑的胚胎进行全基因组测序，如果对每个胚胎都进行了全基因组测序，那么就可能会发现罕见的脱靶事件。

出乎意料的是，该小组发现HDR经常使用母体野生型等位基因作为模板来校正切割的突变等位基因，而非共同注射的ssODN。这意味着这些早期胚胎中的基因组修复机制与其他细胞类型不一样，原因可能是基因组完整性在这些早期阶段具有进化意义上的重要性。虽然他们的工作标志着人类基因组编辑的重大进展，但这一发现与之前想象的胚胎人类基因组编辑路径相矛盾。当利用ssODN引入所需序列可能变得非常困难时，也许可以用父系的健康等位基因来校正有害突变。这种情况的出现为我们经常提到的"设计婴儿"未来带来了技术障碍。在"设计婴儿"的情况下，性状被编辑插入胚胎中。此外，在父母双方都携带杂合疾病等位基因的情况下，也可能对基因的校正造成限制。

这些发现带来的利益引发了全球范围的讨论，且人们对所见的等位基因比例提出了替代解释。作为回应，Egli等认为这些较大的遗传缺失（包括无法检测的情况）可能是因为使用原始研究的方法进行CRISPR-Cas9切割引起的。他们还指出，额外出现的受精异常可能会在没有适当的CRISPR-Cas9切割和修复情况下，出现2个野生型等位基因，包括因未能挤出极体而存在2组母本基因组所导致的单性生殖。在原始测定中，这2份母本基因组看起来是野生型母体和"校正的"父本基因。更值得注意的是，他们发现在应该进行CRISPR切割和修复的发育阶段，母系和父系基因组出现了实体分离。这使得人们对母系等位基因是否能作为父系等位基因的修复模板产生了疑问。这些问题的存在，使我们更有理由对早期发育阶段的DNA修复机制进入深入研究。

此外，该技术仅在与IVF和PGD结合使用的情况下有效，IVF和PGD是成熟的筛选不含有害突变胚胎的方法，不存在脱靶基因编辑的相关风险。IVF和PGD在高危家庭中的单独应用取得了巨大的成功，它们可以筛选出不具有某些CVDs（包括马方综合征，肌强直性营养不良和DiGeorge综合征）遗传倾向的胚胎。在这些情况下，我们可以在IVF之前就鉴定出常染色体显性遗传或伴X性染色体连锁突变。之前提到的CRISPR编辑仍然需要PGD，并且仅预计增加约20%的胚胎以用于IVF。因此，值得质疑的是，其增加胚胎数量的有益效应是否能超过CRISPR脱靶突变的潜在有害作用。围绕该论文的其他讨论也提出了替代策略，即在精子形成之前干预和编辑生殖细胞

系干细胞。该方法降低了胚胎的风险并规避了胚胎编辑的伦理问题。尽管在此种替代策略中仍然存在技术障碍，以及围绕着我们作为一个社会决定哪种编辑方法合适与否的道德问题。但它突出了一个事实，即关于这个话题，我们仍然需要进行大量的讨论和科学探索，才能继续往前推进。

然而，值得注意的是第一次对胚胎进行基因组编辑是在HCM中。该研究小组认为他们将第一次试验侧重于 *MYBPC3* 是因为约40%确定导致HCM的遗传变异出现在 *MYBPC3* 中，且目前的治疗方案主要集中在对症治疗而非治疗疾病的遗传因素。人们提出的基因组编辑疗法可以防止疾病相关等位基因传递给下一代，但仍远未到临床试验的阶段。此外，当父母中只有一人携带与疾病明确相关的单个等位基因时，这种治疗手段才有可能发挥作用。而在多种变异均对疾病（如前述的CAD）有较小的附加效应时，这些治疗策略的应用潜力较小。

虽然本文中提到的治疗性基因组编辑存在许多障碍，但关于CRISPR系统的科学认知正在学术和工业应用中迅速发展，其中大部分都在关注该技术作为治疗性措施的应用潜力。这些工具还与其他技术（例如，iPSCs）一起使用，以进一步发展心血管的基础研究并在实验室检测新疗法。

（三）iPSCs和精准医疗：在个体水平进行基础研究

iPSCs为人类基因组学的体外实验提供了独一无二的模型。通过使用一些能够将细胞逆转为胚胎样、未分化干细胞状态的基因组合，将分化的成体细胞去分化从而产生iPSCs。然后利用不同的小分子和生长因子，可以将这些细胞分化成许多不同的细胞类型，包括心肌细胞、内皮细胞和成纤维细胞。这样我们能够从患者身上获得细胞并在实验室中将其转化为无数的心肌细胞，从而创建一个系统来测试患者自身的个性化治疗方案。这样我们就无须采集和培养心脏活检组织。iPSC衍生的心肌细胞已被用于描述细胞疾病表型、协助研发高通量药物、研究心血管代谢及无数其他应用。因而其在当前心血管疾病研究中的重要作用得到了巩固。

此外，通过结合iPSCs和当前基因组编辑技术（如CRISPR-Cas9），我们能够在实验室中建立并研究多种遗传变异。通过编辑健康的基因组，控制iPSCs使其含有假定的致病突变，然后将这些细胞分化为心肌细胞，我们可以研究这些突变是否会引起疾病细胞表型。相反，我们也可以使用基因编辑技术来纠正患者iPSCs中可疑的疾病相关突变，以确定进行基因校正后是否可以缓解疾病表

型。这两种策略都使我们可以获得额外的证据来支持这些假定突变的作用，并将它们确定为该疾病潜在的精准医疗靶点。

在第一批证明CRISPR编辑在iPSCs中的治疗潜力的研究中，其中一项研究纠正了源自β-地中海贫血患者的iPSCs中的疾病相关突变。在这些患者中，人血红蛋白β（HBB）发生突变，导致β-球蛋白的产生减少，从而导致严重的贫血。然而，当经CRISPR校正后的细胞与有核红细胞一起分化时，这些细胞中的 *HBB* 表达水平恢复到正常并且可以为该患者的自体移植提供细胞来源。尽管这种治疗性自体移植存在风险，包括存在残留的未分化细胞形成肿瘤的可能性，但它证明了我们现在拥有很强的能力，可以纠正患者自身细胞中的特异性突变。

（四）基因型引导下的华法林用药策略：关于在各个人群中进行心血管精准医疗的重要性

尽管基因检测在多种心血管医疗案例中均具有诊断和治疗价值，但我们必须评估其应用效率、成本和优势、除典型诊断和治疗外的益处，以及在多种人群中的价值。其中基因检测当前在某一领域展示出额外潜力但仍需在不同人群中进行研究的一个例子就是华法林的用药计量。华法林是一种抗凝血药物，在人群中具有广泛的有效性和有效剂量。通常，我们会基于国际标准化比率测试估算患者的首次剂量，然后基于随后的额外治疗措施对华法林的剂量进行仔细调整。

然而，诸如 *CYP2C9* 和 *VKORC1* 等基因的已知突变会影响华法林代谢，这使人们认为在华法林用药的治疗决策中纳入基因检测可能有临床方面的益处。EU-PACT（抗凝疗法中的欧洲药物遗传学）华法林试验重点关注的多为欧洲血统的人群，该试验发现将基因检测纳入治疗决策显著增加了患者在治疗指标范围内所花费的时间。然而，美国的另一项临床试验——COAG（通过遗传学优化抗凝治疗）试验发现，在种族多样化的人群中使用药物基因组学方法没有任何好处。

虽然这些结果的差异可能是缘于在不同种族背景的人群中评估的各种遗传变异的影响不同，但这些早期试验之间不一致的结果使得许多人质疑药物基因组学在华法林用药决策中的有效性。最近，GIFT试验（预防深静脉血栓形成的华法林遗传信息学试验）发现，在一些选择性手术的案例中，在围术期使用基因型引导的华法林治疗比临床指导给药方式更能降低多种不良后果的风险，包括大出血、静脉血栓栓塞，以及死亡。然而，该试验重点关注的仍是同质人群（91.0%为白种人），迄今为止没有一项试验考虑到在非洲血统人群中更常见的 *CYP2C9*

变异。

在非洲和西班牙裔人群中，不仅华法林相关变异研究较少，而且这些人群的华法林剂量变化程度似乎也高于欧洲人群。尽管我们从基因型指导的华法林用药策略中获得潜在的益处可以克服这种广泛变异的坏处，关于华法林用药的研究仍然主要关注欧洲人群，并且基于这些人群研发出来的算法可能会忽略或错误地解读对其他人而言很重要的基因变异。基因型引导下的华法林用药策略的确有减少不良事件发生的可能性，但是将来的研究必须关注更广泛血统的人群，这样我们才能认为精准医疗取得了广泛成功。

六、结论

我们对基因组进行测序和翻译的技术，以及将这些信息转化为有效治疗的能力正在迅速发展。精准医疗在肿瘤学和CF中的应用现已取得长期成功，足以成为基因组测序辅助新疗法的先例。我们现在不仅能用更好的手段发现致病变异，并将其作为靶点，我们现在还可以建立一套工具以在基因组水平上改变这些变异，在疾病出现之前对致病突变进行编辑纠正。

除了基因组学，在疾病表型分析中取得的进步也会增强我们正确诊断和治疗患者的能力。疾病的深度表型分析被定义为"对异常的疾病表现进行精确而全面的分析，其中包括观察和描述疾病表型的各个组分"。对疾病表型进行深度分析使我们可以对患者的表型进行计算分析。结合基因组数据，这种方法揭示了之前没有关联的表型之间的联系以及表型与潜在基因和目标分子之间的联系。我们关于疾病表型的观点，从把它作为疾病存在与否的二元变量转化为将其看作多种不同评估指标的复杂组合。通过这种转化，我们能够更好地对疾病潜在的遗传和分子原因进行检测。要完成这种转变就需要我们在临床上对心血管疾病的表型分析取得进步，其中对表型的评估必须精确，这样才能从中获得有意义的见解。心脏成像技术的进步及信息学和成像生物标记物的整合可能会带领我们重新定义CVD的精确表型。

尽管精准医疗能在各个领域加快疾病诊断和治疗的速度，但目前仍存在一些局限性。在未来几年里，我们必须努力解决这些问题。其中最紧迫的问题是需要对不同

种族人群进行精确的基因组学研究。迄今为止，许多遗传学研究纳入的人群大多都是欧洲血统的。在这些人群中发现的疾病表型或药物基因组学反应与一些突变之间的关系可能在其他种族人群中不成立，或者在其他种族人群中这些突变对疾病表型的作用程度不同，如前面讨论的与华法林药物基因组学相关的突变情况。相反，或许在研究较少的人群中比较常见的变异会被错误地归类为致病变异，从而使得对家庭成员的级联筛查无效并导致误诊。虽然越来越多的研究开始研究同一突变在不同人群之间的不同效应，但我们应该致力于在研究设计中更多采用这种人群纳入方案。最近有文章提到了这些问题，包括Hindorff等的研究。该文章强调了社区参与的必要性，以克服研究人群入选的困难，并进一步强调了纳入多种研究人群会得到更平等适用的结果。他们还指出，科学界各方必须支持这些不同的研究，包括个体研究人员、资助机构、期刊编辑和政府。

此外，尽管每年都进行了大量的心血管遗传学研究，但临床上出现的许多遗传变异仍被归类为未知重要变异。因此关于后代的疾病原因或风险，医师和患者都没有明确的答案。我们必须共同努力，从遗传数据集中采集这些未知的重要变异，并在实验室进行体外和体内试验，以研究这些变异的影响，以及它们和疾病的关系。这需要我们应用新的遗传技术，在模型系统中进行高通量测试，包括先前讨论的iPSC系统和CRISPR工具。我们可以同时使用这些技术，利用饱和诱变等技术，以确定心血管基因中所有可能突变的影响。饱和诱变是一种能够在基因中产生每一种可能突变的方法，可以用来研究该突变对功能的影响。目前该技术已被用于研究多种疾病中的基因，包括脂肪营养不良。像这样的新工具可以帮助我们在患者身上观察到遗传变异对疾病的影响。

基因组学和表型组学的进步，以及实验技术的创新，推动我们进入心血管医疗的新纪元。截至目前，我们已经为患者及其家人带来了突破，但新工具和数据库的存在使我们拥有了前所未有的力量，使我们可以在抗击心血管疾病方面取得进展。在基础和转化科学的共同努力下，我们向为每个人提供精确医疗的目标迈进。

（朱 平 周文怡）

4. 色氨酸-犬尿氨酸代谢通路作为心血管病治疗新靶标研究进展

随着相关技术的高速发展和代谢组研究的不断深入，发现心血管疾病的发生和发展与代谢紊乱密切相关，其中，色氨酸-犬尿氨酸途径及其代谢物水平的变化的相关研究日益受到重视，针对色氨酸-犬尿氨酸通路的相关研究提示该通路在疾病的发生发展过程中起到重要作用。

色氨酸是人体中的一种必需氨基酸，人体不能自身合成，需要从食物中获得且在体内存在吸收和代谢过程。正常情况下色氨酸对机体无害，但是在病理条件下色氨酸的代谢受到干扰，有害代谢物生成增多，而保护性代谢物减少，促进疾病的发生发展。通过调节色氨酸-犬尿氨酸途径中的关键化合物，纠正色氨酸代谢失衡可改善预后。最近研究表明，一些小分子化合物能够抑制色氨酸-犬尿氨酸通路关键代谢酶IDO、TDO或KYNU等酶活性，产生抗炎、抗氧化等生物活性。因此，色氨酸-犬尿氨酸这条代谢途径中相关酶可以作为药物干预的新靶点，来纠正一些与心血管疾病或者并发症相关的部分危险因素。

本文以色氨酸-犬尿氨酸代谢途径为主，介绍色氨酸在体内的代谢过程、色氨酸及其代谢物在心血管疾病发生发展中的作用、色氨酸-犬尿氨酸代谢通路中的关键酶抑制剂最新研究进展，为药物开发及临床治疗提供依据。

一、色氨酸在体内的代谢过程

色氨酸在体内的代谢过程主要经过3条途径，包括犬尿氨酸途径、5-羟色胺（5-HT）途径和吲哚途径。

第1条途径是犬尿氨酸途径，在色氨酸的代谢通路中，约95%的色氨酸经犬尿氨酸途径分解代谢。色氨酸经色氨酸-2,3-双加氧酶（TDO）或吲哚胺-2,3-双加氧酶（IDO）催化生成N-甲酰犬尿氨酸，然后经芳犬尿氨酸甲酰胺酶（AFMID）催化生成犬尿氨酸（KYN）。犬尿氨酸又可经过不同的酶代谢成次级代谢物：①经犬尿氨酸氨基转移酶（KAT）的作用生成犬尿喹啉酸（KYNA）；②经犬尿氨酸酶（KYNU）催化生成邻氨基苯甲酸（AA）；③经犬尿氨酸-3-单加氧酶（KMO）催化生成3-羟基犬尿氨酸（3-HK），3-HK也可以进一步分别被KYNU和KAT催化生成3-羟基-2-氨基苯甲酸（3-HAA）和黄尿烯酸（XA），如图1所示。

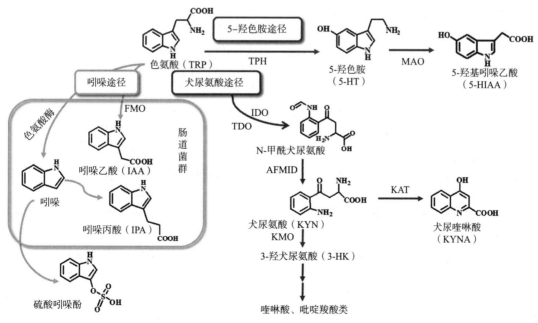

图1 色氨酸3条主要的代谢通路

第2条途径是5-HT途径，少量色氨酸在色氨酸羟化酶（TPH）和脱羧酶的作用下生成神经递质 5-HT。

第3条途径是吲哚途径，TRP在黄素单加氧酶（FMO）作用下生成吲哚乙酸（IAA）。

当机体处于健康状态时，色氨酸通过这3条途径代谢且处于平衡状态。在疾病状态下，机体会根据内在或外在干扰，产生适应性变化，导致代谢紊乱。研究发现色氨酸代谢失衡与很多疾病相关，如精神疾病、癌症及心血管相关疾病。

二、色氨酸-犬尿氨酸代谢途径在心血管疾病中的作用

色氨酸-犬尿氨酸代谢途径在生理条件下能够得到很好的控制，但在病理条件下会作为激活的免疫反应的一部分而改变，起到调节免疫系统和炎症的功能。有研究根据动脉粥样硬化疾病的炎症性质进行研究，发现冠心病患者的血清Kyn/Trp比值增加。另外，患者的血浆或尿液Kyn/Trp比值或血浆KYN值与冠状动脉血栓形成和心血管死亡率相关。同时，临床研究发现血浆和粪便中的高水平KYN与疾病的发生发展呈正相关。在冠心病患者中，色氨酸浓度显著降低，犬尿氨酸/色氨酸比值升高与新蝶呤浓度增加一致（发生细胞免疫反应时体液中的新蝶呤水平会升高），表明细胞免疫应答被活化。免疫激活与色氨酸降解速率增加有关，细胞免疫被过度激活会加快心肌病、心血管炎性疾病、高血压性心脏病、心力衰竭及心肌梗死等疾病的发展。流行病学上，血浆犬尿氨酸水平升高，包括KA、3-HK、AA和3-HAA，可以预测疑似稳定型心绞痛患者急性心肌梗死的风险增加。可见该途径的过度激活，将导致色氨酸及其产物代谢紊乱，对心血管会有不利的影响。

色氨酸代谢失衡不仅与心血管疾病相关，还与多种并发症相关。犬尿氨酸的下游代谢物犬尿喹啉酸（KYNA）能发挥血压调节作用，其水平过高会加重高血压性心脏病与慢性肾病。HK和KA均与肾衰竭患者存在心血管疾病有关。糖尿病患者的血浆犬尿氨酸通常高于正常葡萄糖代谢人群，肥胖患者体内的犬尿氨酸/色氨酸比值也明显高于正常人，与胰岛素抵抗也存在一定的关联性。色氨酸代谢的紊乱可能是糖尿病及肥胖患者易患心血管相关疾病的原因。色氨酸代谢失调导致犬尿氨酸和5-羟色胺途径之间的平衡发生变化，当色氨酸大量朝着犬尿氨酸转化时，5-HT产生减少，5-HT水平下降会导致抑郁症的发生。这或许能是冠心病患者时常情绪低下或产生抑郁症的原因，纠正代谢可改善患者的精神状态也可以提高患者的依从性。

三、色氨酸-犬尿氨酸代谢通路上的治疗靶标及抑制剂

色氨酸代谢通路中的许多分解代谢物都可以作为心血管疾病发生和发展的潜在生物标志物，提示我们可以以生物标志物为切入点进行疾病的预测与防控。许多研究已经证明参与色氨酸-犬尿氨酸代谢途径的酶，特别是IDO1、TDO、KYNU、KMO和KAT Ⅱ，可以作为治疗心血管疾病的可行药物靶标。在此，我们简要总结这些酶的生化特征和相关抑制剂。

（一）吲哚胺-2,3-双加氧酶（IDO）抑制剂

吲哚胺-2,3-双加氧酶（IDO）是色氨酸代谢成犬尿氨酸的一个限速酶，IDO1 广泛存在于哺乳动物的多种组织细胞内，如肝、巨噬细胞等，而IDO2 广泛存在于除肝以外的组织细胞内。IDO在疾病情况下调控代谢途径，多种炎症因子可以使IDO的活性增加，如干扰素γ、IL-17和IL-22。外源性的脂多糖（LPS）也可以增加肠道IDO的活性，肥胖及脂肪组织炎症都被证实与IDO的活性增加有关。在富含巨噬细胞的冠状斑块中检测到了IDO1和组织因子（TF）的表达，表明在冠状动脉粥样硬化斑块中表达的IDO1可能通过激活巨噬细胞中的TF上调促进血栓形成。因此，IDO可作为心血管病治疗新靶标，抑制IDO的活性可以减少有害代谢物的产生，改善炎症情况，降低心血管风险因素。

1.1-methyl tryptophan（1-MT, indoximod）　色氨酸衍生物 1-MT作为结构与色氨酸最接近的抑制剂而受到广泛的关注。研究发现在野生型小鼠的饮水中加入1-MT，能逆转由IDO1所引起的对T细胞增殖的抑制作用，改善小鼠体内因IDO活性增强所造成的各种炎症及代谢紊乱。另有研究发现，通过敲除IDO基因或者用1-MT处理被脑心肌炎病毒感染的小鼠，小鼠的存活率提高。IDO1是一种促炎调节剂，在癌症中广泛过表达，可以减弱免疫监视并促进新生血管形成和转移。因此，1-MT作为IDO1的抑制剂已经应用于治疗癌症的临床研究中，目前已经有临床2期试验的相关报道。

此外，有报道称用1-MT处理Apoe$^{-/-}$小鼠显著抑制内源性Trp代谢，使血管细胞黏附分子-1和单核细胞趋化蛋白-1上调，以及CD68$^+$巨噬细胞在血管区域的浸润增加，导致血管炎症增加和动脉粥样硬化加重。此研究中的数据强烈支持IDO的动脉粥样硬化保护作用，并表明该途径可能具有扩大抗动脉粥样硬化和心血管疾病治疗范围的巨大潜力。

2.Epacadostat（INCB024360，EPA） EPA是一种高效且具有高度选择性的竞争性IDO1抑制剂，可抑制体外和体内犬尿氨酸的产生。研究发现，连续15d给肿瘤患者使用EPA，能够持续降低血浆 KYN浓度。EPA通过抑制IDO1降低色氨酸代谢，导致效应T细胞和自然杀伤细胞的增殖增强，细胞凋亡减少并且CD86高表达的树突细胞活化增加，使调节性T细胞的扩增减少。上述作用与炎症和免疫相关，逆转心血管的炎症损伤对心血管疾病的预防和治疗都是有利的。

IDO抑制剂在抗PD1/PDL1抗体联合免疫疗法领域有许多研究，EPA联合Keytruda（PD-1抑制剂）在治疗转移性黑素瘤的前两期临床实验中均取得了成功，但在3期临床宣告失败。虽然联合应用失败，但是EPA在其他领域的研究仍在进行中，仍是一个值得关注的潜力药物。

3.NLG919 有研究称NLG919不抑制IDO的表达，而是抑制IDO的活性。NLG919在B16-F10小鼠的肿瘤中均匀分布，其能够降低肿瘤和血浆中犬尿氨酸水平和犬尿氨酸/色氨酸比值长达6～12h。NLG919还可通过使肿瘤细胞内的IDO-1失活来逆转免疫抑制性肿瘤微环境，从而发挥协同抗肿瘤的作用，且NLG919不会增加紫杉醇的不良反应。

目前，IDO抑制剂的研究主要集中在肿瘤治疗方面，部分研究则针对抑郁症等精神疾病开展，如最新的姜黄素被证明可以改善压力诱导的IDO活化，降低KYN/TRP比例，缓解大鼠抑郁样状态。虽然目前仍没有IDO抑制剂与心血管疾病相关的临床试验的报道，但前期研究都证实通过干预IDO的活性可以改善心血管疾病，因而研究IDO的抑制剂具有重要的意义。

（二）色氨酸-2,3-双加氧酶（TDO）抑制剂

色氨酸-2，3-双加氧酶（TDO）是色氨酸-犬尿氨酸代谢途径的另一个限速酶，它的表达不受IFN-γ调控，而是受糖皮质激素调控。相对于IDO1来说，TDO能够代谢的底物范围更小，仅能催化色氨酸的代谢转化。TDO主要存在于肝中，机体在正常状态下，TDO在肝内介导色氨酸的分解代谢，调整体内色氨酸水平，同时能够抑制T细胞增殖，参与抗菌及炎性反应。当机体处于疾病状态时，TDO的水平和活性也会产生相应变化，促使代谢紊乱。有研究使用了TDO基因敲除小鼠进行相关验证，发现TDO减少，体内的炎症情况会好转，小鼠的精神状态正常。与肿瘤相关的研究也证明，当TDO活性被抑制，体内与肿瘤相关的因子表达减少，组织器官受损减轻。

1.680C91 早在1995年就有研究发现680C91是一种有效的选择性TDO抑制剂，它对吲哚胺2,3-双加氧酶、单胺氧化酶（MAO）及5-羟色胺再摄取过程都没有抑制活性。680C91可以抑制大鼠肝细胞和原位灌注大鼠肝的色氨酸分解代谢，这些数据证明了TDO是全身色氨酸分解代谢过程中重要的酶，以及它作为色氨酸和5-HT脑水平的调节剂的重要性。但抑制剂 680C91 的溶解性和生物药效率却很低，所以暂时还没有得到广泛的应用，有待进一步对其进行改造修饰后再次开发。

2.709W92 有研究发现709W92 能有效抑制TDO活性，然而，709W92在抑制 TDO 的同时也抑制5-羟色胺的再摄取过程，故它不是TDO 合适的抑制剂，所以没有进入临床试验阶段。但心血管疾病患者常伴情绪低下或抑郁的发生，或许也可以考虑将此化合物作为一种双功能药物进行开发，一方面纠正代谢，改善心功能，另一方面提高患者的情绪，防止抑郁发生。

3.其他 在最新三阴性乳腺癌的研究中发现，miR-200c可以直接靶向TDO2，减少色氨酸分解代谢，使免疫抑制代谢产物犬尿氨酸的产生减少。采用高通量筛选以及对色氨酸结构的合成和修饰，找到了β-咔啉衍生物、色氨酸类似物等作为TDO的抑制剂，其药理作用还未得到确证，可作为研究对象进行进一步研究。

（三）犬尿氨酸酶（KYNU）抑制剂

犬尿氨酸酶催化L-KYN生成AA，催化3-HK生成3-HAA，该酶在肝、肾、细菌、真菌中皆有发现。2-氨基-4-［30羟基苯基］-4-羟基丁酸6（2-Amino-4-［3′-hydroxyphenyl］-4-hydroxybutanoic acid 6）是合成的犬尿氨酸结构类似物，可作为犬尿氨酸酶的抑制剂，对大鼠和人的犬尿氨酸酶具有显著抑制作用。S-苯基-L半胱氨酸亚砜（S-phenyl-L-cysteine sulfoxide）也是犬尿氨酸的结构类似物，研究显示该化合物在体外可以竞争性抑制铜绿假单胞菌的犬尿氨酸酶活性，并降低体内假单胞菌喹诺酮信号产生，表明其有潜在的抗病毒作用。迄今为止，报道的KYNU抑制剂相对较少，大多数都是比较早期的研究，但可以为后面的相关药物开发提供良好的前导。

（四）犬尿氨酸-3-单加氧酶（KMO）抑制剂

犬尿氨酸-3-单加氧酶属于氧化还原酶家族，KMO可以催化L-KYN转化为3-HK，3-HK可以由其他酶进一步催化产生XA或者3-HAA，该酶在肝、脑及巨噬细胞的单核细胞中表达。

有数据显示KMO在免疫攻击过程中对小胶质细胞有抑制作用，并提示色氨酸-犬尿氨酸代谢平衡可能在调节小胶质细胞活性中起直接作用。KMO被抑制，导致脑

3-HK减少,可能在神经退行性疾病中体现益处。UPF 648是KMO特异性抑制剂,在生理和病理条件下都能起作用,在神经性疼痛的研究中,用UPF 648和1-D-MT能强烈减少大鼠神经性疼痛模型中对机械和热刺激的超敏反应发展。GSK180作为KMO的抑制剂,导致体内犬尿氨酸途径代谢物水平快速变化,在急性胰腺炎-多器官功能障碍综合征中提供治疗性保护。Ro 61-8048是脑内KMO抑制剂,有研究利用其对KMO的抑制作用来使犬尿氨酸下游代谢物3-HK减少,KYNA脑水平升高,来预防其他因素诱导的KYNA水平过度下降导致的神经性疾病。另有研究表明XA和3-HAA比犬尿氨酸更有效导致动脉松弛,但不能松弛收缩的主动脉环,鉴定XA为一种新型血管活化物质。用Ro 61-8048降低血清XA可以预防LPS诱导的小鼠低血压,提示XA的形成是炎症引起低血压的病理生理学中的关键事件。KMO抑制剂可以预防炎症相关的心血管疾病,但有必要在动物和临床试验中对目前可用的抑制剂进行测试。

(五)犬尿氨酸氨基转移酶(KAT)抑制剂

KATs是氨基转移酶超家族的成员,由两个相同亚基组成的二聚体,以吡哆醛-50-磷酸(PLP)作为辅助因子,介导KYN到KYNA、3-HK到XA的不可逆转氨作用。过量形成的喹啉酸盐是一种神经毒素,作为NMDA谷氨酸受体的激动剂,KYNA的异常水平与许多神经退行性疾病有关。NS-1502是人类犬尿氨酸氨基转移酶-2(hKAT-2)的可逆抑制剂。PF-04859989是KAT Ⅱ抑制剂,在大鼠中全身给药可以将脑KYNA降低至基础水平

的28%,最新研究发现KAT Ⅱ抑制作用的研究应该扩展到小鼠模型。BFF-122是强效且特异的KAT Ⅱ抑制剂,调节犬尿喹啉酸的脑水平可以控制认知过程。前文提到血压以及肾脏疾病与KYNA相关,因此,KAT抑制剂除了作为精神病和认知障碍治疗的药物外,还可以考虑作为心血管疾病的干预药物。

四、总结与展望

目前有关于色氨酸-犬尿氨酸代谢途径的研究大多认为是与炎症、肿瘤及心血管疾病的发生有关,上述的多数靶标的干预药物也是围绕这些疾病开展研究。因为色氨酸的代谢路线比较复杂,目前尚不清楚内源性犬尿氨酸是否直接促进心血管疾病的发生发展,但这些研究能表明IDO或者TDO过度活化及色氨酸的代谢物犬尿氨酸的水平变化与心血管疾病密切相关。因此,找到调节代谢途径中相关酶的表达或者影响酶活性的机制是非常重要的。可通过功能获得和功能丧失等策略来找出某些影响代谢的关键因素,用不同的色氨酸-犬尿氨酸分解代谢物作用于同种细胞,或同一代谢物作用于不同类型的细胞来阐明心血管疾病与代谢的因果关系。还可通过检测犬尿氨酸途径中的代谢物水平来精确监控并评估代谢情况,以鉴定和开发新的治疗靶标和生物标志物。对这条代谢通路的深入研究将会对冠心病、动脉粥样硬化等疾病的预防和治疗提供新的思路和靶点,并有益于个性化和精准防治心血管疾病。

(汪　静　钟诗龙)

5. 基因组医学研究与临床研究的跨学科模型

"人类基因组计划"的完成释放了大量的人类基因组学信息，标志着后基因组时代的到来。在绝大多数人类基因组序列已知的情况下，我们面临的新任务是如何对这些序列信息加以利用，使之能够造福人类。传统的生物医学研究的标准方法的模式不再满足需要，即研究人员在实验室取得某一方面的突破，临床医师在几十年后将这一研究成果转化应用于临床。基因组医学研究的新的跨学科模型要求基础科学家与临床医师积极合作从临床及社区中招募患者及一般人群，通过数据科学家、临床研究人员、流行病学家和基础科学家的共同努力，进行基因组学发现，并迅速将这些发现应用于临床常见疾病如心血管疾病及卒中的预测、预防、诊断、治疗和预后。美国的"精准医学计划"又称"我们所有人"的研究项目是这一新型跨学科模型的开端，英国生物银行计划、百万退伍军人计划、电子病历基因组学网、凯撒基因研究计划、环境与健康研究计划、DiscovEHR合作计划已经提供了这种跨学科工作的典范。本章主要讲述在学术医疗中心和社区环境中，广泛实施这一基因组医学研究新型跨学科模型面临的机遇和挑战。

一、基因组学概论

（一）临床遗传学与基因组学

临床遗传学是心血管领域目前比较成熟的一门学科，主要专注于单基因中"高度渗透的变体"，这些基因突变常导致以孟德尔方式遗传的疾病，如常染色体显性遗传或常染色体隐性遗传病。目前，临床遗传学倾向于关注已经确诊或怀疑患有经典孟德尔遗传病的患者，如心肌病、心脏离子通道病、家族性血脂异常和主动脉疾病等高危遗传性心血管病的患者。基因组学是"人类基因组计划"完成之后，由世界上600多名著名科学家提出的一个医学研究的新概念。基因组学力图通过利用在DNA序列及其他类型分子上获得的大规模数据，改善常见心血管疾病和卒中的预测、预防、诊断、治疗和预后。除了极少数个例，目前较少有研究成果转化于临床。

（二）基因组医学与精准医学

测序技术的发展，推动了基因组医学走向精准医学。基因组医学，可视为专注于分子变异的精准医学的子集。最新的精准医学的观点认为，精准医学是一项包含个体测量数据6个维度的集合体："组学数据""微生物组""健康系统数据""研究参与者来源的数据""动机和行为"以及暴露/社会决定因素。在本章节中，基因组医学研究将探究前两个维度即"组学数据"与"微生物组"之间的联系，分析由第3、第4维度获得的临床表型数据，包括但不仅包括由电子病历系统获得的健康系统数据及研究参与者来源的数据。

"组学数据"及"微生物组"，都能够反映分子变异。组学数据包含基因组内部的信息，即人类细胞核内46条染色体及位于细胞核外的线粒体染色体上的DNA序列信息，以及表观基因组学（DNA和染色质修饰）、转录组学（RNA）、蛋白质组学（蛋白质）、代谢组学（代谢物）等可能反映人类细胞水平分子变异的其他类型的组学数据。微生物组包括非人体细胞（如肠道菌群及其他解剖位置的细菌、真菌、古细菌和病毒）的基因组谱系分析（宏基因组学）。尽管个体的种系基因被编码于DNA中，在整个生命过程中在机体中保持基本稳定（除少数例外，如肿瘤），因而可以使用机体的任何组织进行评估。但是表达基因却在组织间或同一组织内随着时间的推移而发生变化。因此，在心血管基因组研究中涉及测量表达基因组的研究最好使用直接参与心血管疾病的组织如心肌细胞、血管内皮细胞和平滑肌细胞等，这一点通常很难实现。到目前为止，除了那些易于获取但与心血管疾病相关性较低的组织（如外周血单核细胞）的研究，相关研究仍然有限，这也是目前进行心血管基因组研究的一个重要限制因素。

二、基因组学的发展史

（一）全基因组关联研究

2003年人类基因组计划的完成，与整个人类基因组中常见DNA变异的编目相结合诞生了全基因组关联研究

（GWAS），并于2005年首次报道了第1篇复杂疾病（年龄相关性黄斑变性）的GWAS研究。这些DNA变异体的信息使得能够通过全基因组基因分型微阵列或芯片在一次实验中以相对低廉的成本（与DNA测序相比）在人类DNA样本中查询基因组中数十万个位点的变异信息。GWAS的目标是通过利用高通量基因分型技术，分析数以万计的单核苷酸多态性（SNPs）以及这些SNPs与临床表型和可测性状的相关性。在心血管疾病研究领域，2006年和2007年相继报道了与心血管药物-心脏复极化，血脂水平和冠状动脉疾病相关的表型的第一个GWAS，并在随后的几年中陆续报道了许多心血管特征和疾病相关的GWAS研究。

GWAS所得的结果庞杂无序，大多数的基因变异与疾病并不关联。在已实施的100余项GWAS和几千例患者样本的分析结果发现，许多基因变异都是罕见的基因变异而不是关键基因，一些变异仅仅与疾病危险因子、诱发因子、影响因子有关，而不是疾病直接相关联的基因。GWAS研究难以检测到罕见变异，是导致其结果较难解释大部分复杂性疾病遗传学特征的主要原因。

（二）罕见突变的关联研究

2009年9月，第1篇外显子组测序（或者称为全外显子测序）的原理验证文章于Nature杂志上发表。美国学者Ng等首次运用全外显子测序分析单基因孟德尔遗传病，并于2010年首次应用于心血管疾病相关的研究。全外显子测序的主要优点是它比全基因组测序要便宜得多，且能够检测可能被认为是疾病病因的变异，即那些能够直接引起蛋白编码氨基酸序列发生改变的变异。此外，这些编码序列的变异常与功能相关且具有较大的效应。

因全外显子测序原则上直接获得基因编码序列中单个氨基酸的信息，所以它能够识别罕见DNA变异，此处罕见DNA变异的定义为：在给定的群体中出现较少的等位基因频率<1%，并且可能是目前尚未被分类的群体。尽管外显子测序的费用仍然比较昂贵，并且通常在基因组水平进行，但由于其在研究低频甚至罕见编码和非编码基因突变对心血管疾病表型影响方面的潜在收益。目前，许多研究机构已经开展了大规模的测序工作。

最成功的GWAS型RVAS，已经发现并区分了并非真正罕见的变异（频率低于1%）与是低频DNA变异（频率为百分之几，介于罕见和常见变异之间）。因此，RVAS通常被定义为一系列"负担测试"，通过审阅其中每个基因在病例中基因的稀有DNA变异的总发生次数是否与对照组的发生次数有很大不同。通过仅包含极有可能代表基

因功能丧失的变异（即无义、移码和剪接位点突变），排除对表达产物没有影响的突变如同义突变和大多数错义突变。功能测定结合深度突变扫描可以归因基因中每个变异的表型相关定量指标，已成功用于提高某些基因中RVAS的分辨率，并且可能得到推广。即便如此，RVAS的产量相对GWAS仍然有限。RVAS的这种限制导致一些研究者不得不选择单个候选基因进行分析，而不是采用无偏的全基因组方法，这需要更严格的统计学检验标准。RVAS已成功鉴定与冠状动脉疾病相关的基因，包括*LDLR*、*APOA5*、*APOC3*、*NPC1L1*、*ANGPTL3*、*ANGPTL4*、*LPL*、*SVEP1*和*ASGR1*。虽然其中大部分是以前已知的脂质代谢相关基因，最后2个代表了新的基因。

（三）全性状组关联分析

尽管GWAS和RVAS取得了成功，但它们受到了显著的限制：这两种研究都是表型优先的研究设计，这意味着它们被限制在一种感兴趣的表型中。因此，它们依赖于招募大量对该单一表型进行了充分研究的个体。在人类基因组计划完成后不久的几年里，这不是进步的最严重障碍。全基因组基因分型以及随后的外显子组和基因组测序的费用使它们成为常见疾病基因组研究的限制因素。随着基因组测序的发展，单一个体基因组测序的价格下降到不到1000美元（外显子组测序下降到只需几百美元），基因组的固定性质意味着测序只需要在个体中进行1次。在一生中，测序成本降至与许多常规实验室测试，成像研究和其他病例研究相当（或便宜）的价格。这种趋势只会持续下去，基因分型的价格变得越来越不像表型分析一样昂贵，将来人们到医院或医疗保健系统就诊可能会常规要求进行测序。在这种情况下，进行基因型优先研究，搜集具有特定DNA变异或多种DNA变异的个体，并以无偏的方式评估它们是否与适当的统计学显著性阈值中任何一种临床表型相关变得可行。

全性状组关联分析（PheWAS）要求广泛表型的分布可用于整个研究群体，以便可以同时查询所有的表型。通常，大量临床表型的最容易获得的来源是EHR（electric health record）。因此，迄今为止所执行的大多数PheWAS都发生在使用HER的学术医疗中心或社区医疗系统中。此外，使用EHR实现PheWAS分析的关键要素是生物信息学框架——可以有意义地将医疗记录的元素（诊断代码、测试结果、提供者注释中的描述等）转换为连贯和一致的临床表型。理想情况下，框架一旦建立就可以以最少的手动策划或干预进行操作。

首次PheWAS研究于2010年报道，即美国范德堡大学医学中心生物储备库（BioVU）项目。该项目使用来自

6000个个体的基因型数据和约500国际疾病分类，从EHR中提取的第9代修订代码组作为临床表型。DiscovEHR合作是宾夕法尼亚州中部和东北部的Geisinger Health System与Regeneron Genetics Center的合作，代表了社区医疗系统和制药公司之间的合作关系。通过Geisinger Health System提供超过5万名具有临床表型的个体进行外显子组测序，从而实现迄今为止最全面的单系统RAVS和PheWAS分析。

（四）其他类型的关联研究

除了DNA序列数据之外，所有其他类型的基因组数据都适合于临床表型的关联分析，因此，原则上也可以用于疾病的风险预测，诊断和预后。从系统生物学的角度来看，可以整合不同类型的基因组研究以更好的理解疾病过程的异质性，现在已经有若干多组学数据集分析的例子确定疾病-病因关联的网络。随着这一领域的发展，基因组背景和基于网络的相互作用将是理解基因-表型的关键。

三、功能基因组研究

（一）传统模型系统

上述的研究设计都是寻求基因组数据和临床表型之间的关联，是为了产生关于表型的诱因的假设，它不能建立特定分子变异与它们相关的性状或疾病之间的因果联系，通常还需要在实验模型系统中寻找因果关系的确切证据。传统功能基因组研究的定义：人们在遗传或基因组水平对基因进行特定改造，如敲除或过表达基因，改变个体DNA变异或改变基因座的表观遗传状态，并证明相关预测表型的变化。为此目的使用了各种各样的模式生物-从酵母到果蝇到蠕虫，从鱼类到哺乳动物。尽管如此，这些生物体在研究人类临床表型方面受到很大的限制。特别是对于复杂的心血管病，如心肌梗死、卒中和结构性心脏病，即便是小鼠也不能完全概括人类病理生理学的所有方面（如冠状动脉疾病、脂蛋白代谢的某些方面）。关于基因组研究，另一个严重的限制是越来越多的研究发现基因组的非编码部分对基因活性的调节至关重要，但其在物种间的保守性很差，这使得理解人类研究中发现的非编码遗传变异如何影响人类临床表型的努力复杂化。

原则上可以用人的原代组织进行以人为中心的功能基因组研究。某些类型的细胞从活体患者获得相对简单，可在体外培养中维持一段时间，甚至在培养中进行遗传修饰（如使用病毒载体或转染试剂修饰的外周血单核细胞和造血干细胞），但对于与心血管特征和疾病相关的组织或其他细胞类型却不易获得，也有研究从外科手术过程或新近死亡的个体中获得这些类型的细胞。

（二）人诱导的多能干细胞

人类诱导的多能干细胞（iPSCs）能够克服其中一些模型系统的某些限制，具有如下特点：首先，它们具备正常的人类基因组，可以对人类遗传变异进行忠实建模；其次，它们是多能的，因此至少在原则上可以分化成任何所需的细胞类型；第三，它们是干细胞，因此可以从单个细胞扩展到数十亿个细胞，同时保持基因组完整性和多能性。每个iPSCs细胞系都与其衍生的个体在遗传上相匹配，而不受环境因素和生活方式可能在该个体的一生中积累所造成的表观遗传改变的影响。从某种意义上说，iPSCs代表了个体的基线遗传状态。最后，可以使用基因组编辑工具，如TALENs（转录激活因子样效应核酸酶）和CRISPR（聚集有规律的间隙短回文重复序列）-CRISPR-associated 9（Cas9）对iPSCs进行基因编辑。

iPSCs可以以至少3种与基因组医学相关的方式使用。首先，它们可以用于以类似于从活体个体或死后获得的原发组织的方式进行无偏基因组关联研究。其次，iPSCs可用于寻求建立因果关系的功能基因组研究。最后，iPSCs可用于以个性化方式研究疾病，即理解疾病如何在个体患者中表现并且识别减轻疾病的潜在方法。iPSCs细胞也可以用于药物筛选以鉴定可以拯救疾病相关表型的分子，指出可能的治疗方式。对于健康人，可能会使用针对特定人群的iPSCs来预测他们是否患上某种特定疾病的风险及未来对某种药物的特定反应。

iPSCs的显著限制是现有的分化方案倾向于产生不成熟的异质细胞，体外培养局限于二维水平，因此无法精确的概括疾病病理生物学的非细胞自主方面。这些都正在通过各种方式予以解决。如研究正常的发育过程，以获得对如何更有效的使细胞分化成熟的理解，采用组织工程技术，如芯片组织或三维类器官，并研究可用于研究多种细胞之间相互作用的共培养系统。尽管目前存在局限性，但已经在使用iPSCs模拟心肌病、节律性紊乱、瓣膜和血管疾病及冠状动脉疾病和卒中的代谢危险因素方面取得了实质性进展。

四、数据共享

GWAS、RVAS、PheWAS和其他基因组研究对大样本量的需求使得数据共享问题脱颖而出，因为参与平行基因组研究工作的研究人员和财团之间的数据共享可以极大地提高产出。美国国立卫生研究院已制定政策，要求接受资助的研究人员必须使其他研究人员能够获取基因组数据(和其他类型的数据)。其他资助机构也制定了类似的政策,现在许多期刊都要求研究者负责将与其出版物相关的数据随时提供给其他研究者。最小限制的数据共享,将继续对跨学科基因研究的成功产生至关重要的影响。目前仍需要开发机制,来促进传统上受到严格保护的已识别的患者数据分类方式。

五、将基因组研究成果转化为临床试验

目前,将基因组研究成果转换为临床试验仍然面临着许多的挑战。首先需要考虑的是基因组研究的研究结果是否可以在患者群体中进行验证和推广。即使基因组发现被证明是有效的,如果要在医疗保健环境中部署,任何为利用该发现而创建的测试都需要显示具有临床效用。测试结果是否具有临床可操作性,也是一项需要考虑的因素。评估测试在预测、诊断或预后方面的临床效应,将需要评估该测试的若干特征如辨别力、校准、重新分类和成本效益问题。理想情况下,应在不同的人群中评估测试特征。但是医院和医疗保健系统中存在大量现成

的队列,可以快速地对这些特征进行评估,有效提高成本效益。

六、结束语

我们设想未来基因组学将在临床护理从目前的重点放在反应性(治疗已经表现的疾病)到积极主动(预防疾病完全体现之前)方面发挥重要作用。这要求尽早进行基因组检测,理想情况是在患者生病之前很久,也许在某些情况下早在出生时就进行。在20年内,许多患者可能会经常进行不同类型的基因组检测,其成本与标准实验室检测的成本相当。理想情况下,这些基因组数据将被整合到许多患者的EHR中,对于那些选择加入的患者,研究人员可以获得数据,用于基因组研究,用于调查疾病的根本原因和鉴定分子谱预测疾病风险。从长远来看,这些研究人员进行的研究将产生新的疾病见解和改进的方法,使用患者的基因组数据预测,预防、诊断、预测和治疗这些患者,并最终转化为整个人群改善心血管和卒中护理的方法。

(曾 妮 单志新)

6. 心血管疾病的基因转录组学研究进展

全基因组转录谱已成为研究生物过程的标准基因组方法。转录组学从整体水平系统研究转录过程,其发展离不开深度测序技术的不断进步。转录组测序(RNA-seq)在遗传学和生物医学领域有着广泛的应用。最近,RNAseq方法在单细胞转录谱分析中的应用使我们能够更精确地描述细胞的谱系和细胞状态的遗传特征,为心血管疾病研究开辟了新篇章。

一、转录组学概述

以DNA为模板合成RNA的转录过程是基因表达的第一步,也是基因表达调控的关键环节。转录组学从整体水平系统研究转录过程,为揭示生物体基因转录图谱及其调控规律、阐明复杂生物性状与疾病的分子机制、理解遗传因素与环境因素互作机制等奠定了重要基础。在真核生物基因转录过程中,除了RNA的表达水平会受到精准的调控,前体RNA分子还会通过选择性使用启动子、外显子及多聚腺苷酸化位点,产生具有不同结构的mRNA异构体,从而显著增加了真核生物转录组的复杂性。此外,转录生成的RNA分子在翻译之前还可能会经历多种修饰,从而进一步增加转录组的复杂性。目前已有多达100多种RNA修饰被报道,包括RNA表观遗传学修饰中最热门的N6-甲基腺苷(N6-methyladenosine, m6A)。近年来,如何运用新的技术,系统、准确地进行转录组学分析,并研究其在人体健康和疾病的作用机制,是生命科学与转化医学领域研究的热点问题。

二、基于测序技术的转录组学研究发展历程

(一)第1代测序技术

在全基因组水平上进行转录分析,是通过大量表达的转录本序列分析得出不同物种的基因组结构和全基因组测序实现的,这得益于许多技术的进步。第1代测序是将转录产生的mRNA反转录成cDNA进行测序,获取表达序列信息,实现对mRNA结构的定义,并对其表达量进行粗略估计。各种设计的微阵列或基因芯片是通过将数千个短DNA片段(探针)固定在固体表面来构建的,并用杂交方法对这些阵列进行荧光标记的cDNA靶点的检测。然而,由于这种方法测序通量低,自动化水平差,且对基因的定量存在偏差,严重限制了其在转录组研究中的应用。但是不可否认的是,大量的微阵列研究为我们对生物过程的理解提供了实质性的突破。在心血管研究领域,微阵列研究揭示了与血管疾病、心力衰竭等相关的基因表达变化。

(二)第2代测序技术

Sanger等在第1代测序方法的基础上,通过技术创新,产生了高通量、自动化的第2代测序技术,并大幅降低了测序成本,提高了测序速度。第2代测序技术的主要原理是用荧光标记4种不同的dNTP,当DNA聚合酶合成互补链时,每添加一种dNTP就会释放出不同的荧光,根据捕捉的荧光信号并经过特定的计算机软件处理,从而获得待测DNA的序列信息。因此,应用此技术也可以对RNA反转录后形成的cDNA进行测序,即RNA-seq。在转录组高通量测序技术的支持下,可以实现在不同组织、不同细胞、不同发育时期、不同疾病状态下对mRNA、miRNA、lncRNA等不同类型的RNA的表达进行定量分析,为研究其调控规律提供了基础。同时,由于基于poly(A)富集的RNA-seq测序读段来源于不含内含子的成熟mRNA,因此可以利用这些测序读段在基因组的位置,精确地判断外显子和内含子的边界,从而对基因转录本的结构进行研究。

第2代测序技术使得转录组学研究取得了快速的发展,但测序读长短等缺点使得其在利用片段cDNA分子重建转录组的过程中具有很大的局限性。由于短读测序只能捕捉相邻的外显子连接,那么相距较远的外显子-外显子对是如何在转录本中结合在一起的,目前仍不清楚。所以通常只能对基因的局部结构进行研究,而难以从全长转录本层面对转录组进行研究。

(三)第3代测序技术

为了解决第2代测序技术无法进行全长转录本研究的问题,研究已经转向长读测序技术,通过在一次读取中捕获mRNA的整个外显子-内含子结构,从而从全长转录本水平揭示了转录组的复杂性,这就产生了第3代测序技术。其代表为PacBio公司的单分子实时测序技术(Single Molecule Real Time Sequencing, SMRT-seq)(图1)和

Oxford Nanopore Technologies的纳米孔单分子测序技术。与前两代测序技术相比,第3代测序技术的特点是可以进行单分子实时测序,测序过程无须进行PCR扩增,且具有超长读长(Pacibo SMRT-seq测序读段平均读长超过15kb,最长可达300Kb;Oxford Nanopore测序读长最长可达2Mb)。

以PacBio SMRT测序技术为例,其主要技术原理是将4种碱基(dATP、dTTP、dGTP、dCTP)用不同的荧光标记,以显微镜实时记录荧光的强度变化。当荧光标记的脱氧核苷酸被掺入DNA链的时候,它的荧光就同时能在DNA链上探测到。当它与DNA链形成化学键的时候,它的荧光基团就被DNA聚合酶切除,荧光消失。通过计算光的波长与峰值可判断进入的碱基类型,即可确定DNA模板的序列。

三、转录组测序在心血管疾病中的应用

心血管疾病严重威胁人类健康,其中很多疾病的具体机制仍未详细阐明。随着RNAseq技术的不断进步,其在心血管领域的应用也更加深入。

在冠状动脉疾病基因中,用RNAseq技术检测了(Stockholm-Tartu动脉粥样硬化逆转网络工程任务中)约600例冠心病患者的表达定量性状遗传位点(eQTL)。从血液、乳内动脉、动脉粥样硬化主动脉根部、皮下脂肪、内脏腹部脂肪、骨骼肌和肝中提取RNA并进行测序。在这7种组织中共发现了800万个eQTL,其中约400万特异的单核苷酸多态性基因对。在19 926个基因中,76.2%被定义为至少包含1个顺式eQTL的基因,这表明组织间存在较大的调控网络。冠状动脉疾病(CAD)的Meta分析显示,GWAS已产生54个主要的风险单核苷酸多态性,其中38个为STARnet中鉴定的

顺式eQTL。这证实了RNAseq基因表达谱在GWAS变异体精细定位和推断因果变异中的核心作用。

在复杂疾病变异体的下游分析中,RNAseq在证明哪些变异体或基因(*DE genes*、*DE isoforms*、*isoform psiQTL*、*exon eQTL*、*exon psiQTL*、*aseQTL*等)可能致病方面发挥了至关重要的作用。此外,*GWAS*基因的下游基因敲除或过表达研究已经证明是有益的。例如,在培养的细胞中使用RNAseq,证实冠心病GWAS候选基因*TCF 21*能在体外促进冠状动脉平滑肌细胞的前迁移和表型形成。在体外重塑疾病表型,类似于对前迁移因子如PDGF的治疗。CAD GWAS基因的RNAseq网络分析显示存在两个不同的相互关联的基因簇,一个是平滑肌细胞(TCF 21、PDGFD等),另一个是脂质相关基因(*ApoA 1*、*APOB*等)。在STARnet研究中,由多个病变组织定义的顺式和反式表达的数量性状位点(eQTL)连接构建的55个网络揭示了人冠状动脉平滑肌和肝组织的核心网络,包括*TCF 21*、*PDGFD*和*LIPA*基因。RNAseq还有助于分析小鼠疾病模型(如高脂饮食型CAD模型)和基因敲除小鼠的差异。

发育和疾病的机制具有细胞类型的特异性,且不同组织样本中细胞类型的比例不同,因此,相关组织的大量RNA测序对细胞类型-转录活性的特异性改变不敏感,甚至这些测序数据可能会误导产生错误的结果。虽然细胞表面标记和模型系统中的遗传谱系跟踪在测序前可用于分离特定群体的细胞,但是这些方法都依赖于少量的标记。在选择的敏感度和特异度方面,结果往往不完美,导致只分离出感兴趣的细胞类型的一个子集,或无意中包含多细胞类型。第3代测序技术下的RNAseq使得我们可以对数百到数千个单个细胞进行RNA测序,并彻底改变

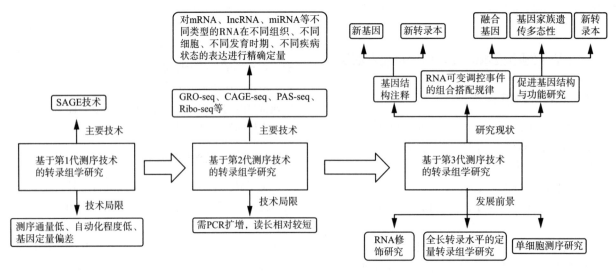

图1　RNAseq技术发展历程

了我们对体内相关组织环境的细胞类型特化过程的理解。1988年，Rappolee等利用基因特异性PCR技术对单个细胞进行了第1次转录分析；1990年Brady等，第1次实现了对单个细胞的全转录体扩增。随后生化方法的改进，加上下一代测序技术的突破，导致了目前单细胞RNAseq（scRNA-seq）的革命，这为复杂的发育和人类疾病过程的研究提供了前所未有的解决方案。

到目前为止，单细胞方法在心血管研究中的应用有限，但具有很强的示范性。在2016年，两个课题组在发育中的小鼠心脏解剖界定区域独立使用scRNA-seq，创建了在心脏发育的不同阶段所有主要心脏细胞类型的单细胞图谱。Li等采用随机森林算法抽取从e8.5～e10.5胚胎小鼠心脏，根据单个心肌细胞的转录谱，预测其解剖位置，准确率＞91%。该算法在预测ISL-1谱系追踪细胞定位方面也表现出良好的性能。DeLau等描述了从e9.5到出生后21d的不同时间点解剖分离的细胞的转录图谱。他们发现心脏成纤维细胞出现在e12.5左右的预期时间点，并记录了从发育到成熟的心肌细胞的基因表达程序。他们还利用这些特定发育阶段的转录谱来估计来自干细胞的心肌细胞的成熟度。两组均分析了Nkx2.5缺乏对心肌细胞基因表达的影响，发现心肌细胞成熟过程中存在缺陷。此外，Li等发现，Nkx2.5−/−心肌细胞更接近于心房肌细胞而不是心室肌细胞。这两篇文章都说明了单细胞转录谱在基因敲除动物模型中识别细胞类型特异性缺陷的巨大潜力。同样，在人体组织标本中使用单细胞RNAseq，可以研究致病突变患者的细胞类型特异性缺陷，并揭示在各种心血管疾病过程中细胞类型特异性的变化。

基因表达受遗传和环境的影响。可以假定，基因表达的定性差异和更大程度上的数量差异决定了个体的表型。剪接位点的细微变化，3′端未翻译的调控区域，非编码RNA和转录因子的直接相互作用可能对基因表达模式和CVD表型有显著影响，这些只能通过转录组测序来评估。

近年来，转录组学的一个热门领域是miRNA表达谱。miRNA具有相对化学稳定性好的优点，这有助于从临床标本中分离和分析miRNA。在已知的940个成熟的人类miRNAs中，有18个一直被证明主导着心脏miRNA的表达，它们可以在心脏生理发育和CVD的病理状态中检测到。动脉粥样硬化中内皮细胞的改变由miRNA表达反映。心脏损伤导致心肌细胞特异性miRNAs释放到血液循环中，无论是主动释放还是细胞降解释放，都有待研究。不同类型的miRNA在心力衰竭实体间表现出差别，因此，可以通过miRNA表达的动态显示心脏再补偿的治疗是否成功。

差异剪接与疾病表型有关，如心力衰竭。特定基因中同一外显子的表达模式可能因不同的RNA代而有很大差异，尽管相应基因的信使RNA总量可能保持不变。为了更好地理解基因表达的调控，需要同时评估miRNA控制的核转录和RNA稳定性。新的测序方法将使差异剪接可用于大规模调查。临床经验显示miR-126和miR-17在内皮细胞中表达下调，miR-155与炎症有关，然而，心肌丰富的miRNAs在冠心病患者的血液中升高。来自实验数据的候选miRNAs显示与人血浆中急性心肌梗死有关。从外周血单个核细胞提取的miRNA在缺血性心肌病患者与非缺血性心肌病患者中表现出相似性和差异表达特征，并很大程度上不同于对照个体。CVD不仅和miRNA的存在及数量有关，而且初步数据表明CVD也可能与结合位点的遗传变异有关。

一些miRNAs在外显子中活跃分泌，可以在血液标本中进行测量，从而使miRNAs成为生物标记物发现的靶点。有趣的是，miRNA可以很容易和有效地被抑制，专门设计的短干扰RNA可以阻断miRNA的作用，具有巨大的临床应用潜力。以miR-21为靶点的抗衰老药可减轻小鼠对压力过载的重塑，而miR-23a基因敲除则可预防心肌肥大。最近的研究表明，miR-128基因的敲除可以使成熟的心肌细胞再次实现增殖。此外，非编码RNA在表观基因修饰，如甲基化调控和组蛋白变异替换在协调核小体定位中起关键作用。因此，转录组学仍然是一个复杂但又充满惊喜的领域，为了理解多层次之间的相互关系，仍需要进行大量的研究工作。

四、小结与展望

随着测序技术的不断发展，转录组学的研究方法也不断走向系统化和深层化，通过对大规模测序数据的整合分析，有望对复杂的心血管疾病产生深刻的见解，并助力于心血管疾病的早期预防和精准治疗。

（赵丽鑫　余细勇）

第12章

双心医学

1. 心脏重症监护室谵妄的预防和治疗

谵妄在重症监护病房（ICU）中经常发生，合并谵妄者往往出现住院时间延长、更多的机械辅助、更多的医疗花费及更高的死亡率。研究表明，机械通气患者谵妄的发病率高达85%。此外，谵妄可能造成认知功能永久损害。因此，谵妄的预防、迅速鉴别及治疗至关重要。

虽然ICU谵妄一直是研究的热点和众多评论文章的主题，然而很少有人关注其在冠心病重症监护病房（CCU）的患者的独特表现。在本文中，我们将回顾最近对CCU谵妄的病原学、流行病学，预防和治疗的认识，并总结出未来发展的建议方向。

一、谵妄的定义和分型

谵妄在精神疾病诊断和统计手册第5版（DSM-V）中的定义，是急性发作的认知功能紊乱，包括注意力、环境觉察及认知和（或）感知力。谵妄者往往存在睡眠、觉醒周期紊乱，情绪不稳定，幻觉或妄想的表现。根据患者的运动活力分为三种亚型：活动减退，过度活跃和混合型。

二、ICU谵妄的病原学：普遍的和CCU特有的

ICU谵妄的发病机制复杂，有神经递质的改变、生理压力、代谢紊乱、炎症、电解质失衡和遗传因素的共同作用。谵妄的发生通常是因为在易感因素基础上，在诱因下发作——获得性的风险因素造成"第2次打击"。CCU谵妄发生的易感因素和诱因与ICU相同。在易感患者中，如有潜在痴呆或多种合并症的患者，较轻程度的刺激（如无并发症的尿路感染）就足以诱发谵妄。相反，在年轻健康的患者中，谵妄可能仅发生在暴露于一系列的损伤之后，如全身麻醉、严重缺少睡眠、使用多种精神药物和长时间滞留ICU等。

CCU从围术期到心肌梗死的管理变得更加综合化，其一些特殊的治疗方法会增加谵妄的发生。例如，晚期心力衰竭和置入临时或永久的心室机械辅助装置的患者在CCU中很常见，由于长时制动且对镇静药物的需求增加，还有如经导管主动脉瓣膜置换术（TAVR）在老年患者中普遍使用；同时，在心脏骤停后应用低温疗法会有很高的谵妄风险。除了在CCU使用的特殊技术和心脏病病重的改变，同时还有病情愈发复杂的患者本身的因素。以下是CCU心血管医师所考虑的因素。

1.心力衰竭患者尤其易患谵妄，发病率高达1/3。谵妄患者B型利钠肽浓度通常较高，可能是由于心排血量降低导致脑灌注不足。心力衰竭患者的血浆清除率减少，这可能导致在标准浓度下就产生毒性。

2.辅助装置相关的制动是CCU谵妄的重要危险因素。除了使用导尿管，血管通路和气管插管外，临时机械循环支持和临时心脏起搏器都限制了患者的行动。一项针对200名CCU患者的前瞻性研究表明，那些被制动的患者更容易发生谵妄（OR 2.9, $P<0.01$）。

3.接受经导管主动脉瓣置换术（TAVR）的患者发生谵妄的危险也很高。与经股动脉相比，接受经非股动脉TAVR的患者谵妄发生率似乎更高（50% vs 10%；$P<0.001$）。这种结果可能是因为经非股动脉人群中本身存在的更严重的血管疾病，而不是由入路不同而产生的因果关系。在此队列中，缺血性脑损伤被认为是该另一个危险因素，可能是由于人工瓣膜定位和部署时导致主动脉斑块脱落或瓣膜的碎片所引发。而脑保护装置可减少

TAVR卒中的风险,最近一项关于外科主动脉瓣置换术的随机试验表明,保护患者避免脑栓塞,可使谵妄减少,这一发现值得在TAVR人群中进行更深入的研究。

4.心脏骤停的患者。最近的一项研究表明,在ICU接受低温疗法的107名心脏骤停但未昏迷的患者在ICU期间谵妄持续至少1d,中位持续时间为4d(四分位间距,2.0～7.5)。然而,由于本研究中没有设置对照组,尚不清楚是否是低温疗法诱发了谵妄,或是否是由心脏骤停引起的脑灌注损伤引发的,这还需要进一步的探究。

5.几种心血管药物已被证实与谵妄有关,包括普鲁卡因胺、美托洛尔、利多卡因、胺碘酮和地高辛。然而,这些报道的局限性在于它们只是病例报道,而非临床试验。利多卡因值得特别注意,因为它与一系列精神反应有关,所以通常在连续数静脉给药的同时监测药物浓度,以评估其毒性。

三、流行病学

对于CCU谵妄的报道差异很大,这可能源自用于评估的筛查工具和方法(表1)。在590名CCU患者的横断面研究中,谵妄发生率为20%,死亡率更高(27% vs 3%;$P<0.001$)。尚不清楚谵妄是否会导致死亡,或是否是高死亡风险人群的指标。最近一项针对726名欧洲CCU患者的前瞻性研究称,患者中有15%在住院期间被诊断谵妄,85岁以上患者的这一比例为50%。另一项对309名CCU的患者的前瞻性研究发现谵妄发生率为19%,在最初无谵妄的患者,2个月内发病率为9%。同样,在Naksuk等开展的迄今为止最大的前瞻性研究中,11 079名CCU患者的谵妄发生率为8%。

四、筛查

尽管谵妄在CCU中时常发生,但医师们往往缺乏对其诊断、预防和治疗的准备。例如,如果不经常使用评估工具,谵妄常常难被诊断,只有1/3的ICU医师能够分辨出谵妄的危重患者。如今,筛选识别谵妄的方法已经有几项,但是重症监护医学会推荐的只有2种:ICU意识模糊评估(CAM-ICU)和ICU谵妄筛查量表(ICDSC)。

ICU意识模糊评估(CAM-ICU),为重症监护病房

工具。这个工具应该每天为每个患者使用:①精神状态评估——如果患者在过去24h内精神状态较基线发生变化或波动,则进行第二步。②评估患者的注意力——当你说字母"A"时,让患者握紧你的手,然后在3s的间隔内快速读10个字母。建议序列是SAVEAHAART。当患者没有按下字母"A"或按下字母"A"以外的字母时,错误就会被计算在内。③评估患者意识水平,若RASS为零,则为CAM-ICU阳性。零级等于保持警觉和冷静。如果RASS为0,则进行最后一步。④评估思维混乱——问一组是/否的问题,如石头会浮在水面上吗?海里有鱼吗?1磅比2磅重吗?你会用锤子敲钉子吗? 然后进行以下命令:对患者说:"举起这么多手指"(将两根手指放在患者面前),"现在用另一只手做同样的事情"(不要重复手指的数量)*如果患者无法移动双臂,命令的第二部分要求患者再增加一根手指。如果患者不能完成整个命令,则计算错误。如果>1错误,则该患者为CAM-ICU阳性。

一项荟萃分析对5例ICU谵妄筛查工具进行分析,CAM-ICU和ICDSC的敏感度和特异度是最高的。另一项分析囊括了9项评估CAM-ICU的研究(969名患者)和4项评估ICDSC的研究(361名患者),CAM-ICU的总敏感度为80%(95%CI 77%～83%),特异度为96%(95%CI 95%～97%),AUC=0.97;ICDSC的总敏感度为74%(95%CI 65%～82%),特异度为82%(95%CI 77%～86%),AUC=0.89。虽然3D-CAM不是专门为ICU开发的,但它也是一个有效的工具,其中位评估时间仅为3min。事实证明,在日常查房中使用筛查工具是可行的,对护士的培训时间很少。因此,有必要讲其纳入日常的查房中。

五、预防

由于治疗方法十分有限,治疗谵妄的核心是有效的预防,非药理学方法的预防重点是尽量减少混乱的医院护理,并被证明在非ICU的环境下可以减少谵妄。几项研究表明,实现一种多组件的结构化方法来重新定位,包括使用时钟和日历,每天提醒患者住院的日期、时间、地点和理由,避免深夜服药以保持睡眠,早期床上动员,早期尿管拔除,与通常护理相比,使用家庭助听器和眼

表1 心血管ICU谵妄的研究

文章	研究开始年份	研究设计	患者数量	患病率/发病率	院内死亡率	局限性
Pauley 等	2012—2014	前瞻性观察研究	590	NR/NR(20.3%)	33%	单中心回顾性观察性
Falsini 等	2014—2015	前瞻性观察研究	726	6.3%/8.9%(15.3%)	17.1%	两个中心观察性
Lahariya 等	2010	前瞻性观察研究	309	18.77%/9.27%(28.8%)	27%	单中心观察性
Naksuk 等	2004—2013	前瞻性观察研究	11 079	NR/8.3%(NR)	17.3%	单中心观察性

镜可以减少谵妄的发生率和持续时间。可惜，据我们所知，没有数据报告在CCU环境中执行这种重定向策略的频率。

Balas等在插管的ICU患者中实施苏醒与呼吸协调（awakening and breathing coordination）、谵妄监测/管理（delirium monitoring/management）和早期运动/活动（early exercise/mobility）（ABCDE）相结合的模式。在这个前后比较中，谵妄的发生率降低了50%（OR 0.55，$P=0.03$）。注意"觉醒与呼吸协调"是指经常使用自发觉醒试验和自主呼吸试验。此外，一些试验表明，物理和职业治疗减少ICU的谵妄。一组研究显示，在每日镇静中断期间进行早期康复干预时，谵妄的中位持续时间为2.0d，而未进行康复的中位持续时间为4.0d（$P=0.02$）。在一项将机械通气的ICU患者随机分为早期动员组和标准治疗组的研究中，也报告了类似的结果。

职业治疗也可能发挥重要作用。一项随机对照研究显示，非插管ICU患者的职业治疗可降低谵妄发生率（3% vs 20%，$P<0.001$）。一项质量改进研究对ICU机械通气患者实施了早期物理和职业干预，并减少苯二氮䓬类药物的使用，结果与干预措施实施前的历史发生率进行比较，谵妄发生率降低（21% vs 53%，$P=0.003$），住院天数减少3.1d（95% CI: 0.3～5.9d）。如上所述，早期动员是预防谵妄的一个重要工具，然而，对于某些CCU患者，尤其是有机械支持装置和临时起搏器的患者来说，更具挑战性。然而，正如ICU的临床医师已经成功地动员插管患者一样，CCU的医师们也应该努力提高机动性，如在可行的情况下，选择锁骨下主动脉内气囊泵和主动固定临时起搏器等移动友好设备。众所周知，住在ICU容易导致睡眠不足；这种失眠也增加了谵妄的危险。Patel等通过采取一系列非药物干预措施（关门、减少报警音量、耳塞、眼罩和定时"关灯"）改善ICU中的睡眠，与非干预组（33% vs 14%，$P<0.001$）相比，干预能够减少谵妄的发生率。同样，在一项质量改进计划中，Kamder等发现，实施三阶段改善睡眠策略可以降低谵妄/昏迷的发生率（OR 0.46；95%CI，0.23～0.89；$P=0.02$）。在这项研究中，第一阶段的重点是通过最小化开销页面、关闭病房电视、调暗走廊灯和分组护理活动来减少睡眠中断。第二阶段为非谵妄患者使用非药理学的睡眠辅助工具，如耳塞，眼罩和舒缓的音乐。对于第一和第二阶段干预仍不能入睡的患者，启动药物治疗（第三阶段）。避免使用苯二氮䓬类药物、阿片类药物和苯海拉明。虽然这些研究均来自于非CCU环境，但其中许多步骤适用于CCU中的患者，因此，应尽一切努力重新定位和进行非药物预防。

在药物干预方面，抗精神病药物常被用于预防谵妄，但尚无高质量的证据支持其使用。最近的一项荟萃分析检查了ICU患者谵妄的药物预防和治疗。在5项与安慰剂比较的抗精神病药物研究中，只有1项研究显示谵妄的发生率有所降低。由于缺乏证据，2013年危重护理医学学会关于疼痛、躁动和谵妄的指南没有提出使用抗精神病药物预防成年ICU患者谵妄的建议。同样值得一提的是，已知抗精神病药物会引起几种心血管不良反应，最显著的是QTC延长。

镇静药是谵妄一个重要的可改变的危险因素。克莱格和杨的研究表明，在住院患者和长期护理患者中，谵妄与苯二氮䓬（OR 3.0; 95% CI: 1.3～6.8）有关。因此，有需要寻找其他镇静药来减少谵妄的发生率。异丙酚是一种广泛使用的苯二氮䓬类药物替代品，它具有快速起效的作用，如前所述，它可能对停止使用镇静药有帮助。多项研究表明，异丙酚与咪达唑仑相比可缩短机械通气时间。然而，评估谵妄结果的高质量证据仍在发展。睡眠不足已被证明是ICU谵妄发展的危险因素之一，危重患者褪黑素水平更低。已经有几项试验研究了褪黑素在ICU谵妄患者中的使用情况，其中一些试验显示出了积极的结果，但总体来说，这些研究受样本量小和方法不统一的限制，需要进行更大规模的随机试验。

右美托咪定是苯二氮䓬类药物和异丙酚等传统镇静药的替代品，它是一种α_2受体激动药，因其镇痛特性和镇静作用而一直是谵妄研究的热点。这些特性可以通过避免致谵妄的阿片类药物和镇静药及更直接的神经保护机制来减少谵妄。这导致了几个临床研究，包括右美托咪定在ICU的应用。SEDCOM（右美托咪定与咪达唑仑的安全性和有效性）试验是一项多中心试验，将375名插管ICU患者随机分为右美托咪定组和咪达唑仑组，结果示右美托咪定组患者呼吸机使用时间更短，谵妄发生更少（54% vs. 76.6%，$P<0.001$）。值得注意的是，本试验排除了几种常见的心脏疾病，包括：不稳定心绞痛或急性心肌梗死，射血分数<30%，心率<50次/分，二或三度房室传导阻滞和连续使用两种升压药，但收缩压仍<90mmHg，这可能会限制这个试验患者的普遍性。

六、治疗

谵妄的初期治疗包括治疗任何可识别的诱因。进一步的治疗旨在减缓其病情和持续时间。不幸的是，一旦CCU患者发生谵妄，可以指导治疗的资料少之又少。应采用一些帮助患者重新定位的非药物策略，包括使用家用助听器和眼镜。有少量相矛盾的数据表明，抗精神病药可以减少谵妄的持续时间（表2）。例如，一项小型试验将

表2 治疗ICU谵妄的药物，特别考虑CCU患者

药物	推荐剂量	不良反应	禁忌证	价位	FDA批准用于谵妄	试验证据
喹硫平	每天口服100～200mg，分2次给药	QTc延长，锥体外系反应较氟哌啶醇少	QTc延长者	便宜	否	与安慰剂相比，喹硫平缩短了谵妄的持续时间（1d vs 4.5d，$P=0.001$）
右美托咪定	每小时维持剂量0.2～0.7 μg/kg	心动过缓，低血压	心动过缓，高度房室传导阻滞，低血压慎用	昂贵	否（但批准替代镇静药）	与安慰剂相比，右美托咪定缩短了插管患者谵妄的持续时间（23.3h vs 40.0h，$P=0.01$）
氟哌啶醇	口服：每6～8小时0.5～5mg静脉注射（仅限氟哌啶醇乳酸盐）：每15～30分钟0.5mg，直到达到反应，然后每6小时给予最后1次推注剂量的25%	QTc延长，较大的锥体束外效应	QTc延长者，帕金森病	便宜	否	综合目前数据，并未被谵妄治疗指南推荐
齐拉西酮	用于急性焦虑10mg每2小时1次或每4小时20mg肌内注射（最大40mg/d）	QTc延长，锥体外系反应较氟哌啶醇少	帕金森病患有QTC，心力衰竭，近期心肌梗死	便宜	否	与安慰剂相比，齐拉西酮未显示减少无谵妄的天数（中位数15.0d vs 12.5d，$P=0.66$）

36名ICU的谵妄患者随机分配到喹硫平或安慰剂组，结果显示接受喹硫平治疗的患者谵妄持续时间较短（1d vs 4.5d，$P=0.001$）。然而，另一项将103名患者随机分配至氟哌啶醇，齐拉西酮或安慰剂组，结果显示谵妄持续时间无差异。根据上述证据，重症监护医学协会关于ICU患者谵妄的指南中未纳入氟哌啶醇的治疗建议。治疗ICU谵妄，同时指出非典型抗精神病药可能会减少谵妄的持续时间。应当注意的是，这些药物不应该用于有高尖端扭转型室速风险的患者。

右美托咪定也被用于治疗已确诊谵妄的ICU患者。

DahLIA（Dexmedetomidine to Lessen ICU Agitation，右美托咪定减轻ICU焦虑）研究将74名被认定谵妄而拔管的患者随机分到右美托咪定或安慰剂组，结果显示右美托咪定组的谵妄症状消退更快（23.3h vs 40.0h；95%CI：3.0～28.0h；$P=0.01$）。这项研究有两个主要问题，首先没有报告酒精戒断率，并且镇痛控制和阿片类药物的使用并不是最理想的。在重症监护医学协会指南中，建议使用右美托咪定治疗与酒精或苯二氮䓬戒断无关的ICU谵妄，苯二氮䓬类药物可作为首选的治疗方案。

（王皓辰 刘凤瑶 白冰清 马 欢 耿庆山）

2. 精神药理学与心血管疾病

近年来，研究发现心理因素与心血管疾病间存在着紧密联系。这种联系往往是双向的：心理因素可能在某类心血管疾病中比较常见，并预示着较差的临床预后，也或许心理问题可能在心血管疾病发生前便存在的。此外，由于药物不良反应或与其他药物的相互作用，精神障碍治疗本身也可能存在心血管风险。报告一致发现，有显著精神障碍的患者如抑郁，比一般人群有更高的心血管疾病患病率和死亡率。最近的一篇包含来自六大洲29个国家203篇文献的荟萃分析发现，精神障碍患者相比于一般人群的相对死亡风险比为2.22，据估计，全世界约800万人（14.3%）的死亡与精神障碍相关。

对临床医师来说，发现心血管疾病患者中可能影响整体预后的心理障碍，并选择可以有效治疗这些障碍但不加重潜在心血管疾病的药物，是十分重要的。而通过早期恰当地向精神卫生服务机构进行转诊，也有助于做出同时进行心血管药物治疗的安全的药物决策。

在本篇综述中，我们集中讨论心血管疾病患者中比较常见的精神障碍，如抑郁和焦虑，同时回顾目前有关治疗选择的相关信息。此外，我们简要描述了精神药物治疗的心血管不良反应及潜在的药物间相互作用，其中有一些可能是致死性的。本篇综述的目的不在于罗列所有的药物治疗，而旨在强调目前已报道的存在心血管作用的药物。

一、流行病学

心血管疾病是包括欧美国家在内的工业化国家首要的患病及死亡原因，是目前主要的公共卫生负担。来自前瞻性队列研究的数据发现，包括吸烟、血流动力学异常、高血压、糖尿病、腹型肥胖、缺乏运动、水果蔬菜日摄入量偏低、酒精摄入超量，以及心理因素在内的心血管风险因素，都在冠心病的发展中起到了重要作用。

二、心理风险因素和心血管疾病：病理生理学及潜在机制

某些心理因素，如抑郁、焦虑、敌意和A型人格，均被证实不仅是心血管疾病的风险因素，也影响着临床预后。抑郁可能同时具备行为和生理背景。抑郁患者可能更倾向于进行不健康的行为，并且治疗依从性较差。然而，同时也存在着生理学改变，如皮质醇增多及对促肾上腺皮质激素释放因子的反应低于预期。血小板功能也存在异常，存在反应性增高及因子4和甲状腺球蛋白的释放。这两种生理学改变都可能导致动脉的粥样硬化。此外，抑郁患者被发现存在异常的心率变异，从而可能导致心律失常。

急性应激是目前研究比较好的心理状态之一，其对心血管系统的生理学影响也得到了较好的研究。图1描述了急性应激作用于交感神经系统导致心律失常、内皮功能及血小板激活等多个方面的影响。其中一些是由心率和急性的血压升高来调节的，这些作用可能被放大，从而激活导致动脉粥样硬化的机制。这一假设已在Kuopio缺血性心脏病研究中得到验证。该项研究发现，在高反应者中，精神应激通过舒张压反应与颈动脉内膜中层厚度相关。冠状动脉血流的其他机制可能通过神经元一氧化碳合酶途径介导。

最后，炎症机制间的联系在冠状动脉斑块损伤及抑郁患者中均已被揭示。涉及的细胞因子包括C反应蛋白、肿瘤坏死因子和白细胞介素-6等。因此，在心血管机制与精神健康之间存在多条双向通路。临床医师需要考虑那些可能对心血管疾病存在调节作用甚至相互作用的心理因素。

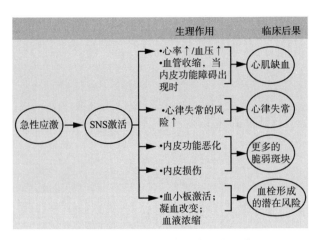

图1　急性心理社会应激的病理生理作用

三、抑郁

抑郁患者的表现可以从亚临床水平的抑郁症状到完全的重度抑郁症。需要指出的是，要描述重症抑郁患者的特征，其症状的出现一定要干扰到正常的生活。

心血管疾病患者中抑郁的患病率是普通人群中的3倍，同时也得到了广泛的研究。美国心脏协会推荐抑郁应该被看作冠心病的重要风险因素。抑郁患者发展为冠心病，冠心病恶化及死于冠心病的风险增加80%。此外，抑郁常见于心绞痛患者，并能加速心肌梗死、脑卒中、猝死及心房颤动的发生。因此，抑郁与心血管疾病间的联系是相互的。抑郁提高了心血管疾病发生的风险，心血管疾病也提高了抑郁发生的风险。鉴于抑郁出现于17%~45%的心肌梗死后患者中，其中15%~18%的患者被认为是重症抑郁，一些患者可能会在事件发生后的数月内依然存在抑郁，因此，识别抑郁是至关重要的。

早期观察性研究显示，因冠心病住院期间诊断的抑郁与出院后6~18个月内较高的死亡率相关。有趣的是，贝克抑郁量表（the Beck Depression Inventory, BDI）测量出的抑郁越严重，冠心病的风险也越高。急性心肌梗死患者抑郁的患病率是未发生心肌梗死的对照组的3倍。中重度抑郁患者发生心源性猝死的风险是普通人群的3倍。

一项包含全部有关抑郁与冠心病风险的前瞻性研究的荟萃分析显示，抑郁与显著增高的心血管疾病风险相关。其他研究，包括那些更加长程的随访研究，也发现了相似的结果，包括抑郁与脑血管疾病间的有害联系。

冠状动脉旁路移植术前存在的中重度抑郁及术后持续存在的抑郁，增加了患者术后10年内死亡风险。

抑郁的治疗研究显示降低抑郁可以有效降低冠心病风险，但结果仅限于基线水平有轻度抑郁的患者中。此外，对抑郁治疗缺乏反应，被定义为对单一疗法的单次试验无效，与心血管疾病的高风险相关。

一项为期10年的随访评估发现，焦虑将死亡率提高了77%，同时使冠心病的发病风险提高近3倍。值得注意的是，在这项研究中，抑郁与升高的死亡率及健康预后不存在显著相关性。抑郁的治疗在后面的药物治疗组中进行了讨论。然而，在心血管疾病患者中，选择性5-羟色胺再摄取抑制剂（selective serotonin reuptake inhibitors, SSRIs）通常被用作抗抑郁药，而这一人群中经常会接受抗血小板聚集药物的治疗，因此，5-羟色胺转运抑制剂与阿司匹林和（或）氯吡格雷间的药物相互作用是值得注意的。至少2项研究抗血小板聚集药物与SSRIs（西酞普兰、氟西汀、氟伏沙明和文拉法辛）共用的研究，没有发现出血与药物间的关系。最近一篇超过27 000名住院患者的更加全面的队列综述发现，与单一使用阿司匹林相比，联合使用一种SSRI与阿司匹林或氯吡格雷会提高出血风险。氯吡格雷与一种SSRI联用或双重抗血小板治疗与一种SSRI联用的出血风险最高。另一方面，SSRIs也被发现会增加血小板的黏附促进血栓形成。一项包括3000多名无缺血性疾病风险患者的病例对照研究发现，暴露于SSRIs并不会从实质上降低未来心肌梗死的发病风险。因此，临床医师应该清楚出血风险，并认真检测这些患者的出血事件。

其他的抗抑郁药物，如三环类抗抑郁药（tricyclic antidepressants, TCAs）、5-羟色胺及去甲肾上腺素再摄取抑制剂（serotonin-norepinephrine reuptake inhibitors, SNRIs）、5-羟色胺拮抗剂及再摄取抑制剂、去甲肾上腺素能及特异性5-羟色胺能抗抑郁药，可能较少适用于存在抑郁的心血管病患者，这是由于在TCAs及SNRIs增加的5-羟色胺及去甲肾上腺素会引起潜在的Q-T间期延长，从而使高血压恶化（见"药物治疗"部分）。

心力衰竭作为一种慢性综合征，经常与抑郁症状相关。达到纽约心脏协会功能性Ⅱ级及Ⅲ级症状的患者中，43%的人BDI评分较高。尽管客观疾病指标可能并不总是与抑郁的程度存在相关性，存在中到重度抑郁的心力衰竭患者确实有更高的死亡及再入院风险。运动与抑郁的改善相关，在HF-ACTION研究中，射血分数下降的心力衰竭患者被随机分配到运动组及对照组，运动组患者的BDI得分在3个月后上升，提示抑郁症状有小幅下降。存在抑郁和心力衰竭的患者能够较好地耐受某些SSRIs抗抑郁药物，如舍曲林，并且药物不会导致不良预后，但却不一定能够有效改善抑郁症状。其他研究者发现，TCAs和SNRIs会导致细胞因子下降，考虑到同时存在提高血压及延长Q-T间期的倾向，提示应谨慎使用这些药物。后面将讨论的行为治疗可能是心力衰竭患者改善抑郁的一种替代疗法。

四、焦虑

一些研究发现，焦虑障碍和增加的焦虑症状与冠心病发生之间存在正相关。瑞士一项49 321人（18~20岁）参加的耗时37年的队列研究发现，焦虑使冠心病和急性心肌梗死的风险提高2倍。此外，一项包含20项超过11年的研究的荟萃分析证实，在调整了其他背景因素和健康行为干扰后，焦虑与冠心病及心血管死亡的高发病率相关。其他研究显示，恐怖性焦虑与冠心病及心源性促使的高风险相关，但这一结果仅适用于女性群体。护士健康研究证实，恐怖性焦虑与心源性猝死和致死性心肌梗死的高风险相关，而与非致死性心肌梗死不存在相关性。需要指出的是，焦虑和抑郁可以同时出现在患者身上，并且一些研究试图探索这两种心理社会学因素对冠心病预后的单一和共同效应。一项有5 073名中年健康荷兰妇女参加的研究显示，在控制抑郁后，焦虑与死亡率升高77%和冠心病发病风险提高3倍相关。此外，广泛性焦虑障碍和抑郁障碍共病患者与患单一疾病的患者相比，有更高的风险罹患冠心病。然而，来自妇女缺血性综合征评估的数据提示，抑郁和焦虑相互作用以不同的方式预示未来的冠心病事件：同时存在抑郁和低水平焦虑的妇女存在冠心病发病的高风险，而那些同时存在抑郁和更高水平焦虑的妇女则不存在冠心病发病的高风险。

然而，还有一些研究显示焦虑可能降低冠心病的发病风险。一项超过60 000受试者的基于人群的研究发现，高水平焦虑与冠心病发病率及全死因死亡率的降低相关。基线水平无冠心病的患者中也存在相似的结果。由于苯二氮䓬类药物（benzodiazepines, BZDs）是抗焦虑治疗中最常见的药物，而大多数冠心病患者可能都在使用他汀类药物治疗，因此研究两类药物间的相互作用十分重要。细胞色素P450（CYP）3A4酶（CYP3A4）是肝中CYP同工酶最丰富的类型，负责超过60%的临床处方药物的代谢。阿托伐他汀、辛伐他汀和洛伐他汀都是由CYP3A4代谢的。氟伐他汀主要（约60%）由CYP2C9代谢，而普伐他汀由于其高亲水性并未发现显著的CYP代谢。常用于住院患者镇静的咪达唑仑是一种CYP3A4基质，任何CYP3A4抑制剂都会改变咪达唑仑的代谢，从而导致镇静的延长；同时，使用阿托伐他汀会降低33%的咪达唑仑的血浆清除率。

五、愤怒和应激的后果

愤怒和敌意与冠心病之间关系的研究，在一篇荟萃分析中得到了证实。研究显示，无论是健康人群还是心脏病患者中，高水平的愤怒和敌意均与较差的临床预后相关。在研究基线时健康的个体中，高水平的愤怒和敌意与冠心病的发病风险提高19%相关。心脏病患者中，高水平愤怒和敌意预示更差的预后。有趣的是，在健康人群中，冠心病发病风险与愤怒和敌意的相关性在男性中高于女性，并且这种相关性随着随访时间的延长而加强。

研究发现，在心脏病患者，更多的体育运动和愤怒与置入式心脏除颤仪（implantable cardioverterdefibrillator, ICD）放电的增加相关。

研究显示，由灾难性事件、强烈的体育赛事和急性运动引起的急性心理应激会提高心律失常、心肌缺血和心肌梗死的风险。相反，一些慢性因素，如工作相关压力和对婚姻不满意，会通过血压的升高和凝血系统的异常来提高冠心病的发病风险。

（一）急性应激

研究显示，在自然灾害，如地震、暴风雪或911相关的社会压力性事件后，急性心肌梗死、心源性猝死及心源性死亡的发生率升高。在911事件发生后的数周里，心律失常事件的发生率与911事件发生前的数周及前一年同一时段相比增加了2倍。大量研究显示，急性应激源，如1989年旧金山地震、1981年雅典地震和1995年日本的阪神大地震，增加了心血管疾病患者心源性死亡的风险。

（二）慢性压力

工作相关压力（决策自由度低和工作要求高）在一项男性群体的荟萃分析中得到了广泛研究，结果显示，高心理需求、缺乏社会支持和等应变蠕变曲线与缺血性心脏病的高风险相关，然而，付出-回报失衡、工作不安全感和较长的工作时间则未发现相关性。

来自52个国家的INTERHEART研究发现，控制人口学和医疗因素后，经历第1次心肌梗死的患者与同年龄同性别的对照组相比，有更高的工作压力、家庭压力、广泛性压力和持续性压力。此外，包括感知压力在内的心理社会功能的综合测量与心肌梗死风险提高2.5倍相关，这一结果与糖尿病观测的数据相当。一项由既往有冠心病病史的女性患者参与的斯德哥尔摩女性冠状动脉风险研究，发现了冠心病发病风险与人际关系压力间存在相关性。研究发现，在5年随访研究中，控制背景及健康相关因素后，较高的人际关系压力与冠心病复发风险增加近3倍存在相关性。

（三）压力反应

压力反应，如公开演讲或心算任务，也与心血管疾病相关。在一项针对精神压力的心理反应的荟萃分析中，Chida等发现针对压力的较大反应和较慢的恢复与心血管疾病较差的预后相关，这些发现在高血压的形成及血管内中膜增厚过程中最为显著。此外，剧烈的体力活动和紧张的心理活动是心肌缺血的预测指标。另一项研究显示了相似的研究结果，心脏病患者在感到紧张、悲伤或挫败时，心肌缺血的相对风险提高了2倍。此外，在日记中有报道压力性事件的心肌梗死后患者有更高的风险出现不规则心跳和节律。

心理压力诱导的缺血是冠心病患者临床事件的预测因素。一项研究显示，心理压力诱导的缺血与冠心病患者复发性心脏事件提高近3倍相关，而心理压力期间射血分数的改变是患者无事件生存期的重要预测指标。

六、人格与心血管疾病

1.A型人格　　A型行为的特征是强烈的野心、竞争性、事件紧迫感和敌意。有关A型人格与心血管疾病高风险间关系的研究存在不同的结果。一些研究显示增高的风险，而另一些研究则未显示。而A型人格中的敌意成分，似乎是心血管疾病的重要预测因素。

2.D型人格　　D型人格是高消极情绪与高社会抑制的组合。排除其他心血管风险因素的影响，这些特征与不良心脏预后风险升高近2倍相关。

七、治疗

（一）心理和行为治疗

研究显示心理或行为干预对改善心血管疾病的预后有不同的结果。一些研究报道，心理干预没有效果，而另一些则显示死亡率下降70%。

心理或行为干预试验的荟萃分析证实，在2年的随访中，与对照组相比，心理治疗与死亡率下降28%相关。此外，该项研究还显示，在心脏事件发生的前2个月实施治疗会有更大获益。

提高冠心病患者恢复（enhancing recovery in coronary heart disease patients, ENRICHD）研究，将患有抑郁或缺乏社会支持的心肌梗死后患者随机分配到常规护理组和认知行为治疗组。认知行为治疗在心肌梗死发生后的数周内进行，患者在6个月内平均参加11节个人课程。此外，认知行为治疗组患者也会适时参与团体治疗，那些汉密尔顿抑郁评分高于24或BDI评分持续增高的患者同时接受SSR I 类药物治疗。这一试验证实相比对照组，治疗组具有更好的社会心理预后，如抑郁改善和社会支持的提高，但与无事件生存期的下降无关。

其他治疗，如心脏病患者中的压力管理干预，显示更好的结果。斯德哥尔摩女性冠心病的干预试验（stockholm women's intervention trial for coronary heart disease, SWITCHD）包括100 257名患者，他们在一次心血管事件（心肌梗死、冠状动脉旁路移植术或经皮冠状动脉介入术）后随机分配到团体心理社会干预组和常规护理组。研究显示，与常规护理组相比，治疗组的女性在随访中死亡率下降近3倍。

其他研究结合心血管疾病患者的压力管理和有氧运动及压力引起心肌缺血的证据。一项研究证实，相比于常规护理组，随机分配到运动组或压力管理组的患者在心理压力期间心肌缺血率下降，随访过程中心脏事件也有下降。此外，压力管理与心血管风险下降75%相关，然而体育锻炼与心血管风险下降30%相关。SMART-Heart研究将心脏病患者随机分配到压力管理组或运动组。在心理压力测试期间对心肌缺血进行评估，同时测量自主神经功能和内皮功能。与对照组相比，运动组和压力管理组的患者在心理压力期间有更高的生活质量，射血分数的减少和室壁运动异常更少，血管舒张功能也有所改善。

（二）药物治疗

1.抗抑郁药　　单胺类氧化酶抑制剂是第一代抗抑郁药物，具有较强的药物不良反应，如升高血压，因此限制了它们的使用，而偏向于使用稍后讨论的较新的抗抑郁药。较新的抗抑郁药物可以分为4类：SSRIs、TCAs、SNRIs和非典型药物。值得注意的是，一些非典型抗精神病药，如阿立哌唑和喹硫平，也是美国食品药品监督管理局（the U.S.food and drug administration, FDA）批准的治疗重症抑郁的药物，但在本篇综述中不做讨论。表1显示了这里需要进行讨论的精神药物的心血管不良反应。

（1）5-羟色胺再摄取抑制剂（SSRIs）：SSRIs是目前抗抑郁治疗的一线药物，包括艾司西酞普兰、舍曲林、西酞普兰、氟西汀、氟伏沙明和帕罗西汀。由于糖尿病和心血管疾病患者中抑郁的高患病率，并且研究显示抑郁的存在会加重临床不良预后，美国心脏病协会已将抑郁作为急性冠状动脉综合征不良预后的独立风险因素。由于其安全性和有效性，SSRIs已成为心血管疾病患者抗抑郁治疗的首选药物。目前尚无证据显示，SSRIs会提高心力衰竭发生的风险。总之，使用合理治疗剂量的SSRIs会轻度延长QTc间期，但超过推荐剂量的使用则会提高风险。这些风险不仅包括QTc间期的显著延长，还包括室性心律失常和低血压。

目前最著名的有关心肌梗死后患者舍曲林使用的研究，是舍曲林抗抑郁药物心脏病发作随机试验（Sertraline Antidepressant Heart-Attack Randomized Trial, SADHART）。该试验针对具有临床抑郁的急性冠状动脉综合征住院患者采用随机双盲安慰剂对照研究的方法。舍曲林没有改变射血分数及室性异位搏动，但与

表1　精神药物的心血管不良反应

	直立性低血压	高血压	心脏传导	药物性心律失常	心率
SSRIs					
西酞普兰	0/+	0	0	+	0
艾司西酞普兰	0/+	0	0	0/+	0
氟西汀	0/+	0	0	0/+	0
氟伏沙明	0/+	0	0	0/+	0
帕罗西汀	0/+	0	0	0/+	0
舍曲林	0/+	0	0	0/+	0
SNRIs					
去甲文拉法辛	0/+	++	+	0/+	0/+
度洛西汀	0/+	++	+	0/+	0/+
左旋米那普仑	0/+	++	+	0/+	0/+
文拉法辛	0/+	++	+	0/+	0/+
TCAs					
阿米替林	+++	0	+++	+++	++
氯米帕明	++	0	+++	++	++
地昔帕明	++	0	+++	++	++
多塞平	++	0	+++	++	++
丙米嗪	++	0	+++	++	++
去甲替林	+	0	+++	+++	++
非典型					
安非他酮	0	0	0	0	0
丁螺环酮	0	0	0	0	0
米氮平	+	0	0	0	0
奈法唑酮	+	+	0/+	+	0
曲唑酮	+	0/+	0/+	++	0
维拉佐酮	0	0	0	0	0
沃替西汀	0	0	0	0	0

注：0.无影响或影响极小；+.轻微的影响；++.中等程度的影响；+++.严重的影响；SNRIs.5-羟色胺及去甲肾上腺素再摄取抑制剂；SSRIs.选择性5-羟色胺摄取抑制剂；TCAs.三环类抗抑郁药

安慰剂组相比，显著延长了QTc间期，同时汉密尔顿抑郁量表评分显示抑郁症状得到了改善。其他的小型研究结论与该试验一致。第一项涉及死亡率的研究是心肌梗死后患者的ENRICHD试验。患者不仅患有抑郁症，同时社会支持也较差。研究包括行为治疗，并在行为治疗进行5周后开始使用一种SSRI。使用舍曲林的患者与未使用药物的患者相比，死亡率和非致死性心肌梗死率显著下降。这一获益仅限于SSRIs，而未在其他抗抑郁药物中发现。2011年是一项荟萃分析呼吁进行更优质的随机对照

试验，以确定药物在死亡率及再住院率方面的获益。研究者得出的结论是，死亡率的减少是依赖于定义及入组标准的变量，而再入院率的下降具有更好的一致性。较老的SSRIs，如氟伏沙明和舍曲林也被报道会延长QTc间期，但这种改变小于西酞普兰。由于西酞普兰是目前研究最好的SSRI，出于对QTc间期延长的顾虑，FDA及欧洲药品管理局对高剂量的药物使用提出了警告，并将上限设定为每日40mg。

SSRIs可能具有除了改善抑郁以外的其他疗效。SSRIs的多效作用，包括舍曲林提高心脏变异性的作用和帕罗西汀抑制迷走神经兴奋的作用。此外，舍曲林可能具有抗炎作用，导致C反应蛋白和白细胞介素水平下降。还有证据显示，抑郁通过激活血小板5-羟色胺与血小板的激活和聚集相关，从而加强了血栓的形成。另一方面，SSRIs通过抑制血小板的5-羟色胺再摄取，从而抑制血小板的激活导致出血（见"抑郁"）。临床医师应该在止血或抗凝功能损害的患者中谨慎的选择这些药物。然而，在一些心血管疾病患者中，尤其是支架置入术后的患者，血小板聚集的抑制可能是有益的，其作用机制有别于阿司匹林或氯吡格雷。

（2）5-羟色胺及去甲肾上腺素再摄取抑制剂（SNRIs）：此类药物包括文拉法辛、度洛西汀、去甲文拉法辛和左旋米那普仑。这些药物同时阻止了5-羟色胺和去甲肾上腺素在突触间隙的的再摄取，导致两者的浓度升高，心脏交感神经活动增强，从而导致心动过速、高血压和心律失常。相比于SSRIs，SNRIs有更多的药物不良反应，包括高血压，尤其在高剂量使用时。因此，正在接受降血压治疗的患者如果使用SNRIs必须要检测血压。文拉法辛可能是目前研究最好的SNRI。一项加拿大管理数据库的回顾性研究（2000—2009年）包含40 000余名使用文拉法辛或舍曲林的心血管疾病患者，结果显示，使用文拉法辛与使用舍曲林的患者发生不良心血管事件的风险并无差别。然而，使用文拉法辛的患者心力衰竭风险较低。

（3）三环类抗抑郁剂（TCAs）：TCAs是抗抑郁药物中最老的一类，包括阿米替林、地昔帕明、多塞平、丙米嗪、氯米帕明和去甲替林。所有这些药物均会导致QRS间期和QTc间期延长，并具有抗胆碱能不良反应，以及相关的心律失常，包括室性心动过速和心房颤动。因此，存在室性心律失常和心血管风险的患者不应使用TCAs治疗。在不抑郁患者中使用去甲替林和丙米嗪均未改变心室功能。然而，尽管没有证据显示心室功能的恶化，室性心律失常的风险依然导致TCAs的使用不可取。

（4）非典型药物：各种具有5-羟色胺受体激动活

性，以及多巴胺、去甲肾上腺素和5-羟色胺再摄取活性的药物均被认为是非典型药物，包括安非他酮、曲唑酮、奈法唑酮、沃替西汀、维拉佐酮、丁螺环酮和米氮平。

丁螺环酮在同时患有抑郁的心血管疾病患者中的使用已被确立。尽管目前确切的机制还不清楚，可能由去甲肾上腺素能和多巴胺能作用介导，丁螺环酮也是确认有效并被FDA批准用于戒烟的药物。

一项随机双盲安慰剂对照的多中心研究，包含600余名每天吸10美元香烟的心血管疾病患者。研究发现，使用丁螺环酮治疗7周的吸烟者中，在1年后戒烟成功的人数是安慰剂组的2倍还多。此外，在治疗期间，丁螺环酮组的患者的血压或心率均为显著改变，因此，临床医师应该考虑将丁螺环酮作为同时进行抑郁与戒烟治疗的一线用药。

曲唑酮是二代选择性5-羟色胺受体拮抗剂及再摄取抑制剂，并且是此类药物中研究最好的。作为催眠药物的使用，曲唑酮由于其较好的心血管整体评分和较少的抗胆碱能作用而受青睐。在动物实验中，与丙米嗪相比，曲唑酮导致较少的心肌抑制，并不会改变心率变律性和收缩力，同时可以增加冠状动脉血流。尽管在治疗计量内存在这些作用，有案例报道，在超量使用时存在QTc间期的延长，从而可能导致致命的心律失常，至少一个案例中出现了运动诱发的心律失常。而在老年患者中，尤其是那些已经在使用胺碘酮的患者，这可能与一些潜在的不良预后风险增高相关。

2.抗焦虑药

（1）苯二氮䓬类（benzodiazepines, BZDs） BZDs长期以来被作为抗焦虑治疗的标准药物。这些药物包括阿普唑仑、氯硝西泮、地西泮、劳拉西泮、三唑仑、奥沙西泮和咪达唑仑。来自大型社区数据库及小型研究的荟萃分析显示，很少有关于BZDs心血管作用的报道。有研究报道三唑仑的使用可能导致睡眠期间心率加快。一项通过教育以减少心血管疾病的社区研究共包括了7000余名受试者，旨在量化精神药物与心脏疾病间的关系。有超过30%的缺血性疾病的风险与BZDs的使用相关，BZDs的使用者发生心脏事件的风险超过未使用者2倍。该研究存在混杂的风险因素、小数量事件及调查信息数据的使用。一项包含8个独立研究的荟萃分析报道，催眠药物的使用总体上与较低的心血管疾病死亡率相关。然而，催眠药物的种类的确影响了结果，其中，唑吡坦降低了心脏病的风险，而BZDs则升高了这种风险。这些观察结果均未被任何大型研究所证实。值得注意的是，由于潜在的高成瘾及滥用风险，应避免使用短效BZDs，如咪达唑仑和三唑仑。中长效药物，如氯硝西泮、劳拉西泮和阿普唑仑是此类药物中首选的抗焦虑药，但由于长期使用会导致耐受性提高从而需要增大剂量已达到相似疗效，因此也应该谨慎使用。

（2）β受体阻滞药：β受体阻滞药，如普萘洛尔，可在个体进行诱发焦虑的活动前1h服用，从而治疗情境焦虑的发作。BZD同样可被用于这类情况，但由于其镇静作用可能导致阻碍活动而受限。这些药物应该在短期使用后停止。在心脏疾病的治疗方面，β受体阻滞药由于导致射血分数下降具有1A级心力衰竭指标。这可能会引发治疗导致心力衰竭患者心理症状的担忧，尤其在考虑到在这一群体中抑郁的高患病率。然而，一篇包括40余项β受体阻滞药随机试验的综述分析没有发现抑郁症状的加重，而只是导致了少量的疲劳增加和性功能障碍。

接受ICD治疗的患者由于担心ICD的发电也会出现害怕、焦虑和抑郁。由于担心抑郁症状的恶化，许多这类患者也在服用β受体阻滞药。在一篇包括400余名ICD患者的综述中，88%的人在服用β受体阻滞药，并在基线水平接受了医院医院焦虑与抑郁两边和ICD患者担忧问卷的评估，结果显示，抑郁或焦虑症状的增加与β受体阻滞药的使用无关。

在之前诊断过精神障碍的心力衰竭患者中，至少有1例报道了美托洛尔的使用伴随抑郁的加重。但这些研究中有些样本很小。

（3）非典型药物：丁螺环酮是这类药物中使用最广泛的抗焦虑药，作为5-羟色胺部分激动剂，并具有较少的依赖性，被推荐用于广泛性焦虑障碍的治疗。与BZDs相比，丁螺环酮的抗焦虑作用相当，但可能需要2周的时间起效。目前只有一篇基于12名志愿者的有关丁螺环酮对心血管作用的报道，结果显示治疗剂量的丁螺环酮与基础心率下降相关。然而，并未报道任何显著的心血管不良反应。

（4）其他抗焦虑药物：TCAs、SNRIs和SSRIs目前被用于抑郁，特别是合并焦虑的治疗。这些药物的心血管不良反应已在前文中讨论过。

八、药物间相互作用

临床医师正在治疗越来越多的精神障碍患者，而随着患者年龄的增长，他们也可能需要服用心血管药物。心血管药物和精神药物的联用在一项包含1400余名住院患者的回顾性分析中得到证实。37%的患者接受了精神药物的治疗，25%的精神科患者同时接受了心血管药物的治疗。在80岁以上的患者中联用更加普遍。其中，抗抑郁药是最常见的（47%，米氮平更常见），其次是抗精神病药物（44%）和抗焦虑药（28%）。在心血管药物领域，50%的患者在服用利尿药，接近50%在服用血管紧张素转化酶抑制药。近1/4的老年患者在服用心脏药物，50%的人同时在服用精神药物。如前所述，精神药物可能具有心血管不良反应。反之亦然，心脏药物也表现出心理影响。因此，临床医师必须要认识到联合用药时的药物间相互作用，尤其是在脆弱人群中（如老年人）。

药物间相互作用是指一种药物的药效学或药动学特征被另一种药物修正，从而导致其中一种药物的不良反应或获益的改变。大部分动力学药物间相互作用均涉及CYP。目前至少有40种此类酶，但其中6种似乎负责了超过90%的药物代谢：CYP1A2、CYP2B6、CYP2C9、CYP2C19、CYP2D6和CYP3A4。因此，任何诱导或阻碍CYP酶活性的药物均存在改变其他药物代谢的可能，从而减弱或加强其药效。表2按照存在相互作用的CYP类型列出了目前批准的抗焦虑药、抗抑郁药及心血管药物。尽管表2列出了比较常见的药物，但内容并不详尽，因此，临床医师应该认真阅读其开具处方的药物说明书，并在必要时向药理学专家进行咨询。此外，FDA或制药公司网站也会提供药品说明及药物间相互作用的信息。表3阐述了精神药物与心血管药物间具有显著临床意义的药物间相互作用。表4提供了同时开具精神药物和心脏药物处方时的一般建议。如表3所示，建议临床医师在不确定剂量和潜在的药物间相互作用时应寻求建议或咨询药剂师指导。

表2　精神药物和心血管药物与细胞色素酶P450家族

CYP	精神药物	心血管药物	精神抑制剂	心血管抑制剂
1A2	SSRI	抗血小板/抗凝剂	氟伏沙明	胺碘酮
	氟伏沙明	氯吡格雷	帕罗西汀	噻氯匹定
	SNRI	华法林		
	度洛西汀	抗心律失常		
	TCA	美西律		
	阿米替林	抗高血压		
	氯米帕明	普萘洛尔		
	丙米嗪	氨苯蝶啶		
	非典型	维拉帕米		
	米氮平			
2B6	非典型	抗血小板/抗凝剂		噻氯匹定
	安非他酮	氯吡格雷		
	沃替西汀	普拉格雷		
2C9	SSRI	抗血小板/抗凝剂	氟西汀	胺碘酮
	氟西汀	华法林	氟伏沙明	氟伐他汀
	舍曲林	他汀类		洛伐他汀
	TCA	氟伐他汀		噻氯匹定
	阿米替林	瑞舒伐他汀		
	非典型	抗高血压		
	沃替西汀	厄贝沙坦		
		洛沙坦		
		利尿药		
		托拉塞米		
2C19	SSRI	抗血小板/抗凝剂	氟西汀	噻氯匹定
	西酞普兰	氯吡格雷	氟伏沙明	
	艾司西酞普兰	华法林		
	舍曲林	抗高血压		
	TCA	拉贝洛尔		
	阿米替林	普萘洛尔		
	氯米帕明			
	丙米嗪			
	非典型			
	沃替西汀			
	BZD			
	地西泮			
	羟基安定			
2D6	SSRI	抗心律失常	安非他酮	胺碘酮
	西酞普兰	恩卡胺	西酞普兰	奎尼丁
	艾司西酞普兰	氟卡尼	去甲文拉法辛	噻氯匹定
	氟西汀	利多卡因	多塞平	
	氟伏沙明	美西律	度洛西汀	
	帕罗西汀	普罗帕酮	氟西汀	
	舍曲林	抗高血压	氟伏沙明	
	SNRI	卡维地洛	帕罗西汀	
	度洛西汀	美托洛尔		
	文拉法辛	奈必洛尔		
	TCA	普萘洛尔		
	阿米替林	噻吗洛尔		
	氯米帕明			
	地昔帕明			
	丙米嗪			
	去甲替林			
	非典型			
	米氮平			
	沃替西汀			

续表

CYP	精神药物	心血管药物	精神抑制剂	心血管抑制剂
3A4	SSRI	抗血小板/抗凝剂	氟伏沙明	胺碘酮
	西酞普兰	阿哌沙班	奈法唑酮	地尔硫䓬
	艾司西酞普兰	依度沙班		维拉帕米
	氟西汀	普拉格雷		
	帕罗西汀	氯吡格雷		
	舍曲林	利伐沙班		
	SNRI	替格瑞洛		
	文拉法辛	抗高血压		
	去甲文拉法辛	氨氯地平		
	左旋米那普仑	地尔硫䓬		
	TCA	依普利酮		
	阿米替林	非洛地平		
	氯米帕明	维拉帕米		
	丙米嗪	他汀类		
	非典型	阿托伐他汀		
	丁螺环酮	辛伐他汀		
	米氮平			
	奈法唑酮			
	曲唑酮			
	维拉佐酮			
	沃替西汀			
	BZD			
	阿普唑仑			
	地西泮			
	咪达唑仑			
	三唑仑			

注: BZD.苯二氮䓬类; CYP.细胞色素 P450; 其他缩略词见表 1

表3　精神药物与心血管药物间具有显著临床意义的药物间相互作用

精神药物	心血管药物	相互作用	机制	检测
氟西汀 氟伏沙明	华法林	增强抗凝剂活性,增加出血风险	抑制 CYP2C9 介导的华法林代谢	出血体征和症状
SSRIs*	抗血小板药物*	增强抗凝剂活性,增加出血风险	抑制血小板5-羟色胺的摄取	出血体征和症状
SNRIs* 维拉佐酮 沃替西汀	抗凝药*			

续表

精神药物	心血管药物	相互作用	机制	检测
西酞普兰 艾司西酞普兰 氟西汀 氟伏沙明 度洛西汀 安非他酮	卡维地洛 美托洛尔 奈必洛尔 普萘洛尔 噻吗洛尔	增加β受体阻滞药暴露	抑制 CYP2D6 介导的β受体阻滞药的代谢	心率;可能需要减少β受体阻滞药的剂量
SSRIs* TCAs* 曲唑酮	胺碘酮 Ia型抗心律失常药*	增加心脏毒性风险	Q-T间期不良反应	Q-T间期,尖端扭转
氟伏沙明	辛伐他汀	辛伐他汀血浆浓度升高	抑制 CYP3A4 介导的辛伐他汀代谢	肌病和横纹肌溶解的体征和症状
阿普唑仑	胺碘酮	阿普唑仑的生物利用度和药效学作用增加	抑制 CYP3A4 介导的阿普唑仑代谢	加重的困倦或疲乏、恶心、呕吐或腹泻
米氮平	华法林	INR升高	未知	出血体征和症状
安非他酮	地高辛	地高辛血浆浓度下降	地高辛肾清除率升高	常规的治疗药物浓度检测
TCAs*	奎尼丁	增加TCA暴露和心脏毒性风险	抑制 CYP2D6 介导的TCA的代谢	避免联合使用或考虑减少TCA剂量
TCAs*	舌下含服NTG	NTG吸收下降	口干抑制口腔吸收	避免联合使用
SSRIs*	噻嗪类利尿药	严重低钠血症的潜在风险	SSRI介导SIADH合并噻嗪类利尿药对血钠的影响	低钠血症的体征和症状,常规的血钠检测

*类属效应。INR.国际标准化比值;NTG.硝酸甘油;SIADH.抗利尿激素释放不当综合征;其他缩略词见表1和表2

九、总结

本篇综述并未全面阐述精神健康问题及其与心血管疾病的关系,而是试图唤起大家对精神障碍与心血管疾病共病率的关注,指导临床医师在考虑药物不良反应及药物间相互作用的前提下更加明智地选择药物治疗。此外,随着越来越多患有心血管疾病的老年人进入诊所,他们中往往共病有心理障碍,我们希望这篇综述将为这一脆弱人群的治疗提供信息。

表4　联合使用精神药物和心血管药物时的总体推荐

· 密切监测血压,尤其在老年患者中

· 避免直立性低血压,这可能加重心绞痛

· ACS后使用抗抑郁药的数据尚不明确。在使用抗抑郁药治疗前需咨询精神科专家

· 由于心脏毒性较小,SSRI是首选用药

· SSRIs和非典型药物的不良反应较小,与心脏药物合用可能比较安全

· 在慢性稳定性心力衰竭患者中,使用SSRIs是安全的。如果不清楚使用剂量,请咨询精神科专家

· 心力衰竭患者应避免使用可诱发低血压的药物,如TCAs

· 避免使用MAO抑制剂,因为此类药物存在多种药物间相互作用及诱发高血压的风险

· 避免在心脏病患者中使用TCAs,因为此类药物存在诱发心律失常的潜在风险

· 避免同时使用TCAs和奈法唑酮和曲唑酮,因为这些药物可引起Q-T间期延长,尤其在存在室性心律失常风险的患者中

· 中长效BZDs进行抗焦虑治疗时可与心脏药物联用,但需要定期评估其安全性和有效性

· 丁螺环酮是一种无依赖性的抗焦虑药,可以长期使用而不引起显著的心血管不良反应

注:ACS.急性冠状动脉综合征值;MAO.单胺类氧化酶;其他缩略词见表1和表2

（孙　梦　贾福军）

3. 应激和炎症与心血管健康：基于心理神经内分泌免疫学视角

一、概述

心理-神经-内分泌-免疫学（psycho-neuro-endocrine-immunology, PNEI）是研究心理、神经、内分泌和免疫系统之间双向相互关系的科学领域，且这种相互作用与心身健康密切有关。越来越多的证据表明，社会-心理应激影响冠心病（CHD）的自然史。源自人群和实验动物模型的研究数据证实，早年的不良生活事件，特别儿童和少年时期，通过表观遗传特征促使个体在成年期更易患基于炎性的疾病如心血管疾病（CVD）的风险。

几年前，动脉粥样硬化还被认为是一种"脂质储存疾病"，人们期望通过对高胆固醇血症积极地药物治疗，来彻底消除冠状动脉的病理变化。然而，尽管针对传统危险因素采取了大量的措施，但心血管疾病仍然是世界范围内的头号死亡原因，发展中国家患病率日益上升。

20世纪90年代末，出现了冠状动脉疾病为炎性障碍的观点。在动脉粥样硬化形成所有过程中，从泡沫细胞积聚到脂肪条纹组织和纤维斑块形成，最终到急性斑块裂隙、破裂和血栓形成，炎性起着关键的作用。动脉粥样硬化是一种复杂的、多因素性障碍。在内膜下的动脉空间纤维增生反应及随后各种伤害性刺激下的血栓形成，最终导致急性冠状动脉事件的病理机制中，其新观点强调了过度炎性反应的重要性。

常见的心血管危险因素如高饱和脂肪饮食、吸烟、高血压、高血糖或胰岛素抵抗，通过损害一氧化氮（NO）的产生，冠状动脉内皮细胞血管舒张和抗血栓属性丧失，易产生慢性炎性，导致内皮细胞活化。识别动脉粥样硬化性疾病的炎性标志和细胞分子通路，以便制订预防和治疗策略，是目前心血管研究的主要兴趣之一。

二、冠心病的新视野：超越胆固醇的概念

虽然早在19世纪，Rudolf Virchow已认识到动脉粥样硬化斑块的炎性本质，但传统还是认为冠状动脉疾病是一种胆固醇储存障碍，其特点是胆固醇和血栓形成的碎片在动脉壁上的逐渐累积。大量已出版的临床和流行病学研究，将高胆固醇水平与心血管事件风险增加相联

系。特别是一个临床试验Meta分析的调查，明确了胆固醇合成抑制剂（即他汀类药物）是通过降低低密度脂蛋白（LDL）胆固醇浓度减少冠心病的风险。

一项大型临床试验中观察到，血清超敏C反应蛋白（hs-CRP），潜在系统性炎症的主要标志，是心血管风险的重要预测因子，即使低LDL胆固醇女性也是如此。

流行学研究和前瞻性临床试验也显示，高CRP水平患者心血管事件风险增加，且与心血管风险评估和脂质状况无关，强调炎症在动脉粥样硬化疾病中的关键作用。

高水平CRP似乎也与急性冠状动脉综合征患者心肌梗死复发风险、猝死发生率和外周动脉疾病相关。其他炎性标志如白介素-6（IL-6）和血清淀粉样蛋白A（SAA）也获得了相似结果。

基于这一临床证据，疾病控制与预防中心工作组和美国心脏协会建议，在所有心血管风险常规评估的患者中引入hs-CRP检测作为筛查手段，来识别无任何心血管疾病但比传统急性心脏事件风险高的无症状患者。

具体来说，CRP的评估有助于中等风险（即10年内患冠心病的风险估计为10%～20%）的患者进行进一步临床评估和治疗计划启动。

动脉粥样硬化过程的所有阶段都可以看作是对血管损伤的炎性反应。病理条件包括常见的心血管风险因素，如高血压、高脂血症、高血糖和吸烟，都可引起免疫反应，促进白细胞黏附分子和趋化因子分泌，诱导单核细胞黏附内皮细胞，并向内膜下迁移。

最初的动脉粥样硬化病变始于单核细胞分化成为巨噬细胞，吞噬富含胆固醇的氧化低密度脂蛋白（LDL-ox），形成泡沫细胞，组成脂肪条纹。促炎和氧化性动脉粥样硬化刺激的持续存在导致巨噬细胞、肥大细胞和活化T细胞和B细胞进一步聚集，增加血管损伤。

间质胶原促使纤维性动脉粥样硬化斑块帽保持稳定。细胞因子和炎性免疫细胞干扰胶原基质的完整性，通过产生和活化特定的酶（金属蛋白酶），破坏新的胶原纤维的合成，刺激现有胶原纤维的再吸收；这一过程促使斑块帽变弱，容易破裂。破碎的斑块帽将动脉粥样硬化核心暴露于循环的动脉血液中，其中的凝血因子和血

小板诱导动脉血栓形成，从而导致急性心血管事件（如急性心肌梗死、脑卒中）。

越来越多的证据将动脉粥样硬化定义为一种复杂的、系统性的病理过程，其中高脂血症是一个重要因素；持续性的炎症的是斑块形成和不稳定的条件，在冠状动脉疾病的发病机制和恶化中起着决定性的作用。

近20年来，尽管复杂疾病如冠状动脉疾病的遗传性缺乏明确的证据，但对冠心病遗传基础的研究不断加强。令人惊讶的是，正如Libby等的观察，几乎75%的冠心病单核苷酸多态性发生于与动脉粥样硬化血栓形成机制无直接联系的基因和附近基因，模糊了我们对相关基因功能的理解。最近的研究，聚焦表观遗传变异（即无基因结构变异的基因表达变异）和激活/抑制免疫相关过程不同表观遗传位点参与冠状动脉疾病的病理机制的重要性。

三、心脏作为免疫器官

根据最近的研究，心脏可通过复杂的炎性和修复级联应答急性组织损伤，作为一个"免疫器官"。心脏内有几个类型的免疫细胞，如巨噬细胞、树突状细胞、肥大细胞（MCs）和少量的B和T淋巴细胞。无论细胞损伤的起源，急性组织损伤引起炎性反应，其主要特征是固有免疫细胞参与，随后是修复/重建阶段，适应性免疫细胞和血管生成/纤维化的发生。

（一）缺血性心肌损伤的炎性联级反应

急性心肌梗死的组织学特征，包括凝固性坏死为其主要过程、程序性坏死（坏死性凋亡）和（或）继发性凋亡。

心肌梗死后，死亡或损伤的心肌细胞释放细胞碎片作为一个内源性"警告"，激活心脏免疫细胞，类似于微生物病原相关分子模式（PAMPs）或损伤相关分子模式（DAMPs），通过模式识别受体（PRRs）如toll样膜受体（TLRs）和细胞内核苷酸结合寡聚域（NOD）样受体（NLRS）的参与。

在人类心脏中，TLR2和TLR4是最具代表性的亚型，与NOD1和NLRP3亚型一起，已被证实可激活心脏炎性小体，且在心肌梗死和缺血/再灌注损伤后心脏重构中起关键作用。

内源性DMPs也可激活补体系统，如在梗死心肌组织中观察到C3片段增加，促进受损的心肌白细胞易位。

由DAMPs引起的免疫激活，也可由血流动力学应激所致受损心肌细胞线粒体释放的线粒体DNA引起，诱导心肌细胞凋亡。此外，缺血损伤导致线粒体功能障碍，并产生大量活性氧（ROS）。ROS过度产生会损害心肌功能，激活白细胞迁移，减少主要心肌细胞数量，促进细胞外基质降解。

核因子κB（NF-κB）是一种高度保守的DNA转录因子，当通过TLR和NOD通路、补体系统和ROS产物激活，驱使心肌梗死区细胞因子、干扰素和驱化因子的产生。

在一个恶性循环中，白介素-1（IL-1）和肿瘤坏死因子-α（TNF-α），损伤的心肌细胞释放主要促炎细胞因子，介导更多趋化因子的合成，促进白细胞进入梗死区域，并在炎性小体和IL-1β、IL-18的成熟中发挥重要作用。

（二）肥大细胞和心脏事件

肥大（或乳突）细胞（MCs）是位于全身（包括大脑和心脏）黏膜和上皮组织中的固有免疫细胞。

在机械或缺氧应激下，MCs在动脉外膜空间聚集，在动脉粥样硬化斑块的纤维帽侵蚀和血管活性及炎性介质诱导冠状动脉血管痉挛中起关键作用。缺血性心脏病患者的冠状血管中肥大细胞和组胺颗粒的数量高于非动脉粥样硬化血管。许多不同来源的介质可激活MC脱颗粒：吞噬LDL-ox的巨噬细胞、补体片段5a（C5a）、IL-1和ROS。

在急性缺血性心脏事件后的最初24h内，内源性DAMPs诱导组胺、TNF-α、IL-6、前列腺素、白三烯、类胰岛素酶、糜蛋白酶和源自MCs的肾素的释放，导致急性免疫反应（无菌性炎症）。预先形成的MC介质和源自坏死心肌细胞的DAMPs，通过蛋白酶的分泌，坏死细胞的吞噬诱导中性粒细胞聚集、组织降解，诱导正常心肌细胞凋亡，从而放大炎性反应。

（三）缺血损伤中的中性粒细胞

中性粒细胞是固有免疫中最常见、最有效的白细胞，可防止病原体的传播。心脏缺血损伤和超负荷压力均可立即激活心肌中性粒细胞聚集。缺血性心肌细胞中线粒体DAMPs通过TLR模式介导中性粒细胞"归巢"。组织和源自单核细胞的巨噬细胞释放促炎细胞因子（即TNF-α、IL-1β）和趋化因子，以及肥大细胞释放的组胺，可刺激心脏内皮细胞表达黏附分子，有利于中性粒细胞进一步转移至受损心肌组织。IL-6是另一种由中性粒细胞、单核细胞和心肌细胞释放的炎性介质，可增强白细胞的细胞毒性活动和聚集。值得注意的是，中性粒细胞通过产生明显损害心脏功能的蛋白酶，在缺血/再灌注损伤中起决定性作用。

（四）单核细胞、组织巨噬细胞和心肌梗死

急性心肌梗死的免疫反应包括1～4d的炎性期和4～15d的愈合期。在一项开创性研究中，识别了两个单核细胞亚群，LybC^{Hi}和LybC^{Low}，它们分别通过CCR2和CX3CR1被招募。早期LybC^{Hi}单核细胞清除坏死组织，表现为吞噬、蛋白水解和炎症特性。LybC^{Low}单核细胞通过成纤维细胞成熟、胶原纤维的沉积来促进组织愈合，通过增加内皮生长因子（VEGF）的表达，生成新血管。人类心脏中单核细胞招募依赖于先天的B淋巴细胞，一旦它们被招募到缺血心肌组织中就会依赖CCL7来增加单核细胞数量。

人类单核细胞的促炎亚型表达为CD14^{++}CD16$^-$，而促愈合单核细胞表达为CD14$^+$CD16^{++}。

最近的证据表明，心脏的巨噬细胞基于不同的细胞表面受体表达（主要组织相容性Ⅱ类，MHC-Ⅱ和C-C趋化因子受体2，CCR2）包含3个不同的细胞亚型：胚胎起源的MHC-Ⅱ^{Hi}和MHC-Ⅱ^{Low}巨噬细胞，以及源自外周血单核细胞的CCR2$^+$巨噬细胞。在新生儿期，大量的MHC-Ⅱ^{Hi}和MHC-Ⅱ^{Low}巨噬细胞有助于心肌组织损伤后再生。不同于成人期，大量的CCR2$^+$巨噬细胞使心肌组织在缺血损伤后的再生过程和（或）病理性心肌重构进展缓慢。

MHC-Ⅱ^{Hi}和MHC-Ⅱ^{Low}巨噬细胞吞噬凋亡细胞，促进血管新生，使新生儿心肌细胞通过对增殖性刺激轻微炎性产生较强反应，比非胚胎巨噬细胞更有效，尽管成人细胞的数据不明确。在成年人心肌梗死中，大量的CCR2$^+$巨噬细胞和单核细胞的增殖，通过炎性小体的激活和氧化损伤驱使炎性反应，从而影响细胞的愈合。

在实验模型中，心肌缺血事件24～96h，Ly6C^{Hi}单核细胞与IgM/IgD$^+$固有B细胞促进单核细胞聚集、转移至缺血区。Zouggari等发现单核细胞内化凋亡的免疫细胞，并分泌其他炎性介质，特别是IL-23，其驱动固有免疫的γδT细胞产生IL-17a，因此进一步导致心肌细胞死亡。

（五）T细胞和B细胞与心脏事件

T辅助细胞（Th），即T淋巴细胞表面表达CD4$^+$受体，在适应性免疫应答中发挥基础性作用，帮助T淋巴细胞和B淋巴细胞分泌细胞因子，极化体液、细胞毒性或调节反应的免疫活动。基于释放细胞因子的效应，Th细胞传统上分为Th1、Th2、Th17和T-reg亚群。Th1主要是IL-12和IFN-γ，Th2主要是IL-4和IL-13，Th17主要是IL-17和IL-23，T-reg主要是IL-10和TGF-β。

这些亚群与一些慢性疾病，包括心脏相关疾病的病理生理学相关。在动物模型中，急性心肌梗死后，观察到Th1/Th2亚群失衡转向Th1亚群。在动脉粥样硬化患者和因失代偿性心力衰竭住院的受试者中，观察到Th1-Th17极化；另一方面，有报告Th2和T-reg细胞在急性心肌梗死和心力衰竭中都有保护作用。

无心脏事件的情况下，T细胞也参与心脏的老化过程。最近一项研究，Ramos等发现，即使在无器官损害或持续性感染的情况下，老年人的T细胞也会引起心脏炎症和功能损害。

组织和循环中的B淋巴细胞，在维持心脏稳态中起重要作用。B2亚群为促动脉粥样硬化，而B1亚群通过与IgM抗体结合驱动LDL-ox的清除，发挥抗动脉粥样硬化保护作用。

缺血性心脏事件发生后，血流中释放的心肌蛋白激活树突状细胞（DC）和与记忆B细胞相互作用的其他抗原提呈细胞（APCs），导致克隆扩增和自身抗体的合成，从而启动心肌细胞的凋亡。Naïve B细胞通过释放炎性细胞因子和趋化因子招募单核细胞，以及通过MHC和T细胞受体相互作用招募T淋巴细胞，从而持续损伤细胞。

关于急性心血管疾病免疫相关的新知识，实验性治疗对炎性介质如TNF-α或IL-1的阻断，还未有明确的结果。对严重心力衰竭和心室功能障碍的患者，有希望的策略是选择性地清除或中和抗肾上腺素能受体β-1（anti-β1AR）的循环抗体，这种循环抗体具有心脏毒性作用。

（六）缺血性心脏病中的炎性应答平衡

梗死区域中免疫细胞的存在，对启动受损心脏组织的修复过程至关重要。在缺血性损伤后的最初几小时内，局部免疫细胞的激活和血液循环中白细胞的募集，清除死亡细胞，分子碎片和残骸、释放细胞因子和生长因子，构建高度血管化的肉芽组织，维持心肌壁的完整性。随后的修复期表现为在心肌梗死后的几天和几周后，在损伤区域形成纤维瘢痕和新血管。

梗死后炎性反应的时间和空间调节至关重要。无论其心肌梗死区域大小如何，不同年龄的患者有不同的共病（即糖尿病、高血压）和遗传特征，可能有不同的重构反应。早期炎性信号过高可促进细胞外基质溶解，导致心脏破裂。长期炎性或炎性介质调节反馈不足可减少胶原沉积，引起心室扩张。炎性反应控制不良可使免疫浸润超出正常心肌梗死范围，增加基质蛋白沉积，恶化纤维化和舒张功能。

尽管近年来临床管理和存活率有所提高，但12%的急性心肌梗死患者6个月内死亡，炎性在动脉粥样硬化

斑块去稳定中起核心作用。循环炎性细胞的高风险模式的识别，对心肌缺血患者的二级预防有预后价值。根据 Meeuwsen 最近的综述，在 CAD 和 AMI 后患者中，中性粒细胞数量的增加始终与不良结局有关。尽管目前数据有限，但除了常用如 GRACE 和 TIMI 评分预测计算外，嗜中性粒细胞的增加还具有显著的预后价值。

四、心脏作为内分泌腺

20 世纪中叶，在心房中首次检测到与内分泌细胞中的颗粒类似的颗粒，20 世纪 70 年代末证实这些颗粒通过利尿和利钠作用降低血压。20 世纪 80 年代初期，在其他组织中也检测到了这些颗粒，且分为 3 个主要的亚型：心房钠尿肽（ANP）、脑钠尿肽（BNP）和 C 型利钠肽（CNP）。

最近发现了由心肌细胞、成纤维细胞、血管内皮细胞和免疫细胞释放的其他内分泌分子（统称为心脏因子），这是研究心脏的内分泌属性的重大进展。

任何决定心房扩张的血流动力学条件（即大量的盐水、浸水、体位改变、摄入盐量高、舒张期心脏损害导致的体液超载）均会增加 ANP 释放至血流中。内皮素、血小板活化因子、促肾上腺皮质激素释放激素（CRH）、胰高血糖素样肽等化学刺激也可以触发 ANP 的合成。

脑钠肽（BNP）最初在猪脑中发现，在心室肌细胞中有高表达，且对心室壁因容量或压力负荷而产生膨胀反应。

C 型利钠肽（CNP）在中枢神经系统和血管内皮细胞中广泛分布，该肽具有较弱的内分泌利钠作用，是控制血管紧张度的旁分泌因子。

钠尿肽通过增加尿钠排泄和血管舒张，可维持细胞外液稳态和控制血压。除此功能之外，最近证实，心房肽可以促进脂类分解和脂质 β 氧化，通过 ATP 合成增加心肌细胞能量的使用。

事实上，钠尿肽促进经典白色脂肪细胞向米色/棕色脂肪细胞的转化（根据不同的作者，这个过程称之米色样变/褐色样变），通过与交感神经系统的交互作用增加热量产生（生热作用）。

棕色脂肪新生儿期是丰富的，成年后逐渐减少。它在大血管（主动脉和颈总动脉）、头臂动脉、心包旁纵隔脂肪、心外膜冠状动脉和静脉、乳腺内动脉、肋间动脉和静脉周围及肩胛内区域均可发现。与大多数典型的白色脂肪不同，棕色脂肪组织不是专门以脂肪的形式储存能量，而是倾向于"燃烧"脂肪，通过替代的分解代谢途径，即解偶联反应来产生热量。

事实上，由于心脏不停歇的工作，它是一个高代谢、高耗能的器官。在恶劣气候条件下，即暴露于低温条件下，维持正常的体温对心功能至关重要。长时间的寒冷暴露与心室容量超载肥厚相关的心脏功能受损有关。在这些条件下，随着脂肪酸的动员和分解代谢均增强，循环钠尿肽增加，心脏骨骼肌线粒体代谢活动增强，增加热量生产维持最优体温。

在试验环境中，控制性输注 ANP、BNP、CNP 产生心血管效应，包括血管舒张和降低血压。ANP、BNP 或 CNP 也可限制梗死后心室重构。在失代偿性心力衰竭中，ANP 和 BNP 输注可降低肺毛细血管楔压和全身血管阻力，从而增加卒中范围。

钠尿肽通过抑制肾素-血管紧张素-醛固酮轴（RAAS），对血管阻力和体液平衡产生有益作用。众所周知，RAAS 轴与高血压和心肌缺血损伤后患者心肌重构密切相关。最近发现，包括心脏、血管和大脑在内的不同组织局部产生肾素-血管紧张素。应激，通过交感神经分支激活，增强中枢和局部 RAAS；慢性应激可引起血流动力学和促动脉粥样硬化的改变。

针对心房肽调节和 RAAS 下调的治疗策略可能包括生活方式矫正和药物。

经典的心力衰竭治疗药物包括血管紧张素转化酶抑制药（ACEI）、血管紧张素 II 受体阻滞药（ARBs）、β 受体阻滞药、地高辛、利尿药和醛固酮拮抗药。沙库巴曲缬沙坦钠片 Entresto（诺欣妥®）是 2015 年 FDA 批准的第一类血管紧张素受体脑啡肽酶抑制药，最新欧美心力衰竭治疗指南推荐给心力衰竭患者。沙库巴曲缬沙坦通过阻断血管紧张素 II 的 I 型受体，抑制 RAAS 活化，通过抑制脑啡肽酶降解提高钠尿肽的有效性。考虑到最近的商业化和长期应用此药对认知功能的不良反应风险，用药仍需谨慎。事实上，脑啡肽酶主要参与降解 β-淀粉样（Aβ）蛋白质，需要进一步研究确定轻度认知损害患者发展为阿尔兹海默病的风险。

五、心脏与应激系统

精神应激可影响冠心病的自然发展。1910 年，Obraztsov 和 Strazhesko 首次观察到消极情绪和冠状动脉血栓的形成，首次将情绪诱因纳入急性心肌梗死的发病机制中。众说周知，诸如自然灾害、金融危机、恐怖袭击和战争等应激性生活事件，以及积极情绪激动事件（如体育比赛、圣诞节和新年假期）都是诱发威胁生命心脏事件的急性病因，从而恶化易感个体的预后。

（一）心理社会因素作为心脏疾病的独立危险因素

慢性应激源如消极性心理-社会危险因素，与心脏病预后不良和全球死亡率相关。国际心内科病例对照研究证实，心理-社会因素和急性心肌梗死显著相关，比值比为2.67。

Marmot等（1978年）在一项调查工作于20世纪60年代后期（白厅Ⅰ号研究）和1985—1988年（白厅Ⅱ号）的英国公务员的队列研究中发现，社会不平等和行为因素是心脏病发病和死亡的决定因素。这些长期前瞻性研究的结果，最初被认为是研究年龄相关疾病的平台，首次将男性雇主中较低的社会经济地位（SES）和较低职业级别与较高的男性代谢综合征和冠状动脉死亡率联系在一起。与心血管疾病死亡风险增加相关的其他相关变量是高强度工作（低控制和高要求）和低社会支持。在同一个队列中，尤其是在女性工人中，职业等级较低者出现经济困难是体重增加和代谢改变的危险因素。这些大型队列研究的结果清楚地表明，社会条件与代谢紊乱、冠心病起病和死亡率之间存在直接相关性。

前瞻性观察研究的进一步Meta分析发现，某些心理-社会因素，如社会隔离和孤独，与心血管病的风险增加50%有关，工作相关应激也有类似的结果，有40%的新发心血管事件风险。

实验数据证实，早年不良生活事件，包括儿童和少年时社会剥夺和歧视，通过与应激反应、免疫功能、炎症和代谢的关键调控基因的不同表观遗传特征，使个体在成年后更容易患心血管疾病。然而，最近的Meta分析缺乏统计学说服力，无法确认其为主要心脏事件独立危险因素的职业心理-社会因素类型。

（二）情绪与心血管疾病

大型观察性研究表明，严重精神疾病（即精神分裂症、双相障碍和重性抑郁障碍）的个体患冠心病的风险增加，合并危险比为1.54，根据最近的Meta分析结果，心血管疾病的发病率和死亡率持续上升。

2014年，美国心脏协会指出高抑郁症状与急性心肌梗死预后不良密切相关；在一份已发表的科学声明中，抑郁被认为是"急性冠状动脉综合征患者的独立主要危险因素"。事实上，目前诊断为抑郁的患者中，冠心病的发病的相对危险是1.90。许多前瞻性研究中都考虑到了种族差异，认识到黑种人，而非白种人，患心脏病的风险因素与种族有关。在REGARDS研究中，有抑郁症状的黑种人个体在随访中表现出更高的冠心病诊断或血管重建风险。在杰克逊心脏前瞻性研究的10年随访中，抑郁症状的存在与卒中事件呈正相关。然而，队列中观察到的一些个体的应对策略可能会减轻与抑郁症状相关的冠心病风险增加。

抑郁障碍的患者，普遍存在焦虑。因此，很少有研究仅仅聚焦焦虑障碍和心血管疾病的发病率也就不足为奇了。Roest等（2010）的Meta分析，高焦虑分数是公认的与冠状动脉病变相关的危险因素，尽管该分析没有针对常见共病抑郁进行调整。在一组由数千瑞典年轻军人组成的队列中，那些诊断为焦虑的个体更可能患冠心病和心肌梗死。芬兰一项对健康人进行长达7年的跟踪随访研究表明，焦虑仅与女性冠心病患病风险升高之间存在相关性。

创伤后应激障碍（PTSD）与致命性和非致命性心血管事件之间的联系，已经得到充分证实。多项普通人群的前瞻性队列研究、退伍军人和女性人群的研究发现，PTSD的诊断是急性冠状动脉事件的明确危险因素。

积极的思想和情绪及社会凝聚力增强心理韧性，影响心血管的健康。在健康和退休研究中，乐观主义似乎可以预防心脏事件发生后的心力衰竭。在东方协作小组前瞻性研究中，出现了积极行为反应的种族差异；日本人的态度称为"佤族精神"，其融合了社区意识、协作意识和等级社会组织意识，是CAD冠状动脉造影的日本男性预防进一步心脏事件的保护性因素。另一项队列研究，无CVD病史的高血压中年日本患者的应对策略基线评估证实，呈现方法取向的应对策略，更有可能降低卒中和CVD的死亡率，而回避取向的行为与较高的CVD发病率和死亡率相关。西方国家有证据显示了类似结果。在美国，无心血管疾病的成年人知觉高社区社会凝聚力，4年内心肌梗死的发生率降低。

（三）应激和心血管疾病的神经内分泌模式

应激（Stress）是由下丘脑-垂体-肾上腺（HPA）轴和自主神经系统（ANS）参与的复杂的心理-神经-免疫-内分泌反应。20世纪30年代，由应激科学的两位创始人Walter Bradford Cannon和Hans Selye首次描述。

所有脊椎动物包括人类高度保存的ANS和HPA系统代表了神经和激素的应激反应，分别提供行为、心血管功能、内分泌和代谢信号及宿主防御和免疫反应的短期和长期变化，能够完成经典的"战斗或逃跑"，对于不同来源的应激源采取不同的应对策略，从身体伤害到心理社会任务，为了成功适应（稳态）。HPA轴从下丘脑室旁视核分泌促肾上腺皮质激素释放因子（CRF），调节垂体释放促肾上腺皮质激素（ACTH）。皮质醇是人体肾上腺对ACTH反应释放的主要活性激素，对下丘脑CRF和垂体ACTH的分泌起负反馈控制作用。

成人和少年临床研究中观察到，HPA轴功能的改变可对心血管系统产生消极作用，导致动脉粥样硬化斑块的形成、高血压、胰岛素抵抗、高脂血症和中心性肥胖。生物分子研究证实，这些斑块与炎性标志物升高、高凝状态造成的内皮激活和血栓事件风险增加有关。

越来越多的证据表明，高水平的皮质醇与缺血性心脏病和心血管疾病死亡风险增加有密切联系。

慢性心理应激与动脉粥样硬化的病理机制有关，血清皮质醇是其参考指标。Huo等（2017年）研究显示，动脉粥样硬化患者血清皮质醇水平高于健康对照组，高血浆皮质醇浓度与循环免疫调节IL-10呈负相关，促进斑块破坏。慢性工作相关应激导致代谢综合征。倦怠状态的员工显示，交感迷走神经平衡失调，副交感神经活动减少，交感神经活动占优势，HPA轴活动低下，主要见于男性工人。

白厅Ⅱ研究结果显示，在较低工作岗位的男性代谢综合征员工，其去甲肾上腺素、皮质醇和血清IL-6水平较高，休息时心率较高，心率变异性较低。

肥胖作为一种全身性疾病，其通过皮质醇、炎性细胞因子和激素如瘦素、胰岛素的基础水平升高而增加CVD风险。在少部分大学适龄肥胖男性群体中，Caslin等（2016年）发现，急性精神应激任务引起了强烈的应激反应，伴有心率和儿茶酚胺（肾上腺素和去甲肾上腺素）释放增加，炎性细胞因子合成（TNF-α、IL-1和IL-6）增强免疫反应和激素的变化，瘦素浓度显著降低，任务后早期观察时间点，血清皮质醇浓度无显著增加。

（四）昼夜节律与心血管健康

地球上的生命是在昼夜交替循环的影响下进化而来的。人类，如其他灵长类动物，在激素、神经递质和细胞因子的变化（昼夜节律），以及脑区的活动和基本器官的主要功能，如胰腺、肝、肾上腺、肠、肺和心脏的节律上是同步的。

睡眠是人体最重要的昼夜节律同步器，而由于生活习惯或器质性障碍如阻塞性呼吸暂停、失眠或神经和精神疾病相关的睡眠剥夺，影响着世界各地的现代社会。虽然大多数病理生理机制仍不清楚，但夜间睡眠数量和质量变化的生物学效应已进行了深入研究。流行病学观察表明，短睡眠时间与高血压、冠状动脉疾病、心律失常、肥胖和糖尿病患病风险增加有关。最近有报告证实，睡眠时间和睡眠质量与冠心病发病率之间的关系。两项大型队列研究显示，夜间睡眠少于每晚6～8h会显著增加冠状动脉疾病的风险，每晚睡眠不足4h或超过8h会增加冠状动脉事件。

睡眠障碍对心血管疾病潜在不利影响的机制是尚不明确的。在动物模型中，睡眠剥夺会改变心血管参数，增加交感神经活动和神经内分泌对实验应激源的反应，在许多组织（脑、脂肪、肝、脾），包括心脏和血管内皮，诱导炎症和促氧化模式。在人休中，睡眠剥夺的特征是HPA轴高度激活和皮质醇分泌增多，是对于急性实验应激任务（即特里尔社会应激测试）的应答。在动脉粥样硬化的多种族研究中，每晚睡眠不足6h的个体显示心脏自主调节功能受损（通过心率变异性指数测量）。与每晚睡眠7h或以上的个体相比，具有较高水平的交感神经张力和较低水平的副交感神经张力。

仅仅一个无眠之夜（年轻内科医师值班一晚）会影响心血管对优势交感神经的自动应答，并通过增加IFN-γ分泌诱导系统性炎症。最近有研究报告，40～60岁女性循环IL-6和促血栓形成因子增加与睡眠效率下降有关。

（五）心脏功能的自主调节：神经-心脏轴

自主神经系统（ANS）对正常的生理刺激如环境变化（站立、运动和温度变化）或病理障碍如躯体疾病和精神应激做出反应，维持体内稳态平衡。应激和CVD发生的联系是由自主神经失调介导的，通过中枢和周围神经生理机制参与心律失常和急性冠状动脉事件的发生及心力衰竭的恶化。

神经-心脏轴是一系列复杂的反射控制网络，包括传入、传出和局部回路神经元，通过介导应激性刺激的自主反应，以相互协作的方式协调心脏电和机械特性。中枢心脏控制网络包括皮层中心，主要是岛叶皮质（IC）、前扣带回皮质（ACC）、杏仁核（A）、下丘脑核、髓质和脊髓。位于脑干下段的延髓含有交感神经核和副交感神经核，直接调节心脏和血管的自主神经活动。延髓的孤束核（NTS）接受来自外周压力感受器和化学感受器，以及下丘脑和其他皮质区域的传入，直接调节迷走神经和交感神经的活动。

交感神经纤维从延髓向下进入脊髓，在脊髓立即与节前纤维形成突触。交感神经节前传出纤维产生于脊髓的中外侧柱（IML），在腹外侧髓质（RVLM）接收兴奋性谷氨酸能神经输入，在多个心外神经节（即星形和中颈神经节）形成突触。交感神经节后传出纤维最终在心脏和血管中形成突触。

副交感神经，主要位于疑核（NAmb）和迷走神经背侧运动核（DMN），当神经节前传出纤维形成迷走神经或脑神经X，并最终与心脏或血管组织中的神经节后纤维形成突触时，退出延髓。迷走神经和肾上腺素能节后神经节纤维及局部回路神经元，代表了内在心脏神经系统（ICN），是一个由心丛组成的复杂神经网络，影响心脏传导组织，从而影响心率、心肌收缩和房室传导速度。

众所周知,发生在中枢神经系统(皮质区域和脑干)的急性损伤与短暂或永久性心肌损伤和(或)心律失常有关。岛叶皮质的缺血性损伤,特别是右侧病变,与心律失常(心房颤动、房室传导阻滞、异位搏动、窦性心动过缓)、T波倒置、心源性猝死、昼夜血压改变、心肌损伤,血浆脑钠尿肽、儿茶酚胺、交感神经肽Y(NPY)水平升高有关。NPY是心脏交感神经在神经放电频率非常高时释放的辅助神经肽。惊恐障碍患者急性发作期也可释放NPY。NPY具有高度血管收缩作用,引起冠状动脉痉挛,可最终与应激相关心肌病的发生有关。

暴露在应激状态中,通过其对自主心脏系统的有害影响,导致自主调节的失衡[即持续的交感神经活动和(或)反应、交感神经恢复延迟、迷走神经活动减少],导致交感神经兴奋性增强和(或)迷走神经张力减退的急剧转变,增加低动力性和高动力性心律失常、血小板聚集和血管血栓形成的风险。实验观察到,交感神经刺激诱发心律失常、降低心房和心室心律失常的阈值、诱导复极期心电图改变。Kop等(2004)观察到,在置入除颤器的患者中,与体育锻炼比较,精神应激能在较低心率下诱导T波变化。

星状神经节在室性和房性心律失常的发生中也起重要的作用。在交感神经放电实验中,星状神经节激活引起T波变化。去除人体星状神经节尾侧抑制室性心律失常的形成。Esler和其同事证实,应激暴露和原发性高血压存在密切关系。在实验环境中,惊恐障碍患者无急性惊恐发作显示,在正常心脏活动时,交感神经出现多次放电;研究人员在高血压患者身上发现了相同的模式,认为交感神经放电是慢性应激暴露的一个"特征"。在高血压患者和惊恐发作患者,以及精神压力的实验模型中,也观察到心脏交感神经纤维同时释放肾上腺素和去甲肾上腺素,但健康人群无这种表现。核素和免疫印迹染色的方法表明,无论是在原发性高血压和惊恐障碍患者,肾上腺素合成酶苯乙胺N-甲基转移酶(PNMT)的合成约占心脏交感神经释放儿茶酚胺总量的10%。在心力衰竭患者中,自主神经调节失调与血浆NE浓度升高相关,预示不良结局。

心率变异性(HRV)是危及生命的心律失常和血管内皮损伤的非侵入性标记物,也是慢性应激和情绪唤醒的间接标记。HRV指的是心跳间隔时间的动态变化,通常用作交感神经活动影响心率的变化的指标。HRV降低显示交感神经过度活动和迷走神经张力降低。心理-社会应激任务可导致慢性交感神经激活,从而影响HRV。在不同的心脏和非心脏疾病中观察到,低HRV对健康结局有负面影响。绝经后妇女呈现不良心理-社会因素,出现低

HRV的自主神经系统失衡和颈动脉硬化增加。根据Guan和其同事的综述,ANS功能失调和HRV受损是TIA或小卒中后继发缺血性卒中的独立危险因素。

(六)迷走神经的炎性反射

实验性不良应激不仅与自主神经系统失衡有关,还与心肌巨噬细胞炎性活动增强有关,导致心脏功能障碍和心肌细胞死亡。2000年,Tracey和其同事发现,"炎症反射",是迷走神经阻碍交感神经过度激活时的一种特征性表现;这些研究者证实,迷走神经刺激能够立即抑制脓毒症动物模型中细胞因子的合成。免疫荧光分析和生物分子学发现,迷走神经传出神经支配介导了网状内皮系统和心脏中乙酰胆碱(ACh)的释放,神经递质与心脏巨噬细胞上表达的烟碱受体(nAChr)结合,阻断了主要促炎性细胞因子(TNF-α和IL-1)的释放。通过心-身技术(即,瑜伽、身体放松、冥想、生物反馈)诱发非侵入性迷走神经刺激。

(七)心肌应激的量化:精神应激所致心肌缺血

精神应激所致心肌缺血(MSIMI)是一个用于评估应激对心功能影响的不同有效技术。与运动和药物应激引起的缺血不同,MSIMI是一种激发性试验,提供心理而非生理刺激,导致可逆性的心肌缺血损伤。选用不同的精神应激源(记忆、认知、情感紧张)重现日常生活中所经历的一些行为挑战。可通过许多不同的仪器设备检测,心电图、超声心动图、脑室造影、心肌显像、正电子发射断层扫描和冠状动脉造影。

MSIMI相关的下列异源性血流动力学特征导致心肌短暂性缺血:血管壁阻力增加,冠状动脉血管痉挛,内皮功能下降,心率和(或)血压升高,电复极期、心室动力学和心肌灌注异常。此外,精神应激引起的应激反应系统的激活,增加儿茶酚胺释放,导致心脏放电不稳定。在精神应激期间,心血管反应过度的受试者也更有可能在经典运动/药物应激测试中呈现病理发现。相反,心肌梗死后出现抑郁症状的年轻患者与精神应激更易出现缺血特征相关,而非运动或药理学压力测试。正如最近的Meta分析证实,无论冠状动脉狭窄的程度,MSIMI测试阳性是冠心病不良结局的消极预测因子。

(八)正常冠状动脉的心肌梗死:Takotsubo应激性心肌病

最近的流行病学资料显示,正常冠状动脉的心肌梗死(MINCA)的诊断增加,占总心肌梗死诊断的5%～25%。约30%的MINCA表现为Takotsubo应激性心

肌病（TTC），一种急性左心室收缩和舒张功能障碍，发生于无CAD病史的患者，尽管一小部分患者可能在随后的血管造影中发现无症状CAD。TTC主要影响老年女性（TTC是在日本第首次描述，以男性多见），且通常在发病前伴有急性情绪爆发（即居丧、分离）。尽管机体意外（即事故、地震）也可触发TTC。TTC的病因尚不清楚。然而，神经-心脏轴下的生理机制可提供急性应激和TTC发病之间的基本联系。假设TTC患者会经历过量的儿茶酚胺和NPY的释放，继而发生冠状动脉血管痉挛，导致心肌血流的病理性减少和腔壁动力学的改变。尽管之前的理论将TTC定义为一种短暂的良性疾病，但来自国际Takotsubo注册数据显示，住院期间发生如心源性休克和死亡等并发症的比率很高，与急性冠状动脉综合征的不良结局发生率相似。TTC患者10年随访分析显示，每年因各种原因死亡的发生率为5.6%，主要不良心脑血管事件的发生率为9.9%。

此外，分析显示，物理影响诱发TTC的年轻患者，共病急性神经或精神疾病，与情绪诱发TTC的老年患者相比，呈现发症和死亡风险更高。

六、结论

目前冠心病的观点已经发生了深刻的变化；动脉粥样硬化不再被认为是一种简单的脂质储存障碍，而是一种全身性炎性疾病。炎症是一种对生理、突变、感染或心理损伤的生理反应；炎性反应的变化或延长可对宿主造成严重损害。细胞因子是参与免疫应答的基本介质；细胞因子IL-1、IL-6和TNF-α增强炎性反应，而IL-10作为抗炎细胞因子下调炎性通路。CRP作为血清学血管炎性标志，对健康个体心血管事件发生似乎是一个比血清总胆固醇和低密度脂蛋白胆固醇更敏感的预测因子。最近的研究已从根本上改变了传统的观点，即心脏是一个通过内部起搏器跳动的"机械血液泵"。实际上，心肌组织含有固有的免疫细胞，能够在急性心肌梗死后的缺血区合成并释放的细胞因子和激素，影响急性缺血损伤和梗死后心肌重构的愈合阶段。轻度慢性炎症（LGCI）的特点是持续性免疫应答，并转向促炎症状态，以血浆Th1/Th17细胞因子如白细胞介素IL-6、IL-1β、IL-17和TNF-α血浆增加。这些炎症介质浓度的增加导致器官功能的进行性损害和炎性相关疾病的发生率增高。目前已认识到，几种慢性疾病如哮喘、癌症、糖尿病、自身免疫性疾病和包括抑郁在内的精神疾病，慢性炎症起关键作用。

近年来，慢性抑郁已成为心肌梗死患者预后不良的最重要心血管危险因素之一。目前对心脏功能的中枢和自主调节，即神经-心脏轴的理解，提供了生理学解释，将心理-情绪应激源和社会逆境与急性心脏事件，包括心肌梗死、心肌缺血、心壁运动异常和猝死联系起来。心理不良应激可通过失调的神经内分泌和自主神经反应影响心功能，如血清皮质醇和儿茶酚胺水平升高，HRV降低和炎症联级反应增加。交感神经过度活化可通过参与促炎免疫应答的NF-κB介导基因转录影响细胞因子的产生，从而增强血管内皮细胞的活化和血栓形成。

连接心脏、脑和主要生物系统的复杂网络提供了一个基于心理神经内分泌免疫学科的心血管科学新视角，它是研究心理和神经，免疫系统和内分泌系统之间的相互联系，整合心理学与应激相关的分子生物和表观遗传研究的生物学知识科学。未来几年里，心理神经内分泌免疫学科可能会在病理遗传学研究和主要心血管疾病的治疗方法方面做出巨大贡献。

（许明智　马海燕）

4. "双心"视角下的心血管疾病和心力衰竭

随着居民平均寿命的延长及急性心血管疾病（CVD）治疗技术的提升，心力衰竭（HF）发病率逐渐提升并成为居民死亡的主要原因。而据既往文献报道，抑郁症和（或）焦虑症在HF患者中的患病率比在一般人群中高出数倍，并且相当大比例的HF患者存在认知损伤。

情绪障碍与HF的发病率、死亡率升高相关，并可导致医疗花费的增加，但却常常被漏诊、得不到充分的治疗。鉴于心脏和心理症状之间的重叠，准确诊断HF患者的情绪障碍可能具有挑战性。迄今为止，抗抑郁药物疗法改善HF患者症状或临床终点的证据尚缺乏，HF指南也未提供具体的治疗建议。提高医师对情绪障碍的高流行率、严重后果及其与HF的复杂病理生理作用机制的认识，将有助于提升人们对HF患者双心问题的关注，从而推动产生更新的治疗手段与方法。

本文就HF患者共病情绪障碍的流行病学、病理生理学机制、疾病诊断、临床影响、可能治疗手段进行了综述。

一、症状与流行病学

HF患者抑郁症症状与心源性症状常重叠，因而在日常诊疗中常被忽视。例如，疲劳、注意力不集中、精神萎靡和睡眠障碍等可能与HF和抑郁都有关系。抑郁发生率随着HF严重程度的增加而增加。据报道，10%的临床无症状门诊患者出现抑郁症，而纽约心脏病分级在Ⅲ～Ⅳ级的住院HF患者的患病率上升至40%～70%。与一般人群类似，抑郁症在女性和年轻的HF患者中更为常见，并且不论性别如何，抑郁症对健康相关的生活质量产生不利影响。另外，至少1/4的HF患者表现出焦虑合并抑郁的症状。严重焦虑也与CVD发生、HF患者的死亡风险增加有关，这一效应独立于共存抑郁的影响。一些研究表明心脏功能和抑郁、焦虑症状之间存在密切的相关性。此外，若患者同时患有焦虑症和抑郁症，其发生CVD事件的风险高于单独患其中一种。

记忆障碍（认知功能障碍）在CVD患者中也比在一般人群更常见。认知功能障碍限制了患者应对HF时的自我管理的能力，并可能使患者无法应对更复杂的治疗计划。因此，充分认识认知功能障碍具有重要的临床意

义。HF患者中认知功能障碍发生率为25%～75%。一项对来自8000多名患者的数据进行的荟萃分析表明，长期HF患者较之非HF患者认知能力下降更多。最近的一项研究表明，HF患者表现出认知缺陷更多是在注意力和记忆方面，并发现内侧颞叶萎缩而非白质病变负荷与认知障碍有关。在早期阶段，患者可能够有意识会弥补掩盖认知的缺陷，导致医护人员在定期沟通中不容易识别这些缺陷。对医嘱依从性差可能是认知功能障碍的最初表现。

临床实践中，主观症状与客观发现之间的差异提醒医护人员考虑精神心理合并症的可能性。标准化的经过验证的筛查工具易于应用临床，有助于识别这些疾病，帮助更好地了解有关症状，并进行更有针对性的管理和治疗干预。

二、病理生理学

躯体和情感障碍之间复杂的相互关系及合并心理问题对患者心血管风险增加的介质作用尚不完全清楚。一项对双胞胎的研究表明，受遗传决定的病理生理机制可能在冠状动脉疾病和抑郁症的发展中起了重要作用。社会、心理和身体因素之间可能的双向相互作用也可能导致抑郁、焦虑症状和认知障碍的发生，而负面情绪可能以类似于外部压力的方式，通过神经激素调节回路产生不利影响，例如，自主神经功能的失调导致交感神经张力增加和外周血应激激素（包括皮质醇和促炎细胞因子）升高，从而使得心血管事件风险增加。自主神经功能失调和全身性炎症也可通过加强血小板活化，改变凝血级联和诱导内皮功能障碍而诱导促凝状态，进而引起动脉粥样硬化的发生与发展。其他相关的致病机制还包括脂质代谢异常和胰岛素抵抗等。

引起认知障碍的机制也可能是多因素的。低心排血量或栓塞事件可导致大脑灌注减少和血脑屏障功能障碍，进而因氧供应减少而引发复杂后遗症：包括脑代谢改变、促炎状态、增强的氧化应激和神经元功能障碍等。多发的HF合并症和并发症，如糖尿病、贫血、动脉硬化、房颤、肾功能不全、电解质紊乱、凝血病、缺血性脑事件和营养不良，以及药物引起的副作用也可能发挥了作用。此

外,抑郁和焦虑同时也增加认知功能的障碍。

由抑郁,焦虑和认知障碍调节的行为因素也参与了上述病理生理学机制的发生。例如,患有精神心理问题的患者往往服用药物不规律,并对非服药医嘱如禁食尼古丁、健康饮食、体育锻炼等依从性不足。

抑郁,焦虑和认知障碍可能存在共同的躯体疾病风险和疾病机制。然而,由于个体之间差异巨大,且心理合并症的发病机制、疾病概况、临床表型可能不同,对此类疾病的治疗也需要量体裁衣。

三、诊断

抑郁症、焦虑症的定义基于主观症状,而非生物学测试。它们的诊断主要依据神障碍诊断和统计手册第5修订版(DSM-V)或国际疾病分类第10次修订本(ICD-10)。依据DSM标准制定的几个经过信效度检测的调查问卷可以用于抑郁症、焦虑症的筛查。

例如,9项患者健康问卷(PHQ-9)自评量表经常被用于HF患者抑郁的筛查。患者被问及在过去2周内出现了9种最重要症状的频率。PHQ-9的每个项目得分为0~3("完全没有","几天","超过一半的日子"和"几乎每天都有"),总体得分0~27。总得分越高表示被测者抑郁症状越严重。通常的截止值如下:0~5,正常;6~10,轻度抑郁;11~15,中度抑郁;16~20,中重度抑郁;>20,重度抑郁。与结构化临床访谈和DSM诊断标准[相比,PHQ-9总分>9对诊断重度抑郁症的敏感性(特异性)为88%(88%)(似然比7.1);总和得分>11的相应值为83%(92%),似然比为10.2。问卷的缩略版本PHQ-2保留了最重要两种症状(失去兴趣或愉悦感,失落、消沉和绝望)。对于HF患者抑郁症的风险评估,PHQ-2效果似乎与PHQ-9类似。美国心脏协会建议将其用作CVD患者的筛查工具。对于PHQ-2得分2分及以上的患者应扩大诊断检查,并推荐其每年进行一次随访。

广泛性焦虑症7项问卷(GAD-7)或其缩略版本GAD-2适用于焦虑症的诊断。GAD具有与PHQ类似的评分结构,并包括了广泛性焦虑症的最相关诊断条目。GAD-7的每个项目得分为0~3,总体分为0~21。总得分越高表示被测者焦虑症状越严重。通常的截止值如下:0~5,正常;6~10,轻度焦虑;11~15,中度焦虑;>15,严重焦虑。使用阈值10分时,GAD-7对诊断广泛性焦虑症的敏感度为89%,特异度为82%。GAD-7总得分≥10者需要对其进一步诊断评估。缩写版GAD-2包括了最重要的诊断条目(感觉紧张、焦虑,难以控制的担忧)。3分及以上的GAD-2总分支持焦虑症的诊断。

认知障碍诊断可以采用神经生理学方法测试。例如,迷你精神状态检查(MMSE)使用30分制评估围绕短期记忆、注意力和视觉空间感知的11个方面的能力。蒙特利尔认知评估(Montreal Cognition Assessment)尤其对轻度认知障碍的评估具有良好的敏感性。需要指出的是,需要具备专业知识才能标准地使用这些诊断工具。

四、预后意义

心理合并症对全球疾病负担产生了重大影响。在心肌梗死后,抑郁症的发生与全因死亡风险增加独立相关。而对于基本健康的个体,发生抑郁也预示着其更有可能患上CVD。抑郁症也是HF患者生存率低和住院率较高的重要预测指标,即使轻微的抑郁症状也会使患者预后变差并增加医疗花费。因此,心力衰竭与情绪障碍的关系更可能是通过双向的病理生理学相互联系的,而非简单的症状重合。跨学科心力衰竭网络(INH)计划的分析表明,PHQ-9测量的抑郁症状严重程度与死亡和再住院风险之间存在比例关系。最近的一项INH分析在比较了心脏失代偿后收缩性心力衰竭患者出院后男性和女性的临床结局后,也发现抑郁症状在两种性别中都能预测生存率的降低。此外,较高的PHQ-9总分还预示着更高的再住院率,但仅限于男性。通过荟萃分析,抑郁症状被证实与更频繁的心脏失代偿、急诊室就诊相关。

相比之下,HF患者的焦虑和健康结果之间的关联不甚明朗。最近的两项荟萃分析表明单靠焦虑可能不会产生强烈的影响预后的效应。另一方面,一项对5000多名健康中年荷兰女性进行的为期10年随访的研究发现,即使在对传统危险因素和抑郁进行矫正之后,焦虑也能预测更高全因和心血管死亡的发生。此外,另有两项分别随访37年和>11年的研究表明,焦虑与冠心病、心肌梗死、心血管死亡风险升高相关,这反映出焦虑可能产生长效影响。当焦虑和抑郁共存时,不良临床结果的风险似乎以累积的方式增加。

五、治疗

目前,HF指南没有提供治疗心理合并症的具体建议。鉴于已知的各种抗抑郁药大多存在不利的副作用,医师只有在仔细考虑了益处和风险后,才可向CVD患者开具抗抑郁药处方。例如,三环类抗抑郁药的副作用包括被发现与心肌梗死的风险增加相关,并且可以导致显著的传导延迟,致心律失常和直立性低血压。

选择性5-羟色胺再摄取抑制剂(SSRIs)由于相对安全,是心血管患者的首选抗抑郁药。然而,这些药物也存在禁忌证,比如同服延长Q-T间期的药物(例如胺碘酮或几种β受体阻断药)等。值得注意的是最近的一项动物研究表明,实验性心肌梗死后于急性期给予西酞普兰治疗可以通过干扰早期愈合显著增加小鼠的死亡率,而在冠状动脉结扎后7d开始治疗则未观察到这种效应,数据表明这种SSRI会干扰心肌恢复和重构,但目前为止,在人类的前瞻性研究中尚未见此类报道。除抗抑郁药物治疗外、心理治疗、运动训练、疾病管理和其他多模式策略也被用来改善共病的心理问题。

六、抗焦虑抑郁药的安全性与有效性

评估抗抑郁药物干预效果的证据并不一致,虽然药物治疗抑郁症与大型临床队列中的死亡风险增加有关,但在控制抑郁和其他混杂因素后,抗抑郁药的使用与死亡率增加之间的关联不再存在。

SSRIs已被证明可改善急性冠状动脉综合征(ACS)患者的抑郁情绪。但遗憾的是,其对临床终点的影响通常是中性的。例如,在MIND-IT试验中,接受米氮平和西酞普兰的患者与接受安慰剂的患者相比,心血管结局没有差异;在SADHART试验及评估抗抑郁药结合认知行为疗法(CBT)疗效的ENRICHD试验中,抑郁患者的心脏功能和事件发生率均未得到改善。SADHART试验的长期随访结果表明,随机分组6.7年后,患者死亡率的差别由治疗期结束时抑郁症缓解程度不同导致,而非研究分组所致。尽管如此,ENRICHD试验的二次分析表明,服用SSRI的患者在29个月时死亡或复发性心肌梗死的风险低于未服用抗抑郁药物的患者。仅在最近的一项研究中,Kim及其同事证明对新近发生ACS的患者,使用艾司西酞普兰治疗24周与安慰剂相比,不仅可以减少24周时患者的抑郁症状,并且预示中位随访8.1年后较低的主要心脏不良事件发生风险。结合既往研究可以发现心肌梗死后抑郁症状改善引起的心脏病死亡率降低往往显现于轻度抑郁患者,而非中、重度抑郁患者。

迄今为止,抗抑郁药的使用尚未显示可改善有症状的HF抑郁患者的情绪和预后。两项大型随机对照试验在有症状HF患者中评估了SSRIs舍曲林和艾司西酞普兰疗效。12周的SADHART-CHF研究和24个月MOOD-HF研究显示SSRI抗抑郁治疗没有使患者获益。但是在MOOD-HF研究的两个组中,受试者凡是经过药物最佳化、自我监测等调整,其抑郁症状、总体死亡率均得到明显改善。值得注意的是,MOOD-HF的探索性分析表明,艾司西酞普兰可能对心脏功能,生活质量和临床结局产生不利影响,尤其是对心脏功能受损较多且抑郁症状较严重的老年患者。SADHART-CHF亚组分析显示,与未缓解组相比,抑郁症缓解的HF患者在随机分组后5年心血管结果改善。此外,在MOOD-HF研究中,唯一显示

出显著的药物安慰剂抗抑郁效果差异的也发生在抑郁相对轻度的患者亚组。

CVD(包括HF)或其他严重慢性疾病患者的抑郁症状是否真正构成具备因果关系的独立风险因素,至今仍未得到解答。持续存在的抑郁造成不良预后的机制将是未来的研究重点。来自SADHART-CHF和MOOD-HF试验的观察发现,抑郁症状对舍曲林或艾司西酞普兰反应弱或甚至无反应的患者的心脏病越重,则其抑郁症状越严重,最近的CAST试验就舍曲林对患有抑郁症和慢性肾病患者的抑郁症状影响研究强化了这一理论,过去,抗抑郁药的安慰剂对照试验通常需排除患有严重慢性躯体疾病的患者,但这群人恰恰是抗抑郁药在临床实践中通常需要处方的对象。

对于抗焦虑药,尽管有证据表明心血管疾病患者的焦虑和不良临床结局之间存在关联,但仍缺乏随机对照试验证明抗焦虑药物疗法可以改善这些人群的临床结局。

七、心理治疗

到目前为止,心理治疗未显示出对HF患者的预后有任何显著的改善作用。但是,尽管无法确定其对心血管事件发生率的影响,确实有一些研究发现患者能从认知行为治疗(CBT)中获益,具体表现在患者情绪症状的改善、生活质量提升等方面。

八、运动治疗

运动对HF患者抑郁的影响已经得到系统评价和荟萃分析的确认。来自3447名患者的19项研究的数据显示,运动训练可以显著降低患者抑郁症状。体育锻炼可以改善额叶皮质的灌注和认知功能。运动带来的内皮功能、炎症、神经体液活动和骨骼肌功能等方面的积极改善进一步调节了抑郁症发生的生物学机制。在HF-ACTION试验中,与基于指南的常规护理相比,持续3个月以上每周3次的运动可显著降低抑郁症状、降低患者住院率和死亡率。中老年女性体育锻炼的荟萃分析结果表明,低、中强度的运动减少抑郁症状。除了运动的积极生物学效应之外,训练情境的心理社会影响同样不可忽略。个性化的体育锻炼可以帮助患者恢复对身体的信心,而团体训练可以体验到社会支持。在实际生活中,应推荐定期的体育锻炼形式,以帮助打破呼吸困难—焦虑—不活动—抑郁的恶性循环。

九、综合护理

多学科协作疾病管理的目标是整合医疗和社会环境

资源,从而改善患者的心理社会功能、保健能力和自我控制能力。这种方法已被证实对HF患者有效,并且与生活质量和生存率的改善有关。随着患者保健能力和症状的改善,抑郁、焦虑症状和认知功能障碍也会减少。包含心身医学元素的多学科协助管理方法应在HF患者的护理中发挥关键作用。

十、总结

尽管心理合并症在心脏病患者中比在一般人群中常见,但却常常被漏诊并很少在临床实践中进行针对性治疗。这至少部分是由于CVD和情绪障碍之间症状的重叠造成的。心力衰竭患者心理并发症与频繁的心力衰竭失代偿相关,并预示高死亡和住院风险。病理机制尚未完全了解,但躯体疾病与精神障碍之间存在双向相互作用可能是其原因,并且这种相互作用还受到个体恢复力、人口学特点、生物学、行为相关和社会心理的因素的调节。筛选工具有助于早期检测。促进患者参与自我护理和定期体育锻炼的多学科、个性化疾病管理可以改善结局。迄今为止,精神药物疗法一般不会对HF人群的情绪和预后产生有益影响。然而,最近的证据表明,SSRI药物如艾司西酞普兰可以改善相对较轻的CVD患者的抑郁水平和长期临床结局。

(耿庆山　尹　晗)

第13章

学 科 交 叉

1. 感染与动脉粥样硬化及冠心病

动脉粥样硬化是一种慢性炎性疾病,由于慢性感染与动脉粥样硬化病理生理学的相似性,学者们试图探讨两类疾病之间的临床联系。流行病学研究显示多种微生物感染与动脉粥样硬化性血管疾病有关,其相关的感染性病原体包括肺炎衣原体、牙龈卟啉单胞菌、幽门螺杆菌、甲型流感病毒、丙肝病毒、巨细胞病毒(cytomegalovirus, CMV)和人类免疫缺陷病毒(human immunodeficiency virus, HIV)等。但是,支持它们关联的数据强度存在显著差异。新的证据支持免疫系统在动脉粥样硬化中的作用,发现氧化低密度脂蛋白胆固醇(oxidized low density lipoprotein cholesterol, ox-LDL)和细菌细胞壁多糖之间的分子模拟作用,为寻找抗动脉粥样硬化疫苗开辟了新的途径,这引起了人们针对感染源研究以努力减轻动脉粥样硬化过程的关注。动物研究的初步数据,推动了多项抗感染治疗减轻动脉粥样硬化的人类临床试验。

我们将讨论慢性感染和动脉粥样硬化之间的病理生物学联系,评价现有的动物和人体试验中感染和心血管疾病之间关系的证据,并强调抗动脉粥样硬化疫苗开发的关键特征。

一、动脉粥样硬化发展的病理学机制

动脉粥样硬化斑块的发生、发展和破裂都与感染有关。"损伤-反应"假说认为动脉粥样硬化是内皮细胞损伤引起的慢性炎症和脂质聚集的过程。尽管血清流行病学研究表明,感染源和临床动脉粥样硬化之间存在关联,但支持"感染假说"的最有力论据之一是基于慢性炎症的共同基础。许多研究提出感染性因子通过"直接"作用机制(细胞入侵,通过局部效应加速斑块生长)和"间接"作用机制(炎症细胞因子的系统性表达,促进斑块的形成)促进动脉粥样硬化的发生。

(一)局部效应

大量研究表明,动脉粥样硬化斑块中存在细菌和病毒微生物。病原体可能潜伏在细胞中,或在巨噬细胞等细胞中复制,从而形成慢性炎症环境。与此相关的大多数是细胞内的微生物,他们在细胞内发挥作用,从而逃避机体的免疫机制。

1.病变形成:内皮活化、白细胞迁移和脂质核心形成
剪切应力对内皮细胞单层的损伤,过多的ox-LDL或高血糖会导致活性氧、趋化细胞因子和黏附分子的产生,从而使炎症细胞进入和迁移到内膜下。包括肺炎衣原体、CMV、牙周病原体、HIV、丙肝病毒、流感在内的多种感染性病原体已被证明可诱导内皮细胞黏附分子的表达。从牙龈卟啉单胞菌分离出来的热休克蛋白60(heat shock protein, HSP 60)已被证明可以诱导toll样受体(toll-like receptor, TLR)4介导的细胞间黏附分子-1(intercellular adhesion molecule-1, ICAM-1)、血管细胞黏附分子-1(vascular cell adhesion molecule-1, VCAM-1)和小鼠血管中ox-LDL受体的表达增多。已发现许多病原体可引起单核细胞趋化蛋白-1生成增多,包括肺炎衣原体、牙周微生物、巨细胞病毒、艾滋病毒和甲型流感病毒。

在内皮下层的脂质积累是通过ox-LDL的内化而发生的,主要由特定受体介导,如凝集素样ox-LDL受体-1、清道夫受体-AI/Ⅱ、SRBI、CD36和TLR。已经证实,肺炎衣原体在体外能够结合和激活TLRs,并上调ox-LDL受

体-1在体内的表达。而ox-LDL的增加又会增加内皮细胞中E-选择素、ICAM-1、VCAM-1的产生。巨细胞病毒已经被证明,可以通过增加A类清道夫受体和CD-36的mRNA表达来介导这一过程。HIV-1 Nef蛋白已经被证明,可以破坏ATP-结合盒转运体A1依赖的人类巨噬细胞胆固醇外流,并促进泡沫细胞的形成。HIV-1病毒也被认为可以促进跨上皮细胞迁移以及抑制反向跨上皮细胞迁移。在HIV阳性血清中TNF-α水平的增加进一步加强了这一点。牙龈卟啉单胞菌的脂多糖还能增加粒细胞-巨噬细胞集落刺激因子、白细胞介素(interleukin, IL)-1β、IL-10、IL-12在巨噬细胞和泡沫细胞中的表达。

2.病变进展:平滑肌细胞及其他关键细胞迁移和增殖 各种感染与血管壁平滑肌细胞(smooth muscle cell, SMC)增殖增加有关。CMV通过抑制抑癌基因p53从而增加SMC的增殖,抑制其细胞凋亡。CMV感染导致多种生长因子水平升高,包括转化生长因子β1、成纤维细胞生长因子和促进内皮细胞增殖的表皮生长因子。感染了肺炎衣原体的细胞也显示出抗凋亡的特性。牙龈蛋白酶是一种半胱氨酸蛋白酶,已被证明可以增加主动脉SMCs的增殖,而最近的另一项研究表明,它可以增加血管层内血管加压素2的表达,促进SMCs的迁移。综上所述,这些改变可能会导致受感染的SMCs在血管壁积聚并促进斑块的生长。

3.病灶破裂:血栓形成和斑块不稳定 血管运动张力受损即血管扩张减少和收缩活性增加可能是急性冠状动脉事件的原因。研究显示,在单独感染肺炎衣原体或同时感染幽门螺杆菌的小鼠和猪可通过一氧化氮介导改变血管舒缩张力。另有多项研究显示,在感染肺炎衣原体、CMV和单纯疱疹病毒的人血管内皮细胞中出现从抗凝血环境向促凝环境的转变。流感病毒感染会增加纤溶酶原激活物抑制剂水平,降低内皮一氧化氮合酶的表达。基质金属蛋白酶(matrix metalloproteinases, MMPs)与纤维帽变薄和斑块失稳有关。肺炎衣原体通过上调ox-LDL受体-1,使MMP-2和MMP-9水平升高。HIV-1的糖蛋白120组分可以增加脑微血管细胞中MMP-2和MMP-9的水平,Tat蛋白可以上调单核细胞中MMP-9。有报道显示,与丙肝阴性患者相比,丙肝阳性患者急性冠状动脉事件增加。在艾滋病患者中也报道了类似的结果。由感染引起的MMP活性增加导致的斑块不稳定性增强可以部分解释这些临床发现。

(二)全身效应

1.全身炎症的增强 感染通过释放细胞因子引起全身炎症,激活免疫系统,包括固有免疫(TLR、HSP和炎性小体信号)和适应性免疫(Th1、Th17激活)。干扰素是对病毒感染产生的反应,在动脉粥样硬化斑块中是一种强有力的炎症放大剂。研究表明,丙肝病毒蛋白通过促进辅助T细胞(Th)1/Th2比率失衡,启动促炎症状态。其他病毒,如巨细胞病毒和流感病毒,也可以提高血浆中干扰素-γ、ILs和肿瘤坏死因子α的水平,并增强单核细胞的分化。最近的研究表明,牙周病原菌如牙龈卟啉单胞菌和放线菌可促进脾脏和动脉粥样硬化内TH17亚群反应病变,进而增加了IL-1β、IL-6和IL-17等大量强效细胞因子的释放。

炎症小体是一种多蛋白胞质复合物,多种体内外刺激因素可导致其活化,引起caspase-1的激活并产生促炎细胞因子IL-18和IL-1β。近来研究发现,牙龈卟啉单胞菌能增加主动脉内NLRP3炎症小体受体基因的诱导作用。HIV-1和HCV可以激活人单核细胞中的炎症小体,从而导致上述效应。肺炎衣原体和流感病毒可降低高密度脂蛋白的抗炎特性,从而间接促进炎症反应进展。

2.分子模拟及热休克蛋白的作用 越来越多的证据表明,在动脉粥样硬化中,分子模拟对感染性病原体的免疫反应起调节作用。微生物的蛋白质成分"模拟"宿主蛋白质,并对与致病抗原同源的宿主蛋白质产生免疫反应。HSP也参与了这一过程。HSP是一种系统发育高度保守的哺乳动物和细菌蛋白,其同源性导致广泛的免疫交叉反应。在应激(包括感染和炎症)时,细胞表面HSPs表达增强。人动脉粥样硬化斑块表达多种炎性细胞因子,其中大多数能增强HSP的表达。HSP60的血清抗体与人、肺炎衣原体、大肠埃希菌及幽门螺杆菌的HSP发生交叉反应。最近发现抗巨细胞病毒抗体和HSP60之间也存在交叉反应。

针对细菌HSP的抗体可以诱导和加重已建立的炎症环境,从而促进斑块的进展和不稳定性。血浆抗HSP60抗体水平与动脉粥样硬化负担和急性冠状动脉综合征的发生有关。有研究发现,衣原体HSP60介导内皮细胞和SMCs的活化,并通过粥样硬化斑块内巨噬细胞诱导肿瘤坏死因子α和MMP的产生。衣原体HSP60,也可以通过单核细胞来源的树突状细胞的成熟来促进Th1免疫反应。

通过流行病学和病理生理学的联系,各种慢性感染都与动脉粥样硬化有关。研究发现,慢性感染可通过局部造成内皮损害、泡沫细胞形成、脂质核心的重构、血管平滑肌细胞增殖、血小板聚集、斑块的不稳定的作用引起局部动脉粥样硬化的形成,也可因为导致各类促炎症因子及免疫系统的激活诱发全身动脉粥样硬化的形成,这就是慢性感染在动脉粥样硬化形成过程中的局部和全身效应。

二、抗感染治疗和动脉粥样硬化

为了验证根除感染性刺激会减少慢性炎症反应从而减少心血管事件的假说，在动脉粥样硬化疾病动物模型和人类模型中进行了多项抗感染治疗试验。

（一）动物实验

肺炎衣原体感染是普遍存在的，而且往往是亚临床的，因此，从理论上讲，一个疗程的靶向抗生素可以治疗大量人群的感染。针对肺炎衣原体的大环内酯类抗生素被认为具有抗炎特性，理论上有助于斑块的稳定。Muhlestein等用肺炎衣原体（或安慰剂）接种家兔，用阿奇霉素治疗家兔，评价主动脉粥样硬化和内膜增厚。他们发现肺炎衣原体感染加速内膜壁增厚和动脉粥样硬化程度；阿奇霉素治疗降低了动脉粥样硬化的程度。这些数据与Rothstein等的研究结果相矛盾，他们称阿奇霉素对感染肺炎衣原体的小鼠的主动脉病变大小没有影响，尽管在使用抗生素治疗之前，主动脉病变比安慰剂大。Madan等研究了多西环素治疗牙龈卟啉单胞菌相关动脉粥样硬化在ApoE杂合子小鼠模型中的作用。他们发现多西环素降低了循环促炎细胞因子水平以及动脉粥样硬化病变的发展。另外有学者评估了在接种牙龈卟啉单胞菌之前给予甲硝唑治疗的效果，证明预处理后的小鼠循环炎症标志物和动脉粥样硬化病变大小显著降低。Ayada等研究了将幽门螺杆菌接种至小鼠的胃肠道，以便复制感染的自然途径，与未感染的对照组相比，幽门螺杆菌感染与主动脉病变的大小和厚度增加有关。研究结果表明，三联疗法（兰索拉唑、阿莫西林、克拉霉素）可以降低胃肠道幽门螺杆菌感染的致动脉粥样硬化作用。这些来自动物实验的发现，激发了研究抗感染疗法对人类影响的兴趣。

（二）人类研究

在动物研究中，抗感染治疗与动脉粥样硬化的进展之间可能的联系导致了一些人类研究来调查抗感染治疗与人类动脉粥样硬化发展之间可能的联系。表2总结了一些主要试验的结果。显然，大多数抗感染疗法的人体试验并没有显示出显著的心脏保护作用。然而，所有的试验在治疗选择、持续时间和心血管终点方面都是异质性的。对动脉粥样硬化的抗生素治疗的最大的试验是PROVE IT TIMI（普伐他汀或阿托伐他汀评估和感染治疗——心肌梗死的溶栓）和ACES（阿奇霉素和冠状动脉事件研究），每个试验都招募了4000多名患者。ACES试验使用的是阿奇霉素，PROVE IT TIMI试验使用的是加替沙星。在这些试验中，冠心病事件或心脏死亡的终点没有区别。

在病毒感染中，丙肝病毒和艾滋病毒与动脉粥样硬化性心脏病有显著联系。最近在抗病毒治疗方面的进展使彻底治愈丙肝成为可能。抗丙肝治疗能否产生持续的病毒学应答，从而导致动脉粥样硬化性心血管终点的减少，成为一个研究的热点。在干扰素治疗的时代，研究表明在8年随访中获得病毒学持续应答的患者中缺血性卒中（HR：0.62）和急性冠状动脉事件（HR：0.77）发生率降低。新型抗病毒药物具有更高的病毒学清除率，对心血管终点的影响尚待探索。在艾滋病患者中，抗反转录病毒疗法对心血管结果的影响仍存在争议。在抗反转录病毒治疗试验的随机管理策略中，阻断抗反转录病毒治疗与促炎细胞因子水平升高和心肌梗死事件的发生有关，这表明病毒抑制可能导致炎症信号减少和不良心脏事件减少。然而，后来的一项对2万多名接受抗反转录病毒治疗的艾滋病患者进行的大型前瞻性研究显示，即使在调整了传统的心脏危险因素后，接受蛋白酶抑制剂的患者发生心肌梗死的风险也要高得多。这种升高的心脏风险是由蛋白酶抑制剂引起的代谢失调引起的。目前批准用于丙肝治疗的蛋白酶抑制剂是否具有类似的心血管风险，还有待确定。

总体来说，在大多数抗感染药物的临床试验中，抗生素的选择、治疗方案和治疗时间是足够的，但仍然无效。这些试验的负面结果突出了我们对动脉粥样硬化病理学中复杂的生物学相互作用理解的不足。病原体可能不是动脉粥样硬化进展的主要元凶，而是共存的，并在动脉粥样硬化斑块中偶然发现。如果病原菌是不可分割的组成部分，我们就会发现抗感染治疗与减缓疾病进展有明显而强烈的相关性。抗感染治疗在减少动脉粥样硬化终点方面的阴性结果可能与下列原因有关。首先，存在对抗生素治疗没有反应的持续性低级别感染可以解释持续性低级别炎症。其次，大多数临床试验的终点是已建立的血管疾病患者的心血管终末点，这些终末点可能会被抗生素治疗改变，也可能不会。第三，慢性治疗中的抗生素耐药性问题不能得到妥善解决。综上所述，尽管动物实验和一些小规模的人类临床试验显示抗生素治疗的作用是有希望的，但更大规模的研究是阴性结果。

三、疫苗接种和动脉粥样硬化

如上所述，各种感染与动脉粥样硬化有关。这种"感染假说"有助于通过治疗或预防感染来改变动脉粥样硬化过程。鉴于感染与动脉粥样硬化之间的这种相互作用，一些研究人员已经开始着眼于观察针对这些微生物的疫苗接种对动脉粥样硬化过程的影响。在动物模型中，暴露于牙龈卟啉单胞菌可以加速动脉粥样硬化，而对牙龈卟啉单胞菌进行免疫则可以减少动脉粥样硬化。Koizumi等利用牙龈卟啉单胞菌外膜蛋白进行鼻腔免疫，结果显示小鼠主动脉窦粥样硬化病变大小明显减小，循环炎性细胞因子浓度降低。肺炎链球菌是另一种与动脉粥样硬化有关的细菌，可能是由其与oxLDL的分子模拟作用所致。肺炎链球菌免疫可产生保护性抗磷酸胆碱（PC）抗体。这些可能导致与ox-LDL的交叉反应，IgM能够识别凋亡细胞表面的ox-LDL和磷酸胆碱头部的表位，从而抑制巨噬细胞对其的摄取。在一项研究中，当纯合子LDL受体敲除（LDL−/−）小鼠主动免疫肺炎链球菌时，可导致ox-LDL特异性抗体增加，动脉粥样硬化减少。另一组使用磷酸胆碱偶联物免疫载脂蛋白E结合敲除（ApoE−/−）小鼠。与之前的研究相似，这导致抗磷酸胆碱和ox-LDL抗体的增加，从而减少动脉粥样硬化。

感染可引起NK细胞、单核细胞、树突细胞及T细胞和B细胞介导的免疫过程的激活，从而引发动脉粥样硬化的过程，进一步阐明动脉粥样硬化的免疫学机制促使人们将接种疫苗作为一种潜在的预防策略。

动物研究中令人鼓舞的结果，已经促使临床评价疫苗作为减少动脉粥样硬化性心脏事件的一种手段。在最初的单中心研究中，肺炎球菌疫苗接种可使心肌梗死率在2年后降低50%以上。然而，来自加利福尼亚男性健康研究的84 170名参与者的数据，并没有揭示肺炎球菌疫苗接种对急性卒中或心肌梗死结果的有益影响。常规疫苗对心血管预后最令人兴奋的是流感疫苗的作用。流感季节死亡和心肌梗死的发生率增加。虽然其作用机制尚不清楚，但几项研究表明，接种流感疫苗可减少缺血、心肌梗死后再住院和心血管死亡等心血管事件。一项荟萃分析进一步支持在心血管事件二级预防中使用流感疫苗。该疫苗的心血管效应可能与抗体介导的流感病毒失活作用有关，已被证明可通过局部炎症直接侵袭血管组织，加速动脉粥样硬化。越来越多的证据支持每年接种流感疫苗，降低已知心血管疾病患者的心血管发病率、卒中和全因死亡率；此外，没有证据表明疫苗对接种者有负面影响。美国心脏协会和美国心脏病学会现在提倡在已知的心血管疾病患者中使用它进行二级预防（Ⅰ类，B级）。

抗动脉粥样硬化疫苗：考虑到免疫反应（固有免疫和适应性免疫）与动脉粥样硬化形成之间复杂的相互作用，这种针对动脉粥样硬化保护路径的免疫反应调节在对抗动脉粥样硬化具有直观意义。这方面最大的挑战之一是识别关键抗原，靶向这些抗原时将有利于改变动脉粥样硬化过程。为此，已经进行了许多研究，还有一些正在进行中。与之前描述的针对微生物发现的外源性抗原的疫苗接种不同，已经进行了大量探索针对内源性抗原的疫苗接种的研究。由于低密度脂蛋白与动脉粥样硬化的因果关系最强，因此最常研究的抗原包括天然或改良的同源低密度脂蛋白。用同源的天然或修饰的LDL（氧化修饰或丙二醛修饰）免疫实验动物，通常可以减少动脉粥样硬化。APOB100作为低密度脂蛋白的主要成分，是抗动脉粥样硬化疫苗开发的一个有吸引力的初始目标，并推动了这一领域的重大研究，本文未综述此部分的研究。对此部分感兴趣的读者可以参考最近发表的关于这个主题的文献。

四、总结

感染和心血管疾病之间有很强的流行病学联系。慢性感染和动脉粥样硬化具有多种相似的生物学机制，大量实验证据支持各种细菌和病毒感染有促动脉粥样硬化作用。尽管病理生理有相关性，抗感染治疗未能满足科赫的因果关系假设，多个人体试验显示结果为阴性。确定合适的靶向通路一直是我们减轻动脉粥样硬化反应的关键环节。是微生物本身还是无数在慢性感染中被激活的信号通路导致了动脉粥样硬化？临床试验结果呈阴性，以及越来越多的数据显示，长期抗生素治疗对心脏和非心脏结局的不良影响，设计更多抗感染临床试验的热情正在减弱。在未来，有望出现开发针对与感染相关的各种信号通路的动脉粥样硬化疫苗。

（杨丽霞　石燕昆）

2. 美国心脏/卒中协会成人脑健康定义共识解读

认知功能是衰老的重要组成部分，可以预测生活质量、功能独立性和住院风险。最新的心血管疾病危险因素研究进展表明，它们与认知障碍和痴呆密切相关。由于许多心血管风险是可以改变的，因此维持大脑健康并预防晚年痴呆症是可行的。美国心脏/卒中协会"总统咨询"意见的目的，就是提供成人最佳大脑健康的初步定义及如何维持大脑健康的指导。我们根据可以测量，监测和可变的因素，确定成人最佳大脑健康状况的指标。从这些实际考虑，我们确定了7个指标来定义成人最佳的大脑健康状态，这些指标源自AHA的简单生活7：4个理想的健康行为（不吸烟，目标水平的身体活动，符合当前指南水平的健康饮食和体重指数<25 kg/m^2）和3个理想的健康因素（未治疗的血压<120/<80 mmHg，未治疗的总胆固醇<200 mg/dl，空腹血糖<100 mg/dl）。此外，在维持认知健康方面，我们建议遵循AHA 美国心脏/卒中协会，医学研究所和阿尔茨海默症协会之前发布的指南，其中包括控制心血管疾病相关风险并建议社会参与和其他相关策略。我们这样定义最佳的大脑健康状态，但认识到真正理想的情况可能并不常见，因为正如AHA的生活简单7显示的那样，大脑健康是一个连续性的过程。因此，有机会通过一级预防及其他干预措施来改善大脑健康状况。此外，虽然心血管风险与大脑健康状态具有很高的相关性，但我们承认，与心血管健康相关的其他因素可能会推动认知健康。确定及维持成人的最佳大脑健康状态与AHA的战略影响目标相一致，即到2020年将所有美国人的心血管健康状况提高20%，并将心血管疾病和卒中导致的死亡人数减少20%。这项定义成人最佳的大脑健康状况的工作，可以为美国心脏/卒中协会提供基础，为心血管健康促进和疾病预防提供新的战略方向。

预计美洲、大洋洲、中欧和西欧及亚太地区的发达国家的预期寿命将继续增加，并且预计在韩国、西欧国家和一些新兴经济体中预期寿命最高。预期寿命增长将发生在年龄较大的年龄组，特别是女性。到2030年，估计上述一些地区的妇女将有50%的概率打破90岁寿命的瓶颈这些获益可能是由于社会地位、教育、童年和青少年营养的改善所致；日渐完善的初级和二级预防；医疗新技术的飞跃；公共卫生和卫生方面的进步。

预期寿命的增加对计划老年人的健康和社会服务，住房和养老金及照顾有认知障碍和痴呆风险的情况提出了重要的公共卫生挑战。另一个主要挑战，是延长寿命可能会引起认知障碍和痴呆相关疾病患病率增加。据估计，全世界有4700万痴呆症患者，到2030年将增加到7500万，到2050年增加到1.31亿。这些公共卫生预测表明，需要预防认知障碍和治疗以延缓认知能力的下降。心血管风险被视为预防或延迟认知障碍的策略的重要目标，因此，大脑健康与心血管健康之间存在联系。

认知功能是成功老龄化的重要特征，影响生活质量，功能独立性和住院风险。根据美国疾病控制和预防中心，健康的大脑是能够执行包含认知的所有心理过程的大脑。例如，学习和判断，使用语言和记忆的能力。疾病控制和预防中心已经得出结论，尽管关于认知健康和认知维持的消费者信息有限，现有的信息不充分，以及感知大脑健康因种族、文化和地理群体而异。在美国心脏/卒中协会（AHA/ASA）总统咨询中，我们的目标是通过确定成人的最佳大脑健康状况来扩展这方面的知识以及推荐的维持方式。这些信息将为AHA/ASA奠定基础，为心血管健康促进和疾病预防提供新的战略方向。

一、方法

编写委员会于2016年11月委托审查有关大脑健康和维持的文献，并制定成人最佳大脑健康的定义。在AHA官员和AHA卒中委员会成员的指导下，一个工作组制定了关于建立成人最佳脑健康手稿的大纲。该大纲侧重于3个关键主题：认知障碍的公共卫生影响、最佳大脑健康的定义及维持大脑健康的建议。2016年12月，编写委员会成员由该编写组的主席和联合主席选出。编写委员会成员的选择，基于该领域的专业知识和指南制定的经验。为了实现早期职业和后期职业调查员的平衡，以及在性别、种族和民族方面的平衡，我们采取了自由裁量权。所有写作委员会成员都必须宣布利益冲突。

第1次编写委员会电话会议于2017年3月举行。在电话会议期间，讨论并最终确定了声明的目的和主题，并制定了文献战略。手稿的每个主要部分都指定一名领导，主席和联合主席负责起草引言、方法和结论部分及编辑手稿的所有小节。相关文献通过系统评价确定，辅以手工检索参考文献清单和相关文章的专家知识，主要侧重于与大脑健康和大脑健康维持有关的主题。文献检索是集中进行的。有关搜索策略的详细信息，请参阅数据补充（参见系统评价：定义脑健康的补充）。部分写作主管和成员审查了相关的摘要和标题及文章中提取的关键信息，但是，不需要详细的证据表。

该声明由AHA科学咨询和协调委员会独立审查。撰写委员会逐点回应审稿人的每一条评论。该手稿的最终批准由AHA科学咨询和协调委员会提供。

二、公共卫生对认知障碍、痴呆、卒中、心血管和卒中风险的影响

（一）认知障碍和痴呆

健康的大脑，对于过上更长寿更充实的生活至关重要。大脑健康可以保证思想、计划行为和情感联系，而这些会影响个人、家庭和社会的日常生活。在一生中，保持大脑健康对实现个人的整体能力和独立性最大化非常重要。维持大脑健康也可能减少护理和治疗的需要带来的经济和医疗资源的支出，减少在维持和恢复脑健康状态的投入。因此，最大化和维持大脑健康的影响有可能使个人、家人和朋友，医疗服务提供者和系统及社会受益。

大脑健康状况不佳最终可能通过潜在的疾病表现为认知障碍或痴呆，包括但不限于阿尔茨海默病（AD）、卒中和其他血管性认知障碍、脑外伤和其他神经退行性疾病。据估计，2010年，第二大痴呆症患者人数居住在美国（390万人），居住在中国人数最多（540万人）。与心血管健康状况不佳相关的可改变风险，如未控制的高血压、糖尿病、肥胖、缺乏身体活动、吸烟和抑郁症，与大脑健康受损有关。

在全球范围内，每年诊断出超过700万新的痴呆病例。到2050年，高收入国家的痴呆症患病率预计将增加116%，低收入国家将增加264%。根据自我报告，估计每8个成年人中有1个>60岁有记忆丧失，约有35%的人报告有功能障碍。此外，在美国估计有510万人≥65岁年龄阿尔茨海默病，预计到2050年美国将增加到1320万。

认知障碍和痴呆症确实存在很高的经济成本。在美国，AD和相关痴呆症是最昂贵的疾病之一，直接护理费逐渐用高于癌症费用，与心脏病相当。2013年，医疗保健直接支付、长期护理和临终关怀是2030亿美元，在慢性病中，痴呆症是残疾人和老年人长期护理需求的最大单一因素。然而，认知障碍的直接护理成本仅占总财务成本的

一部分。2011年，超过1500万美国人平均每年花费21.9h照顾患有痴呆症的家庭成员，估计的货币成本可能高达每年2150亿美元。但是，这并没有考虑到照顾者和其他家庭成员的压力及其相关因素。例如，护理人员情绪状态的影响同样惊人，焦虑、抑郁和生活质量下降的风险也在增加。尽管一些研究显示了护理的益处，但是有高达50%的护理人员患有抑郁症，而非护理人员的这一比例为15%。最后，痴呆症和认知障碍对许多并发疾病的有效治疗提出了挑战，使其治疗变得复杂化。

（二）卒中的影响

卒中在年龄较大的人群中尤为常见，据估计，1/3的人会患卒中、痴呆症，或两者兼而有之。亚临床或无症状卒中发生率至少是症状性卒中的5倍，亚临床事件与认知障碍和情绪和人格障碍有关。此外，1/3~1/2的老年人出现症状性梗死，并且所有主要的认知障碍，包括AD，都存在血管方面因素。因此，卒中及卒中先兆在认知障碍和痴呆的过程中起着关键作用。

（三）心血管和卒中风险

心血管和卒中风险在美国和全世界都很常见。在美国，有7500万人（每3名成人中就有1人）患有高血压，54%的人患有未控制的血压（BP）。当考虑种族和民族时，黑种人的高血压发病率较高，其次是美国非西班牙裔白种人和墨西哥裔美国人。此外，美国各地的糖尿病和肥胖症发病率也在增加。2014年，估计有2 200万美国人患有糖尿病，比1980年的550万糖尿病人数增加了4倍，几乎是2000年的1210万人的2倍。美国的肥胖率也很高。目前，36.5%的美国成年人被归类为肥胖，女性肥胖率（38.3%）高于男性（34.3%），非西班牙裔黑人和西班牙裔女性最高，其次是非西班牙裔白种人和非肥胖者。西班牙裔亚裔人数在20个人口最多的国家中，年龄标准化的儿童肥胖水平最高，发生在美国。

由于高血压、肥胖、吸烟和糖尿病导致认知功能障碍和痴呆，并且有干预措施成功预防或改变这些风险因素，因此使用AHA的"简单生活7"降低心血管风险、卒中和心脏病的策略也应该有助于维持大脑健康。

影响最佳大脑健康的潜在因素及由导致卒中、痴呆和认知功能障碍的心血管风险所介导的因素链因子。心血管风险可能介导亚临床和临床脑损伤，这是因素的前因。认知障碍、遗传、环境和行为因素可以促进或阻碍最佳的大脑健康。血管危险因素通过产生脑功能障碍和损伤的心血管和脑血管改变负面影响最佳的大脑健康，导致认知功能障碍。

（四）摘要

认知障碍和痴呆症在人群中很常见，特别是在老年人中，并且确实造成了巨大的经济和个人损失。随着美国人口的年龄增长，预计肥胖、高血压和糖尿病等心血管危险因素的发病率将持续显著增加。在临床和神经病理学研究中经常观察到亚临床血管脑损伤（如脑白质高信号、微小梗死、脑微出血）和症状性卒中，先兆风险和相关因素并且与认知障碍和痴呆相关。因此，卒中和心血管疾病的风险很有可能被当作认知障碍和痴呆的预防策略的目标。此外，保持大脑健康至关重要，因为许多公共卫生部门，如个人医疗保健、医疗融资、就业保障、家庭和社区健康可能会受到影响。

三、最佳的脑健康

（一）基本机制和环境

最佳的脑功能取决于许多能量密集型活动，包括突触活动和随后的静息离子梯度和化学环境的恢复、蛋白质合成和轴突运输，少或无能量储备的神经元，神经胶质对化学变化的精确敏感性。在内部环境中，正常的脑功能高度依赖于能量底物的充足输送，主要是氧和葡萄糖。这些是由脑血流提供的，而脑血流又取决于心血管和脑血管的健康。

重要的脑血管调节机制确保大脑充分灌注。神经血管耦合可确保大脑活动的局灶性增加与活跃区域血流的相应增加相关。脑血管自动调节维持脑血流相对独立于动脉压的变化，以保护大脑免受脑灌注损伤的影响，而脑内皮细胞通过释放血管活性物质如一氧化氮和前列腺素来调节微血管的流动。脑微循环的这些基本特性取决于神经元、星形胶质细胞、血管内皮细胞、平滑肌细胞、周细胞、血管周细胞和脑血管的协调相互作用。它们共同构成称为神经血管单元的功能性整体（NVU）。

除了调节脑灌注外，NVU还负责血-脑屏障，通过位于内皮细胞膜上的错综复杂的转运系统，精细控制血液和脑之间的分子交换，反之亦然。另一个重要功能是NVU用于处理大脑活动和新陈代谢的不需要的产物，如β-淀粉样蛋白和tau，以防止它们在脑组织中积聚。为此，清除途径通过血管壁的转运有效地去除这些潜在的有害分子（transvascular途径），血管周围空间或血管壁（血管周围通路）的逆行对流，以及涉及星形胶质细胞末端足（血淋巴系统）的血管通路。NVU还参与大脑的免疫监视和产生生长因子支持脑细胞和血管的生存。因此，NVU对于维持家庭是至关重要的脑微环境的停滞，这对大脑健康至关重要。

越来越多的证据表明，在整个生命过程中累积暴露于血管危险因素，可能从子宫内开始，当然从第4个10年开始，也会影响常见神经系统疾病（如卒中和痴呆）的风险，以及隐蔽的负担。（或无症状的）脑损伤可能会减少最佳的脑功能，尽管不足以在疾病过程的后期临床上被识别。血管危险因素，如高血压、糖尿病和血脂异常，对脑血管的结构和功能具有有害影响，导致血管重塑和僵硬，脑血流自动调节受损，内皮功能障碍，神经血管耦合改变和失败清除系统导致神经血管功能障碍和脑部健康状况不佳。

（二）心血管与脑血管健康与脑健康的相似之处

衰老通过共同的潜在机制影响所有器官系统，如免疫系统的变化、氧化应激、DNA损伤和复制错误，以及表观遗传变化和异常蛋白质在多个器官系统中的积累。衰老对脑血管系统的结构和功能，可能与血管危险因素协同作用，进一步损害大脑健康。此外，全身器官如肝、肾、肺、内分泌和免疫系统的年龄相关改变也可能对大脑产生继发性有害作用。反过来，由年龄、年龄相关的全身性疾病和血管危险因素引起的脑功能障碍和损伤可能通过改变控制心脏，血管和新陈代谢的神经体液机制以及促进心脏损伤和高血压而对心血管系统产生有害影响。因此，大脑的健康与心血管和脑血管健康密不可分，旨在促进心血管健康的干预措施有望促进大脑健康，反之亦然。

（三）如何定义最佳的大脑健康

大多数现有的大脑健康定义强调没有明显的血管或神经退行性损伤，如卒中和AD。一些定义还强调在脑成像中不存在亚临床损伤，如白质高信号、无声梗死、脑磁共振成像（MRI）上的微出血，或高于年龄和教育依赖性标准阈值的认知功能评估值。最近，通过脑脊液研究对脑实质的分子咨询和淀粉样蛋白和tau负荷的正电子发射断层扫描成像及通过功能和弥散加权MRI的脑网络连接模式已经被添加为细微脑损伤的标记。需要更广泛的大脑健康定义视角，其不依赖于仅仅缺乏解剖学和生理学疾病，并且包括个体和群体中的潜在测量，监测和改变。

理论上，最佳的大脑健康可以定义为在环境中自适应地发挥作用的最佳能力。这可以通过"思考、感动和感受"领域的能力来评估，包括如注意、感知和识别感官输入的能力；学习和记忆；沟通；解决问题和做出决定；有能动性；并调节情绪状态。这些领域主要归功于大脑的功能（能动性方面除外）；可以在操作上定义和测量；受环境、行为和疾病的影响；如果及早发现变化，则可能会进行改变。睡眠、自控力和食欲等身体功能也受到大脑的影响。患者及其初诊这可以轻易地理解这些观念，并且应当将其等同于大脑的生命体征，即大脑健康的早期预警指标，以便在大脑的危险阶段进行监测和解决。

（四）维持脑健康需要考虑生命连续性

许多脑部疾病在生命的后期表现出来，但事实上，是生命过程中的疾病。有研究表明，即使在大脑发育期间，亚临床损伤也会开始发生。因此，在生命的第5和第6个10年中，卒中的风险不仅取决于评估风险时的血压，还取决于在过去10年或20年中经历的血压模式。尽管本咨询声明的重点是成人，但为了最好地预防晚年疾病，理想情况下，可能需要在青年成年期（可能早于儿童期）实施以可改变风险和保护因素为重点的干预措施。在任何生命阶段，最佳的大脑健康都可以被定义为那些没有已知的大脑或其他器官系统疾病的同龄人的平均表现水平，从先前记录的功能水平下降的角度来看，或定义为能够充分执行个人希望进行的所有活动。

（五）在整个生命周期中评估和促进最佳大脑健康的实用标准

可行的标准需要关注适合年龄的敏感措施和改变的危险因素。大脑健康的筛查测试包括结构化或半结构化问卷，自我评估或亲密的家庭成员日常功能评估（日常认知、老年人认知衰退的问卷调查、临床痴呆评定量表、Lawton-Brody日常生活能力评定）简要客观评估参加、感知、学习、记忆、沟通、解决问题和决定的能力（Folstein迷你精神状态检查、蒙特利尔认知评估、电话访谈认知状态、改良迷你精神状态检查、时钟绘图、7min屏幕、加拿大中风网络-国家神经疾病和中风研究所5min屏幕）。此外，还有心情评估（流行病学研究中心）抑郁量表、老年抑郁量表、医师健康问卷、神经精神病学清单和能动性（计时步行、Short Physical Performance Battery、Get Up and Go）。这些指标已被证实受到血管危险因素暴露的简单综合指标的不利影响，如AHA的Life's Simple 7，其中包括4种理想的健康行为和3种理想的健康因素。

除了这种主观或客观评估之外，对未来风险的解释还取决于对特定样本中先验风险的准确评估。已有的各种简单的临床工具来评估办公室或社区环境中的这种先验风险（Barnes指数）。它们还取决于对未来疾病风险的考虑，而不仅仅是每年，5年或10年风险。但就剩余寿命的风险而言，按平均寿命计算。这些所谓的卒中和痴呆症的终身风险模型，如Framingham心脏研究，被用来估

计更多样化的人群，如美国和世界的疾病风险。这种终身风险评估可用于鼓励年轻人和中年人承担保护大脑健康的个人责任。需要制定促进这些年轻群体卒中险因素意识的教育模式。

与特定风险因素相关的疾病发生风险的种族、种族和地理特定变异需要更好地量化，基因-环境相互作用也需要更好地量化。此外，应探索风险因素之间的相互作用，以便可以调整预防亚临床损伤和临床疾病的主要风险预防处方，以强调最有可能使个体受益的变化。与大脑健康最相关的风险或保护因素的参数通常仍不清楚。例如，尚不清楚轻体力活动是否足以维持大脑健康以及最佳身体活动水平是否会在每10年变化。此外，还需要进一步明确身体健康在大脑健康中的作用。

（六）风险因素

1.背景　人们对促进实现健康的大脑衰老和降低卒中和认知能力下降的风险的策略非常感兴趣。研究已经令人信服地证明，心血管危险因素是晚年认知健康和卒中和AD风险的主要原因。例如，高空腹血糖或糖尿病与认知障碍和痴呆有关。潜在机制包括血管和神经元损伤及脑血流量的变化和β-淀粉样蛋白修饰和沉积的改变。通过动脉粥样硬化、炎症和氧化应激途径、吸烟与认知能力下降和痴呆的风险有关。肥胖、血脂异常和高血压也是血管脑健康的主要影响因素。最后，坚持地中海或DASH（饮食方法停止高血压）饮食与认知能力下降有关，可能是同型半胱氨酸减少的结果（这一点仍存在争议），以及通过抗氧化和抗炎途径。尽管认知衰退，包括AD和其他痴呆症的关键风险因素已经被证实，但生命早期和中期中心血管危险因素暴露如何影响大脑健康，我们知之甚少。

一些关键心血管危险因素如高体重指数（BMI）和高血压对认知能力下降影响的特定关键时期仍不确定。例如，研究表明，BMI和痴呆之间可能存在U形关联，因此BMI低或高的个体风险最大。此外，肥胖的时间（中年与晚年）和类型肥胖（整体与中枢）可能对晚年的认知结果产生不同的影响。研究表明，中年和晚年中心性肥胖增加了认知功能障碍的风险，但高寿命的晚期肥胖（通过BMI评估）可能具有保护作用。澄清这些风险关系还需要进一步研究，至少可以部分通过反因果关系来解释。

高血压是影响认知和痴呆的另一个风险因素，可能取决于年龄、严重程度和累积暴露时间。一些基于人群的研究发现，中年高血压或高收缩压与认知功能障碍有关，并且认知功能下降和痴呆与收缩压之间的J形或U形关联，在老年人中也适用。这些关联的不一致，可能反映

了暴露测量的时间相对于研究对象的年龄、反向因果关系、潜在的幸存者偏倚，以及累积效应或更具体的机会窗口对暴露发挥有害影响的可能性。在生命历程中，如CARDIA研究（年轻成人冠状动脉风险发展）显示，累积的收缩压和舒张压及空腹血糖一直与较差的认知相关。读者可参考其他信息性研究，详细说明各种血压指标对生命中期年轻人认知功能的影响。

前瞻性观察研究通常发现体力活动与认知健康结果之间存在正相关关系。对这些研究的荟萃分析得出结论，身体活跃的成年人认知能力下降的风险降低35%（相对风险，0.65；95%置信区间，0.55～0.76）。与最近的系统评价相比，24项前瞻性研究中有21项显示体力活动与认知结果之间存在正相关关系。

许多干预研究报告了身体活动和锻炼对认知的益处。例如，在一项随机试验中，分配到有氧运动4个月的老年女性在认知任务方面的表现，优于随机接受力量和灵活性训练或不进行运动的女性。其他干预性研究经常（但并非总是）发现有益效果。有氧运动对认知的影响几项荟萃分析报告了运动认知关系的适度正效应量。一些研究表明，执行力比其他认知领域有更大的益处。

最后，值得一提的是其他2个因素。心房颤动是一个重要的风险，因为它与卒中和亚临床卒中有因果关系，由某些心血管风险增加，与认知障碍有关，并且可以改变或可预防。此外，许多研究表明睡眠的各个方面（如短期或长期睡眠持续时间、白天过度嗜睡、夜间觉醒次数增多）可能与较差的认知或认知能力下降有关。

2.AHA的简单生活7　最近的一项研究调查了AHA的Life's Simple 7，在早年生活到中年和中年认知所定义的整体心血管健康之间的关系。笔者调查了心血管健康的7个方面（BMI、饮食、吸烟状况、体力活动、总胆固醇、血压和空腹血糖），在早年生活中理想水平的心血管健康指标更多，这与更好的认知有关。另外，在另一项研究中，从成年早期到中期累积暴露于心血管危险因素，尤其是高于推荐的指导水平，与中年人的认知水平较差有关。在REGARDS（卒中的地理和种族差异的原因）。美国的一项17 761名黑种人和白种人>45岁并且平均随访4年的研究显示，AHA's Life's Simple 7定义的中度或高度心血管健康的人的认知障碍发生率显著低于心血管健康指数低的人群。

3.其他因素　教育和识字是晚期认知功能的明确预测因素。这种保护作用，可能是由影响健康行为和生活方式选择的更高社会经济条件及改善获得医疗保健和优质保健的途径所调节的。较高的社会经济条件，也通过更复杂的职业暴露为认知丰富提供了更多机会。除了教育水

平之外，早期生活中的不同地域的教育质量，也有助于以后的生活中的认知功能。认知衰退的区域差异已显示与卒中死亡率的区域差异相似；美国东南部中风带的居民比非中风带居民有更大的调整后认知障碍概率，表明这两种结果的共同风险因素。关于可能有助于血管健康的其他地理和环境因素知之甚少。空气污染是最受研究的因素，但结果未明确。因此，在AHA声明中，未把空气污染作为最佳大脑健康的指标。

4.将能够监测、测量和改变作为对定义脑健康指标及衡量标准与结果之间区别的纳入标准　为了有效地将知识转化为行动并实现理想的最佳大脑健康目标，应该为医师、个人及政策制定者提供可测量、改变、易于监控的指标。例如，虽然年龄和遗传因素的确是大脑健康的决定因素，它们是不可变的，因此不适合作为指标。为了达到最大可能性的收益，最佳大脑健康的指标应该满足以下要求：有较强的证据依据其影响大脑健康；测量简单，能够推广，成本合理；有足够的证据证明改善了指标将改善大脑健康状况；适用于各类人群；并确保表面效用能被相关方面接受，并能够被个人、医师和政策制定者实施。例如，关于富含水果、蔬菜、富含纤维的全谷物的饮食比具体的某种营养素（可能难以沟通和监控）的公众健康信息，更适合个人、医师及政策制定者进行健康交流、转换和实施。

实现最佳大脑健康的指标标准（如能够监控、测量和改变）要与认知功能、卒中和痴呆等相区别。后者的结果受最佳大脑健康前因的指标的强烈影响，并作为大脑健康和维持潜在的最佳大脑健康状态的持续性指标。结果应符合以下标准：与大脑健康确切相关，能记录对生活质量的影响，可以通过简单的方法进行衡量。主要结果应该是一个有效的，易于评估的项目（如没有卒中和痴呆）。但是，用于定义次要结果的其他指标，包括临床（如认知衰退）和神经影像学（如脑梗死）结果也是必需的。

四、脑健康定义的指标：AHA简单生活7

下面列出的与健康有关的行为和健康因素有被选为衡量最佳大脑健康状况的指标。这些因素源自AHA的Life's Simple 7。有源自AHA的Life's Simple 7研究的证据表明，这些因素在保持认知方面发挥作用，并可以测量、改变和监测。这些因素已经在上面的风险因素部分通过检验，其他研究信息可以其他地方可以找到。不吸烟状态、体力活动、BMI<25 kg/m^2，符合现行指南的健康饮食符合现行指南；未经治疗的血压<120/<80mmHg；未处理总胆固醇<200mg/dl和空腹血糖<100 mg/dl。

健康的因素：①不吸烟；②目标水平的身体锻炼；

③BMI<25kg/m²；④符合现行指南的健康饮食；⑤未控制的血压<120/80mmHg；⑥未控制的总胆固醇<200 mg/dl；⑦空腹血糖<100 mg/dl。

值得注意的是，定义理想血压水平的阈值，葡萄糖和胆固醇符合现行的指南以及专家建议。

（一）其他危险因素

除了AHA的Life's Simple 7之外，还有许多其他因素通过影响卒中或痴呆风险或独立机制，对大脑健康产生确切的影响。例如，通过预防或有效监控和治疗心房纤颤，以防止心源性脑栓塞；心功能低灌注，导致灌注不足性痴呆；急性或慢性脑部疾病，导致卒中或神经退行性疾病；受行为影响的头部外伤。虽然这些因素在大脑健康方面的重要性是公认的，AHA的生命选择Simple 7作为定义的支撑指标，因为它们与个人和人口的相关性水平，生命历程视角，并能被监测，衡量和改变，因为它们进一步影响其他的脑健康的危险因素，例如心房颤动。

教育或社会参与之间的关系在整个生命周期和大脑健康是复杂的。例如，教育可能通过提高能力来弥补病理改变对脑功能的影响（例如，认知储备）。迄今为止，干预措施增强社会或认知生活方式的潜在好处尚未得到有力的证实。当然，这仍需要在此领域中的进一步研究。对AHA Life's Simple 7之外的其他因素进行更详细的评估将成为未来大脑健康出版物的重点。

（二）脑健康和监测的主要和次要结果

大脑健康的结果可大致分为3类：国际疾病分类，第10版（如卒中或痴呆）中编码的临床诊断；思维，感动或感受领域的能力；通过仪器研究（如脑成像）评估的大脑结构或功能的度量。最后一类包括亚临床损伤的脑成像[MRI所定义的白质高信号、隐匿性梗死、微出血和微结构改变的存在或体积（扩散张量成像可量化）]，分子标记（如通过正电子发射测量的淀粉样蛋白）层析成像或脑脊液分析，以及结构和功能连通性，分别通过弥散张量成像和功能磁共振成像评估。

在总体水平上，国际疾病分类，第10次修订编码的临床诊断比脑功能或结构指标更适合评估。此外，对这些原因所导致的卒中、痴呆和死亡等某些结果的监测比监测轻度的临床表现更为可靠，例如短暂性脑缺血发作（定义为血管原因的短暂性局灶性神经功能缺损）或主观认知障碍。考虑到次要结果与不太严重的临床表现，能力，脑功能障碍的表现相关。因此，将卒中和痴呆定义为感兴趣的主要结果，短暂性脑缺血发作和主观或轻度认知障碍作为次要结果，似乎最符合逻辑。

五、维持脑健康

（一）维持脑健康的证据

有可靠的流行病学观察证据表明，青年、成人和中年的血管危险因素随后可进展为认知障碍。然而，研究血管危险因素改变对预防认知功能下降的影响的随机临床试验（RCT）并没有显示出一致的结果。观察流行病学研究表明，血压<120/<80mmHg的高血压患者发生脑卒中和心血管事件的风险较低，但仍高于未治疗血压<120/<80 mmHg者。因此，原始预防可能是预防主要的原发性和继发性心血管疾病的有力手段，因为一旦出现危险因素，就可能无法最佳地降低卒中和心血管疾病的风险。有一些建议认为，血压控制或多领域干预对临床有好处，包括血管风险的改变与生活方式和行为干预相结合。例如，在安慰剂对照的Syst-Eur研究（欧洲收缩期高血压）中，血压降低8.3/3.8 mmHg与2年内痴呆风险下降50%相关（$P<0.05$）。然而，一些额外的随机试验未能显示血压降低对认知的有益作用。因此，尽管血压降低已显示可显著降低卒中风险，但在血压升高的个体中，临床试验中降低血压并未最终显现出能够保持认知功能。

纵向观察研究的数据表明，不同的心血管和生活方式相关因素，如糖尿病、血脂异常、人体测量手段和吸烟等，可能影响认知健康的发展轨迹。在一些（但不是全部）疾病的RCT中观察到了令人鼓舞的结果。例如，在PREDIMED研究（Prevención con Dieta Mediterránea）中，随机接受地中海饮食的参与者在4年时的认知度略有提高。在FINGER研究（芬兰老年干预研究预防认知障碍和残疾）中，参与者随机分配到多域干预，包括降低血管风险，运动，认知训练和坚持地中海饮食的指导，2年时的认知表现略有提高，执行功能和处理速度有所改善，但情景记忆变化不明显。

另一方面，几个试验对维持认知有中性结果。这些研究对认知的中性结果或适度的有益影响可以解释为：疾病病程太晚干预，随访有限，统计能力不足，健康生活方式改变的可持续性差。与积极或强化治疗相比，安慰剂组和对照组在血管危险因素的基线和纵向管理方面的差异相对较小，因为对照组参与者已经很好地遵守了标准护理。此外，没有一项试验显示痴呆得到预防；即使是阳性试验也仅显示神经心理测试的认知能力略有改善，对日常功能和生活质量的影响不明确。尽管临床试验表明，实施长期多领域生活方式干预是可行的，并且在某些情况下提高了认知能力，但这种劳动密集型干预（通常需要生活方式教练、营养学家和监督锻炼）在普通人群中的适用性和成本效益尚不清楚。因此，需要进行更多的研究，特别是在较年轻的年龄组，包括认知功能和血管功能轨迹的敏感指标。

来自AHA/ASA和其他组织的关于维持认知活力的先前的指南摘要如下。

虽然RCT证据可以预防认知能力下降和痴呆症不断发展，但可改变风险因素的观察性流行病学证据是显著的。一些国家组织以前已经对这一证据进行了审查，并提供了如何将这些信息转化为改善大脑健康的策略的指导。2011年，AHA/ASA发布了关于血管对认知障碍和痴呆的贡献的科学声明，回顾了有症状患者的诊断和管理的临床考虑因素以及预防血管性认知障碍和AD的前景。该声明并未建议对目前管理心血管危险因素预防老年痴呆症；然而，应该指出的是，该声明是在FINGER, LIFE（老年人的生活干预与独立）和PREDIMED试验出版之前发布的。唯一的一类推荐是，"在有血管性认知障碍风险的人群中，建议治疗高血压。"现代的科学声明发现，血压控制无法保证人群普遍认知的不确定证据。另一项科学陈述发现关于如何预防或治疗神经影像学检测到的沉默性脑血管病（包括无症状性卒中）的证据不足，这与未来痴呆的风险增加有关。

阿尔茨海默病协会总结了先前的系统评价和荟萃分析、共识声明及关于认知衰退和痴呆的可改变风险因素的选定文章。撰写委员会得出结论认为，证据足以支持促进身体活动，管理血管风险因素，健康饮食，终身学习和认知训练。阿尔茨海默病协会网站列出了"爱你大脑的10种方法"，包括增加身体活动，追求终身学习，戒烟，控制心血管风险，防止脑损伤，健康饮食，获得充足睡眠，照顾心理健康，保持社交参与，并参与挑战性的心理活动。

2015年，医学研究所委托编写了一份关于认知年龄的报告。对于个人和家庭来说，该报告建议进行体育锻炼，管理心血管危险因素，与保健专业人员讨论可能影响认知的健康状况和药物，参与社会和智力活动，获得充足的睡眠，在住院时采取措施避免精神错乱，并仔细评估广告中宣传的改善认知的产品。在社会方面，主要建议包括：加强有关维持认知功能的研究，确保有关影响认知功能的产品的适当政策和指引，开发关于痴呆的不同于专业人士课程，以及扩大社区服务，以满足老年人及其家人在认知健康方面的需要。

（二）维持最佳脑健康的建议

考虑到现在有证据证明最佳大脑健康定义的新证据，谨慎行动有利于在整个生命周期内保持最佳的大脑健康。因此，本声明赞同医学研究所和阿尔茨海默病协会的建议，作为维持大脑健康的手段。此外，对初发性、原发性和复发性卒中预防及其与大脑健康的关系，我们建议遵循AHA/ASA指南。AHA/ASA和其他卫生组织为减少卒中和心血管风险所做的几十年努力，以及最近为促进心血管健康所做的努力，很可能已经导致痴呆发病率的下降。这些努力应该另外用于促进最佳的大脑健康。这不仅应包括预防卒中，还应包括治疗卒中以改善预后，包括卒中后认知功能障碍。

解决心血管和卒中风险是维持最佳大脑健康的重要部分，但不是唯一的部分。解决可能促进认知储备的诸多因素，包括诸如获得教育，有意义的人际关系和社区社会参与以及获得精神保健等因素，也可能是一种有用的策略。不仅需要医疗从业人员及各级政府的政策制定者积极参与，保持最佳的大脑健康还需要个人、医疗保健从业者、公共卫生组织、政策制定者和私营部门采取行动。

六、结论

该AHA/ASA咨询的主要目的是提供最佳大脑健康的初始定义和如何保持大脑健康的指导。我们对最佳大脑健康的定义强调了有利或理想的心血管风险特征的重要性。这种早期的风险简介与发病率和死亡率的压缩有关。这已经显示在最近发表的CHA（芝加哥心脏协会工业检测项目）上。CHA包括1967年至1973年雇用的一组男性和女性，他们90%是白种人，基线时平均年龄为44岁，并随访了40年。总体来看，中年人健康状况良好的CHA组成员的约生存期延长4年，全因和心血管死亡延迟7年。此外，所有的疾病都减少了，发病率的压缩是绝对的和相对的，而且在老年医疗保险的累积和年度医疗费用中，中年心血管健康状况良好的老年人的累积和年度医疗费用较低。虽然认知不是本出版物的主要关注点，但其他一些研究结果支持这样一种信念，即生命早期有利的心血管健康可以维持认知活力。

虽然健康的生活方式、整体医疗保健的进步和良好的社会经济状况可能会压缩晚年的主要疾病，但他们可能会受到研究对象的年龄和预防措施的使用时间的影响，这是中国人对最年长老人的长寿研究结果所表明的。可改变的心血管风险在世界范围内普遍存在，可能发生在整个年龄段，并且与生命后期的不良后果有关。此外，心血管死亡率，包括缺血性心脏病和卒中，可能因地域差异而有很大差异。动脉粥样硬化，一个不利的心血管健康的表现，然而，可能不是不可避免的。最近，已经证明，觅食-园艺主义者群体，玻利维亚的南美洲Tsimane，几乎没有冠状动脉疾病的风险因素，报道的任何人群的冠状动脉疾病水平最低，这表明原始预防的价值。此外,血管动脉硬度的发展,血管老化的衡量标准,可能不是必然的。在Framingham研究中,年龄越低、女性年龄越低、BMI越低、使用降脂药物及在横断面研究中没有糖尿病,都与健康的血管老化有关。此外,对于每1个单位更高的AHA的Life's Simple 7生命的简单7分(即,理想水平的1个因素或行为),健康血管老化的年龄和性别调整概率为1.55倍。该观察性研究为预防策略提供支持,该策略侧重于可改变的健康因素和行为,以预防或延迟血管衰老和心血管疾病的风险及可能与衰老相关的其他健康后果,如认知障碍这种方法可能适用于老年人群。

预防认知功能障碍和痴呆可被视为一个终身过程,以一系列先前因素为基础,心血管风险起着重要作用在整个生命周期中促进健康生活可以避免不良健康后果,如多疾病包括认知障碍和其他与健康相关的不良后果或事件。此外,有利的心血管健康可能与较低的医疗保健支出和资源使用相关。在此通报中,选择AHA的Life's Simple 7作为定义最佳大脑的指标健康。AHA的Life's Simple 7由4种理想的健康行为组成(目标水平的身体活动,符合当前指南建议的健康饮食,不吸烟和BMI<25 kg/m²)和3种理想的健康因素(未治疗的总胆固醇<200 mg/dl,空腹血糖<100 mg/dl,未治疗血压<120/<80 mmHg。这些因素已被证明可改善健康轨迹。此外,AHA的Life's Simple 7与成功的认知健康有关,是确定最佳大脑健康状况的理想起点,因为它易于测量,监控和修改。还需要进行额外的研究,以测试AHA的生活简单7对不同种族和族裔群体,男性和女性及整个生命连续体中不同年龄组的人群的大脑健康的影响。

除了最初确定最佳大脑健康的指标外,本咨询中还确定了大脑健康的主要和次要结果。在实际考虑的基础上,指定了2个主要的主要结果,卒中和痴呆,以及2个主要的次要结果,短暂性脑缺血发作和主观或轻度认知障碍。大脑结构和功能的指标,如在脑成像中检测到的亚临床损伤〔如MRI定义的白质高信号,隐性梗死,微出血和显微损伤的存在或体积(可通过扩散张量成像定量)〕,分子标记(如通过正电子发射断层扫描或脑脊液分析测量的淀粉样蛋白,以及通过扩散张量成像和功能性MRI评估的结构和功能连接的那些,是随着最佳脑健

康的定义发展的未来考虑的重要因素。最后,对现有的RCT和观察流行病学数据进行了审查,以提供有关维持认知健康的指导。虽然RCT预防认知功能下降和痴呆的证据还不完整,但还在不断发展,但可改变危险因素的观察流行病学证据被认为实质上有利于改变关键的心血管风险。因此,建议应用医学和老年痴呆症协会关于维持认知活力的指导方针,其中包括心血管危险因素修改和其他策略,以及与脑健康有关的HAA/ASA的初发、原发和继发性脑卒中预防建议。

最优脑健康的定义和它的维护选择为这一咨询是有局限性的。们认识到为成年人定义最佳脑健康的复杂性,如果考虑到从受孕到老年及随之而来的环境、生活方式和遗传暴露等生命连续体的各个阶段,就有可能对最佳脑健康做出更广泛的定义。例如,关于儿童暴露对后世认知的重要性的认识有限,但越来越多。此外,宫内和早期暴露可能在神经认知发展中发挥重要作用,就像早期生活中的压力一样。因此,我们预计来自AHA/ASA大脑健康写作小组的未来出版物,将扩展最佳大脑健康的定义并纳入例如生命早期的感兴趣因素。此外,感兴趣的变量的可用性存在固有的局限性,例如基于现有RCT的人口统计和种族-种族构成及经过审查的观察性流行病学研究。这种局限性表明,需要研究代表不成比例地受心血管健康差异影响的群体的个体以及来自儿童等生命早期阶段的个体。

AHA未来方向与战略目标

AHA/ASA已经制定了战略影响目标,即到2020年将美国人的心血管健康情况提升20%,同时降低20%的心血管疾病和心血管疾病的死亡率,AHA/ASA正在通过应用Life's Simple 7来促进心血管疾病健康情况。作为促进心血管健康的努力其中一方面,AHA/ASA向其整体战略计划增添大脑健康。健康是成功老龄化的重要组成部分之一,其中心血管风险似乎起着关键作用。该手稿的主要目的是作为定义及维持最佳大脑健康状态的第一步。未来工作将在有助于完善定义、指标和策略、保持认知活力方面展开。

(陆东风)

3. "2017临床试验心血管和卒中终点判定标准"共识解读

循证医学给临床医疗带来了全新发展, 推动着临床医疗的快速进步。证据是循证医学的基石, 遵循证据是循证医学的本质所在, 在实践中尽可能提供和应用当前最可靠的临床研究证据是循证医学的关键。但我国的临床研究仍处于发展阶段, 尚有诸多不足, 研究质量参差不齐, 部分还不符合国际标准。因此, 迫切需要科学化和规范化的临床研究来指引我国临床医疗的发展。影响临床研究水平的因素较多, 其中最为重要的因素之一即是研究终点的设定。如何根据研究设计制定合适的研究终点, 如何实现标准化的研究终点判定, 是现阶段临床研究面临的重要问题。

美国心脏病学会(ACC)和美国心脏协会(AHA)联合美国食品药品监督管理局(FDA)与心血管试验标准数据收集计划(SCTI)于2018年发布了"临床心血管和卒中终点事件判断标准"共识(以下简称共识)。该共识是对2014年"心血管终点事件临床试验数据标准"的更新, 全文发表于Circulation杂志, 旨在标准化临床试验中心血管和卒中终点的定义, 推进临床研究的进一步发展。共识对死亡、死亡模式、心肌梗死(MI)、不稳定型心绞痛(UA)住院、卒中和短暂性脑缺血发作、心力衰竭(HF)事件和经皮冠状动脉介入治疗(PCI)等多个心血管与卒中终点进行了详细的阐述。

一、死亡

死亡是临床研究中公认的安全性和有效性终点, 包括心血管死亡、非心血管死亡和无法确定原因的死亡。因为对具体死亡原因的判断在临床实践中有重要意义, 共识希望区分死亡原因和死亡模式, 以及主要死因和介入因素。尽管在心血管研究中区分心血管死亡和非心血管死亡可能就足够了, 但更细致的死亡原因分析有助于了解疾病本身及其治疗机制。其中, 主要死因是指启动导致死亡事件链的潜在疾病或损伤, 如急性心肌梗死(AMI)后出现了致命性心律失常, 主要死因是AMI。心血管死亡包含了AMI、心脏性猝死、HF、卒中和心血管出血等原因所致的死亡。以HF导致心血管死亡为例, 共识中要求死亡与HF临床症状和体征加重相关, 与具体病因无关, HF可能的病因包括MI、缺血或非缺血性心肌病、高血压病或瓣膜性心脏病。临床疾病进展至最终死亡往往需要经历多个中间步骤和

环节, 细致的分析和考虑方能找到主要死亡原因。非心血管死亡是指由特定非心血管原因导致的死亡, 但因为会有多种潜在的或介入因素影响, 且需要全面的医学知识来评估, 非心血管死亡的进一步死因分析十分困难。

死亡模式是死亡原因造成的一种生理紊乱或生物化学失衡, 需要与主要死因相区别。非心血管死因(如肾衰竭)最终常表现为心血管死亡模式(如心律失常), 这易与心血管死亡相混淆。如主要死因和死亡模式出现重叠, 则细致的区分更为困难, 如AMI患者可出现多种死亡模式, 如心律失常或心脏破裂。

二、心肌梗死

MI是心血管研究中评价药物和器械安全性和有效性的重要不良事件。统一的定义有助于准确评价不同临床研究中的MI发生率和心血管安全性, 减少不同定义带来的差异。欧洲心脏病学会(ESC)和AHA等机构于2000年首次对MI做出了统一定义。2007年和2012年上述组织对MI统一定义进行了第2次和第3次更新。2018年的ESC年会期间,《第4版心肌梗死全球统一定义》发布(以下简称定义), 对2012年的第3版定义进行了重要修订。

在最新版的定义中, 首先区分了心肌损伤与MI的差异。心肌损伤是指肌钙蛋白(cTn)升高超过正常值上限的第99百分位数, 如出现动态cTn升高和(或)降低, 则称为急性心肌损伤。值得注意的是, 引起cTn升高的原因众多, 非缺血性心肌损伤可以继发于心脏疾病, 如心肌炎和HF等; 也可继发于非心脏疾病, 如肺栓塞、慢性肾脏疾病和脓毒症等。与心肌损伤不同, MI的定义除需要有cTn的升高外, 还需要有既往定义提出的心肌缺血的证据, 即心肌缺血症状、新发缺血性心电图改变、新出现的病理性Q波、影像学提示与缺血一致的新出现存活心肌的丢失或节段性室壁运动异常及冠状动脉造影或尸检证实的冠状动脉血栓。高敏cTn检测的广泛应用使得心肌损伤和MI的鉴别得以实现。新定义强调了cTn的重要性, CK-MB的敏感性和特异性相对较低。cTn的动态变化趋势有助于临床医师对AMI做出诊断。AMI患者的cTn常有明显的动态演变过程, 而慢性心肌损伤则无这一过程。

因为cTn可持续升高长达2周, 心电图ST段和T波会有动态演变, 再梗死的诊断往往会比较困难。当AMI患

者再次出现缺血症状和ST段改变时需考虑再梗死可能。共识建议再次出现症状即刻和其后3~6h 2次检测高敏cTn，对于再次出现缺血症状、高风险或者症状开始时间不清楚的患者，推荐6h后第3次检测高敏cTn。如果首次高敏cTn升高，第2次检测的值需要升高≥20%；如果首次检测结果为正常，则按照新发MI的诊断标准来诊断。

相对于有症状者，无症状MI患者在临床研究中易被遗漏，共识中称其为沉默型MI。沉默型MI指无症状的，经心电图检查新出现病理性Q波，或不能用急性冠状动脉事件或冠状动脉血运重建过程来解释的、影像学发现的MI。有研究证实，沉默型或Q波MI占所有非致命MI事件的9%~37%，显著增加死亡风险。尽管沉默型MI具有重要临床价值，但在临床研究中，使用什么样的频率复查心电图或者监测沉默型MI，目前尚无统一标准。对于包含已知冠心病、多支冠状动脉病变或者多种动脉粥样硬化风险人群的临床研究，共识建议每年检查1次心电图。但因为导联位置错误、导联接反或者患者标注错误，都有可能在心电图上出现Q波或呈现QS形态，沉默型MI诊断需要多份正确检查心电图的比较，询问可能的短暂性缺血发作、确认患者的姓名或者进行影像学检查。如超声心动图在关注的心室区域发现节段性运动紊乱，则有重要诊断价值，但未发现亦不能排除。放射性核素和心肌磁共振检查有助于进一步明确诊断。

三、不稳定型心绞痛住院

UA住院常作为心血管临床研究的终点之一，与传统的死亡和MI终点相比，准确定义UA更为困难。

UA与ST段抬高型MI和非ST段抬高型MI一样，同属于急性冠状动脉综合征（ACS）的范畴。根据美国国家卫生统计中心的数据，2010年UA占主要或次要诊断为ACS

住院患者的28%。因为cTn检测在心肌坏死诊断中的广泛应用，既往曾被认为是UA的患者，事实证明为MI，UA分类是否仍有存在的必要性？共识认为UA分类仍有其必要性，UA的诊断需包括：①缺血性症状特点和持续时间。②症状发作与住院时间接近。③住院时间。④至少有以下1项缺血依据：a.静息心电图有急性心肌缺血依据；b.与缺血症状相关的，运动或药物负荷诱发的心肌缺血；c.与缺血症状相关，造影证实新发或原有血管狭窄加重和（或）冠状动脉内血栓；d.罪犯病变需要血运重建。⑤心脏标志物检查阴性和无AMI依据。其中，诊断时心电图非常关键，可存在或无ST段偏移、形态改变（如新的水平型或下斜型压低，新发短暂ST段抬高），和T波倒置。

四、卒中和短暂性脑缺血发作

卒中和短暂性脑缺血发作（TIA）是心血管临床研究的常用终点之一。与其他定义相比，共识中卒中和TIA的定义更强调其与脑血管损伤的相关性，联合功能性指标，用以评价干预措施的安全性或有效性。临床研究中，因为试验设计的不同，卒中事件的定义可能会有较大差别。如在评价卒中预防有效性的研究中，卒中是主要终点；而在卒中不是被研究疾病时，其可能会成为不良事件。

失能是共识中卒中和TIA定义的关键内容，通过失能的评估来评价脑血管损伤的临床相关性，其中包含改良Rankin量表。改良Rankin量表相对简单，可应用在研究中的整个人群，而不明显增加研究负担；通过此量表，可形成卒中严重程度的统一评价，而无关研究的人群或研究设计。

五、心力衰竭事件

在HF研究中，住院和非住院HF事件是相关的终点（表1）。HF事件包括HF住院和急诊就诊，通过症状、体

表1 心力衰竭住院事件定义

序号	定义	具体标准
1	心力衰竭作为主要诊断	—
2	时间超过24h或经过一个自然日（在无法确认入院和出院时间的情况下）	—
3	新发或加重的心力衰竭症状	至少包含下列中的1项：①呼吸困难（劳力性呼吸困难、静息呼吸困难、端坐呼吸、夜间阵发性呼吸困难）；②活动耐量下降；③疲乏；④加重的器官灌注不足或淤血症状
4	具有新发或加重的心力衰竭的客观证据	至少包含2项体格检查或者1项体格检查＋1项辅助检查 体格检查：①外周水肿；②腹胀或腹水；③肺部啰音；④颈静脉压增加或肝颈静脉反流；⑤奔马律；⑥液体潴留致体重增加 辅助检查：①BNP>500 pg/ml或NT-proBNP>2000 pg/ml；②肺淤血的放射学证据；③无创检测左/右心室充盈压增加或低心排血量；④有创检测PCWP≥18mmHg，中心静脉压>12mmHg，心指数<2.2L/（min·m²）
5	针对心力衰竭的治疗	至少包含下列中的1项：①口服利尿药剂量显著增大，如原有剂量加倍、起始袢利尿药维持治疗或联合利尿药治疗；②起始静脉利尿药（即使是一次使用）或者血管活性药物（如血管扩张药、血管加压素）；③机械或外科干预，包括机械循环支持（如IABP、心室辅助装置等）或超滤、透析等减轻液体负荷

征、诊断性检验和HF治疗来定义。在研究报告中,建议将HF住院和急诊就诊分开来报告。

HF住院会增加死亡风险,该终点是评价临床研究中治疗方法有效性的重要指标。HF住院事件需满足多个条件,具体定义如表1所示,须符合所有条件方可认为是HF住院。非住院HF事件定义是指患者需要非预期急诊就诊,具有与HF住院相一致的HF症状、体征、辅助检查和治疗措施(口服利尿药剂量显著增大除外)。共识强调非预期的重要性,如为按计划至门诊治疗(如应用静脉利尿药和血管活性药物),则不能称为非住院HF事件。

上述定义会在最大程度上减少不同区域住院标准差异的影响,避免因为事件压力而减少HF住院。如果严格按照统一的标准,非住院HF事件与住院HF事件具有相似的预后评估价值。

六、经皮冠状动脉介入治疗

以导管为基础的介入诊疗技术是冠心病诊疗里程碑式的发展。目前,临床应用的包括冠状动脉造影、血管内超声、光学相干断层显像(OCT)和血流储备分数(FFR)检测等。对于有冠心病病史或心血管危险因素的患者,在临床研究中可能会出现冠状动脉事件或缺血的临床症状,其中很大部分可能需要介入诊疗。但在临床实践中,各个地区或中心具体的介入策略和方法存在明显异

质性,因而在临床研究中有必要形成统一定义。同时,不同研究需要的信息数据亦可能存在较大差异,如在比较PCI和冠状动脉旁路移植不同血运重建策略时,需要收集详尽的冠状动脉解剖信息和血运重建过程资料,以评价不同干预措施的安全性和有效性。而在心力衰竭药物的临床研究中,已知冠心病患者的再次介入诊疗信息就不必过于详尽。

共识中有关介入心脏病学的定义主要针对PCI相关的研究,包含了冠状动脉节段的描述、血流分级和不良事件(主要与血运重建过程相关,如急性冠状动脉闭塞、冠状动脉夹层和再狭窄),区分了靶病变/靶血管与非靶病变/靶血管。评价冠状动脉支架安全性和有效性常用终点是包括病变的严重程度(靶病变狭窄>70%)及缺血证据;部分研究采用了复合终点,包含了安全性(心血管死亡和靶血管相关的心肌梗死)和有效性(靶病变/靶血管相关的紧急血运重建)。

近年来,我国心血管领域临床研究取得了长足进步,但高质量的研究数量有限,如何科学而规范地进行临床研究设计和实施,是广大研究者面临的共同问题。该共识的发布有助于研究者在临床研究中规范终点设置,使得结果科学、可信,更利于国际交流与合作,将我国的临床研究成果推向全球。

(严 激 陈康玉)

4. 2018欧洲心脏病学会晕厥指南解读

欧洲心脏病学会（ESC）公布了新版晕厥诊断和管理指南（简称"新版指南"）。新版指南就晕厥的初步评估、完整诊断流程进行了阐述，提出了诸多新观点及新建议（图1、图2），本文将对新版指南的更新要点进行解读。

晕厥定义为脑灌注不足导致的短暂性意识丧失（TLOC），特征为起病迅速、持续时间短和可以自行完

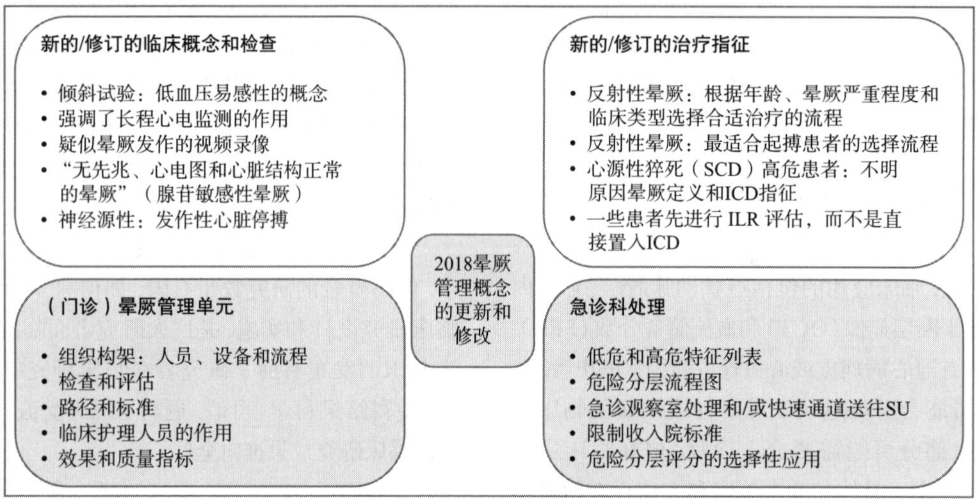

图1 新版指南晕厥管理概念的更新和修改

注：ICD置入性心脏起搏除颤器、ILR.置入式心电事件记录仪；SCD.心源性猝死；SU晕厥单元

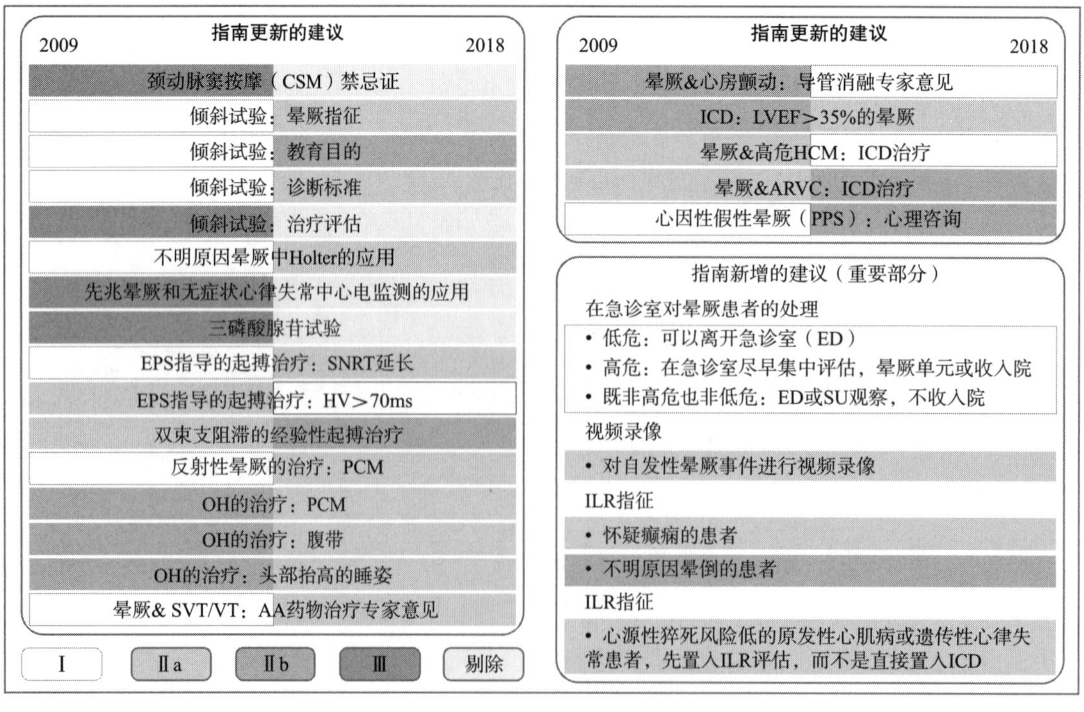

图2 新版指南更新及部分重要的新增建议

全恢复。晕厥主要分为反射性（神经介导的）晕厥、直立性低血压（OH）导致的晕厥及心源性晕厥（表1）。

表1 晕厥的分类

反射性（神经介导的）晕厥
- 血管迷走性晕厥（VVS）
- 直立性：站立时出现，坐位时不常发生
- 情绪性：恐惧、疼痛（躯体或内脏）、器械、晕血
- 情景性晕厥：排尿、胃肠道刺激（吞咽、排便）、咳嗽、打喷嚏、运动后、其他（大笑、铜管乐器演奏）颈动脉窦综合征
- 非经典形式：无前驱症状和（或）无明显诱因，和（或）表现不典型

直立性低血压（OH）导致的晕厥
注意：运动（运动诱发）、餐后（餐后低血压）和长时间卧床休息（去调节）可能会加重低血压
- 药物引起：最常见，如血管扩张药、利尿药、吩噻嗪类、抗抑郁药
- 血容量不足：出血、腹泻、呕吐等
- 原发性自主神经衰竭（神经源性OH）：单纯自主神经衰竭、多系统萎缩、帕金森病、路易体痴呆
- 继发性自主神经衰竭（神经源性OH）：糖尿病、淀粉样变性、脊髓损伤、自身免疫性自主神经病变、副肿瘤性自主神经病变、肾衰竭

心源性晕厥
- 心律失常
  心动过缓：窦房结功能障碍（包括心动过缓/心动过速综合征）、房室传导系统疾病
  心动过速：室上性、室性
- 结构性心脏病：主动脉瓣狭窄、急性心梗或心肌缺血、肥厚型心肌病、心脏肿瘤（心房粘液瘤或其他肿瘤）、心包疾病/心脏压塞、冠状动脉先天异常、人工瓣膜功能障碍
- 心肺和大血管疾病：肺栓塞、急性主动脉夹层、肺动脉高压

一、临床概念和检查项目更新

（一）直立倾斜试验的低血压易感性概念

过去认为直立倾斜试验是诊断神经介导性晕厥的重要辅助检查方法，新版指南在倾斜试验结果解读中提出了低血压易感性的概念。晕厥临床表现不典型而推测可能为反射机制的患者，倾斜试验阳性率为51%～56%；不明原因晕厥患者的阳性率为30%～36%，心律失常性晕厥患者的为45%～47%，表明倾斜试验对于最需要明确诊断的患者几乎没有诊断价值。倾斜试验阳性仅表明患者对直立性应激敏感。无论何种晕厥的病因和机制，这种低血压易感性都会引起晕厥，如由阵发性房性心动过速引起的心律失常性晕厥，主动脉瓣狭窄、肥厚型心肌病及病态窦房综合征等心源引起的心源性晕厥，其晕厥机制既包括心脏疾病本身，也包括低血压易感性。是否存在低血压易感性解释了相同心律失常或结构缺陷严重程度的患者有些发生晕厥而有些则不发生的现象。所以新版

指南认为倾斜试验可用于提示低血压倾向，而不是用于诊断血管迷走性晕厥（VVS），因此提出直立倾斜试验中低血压易感性的概念。

（二）疑似晕厥患者发作时的视频记录

针对可疑的非晕厥性短暂性意识丧失，新版指南建议进行视频记录。对于自发意识丧失进行家庭视频记录，医务人员需鼓励患者及家属视频记录自发事件（Ⅱa类推荐、C级证据）；在倾斜试验的基础上增加视频记录，提高诱发意识丧失的临床可信度（Ⅱb类推荐、C级证据）。

（三）将腺苷敏感性晕厥纳入不典型反射性晕厥

腺苷敏感性晕厥是指无先兆、心电图正常、心脏结构正常的晕厥，与VVS患者不同，这类患者倾斜试验结果常为阴性。

（四）自主神经功能基本检测方法

1.Valsalva动作 在Valsalva动作期间，如患者血压无明显升高、心率无增加，应考虑为病理性、神经源性直立性低血压，这种情况在原发性和继发性自主神经功能衰竭中均可发生。

2.深吸气试验 正常情况下，生理状况下50岁以上的健康人吸气时心率加快，呼气时心率减慢；深吸气时，心率变异达15次/分。新版指南提出如患者心率变异小或无变化提示可能存在副交感神经功能异常。

3.24h动态血压监测（ABPM）和家庭血压监测 对于存在自主神经功能病变的患者，直立性低血压常与夜间"非杓型高血压"甚至"反杓型高血压"相关，这与患者的治疗和预后均有关。该类患者行ABPM可用于评估夜间高血压、餐后低血压、运动和药物引起的低血压，监测抗高血压治疗的不良反应，并可发现其他疾病，如睡眠呼吸暂停。ABPM较单一办公室血压测量更有效，可能观察到日常生活中直立性低血压的程度。家庭血压监测可用于评估直立不耐受患者的病因，即明确症状是由直立性低血压还是其他原因如帕金森病患者的眩晕、运动失衡或多系统萎缩等造成的，但目前这方面的证据尚不充分。

二、治疗指征更新

（一）合适的反射性晕厥治疗方案

尽管反射性晕厥是良性过程，但其复发和不可预知的特点仍然可能致残。对于所有反射性晕厥和OH患者，要跟患者解释诊断和复发风险，进行安抚，并就如何避免诱因给出建议。对于病情较重的患者，特别是当频

繁晕厥可能影响到患者生活质量、再发性晕厥前没有或只有很短的前驱症状或从事高风险活动（如驾驶、机器操作、飞行、竞技体育等）时发生晕厥的患者还需更多的治疗方案。低血压的年轻患者，可给予米多君及氟氢可的松；有前驱症状的年轻患者，推荐身体反压动作，如有需要进行倾斜训练；无或短暂前驱症状的部分患者，采取ILR指导的管理策略；停止或减弱老年高血压患者的降压治疗，目标收缩压为140 mmHg；主要为心脏抑制原因的老年患者，置入心脏起搏器。没有一种治疗方案可适用于所有反射性晕厥，治疗策略往往根据年龄、严重性、临床表现等多种因素进行综合评估。

（二）某些心源性猝死高危患者不明原因晕厥的定义及置入心脏复律除颤器的指征

新版指南认为，不明原因晕厥指不符合反射性晕厥、直立性低血压和心源性晕厥Ⅰ级诊断指标的晕厥，通常被认为是"疑似心律失常性晕厥"。原发性心肌病或遗传性心律失常患者，如果心源性猝死风险低，推荐先置入循环记录仪评估患者状况，需根据记录结果再决定是否置入心脏复律除颤器。

三、晕厥单元（晕厥门诊）的建立

建立晕厥处理单元的建议最早在2009版ECS指南提出，新版指南进一步对此给出了更实用的方案。晕厥单元是指提供晕厥及相关症状标准化诊断、管理的团队，由专门人员组成，能进行合适的检查和治疗。新版指南对晕厥单元的组织架构包括人员、设备和程序、检查和评估、路径和标准、临床护理人员的作用及其效果、质量等指标都给出了指导性意见。

晕厥单元应该对反射性晕厥和直立性低血压患者提供最基础的核心治疗，为心源性晕厥、跌倒、心理源性假性晕厥和癫痫患者提供优选治疗。根据晕厥的危险分层，家庭医师、急诊医师以及院内、院外相关部门应该可以把晕厥患者直接转诊到晕厥单元，或晕厥患者自行到晕厥单元就诊。

四、基于危险分层的晕厥急诊处理

在急诊室，临床医生对TLOC的评估需回答下面3个关键问题：①是否存在可以识别的严重潜在病因？②如果原因不确定，出现严重后果的风险有多大？③患者是否应该住院？为此，新版指南列出了晕厥的低危和高危特征（表2），给出了危险分层流程图、急诊观察室的处理或快速通道送往晕厥单元的建议，以及收住院和限制收入院的标准（图3、图4）。

晕厥的初始评估要明确下面4个关键问题：①事件是

TLOC吗？②如果是TLOC，是否为晕厥？③如果怀疑晕厥，是否有明确的病因学诊断？④有无提示心血管事件或死亡高危的证据？对于疑似病例应进行初始评估及风险分层，根据评估结果进行相应的处理（表3及图5）。

表2　急诊科晕厥患者进行初步评估时的高风险特征和低风险特征

晕厥事件

低危因素

- 与反射性晕厥有关的典型前驱症状（如发热感、出汗、恶心、呕吐等）
- 经过突然、意外出现的令人不适的光线、声音、气味或疼痛
- 长时间站立或拥挤、燥热的场所
- 在餐时或餐后发生
- 咳嗽、排便或排尿引起
- 头部转动或压迫颈动脉窦动作（如肿瘤、刮脸、紧颈）
- 从仰卧位/坐卧位站立

高危因素

主要

- 新发的胸闷不适、呼吸困难、腹痛或头痛
- 在用力或静息时晕厥
- 突发心悸后，即刻出现晕厥

次要（只有伴发结构性心脏病或心电图异常才视为高危）

- 没有警示症状或前驱症状短暂（<10s）
- 由早发的心脏猝死家族史
- 坐位晕厥史

既往史

低风险

- 具有与近期发作事件特点相同的、反复发作的低风险晕厥病史（1年以上）
- 无结构性心脏病史

高风险

主要

- 严重的结构性心脏病或冠状动脉疾病（心力衰竭、射血分数低或陈旧性心肌梗死）

体格检查

低风险

- 体检正常

高风险

主要

- 急诊科不明原因的收缩压<90mmHg
- 直肠检查提示消化道出血
- 清醒状态下非运动所致的持续性心动过缓（<40次/分）
- 不明原因的收缩期杂音

心电图

低风险

- 正常心电图

高风险

主要

续表

- 心电图提示急性心肌缺血改变
- 莫氏二度Ⅱ型和三度房室传导阻滞
- 缓慢型心房颤动（<40次/分）
- 在清醒状态下持续性窦性心动过缓（<40次/分）、反复窦房阻滞或窦性停搏>3s而非体力运动训练所致
- 束支传导阻滞、室内传导阻滞、心室肥厚、Q波符合心肌缺血或心肌病
- 持续性或非持续性室性心动过速
- 植入性心脏器械功能障碍（起搏器或ICD）
- Ⅰ型Brugada综合征
- Ⅰ型伴V$_1$-V$_3$导联ST段抬高（Brugada综合征）
- 反复12导联心电图QTc间期>460ms，提示长Q-T间期综合征

  次要（持续性心律失常的晕厥患者）

- 莫氏一度Ⅱ型房室传导阻滞或Ⅰ度房室传导阻滞伴有显著P-R间期延长
- 无症状的轻度窦性心动过缓（40~50次/分）或慢性房颤（40~50次/分）
- 发作性室上性心动过速或心房纤颤
- 提前出现的QRS综合波
- 短QT综合征（<340ms）
- 非典型Brugada综合征
- 右胸导联T波倒置，Epsilon波提示（ARVC）致心律失常型右室心肌病

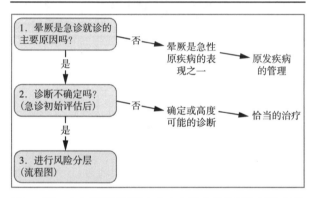

图3 因TLOC怀疑晕厥的患者在急诊室的管理和风险分层

晕厥治疗的总体框架是基于风险分层进行干预并尽可能确定晕厥的具体机制（图6）。预防晕厥复发的效果在很大程度上取决于晕厥的机制而不是它的病因。通常，预防复发的治疗方法和基础疾病的治疗方法存在不同。指南提出的建议是基于最佳科学证据，但临床中需要根据患者情况进行个体化管理。

表3 晕厥的急诊处理

推荐建议	建议类别	证据水平
建议具有低危特征的患者可以从急诊离院	Ⅰ	B
建议具有高位特征的患者应该在晕厥单元、急诊观察室或住院以尽早接收强化迅速的评估	Ⅰ	B
建议既无高危特征也无低危特征的患者在急诊或晕厥单元接收观察，而非收住院	Ⅰ	B
对于急诊的危险分层，可以考虑使用危险分层评分	Ⅱb	B

其他建议和临床视角

- 在急诊，因先兆晕厥与晕厥具有同样的预后，故应接受与晕厥相同的正确处理
- 放射诊断学和实验室检查如胸部X线、脑CT、常规血液学、生化、D-二聚体和心脏标志物检查，对晕厥患者的诊断级危险分层价值较低，如临床评估没有特别提示，不应常规使用
- 急诊约10%的晕厥患者在就诊后7~30d可出现严重后果，其中仅不足50%发生于急诊留观后，识别这些高危患者以确保其得到及早、迅速、强化的检查至关重要
- 因晕厥单元有效且高效，大多数情况下，这种早期、迅速、强化的检查可以门诊为基础（晕厥单元或观察室）实施；仅当患者存在近期出现严重结局的风险时，才应该考虑住院
- 为减少不恰当住院，由心脏装置的晕厥患者应立即进行设备测试
- 危险分层评分的作用并不优于准确的临床判断，在急诊不应单独使用危险分层

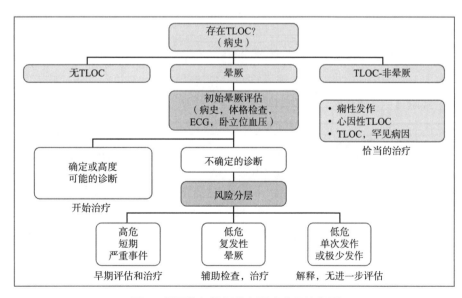

图4 晕厥的初始评估和风险分层流程图

注：TLOC.短暂性意识丧失

表4　高危晕厥患者：适用于急诊科观察室和（或）快速通道转入晕厥单元及入院患者的标准

适合于急诊监护单元和（或）快速通道转入晕厥单元	适合于收入院
高风险因素及：	高风险因素及：
· 稳定的、已知的结构性心脏病	· 任何潜在的严重共存疾病，需要入院治疗
· 严重的慢性病	· 晕厥引起的损伤
· 用力时发生晕厥	· 需要进一步紧急评估和治疗，如心电图检测及超声心动图、心脏负荷
· 仰卧或坐位时晕厥	试验、电生理检查、血管造影术、设备故障等，又不能经其他途径（如
· 无前驱症状的晕厥	晕厥单元）获得处理
· 晕厥时伴心悸	· 需要治疗的晕厥
· 不完全的窦房传导阻滞和窦性心动过缓	
· 可疑设备故障或干预不当	
· 预激QRS综合征	
· SVT或阵发性心房颤动	
· 心电图提示遗传性心律失常性疾病	
· 心电图提示ARVC	

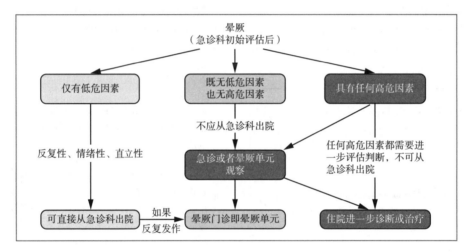

图5　急诊科危险分层流程

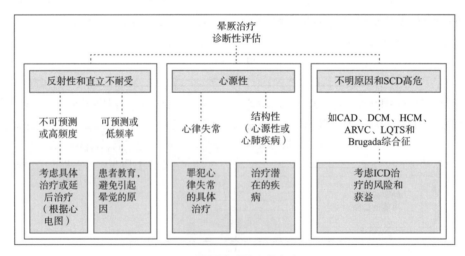

图6　晕厥治疗的总体框架

注：ARVC.致心律失常型右室心肌病；CAD.冠状动脉疾病；DCM.扩张型心肌病；HCM.肥厚型心肌病；ICD.置入性心脏起搏除颤器；LQTS.
长QT综合征；SCD.心源性猝死

（薛玉梅　付　路）

5. 肿瘤心脏病学的研究进展

随着对癌症的早期诊断、手术治疗及其他抗癌治疗策略的不断更新进步，癌症患者的生存期可得到一定延长，但抗癌治疗的并发症的发病率和死亡率却逐渐增加。而心血管疾病是抗癌药物不良反应中最常见的疾病之一。为了使抗癌治疗收益最大化，同时减少心血管并发症的发病率和死亡率，一个新兴的临床交汇学科——心脏肿瘤学，应需而生。近10年，随着研究的不断进展，从专家共识到指南的初步形成，肿瘤心脏病学也越来越得到医学界的关注。

一、抗癌药物的并发症

根据2016年ESC指南，抗癌药物的并发症主要分为9大类：①心肌功能障碍和心力衰竭；②冠状动脉疾病；③瓣膜病；④心律失常，特别是由QT延长药物引起的心律失常；⑤动脉高血压；⑥血栓栓塞性疾病；⑦外周血管疾病和卒中；⑧肺动脉高压；⑨心包并发症。其中，心肌功能障碍和心力衰竭，通常被描述为心脏毒性，是癌症治疗中最重要的心血管并发症。

二、蒽环类药物心脏毒性

蒽环类药物蒽环类药物的抗癌谱广，抗癌作用强，不可或缺，广泛地用于治疗血液系统恶性肿瘤和实体肿瘤。蒽环类药物的心脏毒性有明显的剂量依赖性，$400\ mg/m^2$ 时为 3%～5%，$550\ mg/m^2$ 时为 7%～26%，$700mg/m^2$ 时为 18%～48%。

近年的研究表明，蒽环类药物破坏拓扑异构酶（Top）2β的正常催化循环，导致DNA双链断裂。并且进一步改变了转录组，导致线粒体生物合成缺陷和活性氧（ROS）增加。最终表现为心肌细胞肌原纤维混乱和空泡化，从而导致心肌细胞损伤。此外，铁的积累可以调节蒽环类引起的活性氧的增加。在最近的一项研究中，发现一种新的RNA结合蛋白QKI（Quaking）也可能是蒽环类诱导心脏毒性的介质。

目前的预防或干预策略：①持续的静脉输注。②聚乙二醇化脂质体多柔比星。③右丙亚胺。右丙亚胺是FDA批准的唯一一种用于蒽环类药物诱导心脏毒性的心脏保护药物。近年的研究证明，右丙亚胺通过与TopⅡ的

ATP结合位点的紧密结合将TopⅡ的构型改变为闭合钳形式，从而防止蒽环类药物与TopⅡ复合物结合导致心脏毒性。2016年一项儿童肿瘤组随机试验，患者接受儿科肿瘤组协议POG 9404治疗，随机分成两组，其中一组在每次使用多柔比星之前立即用推注输注右丙亚胺，另一组不输注。结果提示右丙亚胺具有心脏保护作用、不会影响抗肿瘤效果、不会增加毒性作用、与多柔比星化疗后的继发恶性肿瘤无关，并建议使用右丙亚胺作为心脏保护剂，用于治疗使用蒽环类药物的恶性肿瘤的儿童和青少年。但目前FDA和欧洲药品管理局限制右丙亚胺仅用于患有进展期或转移性乳腺癌、且已接受一定量蒽环类药物（多柔比星$300mg/m^2$或表柔比星$540mg/m^2$）治疗的成人。④β受体阻滞药、ACEI/ARBs。使用蒽环类药物治疗的基线低风险的患者，是否能从ACEI、ARBs或β受体阻滞药的预防性用药中获益仍然存在争议，指南目前无法提出建议。2018年一篇研究卡维地洛对蒽环类药物心脏毒性的预防作用的Meta分析提示，化疗后卡维地洛组出现低射血分数的患者较安慰剂组少，且射血分数降低的绝对值较安慰剂组低。2018年目前最大样本量的关于卡维地洛作为一级预防的CECCY试验中，随机分组了200例LVEF正常、计划接受蒽环类药物累计剂量$240mg/m^2$的HER2阴性乳腺癌肿瘤患者，接受卡维地洛或安慰剂直至化疗完成，结果显示，卡维地洛组14.5%的患者、安慰剂组13.5%的患者在6个月内LVEF下降超过10%。两组LVEF或BNP的变化无明显差异，但卡维地洛组TnI水平水平明显较安慰剂组低。此外，卡维地洛组的舒张功能障碍发生率较低，并且在随访期间LV舒张末期直径增加相对安慰剂组较小。试验中LVEF降低较不明显的另一个可能原因是蒽环类药物剂量较低，在这种情况下，心肌损伤可能较不严重，卡维地洛可能对左心室功能的保护作用较小，特别是在风险较低的患者中。

综上所述，目前，尚无足够的证据推荐ACEIs、β受体阻滞药或他汀类药物用于一级预防。但使用卡维地洛可能是一种很有前途的策略，尚需进一步的研究。

三、抗HER2生物治疗药物的心脏毒性

人表皮生长因子受体2（HER2）是一种在乳腺癌亚

群中过表达的受体激酶，曲妥珠单抗是一种以HER2作为靶向目标的单克隆抗体。曲妥珠单抗的心脏毒性主要源于心脏收缩力的下降，而不是心肌细胞的死亡，因此其损害被认为是可逆的。

一项Meta分析证实了曲妥珠单抗能够显著增加充血性心力衰竭的发生率，左心室射血分数在结束曲妥珠单抗治疗后较前显著下降。乳腺癌国际研究小组对HER2阳性乳腺癌女性进行了为期10年的随访研究，在被随机分配到包括紫杉醇、环磷酰胺和曲妥珠单抗在内的方案的患者中，有9.4%的患者出现心功能不全，而治疗方案还包括蒽环类药物的患者中出现心功能不全的比例为19.2%。

其他抗HER2药物，如T-DM1，既往使用曲妥单抗和紫杉醇的患者使用T-DM1未发现显著心脏毒性反应。此外，临床试验显示帕妥珠单抗很少或极少有心脏毒性作用。

管理或干预：①根据指南在用药期间密切监测患者是否出现亚临床心肌病。②避免同时使用蒽环类药物。③2018年一篇综述研究β受体阻滞药或ACE抑制药对接受蒽环类化疗±曲妥珠单抗治疗的患者左心室射血分数（LVEF）和心力衰竭的影响。共分析了8项研究（1048例患者）。接受ACE抑制剂或对照的患者之间，LVEF的变化以及新发心力衰竭诊断没有差异。接受β受体阻滞药与对照组患者相比，LVEF的下降更少，新发心力衰竭诊断明显减少。但单独接受蒽环类化疗的患者则不然。

四、血管内皮生长因子抑制剂的心脏毒性

对血管内皮生长因子（VEGF）信号通路的抑制可用于患有实体恶性肿瘤的患者，但是一些VEGF抑制剂可引起可逆或不可逆的心脏并发症，特别是当与常规化学疗法一起使用或在其后使用时。

从心脏肿瘤学的角度来看，VEGF信号传导抑制剂与许多心血管问题有关，包括高血压、血管毒性作用和心肌病。近年一篇综述揭示，VEGF抑制剂扰乱血管舒张和血管收缩之间的平衡，破坏内皮细胞完整性，并与脱靶途径相互作用，增加高血压、血栓栓塞、心力衰竭和心律失常的潜在风险。遗传和地理研究表明，遗传多态性可能在与VEGF抑制剂相关的心血管毒性中发挥重要的预测或预后作用。目前的VEGF研究尚未完全阐明长期影响心血管毒性的遗传或种族预测因素的潜在机制，需要进一步的临床和遗传研究来解决这些问题。一项Meta分析评估了与所有美国食品和药物管理局批准的VEGF受体TKI脱靶效应相关的充血性心力衰竭的风险，结果显示观察到所有等级的充血性心力衰竭风险显著增加2.69倍。

由于高血压是抗VEGF药物最常见的不良反应，在任何包含抗VEGF药物的治疗方案中都应严密监测并控制患者的血压水平，同时注意保护患者的肾功能。

五、BCR-ABL激酶抑制剂的心脏毒性

伊马替尼是一种靶向抑制BCR-ABL融合蛋白的络氨酸激酶抑制剂，同时也是PDGFR干细胞因子和c-Kit抑制剂。一项对使用伊马替尼治疗慢性髓系白血病的回顾性分析中发现，1276名患者中仅0.6%发生收缩性心力衰竭，且此类心血管事件主要发生于存在心血管基础病或冠心病的老年患者中。最近研究的提示更多更有效的BCR-ABL抑制剂，如尼罗替尼和普纳替尼，也与心血管事件有关。

六、蛋白酶体抑制剂及免疫检查点抑制剂的心脏毒性

蛋白酶体抑制剂常用于多发性骨髓瘤的治疗。硼替佐米和卡非佐米是两种可能导致心功能不全的临床可用药物。

近年的研究证实，蛋白酶体，负责降解功能失调或不需要的蛋白质的蛋白质复合物，在心肌细胞中具有重要的功能，如果这种功能损害持续存在，则可导致心脏功能障碍和其他心脏问题的发生（ESC76）。与卡非佐米相比，硼替佐米下心力衰竭的发生率相对较低（4%）（ESC 77），尽管偶尔使用类固醇有时会加剧这种情况。卡非佐米是一种更有效且不可逆的蛋白酶体抑制剂，初步数据显示心力衰竭风险显著增高（高达25%）（ESC78 79）。

免疫检查点抑制剂［如程序性细胞死亡的抑制剂-1（PD-1）］，在包括转移性黑素瘤在内的癌症亚组中显示出前所未有的活性甚至使患者得到长期缓解。但该药的心血管毒性特征还需要进一步的研究和总结。在过去的几年中，已有数例使用免疫检查点抑制剂治疗的癌症患者出现心肌炎和致命性的心力衰竭。在用ipilimumab和ipilimumab与nivolumab联合治疗的患者中，报道了心肌纤维化、左心室功能障碍、应激性心肌病和迟发性心包炎。接受pembrolizumab治疗的非小细胞肺癌患者有一例致死性心肌梗死。在另一项使用ipilimumab加nivolumab的临床试验中，出现了两例暴发性心肌炎和肌炎。两者都是黑瘤患者，他们有高血压史而没有任何其他心脏危险因素。心肌活检的组织学分析显示心肌，心窦和房室结中$CD4^+$T和$CD8^+$T细胞和巨噬细胞的浸润。一般来说，接受联合免疫检查点抑制剂（抗CLTA-4加抗PD-1或抗PD-L1）的患者比那些接受nivolumab免疫治疗的患者更容易发生严重的心肌炎。此外，心肌炎是通常在开始治疗后平

均17d诊断出的早期心脏毒性。

七、监测方法

目前2016年ESC指南推荐的筛查及检测心脏毒性的方法,见表1。

八、现状与未来

随着化疗药物的不断更新进步,肿瘤患者的生存期明显延长,因化疗药物引起的心血管并发症或原本就存在的心血管疾病的恶化的患者数量也随之增长,由于专业的交叉性,多学科的合作愈发重要。但指南提出,由于研究证据的不足,目前对于化疗药物引起的心脏毒性的预防措施仍有争议。因此,仍需大量的临床试验寻找并验证最有效、安全并且不影响抗癌治疗效果的预防干预措施。

其中,对于蒽环类药物,通过对其的机制的研究,可提出未来蒽环类药物心脏毒性的保护药物的研究方向:①研发特异性作用于拓扑异构酶Ⅱα的新蒽环类药物,以避免心脏毒性作用;②在患者化疗开始前检测患者外周血拓扑异构酶Ⅱβ表达水平,以预测其对蒽环类药物心脏毒性的易感性;③目前的研究提示卡维地洛在使用蒽环类药物过程中可能有一定心脏保护作用,需进一步展开长期的随访研究以探索其对晚期并发症的作用。

此外,是否存在化疗相关心脏毒性的敏感基因也是未来值得关注的一点,如有研究提示羰基还原酶3

(CBR3)G等位基因纯合子会增加使用低到中等剂量蒽环类药物治疗的癌症生存儿童患心肌病的风险书。VEGF相关心脏毒性的基因多态性及抗HER-2药物心脏毒性是否存在敏感基因都有待进一步研究。

有限数量的研究已经为不同的肿瘤患者队列产生了风险评分。然而,这些风险评分中没有一个是前瞻性验证的,并且在评估个体水平的风险时需要临床判断。风险评估应包括临床病史和检查以及心脏功能的基线测量。

目前指南尚未明确提出如何在治疗期间及之后规范化监测接受抗癌治疗的患者的心功能,特别是监测的时机、频次。综合看来似乎心脏超声是影像随访工具中较优的选择,但监测指标仍需进一步研究以提高敏感度。关于生物标志物,有关肌钙蛋白和利尿肽对心脏毒性的预警及提示的研究尚有争议,且评估时机、临界值都没有标准化。综合目前研究看来接受蒽环类药物后肌钙蛋白的升高可能提示有出现心脏毒性的风险。并且,如何将影像、生物标志物、基因敏感性检测有效的组合也是有待研究的问题。

肿瘤心脏病学刚起步不久,还有很长的路要走,我们的目标和希望是找到抗癌治疗和心脏并发症之间的平衡点,成立肿瘤心脏病学小组,加强肿瘤科与心脏科室及其他相关科室的长期合作,共同致力于这一新兴领域的发展,使患者收益最大化,延长患者生存期,提高患者生存质量。

表1 用于检测心脏毒性的诊断工具

技术手段	目前可选的诊断标准	优点	不足
心脏超声 三维超声测量左心室射血分数(LVEF) 二维Simpson测量左心室射血分数 整体长轴应变(GLS)	LVEF:下降>10%,并且降至正常底限以下:提示心脏毒性 GLS:相对基线下降15%:可能提示心脏毒性风险	使用广泛 无辐射 可评价血流动力学及其他心脏结构	观察之间变异性 图像质量 供应商之间变异性;技术性要求
心脏核素成像(MUGA)	LVEF下降>10%且LVEF值<50%:证实患者出现心脏毒性	可重复性	辐射暴露剂量的积累 在其他心脏结构和功能方面提供的信息有限
心脏磁共振	特别适用于其他技术手段无法诊断的患者或确定LVEF在临界值的患者是否存在左室功能障碍	准确性,可重复性 使用T_1/T_2加权成像及细胞外容积分数(ECVF)评价以检测弥漫性心肌纤维化	实用性有限 患者的适用性有限(幽闭恐惧症、屏气、采集时间长)
心脏标志物 肌钙蛋白I 高敏肌钙蛋白I B型尿钠肽(BNP) 氨基末端脑钠肽前体(NT-proBNP)	升高提示接受蒽环类药物的患者可能从血管紧张素转化酶抑制剂(ACEI)中获益 高风险患者的常规BNP及NT-proBNP检验的作用有待进一步研究	准确性,可重复性 使用广泛 高敏感度	对于指标轻微升高的意义缺乏足够的证据 不同检验的变异 常规检验的作用尚未明确

(费洪文 李明奇)

6. 从降低心血管风险的角度看糖尿病治疗新进展

二甲双胍之所以一直是全球2型糖尿病指南中的一线用药，主要原因之一是其在糖尿病领域的里程碑研究——UKPDS（the UK Prospective Diabetes Study, UKPDS）的心血管获益证据，该研究针对早期糖尿病，通过长达10多年的随访，发现早期使用二甲双胍强化治疗的亚组，相较于其他治疗药物可显著减少大血管事件。但随后一系列针对长病程、合并心血管高危因素的糖尿病患者的强化降糖治疗研究，如VADT（the Veterans Affairs Diabetes Trial, VADT）、ADVANCE（Action in Diabetes and Vascular Disease—Preterax and Diamicron Modified Release Controlled Evaluation, ADVANCE）、ACCORD（Action to Control Cardiovascular Risk in Diabetes, ACCORD）、DREAM（Diabetes Research, Education, and Action for Minorities, DREAM）等研究并未发现其他降糖药物强化血糖控制有类似的结论，甚至由于低血糖、体重增加等原因增加全因或心血管事件/死亡风险。2008年起，美国FDA要求新的降糖药物需要在上市后证实其在心血管方面的安全性。

在随后的降糖药物心血管安全性研究（Cardiovascular Outcomes Trials, CVOT）中，多数药物如吡格列酮的PROACTIVE研究、DPP4抑制剂的大型临床试验，包括沙格列汀的SAVOR研究、阿格列汀的EXAMINE研究、西格列汀的TECOS研究以及利格列汀的CAROLINA研究等，只证实了在心血管方面的安全性，而均未显示出心血管获益。

令人瞩目的是，2015年起陆续发表的CVOT研究结果中，钠-葡萄糖协同转运蛋白抑制剂（SGLT2-i）和胰高血糖素样肽-1受体激动剂（GLP-1 RA）两大类新型降糖药物，不仅证明其心血管安全性，更发现它们可在短时间内（2～5年的随访时间）即可显著减少合并心血管高危因素糖尿病患者的心血管风险，给2型糖尿病药物治疗带来了意义深远的新突破（图1）。

2018年ADA/EASD（美国糖尿病学会/欧洲糖尿病学会）联合发布的《2型糖尿病高血糖管理专家共识》基于上述大量循证证据，显著调整了2型糖尿病药物治疗策略，治疗目标在安全控制血糖基础上，增加了改善2型糖尿病治疗结局，建议考虑患者的合并症来选择更合适的用药；特别是对于合并有动脉粥样硬化性心血管疾病（atherosclerotic cardiovascular disease, ASCVD）或者心力衰竭的患者建议在二甲双胍基础起始GLP-1RA或者SGLT2i中具有心血管获益的药物。这一变化将降糖治疗和改善心血管危险因素治疗进行了合并，更有利于改善患者的结局。

本文介绍已发表或已公布初步结果的关于SGLT2i和GLP-1RA两类药物的7项大型临床试验（EMPA-REG OUTCOM、CANVAS、DECLARE、LEADER、SUSTAIN-6、HARMONY、REWIND）主要研究结果、心血管获益的可能机制和药物安全性，并对这两类新型降糖药作为心血管病初级预防的可能性做简要探讨。

一、钠-葡萄糖协同转运蛋白抑制剂（SGLT2i）

钠-葡萄糖协同转运蛋白（SGLT2）是位于肾近曲小管的高结合容量、低亲和力受体，该转运蛋白负责将肾小球滤过的约90%的葡萄糖重吸收。在糖尿病等高血糖状态时，SGLT2的活性增加，导致尿葡萄糖和尿钠的排出减少。SGLT2-i通过抑制SGLT2的作用，减少葡萄糖重吸收量，从而降低血糖。这类药物中目前临床可用的包括恩格列净、达格列净和卡格列净。此类降糖药的一个重要特点是，降糖效果在血糖较低时也相应减弱，低血糖发生风险较低。EMPA-REG OUTCOME和CANVAS研究显示，恩格列净和卡格列净可减少3点主要不良心血管事件（the 3-point major adverse cardiovascular events, MACE-3），包括心血管死亡、非致死性心肌梗死和非致死性卒中，并对降低其他MACE（如心力衰竭住院率和全因死亡率）有一定益处。

（一）主要研究结果

大型临床试验EMPA-REG OUTCOME和CANVAS分别对恩格列净和卡格列净的心血管安全性进行评估，两者均显示可在整体上减少MACE-3约14%（HR 0.86，95% CI 0.74～0.99和HR 0.86，95% CI 0.75～0.97），但对具体事件的影响存在差异；达格列净在减少3点MACE事件的风险与安慰剂一致（表1）。

EMPA-REG OUTCOME研究对7020名患者进行平均3.1年的随访，结果显示恩格列净组可显著降低心血管死亡风险38%（HR 0.62，95% CI 0.49～0.77）、心力衰竭住院率35%（HR 0.65，95% CI 0.50～0.85）和全因死亡率32%（HR 0.68，95% CI 0.57～0.82）。CANVAS研究纳入10 142名受试者，平均随访时间为2.4年，结果显示卡格列净显著降低心血管减少心力衰竭住院率33%（HR 0.67，95% CI 0.52～0.87），而对其他的MACE事件其风险与安慰剂类似。同时，两项研究均提示SGLT2i的肾脏获益，恩格列净使首要肾脏终点指标降低39%（HR 0.61；95% CI 0.53～0.70），卡格列净在延缓白蛋白尿进展风险降低27%（HR 0.73，95% CI 0.67～0.79），以及在减少复合肾脏终点事件（eGFR降低40%、需要肾移植手术或肾原因导致的死亡）方面较安慰剂组风险降低40%（HR 0.60 95% CI 0.47～0.77）。DECLARE研究对17 000例患者中位随访长达4.2年的时间，结果显示达格列净在减少3点MACE事件的风险与安慰剂一致0.93（95%CI，0.84～1.03），并未像恩格列净和卡格列净一样得到优效的结果，但是在减少心力衰竭住院率和心血管死亡方面其结论是一致的，达格列净可减少心血管死亡或者心力衰竭住院率的风险17%（HR0.83，95%CI，0.73～0.95），见表1。

（二）SGLT2i心血管获益的可能机制

EMPA-REG OUTCOME和CANVAS这两项研究中，实验组糖化血红蛋白（HbA1c）的降幅分别为0.3%和0.6%，与安慰剂组不存在显著差异。因此，血糖控制作为SGLT2减少心血管事件的主要原因可能性不大。据研究结果推测，SGLT2可能存在其他非血糖方面的获益机制，通过减轻体重、降低血压、改善肾脏功能等减少危险因素，从而减少心血管事件和心力衰竭的发生，延缓肾病进展。

（1）心脏保护作用：EMPA试验的事后归因分析表明，恩格列净引起的血容量变化，可能在降低心血管死亡上起着重要的作用。SGLT2i的渗透性利钠和利尿作用，既降低血压（在一项荟萃分析中，SGLT2i使2型糖尿病患者血压降低约4mmHg），又改善动脉硬化，降低心脏前后负荷。研究还发现坎格列净可减少心外膜脂肪组织（图1），其可能与冠状动脉粥样硬化形成和心肌功能受损有关。一项正在进行的临床试验将对这一机制进行进一步验证（NCT02235298）。

（2）心肾保护作用：SGLT2i对肾脏血流动力学和肾小球功能的影响可能是其心血管获益的首要机制。SGLT2i通过增加致密斑感受到的远端肾小管内的钠离子浓度，抑制球管反射对入球小动脉的扩张作用，降低肾小球囊内压，改善糖尿病肾病中肾小球的高滤过状态，减少蛋白尿、肾脏炎症和纤维化，从而延缓肾病的发生和进展。SGLT2i增加尿液的葡萄糖浓度，抑制尿酸在肾脏的重吸收，因而可能减少高尿酸血症相关的心血管疾病和肾病。

（三）药物安全性

恩格列净和卡格列净总体上耐受性良好，EMPA-REG OUTCOME和CANVAS中，终止试验药物治疗的受试者分别占23%和29%，与其他安慰剂对照的心血管结局试验类似。研究报告显示生殖道感染在两项试验中均显著增加，卡格列净还可能增加血容不足、截肢和骨折的风险（表1）。

二、胰高血糖素样肽-1受体激动剂（GLP-1RA）

GLP-1是由肠道L细胞分泌的一种肽类肠促胰素。肠促胰素经食物刺激后释放入血，刺激胰岛素释放，使口服葡萄糖比肠胃外给予同等剂量葡萄糖促进分泌更多的胰岛素。GLP-1抵抗和分泌减少导致的肠促胰素通路异常可

表1 SGLT2i的CVOT研究主要研究结果归纳

	EMPA-REG[5]	CANVAS[6]	DECLARE-TIMI58
GLP-1RA	恩格列净	卡格列净	达格列净
人群	7020例T2DM	10142例T2DM	17 000例T2DM
	年龄≥18岁且已有心血管病（既往有心肌梗死、冠状动脉疾病、卒中等）	年龄≥30岁+ACD疾病史或年龄≥50岁+心血管风险因子	年龄>40岁+确诊ASCVD或年龄≥55岁男性或者60岁女性+心血管风险因子
随访期	中位3.1年	平均3.62年	中位4.2年
主要研究终点事件数	772	293	1559
关键结果	优效性：可降低3点MACE事件风险14%（HR 0.86，95% CI 0.74～0.99）	优效性：可降低3点MACE事件风险14%（HR 0.86，95% CI 0.75～0.97）	非劣效：3点MACE事件风险与安慰剂类似
安全性	生殖道感染	生殖道感染、截肢、骨折、血容量不足	生殖道感染

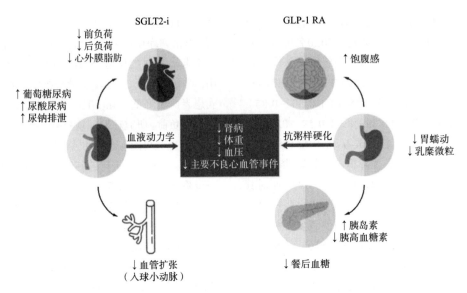

图1 SGLT2i和GLP-1 RA对2型糖尿病的心血管获益的可能机制

（引自 Newman et al.J Am Coll Cardiol. 2018, 72（15）：1856-1869）

能是2型糖尿病的发病机制之一。内源性GLP-1释放之后迅速被二肽基肽酶4（DPP4）酶解，而人工合成的GLP-1 RA能抵抗DPP4的降解，有着较长的半衰期。目前FDA批准上市的GLP-1 RA有6种，分别为艾塞那肽、利拉鲁肽、索玛鲁肽、度拉糖肽、利司那肽和阿必鲁肽。其中，艾塞那肽和利司那肽是吉拉毒蜥的唾液提取物，其他均由内源性GLP-1分子修饰而成，利拉鲁肽与人GLP-1同源性最高，可达97%的同源性，其次是索玛鲁肽，有94%的同源性，可激动 GLP-1 受体，以葡萄糖依赖的模式刺激胰岛素分泌，同时降低胰高血糖素。GLP-1RA可通过延缓胃排空，减少能量摄入等机制可有效降低患者体重，但是不同GLP-1RA对体重的影响也不同，其中减重效果索玛鲁肽＞利拉鲁肽＞度拉糖肽＞艾塞那肽＞利司那肽。

（一）GLP-1RA的CVOT研究的主要研究结果

近年来已经发表或者公布初步结果的关于GLP-1RA心血管结局的代表性研究有LEADER、SUSTAIN、EXSCEL、ELIXA、REWIND、HARMONY6个大型研究。其中LEADER研究、SUSTAIN研究、REWIND、HARMONY研究显示利拉鲁肽、索玛鲁肽、度拉糖肽、阿必鲁肽可显著减少MACE-3事件，而艾塞那肽和利司那肽均未展现出减少MACE的优效性。心血管获益究竟是GLP-1 RA中某些药物的特性，还是该类药物的类效应，还有待更多研究结果发表后进一步探讨。

LEADER纳入9340名受试者，平均随访时间为3.8年，结果显示利拉鲁肽显著减少心血管死亡22%（HR 0.78, 95% CI 0.66～0.93）和全因死亡率15%

（HR 0.85；95% CI 0.75～0.97），但非致死性心肌梗死（HR 0.88, 95% CI 0.75～1.03）、非致死性脑卒中（HR 0.89, 95% CI 0.72～1.11）和心力衰竭住院率（HR 0.87, 95% CI 0.73～1.05）无明显减少。SUSTAIN-6对3297名2型糖尿病患者进行平均2.1年的随访，发现索玛鲁肽具有减少非致死性心肌梗死和心力衰竭住院率的潜能（HR 0.74, 95% CI 0.51～1.08），并且显著减少非致死性脑卒中39%（HR 0.61, 95% CI 0.38～0.99）具有统计学意义，但缺乏有效证据证明其能减少心血管死亡（HR: 0.98, 95% CI 0.65～1.48）或全因死亡率（HR 1.05, 95% CI 0.74～1.50）。与SGLT2i类似，两种GLP-1 RA在试验中均可见统计学意义上的肾脏获益。REWIND研究和HARMON研究虽然也看到优效，但是目前可供分析的数据相对缺乏，仍然有待进一步的讨论（表2）。

（二）GLP-1RA心血管获益的可能机制

在GLP-1RA的所有CVOT 研究中，研究药物组糖化血红蛋白（HbA1c）的降幅与对照组无显著差别，因此血糖控制不是GLP-1 RA减少心血管事件的主要原因。在获得有效的4种GLP-1RA的共同特点均是在人GLP-1的结构基础上改造的结构，与人GLP-1同源性更高，利拉鲁肽与人GLP-1的同源性高达97%，索玛鲁肽与人GLP-1同源性高达94%；而利司那肽和艾塞那肽是在非洲毒蜥蜴唾液蛋白中提取，与人GLP-1的同源性仅仅达到50%。另外GLP-1 RA更可能通过各种非血糖方面的影响，如体重、血压、血脂的控制和肾脏保护等的综合作用，发挥心血管

表2　GLP-1RA主要研究结果归纳

	LEADER	ELIXA	EXSCEL	SUSTAIN-6	REWIND	HARMONY
GLP-1RA	利拉鲁肽	利司那肽	艾塞那肽 ER	索马鲁肽	度拉糖肽	阿必鲁肽（不在中国上市）
人群	9340 T2DM≥50岁＋确诊CVD或慢性肾衰竭或≥60岁＋心血管风险因子	6068例T2DM且180d内曾发生急性冠状动脉事件	14752例T2DM伴或不伴心血管疾病患者	3297 例T2DM年龄≥50岁＋心血管疾病#，慢性心力衰竭或CKD3期或以上；或年龄≥60岁伴有1项心血管风险因素	9901例T2DM	9643例T2DM
合并确诊CVD的比例	81%	100%	73%	83%	31%	100%
随访期	中位3.8年	中位25个月	3.2年	2.05年	5.4年	1.6年
研究设计	上市后CVOT	上市前-后CVOT	上市后CVOT	上市前CVOT	上市后CVOT	上市后CVOT
主要研究终点事件数	1.302	805	1744	254	—	766
关键结果	优效性：明显降低心血管事件风险22%	非劣效：降低心血管事件风险与安慰剂相似	非劣效：降低心血管事件风险与安慰剂相似	优效性：明显降低心血管事件风险26%	优效（具体数据尚未发表）	优效性：明显降低3点MACE事件风险达22%，心血管死亡风险与安慰剂类似

益处。在LEADER和SUSTAIN-5试验中，利拉鲁肽和索玛鲁肽比安慰剂组分别多减重2.3kg和3.6kg。胃肠道不良反应（如恶心、呕吐和腹泻），增加饱腹感，延缓胃排空等多种机制共同减少能量摄入，促进体重减轻。GLP-1 RA减少餐后肠上皮细胞产生乳糜微粒，增加餐后胰岛素水平并减少胰高血糖素，抑制脂肪组织的脂解作用，减少游离脂肪酸。除此之外，多项基础研究显示利拉鲁肽可稳定动脉粥样硬化斑块，可能也是其减少心血管死亡的潜在机制（图1）。

（三）GLP1RA安全性

LEADER和SUSTAIN-6报道了GLP-1 RA使用过程中出现的一些副作用，如急性胆石症、胃肠道不良反应、心率增快等。利拉鲁肽、索玛鲁肽和艾塞那肽与急性胆石症发病率增加相关。在2型糖尿病患者的CVOT研究中LEADER研究证实在心力衰竭患者中使用利拉鲁肽与安慰剂安全性相类似，SUSTAIN-6研究也显示索玛鲁肽对心力衰竭影响与安慰剂类似，相比SGLT2i能够显著减少心力衰竭风险，在临床上为心力衰竭患者制定降糖方案时，SGLT2i可能是比GLP-1 RA更佳的选择。

（四）根据心血管获益进行新型降糖药物的临床选择

根据上述研究成果，图2总结了针对不同合并症/并发症风险患者，降低2型糖尿病心血管疾病风险的药物选择策略：二甲双胍与中-高等强度他汀类药物治疗后，如果HbA1c 仍高于目标值7.0%，可考虑加用SGLT2i和GLP-1 RA，根据患者的实际情况，结合是否有心力衰竭、粥样硬化性心血管病（ASCVD）或肾病病史等进行药物选

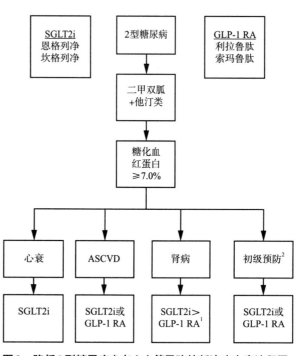

图2　降低2型糖尿病患者心血管风险的新治疗方案流程图

（引自 Newman.et al.J Am Coll Cardiol.2018, 72（15）：1856-1869）

择。对于肾病患者，SGLT2i可能是比GLP-1 RA更好的选择，因其肾脏获益机制更为一致；GLP-1RA的研究中利拉鲁肽和索玛鲁肽可以看到显著减少复合肾脏事件，但在其他GLP-1RA中未看到一致的结论（图2中上标1）。将SGLT2i和GLP-1 RA应用于心血管疾病的初级预防是未来可能的发展方向，但目前证据还不够充分（图2中上标2）。

三、二甲双胍心血管获益的临床地位

近期所有关于SGLT2i和GLP-1 RA的心血管结局试验都建立在二甲双胍作为基线治疗药物的基础上，虽然试验组和对照组除了研究药物之外，均采用一样的标准治疗模式，但仍然缺乏此类药物单用对心血管的获益的循证证据。目前尚不明确并亟待解决的两个问题是：二甲双胍是否为新药取得心血管获益的必不可少的基础治疗？单独使用新药时心血管获益是否还成立？在掌握好禁忌证的前提下，多数指南及共识仍将二甲双胍列为合并各种心血管疾病糖尿病患者的一线首选药物。在相关试验更加完善之前，二甲双胍仍是唯一明确的具有心血管益处的降糖药。但是可以看到的是，新型降糖药物与二甲双胍联用带来的心血管获益所需的时间远远少于二甲双胍单用或合用其他类降糖药物，因此尽早联合具有心血管保护作用的药物对于患者将会有更多的获益。

四、探究GLP-1 RA和SGLT2i作为2型糖尿病患者心血管疾病初级预防的可能性

目前大部分心血管安全性研究纳入的2型糖尿病患者均合并有明确的心血管疾病，也有少量的患者是仅仅合并高危因素的，特别是利拉鲁肽、索玛鲁肽、度拉糖肽等的研究中合并有不同比例的患者并未确诊心血管疾病，仅仅是合并高危因素，但是结果也显示能明显减少心血管死亡风险，也许待其具体的数据发表分析后，我们可以利用这些结果进一步探讨这些新型降糖药物作为2型糖尿病患者心血管疾病初级预防的可能性。

除在心血管方面的安全性的研究数据之外，GLP-1 RA和SGLT2i比其他降糖药物更具有其他优势作为2型糖尿病患者心血管疾病的初级预防药物。由于葡萄糖浓度依赖性作用机制的特殊性，这两种药物不易造成低血糖，用药安全性上更有优势。另外，在一项纳入3731位超重和肥胖的非糖尿病受试者的随机对照试验中，高剂量利拉鲁肽（3.0mg）组比安慰剂组平均多减轻体重5.6kg（95% CI，$-6.0 \sim -5.1$；$P<0.001$），实验组从血糖正常进展到糖尿病前期和2型糖尿病的比率也更低。因此，未来在糖尿病前期和代谢综合征人群中，它们可能作为糖代谢异常初期尽早控制心血管风险，延缓2型糖尿病发生和发展的药物方法之一。

（郭杏苑　邝　建）

7. 急性肺栓塞诊断与治疗进展

急性肺栓塞（pulmonary embolism, PE）是我国常见的心血管系统疾病，在美国等西方国家也是常见的三大致死性心血管疾病之一。PE是内源性或外源性栓子阻塞肺动脉引起肺循环障碍的临床和病理生理综合征，包括肺血栓栓塞症、脂肪栓塞综合征、羊水栓塞、空气栓塞、肿瘤栓塞等。其中肺血栓栓塞症（pulmonary thromboembolism, PTE）是最常见的PE类型，指来自静脉系统或右心的血栓阻塞肺动脉或其分支所致疾病，以肺循环和呼吸功能障碍为主要临床表现和病理生理特征，占PE的绝大多数，通常所称的PE即指PTE。深静脉血栓形成（deep venous thrombosis, DVT）是引起PTE的主要血栓来源，DVT多发于下肢或者骨盆深静脉，脱落后随血流循环进入肺动脉及其分支，PTE常为DVT的合并症。由于PTE与DVT在发病机制上存在相互关联，是同一种疾病病程中两个不同阶段的临床表现，因此统称为静脉血栓栓塞症（venous thromboembolism, VTE）。

急性PE是VTE最严重的临床表现，多数情况下PE继发于DVT，现有的流行病学多将VTE作为一个整体进行危险因素、自然病程等研究，其年发病率100～200/10万人。PE可以没有症状，有时偶然发现才得以确诊，甚至某些PE患者的首发表现就是猝死，因而很难获得准确的PE流行病学资料。根据流行病学模型估计，2004年总人口为4.544亿的欧盟6国，与PE有关的死亡超过317 000例。其中，突发致命性PE占34%，其中死前未能确诊的占59%，仅有7%的早期死亡病例在死亡前得以确诊。PE的发生风险与年龄增长相关，40岁以上人群，每增龄10岁PE增加约1倍。我国肺栓塞防治项目对1997—2008年全国60多家三甲医院的PE患者进行了登记注册研究，在16 792 182例住院患者中共有18 206例确诊为PE，发生率为0.1%。

一、静脉血栓栓塞（VTE）的易患因素

随着各项研究的深入，对VTE易患因素的认识不断深入，常见易患因素见表1。

表1　静脉血栓栓塞的易患因素

强易患因素（OR>10）
- 下肢骨折
- 3个月内因心力衰竭、心房颤动或心房扑动入院

续表

- 髋关节或膝关节置换术
- 严重创伤
- 3个月内发生过心肌梗死
- 既往VTE
- 脊髓损伤

中等易患因素（OR 2～9）
- 膝关节镜手术
- 自身免疫疾病
- 输血
- 中心静脉置管
- 化疗
- 慢性心力衰竭或呼吸衰竭
- 应用促红细胞生成因子
- 激素替代治疗
- 体外受精
- 感染（尤其呼吸系统、泌尿系统感染或HIV感染）
- 炎性肠道疾病
- 肿瘤
- 口服避孕药
- 卒中瘫痪
- 产后
- 浅静脉血栓
- 遗传性血栓形成倾向

弱易患因素（OR<2）
- 卧床>3d
- 糖尿病
- 高血压
- 久坐不动（如长时间乘车或飞机旅行）
- 年龄增长
- 腹腔镜手术（如腹腔镜下胆囊切除术）
- 肥胖
- 妊娠
- 静脉曲张

注：OR（odds ratio, OR）. 相对危险度

二、诊断策略的合理应用

PE不仅临床表现不特异，常规检查如胸部X线片、心电图、血气分析、超声心动图等也缺乏特异性。多排螺旋CT、放射性核素肺通气灌注扫描、肺动脉造影常能明确诊断，但费用高，尤其肺动脉造影具有侵入性，许多医院

尚不具备检查条件。因此,推荐针对不同的患者采用相应的诊断流程,可归纳总结为"三步走"策略,首先进行临床可能性评估,再进行初始危险分层,然后逐级选择检查手段以明确诊断。

(一)临床可能性评估

常用的临床评估标准有加拿大Wells评分和修正的Geneva评分。这两种评分标准简单易懂,所需的临床资料易于获得,适合在基层医院普及。最近,Wells和Geneva法则都进行了简化,更增加了临床实用性,其有效性也得到了证实(表2、表3)。

表2　Wells评分

Wells	原始版	简化版
既往PE或DVT病史	1.5	1
心率≥100次/分	1.5	1
过去4周内有手术或制动史	1.5	1
咯血	1	1
肿瘤活动期	1	1
DVT临床表现	3	1
其他鉴别诊断的可能性低于PE	3	1
临床概率		
三分类法(简化版不推荐三分类法)		
低	0~1	
中	2~6	
高	≥7	
两分类法		
PE可能性小	0~4	0~1
PE可能	≥5	≥2

表3　Geneva评分

Geneva	原始版	简化版
既往PE或DVT病史	3	1
心率		
75~94次/分	3	1
≥95次/分	5	2
过去1个月内手术史或骨折史	2	1
咯血	2	1
肿瘤活动期	2	1
单侧下肢痛	3	1
下肢深静脉触痛和单侧肿胀	4	1
年龄>65岁	1	1
临床概率		
三分类法		
低	0~3	0~1
中	4~10	2~4
高	≥11	≥5
两分类法		
PE可能性小	0~5	0~2
PE可能	≥6	≥3

(二)初始危险分层

对急性PE的严重程度进行初始危险分层以评估PE的早期死亡风险。初始危险分层主要根据患者当前的临床状态,只要存在休克或者持续低血压即为高危PE,休克或者持续低血压是指收缩压<90mmHg或收缩压下降≥40mmHg并持续15min以上,排除新发心律失常、血容量下降、脓毒血症。如无则为非高危PE。此分层方法对诊断和治疗策略都具有非常重要意义,由此决定下一步诊疗策略。

(三)诊断策略

1.伴休克或低血压的可疑PE　临床可能性评估分值通常很高,属可疑高危PE,随时危及生命,首选CT肺动脉造影明确诊断(Ⅰ,C),鉴别诊断包括急性血管功能障碍、心脏压塞、急性冠状动脉综合征(acute coronary syndrom,ACS)和主动脉夹层。如患者和医院条件所限无法行CT肺动脉造影,首选床旁超声心动图检查(Ⅰ,C),以发现急性肺高压和右心室功能障碍的证据。对于病情不稳定不能行CT肺动脉造影者,超声心动图证实右心室功能障碍足以立即启动再灌注治疗,无须进一步检查,如果发现右心血栓则更强化PE诊断。床旁辅助影像学检查还推荐加压静脉超声成像(compression venous ultrasonography,CUS),如果经胸超声心动图检查时声窗不理想,还可选择经食管超声心动图(Ⅱb,C),以查找静脉或肺动脉血栓,进一步支持PE诊断。患者病情一旦得到稳定,应考虑CT肺动脉造影最终确定诊断。对于疑诊ACS直接送往导管室的不稳定患者,在排除ACS后,如考虑PE可能,可行肺动脉造影(Ⅱb,C)。推荐诊断策略见图1。

2.不伴休克或低血压的可疑PE　首先进行临床可能性评估,在此基础上决定下一步诊断策略(Ⅰ,A)。对于临床概率为低、中或PE可能性小的患者,进行血浆D-二聚体检测,以减少不必要的影像学检查和辐射,建议使用高敏法检测(Ⅰ,A)。临床概率为低或PE可能性小的患者,如高敏或中敏法检测D-二聚体水平正常,可排除PE(Ⅰ,A);临床概率为中的患者,如中敏法检测D-二聚体阴性,需进一步检查(Ⅱb,C);临床概率为高的患者,需行CT肺动脉造影明确诊断。推荐诊断策略见图2。

推荐使用年龄校正后的D-二聚体标准。D-二聚体诊断PE的特异性随着年龄的增长逐步下降,80岁以上患者降至约10%。新指南建议使用年龄校正的临界值以提高老年患者D-二聚体的价值。最近的一项荟萃分析显示,年

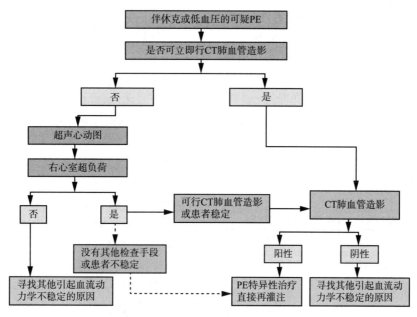

图1 可疑高危PE患者诊断流程

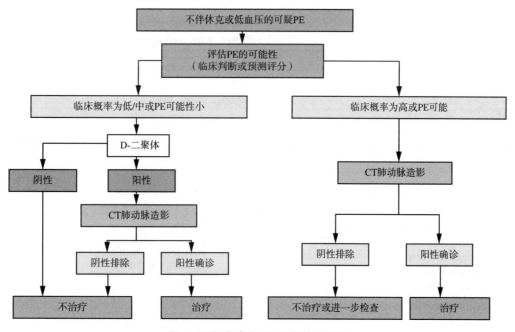

图2 可疑非高危PE患者诊断流程

龄校正的临界值（50岁以上，年龄×10μg/L）在保持敏感度的同时，使特异度从34%～46%增加到97%以上。一项多中心、前瞻性的临床研究发现，使用年龄校正过的D-二聚体，代替以往的标准500μg/L临界值，排除PE的可能性由6.4%升至29.7%，没有其他假阴性的发现。

三、强化危险分层概念以指导PE治疗方案制订

国内外指南均强化了PE危险分层概念，根据是否出现休克或者持续性低血压对疑诊或确诊PE进行初始危险分层，以识别早期死亡高危患者（ⅠB），出现休克或低血压，应立即视为高危患者，进入紧急诊断流程，强调尽早行CTPA明确诊断，一旦确诊PE，迅速启动再灌注治疗，首选溶栓治疗（ⅠB），溶栓禁忌或失败者，可行外科肺动脉血栓清除术（ⅠC），对全量全身溶栓有禁忌或溶栓失败者，也可经皮导管介入治疗（Ⅱa，C）。不伴休克或低血压为非高危患者，需应用有效的临床预后风险评分，推荐肺栓塞严重指数（pulmonary embolism severity index，PESI），新指南简化了肺栓塞严重指数评分，即其简化版本sPESI，以区分中危和低危患者（Ⅱb，B）（表4）。对中危患者需进一步的危险分层，根据右心功能和心肌损伤标志物分为中高危（二者均阳性）和中低危（两者之一阳性或均阴性），这利于将其治疗策略进一步细化。对中高危患者，严密监测，以早期发现血流动力学失代偿，并启动补救性再灌注治疗（ⅠB），对于低危患者，如能提供有效的院外管理及抗凝治疗，应早期出院行家庭治疗（Ⅱa，B）（图3）。

表4　肺栓塞严重指数（PESI）及其简化版本sPESI

指标	原始版本	简化版本
年龄	以年龄为分数	1分（若年龄＞80岁）
男性	+10分	—
肿瘤	+30分	1分
慢性心力衰竭	+10分	1分
慢性肺部疾病	+10分	
脉搏≥110次/分	+20分	1分
收缩压＜100mmHg	+30分	1分
呼吸频率＞30次/分	+20分	—
体温＜36℃	+20分	—
精神状态改变	+60分	—
动脉血氧饱和度＜90%	+20分	1分

注：PESI分级方法，≤65分为Ⅰ级，66～85分为Ⅱ级，86～105分为Ⅲ级，106～125分为Ⅳ级，＞125分为Ⅴ级

四、抗凝药物的选择多样化

对于急性PE患者推荐给予抗凝治疗，目的在于预防早期死亡和症状性或致死性VTE复发。应尽可能早的给予口服抗凝药，最好与肠道外抗凝剂同日给予。在药物选择方面，新指南指出，大部分患者长期应用维生素K拮抗药（vitamin K antagonist，VKA），而肿瘤患者长期应用低分子量肝素更安全有效。基于近年来新型口服抗凝药治疗肺栓塞临床疗效和安全性的证据，新指南首次推荐新型口服抗凝药（Non-vitamin K-dependent new oral anticoagulants，NOACs）用于肺栓塞的治疗和复发预防，包括达比加群、利伐沙班、阿哌沙班和依度沙班。

1．达比加群　达比加群是直接凝血酶抑制药。RE-COVER试验比较了VTE患者达比加群（150mg，每日2次）与华法林的治疗作用，主要观察事件为有症状、客观确诊的VTE患者的6个月复发率，共纳入2539例，21%仅有PE，9.6%同时有PE和DVT，两组均给予肠道外抗凝剂，平均10d，有效性终点方面达比加群不劣于华法林（HR 1.10；95% CI 0.65～1.84），大出血事件无统计学差异，但达比加群的所有出血事件更少（HR 0.71；95% CI 0.59～0.85）。RE-COVER Ⅱ研究纳入2589例患者，进一步验证了这一结果。

2．利伐沙班　为直接Ⅹa因子抑制药。依据EINSTEIN-DVT和EINSTEIN-PE试验，以依诺肝素/华法

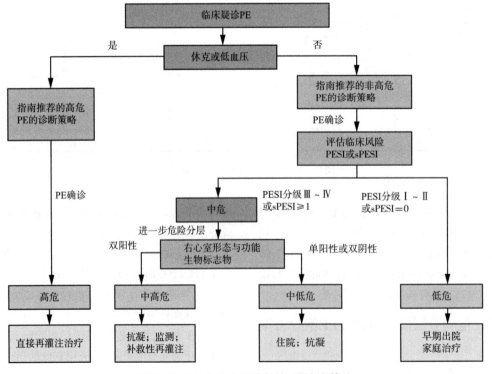

图3　基于危险度分层的急性PE治疗策略

林为对照,验证了利伐沙班单药口服(15mg,每日2次,3周;继以20mg,每日1次)在控制VTE复发方面的有效性不劣于依诺肝素/华法林的标准治疗(HR 1.12;95% CI 0.75~1.68),两者主要安全性事件(大出血或临床相关的非大出血)发生率相当,而利伐沙班大出血发生率更低。

3.阿哌沙班 是直接Xa因子抑制剂。依据AMPLIFY研究,阿哌沙班单药口服治疗(10mg,每日2次,7d;继以5mg,每天2次)在减少复发症状性VTE或VTE相关死亡等有效性事件方面不劣于传统的依诺肝素/华法林治疗(相对风险RR 0.84;95% CI 0.60~1.18)。安全性方面,阿哌沙班大出血发生率及大出血合并临床相关的非大出血的复合事件发生率更低(RR 0.31;95% CI 0.17~0.55;优越性P<0.001)。

4.依度沙班 是直接Xa因子抑制药。Hokusal-VTE研究比较了依度沙班与华法林的作用。依度沙班在主要有效性事件(复发症状性VTE或致死性PE)方面不劣于华法林,且主要安全性事件(大出血或临床相关的非大出血)发生率更低。

上述试验结果提示NOACs治疗急性期VTE的疗效不劣于标准的肝素/华法林方案,且更安全。目前,NOACs可以替代华法林用于初始抗凝治疗(I,B)。利伐沙班和阿哌沙班可作为单药治疗(不需合用肠外抗凝剂),但急性期治疗的前3周(利伐沙班)或前7d(阿哌沙班)需增加口服剂量;达比加群和依度沙班必须联合肠外抗凝剂应用(I,B)。以上4种新型口服抗凝药均不能用于严重肾功能损害患者(Ⅲ,A)。

RE-MEDY研究、RE-SONATE研究、EINSTEIN研究和AMPLIFY扩展研究分别评估了新型口服抗凝剂达比加群、利伐沙班和阿哌沙班用于VTE患者的长期抗凝治疗的效果,结果显示,有效且较常规的VKA治疗更为安全,可替代华法林用于长期抗凝治疗(Ⅱa,B)。

此外,阿司匹林在急性PE二级预防中的地位有所提高。近期两项纳入1224例患者的临床试验结果显示,长期阿司匹林治疗(标准口服抗凝治疗结束后)可使无诱因DVT或PE患者复发风险降低30%~35%。虽然降低复发风险不及口服抗凝剂效果的一半,但阿司匹林相关的出血发生率很低。对不能耐受或拒绝服用任何口服抗凝药者,可考虑口服阿司匹林(Ⅱb,B)。

五、关注长期并发症

慢性血栓栓塞性肺高压(chronic thromboembolic pulmonary hypertension, CTEPH)是以呼吸困难、乏力、活动耐力减低为主要表现的一组综合征,是急性PE的远期并发症,症状性PE发生2年内其累计发生率为0.1%~9.1%。对于急性PE抗凝治疗3个月后仍合并呼吸困难、体力减退或右心衰竭的患者,均应评估是否存在CTEPH(Ⅱa, C)。

CTEPH的诊断需满足以下两个条件:①肺动脉平均压≥25mmHg,肺小动脉楔压≤15mmHg;②肺灌注扫描至少一个肺段灌注缺损,或肺动脉CT成像或肺动脉造影发现肺动脉闭塞。核素肺通气/灌注(V/Q)扫描是诊断CTEPH的首选影像学检查,敏感度和特异度分别为96%~97%、90%~95%。CT肺动脉造影和右心导管术也是CTEPH诊断的必要检查,前者可确定机化血栓位置,后者可评估肺动脉高压严重程度。肺动脉造影是明确肺血管解剖结构的"金标准",可判断是否存在慢性血栓栓塞、栓塞位置及外科手术可行性,并排除其他诊断。

肺动脉血栓内膜剥脱术仍是CTEPH首选治疗方法(I, C),死亡率目前低至4.7%,可使大部分患者症状缓解,血流动力学接近正常。CTEPH患者是否可行手术决定于多种因素,通常的标准为术前NYHA心功能分级Ⅱ~Ⅳ级及手术可达位于主干、叶或段肺动脉的血栓部位;高龄不是外科手术的禁忌证,也不受肺动脉阻力阈值或右心室功能障碍程度限制。未行手术治疗的CTEPH患者,或者肺动脉内膜剥脱术后持续或残留肺高压的患者,预后差。肺动脉球囊扩张术,是部分无法外科手术治疗CTEPH患者的替代治疗。CTEPH的内科治疗包括抗凝、利尿和吸氧。无论是否行肺动脉内膜剥脱术,均建议终身抗凝(I, C)。目前尚无新型口服抗凝剂治疗CTEPH有效性和安全性的数据。现有证据不支持常规置入静脉滤器。对于不能手术、术后持续存在或复发的CTEPH,可使用鸟苷酸环化酶激动剂Riociguat(Ⅱ, B)或其他已批准的肺高压靶向药物治疗(Ⅱb, B)。

六、结束语

急性PE目前已逐渐得到临床医师的重视,早期诊断率不断提高,越来越多患者得到及时治疗,早期死亡率也有明显下降趋势。但仍有相当多临床医师尤其是基层医院医师对急性PE的诊断意识较薄弱,规范化诊治流程不熟悉,更缺乏急性高危PE溶栓抢救经验。遵循国内外最新循证医学证据,提高临床医师对急性PE的诊断意识,规范临床诊治行为,全面提升救治的整体水平,具有重要意义。

(于世勇 黄 岚)

8. 阻塞性睡眠呼吸暂停与心血管病

稳定、协调运作的心脑血管循环和代谢是稳定维持人体健康的重要基础。若夜间睡眠被呼吸暂停和觉醒周期打断，可引起血流动力学、自主神经功能、炎症化学反应等紊乱，对人体各脏器功能可造成近期或远期的不良后果。阻塞性睡眠呼吸暂停（Obstructive sleep apnea，OSA）是最为常见的睡眠呼吸紊乱，在成年男性和女性中占有相当大的比例，尤其在心血管疾病（Cardiovascular disease，CVD）患者中更是普遍。本文旨在引起临床工作者对OSA与CVD关系的重视，并将从以下层面开展评述：①OSA的病理生理变化、心血管风险及发病率，②OSA与高血压、冠心病、心律失常、心力衰竭之间的双向相互关系，③目前研究的主要特点、争议和可能发展方向。

分子代谢、自主神经和血流动力学的正常昼夜节律变化，在维持人体健康中起到关键作用。若夜间睡眠被反复发生的呼吸暂停和觉醒周期打断，将会引起一系列的病理生理变化，可对多个脏器功能造成损害。阻塞性睡眠呼吸暂停（Obstructive sleep apnea，OSA）是最常见的睡眠呼吸疾病，发病率呈逐年增高的趋势，在心血管疾病（Cardiovascular disease，CVD）患者中亦是如此。越来越多的基础和临床研究探讨OSA与心血管危险因素、心脑血管事件之间的联系，提示OSA的针对性治疗可能为维持、稳定或恢复心血管健康提供一种新的诊治策略。本文将从以下几个层面评述睡眠呼吸暂停在心血管疾病的联系，旨在引起临床工作者的广泛重视。

一、阻塞性睡眠呼吸暂停的病理生理变化、心血管风险及发病率

在OSA患者当中当上气道突然变窄或完全闭合时，可诱发一系列病理紊乱，进而对心血管系统造成不良影响。胸内压骤然下降（血压变化可高达-60mmHg）是首要改变，增加了心腔和心脏大血管的跨壁压力，这也是胸主动脉扩张或夹层的一个潜在危险因素。胸腔内结构也可因负压而重塑，引起心房扩张和纤维化而增加了心房颤动的易感性、导致非血压依赖性的左心室肥大或局灶性的室间隔肥大，以及心肌梗死后心室功能恢复受损。

随着呼吸暂停的持续，动脉血氧饱和度逐渐降低，$PaCO_2$逐渐升高，刺激化学感受器后可引起反射介导的交感兴奋和去甲肾上腺素释放，也可以反射性地增加迷走神经传出张力。这种机械-自主神经的不良相互作用，可诱发房性心律失常和室性心律失常。反复缺氧会增敏颈动脉体并进一步放大交感神经外流张力。其中，肾交感神经输出量的增加刺激去甲肾上腺素能和肾素-醛固酮系统介导的水纳潴留。液体向胸颈部移位可加剧OSA，而呼吸暂停则进一步放大了神经体液交感兴奋。这种双向生理作用对OSA在水纳潴留状态中（如在心力衰竭、高血压和终末期肾病等水纳潴留）的高发病率起着决定性作用。

慢性暴露于间歇性低氧的状态，可耗尽颈动脉小体的一氧化氮，从而增加外周化学感受性反射敏感性和肺血管阻力。当呼吸暂停时，心肌氧输送与胸部和全身动脉压的急性升高所引起的代谢需求不匹配，可使心脏更易受夜间缺血、心肌梗死和室性心律失常的影响。慢性的低氧血症还可引起炎症系统的激活，进一步损害内皮介导的血管扩张，促进或加速颈动脉粥样硬化、冠状动脉钙化和急性冠状动脉综合征的发生。

OSA的发病率逐年增加，在30～70岁的年龄组中，约有34%男性和17%女性的睡眠呼吸暂停低通气指数（Apnea-hyponea index，AHI）≥5，而AHI≥15的男性和女性患者比例分别为14%和7%。值得一提的是，在合并有CVD的患者中，无症状性的OSA患病率远高于其他类似年龄和性别的健康人，且与BMI无关。试想，如果强调嗜睡或肥胖与OSA表型相关，那么OSA在CAD患者中的患病率很可能被低估。

二、OSA与常见心血管疾病

（一）OSA与高血压

OSA中的交感兴奋、炎症、神经体液等潜在刺激可引起血管阻力升高、水纳潴留，后者恰好可解释OSA和高血压常共存的现象。OSA患者的日间交感神经放电频率或血浆去甲肾上腺素浓度的升高不能归咎于肥胖，意味着OSA对高血压发病机制中具有一定影响。OSA现被认为是高血压最常见的继发性原因，在难治性高血压患者

中检测率达90%，并伴有血浆醛固酮浓度升高。后者常常通过促进钠潴留并向咽周组织转移而可能加重OSA。

在一项可逆OSA犬模型的研究中发现，持续的高血压由1～3个月的间歇性气道阻塞引起的，而不是由反复觉醒引起的。然而类似因果关系在人类中的研究证据尚缺乏。在由725例AHI≥20和ESS≤10患者组成的一个西班牙队列中，随访4年后发现持续气道正压通气（Continuous positive airway pressure, CPAP）并未降低新发高血压的发病率，依从性欠佳可能是其中的解释。在一项随机对照试验的荟萃分析中，无论是研究持续正压气道通气（Continuous positive airway pressure, CPAP）还是下颌骨牵引装置，治疗OSA的影响一直不大，平均血压降低仅为2/2 mmHg左右；吸氧对24h平均动脉压亦没有显著影响。对这种温和的治疗反应，其潜在解释可能包括：高血压和嗜睡的患者与血压正常或不嗜睡的人混为一谈，CPAP使用时机、依从性不好以及不连续无创血压记录方法的应用等。

（二）OSA与心律失常

OSA患者易发生迷走神经介导的窦性心动过缓、停搏和房室传导阻滞，有效使用CPAP可显著降低此类事件的发生频率。在过去的20年中，OSA与心房颤动之间的相互关系已成为一种特殊的临床问题。在没有心力衰竭的情况下，OSA在阵发性或持续性心房颤动患者中的发病率高达80%。急性的低氧、自主神经失衡和胸腔内压降低可综合引起心肌腔壁的拉伸，从而诱发房性心律失常。在犬模型中，单纯的低氧血症不足以触发心房颤动，要做到这一点需叠加胸内压力的急性降低，方可使心房扩张、缩短心房有效不应期、增加心房纤颤的易患性。慢性的重复性呼吸暂停可使心房组织、自主神经功能和心电传导特性发生改变，增加OSA引起的自主神经输入和室壁张力变化的可能性，从而触发心房异位，激活传导回路，触发心房纤颤。而糖尿病或高血压等合并症则可能会促进心律失常的机制。

在SHHS队列中，发现OSA使非持续性室性心动过速的风险增加3倍以上，使复杂型室性心动过速的风险增加74%。在来自Mayo的大型纵向临床队列中，心脏性猝死与年龄＞60岁、AHI＞20和夜间平均氧饱和度＜93%相关。然而，最近的系统综述分析不能肯定室性心动过速或室颤与OSA之间的确切联系，也不能肯定CPAP对这些潜在致命性心律失常的缓解作用。

（三）OSA与冠心病

反复缺氧和复氧通过增加炎症反应如活性氧、细胞因子、血管和细胞内黏附分子，以及促炎症转录因子（NF（核因子）-κB）的表达和释放，破坏内皮对动脉粥样硬化的防御。OSA患者内皮祖细胞一氧化氮合酶、磷酸化eNOS。血浆硝酸盐和亚硝酸盐浓度、肱动脉血流介导的扩张独立于肥胖因素减少，而硝基酪氨酸和NF-κB的表达增加，后者可通过治疗CPAP 1～3个月恢复。另外，经CPAP治疗6个月后，双嘧达莫治疗的心肌慢血流，以及内皮依赖性和非依赖性的舒张功能恢复正常。在一项Meta回归分析中，18116例患者的合并数据显示，OSA患者的血浆低密度脂蛋白、总胆固醇和三酰甘油显著较高，而高密度脂蛋白胆固醇浓度较低。到目前为止，很少有随机对照试验的证据表明治疗OSA可以改善血脂。而在一项治疗性CPAP与安慰剂CPAP的随机交叉试验中，共有28例重度OSA患者（平均AHI, 38）纳入，结果表明接受了有效CPAP治疗，清晨的vWF和夜间的凝血因子Ⅷ和Ⅴ的浓度得到显著降低，这说明OSA可能与血液黏稠度增加和潜在的血栓风险有关。

年龄≤65岁的OSA患者更有可能表现出动脉粥样硬化的亚临床迹象，如冠状动脉钙化，增加冠心病的风险。在40～70岁的男性中，当其AHI为≥30，8.7年后患冠心病的可能性增加了68%。随后的荟萃分析证实，这种增加的风险是男性特有的。有趣的是，一组有趣的证据表明，反复缺氧和复氧会刺激血管内皮生长因子、动员内皮祖细胞和诱导预处理反应，在缺血或梗死时保存心肌细胞。OSA患者的这种心脏保护作用的临床证据包括：肌钙蛋白T峰值浓度降低、冠状动脉侧支循环的成熟形成，更倾向于非ST段抬高心肌梗死，而不是ST段抬高型心肌梗死等。心肌梗死后，OSA损害心室收缩功能的恢复，如果不治疗，发生梗死面积扩大和不良心室重构的可能性增加。

（四）OSA与心力衰竭

在犬的OSA模型中，1～3个月的睡眠间歇性气道阻塞，可增加左室收缩末期容积，并降低LVEF。SHHS研究数据表明，合并OSA且AHI≥11的患者，HF的发生率增加2.38倍（P＜0.05）；在8.7年的中位随访时间内，AHI≥30的男性患者比AHI＜5被诊断为心力衰竭的风险高出58%，这种风险在妇女中没有增加。可能因为男性的肌肉能力会产生更多的胸腔内负压，使每一次呼吸事件都会产生更多的左心室后负荷。多导睡眠图可检测到80%以上的急性失代偿性心力衰竭住院患者存在睡眠呼吸紊乱，其中50%的慢性患者（射血分数降低型心力衰竭，HFrEF）接受了现代药物和器械治疗。

针对HFrEF合并OSA患者中，多中心的CANPAP研究发现，经过3个月的有效CPAP治疗，258例纳入者（平均LVEF: 24.5%; AHI: 40）中，稳定LVEF和接受最佳药物治疗后，其LVEF和生活质量得以改善，二尖瓣反流、夜间尿去甲肾上腺素排泄和日间血去甲肾上腺素浓度下降，并随访2.2年后无移植生存率提高了81%。目前，关于CPAP治疗心力衰竭人群合并OSA的具体受益人群的证据尚欠缺，需要更为细致的分组研究进行佐证。

三、与心血管终点相关的随机临床试验

SAVE研究（Sleep Apnea Cardiovascular Endpoints）检验了CPAP可减少因心血管原因、心肌梗死、短暂性脑缺血发作或卒中引起的复合死亡的假设。一组由2717名45～75岁中度至重度OSA患者组成的队列（4%氧降指数≥12, ESS≤15和已有的冠心病或脑血管病）。对2687名受试者平均随访3.7年后，CPAP减少了打鼾和白天嗜睡，改善了情绪和与健康有关的生活质量，但对复合终点（HR, 1.10; 95%CI, 0.91～1.32; $P=0.32$）或其任何个人因素的累积发生率没有影响。研究人员得出结论，在中到重度OSA合并现存疾病的患者中，联用CPAP并不能预防心血管事件的发生。有几个限制得到承认。调查人员拟招募5000名参与者，将$PaO_2<80\%$超过10%记录时间或ESS>15的个体被排除在外，而他们很有可能受益于CPAP治疗。研究报告中的依从性平均为（3.3±2.3）h，且主要是在睡眠的上半夜使用。一项预先的分析观察，到每晚使用CPAP≥4h可降低卒中的发生率（未调整的HR, 0.56; 95%CI, 0.32～1.00; $P=0.05$）。临时招募是有选择的，治疗只是部分有效的，因此，无论嗜睡的严重程度，恰当地使用CPAP治疗OSA，是否会减少心血管疾病的发病率、住院率或死亡率，目前的临床试验证据仍是中立的。其他大型临床研究试验主要以心力衰竭为中心，例如包括CANAP、SERVE-HF、CAT-HF等，多以严重低氧血症患者为受试对象，证据多提示没有心血管受益；若丰富招募人群的亚组，未来有效治疗的试验可能会产生决定性的结果。

综上所述，OSA与心血管疾病（如高血压、心律失常、冠心病、心力衰竭）紧密相关，是心血管病潜在的危险因素，具有一定的临床影响；但OSA的病理生理特点及其与人体其他系统的相互作用仍是机制研究问题的肥沃土壤，仍需大量研究进一步探索。

（黄志华　黄楷壮　王　玲）